Albert R. Jonsen

THE BIRTH OF BIOETHICS

生命倫理学の誕生

アルバート・R・ジョンセン

細見博志 訳

keiso shobo

THE BIRTH OF BIOETHICS
by Albert R. Jonsen

まえがき

生命倫理学とは、「倫理学のさまざまな方法を学際的に用いて行う、生命科学と医療の道徳問題——道徳的な見方、決定、行動、方針を含む——の体系的な研究」である。[1] 体系的研究とは当然のことながら、ある主題に関する思索と著述と教育に専念してきた学者にして初めて遂行できるものである。今や「生命倫理学者」と呼ばれるようになったこれら一群の学者が登場したのは一九六〇年代末のことであり、彼らは他の学問領域から移ってきて、伝統的な医療倫理を新しい見方で眺める生命倫理学という領域を開拓した。この数十年の間に、生命倫理学は医療専門家の注目を集めるところとなり、公共的な関心を獲得するに至った。生命倫理学の専門的学会は三つに及び、およそ一〇〇〇人の会員を擁し、センターや学問や履修コースはほぼ二〇〇に及び、しかもそれらの大部分は大学で行われている。一九九六年の『生命倫理学書誌』(*Bibliography of Bioethics*) には、生命倫理学に関する書籍、評論、論文など三六二〇編にも及ぶ文献が掲げられている。[2]

折しもこのまえがきを執筆している週にも、著名な科学雑誌『ネイチャー』が、生命倫理「産業」の加熱ぶりを報じている。政府や企業が助言を求め、生命倫理学者が、委員会や協議会において、あるいは学問的な論文やメディアでの発言などによって、それらを提供しているという。しかしこの筆者の主張によれば、「重要性はますます増大してきているにもかかわらず、米国の生命倫理学者が、実質的に科学文化やここ数年の政策決定に影響を及ぼしたかどうか、およそはっきりしない」[3]。この記事は歴史の断片を引用し、生命倫理学者の自己反省に言及しながら、懐疑的な見解をまとめているが、しかし事実と解釈において不正確さを免れていない。例えば「生命倫理学者が新たに脚光を浴びるようになったのは、一九八八年のヒトゲノム計画以来である」というのは必ずしも正確ではない。「生命倫理学は三〇年前は神学や哲学の研究室に閉じこめられていた」というのは、不正確である。「生物医学・行動科学研究協力被験者保護のための国家委員会」は、「合衆国が四〇年間悪名高いタスキーギ梅毒研究に資金援助してきたのが、一九七二年に暴露されたことに対応して設立された」というのは、全面的に正しいとは言えない。初期の生命倫理学の著作を、「以前は誰もが神学の文献として見なしたであろう」と主張するのは、誇張である。「初期の顕著な二、三の勝利を別とすれば、「合衆国の生命倫理学者による政策への具体的な影響を示すことは困難である」」というのは疑問である。確かに、今や三〇数年経った生命倫理学の、思想、文化、政策、実践などへの影響を評価することは容易ではない。またこのような評価には、「伝道者の錯誤」とでも称すべきものがつきまとう。説教は大いになされ、改宗者が大勢数えられても、どれだけの心や考えが勝ち得られようか？〔このことを自戒しつつ〕それでも、なぜ、どのようにして、生命倫理学という領域が成立したのかを正確に歴史的に評価することが必要である。今こそその歴史が書かれる時なのだ。

一九九二年に私はシアトルのワシントン大学に六四人の生命倫理学者を招待して、生命倫理学の始まりを回想しようとした[4]。誰もが熱心にその試みに応えてくれた。「生命倫理学の誕生」と名付けられた会議に、四六人が出席した。三〇〇人余りの様々な専門を異にする人たちや聴衆を前にして、それぞれがこれまで行ってきた生命倫理学に関する独自な研究――死と死に行くこと、人体実験、遺伝子工学、生殖技術、臓器移植など――について述べ、自分たちがそれらの問題とどのようにして出会ったのかを説明した。会議に参加した人々は、言葉の本来の意味で開拓者であった。彼らは未踏の研究領域に踏み入り、前例のない問題への概念道路を敷設した。彼らは生命倫理学と名付けられた新たな医療倫理の最初の入植者となった。本書が用いている概念の多くは、これらの同僚から、許可を得て借用したものである。(5)

この会議の題名に反して、私の同僚たちも私も、まだこの学問が産み落とされていないことを承知していた。この学問は〔胎内で〕ゆっくりと成長し、次第にその名前にふさわしい姿をとりつつあった。実際、生命倫理学は第二次世界大戦後の数年間に現れ、生物医科学の進歩がもたらした悪しき影響に対する、極めて漠然とした懸念として始まり、次第に一貫した学問として形成されていった。この学問は医療と科学における倫理的問題を取り扱うが、これまで西洋の歴史の二五世紀にわたって貫通してきたいわゆる「医療倫理」という、道徳と医療に関する学問から、驚くべきほどに異なっている。本書の目的は、「生命倫理」という名前を獲得するに至った観念と制度の、起源と進化を辿ることにある。

1　ある生命倫理学者の伝記

生命倫理学の開拓者たちの伝記と生命倫理学の誕生は絡み合っている。個人的な履歴は、医療や科学や道徳といったその人を取り巻く世界の出来事とともに展開しているし、出来事を分析する眼は、それまでの研究者としての履歴に応じて培われたその人特有のものである。初期の生命倫理学者は、誰もが独特の経歴を持っている。それらはどれもきわめて独自のものであるが、しかしある種の共通性もある。私たちのほとんど誰もが、哲学、神学、法学、医学といった、中世の大学が近代の高等教育に伝達した古典的な学問によって教育された大学人であった。私たちの大部分は、当初医学や生物科学の倫理問題に関心がなかったのに、ある種の興味深い問題に遭遇して、その領域に引きずり込まれた。私たちの大部分は医科学や保健といった自分たちにとってなじみのない領域に入り込み、そしてそこで市民権を得た。私たちの大部分は、しばしば（例外もあるが）医学部の内部に新しい学科を開設した。私たちはカンファレンスやシンポジウム、パネルディスカッションを始めた。私たちは著述や講義や教育を通して、私たちの考察の記録を蓄積し、それがやがて文献となり学問の一領域となり、今や大学と公共政策の世界においてしかるべき名前と場所を獲得するに至った。このような事情で、本書を私の個人的な話から始めるのは、あながち不適切ではないだろうと判断している。私の自伝は、私の同僚の自伝と同様に、きわめて個人的なやり方で、生命倫理学がどのようにして存在するようになったのかを明らかにするだろう。[6]

私は一九三一年にカリフォルニア州のサンフランシスコに生まれ、当時の裕福なカトリックの少年の多くがそうだったように、私もカトリックの聖職への使命感を抱いていた。一八歳の見習い僧としてイエズス会の神学校に入学し、その後一三年間にわたって堂々たる古典的教育を受けた。ラテン語、ギリシア語、英語の文献を読み、古代、中世、近代の哲学を学び、僅かばかりの科学と膨大な聖書神学とスコラ神学を研究した。アリストテレス、アクィナス、マリタンに注意を集中して哲学の修士号を取り、そのあと三年間ロサンゼルスのロヨラ大学のイエズス会の学部で教鞭を執った。その後神学の研究に入り、司祭への叙聖式終了後、宗派にとらわれない宗教倫理の研究をしたいという私の懇願に、修道院長らが同意してくれた。私は一九六四年にエール大学の宗教学研究科で博士課程の研究を開始した。

エール大学で私が師事したジェイムズ・M・ガスタフソンは、宗派にとらわれない神学者で、彼自身が属するプロテスタントの伝統のみならず、ローマ・カトリックの道徳神学にも通じていた。ガスタフソン教授は、進展する生物医学、特に遺伝学や精神科学の周辺で沸騰し始めた観念の発酵状態について、つとに気づいていた。一九七〇年のある論文で彼は、「「新生物学」と医科学と医療技術の発達は、社会の大きな関心を呼び起こした。まさに問われているのは人類の発展の未来である」と書いた。[7] ガスタフソン教授は学生たちの注意をこの問題に導こうとしたのだが、私たちはそれに関心を集中しなかった。私たちは聖パウロ、聖アウグスティヌス、聖トマス〔・アクィナス〕、ルター、カルヴァンや、現代のバルト、ブルンナー、ティリッヒ、ニーバー兄弟などの先哲に学び、神学的倫理学の理論的領域に没頭していた。それでもガスタフソン教授の学生から、何人もの生命倫理学の開拓者たちが出現した。

二つの偶然の出会いによって、私は生まれかけている生命倫理学に引き寄せられた。第一番目の偶然が起こったのは、一九六七年五月のある日、ちょうど私がエール大学の大学院に博士論文を提出したときであった。(8) 私は安堵の思いで晴れ晴れとして往来へ踏み出したとき、友達のパトリック・マッケグニー医師に出会った。彼は当時エール大学ニューヘブン病院でリエゾン精神医学〔精神科医師と色々な診療科医師の協力による治療〕を指導していた。マッケグニー医師は私をモーリー亭の昼食に招待して、大層骨を折った論文の完成を祝ってくれた。昼食を食べながら彼は言った。「それにしても倫理学のくだくだしい話ばかり、よくもまあ読んで書いたことだね。どうして病院にまで降りてこないの？ そうすれば倫理問題が実際はどんな様子か、僕が君に見せてあげるのに」。

私はマッケグニー医師の招待を受け入れて、その後の二ヶ月余り一種の倫理学のインターンとして、彼に付き従った。本当の意味で倫理的でかつ独自な問題だと思われるある問題に、彼はその頃直面していた。慢性の腎臓病で、新しい血液透析の装置で生命を維持していた何人かの患者が、「装置をはずし」て、死なせてほしい、と言ったのだ。この問題に遭遇した彼らは、このような決断は自殺と同じではないか、それに同意する医師は自殺の共犯者になるのではないか、と心配した。精神科医として彼は、「透析自殺」は、多くの自殺願望がそうであるように、精神病理の一種であるのか、それとも慢性病の生命維持という前例のない状況下では、別の形で分析すべきなのか、自問した。彼は私にその問題を説明し、一緒にその問題を考えるように求めた。僅かばかりの文献が、それもごく最近、慢性的血液透析の倫理問題を論じていることがわかった。私はシアトル人工腎臓センターを舞台に、多くの問題が展開していたのを知った〔第七章第6節参照〕。二五年後に、私が慢性血液透析技術が生み出されたその医学部の一員になり、その技術を生み出したベルディング・H・スクリブナー医師と友人になろうとは、当時は夢想だにしなかった。

エール大学での宗派にとらわれない体験をした後で、イエズス会の修道院長らは私に、パリ・カトリック学院とローマのグレゴリウス大学で一年かけてカトリック神学に再度専念させた。そして彼らは私にサンフランシスコ大学（USF）で道徳神学と哲学的倫理学を担当させた。再びある偶然の出会いが医療倫理への関心をかき立てることとなった。一九六九年のある晩餐会で、カリフォルニア大学サンフランシスコ校（ＵＣＳＦ）の外科部長Ｊ・エンゲルバート・ダンフィ医師と出会ったのである。ダンフィ医師は私の仕事を尋ねた。私がサンフランシスコ大学で倫理学を教えていると答えると、医師は、「それはすごい。今医学にはある深刻な倫理問題があるのです。つまり、死はどう定義すべきか、という問題なんです」、と叫んだ。その問題は医師でなければ誰が答え得ましょう、と答えると、急増している臓器移植によって、従来の死の基準を考え直さねばならなくなりつつあるのです、と彼は教えてくれた。ハーバード大学医学部の委員会が前の年（一九六八年）に「脳死定義」を発表しており、カリフォルニア大学サンフランシスコ校の医学校でも、ハーバード脳死定義を評価すべく委員会を設立しました。もしもその委員会が脳死定義の妥当性を承認したら、カリフォルニア大学サンフランシスコ校での新しい腎臓移植計画にその定義を用いることになるでしょう。コンサルタントとしてその委員会に加わってくれませんか？　――私はきわめて熱心に（おまけに無知をさらけ出して）その委員会に加わり、一年の間少人数の医師たちとの夜の集会で、神経学や臓器移植、あるいは生命の終焉を取り巻く交錯した様々の概念を学んだ。

私が〔エール大学〕大学院で学び、サンフランシスコ大学に在職していた時期には、きわめて倫理的な問題が国民の良心を揺り動かしつつあった。哲学的にしろ宗教的にしろ、倫理学という学問を専門とする人間は、古典的な論文講読に閉じこもっていることはできなかった。公民権運動は私たちの情熱をかき立てた。一九六五年三月、私はエール大学でのイエズス会の仲間とセルマへの旅の準備をしていたが、ピッタス橋での残虐行為のニュースに思いとどまった〔アラバマ州セルマでその七日、黒人投票権を求めるデモ隊が警察隊に弾圧され、「血の日曜日」事件が起こった〕。他方で東南アジアの戦争への憤懣は一九六〇年代末には大きくなり、私がサンフランシスコ大学の教授になった頃には熱狂状態に達していた。私の学生たちの多くは兵役への良心的拒否について、私の助言を求めた。このことはカトリック教徒にとっては特に困難な問題であった。ローマ・カトリック神学には「聖戦」（just war）という教義が存在した。戦争行為はある条件の下では倫理的に正当化された。米国の法廷は良心的反対を、クエイカー教徒やメノー派のような、あらゆる戦争行為を非難する伝統的な「平和の教会」にのみ容認した。私は、このような困惑しているカトリックの青年たちに対して、聴罪師や助言者として接していた。院生仲間のジム〔ジェイムズの愛称〕・チルドレスが良心的兵役拒否について、見事な論文をまとめていたので、この道徳的問題がどれほど複雑であるか、十分に承知していた。私の伯父で連邦裁判事のウィリアム・T・スワイガートは、この戦争が憲法違反であると宣言した最初の人々に属していた。[9] このようにして、私は大学院生となった最初の年から倫理学の教師として勤めていた間中、きわめて現実的な倫理問題に深く個人的に関わっていたのである。後になって知ることだが、初期の生命倫理学者の多くは同様の体験を味わっていた。

エール大学ニューヘブン病院の病棟でのマッケグニー博士のもとでの研修は、カリフォルニア大学サンフランシスコ校での脳死委員会の仕事と相まって、私が倫理学者から生命倫理学者へと転身するきっかけとなった。一九七二年には資格と給料において、実際に生命倫理学者となった。カリフォルニア大学サンフランシスコ校学長で、カリフォルニア大学上級医学校のフィリップ・R・リー博士が、新しく設立されたカリフォルニア大学サンフランシスコ校保健政策研究所の客員教授に私を招聘してくれたのである。私は熱烈にその招聘を受け入れ、イエズス会の修道院長の許可をもらって、サンフランシスコ大学からカリフォルニア大学サンフランシスコ校へ、ゴールデンゲート公園を越えて移った。私は客員教授としての一年を講義よりも自らの学習にあてた。この領域の専門家になることを自分が本当に希望しているのか疑念を持ちながら、医学生とともに講義に出席し、解剖学の授業では死体を解剖し、保健政策の議論や医療《ヘルス・ケア》の将来像の議論に参加した。医療倫理における二人の卓越した人物と対話したのもこのころであった、一人はオットー・グッテンタグ博士であり、もう一人は「医療倫理の大御所」(senior statesman of medical ethics) といわれるチョーンシー・リーク博士である。[10]

その年の末に医学校の部長のジュリアス・R・クリーヴァンス医師が、医学校での生命倫理学の特任准教授のポストを私に提供してくれた。生命倫理学の教授というのは〔当時は〕奇妙な存在であった。唯一もう一人の倫理学者が医学部に任命されていて、それがペンシルベニア州立大学ハーシー医学校のK・ダナー・クラウザーである。生命倫理学は大学では公認された領域ではなかった。カリキュラムもないし、文献も僅かである。「生命倫理学《バイオエシックス》」という表現さえもが混乱のもとであった。それは単に新造語である、というだけではなく、私が住んでいるサンフランシスコ湾岸地域では、その地で始まった「ニューエイジ」哲学の流行語であるバイオリズムとか、バイオフィードバック、マクロビオティックなどとの連想を引き起こす表現だったからである。カリフォルニア大学サンフランシスコ校での私の仕事は、既成学問の事実と方法を伝達するのではなく、学問的尊敬と公共的認知に値するようななにがしかを創造することであった。全国屈指の医学校において数年以内に終身在職権をもつポストに就任することにつながるような、そのような大学での行路に私は今や身を置くことになった。ちょうど生命倫理学が産み落とされつつあるその時期に、私は生命倫理学者になったのであった。

一九七五年に私は、イエズス会とローマ・カトリック教会の司祭職に伴う誓約からの免除を申し込み、承認された。私は還俗し幸せな結婚もできた。そのようなケースは私だけではなかった。その頃の何年間か、カトリックの司祭で自らの召命に内心の感応を見出せなくなった人は多かった。初期の生命倫理学者で、彼らの履歴において同様の行程をたどった人は何人かいる。倫理学の訓練を受け、人々が困難な道徳問題を扱うのを手伝うことに慣れているような人は、宗教界以外に生きる道を求めた。生命倫理学という新たに開かれた世界は、その道を提供した。私は一九八七年までカリフォルニア大学サンフランシスコ校におり、次いで太平洋側の北西部に移り、ワシントン大学医学校で医療倫理の教授となった。

2　本書の射程

本書で取り扱う生命倫理学の歴史は、私自身の個人的な出来事と、医科学と医療技術の瞠目すべき進歩や合衆国の二〇世紀後半の社会環境との絡みあいである。医療技術の進歩は、むしろ思慮深い人々の心に疑問を投げかけ、時には心配と懸念の的となるような出来事を引き起こした。人々のこのような反応は、第二次大戦後の米国に広がる個人的、社会的な倫理によって、そしてまた米国の精神風土《エートス》の基底に横たわる価値観によって、惹起されたものである。私などもこのような姿勢や価値観によって形づくられたし、またそれらを常に考慮するように教えられてきた。従ってこのような関心をできるだけ明確な問題へと形作り、注意深く分析してできれば解決したい、と願っていた。生命倫理学はこのような仕事にうってつけの体系的な学問である。同時にまたそれは、専門家から市民一人一人に至るまで、多くの立場の人々の何らかの貢献を取り込んで成立する対話——つまり、議論や討論——でもある。

この書物は一九四七年から一九八七年までの四〇年間にわたる期間を、生命倫理学が明確な学問や対話として出現した時代として、描いている。一九四七年に、ニュルンベルク軍事法廷は二三人の医師を医学実験を偽装した戦争犯罪者として裁き、ニュルンベルク綱領を公表した。医の伝統的な倫理を弊履のごとく捨て去ったこの出来事から生命倫理学の歴史は始まった。というのもこの事件は、科学実験という近代医学の本質的特徴の一つを、科学、医学、法律の専門家によって吟味した最初の事例だからである。続く一九五〇年代、六〇年代は生命倫理学の序章に当たる。その期間に問題は蓄積され、科学者や医者や時には一般大衆が、医学や科学の進歩によってもたらされた倫理的問題に関して、真剣であるが広く拡散した関心を表明してきた。

この書物の冒頭の章は、生命倫理学に先行する医療倫理の長い伝統と、一九六〇年代の多くの科学者の一般的な関心のあり方を、想起することに充てられている。六〇年代後半までに、このような拡散した関心は次第に収束して分析されるようになってきたが、それを行ったのは生命医学の研究者ではなく、倫理を扱う二つの古典的な学問である、神学と哲学であり、倫理に近い法学や社会科学のような他の諸領域であった。第二章と第三章は神学や哲学がなぜこの討議に喜んで加わったのか、そして何をもたらしたのか、を吟味している。第四章は、合衆国政府がどのようにして生命倫理学に加わるようになり、研究者の関心を公共政策の領域に導いたか、を記録している。続く五つの章（第五〜九章）は生命倫理学的分析の焦点となった様々なテーマに充てられている。すなわち、人体実験、遺伝学、末期患者の看取り《ケア》、臓器移植、人工的生殖などである。それぞれの章は一九四七年よりも大分さかのぼる時点から始まっている。というのも、これらの現代的な問題も、その生命倫理学的意味は、過去の類似物に関する思想の展開の中で考察されなければならないからである。続く二つの章（第一〇、一一章）は生命倫理学の本質を学問と対話として考察した。最終章（第一二章）は、国際的な生命倫理学を簡単に概観した上で、生命倫理学の四〇年間を米国の精神風土《エートス》というより大きな流れの中で取り上げたものであり、このような広い見通しをつけることで、生命倫理学がなぜ合衆国を舞台に二〇世紀の最後の数十年間に登場したのか、が明らかとなるであろう。

　歴史家というものは現代に近寄りすぎてはならない、なぜなら視座をなくしてしまうからだ、と教わったことがある。私もこの歴史を一九八七年末で閉じることにする。このような閉じ方は恣意的なものだが、理に適っていないわけではない。生命倫理学の種は蒔かれたし、この種から大きくなるであろう萌芽的研究も、一九四七年から一九八七年までの四〇年間に実現した（それにしても教授たちが好む、きりの良い年数になったものだ）。この年月に医科学や生物科学は驚くべき速さで進歩したし、驚くべき進歩に伴って多くの問題も生じた。生命倫理学は今や学問として医学、医療、公共政策の世界で揺るぎない位置を占めている。一九八七年以来生命倫理学は新たな問題、新たな形態、新たな方法を引き受けてきた。若い研究者たちは彼らの師匠の研究を批判的に眺め、倫理的な方法論や政策で新たな冒険を試みている。それらはすべて次の生命倫理学史において語られることであろう。

ワシントン州シアトル

一九九七年一一月

アルバート・R・ジョンセン

謝辞

本書は、一九九二年九月二三から二四日にかけてワシントン大学で催された会議「生命倫理学の誕生」の後で構想された。多くの生命倫理学の開拓者たちが参加してこの領域の由来について彼らの物語を語ってくれた。彼らは皆この著書のための素材として彼らのコメントを用いることを許可してくれた。他の開拓者の多くはインタビューに快く応じてくれた。彼らに感謝すると同時に、もし彼らの言葉を歪曲しているとしたらお詫びしたい。原稿のすべて、あるいはその一部に目を通してくれた次の皆さんに感謝申し上げる——ダレル・アムンゼン、ロバート・ベイカー、ダン・キャラハン、ジェイムズ・チルドレス、モーリス・ド・ヴァハター、ジェイムズ・ガスタフソン、ディエゴ・グレーシア、ジョン・ラッド、リチャード・マコーミック、ジョナサン・モレノ、サンドラ・スピンサンティ、ロバート・ヴィーチ、ジェイムズ・ワートン、そして一人の匿名の方。おかげで少しでも明晰になり、正確となり、無駄がなくなった。ジョージタウン大学の「全国生命倫理学文献検索センター」は検索困難な文献の依頼に寛大に応えてくださった。私の卒業生で助手のケリー・エドワーズは根気よく出典や参考文献を探索してくれたし、ローリ・シャノンとバロン・ラーナーは調査を手伝ってくれた。トニー・ライニッケは文献の配列においてはかりしれない寄与をなしてくれた。オックスフォード大学出版局のジェフリー・ハウスは激励を与え細心の注意を払ってくれた。私の妻メアリー・エリザベスは最良の編集者であった。この大部の書物を書く時間と資金は、ジョン・シモン・グッゲンハイム記念財団が一九九五年から九六年に貴重な助成金を与えてくれたことと、チャールズ・E・カルペパー財団が医学史の研究を他には見られないやり方で支えてくれたことによって、可能となった。研究休暇年度を与えてくれたワシントン大学とワシントン州民に感謝する。ワシントン州は、良き研究が研究のための閑暇から生まれることを依然として理解してくれている。お世話になったすべての人々に感謝したい。

生命倫理学の誕生

目次

目次

凡例

・本書はAlbert R. Jonsen, *The Birth of Bioethics* (Oxford University Press, 1998) の全訳である。

・原書のイタリック体による強調は、傍点で示した。書名や雑誌名の場合には『 』とした。

・訳註と訳者補足は〔 〕で示し、本文中に挿入した。引用文における原著者による補足は［ ］で示した。

・索引は原書を参照しつつ独自に作成した。必要に応じて、索引に簡単な用語解説を加えてある。

Ⅰ

生命倫理学の始まり——人と場所

第一章　良心にかかわる大問題——生命倫理学以前の医療倫理

「生命倫理学《バイオエシックス》」はある日突然ビッグバンとともに始まったわけではない。確かに生命倫理学の先輩である「医療《メディカル・》倫理《エシックス》」が悪名高いいくつかの事件によって動揺したのは事実であった。とはいえ旧来の医療倫理が生命倫理学という新しい道へと展開するようになったのは、やはり科学の進歩にまつわる影の部分への懸念が、少しずつ積み重なってきたからである。科学の進歩に貢献してきた人々は、一九六〇年代に論文や専門的な会議や一般的な講演会で、折に触れて自分たちの懸念を表明してきた。彼らが心配していたのは、医療倫理という旧来の伝統は、新しい科学と医学が突きつける倫理的な挑戦に応答するには余りにも脆弱ではないか、ということであった。

1　医療倫理の長い伝統

荒れ狂う天候のもとで荒野をとぼとぼ歩く田舎の医者——そんな医者の姿を想像していただこう。手には黒い診察鞄を持ち、疲れてうなだれながら、重傷を負った少女への憂慮を顔に漂わせている。彼は少女の治療のために往診を求められているのだ。一九四八年の『ライフ』の写真ェッセイ「田舎の医者」の表紙写真には、「米国民衆の英雄の、真摯で感動的な姿が描かれていた」[1]。そのエッセイの主人公は、コロラド州の田舎の医師アーネスト・ケリアーニである。おそらく彼は自分のことを民衆の英雄とは決して考えなかったであろうが、一九四八年において、高い評価を受けている職業の一員であったことは間違いない。ケリアーニ医師は有能な医者であり、多くの病気を診断し適切な助言を与えた。それらのいくつかは治療することもできた。骨を接ぐことも、傷を縫うこともできた。このような有能さにもまして彼が尊敬を集めたのは、真摯さと優しさのゆえであった。彼は一日二四時間待機していた。呼ばれればそれに応えた。治療を引き受ければ、最後まで面倒を見た。穏やかだがしっかりしており、誠実だが控えめであり、全面的に信頼に値する人物であった。時間も労力もかけたが、しばしば報酬は感謝の言葉だけであった。一人で診療し、医学的判断について他の権威者から拘束されることはなかった。治療技術以上に彼の倫理こそが、彼を米国民衆の英雄とまでは言わないにしても、少なくとも道徳的高潔さの典型とさせていたのである。

これは二〇世紀前半の終わり頃の、米国の医師の姿の一例である。道徳的高潔さという香気が漂っていたのは田舎の医者だけではなく、ニューヨークの高級住宅街パーク・アヴェニューの専門医や、医学部の教授もそうであった。医師は皆、当時の医師に特有の幻影に包まれていた。シンクレア・ルイスの一九二五年の小説『アロースミス』は、医師という職業に巣くう無知と金権主義に対して批判的であると同時に、医学界での昇進と貧しい人々への献身の狭間で身を裂かれる、若い理想主義的な医師に賛辞を呈している。一九三三年から三四年にかけてブロードウェーでヒットした二つの演劇『白衣の人々』と『黄色いジャック』は、「独立心、責任感、献身、さらには愛国心、といった美徳を体現し、米国の公衆に奉仕する」米国の医師を表現していた[2]。『キルデア医師』は、最初一九三六年の短編小説に登場し、後にテレビの人気番組となったが、有能で利他的な医者として、何百万の潜在的な患者に人気を博した[3]。当然ながら現実の医者はしばしば利己的であり、時には不埒な人物であったりもするが、公衆の心と医師自身の意識における医師のイメージは、道徳的高潔さそのものであった。

ケリアーニ医師はおそらく「医療倫理」に心を煩わせることはあまりなかったであろう。ロヨラ大学医学校の卒業時に「ヒポクラテスの誓い」を朗読したかもしれない。一つ一つの言葉は記憶から消えてしまったかもしれないが、その「誓い」によっていくつかの絶対に守らなければならない義務が課せられた、とおそらく彼は考えていたであろう。いわく、癒すのであって傷を付けるのではない、生命の始まりにしろ終わりにしろ、生命の消失を依頼されても、断らなければならない、守秘義務は厳正に果たさなければならない、といったものだ。もしもその地域の医師会の会合に出たならば、あちこちで始まった「既払い集団医療」(prepaid group practices) を——患者にとって何が最善かを判断するのは医師であり、その医師の判断を阻害するとして——米国医師会（ＡＭＡ）が非倫理的だと非難しているのを聞いたことであろう。おそらくまた、いくつかの州議会が審議している強制的な健康保険の計画が、州政府が医療《ケア》の条件を決めることになるので非倫理的だ、とも聞いたであろう。(4) しかし様々な誓いや規定とか米国医師会の非難、などはおそらくケリアーニ医師の倫理の主要な要素ではなかったであろう。むしろ彼の道徳的信念や性格は、同僚や教師というお手本から学んだものであった。このような医師たちは、ウィリアム・オスラー卿がそうであったように、ほとんど普遍妥当的と言えるようないくつかの美徳を体現していた。それは例えば、「日々の仕事をきちんと行い、……同じ専門職の同僚のみならず自分の患者に対して黄金律を守り、……謙虚に成功を享受できるような平常心を培う」というものであった。(5)

米国の医師たちは、このような道徳的なイメージとそれによってもたらされた公衆の敬意に、いつも飾り立てられていたわけではない。ケリアーニ医師が巡回を始めるその一〇〇年前の医者のイメージといえば、「猜疑心が強く喧嘩好きで、てんでにいらいらと嘲りあってほくそえんでいる」というものだった。もっとひどいのになると、彼らは危険きわまりない連中で、病人を相手にほとんど「毒を盛ったり」、「屠殺したり」しかねない、というイメージもあった。またある人たちは、医者全体を「箸にも棒にもかからないペテン師」と見ていた。(6) 一〇〇年ほどの間に、医学教育は改善され、職能団体も組織され倫理綱領も制定され、免許制度も導入され、医療整備によって公衆衛生も整い、偽医者は非難され、家伝のまやかし薬は正体をすっぱ抜かれた。世紀が替わる頃までには、ほとんどの医師は米国医師会の倫理綱領の内容を熟知するようになったのである。患者に対する基本的な責務として、彼らは非正統的で教育を受けていない非倫理的な施術者を非難し、州政府ベースであろうと民間ベースであろうと、医師の独立的判断を損ないかねないような制度的な混乱を避け、芳しからざる金銭問題や徒な宣伝を控えるようになった。ケリアーニ医師が診療を始める頃には、医師という専門職は社会から大きな尊敬をかちとるようになっていた。

アーネスト・ケリアーニのような医師たちの場合、医療倫理は彼らの行動や性格、社会的な位置づけの中に具体化されており、それは医の専門職の互いの団結や社会的地位、高度の専門的能力と対応していた。例えば偽医者を相手とした倫理的闘いは存在したが、医師の義務については倫理的なジレンマはほとんどなかった。米国医師会の「医療倫理の原則」（一九五七年制定）に、同医師会は一連の注釈をつけているが、一九六六年になっても、そこには道徳的困惑の片鱗さえ伺えなかった。原則のどの部分も、明晰で、それぞれ「完全な医師の一面、……つまり、医学博士たるものが有するべき性格と人格、を表現している！」のである。一つだけ新たな注意が付け加えられた。「（一九六六年の注釈の一年前に制定された）メディケアが実施されたからといって、医師は怯んではならない。……倫理や行動の品位というものは、徒に「連邦主義」が導入されても、これまで通り、決して廃棄されてこなかったものである」[7]。ところが一九六〇年代末までには、旧来の倫理の明晰さや十分さへのこうした楽観は動揺し始めた。一九七〇年のある医学雑誌に掲載された「医学と社会のための新しい倫理」という論説で、論者はこう宣言した。「西洋の伝統的な倫理は……その核心において腐食しつつあり、場合によれば捨て去られる必要があるかもしれない。このことによって西洋医学と西洋社会に大きな変化がもたらされるであろう」[8]。この論者によれば、西洋の伝統的な倫理は、生命の尊厳（sanctity of life）への絶対的な尊重を課してきており、そしてこの生命の尊厳によって医療倫理は支えられてきた。しかし現代の変化、特に人口爆発や新しい医療技術の出現によって、社会とその中にいる医師たちは絶対的な生命の価値を相対視せざるを得なくなるであろう。これまで医療倫理を支えてきた曇りなき良心が、動揺し始めたのである。米国医師の堅忍不抜な倫理への賛辞とこの論説の筆者が表した懸念との間の数年間に、いったい何が起こったのであろうか。

　このような懸念は生命倫理学の存在を先取りしたものであり、まもなく出現する生命倫理学こそ〔一九七〇年の上述論説の標題にある〕「新しい倫理」であり、旧来の医療倫理からの脱却であった。したがって伝統的な医療倫理を概観すれば、新しい生命倫理学への道につながるであろう。とはいえ本書のもくろみからすれば、医療倫理の歴史は、きわめておおざっぱにしか描くことができない(9)。「医療倫理」という表現さえも、定義するのは困難である。医療倫理は比較的新しい概念であり、過去に起こった医療と倫理の関係を問う論説を名付けるには必ずしも適切な概念と言えないかもしれない。また「医療」と「倫理」も、時代が異なれば意味も変わった。しかしながら癒しの業と正・不正の信念との間には、常に密接な結びつきがあったことも事実である。

　どの文化圏でも治療というものは存在し、病気の近親者や友人に慰めをもたらすものである。多くの文化圏では、特別の癒《ヒーリング》しの業を行うのは特定の人々に限られ、彼らが治療の技術と儀式を習得した。これらの人々は一般の人々とは区別され、崇められ、時にはその力と知識の故に恐れられる。病気は、意図的であるにしろ過失であるにしろ、自然や社会の秩序や法に対する違反の結果と見られている。癒し手は秩序を回復させる療法を適用し、病者を再統合して社会の秩序に服従させなければならない。従って癒しの業は、しばしば強度に宗教的、道徳的な意味合いをもっており、癒し手は、形而上学的な規則やその文化圏の信仰を反映する儀式に従わねばならない(10)。癒し手の業は、病気の治療として適切という意味で正確というだけではなく、正当でかつ善良でなければならない——つまり、その社会にとっていのちの意味を構成している規則、習慣、信仰に一致していなければならない。かくて人類学的な根拠によれば、癒しの業は常に倫理と相関しているのである。

　倫理は社会の規則、習慣、信念を教示するだけではなく、それらの規則、習慣、信念を分節化し分析する学者の努力をも包摂する。西洋の文化的伝統の中で生み出された膨大な道徳文献においては、常に三つのテーマを区別することができる。第一に、道徳哲学者は、人の性格や資質——これこそがその人に賞賛や非難をもたらす——とは何か、を論じてきた。第二に、道徳哲学者と神学者は、ある行為を実施させたり抑制させたりする、義務や責務について思弁をめぐらせてきた。最後に、性格や義務を考察してきた哲学者は、社会共同体と個人の目的との関係を探求して、個人を共同体と関係づけてきた。性格、義務、社会的責任という三つの主題は、倫理的考察と論証にはなくてはならないものである。

これら三つの主題は、西洋医学二五〇〇年の間に蓄積された医学と道徳の文献にも登場している。これらの文献は、紀元前四、三世紀のヒポクラテス学派に帰せられる著作集に始まり、現代にまで至っている。これらの文献が描いているのは〔まず第一に〕、「良き医者」の資質、医者が患者に示すべき上品な立ち居振る舞いである。医者たるものは紳士的で快活であり、患者を慰め、控えめで意志堅固でなければならない。これらの資質が患者を惹きつけその医者のもとに留まらせるのであり、患者に信頼感を与え、感謝の気持ちを起こさせ、治癒にも貢献することになる。これらの資質を外見だけでも装うことができれば、それは本当の美徳となるのである。このような臨床での作法が、西洋医学の歴史を通して一貫していることは驚くほどであり、また他の文化圏の医療倫理にも対応する作法を見出すことができる。[11]

〔第二に、〕医者の品位に関する倫理と並んで、もっと重大な道徳である、良き医師としての義務を規定するいくつかの命令がある。時に誓いのような厳かな証言であったり、教会、国家、職能集団などによって規定された厳格な規則であったりするが、これらの義務は医師に対して、「患者に恩恵を施し、いかなる害も与えることのない」ように命じ、守秘義務を果たし、患者を金銭的にも性的にも搾取せず、自らの健康と財産を犠牲にしてさえも、癒しの助けを必要とする人々へ関心を向けるように指示している。これらの義務の典型がいわゆる「ヒポクラテスの誓い」であった。この「誓い」は、医学史家らによれば、ギリシア医学の一般的考え方というよりは、むしろピュタゴラス学派という哲学的・宗教的な教団に淵源をもち、この教団は明確な道徳的命令を、すべての信者に、従って当然ながら信者の中で医療を行う者にも、たたき込んだ。[12] ユダヤ・キリスト教の宗教的な伝統は、生命の尊厳への配慮を要求する神の命令を特に強く強調しながら、「誓い」に漠然と表現されていた堕胎と安楽死の禁止を強め、貧者や時には敵にさえも世話と同情を施すことを要求した。医者の義務に関する文献の特徴は、このような道徳的伝統に深く根ざしている。[13]

医療倫理の文献における三つ目の助言は、医師は自らの持ち場を社会の中にもたなければならない、というものである。社会からの信頼に値し、社会的な権威や報奨を受ける価値があることを、自ら示さねばならない。この「社会倫理」は古代の医師の間ではほとんど認知されていなかったが、中世において、医学が大学で教授され、ギルドや職能団体が確立され、市当局が未熟な施療者の危険を自覚するに伴って、次第にその重要性が理解されるようになってきた。専門職の徴表として、同業会員の教育、吟味、免許、訓練、あるいは社会全体への奉仕を行うという暗黙の誓約などが認識されるようになった。医師の社会倫理は、専門家同士の緊密な関係を規制するものとしても、専門家が信頼するに足ることの証しとしても、機能した。それはまた癒しの業を専門職が独占する方向をも加速させた。『医療倫理』という表題をつけた最初の書物は、イギリスの医師トマス・パーシヴァルによって一八〇三年に出版された。この書物は、医師の品位という伝統的な美徳と、医師相互間の行動に関する新しい命令を結合させた。パーシヴァルは、イギリスの慈善病院での（内科）医師と外科医の関係を規制する論説を既に著していたが、「開業医」の義務の内容も、「社会からの信頼」として社会から医師に委ねられたものだ、と主張した。医師における「優雅と廉直」の鼓舞というパーシヴァルの意図は、医師という専門職を公共の信頼に値するものにすることにあった。[14]

この社会倫理がもっとも広範囲に現れたのが、米国医師会（ＡＭＡ）の倫理綱領であり、その影響は、この綱領が制定された一八四七年から、二〇世紀半ばにまで及んだ。米国医師会の設立者たちは医学教育を改革し、医師の倫理を改善しようとした。医師の倫理の改善は、一八四七年五月五日から七日にかけて開かれた〔ペンシルベニア州〕フィラデルフィアの第二回全米医学会で、「医療倫理綱領」を公布することによって行われた。綱領はパーシヴァルの『医療倫理』に大幅に依拠し、それに米国人の必要と好みを加味したものであった。米国の状況を反映しているある章では、偽医者が非難され、宣伝が禁止され、「排外的な独断によって、果てはこれまで蓄積した専門職の経験や解剖学、生理学、病理学、有機化学などの役割を否定することにつながるような」施術者への紹介が禁止された。この表現は、出現しつつあった科学的医療の承認という意味だけではなく、「正規の専門職」という範疇から、ホメオパシー、自然療法、水治療法といったいわゆる「分派的な」医療を行うあらゆる施術者を追放する、という意味もあった。ある医学史家によれば、その章は「綱領の要であり、一九世紀の間中続く医療専門職のトラブルの原因となった」[15]。その表現は、確かにトラブルを引き起こしたが、他方で効果ある医療という目標に向かう求心力ともなった。

一八四七年の包括的な綱領は、「医療倫理の原則」という新しい名前で、一九〇三年とさらに一九一二年に修正され、その都度より簡略化され簡潔になった。一九五七年の修正は主としてこの「原則」を簡単な一〇の命題に切りつめ、形の上で聖書の十戒を想起させるものとなった（一九六六年にはさらに七つの原則に縮小された）。この原則はきわめて一般的な表現で医師に、患者の権利を尊重し、技能を磨き、専門職の規律を受け入れ、必要ならば専門医の意見を聞き、守秘義務を果たし、良き市民であるように、勧めた。さらにまた、医師の医学的判断が制約されるような環境での診療を禁止し、診療に対する報酬以外の収入を専門家として受け取ることを禁止した。倫理はほとんど専門職の結束と社会的尊敬のための規則と化した[16]。

合衆国では二人の因習にとらわれない人物が、このような伝統的な医療倫理のあり方に革新をもたらした。一人はリチャード・キャボット医師（一八六九年〜一九三九年）で、ハーバード大学医学校臨床医学とハーバード大学社会倫理学の教授であった。彼は世紀の代わり目に米国医学が被りつつあった変化——例えば、治療《ケア》の場が病院へと代わっていったこと、病人の看取《ケア》りで社会福祉事業（ソーシャル・ワーク）のような「補助的な専門職」が用いられるようになったこと、病気の理解に生物科学が貢献するようになったことなど[17]——に対して、極めて敏感であった。変化する医学の世界で、キャボット医師は医療倫理の新たな見解を形づくった。医学史家のチェスター・バーンズは、医学史におけるキャボットの位置を次のように叙述している。

当時の医師の誰と比べても遜色ないほどリチャード・キャボットは、医師の職業上の優秀性にとって科学という新しい基礎が有効であることを証明した。……施療者が日曜日に教会に行こうが行くまいが、米国の「星条旗」を知っていようがいるまいが、ヒポクラテスの誓いを宣誓しようがしまいが、米国医師会倫理綱領の専門医との協議の規定に従おうが従うまいが、それらは職業的な適正さを判断する重要な指標でなかった。少なくともキャボットにとって重要だったのは、この特定の病気について、その原因、兆候、症状、予後、治療法を施療者が理解したかどうかであり、この理解を個々の患者の評価や治療に生かしたかどうか、であった。[18]

「病院における医療倫理[19]」という短い論文でキャボットは、病院で働く現代の医師の義務を列挙している。患者の治療には、医師と他のすべての専門職との広範囲な共同作業が必要である。患者の治療に関する正確な記録を取り、それを分析しなければならない。一人の医者に割り当てられる患者の数が多いからといって、注意を怠ってもよい患者というものは存在しない。患者は主治医の説明を受けて、自分の診断や治療法に関して承知しておくべきである。患者は医学生の教育という目標のために不当に利用されてはならない。先輩医師は後輩医師を、本来自分がすべき仕事を彼らに割り当てたり、彼らの科学的業績を自らのものにしたりして、利用してはならない。何が適正な治療かという議論は〔一人で決めるのではなく〕委員会で解決されるべきものである。医療倫理のこのようなリストは、「臨床能力の倫理」(an ethic of competence) とでも称すべきものの最初の試みである。[20]

古代から、医師が知識と技能を獲得するのは医師の道徳的義務であると言われてきたが、医療の歴史を通してほぼ言えることは、そのような知識と技能を測定する方法はほとんどなかった、ということである。一九世紀の医学が生理学、病理学、細菌学の成果を吸収し、治療法の結果を測定するために「数値的方法」を利用するようになって、知識と技能は以前に比べて、より測定可能となった。キャボットは連続して一〇〇〇人の遺体解剖をマサチューセッツ総合病院で行い、かなりの確率で診断の誤りが生じたことを証明した。彼はこの分析を公表し、また後にも同様の研究を発表したが、おかげで同僚医師の狼狽と憤慨を引き起こした。彼らは彼を、「一般医の過失を公に宣伝する」という倫理違反のかどで、非難した。[21] しかしキャボットにとって、公表することこそが倫理であり、道徳的診療とは技術として適格でなければならず、能力なき診療はそれだけで非倫理的であった。臨床上の能力という考え方は、医学教育のみならず医療倫理の中心概念となった。キャボット医師の考え方によれば、臨床上の能力は、冷淡で血の通っていない技術ではなかった。この概念は単に科学をマスターするというだけではなく、患者の個人的、社会的な要求の理解をも含んでいるのである。今日なら医師の人間的な資質とでもいうべきものを、臨床能力の単なる飾りとしてではなく、その能力に内在するものとして彼は認識した。苦しむ人や病む人を前にして、「誰かが悩む人それぞれに愛情を注ぎ、過去に分け入り、未来をよりよい方向に導かねばならない」。[22] 科学的な医学が確固とした形をとるようになり、施療者の最高の道徳的義務とは、患者の利益のために科学的な医学を修得することでなければならない、という米国医学の重要な転回点に、リチャード・キャボットは立っていた。[23]

チョーンシー・リーク医師も伝統的な医療倫理に挑戦した一人である。薬理学者としての訓練を受け、大学院学生として医療倫理に関心を抱き、トマス・パーシヴァルの著作に巡り会った。古典となっているこの著作の新たな出版を彼は準備し、そして刊行した。リークはこのマンチェスター出身者であるパーシヴァルの著作を非常に高く買っていたが、それでも、パーシヴァルはそもそもの初めから医療倫理を考え違っていたのではないか、とリークは判断していた。パーシヴァルは倫理学の哲学的文献について無知であり、「倫理」というよりも「エチケット」、つまり一種の「エミリー・ポスト〔米国の社交作法に関する著述家で『エチケット』（一九二二年）の著者〕流の適格な専門的行動へのガイド」を叙述したにすぎない、とリークは非難した。リークは彼の編集したパーシヴァルの著述の序文に、次の注意書きを寄せている。「パーシヴァルによって導入された「医療倫理」という名称は、実際は誤称である。良き趣味というギリシア以来の伝統とトマス・パーシヴァルの「綱領」に依拠して、医療倫理は主としてエチケットの規則を意味し、医の職能集団においては会員相互の職業上の関係を規制するものとなった。……むしろ医療倫理は、個々の患者と社会全体の双方に対して、医師の行動が究極的にどのような結果をもつべきか、ということに関心を払うべきである」(24)。リークによれば、このような考え違いは、職業倫理に対する米国全体の考え方に影響を及ぼしている。

リーク医師の主張は、職業倫理が道徳哲学の基礎の上に再構築されるべきだ、というものである。パーシヴァルの復刊が出版された翌年の論文で、リークは次のように述べている。「医療における事情の変化が、（医療倫理の教育の）必要性をますます急なものとしている。集団診療、健康保険、定期的健康診断、さらにまた公衆衛生の様々な施策などは、従来の医師の見方を根本的に変えつつある」。四〇年後の生命倫理学を予見するような先見の明で、彼は医学生にとって理想的な倫理学のコースを構想している。そのコースの始まりは、道徳哲学の主要な問題に関する三つの講義であり、それらは哲学の専門家が担当する。次いで医療倫理の歴史的概観に移り、学生たちは熟練した医師たちから、倫理問題を孕む現実的な事例の説明を受け、議論や討論を行うのである(25)。

リークの、倫理教育は哲学に基礎をもつべきだという考えは、生命倫理学が世に受け入れられるようになるまで、顧みられることはなかった。それに対してキャボットの、臨床能力をもつことは倫理的義務であるという主張は、医療倫理に取り入れられ、科学は医学を効果ある癒しの業へと改造する、という科学への信頼によってますます強化された。もっとも臨床能力が〔能力として〕倫理的義務一覧表に計上されることはまれであったが、実際は絶えざる科学的知識の更新という形で、〔医療倫理の〕道徳目録の筆頭を飾った。米国の医師たちは、科学によって指示されたこの義務を遵守するという、職業上の役割を引き受けた。この能力を第一の義務としてそれを補足するのが、普通法《コモン・ロー》の伝統から引き継いだ、受託者責任（fiduciary responsibility）という考え方であり、これはすべての職業人が顧客の利益を自分のそれよりも優先すべしというものである。この概念は法律家、会計士、建築家にも応用可能であるが、特に医師には適応している。というのも、「助け、危害を加えない」というヒポクラテスの指示を反映しているからである。

〔ヒポクラテスの「危害を加えない」と並ぶ〕もう一つの古代からの義務で、中世医学において促進されたものは、貧しい病人に対する無償の治療という義務であったが、しかし息も絶え絶えという状態であった。米国医師会綱領の第一版〔一八四七年〕と第二版〔一九〇三年〕はこの義務を当然視し、「構成員が慈善奉仕をこれほど自由に行う職能団体は、医療職以外にはない」と述べた。[26] 一九一二年の修正はこの義務を明確化した。「患者の貧困と医師の職業的相互義務を考慮すれば、医師の無料奉仕は必要である」。[27] 一九五七年の修正はこの義務への言及を沈黙のうちに放置した。多くの善良な医者はこの義務を自らの仕事の中で果たしてきた。その中でも最も尊敬されていたのは、臨床教育において無報酬で医学生を指導する義務を果たした医者たちであった。次いで、困窮している患者から診察費をしばしば免除した医者たちがいた。ある医師は公立病院で毎週一日無料奉仕した。しかしながら貧困の故に医者にかかることができなかった多くの潜在的患者がいたことは、ほとんど顧慮されなかった。第二次世界大戦後に健康保険が普及し、一九六〇年代にメディケイドとメディケアが導入されて、「慈善医療」は姿を消し、貧者への無償治療という昔からの義務は医師の倫理から消失した。

一九五〇年代までに医療倫理は平穏な状態を獲得した。〔非正統的医療者に対する〕紹介と競争の戦争は勝利のうちに終了した。医療市場は新しい専門分野にも割り当てられ、州免許法は実効力を復活させ、専門認定医が出現し、病院はかなりの程度医療スタッフの管理下に置かれ、契約診療や集団診療はまれな例外事態となった。中でも注目すべきは、二〇世紀の医師たちが、一九世紀の先行者たちの切望した社会的な地位と権威を獲得するに至ったということだ。社会的地位とともに、収入も増大した。二〇世紀の半ばには、キャボット医師が一九一八年に指摘したことはもはやあてはまらなくなった——「医者が期待していけない褒美は富である。……医療で生活の資を獲得し損なった医者はほとんどいないが、十分な収入を得たものの数も同様にほとんどいない」。[28] 公共の尊敬を享受し、社会的な権威を保持する医療職能団体を組織するという、米国医師会の創設者たちの目標は、実現したように思われる。職業上の品位は、今や科学という後光に取り巻かれ、人々は医者が上品で、責任感があり、能力がある、ということに満足した。受託者の責任という倫理的、法的な義務は信頼を喚起した。

医師の品位、義務、社会倫理などを詳説した膨大な文献は、専ら医師によって書かれたものが大部分である。世俗の権威がある種の規則を決定したり、宗教的権威がある種の義務を課したりもしたが、医師は自らの経験に基づき、彼らの文化的、宗教的価値観から、良き医師にふさわしい行動基準を確立していった。文献の雰囲気は、たいていは説明というよりも勧奨（場合によれば制裁）というものであった。問題を子細に分析したものはまれであり、道徳哲学の立場で巧みに論証したものはほとんどなかった。これらの文献の著者たちがヒポクラテスの箴言「命短く、術長し、機会は束の間、実験は当てにならず、判断は困難である」[29]に馴染んでいたとはいえ、道徳的ジレンマを前にして困惑を表明することはまれであった。これらすべての点で、過去の医療倫理は、本書で叙述する生命倫理学とは異なっているのである。

2　新しい医学

第二次大戦後の二、三〇年間で、医科学が進歩し、医療技術が次第に精緻になってくるにつれて、医療倫理も変化した。良き振る舞いを教える倫理は、医者と患者の間に非人格的な機械が介入するようになって、有効性が疑問視されるようになった。伝統的な義務はまた、生命が意識を失っていたり苦痛に苛まれているときに生命維持は有益かとか、病気のよりよい治療法を確立するために死にかかっている人に実験を行うのは有害であるかという場合に、もはや何が有益で何が有害であるのか判然としないことから、疑問に付された。社会倫理は、医療がますます政府、商業、新技術の製造者、などと関係を持つようになったことで、疑問に付された。高度な技術に支えられるようになって、医療は高価になった。支払い能力のない人々を治療する義務を、誰が負うのか？　文化的、宗教的な変化は、これまで専門職の特権として当然視されていた権威に疑問を突きつけた。これまで何の煩いもなかった医者の良心は、今やある種の不安を覚え始めた。

何が有益で何が有害なのか、誰が生き残るべきで誰が死ぬべきか、高価な医療資源をどのように配分すべきか、誰が決定すべきか、といった新しい問題を検討するために、新しい知的資源が動員された。生や死や正義は神学者や哲学者によって長い間考究され、法学者によって思弁されてきた。神学者や哲学者は、かつて医学や医療倫理にほとんど理解を示さなかったが、今や討論に招かれたり、あるいは自発的に参加したりした。法学は、悪しき医療実践にとっては昔からの仇敵であるが、今や医者たちが直面するのと同じ生と死のジレンマをめぐって格闘した。このような中で生命倫理学が生み出された。生命倫理学は旧来の医療倫理の考え方や価値観を部分的に踏襲し、しかし先例のない問題に対応しながら、独特の分析方法を駆使して進化し、旧来の医療倫理よりもずっとたくさんの参加者を巻き込んでいった。基本的には、大いなる利益を約束した新しい医療の出現は、同時にまた医療の良心を吟味する必要性へとつながったのである。

第二次大戦後、それまでゆっくりとした歩みを続けてきた生物科学は、軍事医学の改善によって拍車がかかり、その影響は続く二、三〇年に医療と保健の領域へ溢れ出た。(30)『米国医学の二〇〇年』という書物でマクジェヒー・ハーヴィーとジェイムズ・ボードリーは、一九四六年から一九七六年までの三〇年間を、「爆発的成長の時代」と呼んだ。(31)その時代の最初の数年間の主な出来事を年代順に見ていくだけで、それがどれほど爆発的であったかがわかる。一九四六年には結核患者に広範囲にストレプトマイシンが配布されるようになり、〔その結果〕続く一〇年間で何百ものサナトリウムが閉鎖された。ペニシリンは、一九二八年に発見され、大戦中に初めて臨床に用いられたが、同じ一九四六年に合成されるようになり、この貴重な薬が、肺炎や他の深刻な感染症のための格好の治療薬となった。一九四七年にはメトトレキサート薬が急性白血病の治療に初めて用いられ、癌の化学療法の時代が始まった。一九四九年にはヒトの組織でポリオウイルスが培養され、それがポリオワクチンの開発を可能とし、一九五〇年代半ばには実現された。また同じ一九四九年、リチウム塩剤が躁病患者に処方された。効果的な抗高血圧剤が発見され、〔フランクリン・〕ルーズベルト大統領は悪性の高血圧で一九四五年に亡くなったが、僅か五年後には治療されていたはずであった。一九五二年にはクロールプロマジンが激越性分裂症に適用されるようになった。〔同年〕外付けの心臓ペースメーカーが心臓不整脈に用いられるようになり、その八年後には内臓携帯型が出現した。同じ一九五二年に、初めての開胸手術が行われ、初めてヒトの心臓弁が置換され、外部からの心臓への刺激が急性心筋梗塞を治療した。電気的な徐細動器はその四年後に出現し、全面的な心肺蘇生は一九五八年になされた。心臓カテーテル法により心臓の欠陥の視覚化が可能となった。慢性腎不全の血液透析が一九六二年に始まった。これらの劇的な臨床上の革新は、いわば沸き立つような研究の海の表面上の出来事であって、水面下では、代謝の秘密、ホルモン系、免疫や創傷治癒のメカニズム、出産の生物学、そして中でも刺激的な遺伝の秘密などが明らかとなっていった。

一九五〇年代は医学の進歩を享受し、これらの進歩は掛け値なしの善と見られていた。一九六〇年代も終わる頃には、このような翳りのない楽観主義は衰退し、医学と科学の進歩に責任のある人々の良心を微調整することが必要だと考えられるようになった。新しい専門分野の開発が一般診療を後退させ、医者・患者関係をいっそう非人間化しかねない、として医療技術の導入による医者患者関係の悪化を憂慮する意見もあった。書籍や論文の中には、「医師をその台座から引きずり下ろ」そうとするものもあった[32]。近代医学が誇ってきた科学的な訓練は、癒し手を技術者に変形するものであり、それとともに、医師の存在はますます〔患者から〕離反し、姿は見えず、理解はいっそう困難となった。医師会は、「医療の社会主義化」というレッテルを貼って、長らく医療財政の改革に反対してきたが、その結果医師たちは、まるで治療もせず、貪欲な利己主義者であるかのように思われた[33]。『ハーパーズ・マガジン』は一九六〇年に特別付録を出したが、そのショッキングな表題は、「米国医療の危機」であった。米国の医学が世界最良であることは疑問の余地はなかった。しかし次のような問題を抱えていた。医者は極度に不足し、家庭医は払底しつつあり、医療コストは急上昇し、政府は医療という私的領域への介入の準備をしている、というものだ。「懸念する医者たちはしばしばそのような問題を仲間内で話題にしているが、そのことを患者や一般の人々に語ることは稀である」と編集者は述べている[34]。医学者は医学者で内輪では、患者を研究の被験者として用いる機会の増大や、ペニシリンのような希少資源の配分について、議論していた[35]。

3　一九六〇年代——会議の一〇年

一九六〇年代に何人かの指導的な医学者が彼らの沈黙を破った。彼らは前例のないいくつかの会議で良心の不安を吐露し、同僚や一般の聴衆を前にして、医学や科学の進歩に潜む社会的、倫理的問題を反芻した。彼らの良心は、自らの理論が一〇万の人間の焼却に利用された原子力科学者の良心ほどには苛まれはしなかったが、それでも生物医学の科学者は自らの仕事について真剣な対話を始めた[36]。そこで行われた討論の趣旨を理解するために、いくつかの会議を探訪することにしよう。

この一〇年の口火を切った会議は、適切にも「現代医学における良心にかかわる大問題」と題され、ニューハンプシャー州ハノーバーのダートマス大学で、一九六〇年九月八日から一〇日にかけて開催された[37]。おびただしい数の医学者が参集して、彼らの良心に照らして重大だと考えられた問題を討論した。ロックフェラー研究所の微生物学教授ルネ・デュボスが議長を務めた。それは適切な選出であった。というのも彼は、その前年に『健康という幻想——ユートピア、進歩、生物学の変貌』という思索力豊かな書物を出版していたからである。デュボスが司会した諸講演は、当時の科学界のリーダーたちによって行われた。彼らは、オックスフォード大学医学部教授のジョージ・ピカリング卿、世界保健機関（WHO）の総裁に最近なったブロック・チザム、精神外科の父ワイルダー・ペンフィールド、米国の指導的物理学者の一人ウォルシュ・マクダーモット、放射能の遺伝への影響の研究でノーベル医学・生理学賞を授与されたハーマン・J・ミュラー、アイゼンハワー大統領科学・技術補佐官のジョージ・キスティアコフスキー、またC・P・スノーとアルダス・ハックスリーは人文学《ヒューマニティーズ》を代表していた。ダートマス大学医学校長マーシュ・テニー博士が開会の辞を述べた。「医学の基礎はますます合理的になってきましたが、しかし科学と人間主義《ヒューマニズム》の融合という医学の実践は、人間の価値観からますます遠ざかり疎遠なものとなりつつあります。今一度医学が思い起こすべきは、しばしば人間的要素こそが決定する主体である、ということです」。この集会の目的は、「医学と科学の進歩における良心の問題を吟味することであり、……単に人類の生存や消失の問題だけではなく、どのような種類の生存か、どのような性質の未来か、ということなのです」とテニー博士は述べた[38]。

報告者たちが指摘したのはいずれも重大な問題ばかりであった。いわく、放射能のイオン化の影響、水と空気の汚染、食品の化学汚染などである。医学の進歩としてまず念頭に置かれていたのは、「伝染病の征服」であった[39]。この刺激的な勝利の裏面には、出生率を維持したまま死亡率が低下した、という事実が潜んでいた。合衆国駐在のインド大使マホメダリ・チャグラ閣下は、「現代医学における良心にかかわる最も重要な問題」は、医学が進歩して公衆衛生が改善されるので、最も困窮にあえぐ人々の人口増加をもたらすということだ、と主張した[40]。デュボス教授とマクダーモット博士は、人口増加は医学の進歩の結果である、という主張を批判したが、参加者の多くは大使に同意し、再三再四この問題に立ち返った。医学の進歩が人口爆発と遺伝子プールの汚染につながるという主張は、一九六〇年代に開かれた会議の共通のテーマとなった。

ルネ・デュボスは「老齢で病気の人々の延命」と遺伝的欠陥を持った子供の延命は、「これからの一〇年以内に遭遇するであろう、最も困難な医療倫理の問題です。……生存することから利益も喜びも引き出せない人々や、生存することが地域社会に辛い重荷となる人々の、生物学的な生命をどこまで延ばすべきでしょうか。……このことは生命を救い伸ばす義務をもつ医者に課せられた決断ではありません。……もしもこの問題を社会がもはや担っていくことができないなら、社会はこの倫理を再定義せねばならないでしょう[41]」。遺伝学者たちは、ある種の遺伝状態の人の早期の死亡を今や阻止できるようになったので、そのことでかえって遺伝子のプールが汚染されつつある、という心配を表明した。抗生物質に加えて、糖尿病へのインスリン療法とフェニルケトン尿症への食事療法が〔その画期的意義と同時に、遺伝子プールを汚染するという意味で、功罪取り混ぜて〕繰り返し言及された。ユニークな解決法がノーベル賞受賞者のハーマン・J・ミュラーによって提唱された。彼は健康な精子の「銀行《バンク》」という考え方と「生殖の新技術」を奨励し、そうしなければ不可避な種の劣化を防止すべきである、と主張した。この新奇な提案をアルダス・ハクスリーは厳しく非難した。彼はかつて『すばらしき新世界』で類似の「銀行」を想像した。しかしそのような「人間の生殖を制御する努力は、全体主義的操作に手を貸すことになるでしょう」と彼は主張した。

チャールズ・スノー卿がこの会議を要約した。「現代医学には二種類の良心の問題があります」。一つは昔からの問題で、「医者が患者との関係において遭遇する問題です」。この「私的な道徳」について、会議ではほとんど何の発言もされなかった。「というのも私たちは皆、この医者・患者関係で一般に語られていることにかなり満足しているからです」。第二の問題、「遥かに困難な道徳問題」は、報告者の一人であるスローン財団のウォレン・ウィーバー氏が「統計的道徳」と名付けた問題であるが、「それ自体無害な行為であっても、不特定の人々に危害や、確実に病気や死亡を引き起こすおそれがある場合があります」。そのような問題の処理は、先見の明と知性に負うところが大きいが、その中でも科学者の告知する真理が重要である。「しかし科学者が、生じる可能性のもっとも大きな真理を陳述するだけでは不十分です。この陳述を成し遂げる勇気がなければなりません。というのも科学者だけが、耳をそばだてている世界に対して、権威をもって訴えることができるからです」——これがチャールズ卿の結論であった。

多くの問題が提起されたし、多くの賢明な観察もなされた、しかし答えはほとんど出なかった。これは議長のデュボスにとっては当然の事態であった。「私たちが集まったのは問題解決のためではありません。私たちの目的は、問題を公表し、……できるだけはっきりとかつ徹底的に問題を設定し、科学共同体がこれをうまく分析できるようになり、さらに地域社会が、つまり非専門家が、私たちの指導のもとで、しばしば価値判断に基づいて、自らの意見を構築しようと努力するようになることです」[42]。「現代医学における良心にかかわる大問題」は深い印象を与えた。科学者と少数の人文学者が共同で、現代科学のすばらしい発明の背後に潜んでいる困難な問題を、公に考察する機会となった。彼らは問題を分析するよりも「問題を公表した」(They 'aired problems')。問題を扱う自分たちの知性と正直さに自信を持って、彼らは発言した。ここで言及された「倫理」とは常識のことであり、決まり文句であって、「道徳科学」(moral sciences)、つまり哲学や神学を意味していなかった。道徳問題は一般的な用語で語られ、倫理問題特有の性質を正確に表現しようという努力は、ほとんどなされなかった。これらの大問題の解決に、公衆が参加するようにに招待を受けたケースは、ほとんどなかった。デュボス自身も、延命の問題は社会が決める事柄だ、しかし、たいていのところ公衆は単なる観客で、科学者が作り出した問題を科学者が解決するのを待っているにすぎない、とはっきり言っていた。あと一〇年先にもっと成熟した形で現れる生命倫理学ならば、人文学の領域からもっとたくさんの参加者を招待したであろうし、彼らは道徳科学の問題分析方法を採用し、同時に科学者自らが生み出した問題に対する科学者の解決能力には、大して信頼を置かなかったであろう。それでもなおダートマス集会は、生命倫理学への移行期における注目すべき事件であった。

「人間とその未来」は、チバ財団の後援で、一九六二年一一月二七日から三〇日までロンドンで開催された。スタイルとテーマはダートマス会議に倣った。チバ財団議事録の冒頭は、「核兵器の到来に世界は社会的にも政治的にも倫理的にも準備不足であった。今や生物学研究が興奮の極にあり、「自然の過程」に介入して、人間の生活の価値あるあらゆる局面を破壊し変形しうる方法を既に作り出しており、将来も作り出すであろう。現代の全世界のあらゆる知的な人々が、現在と切迫した将来の可能性について考究することが……必要である」(43)。ダートマス会議の時と同様、出席者は極めて有名な人たちであった。ブロック・チザム博士とハーマン・ミュラー博士は再び招待された。アルダス・ハクスリーの兄で科学者のジュリアンは、ジョシュア・レーダーバーグ、J・B・S・ホールデン、アルバート・セント＝ジェルジらとともに、講演を行った。フランシス・クリック、ジェイコブ・ブロノフスキー、ピーター・メダワーは討論に参加した。二七人の内五人がノーベル賞受賞者であった。ダートマス会議と同様、農業生産性、世界資源、環境悪化という一般的かつ地球的規模の問題が論じられた。

会議はジュリアン・ハクスリー卿の包括的な講演「人類の将来――進化論的考察」で始まった。進化は人類という種において初めて、自らを意識するようになり、従ってその方向に自ら責任を持つものとなったと、ハクスリーは進化を説明した。この進化は、環境、人口、経済、教育、特に「内部空間、つまり、人間の心の領域とそこで働いている心的代謝過程」に重要な意味を持っている、と彼は主張した。人口過密の問題や進歩の非優生学的な影響は、人間としての充実を確保するために克服されなければならない。「結局のところ、〔それらを〕優生学的に根本的に改善することが、人類の進化論的発展の主要な根源の一つとなるでしょう」。人類は、「進化という宇宙的な過程において、さらに一歩を進める課題を担った……存在」なのである、と彼は勝ち誇ったように宣言した。(44)

著名な参加者の中でハクスリーの言葉に異を唱えた人はほとんどいなかった。碩学たちは次々と医学の進歩を列挙した。ノーベル賞受賞者セント＝ジェルジの結論は、「何事も望みのままである。癌の万能薬、突然変異の征服、ホルモン作用の理解、考えられるあらゆる病気の治療。ひとたび生命の基礎に深く分け入ったならば、望んで叶えられないものは何一つないでしょう。医学はこのことを本当に約束しているのです」。(45)それでも参加者からは、進歩はその利益をもたらす反面、意図せざる問題を引き起こすことが、繰り返し指摘された。農業革命の人口過密に及ぼす影響から、微生物学者コプロフスキーの懸念に至るまで、その例を挙げるのは困難ではない。彼の懸念とは、ポリオウイルスの撲滅によって「胃腸内に普通無害で存在するウイルスに代わって、他の無関係なウイルスが出現し、ヒト宿主を遥かに無慈悲に扱うかもしれません（古き良きポリオの時代よ！）」というものであった。(46)全体として彼らは、進歩に伴う問題の存在を認めたが、他方でそれらを克服する自分たち科学者の能力への信頼を表明した。進歩の悪影響を認識していたが、同時に、人類は未来を導く責任を認識せねばならない、と主張した。

遺伝学や脳科学のセッションは大混乱となった。優生学や思想コントロールの計画には、科学者のなかでも賛成する者もいれば反対する者もいた。全体主義への抗議が鳴り響いた。J・B・S・ホールデンはこのような抗議にも怯まなかった。彼は会議の締めくくりの演説のなかで、来る一万年の生物学の可能性を思い描きながら、「自分のユートピア」を述べた。彼のユートピアを「彼だけが夢想する地獄」と考える人がいることを、彼も認めていた。そのユートピアは、薬理学と遺伝学の技術で、生理的・心理的な過程を広範囲に管理し、クローニングを行い、突然変異を意図的に引き起こし、未来の世界での特別な目的のために、人間を製造する、というものである。「事故や突然変異で両足をなくした人は、宇宙飛行士として特に適任とされるでしょう。……ケンタウルス座のα星への最初の飛行船の乗組員は、体重を減少させるのみならず食料や酸素消費量を減少させる必要があるからです」(47)。ホールデン教授の演じている役割が、まじめな予言者なのか、皮肉な批評家なのか、それを決めることは困難である。

「倫理的考察」にあてられたパネル討論に登場したのは、極めて知的な人々で、たいていは科学や一般文化に関する教授であったが、しかし討論はとりとめのない話に終始し、それ以外には何もなかった。ブロノフスキーは長い演説を行い、その中で真理の探求を課題とする科学が、人類の道徳を改善するやり方を賞揚した。たいていの論者は倫理的相対性を支持した。宗教界からの唯一の代表で、小児科医から聖職者になったヒュー・トローエル師は、キリスト教の信仰を抱くものは、その信仰を抱かないものとも、「全人類に関わる基本的倫理的問題」については、広範囲に同意する、と述べた。フランシス・クリックはそれに反論し、諸価値に関してある種の同意があったとしても、「必ずしもそれらは一致せず、……実際の目的に関しては、……むしろ価値の対立が必然です。……やがて科学の諸事実が我々をキリスト教徒でないようにしていくでしょう」と述べた(48)。メダワーの締めくくりの言葉は、「この種の集団は、通常いつも同じことに――つまり、必要なのは教育だ、ということに――同意してお開きとするものです。しかしここで表明された意見は、信じがたいほど様々であり、通常の見解と折り合えるかどうか私にはわかりません。……探求の進展の中で我々はよりよいやり方を学ぶことによって、……我々科学者は科学において進歩するように、社会においても進歩するのです」(49)。

米国の小さな教養大学《リベラル・アーツ・カレッジ》などで後援を受けて開催されたいくつかの会議は、〔メダワーの言う〕「よりよいやり方」を行った。ミネソタ州のグスタフス・アドルフス大学は一連の会議を催したが、そこではノーベル賞受賞者が様々な領域の研究者と一緒に、現代世界における科学の意味を論じた。第一回目のノーベル賞受賞者会議は、一九六五年一月五日から八日まで開催され、「遺伝学と人類の未来」を論じた。ウィリアム・ショックリー博士はノーベル物理学賞受賞者だが、優生学に関する見解を開陳し、人間の知能の多くは遺伝的に決定されるのだから、知能を改善する様々な方策を真剣に立てるべきであり、断種、クローニング、人工授精も考慮すべきだ、と示唆した。ショックリーはハーマン・ミュラーの精子バンクの考え方を賞賛した。

ミュラーの提案は、ダートマス大学の会議でもチバ財団の会議でも攻撃されたが、それまで一度たりとも、倫理学の訓練を受けた学者から分析的な非難を浴びせられたことはなかった。そのような学者として次に登場したのが、プリンストン大学の宗教学教授のポール・ラムジー〔本書第二章第5節参照〕であり、これが生命倫理学の舞台（むしろ説教壇と呼ぶ人がいるかもしれない）への彼のデビューとなり、そのあと何年にもわたって影響を与え続けることになった。対決の様子は本書の第九章で叙述される。ラムジーのノーベル賞受賞者会議での講演は、一つの、そしておそらく最初の、本当の意味での生命倫理学の例と見なされるだろう。この講演は、「問題を公表する」のを飛び越えて、厳密に表現された原則と価値観に基づいた問題の分析となった。

後になってグスタフス・アドルフス大学のノーベル賞受賞者会議は、姿を現しつつある生命倫理学に重要な貢献を行った。一九六七年の「人間の心」という会議で、神学者のジェイムズ・ガスタフソンは「キリスト教人道主義と人間の心」について語った。ガスタフソン教授は記憶と学習の生化学的基礎に関する神経生物学の報告に、深い関心を寄せた。「我々が生物学的な用語で認識し、理解しつつある脳」を神学的倫理学は考察せねばならないとガスタフソンは考えた。科学共同体は科学の知識が密かに乱用されないように寝ずの番をせねばならず、宗教共同体は新知識がどのように利用されるかを決められる過程に参加せねばならない。人間存在において保存され発展されるべきこれらの〔新知識の〕価値が、もっと詳しく規定されもっと明確に形づくられていくように、二つの共同体は互いに協力せねばならない。そのことによって、研究がとるべき方向と、研究利用の堅く守るべき限界が、明らかとなるであろう」[50]。これらの原則はこれから生まれ出る生命倫理学の議題を先取りしている。科学の発展の意味を考えるという問題に広範囲の人々が参加し、この発展が奉仕すべき価値をより明確に形づくる、というのがその議題である。

一九六六年にはオレゴン州ポートランドのリード・カレッジにおいて、「生命の尊厳」と題された会議が開かれた。この会議は、一九六二年のチバ会議でピーター・メダワー卿の言った「よりよいやり方」に、一歩近づいた。幸いなことにピーター卿も一九六六年三月一二日のリード・カレッジの講堂に出席して、「遺伝学の選択——現代の誤りの検証」について講演した。同じ会場で、有名な社会学者のエドワード・シルズ、イギリスの著名な法廷弁護士で国会議員のノーマン・セント・ジョン＝スティーヴァズ、カリフォルニア大学ロサンゼルス校哲学部のアブラハム・カプランらが、後に生命倫理学の領域で名をなす二人の人物と合同した。それが神学者のポール・ラムジーとハーバード大学麻酔科のヘンリー・ビーチャーである。シルズの雄弁な講演「生命の尊厳の非宗教的意味」から、セント・ジョン・スティーヴズの学識あふれる講義「法と道徳的コンセンサス」に至るまで、話題は多岐にわたったが、後に生命倫理学の正統的な問題として登場する三つの問題がここで言及された——つまり、ラムジーが中絶の道徳について、メダワーが優生学について、ビーチャーが被験者について、語ったのである。

議長のダニエル・ラビーは会議の冒頭で次のように述べた。生命の尊厳は格好のテーマである、その理由はといえば、「不人気な戦争が正気を逸してますます拡大しつつあり、核兵器を戦争に投入する恐れが全世界に広がっています。人種偏見と暴動の問題は再び燃えさかり、サリドマイドの悲劇の傷は未だ癒えません。避妊と中絶は煩わしい道徳的ジレンマとなっています」というものである。しかしこのような現代の大変動にもかかわらず、ラビーはメダワーの次の言葉を引用する。「不幸というものは、……破壊を意図した行動に由来するのと同じくらいしばしば、……善をなそうとすることから生じるものです」。この指摘には、生まれつつある生命倫理学の二つの面が混在している。「煩わしい道徳的ジレンマ」という一般的な言明と、これらのジレンマが生命倫理学においては、大いなる善を試み実現した結果として出現する、というより厳密な認識の二つの見方である。[51]

リード会議は「よりよいやり方」に近づいたと言ったのは、問題がずっと綿密に定義され、ふさわしい神学者とふさわしい哲学者が学問的な倫理学を構築するために招待されたからである。ラムジーは既にグスタフス・アドルフス大学での会議で、生命倫理学の議論を始めていた。新たにカプランが初めての哲学者としてその議論に加わった。もっとも、彼の哲学上の得手は倫理学というより論理学であった。彼の課題は会議で提示された諸見解を要約することであり、見事に哲学的なやり方でそれをやってのけた。講演の冒頭で、「バートランド・ラッセルはかつて哲学の仕事を二様に特徴づけたことがありました。一つは、複雑な事態を単純化することであり、二つは、単純な事態を複雑化することです。……既に指摘された事柄を補足するために、複雑なことを単純化するだけではなく、単純化されすぎたと私には思われる事柄を複雑化しなければならないでしょう[52]」。まるで予言者のように、カプランは多くの哲学的生命倫理学者が後に果たすことになった機能、つまり倫理的な過度の単純化の暴露を行った。彼の要約の結論は、将来の生命倫理学の支配的原理をまさに予言するものであった。「道徳的判断は、イマヌエル・カント以来哲学において認められているように、道徳的自律の原則と一致せねばなりません。道徳意志は自らへの立法者でなければならないのです。……その場合、他の道徳主体の道徳的自律を同様に尊敬せねばなりません[53]」。

一九六七年一二月三日にクリスティアン・バーナード博士が、南アフリカのケープタウンで世界初の心臓移植を行った。〔これを受けて、〕米国の極めて有名な心臓外科医でテキサス大学学長でもあるヒューストン医学センターのマイケル・E・ドベイキー博士は、テキサス医学センターの宗教研究所のスタッフで若い神学者であるケネス・ヴォーに、臓器移植などの「医療倫理綱領を再考させるような例のない医学事件」によって引き起こされた「重大な問題を議論する土台」となる会議〔「誰が生き残るべきか?」、一九六八年〕を組織するように督励した。[54] ヴォー博士が招請したのは一流の学者ばかりであった。彼の教師でドイツのプロテスタント神学者ヘルムート・ティーリケ、ポール・ラムジー、ジョゼフ・フレッチャー、イエズス会の法学者ロバート・ドリナン、「ハーバード科学技術計画」の責任者エマヌエル・メステーヌ、そして基調演説者としてエネルギッシュな人類学者マーガレット・ミード、であった。

ティーリケ教授は締めくくりの演説「誰が生き残り、誰が死ぬべきかの審判者としての医者」で、将来の生命倫理学を予言するような考え方に言及し、（フェニルケトン尿症のような）遺伝的疾患がありその遺伝子を次の子孫に伝えることになる子供がいて、その命を助ける、というような例を多数用いて、「進歩の両価性（曖昧さ）」を指摘した。彼は「この運命的な両価性の源」を、聖書に依って立つ宗教が解するところの人間の条件に見出した。つまりこれらの宗教によれば、「この両価性とは、創造と堕落、本来の人間と現実の人間（本来の運命に矛盾する罪にまみれた人間）の間の薄明かりの状態のことであります。……人間が創造されたことに両価性が存在するのです(55)」。神学的な表現を剝いだとしても、道徳的両価性という概念は来るべき生命倫理学でも消えることはないだろう。避けるべき悪は享受すべき善と密接不可分の関係にある。同時に生命倫理学の両価性は探求を放棄する理由になるのではなく、立てられた困難な問題をできる限り明らかにし、洗練し、解決する誘因となるのである。このすばらしい会議終了の僅か一〇日後の一九六八年四月四日に、ドベイキー博士の秘蔵っ子のデントン・クーリー博士〔本書第七章第5節参照〕が最初の人工心臓をハスケル・カープ氏に植え込み、この道徳的両価性を例示した。

一九六〇年代の様々な会議は、立ち現れる生命倫理学に素材を提供した。科学や医学の進歩は、当初純然たる利益を約束していたかに見えたが、それらの利益とともに、不利益、不便、損害があることが分かった。これらの望ましからぬ結果は、単に簡単に解決できる技術的問題ではなく（もともとそのような安易な見解に反対していた科学者たちもいたが）、深刻な反省と討議を必要とする倫理的な問題と見られていた。この深刻な反省と討議は、一連の会議、シンポジウム、討論で実施され、科学者や医療専門家がその問題を「公表した」。当初は、倫理的問題とは何かを決める注意深い試みも、その問題の本質を子細に分析する努力も、見られなかった。その問題を率直にかつ正直に議論することで、完全に満足できるというのではないとしても、十分だと見なされたのである。しかし、やがて道徳科学に学問的実績を持つ人々がこれらの会議に招待されるようになった。彼らはより明晰な定義を求め、様々な立場への賛否の論証を行った。問題の論証の仕方において「よりよい方法」になっていったのは明らかだった。前例のない論証が始まった。科学者と倫理学者が、他の多くの人々とともに、互いに対話を始め、互いの言葉を理解し始めた。

4　会議からセンターへ

一九六〇年代末までに、〔医学と倫理に関する〕会議記録や報告集を集めた小さな図書館は既に出現していた。[56]ジェイムズ・ガスタフソンはリードカレッジ・シンポジウムの記録を概観して、医療倫理が多くの集会で議論されつつあったことに気づいた。「そのような会議や発表された記録は、議論の現段階で重要である。……しかし望ましいのは、一回限りの会議をやるだけではなく、もっと規律正しい、注意深い、そして長期的な作業行程であって、意見の不一致が単に確認されるだけではなく、少なくとも一部は解決される、ということだ。必要なのは、集中的、長期的な作業という困難な仕事のために、大学やセンターが人員と資源を持ち、その内部で学際的な作業がなされる、ということだと私には思われる[57]」。

一九六〇年代から一九七〇年代への移行期に、ガスタフソンの希望は実現し始めた。会議の時代は続いたが、この頃以来、その成果は次第に短命さを脱却し始めた。気ままに浮遊していた生命倫理学の関心は、もともと様々な会議から刺激を受けて生まれたものだったが、今やいくつかの学問的分析へと融合し始めた。会議の内容はいくつかの新しい恒久的なセンターで、研究の一般的な枠組みとして取り込まれた。そのようなセンターとして、「社会・倫理・生命科学研究所」（「ヘイスティングス・センター」）と、ジョージタウン大学「ケネディ倫理学研究所」があった。三つ目の組織として、「健康・人間価値学会」も学際的活動を活気づけた。これらの組織は〔一九六〇年代という〕会議の一〇年間の結果であった。それらは生命倫理の関心に、恒常的な場所を与えることとなった。

5 ヘイスティングス・センター

一九六〇年代半ばにハーバード大学の哲学の卒業生でカトリックの論説紙『公共福祉』(*Common weal*) の編集者になったばかりのダン〔ダニエルの愛称〕・キャラハンは、中絶という議論の沸騰している問題について一冊の本を書き始めた。彼は中絶問題を論じるためには、哲学的な素養や洞察だけでは不十分であることを認識していた。その問題を論ずるのに、人口統計学、法学、医学、公共政策といった、これまで自分にはなじみのなかった多くの観点から、眺めなければならないと悟ったのである。「私は（一人で何役も演ずる）学際的な独演師であろうとし、多かれ少なかれ独力で、たいてい不案内な文献の山へ、歩みを進めていった」と後に記している。生命医学の世界に出現する論争的な道徳問題のリストはどんどん増え、会議は多く、カバーするメディアの範囲は広いので、「これらの問題を真剣に体系的に開拓する」集中的で学際的な研究の展望は存在していない、ということを彼は悟った。[58] 彼はこの仕事のためのセンターを作ることを決断した。

クリスマス・パーティの席で彼はその考えを、〔ニューヨーク市の北、ハドソン川に臨む村〕ヘイスティングス・オン・ハドソンに住む隣人でコロンビア大学内科・外科学部の精神科医師ウィラード・ゲイリンに語った。それから数ヶ月間、彼らは熱心にその考えを論じ、哲学、神学、医学、科学の知り合いで加勢してくれる人を求め、一九六九年三月に、キャラハンの母親の資金に助けられて、ニューヨーク市のプリンストン大学クラブでグループを結集した。このグループが「人類の価値と科学の研究センター」となった。このセンターは法人となり、九月には「社会・倫理・生命科学研究所」と名前を変えた。その年の末までに、ジョン・D・ロックフェラー三世とエリザベス・ドラードという二人の個人と、全米人文基金とロックフェラー財団という二つの財団から、財政支援を得た。

キャラハンとゲイリンは非凡な科学者や学者を誘って、その研究所の最初の理事会を立ち上げた。理事会には、ヘンリー・ビーチャー、ロバート・コールズ、セオドア・ドブジャンスキー、アンドレ・クールナン、ルネ・デュボス、レネイ・フォックスらがいた。コーネル大学の著名な生物科学教授のロバート・モリソンが理事長を務めた。神学者のラムジーとガスタフソンは倫理学を代表した。上院議員のウォルター・F・モンデールが顧問となった。ロバート・M・ヴィーチはハーバード大学の博士論文を仕上げて、最初のスタッフとして雇われ、一九七〇年九月にヘイスティングス・オン・ハドソンのある歯科医から借りた建物で、文字通り新しい研究所の扉を開けた。煩わしかった研究所名はごく初期からヘイスティングス・センターと簡略化された。寛大な助成金によって、センターは速やかに拡大された。若い研究者のスタッフが集められた。ヴィーチは医療倫理学の所員（associate）、マーク・ラッペはカリフォルニア大学の生理学の卒業生で生物科学の所員、ロバート・ネヴィルは哲学者で行動科学の所員、ピーター・スタンフェルスは思想史（Intellectual History）の博士号を持ち人文学の所員となった。ブルース・ヒルトンは神学の出身だが出版を監督した。(59) ウィラード・ゲイリンは「医療倫理」教育の計画を指導し、ニューヨーク大学の哲学者マーティン・ゴールディングは上級所員となった。極めて聡明な人々が偶然にも集うこととなった。私個人は、新しい医学や生物学の問題への、彼らの熱心で集中的な取り組みに裨益された。というのも、一九七三年の冬、ワシントン特別区の国立医学図書館〔国立衛生研究所の研究機関〕のフェローをしていたときに、ダン・キャラハンが一ヶ月に二回ヘイスティングス・オン・ハドソンへの旅に招待してくれて、倫理と公共政策の結びつきを議論したからである。

センターの活動は四つの研究グループに分けられた。死と死に行くこと、行動制御、遺伝子工学と遺伝カウンセリング、人口制御である。各グループは様々な領域の研究者によって構成され、専属所員の一人に指導された。彼らは定期的に会合を開き、彼らのテーマを体系的に研究した。研究グループは彼らの研究成果を、多くの有力な雑誌に論文として発表した。やがて、研究グループの成果を配布し、関心をもたれているテーマについて学者間や一般での情報交換を刺激するために、センターは自前の出版物をもつことが重要だと考えるようになった。『ヘイスティングス・センター・レポート』の創刊号が出たのは一九七一年六月で、ダン・キャラハンの「価値、事実、意思決定」、ボブ〔ロバートの愛称〕・ヴィーチの「実験的な妊娠」、ウィリアム・メイの「一人で死を直視しないこと」などの論文を収録していた。より大型の『ヘイスティングス・センター・スタディーズ』が出たのは一九七三年、しかしすぐにもとの『ヘイスティングス・センター・レポート』に戻った。その後何年間かの『ヘイスティングス・センター・レポート』の見出しが、将来の生命倫理学の話題の範囲を決め、その旗手となる著者たちの一覧表を構成することとなった。(60)

キャラハンと彼の同僚たちは大学などの機関との提携を避けた。彼らは大学の終身雇用権《テニュア》のような無益な制度を好まず、大学ではうまくやれないことをやろうとした。例えば、理論的な問題と実践的な政策の間の架橋や、あるいは熟練家や専門家と一般大衆との間の架橋である。キャラハンは、「大学の外部にいたから、学際的なセンターを営むことが遥かに容易だったと思っています。また二〇年間一度たりとも、独立維持という決定の賢明さを疑ったことがない、と言っても過言ではないと考えています」と語っている。(61)

初期の会議が研究者の間に奨励した討議は、まじめな分析を目指すものにとっては重要な刺激となったとキャラハンは理解していた。それ故彼は様々なシンポジウムを組織したが、その中には、一九七〇年一〇月に行われた米国科学振興協会（ＡＡＡＳ）の会合での「死の意味の諸問題」や、一九七一年に同センター、フォガティ・センター、国立衛生研究所（ＮＩＨ）の共催で行われた、「遺伝カウンセリングの倫理的問題と遺伝の知識の使用」と題された会議がある。センターの第一回年次大会は一九七一年六月に「心臓移植と公共政策」と題されて開催され、国立心肺研究所総裁、セオドア・クーパー博士が出演した。翌年の六月には、「医療倫理教育・全国会議」を後援した。(62) これらの会議は科学者と一般の人々をともに真剣な倫理的問題の議論に巻き込み、またその問題も初期の諸会議よりもずっと焦点が絞られるとともに学際的となっており、「生命倫理学」を知的地図に位置づけるのに貢献した。

6　ケネディ研究所

医学博士のアンドレ・E・ヘレガースは工夫力、創造力に富んだ人であった。オランダに生まれ、イギリスの由緒あるストーニーハースト・イエズス会大学に学び、エディンバラ大学で医学の訓練を受け、ジョンズ・ホプキンス大学医学校の産婦人科教室に、胎児生理学の研究者として加わった。出産前の精神遅滞の原因解明に関する業績によって、ジョゼフ・P・ケネディ・ジュニア財団の研究奨励金を獲得し、ジョン・F・ケネディの妹のユーニス・ケネディ・シュライヴァーと親交を結んだ。一九六七年にジョージタウン大学医学校に誘われた。彼は哲学と神学の熱心な読書家であったので、このイエズス会の大学の雰囲気が自分の性分にあっていると感じた。

ヘレガースは、ハーバード大学神学部とケネディ財団の共同後援で行われた、一九六七年の中絶に関する会議（「中絶のジレンマ」）を組織する際の中心メンバーであった。散発的に催される会議では生殖科学の重要な問題を扱うには不十分だと、彼は考えていた。一九六七年に彼はこれらの問題を学問的に研究するためのセンターの構想を、ジョージタウン大学学長でイエズス会士のロバート・J・ヘンレ師に相談した。ヘンレ師は哲学が専門で、ヘレガースの構想を大いに奨励した。私は当時たまたまジョージタウン大学理事会の一員であり、ヘンレが熱心にその構想を理事会に推薦したのを覚えている。研究所への資金提供の依頼がケネディ財団に提示されたのは一九七〇年一二月三〇日のことだった。その研究所は「人生殖・発達研究ケネディ研究所」と名付けられる予定であった。ヘレガースは既にジョージタウン大学人口調査センター所長になっていたが、それはフォード財団の交付金によって維持されており、新しい研究所はそのセンターの一部として出産前期と遺伝の研究に重点を置く予定であった。一九七一年の春、大学内部の協議と大学・ケネディ財団間の協議が進行する中で、倫理的研究に重点が置かれるようになり、一九七一年七月一日の発足の期日までに、公式の名称は「人出産と生命倫理研究のためのジョゼフとローズ・ケネディ・センター」に変更された。一年以内にその名前は「ケネディ倫理学研究所」と変えられた。ヘンレ師はこの変更の功績と、ケネディ家とシュライヴァー家に変更の重要性を納得させる功績を、ヘレガースに帰した。[63]

ケネディ研究所は一九七一年七月一日に二人の研究者を擁して開設された。一人は、ジェイムズ・ガスタフソンのもとで学位を取ったばかりのメノー派の神学者ルロイ・ウォルターズであり、ガスタフソン自身はケネディ研究所内部の生命倫理学センターの長となった。もう一人はウォレン・ライクであり、彼は既にカトリック系大学の道徳神学科を退いていて、後にジョージタウン大学医学校の生命倫理学教授に就任した。基金は客員研究者にも提供され、彼らは医学と科学の倫理的問題という広い領域を自由に研究できた。最初の客員研究員は全員神学者であった。チャールズ・E・カラン、リチャード・A・マコーミック、ジーン・A・アウトカ、ジョン・コネリーであり、彼らは研究所に滞在中に著書や論文を発表した。[64] 学問領域も出身国籍も異なる多くの客員研究員が、研究所にやってくるようになった。一九七四年には医師向けに生命倫理学の夏期集中コースが始まり、数百人の医師とその他の医療職に就いている人々を教育した。大学院課程がジョージタウン大学哲学科の協力で一九七〇年代遅くには始まり、生命倫理学に特化した哲学博士号所有者を恒常的に送り出した。

ルロイ・ウォルターズの最初の仕事は、研究ライブラリーを作ることであったが、生まれたばかりの領域では決して容易なことではなかった。一九七一年一〇月までに、六四一編の中心的な倫理学文献リストを発行することができた。このリストは学問的調査に役に立つ文献の貴重な索引となった。研究ライブラリーの作成は、生命倫理研究の主要な仕事となっていった。ウォルターズがヘレガースに、取得した文献の年次リストを出版したいと相談したところ、ヘレガースは生命倫理学領域の全出版物の年次書誌を作ったらどうか、と示唆した。ウォルターズはその示唆を取り入れて、国立衛生研究所（ＮＩＨ）の国立医学図書館の助成金に応募した。一九七四年三月に二八万ドルの助成金が下り、ケネディ研究所で包括的情報検索システムの設立が可能となった。一九七五年にはそのシステムの最初の成果である『生命倫理学書誌』が出版され、さらに数年後にこのシステムは、「全国生命倫理学文献検索センター」へと拡大された[65]。

ウォレン・ライクの場合も、彼が行ったつましい提案を、ヘレガースが拡大したという点で、同様であった。ライクは、生命倫理学の辞書を作ったら有用だろうというアイディアを持っていた。ヘレガースはむしろ百科事典が必要だと提案した。この分野は新しいが、問題の多くは決して新しくなかった。さらに、百科事典なら、問題をこれから開拓していくための基準点となるだろう、というのだ。ライクはこの誘いに乗り、全米人文基金からの助成金を申請して受け入れられ、一九七八年に全四巻の『生命倫理百科事典』を出版した[66]。

一九七三年にヘレガース博士とヘンレ師はケネディ財団に、いくつかの生命倫理学講座を支援してくれるように説得した。その結果マコーミック師が最初のローズ・F・ケネディ記念講座教授となりキリスト教倫理学を担当した。ケネディ記念講座教授職は優秀な研究者に卓越した地位を提供し、彼らが生命倫理学の知的範囲を拡大するのに貢献した。マコーミックの就任後には、ヴァージニア大学の神学者ジェイムズ・F・チルドレスが一九七五年に招聘され、さらに、当研究所で訓練された最初の哲学者であり医師であったH・トリストラム・エンゲルハート二世が、ガルヴェストンのテキサス大学医学センターから一九七七年に赴任した。一九七九年一二月にはロバート・ヴィーチがヘイスティングス・センターからケネディ研究所に移った。ウィリアム・メイはインディアナ大学から一九八〇年にやってきた。これらの研究者はいずれも豊かな生産性を示した。中でももっとも大きな影響を与えたのは、チルドレスとジョージタウン大学の哲学者トム・ビーチャムとの共著『生命医学倫理の原則』であり、一九七六年に構想され、一九七九年に出版された。この書物は、「生命医学に影響を与える様々な判断の基に存在する諸原理の、(最初の)体系的な分析」であった[67]。

アンドレ・ヘレガースは一九七九年に死去した。暫定的な指導者の後、生命倫理学に卓越した医師の一人、エドマンド・D・ペレグリーノ博士がケネディ研究所の所長となり、一九八九年七月にヴィーチにその地位を譲った。ケネディ研究所とヘイスティングス・センターは新しい生命倫理学という分野にとって不可欠の組織となった。この二つの組織は共に、自然科学と道徳科学の領域から学者たちを呼び集めた。両組織共に（具体的な）問題に焦点を絞った。ケネディ研究所の方がよりアカデミックであり、教授資格やフェローの資格、講座などを与え、『生命倫理学書誌』、『生命倫理百科事典』、「全国生命倫理学文献検索センター」などの形で研究のツールを提供した。ヘイスティングス・センターは作業班や特別チームを形成して学際的議論を促進した。『ヘイスティングス・センター・レポート』はその学際的議論を広範囲の知的大衆に普及させた。この二つの組織はともに、生命倫理の研究者と考え方を、連邦政府の生命倫理活動に提供したが、これについては第四章で概観する。

7 「健康・人間価値学会」

生命倫理学の領域の発展に寄与した第三番目の組織は、「健康（と）人間価値（のための）学会」であり、これまでの二者とは異質である。メソディスト教会と長老派教会の合同で設けられた「統一的教育聖職者」(the United Ministries in Education) のスタッフは、医学校における宗教的職務の本質について、議論を始めた。一九六五年に「医学教育・神学委員会」がこの議論から姿を現した。この委員会は四人の聖職者、三人の医者、一人の心理学者から構成されていた。彼らは「医学生の非人格化」と「機械主義的医学教育」を憂慮し、数年にわたり、これらの問題を解決する方策を議論した。一九六八年二月にこの委員会は「宗教的職務と医学教育における人間価値会議」を主催した。この会議は、委員会の創設者の一人サム・バンクスが所属していた、ゲインズヴィルのフロリダ大学において開かれた。

その会議の一ヶ月後、委員会はその名前を「健康・人間価値委員会」と変え、何人かの新会員を加えて、医療人文学の領域での啓発活動のために、助成金を募集することを決めた。新会員には著名な医学関係の管理責任者がいたが、例えば、ハーシー医学校を創設した学部長のジョージ・ハレル博士、国立公共医療研究センター所長のポール・J・

サナザロ博士などである。一九六九年二月に「委員会」は自らを学会に変更することを決め、「全米人文基金」に助成金を申請することにした。その意図は、「人間価値は医学の研究と実践において欠落し、十分に認識されていないので、その価値をはっきりと認識し、医学研究実践の欠点を正す」ところにあった[68]。申請は受理され、さらに「ラッセル・セージ財団」から二つめの助成金を取得して、新しい「健康・人間価値学会」（ＳＨＨＶ）は一九七〇年一〇月に第一回の年次大会を開催し、六七人の会員を招待した。会員は聖職者、医科大学理事、研究者などの様々な人々であった。一九七二年には入会は申請制になった。

「学会」はその目的を次のように公示している。「医科学の進歩によって……一連の新しい人間的問題がもたらされた。当学会の課題は、これらの問題を明確にし、チームを結成して問題の明確化と解決のための方法を模索し、その問題に対する専門家の態度と大衆の認識を変革することにある」[69]。全米人文基金の助成金によって学会は、「医学における人間価値研究所」を設立することができた。聖職者のトマス・Ｋ・マケルキニーが理事長に任命され、エドマンド・ペレグリーノ博士を議長とする理事会が選出された。研究所が始めた仕事は、医療人文学の本質を定義することであり、それらを医学教育で実施する方法を模索した。「医療人文学」（medical humanities）とは、芸術、哲学、歴史、文学などを含み、健康、病気、治療に密接に関連していた。研究所は人文学者と医学教育家との会議を設定し、一九七一年四月に第一回の会議を開催した。その会議を契機に始まった計画は、人文学と医学の有識者が医学校のキャンパスを訪問し、カリキュラムに人文学を導入する方策を学部当局に助言する、というものであった。一〇年以上にわたっておよそ八五校が訪問を受けた。研究所はまた夏期特別研究員研修を助成し、人文学研究者と医師が医療の場で何ヶ月かを過ごし、互いに裨益しあった。この特別研究員制度から、勃興期の生命倫理学の多くの逸材が、生命倫理学の領域に進出した。その中には、ロン・カーソン、ラリー・チャーチル、ロレッタ・コッペルマン、マーク・シーグラー、デイヴィド・トマスマらがいた。

「健康・人間価値学会」（ＳＨＨＶ）が関心を寄せていたのは、健康管理の倫理的問題だけではなく、むしろ医療人文学であり、換言すれば、人間の価値に関して、文学や芸術、哲学や神学から寄せられるかなり広範囲の問題であった。それでも、医学校で倫理学の教育に献身している人々を糾合することによって、「健康・人間価値学会」は、共通の関心を持ち、それを培うことのできる共同体を作り出した。その後の一〇年間に学会は、それがなければ孤独な存在でしかなかっただろう生命倫理学教授たちの合流点となった。ウォレン・ライク、ピーター・ウィリアムズ、ラリー・マカラックらとともに私も、健康・人間価値学会の大学教員部門を組織するのを手伝い、医学校で倫理学や人文学を教えている人たちが彼らの成果を討論できるようにした。

〔ヘイスティングス・センター、ケネディ研究所、健康・人間価値学会という〕三つの組織の成立を辿って明らかになったことは、新しい生物学と医学における倫理的問題の研究を開始するために、いずれにも財政的援助が与えられた、ということである。キャラハンによれば、「当初の（助成金を獲得するための）主な障害は、「倫理」という言葉にあった。……ややもすると道徳の諸問題は、「柔らかすぎ」、とらえどころがなくて合理的分析や解決には向かない、と考えられた。資金提供者に対して（ヘイスティングス・センターの）創設者たちは、まさしくその正反対こそが真理であり、どんな困難な場合でも、医学と生物学の領域で生ずる道徳的問題からは、逃げてはならない、と説得した」[70]。倫理的問題の取り扱いが支障となるわけではない、ということは、キャラハンとゲイリンが集めたヘイスティングス・センターの創設者たちが、米国の最良の科学者や研究者から構成されていた、ということからも明らかであった。その結果資金提供者も説得された。ヘイスティングス・センターはロックフェラー、フォードなどの財団の援助を得た。ケネディ研究所はケネディ財団と国立医学図書館から交付金を得た。

「全米人文基金」（ＮＥＨ）は生命倫理学にとって寛大な後援者であった。同基金は一九六五年に議会によって人文学研究の国家助成のために設立され、一九七〇年にニクソン大統領から、人文学の範疇に比較宗教学と倫理学を含むようにという要請を受けた。生命倫理学の様々なグループから助成金申請が出され、同基金は大統領の要請に従って受け入れた。一九七三年に「科学・技術・人間価値計画」が米国科学財団との共同で立てられ、生命倫理学の応用に焦点を当てた。ヘイスティングス・センターとケネディ研究所、「健康・人間価値学会」への助成の他に、全米人文基金は、フロリダ大学医学校、ペンシルベニア州立大学ハーシー医学校、テキサス大学ガルヴェストン医学校などにも助成した。また生命倫理学の夏期研修会にも助成したが、それらは初期の生命倫理学者たちが大勢指導に当たり、そこから後世の多くの生命倫理学者が生まれた。スティーヴン・トゥールミンと私は研究助成を受け、それが『決疑論の濫用』という私たちの共著の出版につながった。全米人文科学基金が存在していなければ、生命倫理学は窮乏し、生まれてすぐに死んでいたかもしれない。同基金の議長のジョゼフ・D・ダフィは統括者として寛大であり、彼の度量の豊かさが生命倫理学の畑に水を注いでくれた。

8　ある会談

「詩人のペンは、……縹渺《ひょうびょう》として無にひとしきものにその場所を与え名前を与える」とシェイクスピアは記している[71]。様々なセンターは会議という「縹渺として無にひとしきもの」に「その場所」を与えたが、誰もまだ「名前」を思いつかなかった。一九七〇年のある晩のある会談でその名前は呼び起こされたと言えるのかもしれない。「平和部隊」の初代の責任者R・サージェント・シュライヴァーと彼の妻ユーニス・ケネディ・シュライヴァー、そしてアンドレ・ヘレガース博士らがメリーランド州ベセズダにあるシュライヴァー邸の居室に集っていた。ヘレガース博士は生物学と医学の進歩の宗教的、倫理的側面の研究をするために研究所を設立することを希望していたが、彼の希望をジョゼフ・P・ケネディ二世財団が後援すべきかどうかを議論していた。何年か後にシュライヴァーはその集いを次のように想い起こした。

> 生物学《バイオロジー》と倫理学《エシックス》を一緒にする必要があったので、「生命倫理学《バイオエシックス》」という名前を思いついたのです。その部屋にいた

人たちは研究所の名前にぴったりだと言って、その言葉に飛びつきました。私たちの考えは、主として倫理学を伴う生物学を強調しながら、この新しい科学に関する倫理研究所を発足させる、というものだったのです。……その名前を提案したのが私だったことは十分承知しています。しかし天才的な思いつきというものではないと思います。実に簡単に「生命倫理学」という言葉に辿り着いたのです。[72]

しかしながらウォレン・ライクによれば、それほど「簡単」ではなかったようだ。というのも彼は、一九七〇年から一九七一年にかけてその言葉が同時に「二カ所で生まれた」と考えているからだ。ウィスコンシン大学の腫瘍学研究者のファン・レンセラー・ポッターは一九七〇年に「生命倫理学――生存の科学」と題された論文を公表し、[73]その あと一九七一年に『生命倫理学――未来への架け橋』という書物を出版した。[74]彼はその新造語をもって「生物学の知識を人間価値体系の知識と結合する新しい学問」を意味させた。[75]この新たな科学の課題は、最適の環境変化とその環境内での人間の最良の適応を、確定し促進しそして文明世界を維持し改善する、というものである。この目的を達成するためにポッターが提唱したのが「生存の新科学」であり、それはライクによれば、「進化論的、心理学的、文化的な適応のための、自己評価の開放的、バイオサイバネティックス的研究」である。[76]一九七一年四月一九日号の『タイム』が「人からスーパーマンへ――新遺伝学の見込みと危険性」という長編論文を掲載し、ポッターの書物を引用したので、生命倫理学という言葉はポピュラーな雑誌に登場したことになった。

アンドレ・ヘレガース博士もたまたま会談で生命倫理学という表現を用いたし、一九七一年一〇月一日ジョージタウン大学が、ケネディ財団から研究所設立のための助成金を得たことを発表するときに、新聞への発表として、この研究所が、「研究所創設者たちによって「生命倫理学」と名付けられたこの新しい統合的研究領域が発展するための、先駆者となるであろう」と説明された。[77]ヘレガースがポッターの学問的業績を知っていたかどうかは不明である。それでも一九七一年の遅い時期には、生命倫理学は学問的論文における新造語から、〔暫定的にでも〕ケネディ研究所の名前に用いられるようになり、新学問の名前に採用される途上にあった。

ポッターとヘレガースの両博士は接頭辞 bio の意味を同じように理解したであろう。両者は生物科学における医者であり研究者であったからだ。しかしおそらく語幹 ethics の理解は幾分異なっていたことであろう。ポッターは人間価値に関わる一般的な用語としてそれを用いたのに対して、ヘレガースはイエズス会で教育を受けたカトリック教徒として、道徳規範の根拠を厳密に問うものとして理解した。倫理に関する曖昧さは残ったが、「生命倫理学」は受け入れられ、その意味はポッターの地球未来という広義の意味から、専らヘレガースの生命医学の問題へと狭まった。一九七二年にウォレン・ライクが編集中の百科事典を『生命倫理百科事典』と命名し、序文で生命倫理学を「医学と生物科学の倫理的側面の研究」と定義した。(78) 米国議会図書館が一九七四年に件名標目にそれを採用し、ダニエル・キャラハンの「学問としての生命倫理学」を権威あるものとして引用したときに、この概念に基準としての地位が与えられた。(79)

一九七一年までに、〈生命倫理学という〉ある言葉が作り出され、新医学と新科学の問題面の広い論証に用いられた。次の二つの章では、神学と哲学という二つの道徳科学が、会議の時代の会話を学問的研究へと変革するのにどのように寄与したか、を吟味することにしよう。

第二章　神学者――伝統の再発見

一九六〇年代初頭の諸会議に参集した科学者たちは、新しい医学と生物学が提起する問題に関心を寄せ、それらの問題をしばしば「倫理的」と形容した。同じく科学者であったファン・レンセラー・ポッターと同様に、彼らもおそらくその形容をきわめて広義に解して、人間の生活を構成する様々な価値に関わるものと理解したであろう。神学や哲学という古典的学問出身の学者がこれら初期の会話に加わるようになると、〔この形容は〕アンドレ・ヘレガースが用いていたように、もっと明確な概念として用いられるようになった。つまり、人間の行動規範の批判的、分析的研究、という意味としてである。倫理学の専門の研究者たちはこれらの会話を、彼らの学問、伝統、人格によって作られた形態へと変形していったのである。一九七〇年代に姿を現し始めた生命倫理学は、一方では新しい医学と科学が人間の価値と習慣に遭遇して生まれたものであるが、他方ではこの研究者たちの創造したものでもある。神学者はこの創造の場面に最初に登場した人々であった。この章では神学的倫理学を簡潔に要約し、神学者の誰が開拓者となったかを明らかにすることにしよう(1)。

神学に明るい観察家ならば、新しい生物学が提示する問題の背後に、これまで神学者を悩ませてきたのと同様の、〔科学を超えた〕より大きな問題が控えていたことは明らかだろう。一九六五年のある講義で、カトリックの指導的な神学者カール・ラーナーは、「実験は人間〔の本質〕そのものである」科学的時代に我々が生きていることを指摘した。人間は意識的に、意図的に、自らを変化させており、人間そのものが「物理的、心理的、社会的生活のあらゆる次元で、操作可能であり、自己操作できる存在である。人間はあらゆる学問にとって謎の存在であり、神学にとってもそうである。というのも、人間の救済はこの自己操作（self-manipulation）と無関係には考えられないからだ。……かくて歴史の過程において、自らの神学的枠組みの中で、人がどのような具体的な可能性をもっているかを前もって言うことは決してできない」。ラーナー師の助言は、「個人と社会がかつて夢想だにできなかったほど自己を制御し、自己を操作する時代にあって、人類の未来を直視して、キリスト者として沈着であることを勧奨する。……人間は存在することを願うならば、他のことはなしえない。……操作可能であることを自ら願う以外にはない。……というのも、この世界の形態がどのようなものであろうとも、創造、罪、約束、審判、祝福の世界であることには変わりはないであろう。……人間にとってなすべきでないようなものは一つとして可能ではない〔可能なことはなすべきである（その可能なことの中には、現代の科学技術も含まれる）〕」[2]。著名なプロテスタント神学者ヘルムート・ティーリケは、生命倫理学発足の神学的挨拶とも言える言葉を発している。彼は一九六八年のヒューストン会議「誰が生き残るべきか？」〔前出二七頁参照〕で、「医学の領域で直面するほとんどすべての問題との関連で、特に医学と生物学の進歩の方向性に関して、人間の本性と運命とは何か、という問題に私たちは遭遇します」と彼は述べている[3]。エール大学の〔神学者〕ジェイムズ・ガスタフソンも新医学に向けた関心を記している。「中絶、遺伝子操作、行動制御のような問題に直面するとき、人間の意味とは何かを正確に分析することを避けることはできない」[4]。

これらの神学者は「人間の本性と運命」〔ティーリケ〕について言及している。神学とは文字通りには神の学であるが、西洋の宗教的伝統の内部での神学者による神の学びは、神の人間に対する応答の歴史を熟慮し、その歴史に照らして人間の意味とは何かを正確に分析することによって、なされてきた。かくて神学者は新生物学と新医学を、彼らが神について考えるための適切な主題とみなしていたのである。ただし、新生物学が提示する問題と神学との適応性は、用いられる神学の形態如何によって異なっていた。キリスト教神学には長く複雑な歴史があるとはいえ、〔その変遷の中で〕いくつかの共通の要素が存在する。[5] 神学の研究は二つの一般的な範疇に分けられる。一つは学理的、教義的、体系的、思弁的な神学などと名付けられて、神と人間との関係を規定する根本的な概念、例えば、創造、贖罪、恩寵、審判、神の摂理、人間の自由、などを理解しようとする立場である。他方の神学は、実践的、牧師的、道徳的な神学と言われ、信者の期待される生活態度のあり方を研究する。学理的な神学者（カトリックではカール・ラーナー、プロテスタントではカール・バルトらがそれに当たる）[6] のなかでも、新医学の広範な神学的意味について発言することはごく少数だが存在した。しかし生命倫理学という新たな領域で神学的な立場を代弁したのは、概して実践的な神学――しばしばプロテスタントではキリスト教倫理学と呼ばれ、カトリックやアングロ・カトリックでは道徳神学と呼ばれる――に焦点を当てている神学者であった。もっとも、キリスト教内部での異なる伝統からくるアクセントの相違は存在した（ユダヤ教の伝統は、初めの頃はそれほど目立たなかった――このことにはいずれ言及する）。これらの神学者たちは自分たちの宗教的伝統に分け入り、それらの中に生命倫理学の方向を再発見した。[7]

1 ローマ・カトリックの道徳神学

ローマ・カトリックの神学者たちは、勃興期の生命倫理学に参入して冒険をしようという準備が十分にできていた。初期のキリスト教の時代から、医療は教会の関心を引いてきたとはいえ、一五世紀に明確な学問として出現した道徳神学は、医療を端的に医療そのものとして取り扱った。本来道徳神学は、告白を聴聞する神父と、人生におけるそれぞれの立場に課せられた義務を成就する信者の、導きのために立てられた。その内容は十戒のそれぞれの戒律毎に章立てされ、第五戒の「汝殺すなかれ」のもとに医者の義務と病者の義務があげられている。[8] 治癒の業で生じた道徳問題を綿密に分析するのは決疑論（casuistry）であるが、それは行為者の目的や意図、行為の性質、行為の環境などを吟味し、一連の行為の道徳的妥当性を判断する。[9] 例えば「通常」(ordinary) と「通常外」(extraordinary) の医療介入の区別が最初に現れたのは、一六世紀の神学者たちの文献で、人は自分の命を保持する道徳的義務をもっているかどうかを神学者たちが分析するために導入された。[10] 道徳神学の中でときに「牧会医療」(pastral medicine) と言われる分野は一九世紀に出現したが、牧師が教区で病人を看病するときに指導したり、医者が病人の治療をするときに、医者の道徳的義務を助言した。二〇世紀になってカトリックの病院が北米に普及していったが、道徳神学は医療倫理と看護倫理に独特の著作を提供した。[11] それらの内で最初のものは、一九世紀末のイエズス会士チャールズ・コッペンス教授の『道徳原則と医療実践――医事法学の基礎』であり、ネブラスカ州オマハのクライトン医科大学の医学生に向けて行われた講義をおさめていた。この講義は、医師の義務と権利、中絶、性行動、優生学、安楽死、精神異常、催眠術を論じた。[12]

二〇世紀の前半にカトリックの道徳神学者によって書かれた医療倫理には、一般的な定型が存在していた。まず自然法と聖なる啓示に由来する根本的な道徳原則を説明し、特定のテーマの決疑論的な分析が続く。必ず論究されるのが、中絶、避妊、断種、安楽死と共に、手足切断、ロボトミー、角膜移植などの様々の手術法である。これらの著者に関する最近のある研究は、これらの方法を「自然主義」(physicalism) と「教会的実証主義」(ecclesiastical positivism) として叙述している。[13] 自然主義とは自然法の教義を、人間の機能に備わる明白で自然な構造と目的で解釈しようとする。例えば、性の倫理は、生殖を引き起こす性行為に必要な「自然のあり方」(natural orientation) から導出される。教会的実証主義の立場とは、道徳神学者たちが一切の道徳的教説の究極的正当性を、教導権 (magisterium) に、つまり、教皇の至上権のもとで司教によって構成された教会の教導する権威に、求める立場である。教導権が一旦中絶や避妊といった問題について宣言すれば、最終的な言葉が発せられたことになり、神学者たちは恭しく彼らの討議にけりを付けるのである。

医学と道徳の関連領域に権威ある教説が発せられることは、比較的稀であったが、しかし教皇ピウス一二世はこの領域に大きな関心を寄せた。彼はその長い在位（一九三九～五八年）にわたって、広範囲の問題について医学的な説教を行った。ドイツのイエズス会士で道徳神学者であったフランツ・フート師の助言を得て、信じられないほど広範囲な医学的テーマについて学識あふれる演説を行ったのである（医師と科学者に向けた教皇の演説の集成は七二四頁にもわたり、その索引は、「生命短縮、中絶、抗生物質」に始まり、「超音波、ウイルス、苦痛の意図的受容」に終わっている）。[14] 教皇は問題を公にしただけではなく、権威ある声で多くの医学的新機軸について道徳的正当性と不当性を断じた。カトリックの道徳神学者たちは、教皇のおびただしい声明を前にして、それに恭しくコメントを付する以外にほとんど何もできなかった。かくて、一九五〇年代は、医学に関する道徳神学は、教会的実証主義とより伝統主義的な自然主義によって染め上げられていた。その時代のカトリックの道徳神学者はどんなに優秀な人であっても、このパターンを踏襲した。[15]

カトリックの道徳神学は個人的な道徳を考えるだけではなく、社会制度全体の道徳を考える。米国カトリック教会は移民の教会であり、その信者たちは搾取され軽蔑された人々であった。牧者は彼らのための社会的活動家となり、労働運動を育て、学校や病院のような社会的施設を作り出した。教皇レオ一三世が労働者階級の労働条件に関して回勅「レールム・ノヴァールム」（一八九一年）を発した後、道徳神学者たちは社会正義に関する論文を著し、それが雇用者と政治家の義務と労働者と市民の権利に関する、聖職者と信者の信仰を形づくってきた。[16] 医学もまたこの社会的脈絡の中に位置づけられた。

生命倫理学の時代が幕を開けたとき、カトリックの神学者たちは新生物学と新医学を、伝統に挑戦するようなやり方で考察し始めた。リチャード・マコーミック、チャールズ・E・カラン、ベルナルト・ヘーリングらは彼らの先行者の自然主義を批判し、微妙なやり方で教導権の宣言を解釈した。[17] これらの著者たちが伝統に挑戦するようになったのは、生命倫理学の問題の新奇さのためだけではなく、教会内の出来事のためでもあった。避妊や中絶の論争によって教会は動揺していたのであった。教皇ヨハネ二三世と彼が招集した第二回バチカン公会議（一九六二～六五年）によって引き起こされた現代化（aggiornamento）は、道徳神学に新鮮な考え方を導入することとなった、つまり、道徳神学を自然法の自然主義から解放して、道徳生活に対するより聖書的、牧者的な見方に接近させた。マコーミック師によれば、「これまでカトリック共同体に権威的に提示されてきた伝統的な定式化を、新たに吟味し直そうという気持ち」につながったのである。[18]

カトリックの神学者たちはいくつかの問題で悩んでいた。〔なかでも〕中絶の問題は再吟味が必要であった。とはいえ、必要なのは中絶それ自体の吟味ではなかった。というのも、カトリックの神学者たちは中絶それ自体が悪であるということについては、ほとんど完全に一致していたからだ。むしろ問題は〔中絶と〕民法との関係だった。避妊はさらにかまびすしい問題であった。というのもカトリックの神学者たちは避妊の道徳的位置づけについて意見が一致していなかったからである。一九五〇年代末にホルモン避妊薬〔経口避妊薬（ピル）〕が発明された後、「人工的な」受胎調節の禁止の議論が、教会を攪乱させた。一九六八年に教皇パウロ六世は、人工的受胎調節を禁止する回勅を発して、この議論に幕を閉ざそうとしたが、かえって神学と教会の危機を世界的に招来する結果となった。[19]

生命倫理学が誕生しつつある頃、ローマ・カトリックの道徳神学は混乱の真っ只中にあった。方法に関して内部で論争を行っていたし、中心的な教義のいくつかで意見の不一致があった。方法に関して、道徳神学が、自然主義と教会的実証主義から離反して、聖書的、歴史的、人格的な傾向の倫理へと転換した、という問題だけではなく、これまで道徳神学者に長く役立ってきたある種の方法や概念についても、論争が巻き起こった。これらの概念の一つが、「二重結果」〔良き結果と悪しき結果を併せ持つ行為を道徳的に判断するためのカトリック神学の原則〕という古くからの教義である。この章の少し後のところで述べるように、この教義の意味と応用を議論していく中で、道徳神学者たちは必然的に、道徳的に複雑な状況下でなされた倫理的要求をどのように正当化するか、という問題を深く考えざるを得なくなった。その意味ではカトリックの伝統の混乱が、〔却って〕生命倫理学の誕生に貢献したと言えるかもしれない。つまり、これまで馴染みの道徳問題が、医学と科学の進歩によって焦眉の急となり、神学者たちは今やそれらは否応なくそれらの道徳問題に立ち向かうようになっていったのである。

2　プロテスタントの神学的倫理学

プロテスタントの神学的倫理学の特徴を説明するのは、ローマ・カトリックの伝統における道徳神学を説明するよりもなお難しい。両者は聖書という共通の教典に由来し、一五〇〇年にわたって神学的反省と教会生活を共有しているにもかかわらず、五〇〇年前に袂を分かった。その時以来、カトリックの伝統は同じ川を流れ続けているが、プロテスタントの思想は多くの支流に注ぎ込み、ルター、カルヴァン、ツヴィングリといった改革者の個性的な考え方の刻印を受け、さらに信者の教会共同体によって特徴づけられた。それぞれの共同体は、キリスト教教会の本質や、罪、贖罪、義認という中心的な教義や、道徳生活の形態や目標などについて、異なる見解を抱いていた。しかしすべてのプロテスタントは、信仰と道徳の教育と保護に〔教会が〕責任を持つ教導権というカトリックの教義を非難した。それゆえカトリックの思想を特徴づける教会的実証主義と自然主義は、両方ともプロテスタントの思想には見出すことができない。さらに、英国国教会を除くプロテスタント教会は、秘密告解（sacramental confession）の儀式を放棄した。カトリックの道徳神学が実際的、決疑論的な形態を取るようになったのは、まさにこの儀式を保持していたからであった。プロテスタントの著者たちも医学と健康の宗教的意味を無視することはなかったが（ジョン・ウェズリーは医学に関心を寄せたが、医者には懐疑的であった）、彼らの書物はローマ・カトリックの道徳神学に見出されるような、詳細な道徳的分析を示すことは決してなかった。(20)

プロテスタント神学は、カトリックの道徳神学と異なり、聖書の主要テーマが道徳生活に対してもっている意義を強調するところにその特徴があった。義認と契約、律法と恩寵、摂理と自由などは聖書に由来する考え方であって、キリスト者としてふさわしい態度と行動とは何かを反省させた。とはいえプロテスタントの神学者たちは、人生の実際的な面を無視したわけではなかった。実際彼らは、キリスト者は如何にふるまうべきかを、事細かに規定した。米国では当初カルヴァン派信者の伝統が強固であり、神学文献、説教、地域生活などに向けられた細かな注意を、しばしば市民生活や法的整備にも向けることとなった。他の福音主義的伝統は、完全なキリスト教の共同体を設立しようとする努力を鼓舞した。この共同体では、福音書の教えによって信者の全生活が支配されるべきものであった。

米国プロテスタンティズムはその源を、一八、一九世紀の信仰復興運動と、巡回布教師の布教のための説教に持っている。その教えは強度に福音主義的緊張を持しており、魂の回心、イエスを個人的な救い手として受容すること、十戒とイエスの教えに依拠する質素な道徳を厳密に遵守することなどを強調する。それはしばしば、浮ついた娯楽――特にダンスやゲーム――やときにはアルコールを控えることへと拡大される。一九世紀終わり頃には、プロテスタント道徳の説教は、個人的な道徳や神の律法への服従を強調した。道徳や律法は聖書に示され、白人中流階級の米国人の典型的な生活に証しされている、とみなされた。教会史家のマーティン・E・マーティは、人気のある説教師は「誰にでも気に入られようとした。小さな悪徳は非難するけれども、実業界を丸ごと祝福し、大実業家の行為に祝祷を捧げた」と記している。[21] ジョン・D・ロックフェラーは極めて強欲な搾取家で何百万ドルも蓄財したが、同時に敬虔な長老派信者で、彼の良心は説教師の非難などで痛むことはなかった。ドイツの社会学者マックス・ウェーバーの有名な論文『プロテスタンティズムの倫理と資本主義の精神』は、〔両者の〕適合的で互いに強化しあう関係を叙述している。[22]

福音主義的プロテスタント教会は、例えば移民で立て込んだ都市地区で隣保館《セツルメント》を設立する、というような社会事業には熱心であったが、概して社会改革一般に対しては関心を向けなかった。彼らの主張は、内心の信仰と確信こそが社会を改善する、というものであった。主要な教派は、それまで商業階級に余りに深く与してきたので、改革に熱意を抱くことはなかったが、米国の産業構造に起因する社会的な不公平が余りに明白になってくると、教派の代表者たちは教会と信徒に対して、もっと直接的な社会改革を呼びかけるようになった。少数の神学者たちはキリスト教会の保守性に落胆し、社会的、経済的不公平の広がりに衝撃を受けて、聖書を導きの糸とした。彼らは信仰と社会生活との間に安易な順応を求めるよりも、聖書に社会構造と倫理的課題との間の内的な葛藤の表現を見出した。二〇世紀初頭の数十年間、ウォルター・ラウシェンブッシュによれば、「社会的福音運動」は、「(社会秩序を) キリスト者としての倫理的確信と調和させるために……」、革命的というよりもむしろ平和的な計画を描いた。[23] 家族も教会も経済も国家も、それらの構造の核心において、愛と自由と奉仕の律法を反映するように改革されなければならない。社会的福音運動は、政治における「進歩党」の運動と同時代であり、プロテスタント神学者の関心を社会倫理に惹きつけるという効果はあったが、その素朴な楽観主義はしばしば批判の対象となった。

一つの批判がその内部から突きつけられた。ラインホルド・ニーバーは大学の神学部に戻る前は産業都市デトロイトの牧師であったが、社会的福音の神学的基礎を深化し強化し、同時に政治的、経済的権力に関する鋭い現実主義を人々に教え込んだ。しばしばキリスト教の社会思想と一緒にされる平和主義を彼は批判し、あらゆる人間関係において、融和的な役割の愛に、強制力を持った正義が伴わなければならない、と主張した。ニーバーは多くの聖職者と会衆に、キリスト教の信仰は社会的、政治的意味を含んでいることを納得させた。彼は有力な政治家たちにも、神学が社会批判の力を十分に持っていることを納得させた。[24]

ラインホルド・ニーバーは大衆に大きな影響を与えた神学者であった。彼の弟のH・リチャード・ニーバーはより穏やかな神学者で、説教壇や大衆の面前や政治的な舞台に登場することは兄よりは遥かに少なく、経歴の大部分をエール大学神学校キリスト教倫理学教授として過ごしたが、倫理学の神学者としての彼の深遠さと独創性は、多くの学生のみならず彼の膨大な著作の読者たちの心をもつかんだ。彼の神学的倫理学に関する最後の著作は、遺著として出版された『責任ある自己』であり、一九六〇年の〔英国スコットランドの〕グラスゴー大学での講義をもとにしていた。この簡潔な書物は倫理的生き方の基本的な命題を論じている。倫理的生き方とは責任ある生き方のことであり、

「責任という考え方は、要約的、抽象的に述べれば、自分への行為の応答としてなされる自分の行為という考え方であり、その場合、自分への行為をどう解釈するか、自分の応答への応答をどう期待するか、という解釈と期待に合致して行為しなければならない。これらすべては、行為者の持続的な共同体においてなされる」[25]。キリスト者の「自分への行為の解釈」とは、創造者、支配者、贖い主としての神への、キリスト者としての根本的な信仰を反映したものでなければならず、応答は創造的で摂理に適い、贖罪的なものでなければならない。このように考えれば、道徳的生き方は原則への服従という静的なものではなく、共同体の内部での持続的な対話でなければならない。応答を抑制したり抑圧したりする応答は、無応答（無責任）である。応答の機会をもたらす応答こそ責任感にあふれ倫理的である。道徳的生き方の確信としての責任（応答性）の観念は、単純で柔軟であり、倫理学者を原則分析という融通の利かないあり方から解放し、方向と秩序の感覚を与えてくれる。私はリチャード・ニーバーが亡くなって一年が経ってからエール大学の大学院に入学したが、ニーバー教授の影響は依然として残っていた。キリスト教倫理学講座の後継者であるジェイムズ・ガスタフソンはニーバーの精神と方法を自分の学生たちに伝え、学生たちは自分たちの生命倫理学研究にニーバーの影響の痕跡を認めることとなった[26]。

　カトリックの道徳神学者たちが「二重結果」という中心的教義を再吟味したように、プロテスタントの神学者たちは、一般的な道徳規則の特殊な状況への応用を、「規範《ノルム》対文脈《コンテキスト》」という標題で議論した。彼らの中には、一般規則への忠誠を要求するキリスト者のやり方が余りにも安易だと憤慨して、実生活の「文脈」へのより深遠な関わりを要求するものもいた。規則だけでは十分ではない、愛が行為に加わっていなければならない、というのが彼らの考えだった[27]。〔米国聖公会の〕ジョゼフ・フレッチャーの状況主義（situationism）は、この章で後に議論するが、状況と愛の方が規則と原則よりも重要であるとの考えに立脚している。〔メソディストの〕ポール・ラムジーは「キリスト教倫理学における行為と規則」という一連の論説で、状況主義を痛烈に論駁した[28]。論争は続き、プロテスタントの神学者たちは以前よりもずっと頻繁に哲学的分析に関係するようになった（ちょうどカトリックの同業者が第二バチカン公会議での新神学によって、聖書の道徳的教えに巻き込まれるようになったのと同じである[29]。二重結果に関するカトリックの議論と状況主義に関するプロテスタントの議論は、新しい生命倫理学が立てることとなった一連の実際的問題に、両者が参入するための格好の準備となった。

カトリックとプロテスタントの伝統は、これまでかくも長く乖離していたが、一九六〇年代にためらいがちに同じテーブルに着き始めた。世界教会運動は、両サイドの神学者が互いに話し合うようにと、これまで何十年間も注意深く誘ってきたが、教皇ヨハネ二三世の天才的な閃きによって大胆な展開を示すようになった。この教皇は、あらゆる宗教を招聘して彼らの共通の富を分かち合い、自分たちの独自の伝統はそのまま保持するようにと勧めた。歴史的な分裂を乗り越えようとする人々の合い言葉となったのが、「対話《ダイアローグ》」であった。この言葉は会話する意志を意味するだけではなく、この会話によってきっと真理が見出されるはずだという信念をも意味した。カトリックとプロテスタントの倫理学者の対話の時代のなかで、生命倫理学の対話が育まれた。またこれまでほとんど相互に話す機会のなかった人文学者と専門家が会話を始めた。さらにその言葉は、現代米国の道徳多元主義のもとで、共通の道徳的基盤が発見されるかもしれないという信念を培った。

カトリックとプロテスタントの伝統は、道徳生活に関する理論的反省と実践的勧告という豊かな遺産を携えて、生命倫理学の時代に入っていった。両方の伝統がもたらした不抜の確信とは、人はすべて彼らの創造者にして贖い主によって独自の価値を与えられ、誰しも自らの生命と選択に責任があり、人間の選択はある規範に従って正・不正と呼ばれうる、というものだ。これらの伝統はともに政治的、社会的、経済的生活への真剣な関わりを要求し、キリスト者の直観を日常生活に生かそうとした。神学者は哲学者と異なり、道徳を抽象的に語るのではなく、特定の共同体における正しい生き方を求める。神学者と哲学者の伝統は、諸個人に対する教会の権威の意味や、道徳問題の分析内容や解決方法に関して、異なっている。それでもこの二つの伝統は生命倫理学に、道徳的生き方における賢明さや道徳行為を論じる際の手際の良さを導入した。

この章で論じられている神学者たちはキリスト教の諸宗派の出身であるが、ユダヤ教も医学道徳の教育に豊かな伝統がある。ユダヤ教の伝統はヘブライ語で書かれてきたので、他の宗派の学者にはほとんど知られてこなかった。しかしラビのイマニュエル・ジャコヴォヴィッツの著書『ユダヤ教の医療倫理――医学と診療に対するユダヤ人の宗教的態度の比較的・歴史的研究』が出版され、その伝統が知られるようになった[30]。生命倫理学が展開を始め、ユダヤ人の学者や医師は、彼らの豊かな伝統を議論に提供するようになった[31]。この伝統は聖書のテキストとラビの注釈に根ざし、豊かではあるが、論証の言語とスタイルにおいて複雑で理解困難である。しかしながら、この複雑さの中に貫通して輝いているのは、ほとんど無条件な人間の生命の尊厳への信仰である。ユダヤ教の学者たちは積極的に生命倫理学の議論に加わったが、それでもユダヤ教の生命倫理学は、戒律遵守者への義務の表現として、主としてユダヤ人共同体の内部に留まった。にもかかわらず、哲学者のバルック・ブロディが述べるように[32]、これらの教説は「医療倫理に関する考え方の源の一つであり、その出自とは別個に定義される」のである。

3　三位一体の神学者

三人の神学者が生命倫理学の創造を主宰した。米国聖公会（監督教会）牧師のジョゼフ・フレッチャー、メソディスト派教授のポール・ラムジー、イエズス会道徳神学者のリチャード・マコーミックである。この三位一体は、キリスト教神学の聖なる三位一体が、「一にして不可分」であるのと異なり、むしろ自由主義的《リベラル》なフレッチャーから保守的なラムジーに至るまで、穏健中間派のマコーミックを挟んで、意見の広がりを構成していた。三人は自らの神学的伝統を独自の方法で代表していた。彼らはときに堅固で実質のある立場を構築し、しばしば互いに対照的な視座を提示することによって、その後の討議を継続させることを可能にし、生命倫理学の問題形成に重要な知的貢献を果たした。

4　ジョゼフ・フレッチャー（一九〇五〜一九九一年）

マサチューセッツ州ケンブリッジの米国聖公会神学校の、牧会神学とキリスト教倫理学の教授ジョゼフ・フレッチャーは、一九四九年にハーバード大学でローウェル講義〔政治学者であるハーバード大学長A・L・ローウェルの寄付で一九〇二年に建設されたローウェル講堂で催される講義〕を依嘱され、その講義を後に『道徳と医学』という一冊の著書にして出版した〔一九五四年〕。彼がこの講義の主題として選んだのは、「医療の過程において起こる、ある種の良心問題、ある種の倫理問題」であった。彼が示そうとしたのは、「これまで余りに長く無視されてきたが、〔本来〕注目されるべき倫理的研究領域への道程を示すことであった」〔「無視されてきた」と言ったが〕フレッチャーも認めるように、ローマ・カトリックの道徳神学者は例外である[33]。彼は、ローウェル講義のテーマに何故医療倫理を選んだのかについて、ほとんど言及していない[34]。〔当時〕医療倫理は大きな話題にはなっていなかった。劇的な出来事が大衆の注目を惹きつけたのでもなかった。スキャンダルが医学の評判に泥を塗ったわけでもなかった。フレッチャー自身が以前にこの領域に関心を示していたわけでもない。〔それまでの〕彼は、精力と倫理的考察を経済的公正さのような社会問題に注ぎ、彼の教会の長上者たちが困惑するほど熱心に、労働問題での直接行動（labor activism）と平和擁護運動に取り組んだ。しかしフレッチャーは、「今こそ病人の看取《ケア》りのために、私たちの倫理的、霊的な経験や、その新たな次元での理解を、持ち寄らねばならない」と考えた[35]。

　ジョゼフ・フレッチャーは尋常ならざる道徳神学者であった。彼はその自伝が明らかにしているように、ウェスト・ヴァージニア州の鉱業地方出身の青年として、社会的、経済的不公平に深い関心を寄せた。正式の宗教教育を受けなかったが、監督教会を社会改革を行うにふさわしい教会と認め、その教会に加わった。労働者階級に奉仕するために彼は牧師となり、その職を数年間勤めた。そして学問の世界に転じたがそれは、神学として有無をいわさぬ方法で、教会に対してその社会的責任を告知しようと考えてのことであった。しかし彼の後年の著作には、神学の部分はむしろ少ない。聖書のテキストへの言及はときにあっても、自分の論証の正当化のためではなくむしろ事例としてである。彼が罪や救済という古典的テーマを利用することはほとんどない。実際はっきりとした神学的な口調で著述する場合でも、神学的な教義を「キリスト教の神話」として言及している。彼はキリスト教倫理学の中心的教義、例えばアガペーという聖書の概念や、神が人に愛情を注ぎながら関心を持つことなどを援用する。神のそのような愛は、人もお互いに愛情を持った関心を抱かねばならない、ということを意味している。しかしフレッチャーは、このような聖書の教義は、対照的な位置にある世俗的な功利主義的恩恵へと翻訳されるし、またされなければならない、と信じていた。[36] フレッチャーの神学研究は、多少とも彼の社会との深い道徳的関わりに依存していた。研究室の静かな環境から船出して、しばしば労働争議の最前線に立ち、抗議の行進をし、公民権問題の危険の中に身を置き、一度ならず激しく殴打された。彼はときに、「他のすべては余りに悪意にあふれているので、生命倫理学の慰謝の世界へと」戻ってきたのだ、と語った。[37]

『道徳と医学』は今日の医療倫理の書物を繙く読者にとっては、奇妙な印象を与える。今日の読者は、その標題から、一種異常な医学的・科学的な進歩に対する倫理的な解剖を読み取ることを期待するからである。ローウェル講義から一〇年後の『道徳と医学』のペーパーバック版（一九六〇年）の前書きでフレッチャーは、「医学はすさまじくも刺激的な進歩を遂げつつあり、これらの進歩によって道徳的討論には新しい深みと新しい環境が必要となる」と述べている。[38] しかしローウェル講義が行われたときは、これらの進歩はまだ出現していなかった。フレッチャーは医学における良心の問題を論じる理由として、「技術変化と科学進歩」をあげているが、これらの進歩として彼が挙げた例は、人工授精のようなむしろ初歩的な技術であり、「家庭医の人間的な手当と診療の効率的ではあるが非人格的な専門化との間の葛藤、といった価値と感情の間の葛藤」である。彼が問題視する「科学の進歩」は、「医学研究者は同時に医師でもあり、ヒポクラテスの誓いに従って病気や苦痛と闘うが、彼らのボツリヌス中毒の知識を、細菌戦を研究する軍人に提供すべきかどうかという疑問」と不可分の関係にあった。彼はまた集団医療《グループ・プラクティス》において医師の誠実さが損なわれる危険性についても述べた。[39] フレッチャーが取り上げている話題は、コッペンス師〔本章第1節参照〕が五〇年前の彼の先駆的な医療倫理で取り上げたそれと、ほとんど変わるところはなかった。一九四九年の医学は、一九〇〇年のそれと、インスリンとペニシリンの使用や技術の洗練といったいくつかの顕著な例外はあるが、大きくは変わらなかったのである。

フレッチャーの挑戦は医療倫理内の既存の倫理的教義に向けられた。例えば、医師は不快な真実を患者に知らせるべきではないという昔からの考え方や、ローマ・カトリックの道徳神学者に標準的な教義などがやり玉に挙がった。カトリックの「丹念な分析」を賞賛したが、にもかかわらず彼らの断種、避妊、人工授精、安楽死などの論証を一貫して批判した。彼らの教えは、フレッチャーが倫理学の要と考える人間の自由と責任を抑圧する、と彼は考えた。彼が患者のために要求した権利は、医者に対してというよりもむしろ「道徳神学者の無益な教義」に対してであった。[40]

医師が彼の批判の的となることはむしろ稀であった。患者に診断上の真実を告知しないという診察態度を批判すること以外に、後に「医師の温情主義《パターナリズム》」として特徴づけられるような問題には何の言及もしなかった。現代の医学を彼はほとんど全面的に賞賛した。「確実に言えるのは、医科学の動機は、専ら人間価値の保護と実現にある、ということだ。それによって私たちには健康と生命と死を管理することができるようになり、人類は道徳のより崇高な地平に到達する」。[41] つまり『道徳と医学』は後の生命倫理学の二つの主要な主張であるところの、医師のパターナリズム（つまり、患者の自律への侵害）と医療技術の帝国主義に対する批判を含んでいないのである。『道徳と医学』はフレッチャー自身が記すように、「今日では新しい学問である生命医学の倫理学の、パイオニアとしての業績であると一般にいわれている」[42] にもかかわらず、奇妙なことに、過去を総括する書物ではあっても未来を開封する書物ではなかったのである。

とはいえ一つの重要な点において『道徳と医学』は、将来の生命倫理学の先触れであったと言えよう。それは、その書の中心テーマであるところの「患者は医師に対して権利と義務をもつという要求の故である。この視点から、つまり患者の視点から、医療において重要な道徳、原則、価値をこの書物では吟味するであろう」。彼の考えによれば、患者の道徳価値や関心は、患者の必要性や状態と同じくらい、医療の基準として重要なのだ。

私たちができるだけ論理的に行おうとしているのは、(ある条件が満たされた上で) 避妊や、提供者《ドナー》からの匿名の受精や、断種や、医学的資格のある安楽死執行者からの慈悲死などは、人権に属すという倫理的な弁論である。少なくとも確実に言えることは、これらは医学の賜物であってそれを全面的に禁止することは道徳的に正当化できず、人間としての威厳 (human dignity) に逆行し、あらゆる霊的な抑圧の中でももっとも深刻である[43]。

ジョゼフ・フレッチャーは倫理的分析の基礎を人間の自由という概念に求めている。「選択と責任は倫理学の中心概念であり、人間の道徳性の必要条件である。……私たちの道徳的責任の次元は、医療科学と医療技術の進歩とともに、必然的に拡大する」。これらの進歩は「健康、生命、死を支配すること」を意味し、「これらの支配は、自由と責任、道徳行為、真に人間的な行動の基礎である。……道徳と医学のあらゆる議論で、私たちの道徳的自由や行為の人間性を、生と死の多くの決定において、確認することが必要となるだろう[44]」。医療において人権を強く主張し、医学的、科学的選択における個人の責任を要求することは、医療倫理における新しい主張であった。

フレッチャーの主張の基礎に、一貫した倫理理論を取り出すことは困難である。「自らの倫理的立場の基礎とするのは、キリスト教の信仰という準拠枠を除けば、……人格主義者としてのそれであって、……人格 (personality) こそがあらゆる人間存在における独自の資質であり、善なるものの知識の中で最高善であり主な媒体である、という考え方である」と彼ははっきりと述べている[45]。フレッチャーはこの人格主義 (personalism) という考え方を詳しくは説明していない。『道徳と医学』の最終章は「人格の倫理学」と題されているが、「人格主義」の哲学的・神学的背景を解明していない。むしろフレッチャーは、注意深い読者が既に薄々感じていることを確認している。「意図的に私は、中心命題を証明するのに累積的な証拠を援用してきた。臨床の場ではそれが何を意味するのかを明らかにするのに、わざわざ体系的な倫理学理論を人為的に構築する代わりに、具体的な問題を吟味するやり方を選択した。結局のところ、実生活と医療の実際的問題の内外で、その理論に理論自らを織り上げさせる機会を与える方が良かったのである。詰まるところ、倫理的問題はすべて具体的なのである」。フレッチャーは自然も習慣も倫理的見解を決定することはできないと強く主張する。「人格の統合（personal integrity）という私たちの原則からすれば、……過程でもあり出来事でもある創造という図式の中には、人間の働きという考え方を入れる余地がある(46)」。

この言明はジョゼフ・フレッチャーの後年の極めて有名な書物『状況倫理学』を示唆している。この書物で彼は自らの道徳理論を展開した(47)。一九六六年にその書物が出版されてから、フレッチャーは「状況主義」と呼ばれる道徳理論と同一視された。まるでフレッチャーがその理論を発明し、それに名前を授けたかのようであったが、実際は教皇ピウス一二世が一九五六年に、ヨーロッパ実存主義の状況倫理学を非難するときに用いていたのである(48)。フレッチャーの解した状況主義とは、愛と関心に支えられるべき行為者の意図はさておき、実際の状況のあり方のみが行為の善し悪しを決めることができる、というものである。フレッチャーが絶対的な規則と原則の倫理として特徴づけたアプリオリ主義に対抗して、状況主義は、特定の状況の中で分化する人の欲求に関心を示し、それを倫理の核に据える。彼の著書の中で再三再四目にする表現は、「遺伝管理が正しいか否か、正しいとしたらそれはいつか、という問いは状況次第である。いくつかの例を眺めてみよう……(49)」といったものである。『状況倫理学』の出版は多くの論争を惹起した。高く評価されたかと思えば、厳しく叱責された。フレッチャーは後年その論争を次のように振り返っている。

> 人間存在への関心が道徳規則に優先されるべきであり、私たちが何をなすべきかという問題に関して、特定の場合や状況の方が「普遍的な規範」よりも決定力がある、という私の基本的な原則は、人助けの専門職（医学、ソーシ

ャル・ワーク、行政、臨床心理学など）の人々には褒められたが、キリスト教徒、ユダヤ教徒、イスラム教徒などの正統的な信仰を抱く人々からは、広く非難された。(50)

フレッチャーの倫理学は理論的には深みはなく、責任、自由、選択といった少数の鍵になる概念で構成され、それらは詳細には規定されていない。もしもフレッチャーの状況主義にぴったりの理論的根拠を探すならば、ジョン・デューイの哲学（次章で吟味する）がその候補となるだろう。フレッチャーの伝記は次のように述べている。「彼は倫理に関するデューイの自然主義的概念を借用し、道徳的配慮の過程を修正し、……改革的な社会哲学を採用した。デューイのこの社会哲学は、知性と選択力によって人間の状態は変革しうるという信念と、人間はその経験を絶えず再構築する責任を負っているという信念を、抱いていた。」しかしデューイの影響にしても、他のフレッチャーが好意を寄せていた哲学者（例えばウィリアム・ジェイムズやジョン・スチュアート・ミル）の影響にしても、鮮明ではない。彼の伝記作者によれば、フレッチャーは「哲学者というよりも統合者である。……彼は様々の哲学的、神学的教説の個々の断片を用いるのに巧みであり、それらを一つの独特の概念へと仕立て上げた。彼は、理論の創造者というよりも、立場と見方の創造者なのである」。(51)状況倫理学の人気は、その理論的な強力さによるよりも、それが登場した自由主義的で反権威主義的な時代における、その主張の魅力に負うところが大きい。

『道徳と医学』の二〇年後、フレッチャーは医療倫理に関する彼の二冊目の著書『遺伝管理の倫理学――生殖ルーレットの終焉』を出版した。(52)二冊の著書の間の二〇年間に、一切が様変わりしたように思われる。その著書の前書きに、ジョシュア・レーダーバーグは次のように記している。「フレッチャー博士は、事態の変化は如何に速やかなことか、と記している。実際にそうで、この書物自体が既に、科学進歩の変化に追い抜かれてしまっているかのようである。……」。(53)フレッチャー自身も変化した。彼は監督教会の神学校を去って、ヴァージニア大学医学校の医療倫理の客員教授のポストに就いた。彼は知的にも感情的にも教会の生活と信仰から離脱した。彼は「自らを非キリスト教化した」[54]。今や自由に彼の人道主義的な倫理を論じても、彼の敬虔な信者仲間を憤慨させることもなくなった。

フレッチャーは医療の場に没頭することによって、彼が初めて医療倫理に参入して以来、科学、工学、技術、医療サービス提供の領域で注目すべき変化が生じてきたということを直接に確認した。彼は今や自分の時間を、かつて『道徳と医学』で次のように推奨したやり方で、過ごすこととなった。「現代の病院の終末期病棟でほとんど時間を過ごすことのない道徳学者は、安楽死というテーマについて現実的な意見や妥当性をもって貢献することはほとんどできないであろう」[55]。フレッチャーは今や自らを「行為功利主義者」と任じて、居心地の悪い思いをすることはなくなった。行為功利主義にとって行為の善悪の指標は唯一、この状況でこの行為の結果が人類の福祉の総体を改善するかどうか、その前もっての計算にかかっている。「何が正しいかは、何がもっとも人間的か、何が人間の福祉と幸福にもっとも直結するか、ということだ。それは愛と関心（loving concern）に依拠する」[56]。哲学者ウィリアム・フランケナは、フレッチャーの倫理学の特徴として、「変容された行為・アガペー主義（act-agapism）、……一種の功利主義的、帰結主義的、倫理的意思決定」[57]を挙げたが、フレッチャーはあえてこれを認め、哲学者や神学者が始めた批判には煩わされなかった。

この立場から彼が、あらゆる技術的進歩の道徳的価値を擁護するのは当然であった。彼は特定の条件のもとでこの進歩から帰結する損害が社会全体の利益よりも大きくなったときにだけ、批判に根拠があると認めた。多くの倫理学者が技術の進歩に否定を突きつけるのは、未確認の規則に盲目的に従っているからであり、しばしば「神学的臆病風」[58]に吹かれているのだ、と彼は批判した。『遺伝管理の倫理学』とその後に出版された論集『人間性――生命医学倫理学論集』[59]において、かつてと同様に中絶、断種、避妊を擁護したが、それだけにとどまらず、自発的・強制的な遺伝子スクリーニング、消極的・積極的な優生学と優形学〔遺伝子型の改良を目指す優生学に対して、優形学は表現型を臓器移植や補綴工学で改良しようとする〕、人クローニングや人と動物の雑種などを擁護し、あまつさえ安楽死擁護を通り越して幼児殺しをも主張した。もとより彼においても、これらはすべて、人間の苦痛を減らして人間の善

(the human good) を増やす場合にのみ、擁護されうるものであった。

フレッチャー博士はこの「人間の善」の中身を詳細に叙述することに二の足を踏んだ。というのも彼は、「人間の善」を特殊化することが硬直した規定主義 (prescriptism) を呼び起こすのではないかと心配していたからである。彼の唱える最高の道徳目標は極めて曖昧だという批判が絶えず存在し、その批判のおかげで彼は、もっと明確に表現するようになった。彼の論文「人間性」は、ヘイスティングス・センターの会議のために書かれ、名声（あるいは悪名）を博した。人間性 (humanhood) とは、フレッチャーによれば、いくつかの特徴的能力から成立する。最低限度の知能、自己認識、自制、時間の感覚（未来と過去の）、他人と関係する能力、他人への配慮、コミュニケーション、生活の管理、好奇心、可変性、合理性と感情の均衡、特異性、新皮質機能などである。この規定によれば、いくつかの他の特徴は不要とされている、例えば、人は人工的なものに反対ではない (not anti-artificial)、必ずしも本来親としての性質を持っていない、本来必ずしも性的ではない、ガチガチの権利主義者でもないし、敬虔な礼拝者でもない、などである。この規定は明らかに胎芽や胎児、および精神遅滞者、瀕死者、老衰者を人間性から、あるいはフレッチャーの用語では人格的地位から、除外する。この規定は多くの読者にとってはもっともであったが、他の多くの人々にとってその意味は煩いの種であった。

ジョゼフ・フレッチャーは多くの倫理学者から批判された。しかし彼を個人的に嫌いになることは不可能だった。彼は快活で、紳士的で、そしてウィットに富んでいた。とはいえ増大しつつある生命倫理学者の集団は、彼らが曖昧で危険だと考えるほとんどすべてをフレッチャーが情熱的に支持するので、彼を非難するのが普通であった。行為功利主義に対する彼の素朴な――と彼らには思われた――肩入れを、彼らは非難した。それでもフレッチャーは大きな影響力を持っていた。彼の筆は速く、軽やかだったので、素人は喜んで読んだ。彼の論証の方法は、哲学者受けのする緻密な論理的な分析というわけにはいかなかった。むしろ彼は練達の説教師として自分の主張を展開した。常識的な命題を述べ、その命題への異論を整理し、それらを誤謬や蒙昧主義として串刺しにし、修辞的な疑問をぶつけ、科学や文学、過去や現在から、著名な証人を喚問した（一〇行の内に、例えばアルダス・ハクスリー、C・S・ルイス、ヘンリー・デイヴィッド・ソロー、ジョージ・ビードルを召喚した）[60]。彼の論法は分析の得意な人々を苛々させたが、知的な関心ある読者の人気を博した。

医師や科学者の多くは彼の哲学を、自分たちの性分に合うものと感じた。彼の哲学は彼らの利他主義のみならず、科学は基本的に役に立つ、という信念を裏付けた（ときには科学者の、「事実は悪のためではなく、よい目的のために用いられるであろうという盲目的な信念」[61]を、やんわりとたしなめた）。医師たちはしばしば、彼の功利主義が、患者への献身という伝統的な倫理に対立しているのではないか、ということを見落とした（彼自身はその対立を知らしめることに臆病ではなかったのだが）[62]。フレッチャーは科学と医学の有名な指導者の間で人気のある人物であった。彼の友人でヴァージニア大学のトマス・ハンター博士は、『人間性』の序文でこう記している。「彼は科学者ではなかったが、科学者のうちの最良の人々と猛烈な議論を行った。その人々は、ガレット・ハーディン、ジョシュア・レーダーバーグ、ロバート・シンスハイマー、バーナード・デイヴィス、ロバート・ワーグナーや他の本当に大勢の人たちであった」[63]。フレッチャーの計算によれば、一九八〇年までに、四一五の大学や医学校で講演し、四五のヨーロッパ、アジア、オーストラリアの大学で講師や客員教授を務めた[64]。彼の何百もの論文が医学や倫理学の文献表に掲載された。およそ四〇年以上にわたって、彼の声は生命倫理学にこだましました。しばしば既成の権威を挑発する存在（agent provocateur）として、しかしやはり一番記憶に残るのは、医療における人権や患者の権利の最初の熱心な擁護者として、であった。神学的倫理学者ケネス・ヴォーはジョゼフ・フレッチャーのことを次のように語っている。「生涯を通して彼は、倫理における絶対化の傾向と戦った。特に倫理が非人間的なイデオロギーとなったときはそうであった。……超越的な美徳、愛と希望の行為、犠牲と信仰、人間の霊魂《スピリット》の信じられないような威厳、しかもそれらは私たちの日々の生活に顕在化した。……このことはジョー〔ジョゼフの愛称〕・フレッチャーの天才的な貢献だったのである」[65]。

5　ポール・ラムジー（一九一三〜一九八八年）

ポール・ラムジーはプリンストン大学のハリントン・スペア・ペイン財団講座の宗教学の教授で、生まれたばかりの生命倫理学の世界に入ってきた二番目の神学者であった。ジョゼフ・フレッチャーよりも学問的で本格的な神学者として、ラムジーは新生物学と新医学の問題に、強力な分析的精神と厳しい──ときには粗野な──論争的態度を持ち込んだ。メソディストの伝統に育まれ、エール大学でH・リチャード・ニーバーに学び、カール・バルトの新正統的なカルヴァン主義の影響を受けたラムジーは、生涯を通して、「ためらわずにキリスト教倫理学者として著述し、……究極的に聖書や神学に訴え、実直さ、誠実さ、忠実という規範、人命の畏るべき尊厳、神の似姿における人間、神聖な根拠、ヘセド（確固とした契約上の愛）、アガペー（慈悲）、などの真理を保証した。これらの基準は私たちの文化の宗教である、ユダヤ教とキリスト教において承認されているのだ」[66]。彼の倫理的信仰の告白にはきっと嘘偽りはないであろうが、神学的なテーマや保証は彼の倫理的分析には必ずしも顕在化していない。彼の分析はすべて彼の神学的な信仰によって枠づけられ、限界が決められ、究極的には基礎づけられているが、しかし彼の著述にそれが顕在化することはむしろ稀であり、著述の大部分は専ら、術語の定義や、論述の論理性や、道徳的要求の事実上の指示対象に、関わっている。ラムジーは倫理的な論証を徹頭徹尾追求した（彼はかつて「プロテスタントのキリスト教徒はカトリックの同信徒と取っ組み合うべきだ」と語ったことがある）[67]。たまに神学的なスタイルが中心となることもあるが、彼の倫理的論証の力は、宗教的懐疑家や神学の非専門家も高く評価するのが常であった[68]。

ラムジー教授の神学的倫理学の根本的な立場は、彼の『キリスト教倫理学の基礎』に述べられている[69]。その書で彼は、「神の確固たる愛」という概念をキリスト教倫理学の中心に位置づけている。この愛は人類と交わした神の誠実な契約にはっきりと現れており、人は皆、神に服従しながら神を愛し、すべての朋友に対して隣人として誠実に愛することによって、その契約に同意する。したがってラムジーの出発点はジョゼフ・フレッチャーの場合と同様に、人類に対する神の愛（アガペー）である。実際『キリスト教倫理学の基礎』には、フレッチャーの律法主義否定――「道徳生活は規則に縛られている」という考え方の否定――に似ていなくもない雰囲気がある。「愛し、望むところをなせ」というアウグスティヌスの精神の下でラムジーが強調するのは、「すべては合法的である、愛が容認するすべては絶対的に容認されている。……そして愛が命令するすべては絶対的に命令されている」ということである。しかしラムジーによる神のアガペーの解釈は、フレッチャーのそれとある点で根本的に異なっている。ラムジーによる神のアガペーは、人類の善を欲するのではなく、人類の服従を命令する。フレッチャーの神学が功利主義倫理学につながるのに対して、ラムジーの神学は義務論的倫理学を意味しているのである。「キリスト教倫理学は義務論的倫理学である。根本的に非目的論的である」と述べている。[70] アガペーに関するこの異なる解釈が、ラムジーの生命倫理学の後年の仕事では、重要な意味を持つことになる。このがっしりした原則に支えられて、彼は医学における道徳問題を分析する。

これらの原則に対する彼の理解は、『九人の現代のモラリスト』に著された彼の研究によって、鋭くなった。その書物で彼は、ドストエフスキーとジャン・ポール・サルトルのように、お互いに異なる人たちの考え方を解明している。[71] これらモラリストの思想を扱う中で、ラムジーは彼の「契約としての愛」(covenant love)という概念を、「非原則的な愛」(inprincipled love)という考え方によって豊かにした。「非原則的な愛」においては、自然法の伝統は、自然法に内在する正義感と並んで、愛の作業を導くべき枠組みとなったのである。「キリスト教倫理学における行為と規則」[72]と「奇妙な例外の場合」[73]という二つの重要な論文で、彼は以前の『キリスト教倫理学の基礎』ではほとんど何の制限も設けられていなかったアガペーの倫理の内に存在する、「ほとんど例外のない諸規則」という中心概念を、より洗練させた。また実践倫理の分析のためには、ローマ・カトリックの古典的な道徳神学が、格好の出発点になることを見出した。戦争の問題に関する彼の初期の問題関心は、「聖戦（正義の戦争）」というカトリックの教義と、特に「二重結果の原則」の使用によって、解明された。『戦争とキリスト教の良心』では、注意深くこの原則を戦争の倫理に応用し、そうすることによって、その原則を中絶という全く異なる問題に応用することの是非を論じた。[74]

中絶の問題へのラムジーの簡潔な補説は、リードカレッジ・シンポジウム「生命の尊厳」(一九六六年)では主要な講演として拡充された。この講演は、中絶をめぐる一連の考察の最初のものであり、彼の生涯の残りの期間、彼はその問題を拡大し深化させていくことになる。ラムジーはまた、遺伝子工学の討論に参加した最初の倫理学者となった。一九六五年のグスタフス・アドルフス・ノーベル賞受賞者会議(「遺伝学と人類の未来」)で、ノーベル賞受賞者ハーマン・ミュラーの積極的優生学と精子バンクの提案に、彼は挑戦した。数年後には、別のノーベル賞受賞者ジョシュア・レーダーバーグと、人のクローニングの問題で戦った。[75]人クローニングが一九九〇年代に再び大ニュースに躍り出たとき、議論は三〇年前のラムジーの思想をなぞっていた。[76]ラムジーが彼の注意を遺伝の議論に向けるまで、神学者や哲学者でその道徳的前提を注意深く吟味したものはいなかった。彼が注目してから、遺伝の問題に多くの神学者の目が注がれるようになったのである。彼らはこれらの問題が、科学的に難題であるのと同じ程度に、人間の条件の本質に触れる問題であることに気づいた。これらの問題に関するラムジーの考え方は、遺伝と生殖の章(第六章と第九章)で再度論じる。

ラムジーが生まれたばかりの生命倫理学の領域にどっぷりとつかるようになったのは、一九六九年にエール大学のライマン・ビーチャー記念講義を行う準備に取りかかってからである。エール大学のガスタフソン教授がラムジーの医療倫理の著述に着目し、彼を招待して神学校、法学校、医学校を含む全学的なシンポジウムを、彼の講義に関連付けて開けないか、とビーチャー記念講義委員会に提案した。一九六九年四月一四日から一九日の週に、エール大学と他の研究所からも著名な研究者たちが集まってきて、ポール・ラムジーが「人格としての患者」という講義をした上で、そのテーマを論じた。ラムジーはこの幸運な機会の準備のために、一九六八年と一九六九年の春学期にジョージタウン大学医学校ジョゼフ・P・ケネディ二世財団遺伝倫理学客員教授として過ごした。この機会は彼に言わせると、

「プロテスタントのキリスト教倫理学者である私が、医学校の、周辺ではなくそのまっただ中に身を置いて、医学研究と診療の道徳問題を、真剣に研究する機会となった」。隔週の会議で医師たちは話題を提供し、ラムジーが「医学の多くの領域の専門家に質問をぶつけ、彼らの間の討論を傍聴し、医学教師、研究者、診療家が自分たちの診療の道徳的問題をどう理解しているのかを、学び始めた(77)」。彼はこの体験に照らして、「現代の医療倫理は「決疑論」でなければならない。できるだけ適切かつ徹底的に、生死と医療に関する道徳的決定の具体的な有り様を取り扱わなければならない」と記した(78)。

ビーチャー講義を行う前にラムジーは、五つのケースについて徹底した準備を進めた。それは、人を対象とする実験、死に行く人の看取り、死の定義、臓器移植、希少資源の配分、である。〔講義において〕彼はそれぞれのテーマについて、問題を明晰に分節化し、倫理的な診療とはどうあるべきかに関する論文を分析するように努めた。ラムジーは特定の立場に賛成する論証を提示し、それを徹底して行った。講義は翌年『人格としての患者――医療倫理の探索』として出版された。それは科学と医学の新倫理に関する、最初の真に現代的な研究の一つであった。

ラムジーは彼の神学的前提を、『人格としての患者』の前書きに率直に述べている。しかし次にその前提を背後に退ける。というのも、具体的な問題に分け入れば、その前提は常に影響を与え続けてはいるが、ほとんど見えなくなるからである。「これは、キリスト教倫理学者によって書かれた倫理学の書物である。……医者の患者との関係、研究者の被験者との関係を律する道徳は、人と人との間の関係を律する道徳の一つの特殊なケースにすぎない」。ラムジーの主張によれば、医療倫理は、もっと広範な人間共同体の倫理と一致すると私は考える。……医者の患者との関係、研究者の被験者との関係を律する道徳は、人と人との間の関係を律する道徳の一つの特殊なケースにすぎない」。ラムジーの主張によれば、一般的に人命は、そして特殊的には医療関係は、人々の間の忠実と誠実の契約に支配されており、これらの契約が構想され討論される場は、「人々の要求に関して道徳的な論証が必要な、現実の共同体であり、……その共同体において倫理学者は、同意の下であろうと不同意の場合であろうと、異なりときには正反対の信念をもつ人々と結びつけられているのである(79)」。

人間が神から賜った忠実な愛という契約の下で、人間一人一人は「肉化された生命の神聖さそのものである。……

人命の尊厳は、人間への究極的な侵害を防止する。たとえそれが、肉化した生命を治療するためであろうとも、あるいは肉化した生命の神聖さである他者のためであろうとも[80]」。ラムジーがはっきりと主張するのは、キリスト教倫理学者としての彼にとって、個人の善は社会の善によって決して支配されてはならない、ということである。たとえ宗教的信念を彼と共有しない人であっても、この見解を評価し、現代社会に極めて頻繁に見て取れる相対主義や功利主義を非難するであろう、と彼は信じていた。医学研究、死と死に行くこと、臓器移植などの倫理を彼が調査するとき、個人の不可侵や人格間の誠実さが常に強調された。彼が『人格としての患者』を執筆した意図は、「医療の意味を明らかにし、契約に忠実であろうとすることから帰結するなすべき行動と抑制すべき行動を見出し、生命の尊厳の意味を問い、しっかりした信仰にとって必要なことは何かを明らかにすることであった。そのような信仰を持てば、仲間の生命を尊重し、保護し、保存し、崇めるためには、ある種の決断を下さざるを得ないのである」。ラムジーは、このようなことはいずれも医療倫理の伝統と共存できると確信していた。なぜなら「そのメンバーの行動を支配する基準を教え込み、伝達し、常に修復するという関心を持って医療に接近する職業は、医者という職業以外にはなかったからである[81]」。伝統的に、医療倫理はこれまで極めて義務論的であった。というのも、自らの患者への誠実さの方が、医療の介入によって生じるかもしれない社会全般の利益への関心よりも、優先されるからである。

人を対象とする実験は、ラムジーが生命倫理学者になる準備をしていた時代の論争の的であった。ヘンリー・ビーチャー博士の問題暴露論文が発表されたのが一九六六年で（第五章第5節参照）、その主題に関連していくつかの重要な会議が開催された。加えて、二、三の問題ある研究例が一般に知られるようになった。その結果国立衛生研究所（NIH）が研究指針のための新方針を発表した。ラムジーはこれらすべてに通じていた。彼は『人格としての患者』の第一章を人を対象とする実験にあて、「医学調査における誠実さの原則（canon of loyalty）としての同意——特に子供の場合」と題した。その章の冒頭に既に医療倫理を規定する命題がある。「医療倫理の唯一の基礎は、生み出される利益の総体にあるのではない。医療倫理は結果倫理のみではない。」反対に、「医療において正しい行為とは何か、という問いへの答えで重要なことは、十分に自由で適切な情報を得た同意が不可欠だということだ。現代の医療倫理において、この同意こそが、患者・被験者である人と医学調査を行う人との間に存在すべき、（私が呼ぶところの）誠実さという主要原則にほかならない(82)」。

ラムジーがここで述べている命題は、（彼の著書の）その後の章で展開されるだけではなく、その後の生命倫理学においても展開されるものである。彼によれば医療倫理は、その本質において功利主義的ではない。むしろ「重要な要素」は、医師と患者・被験者との間の「誠実さの原則」が不可欠だということである。誠実さの原則に対する彼の簡単な説明方法には、契約神学を想起させるものがある。この神学こそ、米国のプロテスタンティズムと米国政治の民主的な精神風土《エートス》の両方を、長く支配してきたのである。ラインホルド・ニーバーとエイブラハム・リンカーンは共にこの文脈で引用される。ラムジーによれば同意とは、「これらの手続きにおける人と人との信義関係（fidelity）である。……信義関係とは同意する人と人との間の絆である。……人々の間の忠実（faithfulness）は不可欠であり、命と命とのすべての契約ないし道徳的絆にとって、規範である。この忠実は、医療に特有の基本的な医者・患者関係において、特定の形を取る(83)」。かくてラムジーは契約を医学研究の文脈で明らかにしようとする。そしてプリズムのように変化に富む事例として、人を対象とする研究倫理の中でもっとも困難な問題であると思われる、子供を対象とする実験を取り上げたのである。この点に関する彼の論証は第五章で検討しよう。

おそらく生命倫理学に対するポール・ラムジーのもっとも影響の大きかった貢献は、死にゆく人々の看取りに関する彼の考察であろう。彼の『人格としての患者』の第三章は、「死に行く患者の看取り」と題されている。その章の冒頭には、ジョゼフ・フレッチャーが死に行く患者を論じてから二〇年の間に、日常化した医療介入があげられている。人工呼吸器の使用の一般化、心肺循環バイパスと心臓の手術、臓器移植、腎臓透析などである（癌化学療法を加えることもできたであろう）。ラムジーの雄弁な問いかけは、「医者の生命維持という使命には、医者のあらゆる手持ち手段が尽きるまで、限界がないのか？　言い換えれば、患者にとって、業《わざ》による救いとでもいうべき、医師の死に対する高らかな勝利の追求から、免れる道があるべきではないか？」[84]。後者の問いへの彼の答えは、しかり、というものであり、彼の努力は、医者の治癒義務が終了する地点はどこか、しかも最重要な信義関係の中で、死に行く患者を看取る医者（と私たち）の義務をゆるがせにすることなく、その地点をどのようにして見出すか、を正確に述べることにあった。これらの問題に関する彼の論証は、第八章で見ることにしよう。

6　リチャード・A・マコーミック——イエズス会士

リチャード・A・マコーミック師はローマ・カトリックの神学者でイエズス会士であるが、一九六九年に行われたエール大学でのポール・ラムジーによるライマン・ビーチャー記念講義の討論者として招待されたときは、インディアナ州ウェスト・バーデンのイエズス会神学校で道徳神学を担当していた。マコーミック師はカトリックの神学の世界では、米国の指導的なカトリックの神学雑誌『神学研究』における定期的な最新文献紹介欄「道徳神学ノート」の編集者として、よく知られていた。彼にはカトリックの伝統に忠実な解説者という面と、その伝統の（尊敬すべくまた確信に満ちた）改革者、という面とがあった。彼は自らのことを次のように述べている。「古典学者の心性とでもいわれるものにどっぷりつかりながら、道徳神学の訓練を受け、かつ数年間それを教えてきた。……しかしその強さも弱さも、したがって弱さを修正し変更する必要性も、意識している」[85]。

既に記したように、カトリックの伝統は、道徳判断を下すための強固な理論的土台を維持すると同時に、医学的、道徳的問題への関心をも持っていた。マコーミック師はカトリックの伝統に忠実であると同時に、自ら必要と認めた修正に前向きであったので、その伝統が生命倫理学に接近したときに、その伝統のメリハリのある代弁者となった。カトリックの伝統では常に、理性に依拠する道徳判断は、たとえ宗教上の信仰は異なっていても、理性ある人なら誰にでも理解できるはずだ、という自然法思想が是とされてきていたので、マコーミックは生命倫理学の対話に簡単に入っていくことができた。ローマ・カトリック教会の内部での彼の立場は、「「控えめに進歩的」、つまり、カトリックの伝統の本質的価値に忠実でありながら、現代の正統的教義からすれば中央よりやや左翼的に位置していると言われる。……もしも宗教的前提が一般の議論を妨げるようならば、討論にその前提をあからさまに持ち込む必要はない、と彼は考えている。人間の現実はイエス・キリストの伝説の中により詳しく示されており、その現実の道徳的側面は、理性によって見出し討論することができる」というものであった(86)。

一九六〇年代初めの道徳神学の学生として、私はマコーミックの控えめに改革的なスタンスになじんでいた。カトリック神学の古くさい回廊に、教皇ヨハネ二三世が吹き込んだ一陣の涼風を好感を持って受け止めた私たち多くのものにとって、彼の立場は魅力的であった。私が彼に初めて会ったのは、ケネディ家に呼ばれて集まった、ハイアニスポートでのカトリック神学の特別集会においてであった。その集会では、公的な役職に応募するカトリック信徒の候補者は、中絶政策の問題にどのように対応すべきかが議論となった。これは、教会の断固とした中絶反対を前提とすれば、カトリックの神学者にとってこれ以上にないほど困難な問題であった。第九章で見るように、マコーミックは彼の控えめで中道的な本能によって、個人的には彼も信奉しているこの妥協の余地のない教義を、民主的な社会と調和する道徳多元主義という文脈において、構築し直したのである(87)。

カトリック教会内部で吹き荒れていたもう一つの生命倫理の論争は避妊であるが、マコーミックはここでも同じ中道的立場を取った。米国社会全体は避妊を受け入れ始め、避妊に接近することを制限する米国の法律は、一九六五年の最高裁のグリスウォルド判決〔後出三七九頁参照〕によって無効にされたが、カトリック界は深く分裂したままだった。多くのカトリックの信徒たちは、（性的禁欲を除いて、全面的にしろ一時的にしろ）すべての産児計画に対するカトリック教会の非難を、自分たちの生活に無関係だと考えた。多くのカトリックの神学者たちは、厳格な教義のある種の緩和を先取りしていた。教皇パウロ六世が回勅「人間の生命について（フマーネ・ヴィテ）」〔一九六八年〕で伝統的な教説を再確認したとき、多くのカトリック教徒は良心の危機（crise de conscience）を経験したし、道徳神学者たちは正統的保守派か自由主義的な「異端」か、の立場の選択を迫られた。マコーミックは、いかにも彼らしいが、どちらの立場をも取らなかった。彼は自由主義的であるような正統的立場の構築を目指した。(88)

マコーミック師はカトリック教会内部での中絶や避妊の議論を離れて、生命倫理学のより広い領域に移り、新たに出現したその領域の主要な二つの問題に取り組んだ。それが人を対象とする実験と死に行く人の看取りである。彼がそうしたのは、沈思黙考の中で論文を構想してのことではなかった。もっとも論争的な倫理学者、ポール・ラムジーとの論争で衝突したからであった。ラムジーとマコーミックは近しい友人となった。両者とも互いの廉直と学識を尊敬しあい、互いに見事な討論者となった。研究における子供の使用の是非と、患者が死ぬことを認める「生命の質」（クオリティ・オブ・ライフ）判断の正当性如何、という二つの問題が論争のテーマとなった。それらの問題の根底には、生命倫理学にとって基本的な重要性をもつ道徳諸原則が横たわっている。子供を扱う研究に関する両者の論争は、第五章で取り上げる。

この二人の神学者は、「生命の質」判断の倫理的正当性について、互いに異議を唱えあった。ラムジーは通常の手段と通常外の手段というローマ・カトリックの教義を、患者が死ぬことを容認する倫理分析の基礎として、借用した。カトリックの教義の一つの特色は、医学的手段を通常外と評価（してその手段使用を抑制）するために「生命の質」尺度を用いることにあったが、ラムジーは後になってその尺度の使用を撤回した。マコーミック師は、伝統的なカトリックの教義は「生命の質」の考え方を容認すると解釈し、友人であるラムジーと論戦になった。マコーミックは自らの見解を一九七四年の論文「助けることと死なせること——現代医学のジレンマ」にまとめ、それは『米国医師会雑誌』（JAMA）とカトリックの論説誌『米国』に掲載された。マコーミックのいつもの様式にしたがって、この論文は端的な具体化と独断化の中間コースに舵を切った。つまり、患者の死を容認するという畏るべき決断は、個々の独自な症例の特殊な条件においてのみなされうるという主張と、このような決断も絶対的な規則に従わねばならない、という主張との、中間である。「中間コース」の発見は、「もしもより高度でより重要な善の到達が極めて困難となるのであるならば」、生命の維持は道徳的な義務ではない、という教皇ピウス一二世の説教を援用することによって可能となった。マコーミックはこの「より高度でより重要な善」を、「神と隣人への愛であり、……ユダヤ・キリスト教の観点からすれば、生の意味、実質、完成である」と解釈する。したがって、「本来は神と隣人への愛においてのみ成長することができる人間同士の関係が、脅かされ、緊張を強いられ、覆い隠されて、それらがもはや個人の命の中核や意味として機能しなくなる、そんな条件でしか命を救うことができないとしたら、もはやその命を救うことは義務ではない」と彼は示唆する。(89) 生命の質は、このような根本的な人間関係において生きる能力によって定義され、その能力がなくなれば、生命維持をやめる決断も正当化される。マコーミックのこの主張は、プロテスタントのラムジーを憤慨させた。ラムジーはマコーミックを『生死の境の倫理』で厳しく批判した。マコーミックの分析はラムジーによれば、「自発的と非自発的な安楽死や、死なせることと積極的に死を加速することとの間の区別を腐食させ」、究極的に、人間存在からその内在的価値を奪うこととなる、というものであった。(90)

リチャード・マコーミックは生命倫理学の理論的次元においても大きな貢献をなした。道徳神学において尊重されている原則「二重結果あるいは間接的な自由意志の原則」に関する教会内部の討論会で、彼はその原則を、道徳的ジレンマを分析するための一般的方法として、洗練し拡大した。この教義は、トマス・アクィナスの正当化可能な自殺の分析で初めて定式化されたものだ。二つの避けがたく結びついた結果——一つは良く、他方は悪い——を必然的に引き起こす行為は、(いくつかの他の条件の中で) 引き起こされた善がもともと意図したものであり、悪しき結果が容認でき我慢できる場合にのみ、道徳的に正当化される、とするものである。(91) 道徳神学者はこの教義を様々の問題に適用してきた。その中でよく知られているのは、戦争と、断種のようなある種の医学的問題である。〔この教義を援用して〕一九六〇年代に何人かのカトリックの神学者たちは、身体の因果関係と心理的な動機を強調する——彼らに言わせれば——過度に身体主義的な解釈に、疑問を呈した。(92) それがきっかけで起こった討論によって、カトリックの道徳神学は、自然法概念の硬化して狭隘な応用から解放され、〔二重結果という〕道徳分析のための遥かに織細な道具を生み出した。

一九七三年にマコーミック師はマルケット大学で「道徳選択の曖昧さ」という重要な講義を行った。[93] この講義で彼は、二重結果の教義に関する、近年のローマ・カトリックの文献を思慮深く分析した。そして結論として、ある行為が不可避の悪影響を伴う場合でも、その行為を選択せねばならないとしたら、「相応の理由」(a proportionate reason) が必要であり、〔二重結果という〕この尊重すべき公式〔の適否〕は、結局はこの「相応の理由」を提供する能力に帰着する、と述べた。「相応の理由」をマコーミックは三つあげている。「(a)追求すべき価値は少なくとも犠牲にされる価値と等しいものでなければならない、(b)犠牲にされる価値を救済する方法が今ここにはない、(c)犠牲にされる価値を保護することが、長い目で見ればそれを駄目にする」。[94] 六年後マコーミックとラムジーは、この問題を共同研究した。彼らは、カトリックの神学者で教会内で議論を始めたドイツ人イエズス会士ブルーノ・シュッラーと、二人の道徳哲学者、バルック・ブロディとウィリアム・フランケナを招待して、もとのマルケット大学での講義の命題に論評を加えてもらった。「善をなすために悪をなす」という扇動的な巻において、二人の哲学者は、この「相応の理由」は、他でもなく功利主義的な根拠への還元以外の何物でもない、と見なさざるを得なかった。神学者は義務論に強く荷担していたラムジーも含めて三人ともに、「相応の理由」を防御した。[95] 遺伝子工学や実験といったもともとの生命倫理学の問題や、生命の延長という後年の問題は、いずれも、リスクや負担と分離できない善という矛盾を孕んでいる。そのような矛盾の分析道具として二重結果の教義が適切かどうかは、議論が分かれている。

一九七四年にマコーミック師は神学校教授の地位を辞して、ジョージタウン大学ケネディ倫理学研究所キリスト教倫理学ローズ・F・ケネディ記念講座教授に就任した。これは生命倫理学の世界の司令塔である。彼がこの地位に就任していた一二年間というもの、彼の声は生命倫理学のほとんどすべての討論で聞こえたし、その声は常に理性への呼びかけであった。彼は米連邦政府・保健教育福祉省（ＨＥＷ）の「倫理諮問委員会」委員に任命され、短期間に（一九七八～一九八〇）、『人体外受精・胚移植研究保健教育福祉省支援』報告書をまとめた。これはマコーミック師のカトリックの立場からするならば、本来貢献することのできない問題ではあった。しかし実際は逆に、彼はある問題で反対することを強いられた場合でも、そのような論争的な問題で合理的な公共政策を立案するように努力した。そのことは第九章で見ることにしよう。

ジョゼフ・フレッチャーとポール・ラムジーは信条と意見の広がりの中で両端を構成していた。二人ともプロテスタント神学者であったが、フレッチャーは「軽い」神学者であり、福音をほとんど唯一「神は愛である」という神学的真理としてとらえ、倫理学の人格主義的、状況主義的な解釈に突き進んだ。この解釈は極めて人間主義的であり、功利主義的であった。ラムジーは「重い」神学者で、倫理に応用できる一連の真理を求めて聖書と教義に飛び込んだ。そしてキリスト教倫理を人間主義的、結果主義的見解に還元することに徹底して反対した（もっとも彼は、多くの点でキリスト教倫理学と非宗教的な倫理学との両立を認めていたが）。両者とも医学と科学の言語、実践、理論に通暁していた。ジョー・フレッチャーは医学と科学に、ほとんど唯一、人類の福祉への賞賛すべき貢献だけを見て取った。ポール・ラムジーは医師と科学者の人間性を賞賛してはいたが、彼が常に懸念していたのは、「なされうることはなされるであろう」ということであり、そのことによって神によって創造され贖われた個人の尊厳（sanctity of the individual）が踏みにじられるのではないか、ということであった[96]。

リチャード・マコーミックは生命倫理学の初期の二〇年間、ジョゼフ・フレッチャーとポール・ラムジーとの間で毅然として立っていた。彼はカトリックの神学に専念してきた学者として、自ら信ずる教義を分別ある議論へと翻訳する才能を有していた。それは分別ある読者なら、考慮することができ、またしばしば受け入れたような信条であった。ときに隠れ功利主義者という非難も受けたが、彼が常に帰依した原則は、人間の命、個人性、自由、社会性を保護する原則であった。討論の手練れであったが、自ら論争的にはならなかった。マコーミックは道徳神学という、高度に明晰でしばしば独断的な伝統の出自であったが、倫理問題を分析する巧みさと、他者の立派な論証に対する教会

を越えた開放性を、生命倫理学に持ち込んだ。(97)

他の神学研究者で、生命倫理学という生まれつつある領域に、ときに一冊の著書をひっさげて、ときにいくつかの論文を投じて、参入したものもあった。多くの神学者が、次第に頻繁に開催されるようになった会議に参加し、ヘイスティングス・センターの顔馴染みや、ケネディ研究所の一員となった。ラムジーと同じように保守的で、新しい問題を尊重すべき伝統のテーマに近づけて分析しようとする人もいたし、フレッチャーと同じように自由主義的で、神の創造性と人間の自由を歓迎する人もいた。これらの神学者はいずれも、宗派や傾向を問わず、新しい道徳問題が、その新奇的外観にもかかわらず、道徳的伝統に棹さしているという認識や、道徳問題は注意深い分析の対象とすることができるという確信を、共有していた。心の奥底でこれらの神学者たちは、ユダヤ・キリスト教の信仰を尊敬していた。その信仰によれば、個々人は譲渡できない価値と威厳を付与されており、この価値と威厳は各自の自由と責任において顕在化する。多くの神学者兼生命倫理学者はこの書物のこれからの頁に登場するだろう。(98)

7　倫理学者の育成

一九六〇年代に宗教学研究の場は、聖職者訓練のための神学校から、学者養成のための大学院教育へと移っていった。ハーバード、エール、プリンストン、シカゴなどの各大学、ニューヨーク・ユニオン神学校などは、立派な教員を擁し、有望な学生を引き寄せた。彼らは教派の学説を学ぶだけではなく、その学説を批判的に分析し、歴史的に比較した。さらにその学説と、体系的神学、哲学的倫理学、社会科学などとの関連をも学んだ。これらの講座の教授たちは、新しい生物学と医学によって引き起こされた倫理的問題に着目し、学生たちの注意をそれらに向けさせた。エール大学ではジェイムズ・ガスタフソンが生命倫理学の討論に熱を入れだした。一九七〇年から一九七五年にかけて、ガスタフソンは生命倫理学の問題で注目すべき論文をいくつか表した。(99)生命倫理学の問題がコースや講座の論題に掲げられることはめったになかったが、彼の学生たちはその問題に関心を寄せていた。エール大学と、ガスタフソンが一九七〇年代初めに移ったシカゴ大学の、彼の学生たちからは、初期の生命倫理学の中心的な人材が何人か出た。ハーバード大学ではジェイムズ・ルター・アダムズ、アーサー・ダイク、ラルフ・ポッター教授らが、人口倫理学と医学の道徳問題に関心を鼓舞し、彼らは生命倫理学にもう一つの研究者集団を送り込むこととなった。(100)

生命倫理学で極めて著名な一人ロバート・M・ヴィーチは、このような教育的環境から生まれた。他の初期の生命倫理学者は、道徳に関する伝統的な学問を学んで、意図的にか偶然にか、生命倫理学の問題の大渦に巻き込まれた。〔それに対して〕ヴィーチは医療倫理学者として訓練を積んだ。彼はパーデュー大学の学部生のときに、医学と宗教の関係に関心を持った。メソディスト教会の医療伝道師になる準備をしようとも考えたが、医療を行わないと決心した。その代わりとして、薬学研究の道を選び、カリフォルニア大学サンフランシスコ医学校に入学し、一九六二年に理学修士を得た。彼の研究上の関心は神経薬学、特にモルヒネの感情と「価値観」に与える効果の神経学的基礎に向けられた。彼は平和部隊に入り、二年間ナイジェリアで生物学と科学の教育に従事した。

自然科学の博士課程を続ける代わりに、ヴィーチは倫理学の研究を追求することにし、自分の関心にもっとも近い場所として、ハーバード大学神学校を選んだ。彼はアーサー・ダイクとラルフ・ポッターのもとで、そしてジェイムズ・ルター・アダムズ教授がサバティカルのときに、客員教授のジョゼフ・フレッチャーのもとで、研究した。一九六四年には、医療倫理の範囲内で自ら独自に博士課程プログラムを設計できる大学院に移った。ロデリック・ファース（「理想的観察者理論」）とジョン・ロールズ（『正義論』）が彼の哲学の指導者となった。レネイ・フォックスとタルコット・パーソンズが彼を医療社会学へ導いた。研究を続けながら彼は、〔マサチューセッツ州都〕ボストンのサウス・エンドで主としてアフリカ系米国人の地域で公民権事業に携わった。彼は自分の関心が「公民権から患者の権利へ変化」したと考えた。(101)

ヴィーチはジェイムズ・ルター・アダムズ教授から、宗教改革の「左翼」を構成する再洗礼派とツヴィングリ派の歴史と教義を教えられた。この研究によって彼は、政治的権威に対する市民の不服従と抵抗という道徳問題を考察するための、神学的枠組みを獲得することができた。彼の大学院研究の間に、ハーバード特別委員会が脳死基準を打ち立てようとしていた。ヴィーチと委員会メンバーであったポッター教授は、その委員会に突きつけられた彼らが本質的と理解する問題を何度も議論した。技術的な問題である死の定義そのものではなく、その技術的問題に委員会が付け足した価値がそれである。価値判断をなす科学者の専門的意見の要求には、メタ倫理的な想定が潜んでいる。このような考え方に鼓舞されて、ヴィーチは博士論文「科学と技術における価値自由」というテーマを選択した。そこで彼が分析したのは、避妊製品の使用に関する、医者の患者への助言の道徳的位置であった。

ポッター教授はヴィーチをダン〔ダニエルの愛称〕・キャラハンに紹介し、キャラハンは一九七〇年九月にヘイスティングス・センターの最初の所員として彼を雇用した。彼は幸運なことに、医療倫理における特異な博士号によって認証されたスキルに、もっともふさわしい職場を見出した。一九七一年四月へイスティングス・センター所員の第一回目の会合がもたれたとき、特定の問題に集中して研究するために、いくつかのプロジェクトチームが編成された。医療倫理の所員ヴィーチは、死と死に行くことのチームと、行動管理のチーム（後に「チーム」は「研究集団」という名前に変更された）の監督に任命された。ヘイスティングス・センター在職中の数年間、ロバート・ヴィーチは生命倫理学に消しがたい足跡を残した。彼が患者の権利を擁護したことは、自律の尊重という原則が、生命倫理学の原則で最も重要なものに位置づけられることにつながった。一九七九年にヴィーチはヘイスティングス・センターを去ってケネディ研究所教授に就任し、一九八九年にはその研究所の所長となった。神学者でもなく哲学者でもなく、まさしく本来の生命倫理学者とヴィーチは呼ばれるべきであろう。

キリスト教倫理学者が生命倫理学へ至る過程で、一つの奇妙な出来事が生じた。神学の伝統の中で育ち、ときに宗派によって聖職者の資格を与えられたにもかかわらず、彼らが生命倫理学の世界に移ると、彼らの神学的、宗派的自己同一性はしばしば色あせた。生命倫理学者を数多く育てたガスタフソン教授は、この変質に気づいた。一九七五年の講義「神学の医療倫理への貢献」で、神学と神学者は生命倫理学にこれまで多くの貢献をしてきた、しかし「医療に従事している大部分の人々にとって、神学の貢献は最低限の重要性しかないように思われる、なぜなら、必要な道徳原則や価値は、神との関連なしで正当化することができるし、宗教的信仰が培う態度は、他のやり方でも培うことができるからだ」と説明した。[102]

数年後、ガスタフソンは彼のかつての学生スタンリー・ハワーワスと共同して、神学と医療倫理にあてて『医学・哲学雑誌』(*Journal of Medicine and Philosophy*) を編集発行した。二人は次のように記している。この領域の初期の文献は、たいてい神学の訓練を受け教会に所属する人々によって執筆された。「医療倫理が学問の世界で成長産業となるにつれて、また医療倫理の伝統的な、宗教的・神学的な基礎が明らかに意義を喪失するにつれ、神学の訓練を受けた多くの話し手や書き手は、抑圧され否定され、学問領域としての神学に関心を失っていった。私たちの文化圏の歴史的、宗教的共同体は、本来、実践的、道徳的問題に関するシンボル、伝統、思考パターンなどの担い手の筈であるが、その共同体自体が、それに属する人々にとってさえも、争いの種となりつつある」[103]。信仰からの転落 (fall from faith) には十分な理由があった。初期の生命倫理学者には、教会での任職式を辞退したものもいた。彼らの多くは医学校に職を得たが、そこでは世俗的、科学的文化が幅を利かせていた。人間の本性と運命について沈思黙考すれば、神学における超越的な世界との関連が自ずと生じるが、研究規制や資源配分といった、生命倫理学の実際的な問題の議論は、ずっと世俗的な術語で十分満足に行うことができる——そのことに、たいていの生命倫理学者はすぐに気がつくようになった。この数年、何人かの神学者は、神学の訓練を受けた生命倫理学者を、彼らのルーツである神学に戻るように呼びかけたが、呼びかけられた人々は、生命倫理学の分析の領域に留まり、信仰の外部に位置することを選んだ。[104] そして神学者と哲学者は初期の医療倫理の時代にはパートナーであったが、今やほとんど例外なく、一体化して生命倫理学者と化したのである。

第三章　哲学者——概念の明晰化

ダン・キャラハンは次のように回想している。「初期の頃、神学者たちは強力な存在だった。彼らは歯切れがよく、問題に対していろいろアイディアをもっていた。……しかし哲学者たちは、哲学も実生活に何か言うべきことをもつべきだと漸く考え始め、神学者とは異なる概念と戦略、異なる語彙を持ち込んだ」(1)。神学者たちは、自分たちの伝統から移入した概念と語彙は、生命倫理学の討論のために翻訳する必要がある、ということを悟った。哲学者たちにはもっと困難な仕事があった。彼らが生命倫理学の討論で説得力を持って話すためには、自分たちが受けた訓練（の限界）を乗り越えなければならなかった。生命倫理学に参入してきた哲学者たちは、一九五〇年代の哲学的術語で訓練されていた。この術語は、新しい問題が求めているような種類の分析には、向いていなかった。むしろ実際の決断を可能とし、政策に貢献するような分析が、必要だったのである。アカデミックな哲学から生命倫理学へ移ってきた人々は、彼らの学問の本拠地を離れ、しかもその知的な遺産との接触を失わないで、冒険を試みなければならなかった。この章で私たちは、西洋哲学の始まりから一九世紀と二〇世紀初頭の米国に特徴的な変容を経て、一九五〇年代、六〇年代における米国の大学での哲学のあり方に至るまで、この知的遺産の変遷を辿ることにしよう。その上で、哲学的な訓練と洞察力を新医学と新生物学の問題に適用した人々を紹介したい。

1　道徳哲学

「倫理」（ethics）という言葉の使い方は様々である。個人の道徳的信念や道徳的態度を意味することもあるし、政治的な利害対立を防ぐために工夫された規則を意味することも、社会の習俗を意味することも、『オックスフォード英語辞典』（OED）が巧みに定義するように、「人間の義務の原理に関する学問分野」〔倫理学〕を意味することもある。この学問分野はギリシアとローマの思想家――ソクラテス、プラトン、アリストテレス、キケロ、セネカなど――によって立てられた。彼らは人間の生き方のもっともよい形態とそのためのもっともよい処方を工夫した。古典期からキリスト教の時代になって、倫理学の研究は哲学者によってよりもキリスト教神学者によって担われるようになった。彼らは旧約聖書と新約聖書の命令や助言をキリスト教信者のために解釈した。彼らが熟考した問題は、救済を予定されている人は、罪深いこの世で如何に振る舞うべきか、であった。アンブロシウス、ヒエロニムス、アウグスティヌス、アクィナス、ルター、カルヴァン、メランヒトンなどの神学者らは、しばしばキリスト教以前の道徳哲学者に依拠した。この哲学者たちは、ときにはその高貴な考えがキリスト教に受け入れられるべき同盟者と見なされ、ときにはその地上的な見解が天上的な修正を施さねばならない敵対者と見なされた。神学と哲学が、「人間の義務の原理に関する学問分野」で共同して働くとき、道徳哲学は道徳神学とほとんど区別することはできなかった。

〔一四、五世紀の〕後期スコラ神学者たちは、自由意志の働きの本質を問題として取り上げたが、その問題は神学から独立した道徳哲学の前兆となった。ルネッサンスと啓蒙主義の時代に、人間の理性に、すべての人間の営みの中で独立した領域を容認しようとする考えは、神学から独立した（自律的な）道徳哲学に幸いした。キリスト教以前の哲学者たち、特にキケロとストア派は、今やキリスト教神学との親和性の故にではなく、それ自体の故に、研究された。キリスト教を信仰する学者は啓示に直接関係しない問題を考察した。例えば、道徳的真理が認知されるのは魂の何の能力によるのか？　賞賛と非難が帰せられるのはどのような状況下か？　人間の美徳と情熱の本質は何か？　これらの問題を研究した学者たちはたいてい、自分たちの考察はキリスト教信仰と両立すると考えていた。トマス・ホッブズやバルーク・スピノザのような人々は、宗教的な信仰の視点からはっきりと離脱し、倫理学を全く合理的な基盤の上に樹立しようとした。一七世紀までに、道徳哲学は十分に成熟し、神学の古巣を去って、哲学のカリキュラムの中で、自然哲学と形而上学と並んで、標準的な学問として市民権を得るようになった。道徳神学と道徳哲学は以来、道徳科学（moral science）の下での異なる学科となった。(2)

2　米国における道徳哲学

道徳哲学は米国の知的生活と教育において、名誉ある地位を占めてきた。植民地の文化を支配していた清教徒の神学者たちは、神学から独立した道徳哲学を道徳教育に導入することに消極的であった。コットン・マザー（清教徒の牧師・著述家）は「倫理学者たち」（Ethicks）を「不信心で下劣な連中」と呼んだ。(3)しかしながら、植民地時代の有名な知識人であったジョナサン・エドワーズは、自身は断固とした清教徒の神学者であったが、「自然な良心と美徳」を彼の道徳神学に導入した。彼や彼の神学の同僚の多くは、英国の道徳哲学者ヘンリー・モア、サミュエル・プライス、フランシス・ハチソン、アントニー・アシュリー、ジョゼフ・バトラー主教らの「自然な道徳的秩序」を（無批判にではなく）高く評価した。(4)これらの道徳学者たちは皆献身的なプロテスタントで、道徳性格、良心、自由、義務などをキリスト教の信仰と両立するように叙述した。彼らは一般にトマス・ホッブズに反対した。ホッブズは国教会と清教徒の聖職者にとって、信仰と廉直の敵とみなされた。

英国の道徳哲学者たちは、互いに相違はあったが、人間には道徳感覚（a moral sense）があり、理性の力と相まって、人間の本性の内に、神の意志を暗示する善と正義の標準を見出すことができる、ということでは一致していた。

清教徒の神学は神の予定の説に深く影響を受けていたが、神学者たちは人間には道徳的な自由がある、という考え方を支持することができた。その考え方は、リチャード・プライスの言葉を借りれば、「どのような状況下でも、私たちの正邪の感覚に従い、私たちが熟考する道徳的原則に従って行為し、いかなる反対の原則にも支配されないような能力」として定義された(5)。道徳感覚と人間の自由という教義は、その後の米国の道徳哲学の大きな特徴となった。

植民地時代が幕を閉じると、指導的な米国の知識人たちは、彼らの所有する英国道徳学者の蔵書に、清教徒の伝統とは縁遠いヨーロッパの著者たちを加えるようになった。ジョン・ロック、フーゴ・グロティウス、ザムエル・プーフェンドルフ、チェーザレ・ベッカリア、ジャン・ジャック・ルソー、シャルル・ルイ・モンテスキューらで、この哲学者らの書物に、自由、自然法、自然権など革命的な潮流にふさわしい考え方を彼らは見出した。ある著者によれば、「一八世紀植民地時代の米国の精神史を、道徳哲学の教説を大きく取り上げることなくして語るとしたら、それは正確なものとはなり得ない。というのも、道徳哲学こそその時代の最も優れた人々の心を占めたものだったからだ……」(6)。

新しい共和国の最初の数十年間、道徳哲学は大学の科目の中でひときわ重要な位置を占めた。ハーバード、エール、プリンストンなどの大学や、国が西に広がるに伴って設立された多くの小さな大学でも、道徳哲学の科目は最上級学年において、しばしば学長によって、教育の締めくくりとして、講義された。学長たちは「文明社会が成功裏に機能するために必要な真理の擁護者と見なされた。……彼らの仕事は、これらの真理を、いつか指導者の地位につく若者たちに伝えることであった」(7)。学者として、公的人物として、説教師として（たいていは叙任された聖職者であった）、学長たちは当時の深刻な問題を取り上げた。その問題は、軍事的冒険と領土拡張、節制、刑務所改革、参政権、自由貿易などであり、中でも深刻な問題は、奴隷制とその廃止であった(8)。この科目は「道徳哲学」と呼ばれ、話題は古典的道徳哲学者の論証によって洗練されていたとはいえ、共和国初期のアカデミックな道徳哲学者は、自分たちのキリスト教の信仰を隠す努力をする必要を認めなかった。彼らの仕事は、ほとんど姿を変えたキリスト教倫理学に他ならなかった。彼らは道徳哲学の文章の中で、安息日の遵守と日々の祈りを勧め、何の困惑を覚えることもなく、聖書に関連づけて美徳を正当化した。それでも、学長職を勤めた哲学者たちは、道徳の事柄について合理的な論証を奨励し、国民の公的生活に影響を与えるような道徳的高潔さの感覚を〔学生たちに〕注ぎ込んだと言えよう。(9)

学長職の道徳学者の重要性にもかかわらず、南北戦争以前の米国でもっとも影響力のあった「公衆の哲学者たち」(public philosophers) は、大学の外側にいた。ウィリアム・エラリー・チャニング、ラルフ・ウォルドー・エマソン、ヘンリー・デイヴィッド・ソローは説教壇や演壇から、そして筆によって、人々の生活の見方の枠を広げ、断固たる自負心と思想・行動における独立心を勧めた。新しい共和国は、想像の上で自然の中に住み、創造的に自然に対峙する人によって建てられるべきものであった。これらの「公衆の哲学者たち」は、国民の政治的・文化的生活への、腹蔵なき批評家であった。彼らの思想は、道徳哲学という古典的な範疇に組み込まれることは稀であったが、良き生き方に関する米国人の考え方に浸透していった。ソローの市民的不服従に関する教えである「市民政府への抵抗」は、当時不評であったが、マーティン・ルーサー・キングとベトナム戦争反対運動の時代にまで、反響を残していた。(10) ソローの伝記作者はこの著書を、「ソローの中でもっとも読まれ、学ばれたエッセイであり、良心の重要性に関する偉大な西洋の言明の一つ」と呼んでいる。(11)

米国哲学の黄金期は一九世紀の最後の二五年間と二〇世紀の最初の二五年間であった。ハーバード大学のウィリアム・ジェイムズとジョサイア・ロイス、シカゴ大学のジョン・デューイとジョージ・ハーバート・ミードらが、哲学するスタイルを培った。それは、古典的哲学者の洗練された理解力と、現代の問題に対する公衆への訴えを、結びつけたものであった。彼らは皆、哲学というものは人々の生き方を左右するものでなければならない、と考えた。彼らはダーウィニズム的思想の魅力を十分に意識しながら、進化論的考え方のもつ活力を道徳生活に適用したが、しかし同時に、その決定主義的・唯物論的傾向を非難した。彼らは創造的に人生の難題に取り組んでいる個々人の、威厳と価値を賞賛した。彼らの思想から流れ出た米国のプラグマティズムは、米国人の活力と実際的能力を反映したものであり、それらの性質を哲学的学説にまで昇華させたものである。公衆の哲学者という伝統は、国民の生活と出来事に関して、絶えず公衆に訴えかけるこれらの人々において、頂点に達した。しかしながら、これら公衆の哲学者の努力にもかかわらず、哲学はますます技術的かつアカデミックとなり、そして公共の事柄にはますます無口となっていった。(12)

ウィリアム・ジェイムズは一八七〇年代から彼の死の一九一〇年まで、米国哲学界の支配的な存在であった。名門の御曹司として、ハーバード大学で医学の修行をし、その教授団の一員となった。もっとも最初は心理学を講じ、後に哲学となった（当時しばしば教科は合併された）。博覧強記の人で何事にも知的好奇心を抱き、経験的心理学から宗教学や神秘学にまで、哲学の広い領域で独自の立場を構築した。彼の思想は倫理に多くの箇所で触れてはいたが、道徳についてもっとも包括的に語ったのは、一八九一年にエール大学哲学クラブで「道徳哲学者と道徳生活」と題した講演においてであった。(13) ジェイムズはその講演を、「前もって独断的にでっち上げられた倫理的哲学」を非難することから始めた。「人類の最後の人間が自分の体験をなし、自分の言いたいことを言ってしまうまで、最終的な真理など、倫理学では存在し得ないのは、物理学においてそうであるのと同じだ」。そして彼は倫理学における三つの課題を提示した。道徳的観念の源泉に関する心理学的課題、「善」、「悪」、「義務」などの言葉の意味に関する形而上学的課題、善や悪に関して人々が認知している「尺度」に関する決疑論的課題、である。彼は、道徳観念には経験的・直観的な源泉が存在することを確認し、人々がお互いに要求し合い、その要求しあうという経験の中に見出される意味を、道徳の概念に付与した。私たちがお互いになす要求は、複数あり、様々で、しばしば両立しない。私たちはそれらが皆満たされるのはどのようにしてか、と尋ねざるを得ない——このことに気づくときに、決疑論的課題が生じる。哲学者たちが提示した様々な解答を概観して、彼が提案したのは、「善の本質とは単純に要求を満たすことである。……この乏しい世界ではすべての要求を満たすことはできないのだから、倫理哲学の指導原則は、単純に、常にできるだけたくさんの要求を満たす、ということである」。ジェイムズはそして次の命法を発する。「自分自身の理想が、同時に他者の要求を満たすような、そのような理想を実現する方法を工夫せよ――それのみが平和への道である[14]」。

この命法にはジェイムズの特徴がよく現れている。彼は哲学のもっとも深い根源を、人間の努力と行為に置く。人は生き、問題に対処し、解決を工夫し、生き方を設計する。人間の道徳的創造力へのこの賛辞にもかかわらず、彼が注意を促すのは、「私たちの文明社会での……法と慣習」は問題へのもっとも満足すべき解決を提示しており、それ故に、「〔要求が〕衝突する場合に行う推論は、慣習として認められている善に有利なものでなければならない」ということだ。新問題への新解決が発明されなければならない、ということを経験は繰り返し教えるだろう。そのことによって漸く、できるだけ多くの要求が、持続的にかつ相互に、満たされることができる。かくて彼の結論は、「倫理科学は万事が抽象的な原理から一挙に演繹される代わりに、ちょうど自然科学と同じように、単純に時節を待ち、その結論を毎日修正する用意をしておかなければならない」。道徳生活は、目下の悪を避けるという「安易なやり方」にとどまるかもしれないが、ときには「最高の理想に到達しようとする、厳しいやり方、つまり、忍耐、勇気、人生における悪に処する能力」が必要である。「あらゆる要求を満たす神聖な思想家」への信仰が、厳しい倫理的人生を送ろうとする情熱を支えるために、要請されなければならない[15]。

ウィリアム・ジェイムズの倫理学は、著しく米国的であった。必ずしも信条や教派に縛られてはいなかったが、保守的であり宗教的であり、同時に創意工夫に富み精力的であった。自然と社会を受容したが、それらを革新することにも熱心であった。課題を具体的な状況の中に認め、その具体的な状況を理解し、ありったけの知能と意志を注いで、その課題を解決した。ジェイムズは傑出した公衆の哲学者であった。無数の講演や書簡で、「黒人の地位、女性、移民、精神病者の看《ケ》取《ア》り、生体解剖、医療に関する法律制定、禁酒運動」について意見を表明した[16]。これらすべての話題で、今日ならば自由主義的と見なされる見解をもっていた。彼は晩年に、米国の帝国主義と軍国主義に関して、深く憂慮するようになった。ジェイムズのみならず、古典的な米国の哲学者のほとんどは、ここ何十年もアカデミックな哲学の世界では読まれなくなった。とはいえ、彼の才能はともかくも〔公衆に〕普及し、匿名のままで米国の精神風土《エートス》の中で常識的な部分を形づくっている。

ジョン・デューイは二〇世紀前半の米国における公衆の哲学者であった。彼の哲学の業績は膨大なもので多方面にわたり、ウィリアム・ジェイムズと同様多くの点で倫理に触れていた。公教育、女性参政権、産業と労働、政治と経済、国際問題などに関する論文を定期的に執筆して、社会問題に論評を加え、参加した。これらの寄稿論文は学問的な書物や雑誌に掲載されたが、彼の作品の多くは一般の読者を対象にしたものであり、特に一般向けの雑誌『新共和国』(*The New Republic*)へは、二〇年以上にわたって編集と同時に寄稿もした。彼は両世界大戦への米国の参戦に苦悶し、一九三七年には、ソビエト同盟がレフ・トロツキーに対して行った非難を審問する国際委員会の議長を務めた。さる米国政治文化の研究者の言葉を借りれば、「デューイは自ら米国人民の道案内、助言者、良心となる、という哲学的信条に、かくも忠実に生き抜いた。一世代の間、デューイが語るまで問題は一つとして明らかとはならなかった、といってもほとんど誇張ではないだろう[17]」。

彼の一九〇九年のジェイムズ・タフツとの共著『倫理学』は、道徳哲学の古典的な問題をかなり伝統的な形で提示したものであるが、これらの古典的な問題が根本的にデューイ的な洞察によって明らかにされている。

> 道徳行為は社会的価値の複雑な体系全体を維持するものであり、産業秩序、科学、芸術、国家を保持し進歩させるものである。……これやあれやの生活の中で、善と美徳との間に、数学的な均衡が存在することを証明するのが、道徳理論の課題ではない。自分自身の満足や自分のかけがえのない価値を見出すことができるようにする能力や意欲や自己を発展させ、自分の社会的な生活の中から生じてくる要求を満たす、それこそが人間の課題である。……そのような人は自分を見出し問題を解くことのできる、ただ一つの場所と方法を知っている。それが行為(action)である[18]。

もう一つのデューイらしい命題とは次のものだ。「道徳原則とは、ある所定の方法で行為したり、行為を抑制したりせよ、という命令ではない。それはむしろ特殊な状況を分析するツールであり、善悪はこのトータルな状況によって決まるのであって、規則そのものによってではない[19]」。一〇年後に彼はその考え方を拡大してこう述べた。「道徳は成長しつつある科学でなければならない――そもそも科学と呼ぶことができるならば。というのも、全真理が人間の精神によってまだ利用されるに至っていないというだけではなく、生命は動的な事態であり、古い道徳真理は適用されないからだ。原則とは探求と予測の方法であり、出来事によって検証されることが必要だ。……原則は、それでもって実験する仮説として存在する[20]」。彼によれば「道徳科学は、個別の領域ではなく、物理的、生物学的、歴史的知識として、人間の脈絡に位置づけられ、人間の活動を明らかにし導くものである[21]」。ジェイムズと同様デューイも、完成した倫理学の体系を非難した。倫理的反応とは、独自のあり方で立ち現れる問題を、内省的・創造的に解決する試みなのである。

しかしながらデューイはジェイムズよりも強く、道徳問題の解決にあたっての科学的な情報と推論の効用を強調する。デューイは、科学的思考とは合理的な考え方の典型であると考え、科学の探究的方法が価値と価値付けを明らかにすると信じていた。加えて、科学的探求の成果は、実際に道徳的課題に光を当てた。ジョン・スミス教授は、デューイの道徳的推論に関する道具主義的見解を、道徳性は意欲とともに生じ、意欲を批判的に評価することで実現される、と説明している。この批判的評価は知能の所産である。スミスによれば、「課題と解決の間に、常に合理的な方法を挿入しなければならない。言い換えれば、道徳的状況下では、時々の欲求とよく考えた上で承認された価値との間には、知識の過程と批判的な探求がなければならないということである。科学とは、この場合、事物の潜在力と顕在力に関する知識であると同時に、人間の本性とその需要への基本的な洞察を意味するが、それは、倫理にとって無縁でないどころか、不可欠のものである[22]」。

ウィリアム・ジェイムズもジョン・デューイも、道徳哲学の体系を創らなかった。彼らが創ったのはむしろ〔哲学する〕スタイルであった。人間とは、好奇心あふれる知能と創造的な自由によって活性化された習慣の束とでもいうべきものであり、そのような人間が、物理的自然と文化的創造の世界で生き、目的を達成するためにその世界を変化させその世界に挑戦することができる。道徳哲学はまさにそのような人間のあり方を絶えず探求する営みである。道徳哲学の批判的な矛先は、人間の開放性や精神と習俗の拡張を妨げている、思想、文化、宗教における障壁や境界に、向けられている。

ジェイムズとデューイは疑いもなく、何十年もの間米国の支配的な知識人であった。彼らの思惟は単に思弁的であるだけでなく高度に実際的でもあり、最近の注釈者が説得力を持って示しているように、公衆の哲学（public philosophy）への彼らの貢献は、彼らの哲学的確信から論理的に帰結したものである。[23] 奇妙なことに、彼らの哲学的支配はアカデミックな哲学の世界での形ある遺産という点では、ほとんど何も残さなかった。おそらく彼らの思想に影響を与えた熱狂的な楽天観が、二つの世界大戦がもたらした抑圧と荒廃の闇を、生き抜くことができなかったからであろう。一九世紀に盛んだった革新（progress）という文化的な理想は、知識人の信頼を失った。米国のプラグマティズムは、米国自生の思想であるが、米国魂やライフ・スタイルとしては生き残ったが、哲学的思想の体系としては（これこその産出者たちにはふさわしかっただろうが）、あるいは道徳生活の綱領としても（それは彼らも喜ばなかっただろうが）生き残らなかったのである。

スミス教授によれば、米国哲学の精神は三つの支配的な信念に要約される。まず第一に、思考は、具体的な状況に呼応した行動であり、この行動は課題解決を目指す。第二に、観念と理論は、それらを抱く人々の行動に違いをもたらす。第三に、知識を応用することによって、地球は文明化され、進歩への障害は克服される。「この〔第三の〕観点から見れば、よき生活を基礎付け確保するために、何が貢献できるか、ということから、すべてのものはその価値が定まる」。[24] 以上の特徴にさらに付け加えて、米国の道徳哲学は宗教感情を尊重し、民主主義に熱中し、個人の自由の力を確信している、と付け加えることができる。さらにまた、認識論的な基礎として、自然主義的（naturalistic）であり直観主義的であった。つまり、道徳観念は人間の本性（human nature）に内在する感情に由来し、まず最初に直観によって把握され、次に理性と経験によって培われる。ここまで米国道徳哲学の旅を長々と行ってきたのは、生命倫理学が、はるか昔のほとんど忘れられている先祖、つまり米国の哲学者たちから、一〇章と一二章で論じるような、生命倫理学の極めて明瞭な特徴のいくつかを受け継いでいると信じているからである。しかし、哲学的先祖と生命倫理学者との間には、メタ倫理学という厄介者が介在していた。

3 メタ倫理学

二〇世紀初頭、外国の潮流が米国の道徳哲学に流入し始めた。その流れは、これまでの米国の一般的なあり方に対して批判的な、破壊的とさえいえるような影響を与えた。批判は外国において、一見友好的なやり方で始まった。一九〇三年にイギリスの哲学者G・E・ムーアが『倫理学原理』を出版した。そこで彼は健全な道徳哲学の可能性を擁護したが、「善」という観念が何らかの自然の性質に関連して定義することができるという考え方に異議を唱えた。「善」は快や、欲求や関心の満足や、あるいはより進化した状態への到達などを意味すると主張することは、「自然主義的誤謬」（the naturalistic fallacy）を犯すことであった。善は、黄という色と同じように、定義不可能である。ただし黄と違って、「非・自然的属性」（non-natural property）で、〔観察ではなく〕直観によって認識される。米国の哲学者たちは、ほとんど一人残らず自然主義者であり、ムーアの立場を無視したか、反駁した。その立場は、彼らにとって道徳経験と倫理的論証に矛盾するように思われた。(25)

自然主義的倫理学に対するムーアの〔一見〕友好的な批判は、すべての倫理的論証への敵対的な批判によって取って代わられた。一九三四年にオックスフォードの哲学者A・J・エイヤーは英語圏に哲学者と科学者のグループからなるウィーン学団の理論を導入した。彼らによれば、意味ある言明は、同語反復か、経験的方法で検証できるか、のどちらかでなければならなかった。この命題の結論が倫理学に応用されると、あらゆる倫理的な言明は、ある出来事・対象・人物に対して、話者の承認・不承認の感情を表現するものでしかないということになった。倫理的な用語は、それ自体として、「似而《えせ》非概念であり、倫理的な言明は真でも偽でもなく、賛成も反駁もなされ得ない」[26]のである。

チャールズ・L・スティーヴンソンはエイヤーの考え方を合衆国に輸入した。スティーヴンソンは一九三〇年代にハーバードの大学院生だったときに、ケンブリッジ大学を訪れた。そこでは大陸の論理実証主義が活況を呈し、論理実証主義は倫理的概念と倫理的言語を根本的に批判していた。スティーヴンソンはこれらの考え方を彼の博士論文「倫理的用語の情緒的意味」に組み込み、その論文を一九四四年に『倫理と言語』として出版した。[27]この画期的な書物は、論理実証主義の方法によって、倫理的言明は事実に関する言明ではなく、むしろ説得しようとしてなされる発語であり、承認・不承認の感情を表現し、話者が承認・不承認する内容を他者が承認・不承認するように説得する試みである、と主張した。『倫理と言語』はこれまでの支配的な倫理学への接近方法、つまり倫理的主張は合理的に区別できる自然の事実（natural facts）に依拠しているという見方をその土台から揺るがした。ジョン・デューイ自らスティーヴンソンの命題を「理論的な誤りで、実際に広範囲に採用されたなら、道徳的衰退の一因となる」という批判を試みた。[28]にもかかわらずスティーヴンソンの論証は、多くの哲学者に、道徳性の根拠を客観的・経験的な事実に求める伝統的なやり方は、誤っていると信じさせたり、場合によれば、倫理的な用語にある種の経験的な意味を付与するという、スティーヴンソンの命題の反証に走らせた。このようにして「メタ倫理学」の時代が始まった。

メタ倫理学という術語は一九四九年A・J・エイヤーによって作られたが、道徳哲学への新たなアプローチを意味した。まず道徳の議論で一次的と二次的の区別が当たり前となった。一次的議論とは、どのような種類の行為や政策が道徳的に正しいか、誤っているか、あるいはどのような性格の人が良いのか、悪いのか、に関する討論と論証である。二次的とは、人々が「正しい」、「誤っている」、「良い」、「悪い」という言葉を用いるときに、その人々が意味しているのは何か、について反省することである。一次的議論は規範倫理学の仕事であり、二次的議論がメタ倫理学の主題である。メタ倫理学の課題は規範倫理学から区別され、分離されなければならなかった。実際ある哲学者たちによれば、メタ倫理学のみが哲学者の本来の仕事であり、規範倫理学は「ジャーナリスト、政治家、説教者」の仕事であった。[29]「事実」と「価値」を区別することが普通となり、「ヒュームのハードル」、つまり、「ある」と「あるべきだ」の間の障壁を乗り越えるのは不可能だ、という主張が普通となった。もちろんこれまでは規範倫理学が道徳哲学の中心的関心であり、メタ倫理学の課題が生じても、ほとんど注視されないままであった。今や関心は移り、メタ倫理学の課題が注目の的となった。規範倫理学は無視されるようになっただけでなく、足蹴にされた。というのも、メタ倫理学の議論の多くは規範倫理学の基礎に斬りこんだからである。

二〇世紀半ばの道徳哲学の情景を概観しながら、ウィリアム・フランケナは慨嘆してこう言った。「人間の行為を導くという規範的な仕事を避けている、最近の道徳哲学者の傾向は、しばしば指摘されるように、ある種の不毛な議論に堕している」と。「思い切って規範倫理学の世界に分け入れば、理論的に考える場合に——例えば、倫理判断を支持したり反駁したりするためには、どのような種類の証拠が重要かということを認識しようとする場合に、規範倫理学は役に立つのではないだろうか」と彼は考えた。[30]一〇年後に、一九〇〇年からの道徳哲学を概観して、英国の哲学者メアリー・ワーノックは次のように述べた。

倫理学を倫理言語の分析として位置づけるようになって、その結果、……扱う主題がますます些末なものとなった。……主題が些末となったということの一つの意味として、英国の道徳哲学者が、いかなる道徳意見にもかかわることを拒否するようになった、ということがあげられる。……評価的言語のもっとも一般的な種類に問題を限定することは、自然主義的誤謬を犯すことへのおそれと相まって、果物の等級付けや仮想的なゲームの備品選択のような議論へとつながり、深刻な主題を扱う倫理学はますます背後に退けられるに至った。しかしこのような極めて退屈な日々は終わったと私は信じている。[31]

メタ倫理学は二五年以上にわたって哲学界を支配していたが、何人かの道徳哲学者は規範倫理学が死に絶えないように骨折っていた。ラルフ・バートン・ペリーやC・I・ルイスのような、「古い哲学者」のもとで訓練を受けた人々は、メタ倫理学の支配に批判的であったり、メタ倫理学と規範倫理学が折り合える場所を探すことに腐心していた。ウィリアム・フランケナ、リチャード・ブラント、マルクス・シンガー、ジョン・ラッド、ヘンリー・エイケン、ジョン・ロールズらは、規範倫理学の構想を抱き続ける一方で、メタ倫理学からの批判を論駁したり変更したりする仕事に没頭した。[32]

これらの哲学者たちは、倫理的判断の客観的根拠を磨き直すことに関心を払った。一九五一年にジョン・ロールズは「倫理学のための決定手続き概略」という論文の冒頭で、「道徳規則やそれに基づく決定の客観性を立証するためには、合理的でありかつ信頼できることが証明された決定手続きを、提示できなければならない……」という前提を示した。[33]ロールズはさらに、有能な道徳判断者の種類と、熟慮された道徳判断の種類を確定するための条件の概略を論じようとした。それは二〇年後に出版された『正義論』における、彼の有名な「原初状態」(Original Position)論を先取りするものであった。[34]ロールズ論文の翌年〔一九五二年〕にもう一人のハーバードの哲学者であるロデリック・ファースは評判になったある論文で、道徳判断の客観性を擁護しようとした。一八世紀の哲学者デイヴィド・ヒュームとフランシス・ハチソンから借りてきて、ファースは「理想的観察者」命題の認識論的な条件を描いた。この命題が提示したのは、「xが正しい」という主張の意味は、「もしも誰かが、xとy〔二つの道徳的選択が可能〕に関して、十分に情報を得て、生き生きと想像でき、偏りがなく、心が落ち着き、その他の点でも正常ならば、その人はxを承認するであろう」ということである。[35]ファースの定式化自体は大いに議論されたが、理想的観察者命題は、新たな規範的道徳哲学への道を切り開いた。

新しい道徳哲学を追究する哲学者の中には、道徳判断そのものに用いられる言葉よりも、道徳判断のために提示された理由に注意を集中するものもいた。[36] 一九五〇年にスティーヴン・トゥールミンは「倫理学における理由の位置の研究」において、倫理的主張と、その主張を支持するために人々が提示する理由と正当化との関係を、綿密に吟味した。[37] 二種類の道徳的推論が存在する、と彼は示唆している。一つのタイプでは、一般に認められている道徳綱領が、行為に適用できる前提を提供する。この三段論法の推論で導かれた結論は、行為の十分な理由となる。二つめのタイプでは、行為の十分な理由は、行為の社会的帰結をどう評価するか、から生じる。後者の場合、社会での調和が、究極的にすべての行為を正当化できる理想となる。トゥールミン自身は後にこの後者の説明の単純さと、功利主義的傾向を非難した。しかし行為の正当化における理由の役割の解明は続けた。もう一人のイギリスの哲学者リチャード・M・ヘアも、「十分な理由」(good reasons) の論理的・倫理的機能を研究した。『道徳の言語』と『自由と理性』という二著において、倫理的言語への情緒主義者 (emotivist) の接近法が非合理であると論じ、その代替として道徳命法の普遍性を取り上げ、その理論に磨きをかけた。[38] トゥールミンとヘアはともに生命倫理学への常連の貢献者となり、新鮮な哲学的分析を実際的な道徳判断に適用した。

一九五一年にウィリアム・フランケナは、「書籍サイズの道徳哲学を再度」持ちたいものだと述べていた。[39] 二〇年後にこの書籍の大きさの道徳哲学が、ジョン・ロールズの『正義論』として登場した。この書物は道徳哲学として完璧というわけではなかったが、正義という道徳哲学の中心的要素の一つに関しては、完璧な理論であった。この印象的な書物は、倫理学上の古典的な契約理論を彫琢したものであり、契約理論は、正義の原則を分節化するための基礎となっている。また正義の原則は、合理的な人々が、未来の人生の条件に無知なままに社会に出るときに、道徳的条件として当然選ぶであろうものである。ロールズの理論は多くの道徳哲学者を刺激し、倫理学への合理的接近が可能であるという信念を回復させ、綿密に分節化された契約主義を提示し、将来の生命倫理学者に医療資源の配分の理論の基礎を伝えた。[40]

一九六〇年代に哲学を学ぶ大学院生が、道徳哲学を刺激的な専門分野として選択するということは想像しにくいことだった。何と言っても認識論が興味の中心であり、中でも科学と数学によって提示された認識論的問題がそうであった。実際、「哲学」それ自体は分析道具以上の何物でもなく、それによって様々の領域の論証が解剖される道具に過ぎない、と考えるのが一般的であった。かくて、科学、法、芸術、言語の哲学が隆盛となった。道徳哲学を専攻する大学院生は、トマス・ホッブズ、ジョン・ロック、イマニュエル・カントを一瞥し、そして二〇世紀最初の五〇年間の「分析的」議論に身を投じたが、その手始めはムーアの『倫理学原理』であり、その書物は、倫理に関する正しい方法であるメタ倫理的な方法を学ぶ出発点と考えられた。素早くメタ倫理学の世界を一瞥すれば、自然主義的誤謬、非自然主義、情緒主義などに触れることとなり、それだけで聡明な学生に、道徳の用語には意味がなく、道徳的論証は（現代の表現を用いれば）脱構築されなければならない、ということを示すに十分な効果があると考えられた。規範倫理学はこのような荒廃状態にあるにもかかわらず、規範倫理学の主要な理論は再考され、責務（obligation）に関する二つの主要な理論である、目的論と義務論にしばしば分けられると見なされた。(41) 倫理学においては、責務に関する理論以外のアプローチは無視された。目的論的な理論の主な例である功利主義は、表面上はがっちりした理論と見られているが、子細に吟味すれば、本質的な弱点があり、他方で義務論によるアプローチは、直観という砂上の楼閣であることが暴露されると考えられた。(42)

規範理論は無能だと考えられていたので、〔その理論を用いて〕現実問題に進出しようとすると、いつも水を差されることとなった。当時の哲学の学生は、複雑な道徳の世界に潜む悪魔と格闘することなく、倫理学の科目を合格することができた。スティーヴン・トゥールミンは一九五〇年代のオックスフォード大学の大学院での倫理学演習を想起しているが、そこでは議論は主として「間違った色のネクタイを、「道徳的に無礼である」と言えるのは、どのような場合でどのような条件下か？」というような問題に焦点が絞られていた。(43) G・E・ムーアははっきりと、「決疑論は……尊敬に値しない」倫理学の一分野に過ぎず、倫理的行動の特殊で細かすぎる探求を目指している、と述べた。

彼は一面では決疑論が「倫理的探求のゴールである」と認めていたが、他方で決疑論は、正義に関する主要な社会的問題から、不倫のような全く個人的な問題に至るまで、道徳生活の実際的な問題と取り組む学問だから、「良い」とか「正しい」の意味に関する根本的な疑問への「本当の解答」が得られるまで、手がけることはできない、と主張した。[44] 道徳哲学はメタ倫理学的問題と格闘していたが、ユダヤ人大虐殺、ニュルンベルク裁判、ヒロシマ、核武装、マッカーシズムによる粛正、キンゼー報告などが起こっても、メタ倫理学の研究者からはほとんど何の呟きも発せられなかった。ハンナ・アーレントやシドニー・フックのような少数の政治哲学者は、これらの問題で激烈な議論を展開したが、道徳哲学者たちは自分たちの太平楽を決め込んだ。[45]

メアリー・ワーノックが一九六〇年に道徳哲学の「もっとも退屈な日々」は終わった、[46] と言ったとき、彼女は正しかった。道徳哲学に新たな生命力が目覚めつつあった。しかしそれは、オックスフォードのこの哲学者が想像したような思弁的な理由によるのではなかった。むしろ新しい生命へのもっとも強力な衝動となったのは、社会全体の災害とも称すべき、東南アジアへの米国の軍事的介入であった。戦争に対する公衆の苦悶は一九六八年から一九六九年にかけて頂点に達し、この苦悶〔を共にする人々〕は米国哲学会西部支部の通常は静かに行われる年次大会に、大挙して押し寄せることとなった。哲学者ではなく言語学者としてノーム・チョムスキーは、「哲学者と公共政策」と題するシンポジウムに招待され、討論の口火を切った。米国政府が戦争を追求し帝国主義政策を行っていることや、パワー・エリートが全体を支配して技術を操作し、それを「価値自由」と称していることを鋭く攻撃した後で、哲学者である聴衆に注意を喚起した。「これらは哲学の典型的な課題である。……哲学者は率先して課題解決に努力しなければならない」。

非哲学者のみが、そのような問題は、少なくとも最近の歴史において、「哲学の典型的な課題」だったと考えることができた。壇上の哲学者たちはチョムスキーの挑発に強い反発を示した。テキサス大学のジョン・シルバー教授は、「哲学者として、健全な公共政策立案のために、倫理理論の種類や、道徳的・政策的責務の種類の違いを、適確に区別することによって、貢献できる」と応えた。[47] しかしランプの精はもはやランプから飛び出した。道徳哲学者の中には、自分たちの学問の重要性を示さなければならない、と考えるものもいた。米国の指導的な哲学者によって後援されて、新雑誌『哲学と公共問題』(*Philosophy and Public Affairs*) が一九七一年秋に、戦争と中絶に関する指導的な論文を掲載して刊行された。哲学者の中には、特に若い世代の中には、もと活動家であって、彼らが研究する学問は、彼らが信奉する大義に光を注ぐものであるべきだ、と確信するものもいた。メタ倫理学はもはや彼らの知的な好奇心を統制することができなくなった。

規範的課題への新しい関心は、特にそれが公共的な討論の舞台に掲げられるような場合、人々を活気づけたが、しかし哲学として実現するのは困難な課題であった。メタ倫理学の時代に古い規範倫理学はすっかり衰退した。しかし新しい「倫理学者」(ethicists)（彼らはまもなくそのように呼ばれるようになった）は単なる社会批評家以上のものでなければならなかった。彼らは、明らかに哲学的と認識される知的なツールを用いて、哲学的な批評を行わねばならなかった。十分な訓練を受けた哲学者は誰も、そのようなツールのセットを携えていた。論証の論理的有効性への鋭い眼力と、用語の意味と使用における微妙な相違を聞き分ける繊細な聴力である。これまでのメタ倫理学の議論によって、道徳哲学者の知的ツールは洗練されてきていた。そして道徳哲学者が働く世界は常に、道徳の論証という、評判の悪い無構造の言語世界であった。R・M・ヘアは、生命倫理学に初めて触れたときに、道徳哲学者は生命倫理学にどんな貢献ができるか、と尋ねられて、彼は次のように答えた。

哲学者は多くの時間を言葉について語ることで過ごしています。……「間違っている」というような道徳用語……によって、何を意味しようとしているのかを決める場合に、問題は、言葉の意味をはっきりさせることです。哲学は、そんな注意を要する言葉や、その言葉の論理的な性質を研究するための訓練であり、有効な論証や理由付けの基準を打ち立て、それらを習得した人々が理由付けの際の誤り（混乱や誤謬）を避け、道徳問題に目をしっかり見開いて応えることができるようにするものです。……哲学的問題が片付いたら、実際の困難を議論することに取りかかることができるでしょう。もっとも、その困難はおそらく深刻であることには変わりはないでしょうが。[48]

「注意を要する言葉」の解明や「有効な論証の基準」の樹立は、学問にとって価値のない貢献ではない。多くの道徳哲学者はこのやり方で生命倫理学の討論を大いに明晰にした。しかしながら論理的な明晰化は、一つの哲学的道具にすぎない。道徳哲学は議論にもっと実質的な何かを提示することはできないのであろうか？　道徳哲学は、その上に倫理学を構築することができるような、そんな根本的な見解、見通し、理論、原則を樹立することはできないのか？　道徳哲学の最近の歴史が示すように、道徳哲学者でこのことを自分たちの仕事と考えるものはほとんどいない。珍しくある哲学者は、実践倫理への極めて熟練した接近ぶりを示したが[49]、しかしたいていの場合、そのような方法に対する深刻な懐疑主義がはびこっていた。道徳哲学の伝統的な方法に対する懐疑主義を、初期の数年間生命倫理学の舞台に頻繁に登場した著名な道徳哲学者、アラスデア・マッキンタイアは焚き付けた。彼は長く道徳的論証の社会的・文化的文脈に関心を寄せてきて、次の結論に至った。つまり、道徳的論証は一般に実を結ばないものだ、というのも、「私たちが直面するものは、断片化された様々な道徳的見解の、さらにその多様な源泉から、受け継いだものであり、道徳的見解がもともと存在していた基盤から切り離されたものだ。その結果、道徳討論において、通約できない前提が通約できない前提と向き合うことになる。……これらの対立する主張を一つの共通の基準ではかることのできるような、そんな中立的な控訴裁判所や試験室など私たちは持っていない[50]」からである。マッキンタイアは、文化的な根源から切り離された、断片的な道徳概念という命題をさらに展開する。しかし彼の同僚の多くは、メタ倫理学から規範倫理学へ、思弁から実践へ、全くアカデミックな哲学からかつて合衆国で尊敬されていた公共哲学へ、移る準備と意欲を見せていた。

4　哲学者と新医学の道徳問題

ハンス・ヨナスは、医療倫理の舞台に登場した最初の著名な哲学者である。[51]ヨナスは一九二〇年代にドイツ人の師エドムント・フッサール、マルティン・ハイデガー、ルードルフ・ブルトマンのもとで哲学を研究した。彼は古典後期のグノーシス派の神秘思想〔霊知（グノーシス）を根本概念とする二世紀頃のキリスト教思想〕に研究を集中し、ドイツを強制退去させられてパレスチナへ移った一九三四年までにかなりの名声を得ていた。第二次大戦中イギリス陸軍のユダヤ人旅団で戦闘に従事し、大戦後合衆国に移り、新社会研究学院（New School for Social Research）〔一九一九年にニューヨークに設立された私立の高等教育機関〕のアルヴィン・ジョンソン記念哲学講座教授に就任した。彼の関心は古典古代から、心と有機体の認識論的・形而上学的関係を再考することに移った。心身関係は、彼の考えでは、西洋哲学に広まっている二元論によって、歪曲されているというのである。彼の著作である『生命の現象――哲学的生物学に向けて』は彼の言う「有機体の哲学」を展開している。[52]

ヨナスは、彼の形而上学的立場の倫理的意味を、『責任という命法――技術的時代における倫理を求めて』において考察している。その書物で彼は、人間の責任という観念を技術（technology）の世界と関係づけている。技術は人間の創造性から流出するが、同時に人間を危険物で取り囲む。[53]彼はカントの定言命法を作りかえて、「汝の行為の結果が人間の真実の命の永続性と矛盾しないように行為せよ」、あるいは、「汝の行為の結果がそのような命の未来の可能性を破壊しないように行為せよ」と言う。[54]この命法は人間の本性と自然の本性の存在論において基礎付けられ、この人間と自然の本性は、道徳規範の客観性と（無条件に動機として働く）責任を果たそうとする力の両方を供給する。ヨナスはこの倫理を試み（Versuch ないし search）と理解しているが、その意味は、責任への強力な存在論的な基礎付けがあるとはいえ、自然と技術の中で人間が直面する問題領域へと責任概念を拡大すれば、その拡大は絶えず再吟味されなければならない、ということにある。

ヨナス教授は一九六六年の時点では、彼の責任の倫理をまだ詳しく展開していなかった。それでも彼の思索者としての名声と、生物学と科学技術によって引き起こされたより深刻な問題への彼の専心ぶりによって、米国芸術科学アカデミーが催した実験倫理研究会の適任者として参加を要請された。彼は「被験者を用いる実験の哲学的考察」と題する論文を仕立て、一九六七年一一月のその研究会の第一回会合において発表した。[55] 出席者の一人であった、ハーバード大学公衆衛生学校ウィリアム・J・カラン教授は、「私たちは皆、何かしら本当に今までとは違う、本当に意義のあることが話されている、と確信していました」と想起している。[56] この論文は深い哲学的精神と生命医学研究への本質理解を結び合わせていた。生命倫理学における転換点とされるべきこの論文に関しては第五章で議論する。

〔一九七四年に〕ヨナスは『哲学論集――古代信条から科学技術的人間へ』を公刊し、生命倫理学に関する二つの章をおさめた。それが、ずいぶん前に書かれた未刊行の論文「流れに抗して」（そこで死の定義の修正を批判した）と遺伝子工学に関する論文である。[57] 序文で彼は「多くの感謝の言葉を社会・倫理・生命科学研究所〔ヘイスティングス・センター〕の同僚に捧げる」と認めている。[58] ダン・キャラハンがヨナスをヘイスティングス・センターでの彼の研究仲間に誘い、以来二〇年以上にわたってヨナスは、研究と討論の積極的な参加者であった。そこで扱われた論題は、遺伝学、安楽死と並んで、「有機体・動物・人の生命の本質と意義、人間と自然の未来に対する、人間の責任の本質と私たちの根本的な倫理的義務の本質、そして哲学者と倫理学者の公共領域での実践的役割」などに関する深遠な問題、であった。[59] ハンス・ヨナスの哲学体系はおそらく、米国の典型的な倫理学者には余りに存在論的で保守的でありすぎたであろうが、生まれたばかりの生命倫理学者すべてに、真剣で学問的で深い哲学的な考察の例を提供した。

ヨナスの論文は生命倫理学にとって画期的な哲学的貢献であった。もう一人の哲学者サミュエル・ゴロヴィッツは、科学と医学で生じた問題について、哲学者を教育する決心をし、解答を探るために哲学者たちに、彼らの洞察力でもって貢献するように説得した。ゴロヴィッツは哲学博士号をカリフォルニア大学ロサンゼルス校で取得したが、そこは論理実証主義と科学哲学が支配していた。一九六六年ゴロヴィッツは、ウェスタン・リザーヴ大学とケース工科大学（両校は一九六七年合併し）後のケース・ウェスタン・リザーブ大学）の助教授であったが、『医学研究工学』（*Medical Research Engineering*）という哲学の領域ではめったに問題にされない雑誌に、「倫理学と医療資源の分配」を掲載した。この短い論文で、「医学研究と診療によって、急を要する道徳ジレンマに直面して意思決定しなければならないような状況が、広範囲に生み出されている」と指摘した。[60] 彼は救命に必要な技術はあるがその設備は極めて乏しい――ちょうどシアトルの透析計画が直面したような〔第七章第6節参照〕――問題を抽出して、そのジレンマにまつわるいくつかの倫理的問題を指摘したが、解決への道筋は提示しなかった。彼はその論文を、医療倫理のもっと体系的な研究の必要性を訴えることで締めくくっている。彼はセンターを立ち上げて、そこで医師と哲学者、医師と社会科学者、法律家と政策立案家が、生じつつある論点を処理することができるようになることを勧めた。また適切な会議や雑誌が、大学、政府、財団から資金援助を獲得できるようにしなければならないと訴えた。

一九六六年にはこのことは単なる将来計画でしかなかったが、ゴロヴィッツはこの将来計画を実現に向けて推し進めた。一九七〇年までに彼は医学における道徳問題のプロジェクトを組織し、ケース・ウェスタン・リザーブ大学の革新的な医学校の学部長でノーベル賞受賞者フレッド・ロビンズの支持を取り付けた。このプロジェクトは全米人文基金（ＮＥＨ）の医療倫理における最初の助成金を受け、[61] さらにエクソン教育財団の支援も受け、ちょうどゴロヴィッツが一九六六年に構想を描いていたようなセンターを創設した。そのプロジェクトを構成した哲学者たちの小集団が『医学における道徳問題』という選集を出版したが、そこでは新しい課題の叙述と古典的哲学者の考察が並置された。[62]

ゴロヴィッツは、新医学の課題を哲学的に分析するには、課題と哲学者が提示できる原則の間の類似を簡単に示すよりも、もっと精密な接近法が必要だと気づいた。哲学者には新しい課題の正確な特性を調査し、それらを考究する新しい方法を工夫する必要があった。ゴロヴィッツはロックフェラー兄弟財団に、「医学における道徳問題研究所設立会議」への後援を依頼した。この研究所の目的は、哲学・医学と関連領域の教授団を選定して、医療倫理のコースを哲学的観点から教育することであった。教授団は一九七四年七月一日から八月九日までの六週間、ペンシルベニア州のハバフォード・カレッジで会合を持った。ウィリアム・フランケナ、ロバート・ノージック、ジュディス・ジャーヴィス・トムソン、バーナード・ウィリアムズといった錚々たる哲学者たちが教授団を勤め、ダン・キャラハン、ウィラード・ゲイリン、ロバート・ヴィーチといったヘイスティングス・センター所属の新たな生命倫理学者が加わった。受講生には後に生命倫理学において重要な役割を演ずることになる学生たちが大勢いたが、たとえばH・トリスラム・エンゲルハート、スチュアート・スピッカー、ロン・カーソン、トム・ビーチャム、ウィリアム・ラディック、ナタリー・エイブラムズらである。この研究所は、全米人文基金で後援された多くの医療倫理の研究所のモデルとなった(63)。

ハバフォード研究所が維持されている間に、ゴロヴィッツはケース・ウェスタン・リザーブ大学からメリーランド大学へ移った。彼はケース・ウェスタンの同僚の哲学者ルース・マックリンに、「医学プロジェクトにおける道徳課題」を託した。マックリン博士はもともと倫理学よりも科学哲学に関心を持っていたが、「白人の」（とは言ってもまだ死んではいない〔英語で white は、「白人の」という意味と共に、「血の気の失せた」という意味もある〕）男性に支配されている領域で、指導的な女性生命倫理学者として経歴を始めることとなった。サム・ゴロヴィッツの生命倫理学への関わりは、シラキューズ大学の学部長職に彼が移ったことによって不可能となった（ただし彼は世界保健機関の活動のコンサルタントとしてこの領域の仕事を続けた）。それでも彼は、生命倫理学の発展と、専門的哲学者のこの領域への参加に顕著な刺激を与えた(64)。

K・ダナー・クラウザーは、現代において、米国の医学校の教授団に採用された最初の哲学者となった。ハーバードで哲学の学位を取った後、ダートマス大学とカールトン大学で教鞭を執った。一九六八年に彼は、ハーシーのペンシルベニア州立大学の新設医学校の新たな学科である、医療人文学科に採用された。設立の任にあった学部長のジョージ・ハレル博士は、医学における人文学研究を促進することに関心を有し、彼の前任校の〔フロリダ州〕ゲインズヴィルのフロリダ大学で、人文学プログラムを設立していた。クラウザーはその当時まで医学とほとんど接触がなかったが、人文学科の責任者アル・ヴァスチュアンによってハーシーの地に招聘された。クラウザー教授はこの経験を次のように回想している。

気が付いてみると私は医学校にいた。私の行った職業選択はまずかったのだろうか？　職業的哲学者の多くは、それは職業的な自殺だと忠告してくれた。助言者もいなかったし、お手本もなかったし、案内人もいなかった。それでもこの領域に入るには良い時期だった。ある週末一日を使えば、存在するすべての文献を渉猟できるし、次の週末には新しい貢献が完成できる。真剣に私は毎日、哲学と医学の関係を見出そうと骨を折っていた。そして密かに、その関係はまだ明らかではないと知っていた。……しかし今日では、哲学は医療倫理に大いに貢献しているということを私たちは知っている。二五年前、医療倫理は、聡明であり機知のある医師による、宗教、奇妙な考え、訓戒、判例、人生智、種々の道徳規則や悪口などのごたまぜであった。哲学は体系化・無矛盾化・明晰化という目的に貢献したと思う。……哲学は問題の調査を要求し、仮定や意味や根拠を見出し、それらを用いて作業を進めるそのやり方を理解する。概念分析は哲学を行う場合には中心的な課題であるが、同時に医療倫理を行う場合にも中心的である。他方で哲学は、実質的な課題、つまり、何を評価すべきか、どの目標が一番意味があるか、どの人生智がもっとも充実しているかに関して、どれだけ貢献したか、私には疑問である。(65)

クラウザー教授は新生の領域に便利な説明を与えてくれた。〔新生の〕医療倫理が何であり、何でなかったか、という彼の主張は、医療に関するこの新しい研究から、医師は何を期待できるかを教えてくれる。彼の論文「生命の尊厳」は、この混乱を生じやすい概念についての格好の説明であった。『生命倫理百科事典』初版の彼の論文「生命倫理学」は、「生命倫理学は原則や手法の新しいセットではなく、昔からの同一の原則が、ある特定の関心領域に適用されたものである」と説明した[66]。この見解に関する彼のもっと詳しい説明は第一〇章で吟味する。

ダン・キャラハンは、クラウザーが欠落していると見なした実質的な哲学問題を、生命倫理学に導入しようと骨を折った哲学者であった。「何を評価すべきか、どの目標が一番意味があるか、どの人生智がもっとも充実しているか」が、キャラハンが三〇年以上にわたって問い、そして答えようとしてきた問題であった。ダン・クラウザーと同様ダン・キャラハンもハーバードで哲学を学び、知識の哲学を専攻した。彼の博士論文は、一八世紀のアイルランドのジョージ・バークリー主教の概念的観念論（conceptual idealism）についてであった。クラウザーと異なり、キャラハンは一度も大学の職に就かなかった。ハーバード卒業後、尊敬されているカトリックの論説誌『公共福祉』の編集長を、一九六一年から一九六八年まで務めた。この間彼は、教会を揺るがせた二つの道徳論争である、避妊と中絶に精力的にかかわった。避妊について教皇パウロ六世が、〔回勅「人間の生命について」（一九六八）によって〕伝統的教義の自由化を拒否したときに、その雑誌で彼は論評した。教皇の決定は自由主義的なカトリック教徒を失望させた。キャラハンは自由主義的なカトリック教徒として、その失望を哲学的分析の対象とした。彼は教皇の教書への不同意を丁寧に述べて、一冊の論集を編集した[67]。

中絶の問題は、彼をいっそう深い倫理の大海原に引きずり込んだ。彼は人口会議とフォード財団から助成を受け、中絶の問題の社会学的・法的・哲学的特質を解明した。その成果が『中絶――法・選択・道徳』という書物であり、その問題と実施されるべき政策の記念碑的な分析である。キャラハンは、人命の保護に賛意を寄せる生命の尊厳を主張し、同時に中絶が正当化されるべき個人的な緊急事態を容認する。この「生命権と選択権の均衡」の上に、できるだけ両方の権利を尊重するような公共政策を立案するように努力したのである。多くの人はこの書物を、要求があれば中絶がなされうることを擁護するものと理解したが、しかし、ある極めて複雑な道徳問題の、概念的にも感情的にも政治的にも荒々しい大海原を、注意深く繊細な努力を払って航海する試みだったのである[68]。

社会・倫理・生命科学研究所〔ヘイスティングズ・センター〕開設に成功するやいなや〔一九六九年〕、キャラハンは重要な学際的企画の興行主のような存在となった。その企画では、哲学は一つの、しかも決して主要ではない役割を果たしたに過ぎなかった。彼は自ら学際的な学者として、根本的な価値と生の意味の問題について、永遠の哲学的問いを執拗に問い続けた。そして私たちが、医療、健康、誕生、老化と死、医療技術、保健などを考える場合に、根本的な価値や性の意味が、どのような影響を与えるかをも問い続けた。これらの本質的問題に関する彼の考察が、一九七三年に始まった。『生存という暴君――文明生活の病理学』、『限界設定――老化社会における医療の目標』、そして『生の種類――医療進歩の限界』である。[69]

スティーヴン・E・トゥールミンは、新生物学の問題によって哲学から生命倫理学へ誘われたとき、ハンス・ヨナス同様、既に哲学界で著名な存在であった。彼はケンブリッジ大学でルートヴィヒ・ヴィットゲンシュタインのもとで研究し、主として科学と数学における認識論的問題に献身してきた。道徳哲学への小手調べとして著した『倫理学における理性の位置の吟味』で、彼は道徳哲学者として即座に名声を博したが、倫理学はむしろトゥールミンの哲学的考察の周辺でしかなく、関心の焦点は依然として科学的論証の修辞学と論理学にあてられていた。それでも、科学判断の本質と道徳判断の本質との間に類似性が存在すると考え、科学的論証を研究すれば、道徳的論証についてもっと理解できるようになる、と感じていた。「倫理学でも科学と同様に、個人的経験（感覚にしろ感情にしろ）に関する修正不能で矛盾する報告は、普遍性と不偏性を目指す判断によって置き換えられる」。[70]倫理学と科学への並行的な関心は、新しい生命倫理学の戸口にまで彼を連れてくることとなった。

この敷居をまたぐことになったのは、「生物医学・行動科学研究協力被験者保護のための国家委員会」の哲学顧問への招待を、彼が引き受けたときであった。彼はその当時、シカゴ大学の社会思想委員会（Committee for Social Thought）の一員だった。国家委員会の委員のドナルド・W・セルディンと私は、トゥールミンを哲学顧問のポストに推薦したが、それは彼が道徳哲学と科学哲学の両方に通暁しているのを私たちが知っていたからであった。彼は委員会活動の最初の一年間に、彼の職務上の義務から解放してもらうことができたし、委員会の全期間中非常勤で仕事を続けた。彼は概念を操作するスキルを、委員会に託された問題の定式化のために持ち込んだ。彼は哲学的討論の手順を決め、陳述と討論の文書を編集した。また、委員会の『特別研究――生物医学と行動科学の研究の進歩の意味』を指導した。[71] おそらく最も重要な貢献は、討議の過程における彼の様々のコメントが、相違の明確化と批判的論証を必然的にもたらした、ということにあった。

トゥールミンは国家委員会の仕事に影響を与え、国家委員会の仕事は彼に影響を与えた。一九七三年か一九七四年のある日、トゥールミンと私が委員会の仕事で飛行機に乗り合わせたときに彼は、委員たちは原則的な事柄に関しては果てしない論争を続けるが、事例の道徳性についてはすぐに一致する、と指摘した。それを聞いて私はぼんやりと、ちょうど私が昔イエズス会の訓練で受けた、「時代遅れの決疑論」に類するものを委員会はやっているのかもしれない、と考えた。この会話がきっかけとなって、私たちは全米人文基金に、「時代遅れの決疑論」研究と、現代倫理の諸問題への応用に、助成を申請した。その研究は私たちの共著『決疑論の濫用――道徳的推論の歴史』という結果となった。生命倫理学という領域のみならず、生命倫理学が提起した理論的問題にとっても、この本が重要であることはしばしば指摘されている。[72]

決疑論は、哲学や神学の思弁的教義と特殊な状況での意思決定という実際的な要求との間のギャップを架橋する。そもそもの始まりから、生命倫理学は実際的な場面で必要とされたし、哲学と神学の一般性を具体的な場面に適用しようとした。トゥールミンと私は、生命倫理学は、最良の形態を取っている場合には、それ自体決疑論を遂行していると考え、決疑論が伝統的な形態の場合とその現代的な応用の場合に、どのように機能するかを説明しようとした。トゥールミンはこれらの考え方を、「いかに医学が倫理学の生命を救済したか」という広く評価されている論文でまとめている。[73] 国家委員会が一九七八年に閉じられてからは〔第四章第3節参照〕、スティーヴン・トゥールミンはシカゴ大学プリッツカー医学校で医療倫理研究者らと共同研究を続け、この成長しつつある領域で実際的・理論的な文献の両方に貢献し続けた。

新医学が本来持っているおもしろさに引き寄せられて、次第に他の哲学者たちも議論に加わるようになり、その内の多くの人がそのまま生命倫理学者となった。(74) 何人かの若者は、生命倫理学を真剣に受け止め、医学的訓練と哲学教育を結合させた。H・トリストラム・エンゲルハート二世は、哲学的精神の持ち主であり、テキサス大学のジョン・シルバーのもとでカントやヘーゲルの研究をしていたが、その研究を休んでトゥレーヌ医学校で医師としての学位を取った。もともと彼は医学哲学に関心があったが、すぐに生命倫理学に引き込まれた。彼は医学史のチェスター・バーンズに招じられて、ガルヴェストンのテキサス大学医学部門の教授団に加わり、医学生に倫理学の課程を教え、病棟で相談役として働いた。一九七七年にガルヴェストンを去り、ジョージタウン大学のジョゼフ・P・ケネディ・シニア記念講座に就いた。一九八三年にはテキサスに戻り、ヒューストンのライス大学の医療人文学課程で、バルック・ブロディに協力した。彼はエドマンド・ペレグリーノと共に、一九七六年に創刊号を出した『医学・哲学雑誌』を刊行し、生命倫理学の知的な質の向上に貢献した。もう一人の哲学出身の生命倫理学者、コネティカット大学のスチュアート・F・スピッカーと共に、医学と哲学の長期間続く会議を催し、その結果一連の印象的な書物が生み出された。(75) エンゲルハートはまことに生命倫理学の恐るべき子供（enfant terrible）であった。抑えられず、不遜で、予測できないが、しかし洞察力に富み溌剌としていた。生命倫理学への彼の理論的貢献は、第一〇章で議論する。

医学と哲学を結合させたもう一人の医師、ハワード・ブロディは、ミシガン州立大学で一九七六年と一九七七年に、医学と哲学の二つの博士課程を終了した。一度も診療に従事したことのなかったエンゲルハートと異なり、ブロディは家庭医としての診療を続けた。そのことから彼の著作には、如何にも本当の臨床が扱われているという雰囲気が漂っている。彼の博士論文は医療倫理上の昔からの問題である偽薬《プラセボ》の使用を、批判的に分析したものである。偽薬とは、本当の薬と偽って処方された、効力のない物質である。ブロディははっきりと医学生向けと表明された最初の倫理学教科書を執筆した。(76) ミシガン州立大学人間医学校（School of Human Medicine）に職を持ちながら、哲学的に鋭く、臨床的に現実的な、論文や著書を陸続と発表し、倫理学者と医師双方の関心を集めた。

5　哲学と神学の対話

大学で哲学を研究し学位を取った人々の多くは生命倫理学の開拓者となった。彼らの哲学研究は、しかしながら決して統一的なやり方で彼らの精神を形づくることにはならなかった。ヨーロッパで教育を受けたヨナスは別として、若い米国の哲学者たちは英米の哲学の流儀に導き入れられた。それは論理学と認識論、そしてそれらの科学哲学への応用から構成されていた。道徳哲学は一般には流行遅れであり、前世代の米国哲学者の伝統は無視された。観念論や経験論といった、包括的な哲学理論は存在しなかった。論理実証主義は広く人気を博していたが、包括的理論としてではなく、他の学科や活動に適用されるべき分析方法としてであった。生命倫理学に移ってきた哲学者たちは、したがって、正統的な方法論や共通の方法論を持ち込もうとしていたわけではなかった。しかし、哲学研究が常に涵養してきた二つの精神的特徴を持ち込んだ。それは、術語の定義と論証の論理における明晰性への欲求と、知識と経験の基礎にまで至ろうとする意欲である。この才能は生まれつつあった生命倫理学にとって、貴重な贈り物となった。というのも、会議で交わされる、思慮深いがしかし偶然的な会話に、明確な形を与えることとなったからである。哲学者たちは、ほとんど無意識のうちに、もう一つ別の貢献も行った。それは、彼らが実際問題に飛び込んだとき、道徳的困惑の解決には余りに不似合いの、メタ倫理学的な思弁を注ぎ込んだことだ。彼らは、無意識のうちに先祖返りをして、ウィリアム・ジェイムズやジョン・デューイが何十年も前に発明していた、公衆の哲学のスタイルを再び発明したのだ。来るべき生命倫理学は、事例の様々な事実に関心を持ち、別の解決法を開発し、それらを多くの参加者の意見に徴して検査し、原則を実践へと転化させようとした。

哲学者たちは生命倫理学の領域の形成者として、神学者たちに合流した。この合同は容易なことではなかった。二つの学問は長年にわたって分かれて存在してきたし、それぞれが互いに異なる方法と術語を発展させてきた。何よりも、両者は目的において大きく異なっていた。神学者が倫理学を学ぶのは、信者に道徳生活を教えるためである。哲学者が倫理学を熟考するのは、概念的な謎を解きほぐし、理論的な基礎を確立するためである。両者が会話を始めるのは簡単なことではなかった。ダン・キャラハンは次のように想起している。「ヘイスティングス・センターの最初の二〇年間でもっとも困難な問題の一つは、哲学者に神学者と同じテーブルに着かせて、彼らをまじめに扱うように哲学者を説得することでした。非宗教的な哲学者は神学者が何を言おうが耳を貸さず、軽蔑さえしたのです」[77]。実際哲学者の中には、神学者のみか、生命倫理学の営みそのものを軽蔑するものもいた。彼らは、生命倫理学が本来の哲学の廉価版を提供していると見なした[78]。それでも対話は始められ、ヘイスティングス・センター、ケネディ研究所、国家委員会、医学校の教育課程などにおいて、神学者と哲学者は共通の言葉を見出し始め、ゆっくりと生命倫理学に合流していった。

　フレッチャー、ラムジー、マコーミックという神学者の三位一体《トリニティ》が生命倫理学の誕生を統轄したように、哲学にもヨナス、ゴロヴィッツ、クラウザー、キャラハン、トゥールミンという五人組《クインテット》がいた。各々は、彼らの学問によって研ぎすまされた分析手法と並んで、それぞれ別個の伝統と観点を持ち込んだ。彼らは共同して、観念、方法、教育課程などを一つの融合物に仕立て、それが生命倫理学となった。彼らに引き続いて、他の者も神学や哲学からやってきたが、その領域は既に耕され、部分的には既に種が蒔かれていた。しかし何度も記すように、この領域は学際的である。特にキャラハン、ガスタフソン、ゴロヴィッツは、新生物学の問題は学科と専門の境界を越えて研究されなければならない、と主張した。アンドレ・ヘレガース、ジェイ・カッツ、ウィラード・ゲイリン、エリック・カッセル、バーナード・タワーズ、レオン・カス、エドムンド・ペレグリーノらの医師は、哲学者と神学者の活発な同僚となった。レネイ・フォックスやバーナード・バーバーらの社会学者は、これらの問題の社会的重要性を認識して、彼らの意見を付け加えた。ポール・フロイント、アンジェラ・ホルダー、ウィリアム・カラン、ジョン・ロバートソン、チャールズ・フライドらの法学者は、法律と法学を議論に持ち込んだ。ジョージ・アナスとアレクサンダー・モルガン・ケイプロンの二人の法律家は、生命倫理学者と呼ばれるのを厭わなかった。一九七〇年代初めまでに、学際的な真の会話が花開き、その果実として様々の文献が生まれた。それらの文献では、哲学、神学、法学や他の学問が融合し合い、新生物学と新医学の問題を叙述し、分析し、そして助言した。一九七二年までにその会話は十分に成熟し、ウォレン・ライクが学際性の典型である『生命倫理百科事典』を構想し、様々の専門の大勢の学者たちに寄稿を要請して、その構想を実行することとなった〔一九七八年刊行〕。

第四章　「委員会」時代の生命倫理学
——生命倫理学における政府の役割、一九七四〜一九八三年

一九六〇年代は会議の時代であり、ルネ・デュボスの言葉を借りれば（第一章第3節参照）、問題を「公表する」（air）ために、科学者や他の領域の学者が集まった。これらの会議の講演者は、生命医学が達成した成果に熱狂すると同時に、その成果につきまとう社会への悪影響に苦しんでいた。この熱狂と苦悶は一九六八年に、一時的に大学の講堂から議会へと場を移動させることになる。この章では連邦政府の生命倫理学への参入を概観しよう。話題は、議会での公聴会に始まり、生命倫理問題研究のための二つの連邦委員会を創設する立法へと移る。一つは「生物医学・行動科学研究協力被験者保護のための国家委員会」（国家委員会）であり、もう一つは「医学と生物医学・行動科学研究における倫理問題検討のための大統領委員会」（大統領委員会）である。二つの委員会の仕事は、生命倫理学の発展から恩恵を被ったし、また逆に寄与もした。

1　一九六八年のモンデール公聴会

上院議員ウォルター・モンデール（民主党、ミネソタ州選出）は、生命医学において生じつつある問題に熟知して

いた。彼が密接な関係を持っていたミネソタ大学では、革新的ないくつかの研究がなされつつあったが、その中には臓器移植もあった。そのこともあって、医科学が米国社会で取るべき方向性を国家的規模で議論する時期がやってきた、と彼は判断した。一九六八年二月八日彼は上院〔発議の上・下両院〕合同決議案一四五号を提出し、「健康科学と社会に関する大統領委員会」の設立を求めた〔合同決議とは、上・下両院によって採択された決定で、大統領の署名を得て法律となる〕。決議案のなかで彼は遺伝子工学と心臓移植を、深刻な問題を提起する先端科学領域として挙げた。一九六八年三月八・九日、二一・二二日、二七・二八日、そして四月二日、「政府計画に関する上院委員会」内の「政府調査に関する小委員会」が、モンデールの決議案に関して証言を聴取した。議長のフレッド・ハリス（民主党、オクラホマ州選出）が公聴会初日の冒頭、「問題は、社会制度、国家資源、国家政策が、医学の進歩と歩調を合わせられるかどうか、ということなのです」と述べ、今回の公聴会は、「医学の進歩が意味していることについて、国民的な対話を喚起するために設けられたのです」と指摘した。そしてモンデールは次のように発言した。「最近の医学の進歩は、私たちの社会に重大で根本的な倫理的・法的問題を提起しています。誰が生き残り、誰が死ぬか？　生命はどれだけ長く保持されるべきなのか、生命はどのように〔死へとその位置づけを〕変更されるべきか？　誰が決定すべきなのか？　社会はどのようにそれらの準備をすべきか？」彼の提起した委員会は、臓器移植、遺伝子工学、行動管理、人体実験、研究への財政支出などを調査すべきだ、と提案した。同時に彼は、多数の科学者と広範な公衆が彼の関心に同意している、と言及した(1)。

錚々たる顔ぶれの科学者たちが小委員会に登場した。彼らは皆、上院議員モンデールを心配させた生命医学の進歩を礼賛した。証人はたいてい、進歩というものは何かしら煩わしい側面を持っているが、しかしこれらの面はしばしば誇張されがちだ、と述べた。彼らは委員会の構想を支持したが、但し書きをつけた。移植外科医のアドリアン・カントロヴィッツは、移植の倫理問題は、医療における他の倫理問題と相違はない、と考えていた。もしも委員会が設立されるなら、「医師が委員の中で指導権を握るべきです」。「私たちは医学の発展において、ある程度の大胆さが成功には欠かせない時代へ入りつつあります。……そもそも委員会というものがこれまで勇気と大胆という名声を確立してきたことがあったかどうか、寡聞にして存じません」と懸念を表明した。(2) スタンフォード大学の移植外科医ノーマン・シャムウェイは、委員会は公衆に医学の進歩について啓発すればよい、しかし患者の選択や死の決定が深刻な問題を引き起こすとは思えない、と述べた。生化学者のアーサー・コーンバーグは委員会の設立を支持し、設立すれば研究が健全な投資であるということを公衆に伝えることになる、と言ったが、しかし彼にしても、実際にそれほど多くの問題が存在しているとは思っていなかった。また遺伝子構造の研究に、緊急の法的・倫理的問題があるとは彼には考えられなかった。上院議員エイブラハム・リビコフ（民主党）に〔ナチスのイデオロギーである〕「支配者民族」を創造する危険性について尋ねられて、コーンバーグ博士は「遺伝子工学がもたらす問題は、幸いなことにまだ現実のものではありません」と答えた。彼は、良き科学が多くなり公衆と科学者仲間に知識を配分すれば、「社会的に責任ある研究」が奨励されるようになるだろう、と言った。確実に望ましいのは、研究助成が増えることだ、とも述べた。モンデールは、コーンバーグ博士は「自分の研究室以外の人によってその社会的な意味合いが監視される」ことには気が進まないようですね、と指摘した。

　このような気乗りのしない対応に対して、ノーベル賞受賞者ジョシュア・レーダーバーグの熱心な支持は、〔モンデールへの〕元気づけとなった。委員会に再度にわたり登場し、一度目には次のように言明した。「この公聴会の本当の主題は、いかにして人類が自身の未来を予見し計画することができるか、という問題に他なりません。……臓器移植やＤＮＡの複製は、すさまじい生物学革命の中の、極めて顕著であるけれども、単なる一例に過ぎません」。委員会に対する彼の唯一の懸念は、継続期間の短さであった。「僅か一年の調査で、人類の生物学政策に関して、実質的な規定を作ってしまうべきではありません。……調査は必要です、しかしそれは持続的な過程であって、一年間に限定されるべきではありません」。委員会の機能は討論を持続させるところにあり、「多くの生命問題への、自由で多元主義的なアプローチを学び始めたばかりなのだから、今の時代に支配的な価値観」に縛られる必要はない、と主張した。[3]ヘンリー・ビーチャー博士も暖かい支援を与えた。「医科学でさえも越えてはならない限界というものがあり、それを越えると高次の道徳規則が破られる限界がある。この限界は、厳格な綱領によってではなく、精神によって、……学際的な委員会による調査によって、設定される」。その例として彼は、自ら主宰したハーバード脳死委員会と〔スクリブナーの〕シアトル人工腎臓委員会をあげた。[4]

三人の神学者が証人として登場した。シカゴ大学神学校学部長ジェラルド・ブラウアー、テキサス大学医療センターのケネス・ヴォー師、そしてアルバート・モラツェフスキー師である。学部長ブラウアーは公的な討論の必要性を滔々と述べた。彼はまたレーダーバーグと同様の関心を示した。「委員会は自由に問題を新たに見直すべきで、過去の研究過程に限定されるべきではありません。……委員会には創造力と大胆さが必要であり、……その構成員は広い範囲から求められるべきです」。[5]ケネス・ヴォーの主張は、「神学者として私は、私たちの社会の意思決定を行う人々に一言申し上げたい。それは単純なことで、人間としての優先事項を確認せよ、というお願いです。科学技術を用いた軍事力や技術的環境支配によって、私たちがこの世の物理的な力を獲得しても、その過程で人間の価値や人間そのものが根こぎにされるならば、何の善いことがありましょう。昔から極めて深遠な言葉で語られています、「この世を得たとしても魂を失うなら、何の益かあらん？」と」〔参照、マタイ伝、一六—二六、「人は、たとえ全世界を手に入れても、自分の命を失ったら、何の得があろうか」〕。議長のハリスは感に堪えず、「今朝ここで聞こえているのはまさに良心の声です」と述べた。[6]

良心の声は発せられたかもしれない。しかしすべての人に届いたわけではなかった。次のセッションで発言した科学者たちは、明白にモンデールの提案に反対であった。当時もっとも脚光を浴びた証人は、南アフリカの心臓移植外科医クリスティアン・バーナード博士であった。彼は証人席の前に座っている上院議員たちに、一片の敬意も示しはしなかった。つまるところ彼は、財政援助を彼らに依存してはいなかったのだ。彼は証言を大胆に切り出した。「先生方が委員会という言葉で、移植が行われる施設に所属する有資格の医師集団を意味していらっしゃるなら、それ以上私には申し上げることはありません。……しかし先生方が違う委員会を立ち上げようとなさっていらっしゃるのなら、幽霊のいないところに幽霊をごらんになっている、と言わねばなりません。もしも私がこの国の仲間と競争しているとするならば（それは事実ではありませんが）、また私が完全に利己的ならば、そんな委員会を私は歓迎することでしょう。というのもその委員会は、この種の治療法をやり始めようとする医者を、私よりもずっと後陣に留めることになり、彼らの活動を妨げるので、私の方はずっと先まで進んで行って、彼らは決して私に追いつけなくなるでしょうから」。医者が直面する問題で、新奇な問題があり得る、という考え方を彼は否定した。上院議員リビコフが、公衆が費用を持つ、と言うことは新奇なことではないのですか、と言うと、鋭く切り返した。「誰が戦争の費用を払うというのですか？　もちろん公衆です。将軍が攻撃する場所を誰が決めるというのですか？　公衆？　公衆はこのような決定をする権限がありません。将軍がこの決定をするのです。彼は公衆のお金を、彼が適当だと考えるやり方で使う権限があるのです」。委員会〔を設立すること〕は「あなたの国の医者を侮辱することとなるでしょう」、とさえ彼は言った[7]。

　バーナードに続いて証言したのは、彼の恩師であるのみならず多くの外科医の恩師であり、ウォルター・モンデール自身が関係するミネソタ大学の外科の名誉教授で、多くの尊敬を集めているオーウェン・ワンゲンスティーンであった。彼は〔委員会構想に対して〕弟子よりもいっそう懐疑的であった。彼は聴衆に、今はありふれた新事実にも、かつて多くの論争が巻き起こったことがあった、ということを思い起こさせた。「将来のことをいえば、しばしば興奮して、半狂乱になりきちがいじみた反応があったりするものです。……もしも医学において卓越した地位を保持しようとするならば、研究者に不必要な手枷足枷をはめないようにしようではありませんか、そんなものは創造性という手つかずの資源を枯渇させることになるでしょう」。モンデールが、医師以外の人物も価値ある洞察を提供できるのでは、と尋ねると、「もしもあなたが、神学者、法律家、哲学者などが何か方向を指し示す、ということを考えておられるなら、……そのような人たちがどのように役に立つのか、私には分かりません。……リンゴを実際手に持っている人が、一番上手に剝けるんです」[8]。

米国心臓協会の代表であるジェッシ・エドワーズ博士も、同様に否定的な主張を展開した。彼はちょうどサンフランシスコで行われていた米国心臓病医師会の会議から駆けつけてきたばかりだったが、その会議では、雑誌『タイム』の報じるところでは、「何人もの外科医の間では、モンデールの提案はまるで恐ろしい亡霊のようにふくれ上がって、一人一人の移植がその委員会によって決定されるという話となっていた」。バーナードのもう一人の恩師であるC・ウォルトン・リレハイ博士はその会議でこう述べていた。「移植に関する決定は、実際その仕事をしている人々に任されるべきで、自称批評家に任せてはなりません。彼らは批評という芸術に精通しているかもしれないが、今問題になっている領域ではそうでないのだから。……彼らは自分たちでものを作り出すことができないので、すっかり欲求不満になっている連中なんです」[9]。エドワーズ博士は〔公聴会で〕上院議員たちに、〔委員会を立ち上げる〕立法は進歩を妨げる、と語った。倫理問題は、もしもそれが存在するとしたら、「米国病院協会倫理委員会のような、高度に資格のある人々によって」扱われるべきである。エドワーズによれば、「正装をした政府の調査団が、このような複雑な技術的問題を扱えるほど時代は熟した、とは私たちにはとても思えません」[10]。

モンデールの公聴会は、一九六八年の時点で働いていた様々の理念と感情のごた混ぜの観を呈することとなった。生物医学の発達にまつわる懸念は、科学の進歩に干渉するのではないかという懸念によって、論駁された。これらの公聴会は、それ自体は興味深いものであったが、初めて問題が「公表された」大学や専門学会の会議以上に、進歩していたとは言えなかった。提案された委員会の使命は広範囲にわたっていたので、その業務内容（modus operandi）は問題を公にするだけに留まらないと思われたし、実際、証人の中には、例えば外科医のジョン・ナジャリアンのように、〔小委員会の〕委員たちにそう警告するものもいた。科学者の証人は概して政治家たちには丁寧であったが、しかしモンデールは失望して矛を収めた。後に彼は次のように記している。「率直に言って、生命科学の領域の著名な人たちの激しい反対に、うろたえました。単に大統領による調査委員会を提案しただけなのに、反対がこんなに多いとは思いもしませんでした。……証人の中には、最近の発展において、何ら新しい問題など存在しない、という人もいました。……自分たちの研究に対して政府の財政援助が続いたり増えたりすることで感謝している、と気さくに認める人もいました。しかし、余計な質問をして自分たちを煩わせないでほしい、と言うのです。一九六八年の公聴会でのあの提案に対する反対はそれほど多かったし、承認に向けての実質的な追い風もなかったのですから、法案実現に向けて何の運動もできませんでした」[11]。

モンデール上院議員はへこたれず、先の上院合同決議案一四五号を一九七一年に上院合同決議案七一号として再度申請した。決議案に対する懐疑主義も同様へこたれなかった。再申請された決議案の一九七一年一一月九日の公聴会で、厚生省副長官のマーリン・デュヴァル博士は反対意見の持ち主として証言した。彼は国立衛生研究所（ＮＩＨ）の研究規制の努力や、たとえば遺伝学に関するフォガティ・センターとヘイスティングス・センター〔共催〕の会議〔「遺伝カウンセリングの倫理的問題と遺伝の知識の使用」、一九七一年、後出二二八頁参照〕のような、他の試みについては高く評価しただけに、ケネディ、モンデール、ドミニクらの上院議員は不満を募らせた。彼らは行政府の見解を率直に述べるようデュヴァルに迫った。彼の答えは、「現時点において、立法は不必要である、と言う立場を取っています」というものであった。モンデールは憤慨しながら発言した。「私たちがここで提案しているのは、極めて深刻な問題を観察するための、ちっぽけな調査委員会を設立する、ということだけなんです。……私が感じるのは、問題を公にすることへのまるで精神病理的な反対です。あたかも公衆が闖入したら、それだけで反科学的になり、敵対的、不支持となる、といわんばかりではありませんか」[12]。彼はあきらめようとはせず、一九七三年に再度彼の法案を上程し、それは上院合同決議案七一号として通過した。その法律は、「健康科学と社会に関する諮問委員会」を設立するもので、「生物医学の研究と科学技術における進歩の、倫理的・社会的・法的意味を包括的に研究する」ためであった。これらの目的は、「被験者の保護のための国家委員会」を設立する法律において具体化された。

2　一九七三年のケネディ公聴会

ジョージタウン大学の学生と教授たちは「墓場」(the Tombs)〔俗にニューヨーク市刑務所を指すことがある〕という酒場によく行く。そこは「一七八九年」というジョージタウンで人気のあるレストランの地下にある〔「一七八九年」はフランス革命勃発の年だが、同時にジョージタウン大学創立の年でもある〕。アンドレ・ヘレガース博士はその酒場の一角で昼食を取り、〔面談を希望する学生のための〕オフィス・アワーを持っていた。求める人たちすべてに対して彼は、ウィット、知恵、科学的知識、政治的洞察力を振りまいていたのである。漸く独り立ちしたばかりの生命倫理学の教授として着任したばかりの私は〔著者は一九七二年にカリフォルニア大学サンフランシスコ校で生命倫理学者としての経歴を開始した。本書まえがき第1節参照〕、一九七三年四月一〇日に彼と相談のためにそこにいた。私たちが昼食を取っていたときに、ウエイターが彼を電話に取り次いだ。一〇分後に戻ってきて、イギリス風のオランダ語なまりで、「ユーニス・シュライヴァーからの電話でした。今朝の『〔ワシントン・〕ポスト』に報じられていた胎児の実験を中止させるために、どうすればよいか、話し合いたいと言っているんです」と彼は言った。

私はその記事を読んでいた。国立衛生研究所（ＮＩＨ）はその諮問機関の一つである、「人類胎生学・発達研究部門」から出された勧告を発表した。それによれば、「医学研究のために、分娩されたばかりの生きた胎児を、死亡以前から、使用することを奨励する」というものであった。これらの胎児は、妊娠後期中絶の結果無傷で分娩され、短期間生命が維持され、その間に将来の母子のケアを改善するための研究がなされるというのである。ある科学者のコメントでは、「これは決して非倫理的とは思いません。この胎児を子供にすることは不可能です。したがって、その胎児は一片の組織くらいに見なすことができます」。ヘレガース博士自身が同研究部門の一員だったので、その勧告に反対する彼の意見が引用されていた。ナチスの実験の背後に潜む哲学に言及して、彼は皮肉を込めながら、「どうせ死ぬのなら、それを使ってもどうということはないということなんです」と語っていた。国立衛生研究所の当局は、国立衛生研究所はその研究を支援しない、と語ったと引用されていた。[13] 翌日以降、国立衛生研究所当局の否定発言の信憑性を疑う他の記事が報道された。報じられたいくつかの特別プロジェクトは、国立衛生研究所の資金援助を受けた米国の科学者が、無傷の胎児が合衆国よりも利用しやすい、フィンランド、デンマーク、日本で行ったものだった。[14]

〔一九七三年〕四月一三日の記事は極めて奇妙なものだった。見出しは「国立衛生研究所は胎児研究に資金援助しないと誓約」というものだ。その記事の報道は、「国立衛生研究所は昨日、世界中のどこでも、生きた中絶胎児の研究に資金援助する考えはないと方針表明で約束した。その方針表明は、政府の全研究に適用されるであろう」。科学部門担当の副総裁ロバート・バーリナー博士がその約束を、「国立衛生研究所の講堂に集まったおよそ二〇〇人のローマ・カトリックの高校生の聴衆を前に、行った。……生徒たちはストーン・リッジ地区聖心会私立学校のグループによって組織され、ルネ・ミーア、テオ・トゥーミー、そしてマリア・シュライヴァー（一七歳、サージェント・シュライヴァー〔とその妻ユーニス〕の娘）によって指導された」[15]。官庁の高官が、抗議する女子高校生という臨時の聴衆を前にして、誓約し方針を説明する、というのは異例のことだ。国立衛生研究所のこの高官は、諮問機関の勧告は方針ではない、国立衛生研究所は連邦政府の指針を公布することの当否を討論したのだ、と説明した。この高官は、女子高生の一人の懐疑的な質問によって、狼狽させられることとなった。「何故使用するつもりもない指針を、あの人たちは立案しようとするのでしょう？」というのがそれである。

〔国立衛生研究所の〕マスア講堂での出来事が、策士ヘレガース博士とマリア・シュライヴァーの母親との電話によって企まれたのかどうかは、寡聞にして知らない。確実に知っているのは、このことが生命倫理学にとっては決定的に重要な出来事であり、私にとっては幸運な出来事となった、ということである。生命倫理学に重要というのは、この事件が刺激となって連邦政府が法律を制定し、それが「生物医学・行動科学研究協力被験者保護のための国家委員会」の設立につながったからである。私に幸運というのは、ヘレガース博士のボックスに座っていたときには夢想もしなかったことだが、私は二一ヶ月後に就任宣誓して、その委員会の一員となったからである。

新聞記事から一ヶ月後、医学研究補助金の連邦政府支援を認可する法案（下院七七二四号）が、合衆国下院議会で審議された。この法案は、国内外を問わず、「国立衛生研究所の倫理基準に違反する」すべての研究に、連邦資金を供給することを禁止する条項を含んでいた。この条項を追加したのは、下院州際外国通商委員会であるが、この委員会は、バーリナー博士がカトリックの女子高生に言明した「方針」を支持するために、その法案を提議した。その条項は下院議員アンジェロ・ロンカッロ（共和党、ニューヨーク州）にとっては十分な保証になっておらず、彼は「心臓が拍動する」あらゆる胎児へのいかなる研究も禁止する修正を提議した。生命優先《プロ・ライフ》の響きを強く伴った、極めて感情的な議論が起こった。法案の発起人である下院議員ポール・ロジャーズ（民主党、フロリダ州）の抗議にもかかわらず、議会はロンカッロの修正を受け入れ（三五四人対九人）、「国家研究法」が下院を通過した。

上院では、所管の「労働・公共福祉委員会」が（国立衛生研究所の講堂での出来事が勃発する前の）二月と三月に上院議員テッド〔エドワードの愛称〕・ケネディ（民主党、マサチューセッツ州）が議長となって公聴会を開催していた。公聴会冒頭のケネディ議員の言葉は次のようにドラマティックなものであった。「科学者は人間改造の時代の入り口に立っていると言えるでしょう」。彼は心臓と腎臓の移植、遺伝子コードの解読、脳研究をあげ、そして問うた。「どのような条件下で、私たち人間の遺伝子操作が許されるべきでしょうか。行動の神経学的、薬理学的改変が容認されるべきでしょうか。何が死を構成するのでしょうか。救命装置の供給が十分でないときに、その装置を利用できるのは誰でしょうか。社会は他の人々の利益のためにある人々を危険に曝すべきでしょうか？」上院議員ジェイコブ・ジャヴィッツ（共和党、ニューヨーク州）は共和党幹部の委員だが、彼自身が提出していた二つの法案について、（専門家の）証言を聞きたいと考えていた。一つは上院法案三七八号で、被験者保護のために国立衛生研究所に審査委員会を設立し、インフォームド・コンセントの手続きを求めるものであり、もう一つの上院法案九七四号は、医療倫理教育を改善した医学校に助成金を付与する、というものであった。[16]

一九七三年二月二一日〜二三日、そして三月六日に、科学界と医学界の証人たちのパレードが、委員たちの前で彼らの関心に応えて、繰り広げられた。ルイス・トマス、マイケル・ドベイキー、ジェイムズ・ワトソン、B・F・スキナー博士らが、自分たちの関係する領域の研究によって、どのような可能性が生じたかを語った。ヘイスティングス・センターのダニエル・キャラハン、ウィラード・ゲイリン、ロバート・ヴィーチは、そのような可能性に存在する倫理的問題を分析した。ヴィーチは問題を孕む科学研究一二例を指摘し、インフォームド・コンセントのもっと厳格な手続きを要求した。(17) ゲイリンは、医師に強制力が内在しているが故に、精神外科は危険であると指摘した。キャラハンは、遺伝子と生殖の研究に伴う問題を概観し、これらの問題に関してもっと公共的な教育と討論が必要だと主張した。「私たちは一つの種として、あちこちめくらめっぽう藪をつついて、どれが花よりもとげをたくさん作るだろうか、と歩き回るわけにはいかないのです」。ジャヴィッツ議員はキャラハンの発表にコメントをつけた。「あなたが叙述した技術の多くは、まるで〔ジョージ・オーウェルが一九四九年に発表した、全体主義社会を描いた未来小説〕『一九八四年』からやってきたかのようです。……クローニングのような技術が私たち人間の特徴を操作するために用いられるようになることは、果たしてあるのでしょうか？(18)」。

三月、公聴会は人体実験に焦点を当てた。ジェシカ・ミットフォードは監禁された人を用いる研究について証言した。それは彼女の著書『親切でありふれた刑罰――監獄ビジネス』の主題である〔原書は「ありふれた（通常の）」を「通常外の（異常な）」と誤植。もっともミットフォードの原題自体が「残忍で異常な刑罰」を仄めかしている〕。(19) ペンシルベニア大学の法学教授アレクサンダー・モルガン・ケイプロンは、綿密な検討が終わるまで、刑務所での研究を中止するように提案した。社会学者のバーナード・バーバーは、ほとんどの医学実験は社会的な管理をほとんど、あるいは全く、受けていないという彼の研究成果を論じた。(20) ヘンリー・ビーチャーは非倫理的な医学実験を報告した。(21)

次回の公聴会は一九七三年四月三〇日にあり、タスキーギ梅毒研究に焦点を当てた。第五章で見るように、〔保健教育福祉省〕公衆衛生局のある実験が、突然ニュースとなったのだ。なんと三〇年以上にわたって、農村のアフリカ系米国人たちが、梅毒の治療の機会を奪われていた、というのである。連邦政府の調査委員会がその事件を調査し、一九七二年秋に最初の報告書を提出した。（一九七三年）三月の公聴会で、その調査委員会の一員ジェイ・カッツ博士が、報告書の勧告に対する、政府の対応が極めて鈍いと批判した。[22] 四月に上院は、その反応の鈍さの故に政府を譴責した。保健教育福祉省次官補ヘンリー・シモンズ博士は、タスキーギ報告書の勧告履行における政府の対応を釈明しようとしたが、ケネディ議員の不満を募らせる結果となった。六月には二つの法案が公聴会のテーマとなった。一つは上院法案二〇七一号で、研究助成と保健関係の人的資源への資金援助を扱い、もう一つは上院法案二〇七二号で被験者の保護を目的としていた。後者の法案が、一一名の委員よりなる「生物医学・行動科学研究協力被験者保護のための国家委員会」の任命を規定していた。またジャヴィッツ上院議員の提案により、連邦政府から資金援助を受ける研究は、審査委員会の認可とインフォームド・コンセントの取得を条件とする、という条項も含んでいた。

著名な医学者のユージーン・ブラウンヴァルト博士は、委員会に登場して準備中の法案に賛意を表して証言した。ケネディ議員は研究に用いられる被験者の保護について質問した。ブラウンヴァルト博士は、指針は必要であるが、硬直化する危険性があると警告した。ケネディは「この指針が研究を抑止することになりますか？」と尋ねると、博士は「そうは思いません」と答えた。ケネディはさらに、「この法案は必要だと考えますか？」と尋ね、博士は「それは役に立つと思います」と答えた。ジェイ・カッツ博士は三度登場して、遥かに情熱的に述べた。「法案は極めて巧みに構成されていて、驚くほどの柔軟性や配慮を許容するでしょう[23]」。

ケネディの公聴会が、科学の進歩によって引き起こされた問題を公にする唯一の機会というのではなかった。下院議員ポール・ロジャーズ（民主党、フロリダ州）も州際外国通商委員会の健康・環境小委員会で公聴会を持ち、生命医学の進歩に伴って生じた倫理的・法的・社会的問題に関して、下院議員らによって提出された一五の法案を検討した。それらの法案の中には、「移植と人工臓器に関する国家委員会」、「医療技術と死ぬことの威厳」、「精神外科委員会」、「全米人体実験標準委員会」などがあった。これらの法案は一つとして委員会を通過しなかったが、公衆がその代表者たちに伝えた関心の広さを示していた。

労働・公共福祉委員会はケネディの二つの上院法案、二〇七一号と二〇七二号を、数ヶ月前に委員会に送られていた修正版下院法案七七二四号の代わりに、上院の本会議場に送付した。これらの法案が九月一一日に本会議場で討論に付されるときに、J・グレン・ビオール（共和党、メリーランド州）は、さらなる研究成果が出るまで精神外科を二年間禁止する修正案を追加し、またジェイムズ・バックリー（無所属、ニューヨーク州）は、意図的に中絶された胎児を用いる研究への助成を、永久に禁止する修正案を提案した。ビオール修正案は発声投票〔賛成か反対かを声の大小で判断する議決法〕で承認されたが、バックリー修正案は激しい討論を引き起こした。バックリー議員は自らの修正案を擁護して次のように主張した。「普通なら我が子へのどのような医学的処置にも母親の同意が必要とされるはずですが、母親が自分の未だ生まれない子の殺害に既に同意した場合には、そのような権利を放棄したことになると私には思われます。……〔だからといって〕これらの子供たちをモルモットにしてはなりません。実験室で神の代わりをなそうとする人々の詮索好きな手でいじり回したり、電極や化学薬品で苦しめないで、安らかに死なしめるべきです」[24]。

ケネディ議員は、バックリーの修正案は意図的に中絶された胎児にのみ適用されるのであって、自然な中絶（流産）には適用されない、と注意を喚起した。そして彼は、同様の区別が多く必要となるが、上院の本会議場は個々の区別をする場所ではない、と指摘した。予想される委員会が規定を作成するまで、胎児の研究を禁止するのが好ましいだろう、と彼は言った。バックリーが委員会は大変な時間がかかるのでは、と抗議すると、ケネディは、その作業は四ヶ月以内に結論を出すようにさせよう、と言って、バックリーの修正案を自らの趣意に〔再〕修正する提案を行った。ケネディの修正案は、「バックリーによる中絶に対して偏見を示す説明（the abortion tinged rationale）を容認するのは気が引けるが、かといって反中絶陣営を敵に回すのは忍びないとする上院議員たちには、感情によるよりも理性によって自分たちの投票を基礎づける機会」を与えることとなった[25]。ケネディによるバックリーの修正案に対する修正は五三対三五で通過し、〔修正された〕バックリーの修正案は八八対〇で通過した。かくて国家委員会設立立法は上院を通過した。

上院と下院のそれぞれの法案は、一九七四年三月二八日以降、協議された。協議の過程で、国家委員会が、上院の法案で構想されていた永続的組織から、三年期限の時限的なものに変更となった（ある種の諮問会議によって継続されうるが）。上院はこの協議報告書を六月二七日に受領した。バックリー議員は依然として不満を抱いていた。「（胎児の研究のように）気を遣わねばならず、論争の的となっており、重要であるような主題が、四ヶ月以内で対処でき十分に分析できるとは、率直に言って思えません(26)」。ケネディは、問題が緊急を要するので、四ヶ月という期限を設けたのだ、と答えた。そして上院はその報告書を七二対一四で承認した。下院は協議報告書を六月二八日三一一対一〇で採択したが、ロンカッロ議員は依然として胎児の研究を永久に禁止すべきだとして反対票を投じた。

ケネディの公聴会の期間、非倫理的な研究の例が数多く報告されたが、胎児の研究には言及されなかった。この公聴会が行われたちょうどそのとき、ケネディ議員の姪〔マリア・シュライヴァー〕に導かれて、国立衛生研究所での高校生の行進が行われたにもかかわらず、そうであった。胎児の研究に関する闘いは、下院と上院の本会議場で行われた。ロンカッロ下院議員とバックリー上院議員の両者は、政府の資金援助の全面禁止を訴えた。国立衛生研究所の役人たちは、高校生の抗議に対応して安普請の方針を急遽立ち上げたが、彼らは研究が禁止になることを恐れていた。官僚や国立衛生研究所から援助してもらっている科学者たちは、「胎児の研究」は――「生きた胎児を用いた研究」でさえも――意味するところは一律ではない、ということを知っていた。それを全面的に（tout court）禁止するとしたら、研究上の価値があり、そして子細に観察すれば倫理にかなった、広範囲な研究を廃絶することになるだろう。議員席からの修正による法律の制定も、多くの立法府議員の煩いの種となった。彼らは中絶議論に巻き込まれたくなかったのである。ケネディの解決策は、この問題を構想されている国家委員会の課題にしてしまうというやり方であった。それは、そうでなければ中絶問題で中止されたり抑止されたりしかねない法案の、通過を保証するものであった。

胎児を用いた研究は当時、国家委員会設立を促した主要な問題ではなかったが、それでも明らかに一つの刺激となった。二政党の提携による立法化支援は、当時の二つの重要な問題によって可能となった。タスキーギ・スキャンダルは自由主義的な人々にとっては、公民権への露骨な侵害であり、人種差別の典型であった。胎児を用いた研究は、同時にその中絶の問題とともに、生命優先陣営の保守派を刺激した。この二つの問題がニュースに載らなければ、議会は人体実験にそれほどの関心を持っただろうか？　議会の通路を挟んで両側の人々が、良心を持って国家委員会案に賛成の票を投じたのであり、その委員会は、二つの悪弊を矯正し、同時に、科学の進歩へ人々の関心をつなぎ止める責任を負っていた。上院が法案の投票に入る前に、ラングドン・ヒューズ議員（民主党、アイオワ州）は「法案の趣旨に賛成するが、委員会が複雑な哲学的・宗教的原則を効果的な全国的規制へと翻訳するのは、どうすれば可能か、と憂慮を表明した」[27]。ヒューズ議員の憂慮は、国家委員会の活動に対する思慮に富む前置きとなった。立法府は未だかつて、行政府に「基本的・倫理的原則を確定する」責任を課したことはなかったが、それを一般法（公法）九三―三四八号は行ったのである。

3　「生物医学・行動科学研究協力被験者保護のための国家委員会」、一九七四～一九七八年

人を被験者とする研究は感情的になりやすい問題ではあったが、タスキーギ事件と胎児を用いた研究の政治的な影響力も相まって、上院議員ケネディが支援した法律案は議会を通り、大統領の執務机にまで辿り着いた。ニクソン大統領は一九七四年七月一二日に国家研究法を一般法九三―三四八号として承認した。ケネディ議員の熱心な支援とモンデール議員の持続的な関心が合わさって法律に結実した。その法律の焦点はかなりはっきりと、連邦政府が直接管理できる一つの倫理問題に絞られていた。それは、連邦政府によって資金援助を受けた研究において、被験者の権利

と福祉をどのように守るべきかという問題である。政府資金助成研究の場合は、行動を管理し制裁を加える現実的な規則へと、倫理原則を翻訳することは可能であった。というのもこの法律の特異な条項として、保健教育福祉省（HEW）長官が国家委員会の勧告を受けたら、一定の時間内に規則を発して対応するか、そうでなければ何故そうしないかを説明しなければならない、という規定が盛り込まれていたからだ。しかもこの規則は、その研究のために連邦政府の資金援助を受けているあらゆる生物医学研究者に該当した（そして後には、連邦資金を得ている施設でなされるあらゆる研究に広がった）。これは実に厳しい倫理であった。

保健教育福祉省長官カスパー・ワインバーガーは、一九七四年一二月三日国家委員会の一一人のメンバーに宣誓させた。私は他の一〇人の同僚とともにそこにおり、その中でただ一人、カリフォルニア大学法学校（ロー・スクール）のデイヴィド・ルイセル教授だけが知人であった。私が委員会の構成メンバーの一人に選ばれたのは、選考の任に当たった人たちが希望するような人物だったからだ、とは必ずしも思えない。私は当時イエズス会の司祭で、「カトリック神学者」のメンバーとして行動することができた。しかし同時に私はカリフォルニア州立大学医学校の教授団の一員であり、教会から幾分独立した存在だと考えられていた。私は哲学的倫理学と神学的倫理学——カトリックとプロテスタントの両方——の正式の教育を受けてきたとはいえ、私が選ばれたのは、このような事情と言うよりはむしろヘレガース博士の判断によったのであろう。彼は、私の選考になにがしかの形で与った、ということを私に対して決して認めようとはしなかったが、しかしケネディ家の親密な助言者として、信頼できるカトリック学者の選択に関して、彼らに助言したに違いなかった。その場合、著名な神学者なら惹起するかもしれない反対意見でも、私ならさほどでもないだろう、と踏んだのであろう。また私は、ケネディ研究所ともヘイスティングス・センターとも形式的につながりがなく、ケネディ家の代理人という縁故主義を避けるのが賢明だと判断していたヘレガースはまた、ヘイスティングス・センターが委員を送るべきではない、とも考えていた。つまり、私は中立的な立場だったのである。(28)

一二月のその日に私と並んで立っていたのは、三人の医師、二人の生命医学研究者、三人の法律家、一人の公共の立場の委員、そしてもう一人の倫理学者カレン・ルバックであり、彼女はカリフォルニア州バークリーの「太平洋神学校」で教鞭を執っていた。ケネディ議員は以前に議会の公衆衛生・環境小委員会で証人として次のように述べていた。「国家委員会は、複雑な道徳的、倫理的、宗教的問題について、この国でもっとも創造的な人々に焦点を当て、彼らがその問題を社会全体のためと個々の探求者のために解明するのを助けるでありましょう。委員会は私たちが、知識の進歩に対する社会の要求を満たすことと、諸個人（の権利）を守ることの、微妙なバランスを見出すのを助けるように、設計されているのです」[29]。誰が私たち一一人が「この国でもっとも創造的な人々」であると決めたのか、私たちは知らなかったが、しかし少なくともあの「微妙なバランス」を探求するのを助ける心づもりはしていた。

宣誓式の後で委員会を管理する事務官に面会した。事務局長で国立衛生研究所のチャールズ・U・ローウェ博士、商務省の法律家で常勤理事のマイケル・イェズリー氏である[30]。少数の専門職員が医学と法律の問題の諮問のために集められていた。会議の残りの時間で、〔四ヶ月という〕厳格な時間的制約のなかで胎児を用いた研究を検討するという課題にどう対処するかを議論した。会議の終わりに委員長として、ハーバード大学の産婦人科部門の教授で学科長のケネス・J・ライアン博士を選んだ。会うのはその日がお互い初めてだということを考えれば、彼を選んだのは驚くべき適確さであった。彼が選ばれたのはおそらく、委員会委員たちは、産婦人科医が胎児研究を調査するという緊急の課題に最適な案内役だと委員たちが考えたからであろうが、彼は委員会のすべての仕事にわたって、有能な指導者であることを示した。

胎児を用いた研究に関する課題と別に、法律は委員会に対して、研究被験者の権利と福祉を保護する規定を、特にインフォームド・コンセントと研究の施設内審査に関して、保健教育福祉省長官に勧告するように指示していた。また委員会の研究課題には、研究において特定の人々——例えば子供、施設の精神障害者、囚人など——を使用することから生ずる倫理的問題があった。精神外科の研究に対しては、その研究が連邦資金を獲得する場合の条件を勧告せねばならなかった。さらに議会が委員会に指示していたことは、「被験者を用いる生物医学と行動科学の研究実施に必要な基本的倫理原則を明らかにし、そのような研究において守るべき指針を作成する」ことであった。そして最後に、モンデール議員の上院合同決議案七一号〔本章第1節末尾参照〕から生じた『特別研究』は、「生物科学研究の進歩の倫理的・法的・社会的意味の包括的研究」であった。(31)

委員たちは全期間中毎月二日間会合を開くことを決めた。議会による胎児を用いた研究の調査期限の圧力が大きくて、最初の四ヶ月間はもっと頻繁なスケジュールが必要であり、その間結局七回会合を開いた。二回目の会合までに、胎児〔を用いた実験の〕研究に関する作業は進行を始めた。二つの科学プロジェクトが委託された。〔一つめとして〕エール大学のモーリス・マホーニー博士は、世界中の医学文献で、人の胎児を含んだ、どのような研究がどれだけあるか、確認するように依頼された。〔二つめとして〕コロンビア大学内科・外科学校のリチャード・ベーアマン博士は、胎児生存の医学的限界を確認するように指示された。アレクサンダー・ケイプロンは胎児〔使用〕研究に含まれる法的問題についての論文を準備することとなった。最後に、一一人の哲学者と神学者が、胎児を研究被験者として用いることとの様々の倫理的側面について、論文を準備するように求められた。ポール・ラムジー、ジョゼフ・フレッチャー、リチャード・マコーミック、アーサー・ダイク、シセラ・ボック、シーモア・シーゲル、レオン・カス、リチャード・ウァッサーストローム、そしてスティーヴン・トゥールミン、ルロイ・ウォルターズ、マーク・ラッペである。第三回目の会合では、公聴会が催され、二五の関心を持ったグループが胎児〔使用〕研究に関する彼らの見解を提示した。第四回目は一九七四年三月四日に開かれ、マホーニー博士の包括的報告が提示され、既に〔この問題に関して〕論文を著したことのある倫理学者たちが、委員との討論のためにパネリストとして登場した。

第五回目の会合までに、「胎児を用いた研究の性質と範囲」に関する専門職員の原案が、委員の検討に付される準備が整った。委員のルバックは、六つの原則が胎児を用いた研究を支配すべきだと提案した。害をなすなかれ、リスクと利益のバランス、代理人によるインフォームド・コンセント、平等、公平、近接（proximity）〔被験者は、該当する問題に関わる割合の大きさに応じて選択されるべきである〕、である。その会合で私は、月満ちて生まれるべき胎児と中絶される胎児の倫理的相違を、損害の定義と関連付けて論じた覚え書きを配布した。問題は、有害な結果を経験することができるほど十分に長く生きなかった生命にとって、そもそも害が及びうるのか、というものだ。その問題は四月の会合で熱心に討議された。この熱心な討議は一通の報告書となり、五月九日の第七回目の会合で承認された。委員たちは皆その報告書の主張に同意したが、例外はルイセル委員であった。彼は、中絶される胎児と出産にまで至る胎児の平等を主張する、少数意見を提示した。(32)

委員会は締め切りを守り、四ヶ月で胎児〔使用〕研究に関する勧告を提出した。この四ヶ月は生命倫理学の将来的発展にとって重要な期間であった。お互い見ず知らずの集団で、二人以外は大学で教鞭を執っているが、お互い専門を異にしていた。そんな集団に一つの課題が課せられ、それを分析し、討議し、政府の行政と政策に応用できるような勧告を提出するように命じられた。その課題は「生きた胎児は研究に用いられるべきか」というものであり、明らかに困難なものであった。胎児になされるその研究は、〔他の〕将来の胎児の健康を目指したものであるだけに、困惑させるものであった。この集団はその課題の概念的、事実的側面を探求し、その課題に、批判的に吟味されたいくつかの道徳的価値を適用せねばならなかった。道徳や神学の専門家たちは委員会を援助するように駆り出されたが、この専門家たちは、何人かの例外はあったが、過去にこのような困難で困惑させる課題を考察したことはなかった。しかし彼らは自分たちの分析の技をこの作業に注いだ。彼らは区別を立て、論証を組み立て、異なる伝統の中に導きの微かな光を求めた。彼らの論文も、新しい道徳問題を理解するための独特な努力の証であった。

委員たちは彼らの助言者にも、口頭や手紙で彼らに意見を言ってくる一般の人々にも、耳を傾けた。委員たちはお互いの意見にも耳を傾け、そのことによって同僚としての実を確立していった。議論は長時間にわたり、錯綜し、しばしば激しい論争となったが、勧告を完成させねばならないという義務感が、論争に終止符を打たせた。これは新しい「倫理の実践」(doing ethics)であり、道徳問題で荒れ狂うしばしば混乱きわまりない討論や学者の個人的な思案を、越え出る可能性を持ったやり方であった。この新しいやり方で、道徳の公的な対話が展開し始めた。そして市民の様々な集団が問題の事実を確認し、学者の助言を求め、解決を求めて討論を始めた。中にはこのようなことを倫理学と認めることはできない、と考える人もいるだろう。そのような人の考えでは、倫理学とは、明晰な概念から規則をはっきりと演繹するものであるべきであった。倫理的な結論に達するのはそもそも不可能だ、倫理学とは解を持たないもので、討論には限りがない、と考える人もいた。しかしこの新しい「倫理の実践」の参加者たちの多くは、依然として理論的な問題には悩まされていたが、それでもこのやり方を知的に満足すべきものと考えていたのである。

最初の四ヶ月の集中的な活動の後でも、委員会は休止期間を設けなかった。二年後の期限までに、なすべき議事は山積していた。その後の議題についても、胎児研究調査と同じようなやり方で、取り組んでいった。委員会は、どんな情報や分析が必要かをまず決定した。次いで相談役を選択し、研究を委託した。彼らは一般人と専門家の証言を聴取した。そしてなかんずく、その問題を机を囲んで議論した。専門職員が報告書の原案を作成したが、しかし委員たちがしばしば長い項目を自分たちで書き、専門職員の原稿を大幅に書き換えた。理事のイェズリーは会合と公聴会を組織し、調査のための契約を取り交わし、原案を効果的に、かつ公平に、管理した。次から次へと報告書が出現した。『囚人を〔被験者として〕含む研究』（一九七六年）、『子供を含む研究』（一九七七年）、『精神外科』（一九七七年）、『研究情報開示』（一九七七年）、『施設内精神虚弱者を含む研究』（一九七八年）、『施設内審査委員会』（一九七八年）、『医療サービス倫理指針』（一九七八年）、そして『特別研究』（一九七八年）である。[33] 議会は委員会の期間を二度延長した。最初の委員たちは、その委員会に最後まで携わったが、ルイセル教授は一九七七年八月二一日に亡くなり、ロバート・ターツル委員は一九七八年夏の最後の会合の直前に亡くなった。委員は一人も交代しなかった。

議会が課した課題で特別の検討過程が必要であったのは、「被験者を用いた生物医学と行動科学の研究の実施に必要な倫理原則を確定し、そのような研究において遵守すべき規定を樹立すること」という課題である。いくつかの原則は既に存在している。「ニュルンベルク綱領」は一九四七年に国際戦争犯罪審判において検察団によって立てられ、「ヘルシンキ宣言」は一九六四年に世界医師会によって発せられたが、両者は著名な例である。委員たちは、人を用いた実験の倫理的根拠を、現存の宣言のどれよりも深く探求することが求められていると判断した。そのためには非公開の保養所で議論することが必要であると考え(会合は法律によって通常一般に公開されていた)、自由闊達な討論によって人を用いた研究の倫理原則の本質と役割を究明することとなった。かくてメリーランド州エルクリッジのスミソニアン協会の会議場である、ベルモント・ハウスにおいて、一九七六年二月一三日から一六日にかけて、会議が持たれた。

委員たちは何人かの顧問らとともに、かの快適な一八世紀のカントリー・ハウスへ、まさに二〇世紀的な議論のために、赴いた。彼らは、一般的道徳原則と研究用道徳原則の性質と役割に関する、依頼論文の小さな束を携えていた。アルヴィン・ファインシュタインの研究デザインに関する論文以外のすべては、倫理学者のものであった。それらはクルト・バイアー、アラスデア・マッキンタイア、ジェイムズ・チルドレス、H・トリストラム・エンゲルハート、ルロイ・ウォルターズの論文である。スティーヴン・トゥールミンはこれらの論文のメタ分析を準備し、それを冒頭のセッションで提示した。「要約すれば、中心問題は、個人の権利の保護と、集団的な営みの豊かな成果とを、如何に調停するか、ということです」と彼は言った。(34) トゥールミンの提題を討論した後で、委員たちは小集団に自主的に分かれて、委員会の課題である原則的な諸要素を議論した。それらは、原則、リスク・利益、インフォームド・コンセント、研究と診療の境界、である。約六時間の討論の後、小集団は戻って来て報告し、全体会議の討論を再開した。

これらのテーマの内で、倫理原則を論じたグループの報告は、生命倫理学の将来にとって極めて重要であった。それは委員のカレン・ルバックによって提供された。そのグループが選択した原則は七つであった。自己決定の尊重、個々の研究被験者の利益、現在と未来に渡る他の個人と集団の利益、個々の被験者への危害の最小化、結果的に生じる他者への危害の最小化、分配的正義への配慮、そして補償的正義への配慮、である。トゥールミンは、「弱者と無力者の保護」を加えるべきだと言った。これらの原則の上に立脚する研究指針は、研究設計の健全さ、結果の確定、インフォームド・コンセント、補償、被験者の選択、である。討論の初めの頃に、委員のジョゼフ・V・ブラディ

(行動科学的心理学者で、絶えず自分には哲学の才覚はないと主張していたが、それは正確ではなかった)は、そのグループが選んだ「原則は多すぎるし、「補償」のようにそれらのいくつかは、普遍的ではありません」として反対した(バイアーの論文は、倫理原則はすべて普遍的であるべきだ、と主張していた)。ブラディは、その表には「十分な簡潔さ」がない、と主張したのである。彼は三つの原則、つまり、善行、自由、正義にのみ惹かれる、とはっきりと述べた。

この三つの原則はまさに倫理原則がなすべきこと――つまり、決定と政策を合理的に正当化すること――をなしているように思われたので、私はブラディの指摘に賛成した。私たちが持ってきた哲学論文の束の中には、H・トリストラム・エンゲルハートのものもあったが、それは「自由な道徳主体としての人格の尊重、研究における被験者の最大利益を確保しようとする配慮、実験の被験者の使用が全体として社会の利益になることを確保しようとする意図」、という三つの原則をあげていた。トム・ビーチャムは「配分的正義と道徳的に重要な相違」と題された論文を寄稿していた。大いに討論して委員たちはエンゲルハートの最初の二つの原則と、ビーチャムの配分的正義という原則を採用し、人格の尊重、善行、正義、という「簡潔な」原則を立てた。スティーヴン・トゥールミンは三月の会合のおりに提示するために、報告書を書き直すように指示された[35]。

後に『ベルモント報告』として知られるようになる文書は、ベルモント会議の後、長期にわたって思案の対象となった。トゥールミンは一九七六年三月の会議のために原案を著し、一九七六年六月六日多少の修正を行った。委員長のライアンはその原案を、「トゥールミン博士によるベルモントでの考察の総合」と称した[36]。この原案は研究と論評のために回覧に付されたが、一年後の一九七七年二月一一日～一三日の第二七回会議まで、議事にかけられて討論されることはなかった。日付ははっきりしないが、次の出来事は記憶に定かである。委員のブラディ、ルバックと私は、スティーヴン・トゥールミンとマイケル・イェズリーとともに、私の屋上研究室で二日間を過ごし、その文書を修正して、ブラディが要求したように簡潔な文書を作り出そうとした。「私たちの文化的伝統において一般的に承認されている原則の中で、とりわけ（人を被験者とする）研究倫理にとって重要な、人格の尊重、善行、正義の原則」という三原則はこうして決定した。これらの一般的原則の応用から、インフォームド・コンセント、危険・利益評価、研究の被験者の正当な選択、という三つの必要事項が導き出された。

修正された原案は次に、一九七八年一月一三・一四日の会議で討論された。一九七七年一二月二日付の本文は〔それまでの〕最新版と基本的に変わりなかったが、ただ「正義」の箇所で多少の手直しと、トゥールミンの言葉を借りれば、「贅肉落とし」がされた。その時の会議では原案に実質的な変更は加えられなかったが、手直しとさらなる「贅肉落とし」が、私とトゥールミン、及び委員会の新たな哲学顧問であるジョージタウン大学のトム・ビーチャムの三人の間の協議でなされた。『ベルモント報告』は一九七八年六月一〇日の第四二回会議で委員たちによって承認された。[37]この短編の文書は一九七九年四月一〇日の官報に掲載され、生命倫理学の発展に大きな影響を与えた。その原則はやがて生命倫理学の標準的な文献の地位を獲得し、次第に、研究実施のための原則から生命倫理学の基本原則にまで成長した。[38]

委員会は様々な報告書を健康教育労働省長官に提出した。それらは一般の人々の論評を求めて、官報に掲載され、研究を規制する文書に注意深く盛り込まれ、連邦政府から資金を得ている科学者を支配する公的な法律となった。委員会の多くの論文は最終的には雑誌に発表され、倫理問題の綿密な哲学的、法的分析を行った文献が増加していく中で、重要な貢献を果たすこととなった。国家委員会は一九七八年一〇月一一日消滅した。

一つの報告書『報告と勧告――施設内精神虚弱者を含む研究』は法規として採用されなかった。もう一つの、精神外科に関する委員会報告書は、比較的注目されなかった。これら二本の報告書の運命は言及するに値する。施設内精神虚弱者に関する報告書の標題は、複雑であった。「精神虚弱」(mentally infirm) という表現は、精神医学で認められた診断カテゴリーではなかった。それは報告書原案作成者による造語であり、「精神的に病み、精神的に遅滞し、感情的に混乱し、精神病を煩い、老衰し、同様の性質の他の障害を持った人々」という広範囲の対象をカバーする概念であった。[39] この表現は極めて不正確なので、問題を明晰に理解することの支障となった。というのも、精神の病気を煩う人はいずれも、それぞれ同意と適格性に関して特有の困難さがあり、社会的な不利益を蒙っているからである。「施設内」(institutionalized) という術語は、精神病院などに入院して、施設の拘束に服している人々に研究を限定することになった。精神の病を患っているが施設に入っていない人は、委員会の研究の視野からは除外されることになる。それでも、施設に収容されている人々に焦点を絞ることは正当であった。というのも、非難されるべき研究で公衆の注目を集めるものの多くは、州立の精神障害者の施設で行われたものであり、患者の利益となるものはほとんどなかったからである。同様に、施設入所者は、極めて非人格的な環境にあり、家族・友人の保護を欠いていた。

委員会は、この弱者である人々を保護するために綿密な配慮を要請し、研究にこの人々を必要とする場合には特別の理由書を必要とさせた。研究者には、施設入所者を実験に用いる十分な理由がある、という説明書が必要であり、施設内審査委員会（ＩＲＢ）は彼らを実験に用いることは搾取ではない、ということを確認せねばならなかった。委員会は、精神的虚弱も施設入所も同意をもらえない理由にはならないと考え、可能な場合には同意取得のための、同意が得られない場合には研究を監視するための、厳格な必要条件を定めた。これらの厳格な必要条件は明らかに、余りに複雑すぎた。一九七八年一一月保健教育福祉省は、委員会の勧告を遵守した規制案を発表したが、四年後までに公布された規制は一つとして存在しなかった。「医学と生物医学・行動科学研究における倫理問題検討のための大統領委員会」は国家委員会の後継であるが、対応策が取られなかったことを指摘し、二度にわたって保健教育福祉省に規制を行うように申し入れた。しかし委員らには、申し入れた規制案は識者の間で意見の一致を見なかった、という返事が返ってきた。[40] 長官はまた、研究被験者の保護の一般的規定は、「施設内精神虚弱者」を十分に含んでいる、と答えた。しかしそれは、もとより委員会の理解とは正反対であった。以来いかなる規制も発せられていない。「施設内精神虚弱者」は、国家委員会の研究の中で、唯一無視されたものとして残った。

精神外科とは、精神病治療のために脳に外傷を与えることであるが、その精神外科への規制が、メリーランド州選出上院議員J・グレン・ビオールによって、委員会の審議予定に加えられた。しかしそれは委員会の一般的な課題とは矛盾した。というのも精神外科は、研究というよりも、限定的だが普通に用いられている外科的処理だからである。また連邦資金はほとんど用いられていなかった。指導的な精神外科医エリオット・S・ヴァレンシュタインは彼の著書で、〔精神外科による〕ほとんどの措置は効果なく、一九三〇年代の評判の悪い前頭葉ロボトミー手術の現代版と同じだ、と非難していた。[41] またルイ・ストークス下院議員は、少数のアフリカ系米国人の国会議員の一人だが、精神外科委員会を立ち上げて、少数派が不当にこの措置に曝されていないかを調査する、という法案を提出していた。国家委員会は精神外科の治療を調査し公表されている結果を吟味し、唯一扁桃体切除術のみが、強迫障害という精神状態に、なにがしかの効果を認めることができると結論づけた。またこの切除術は実験と考えられるべきであり、結果は綿密に調査されなければならないと勧告した。この勧告を私たち委員たちは極めて穏健なものと考えていたのに、大いに驚いたことには、カリフォルニアの活動的精神病患者のグループ、「反・精神医学的暴行ネットワーク」（NAPA――Napa はカリフォルニアの大きな精神病院の名前であるので区別すること）、を憤慨させたことである。この報告書を審議する会合が、たまたまNAPAの本部があるサンフランシスコで予定されていた。NAPAのメンバーは会議室で紛う方なき一九七〇年代のデモを展開し、強制的に休会に追い込むのに成功した。一九六〇年代後期の騒然たるサンフランシスコ大学（USF）の学長として、私も一つ二つデモ隊に取り囲まれる体験をしたが、生命倫理学の会議でそれに遭遇するとはさすがに予想しなかったことであった！[42]

国家委員会は一般的には成功した部類に属すると見なされている。『ニューイングランド医学雑誌』の著名な編者フランツ・インジェルフィンガー博士は、国家委員会にもともと懐疑的であった。その雑誌の巻頭言で彼は次のように書いていた。「委員会の中の異なる要素同士が本当に同意に至るのか、不思議である。ひょっとしたら、永遠の倫理的な真理が、六対五の投票で決せられるとでも言うのであろうか？」後に彼はその言葉を思い出して次のように記した。「今や、二年経って、懐疑論者は自らの疑いのほとんどを取り消さねばならなくなった。委員会に割り当てられた仕事の困難さを考えれば、委員会は顕著な成功を収めてきた。……委員たちが不撓不屈の意志で、たとえ暫定的であろうとも、合理的で具体的な指針に到達しようとしたことは、感謝に値する」[43]。もっとも、何人かの評論家はそれほど熱烈ではなかった。ジョージ・アナス教授は、ジョゼフ・ヘラーによる政府の委員会に対する皮肉な説明に関連して、国家委員会を「行儀がよい」（Good as Gold）と評した。彼は言った、国家委員会は現状を是認している、なぜなら、それは三つの基本的前提を吟味しないからだ——つまり、研究はよい、実験はほとんどが決して有害ではない、研究者に支配されている独立審査委員会（ＩＲＢｓ）は、十分に研究被験者を保護することができる、という三つの前提である。アナスの修辞的な批判に答えて、マイケル・イェズリーと私は、私たちが無視したと彼が言っている前提を、極めて注意深く吟味したと主張した[44]。それでも委員会の仕事に対する全般的な判断は、好意的なものであった。委員長のケネス・ライアンはこの成功について次のように評した。「委員会の成功は、学問的で経験に富み、教条的でなく時間を割いて仕事に当たろうとした、理想的な委員たちのおかげである。同時にまた、その委員たちの意見を傾聴しつつ協同的に働いた、熟練し経験に富んだ専門職員が、有用で読みやすい文書を作成してくれたおかげである。さらにまた、熟慮する過程を阻まない政治風土のおかげである。そして最後に、事実を獲得することや科学者や社会の意見を聞くこと、実践的なアプローチをすることなどを優先するやり方のおかげである[45]」。

4　保健教育福祉省「倫理諮問委員会」、一九七八〜一九八〇年

国家委員会はその報告書のいくつかで、胎児と子供を用いるある種の研究は、保健教育福祉省に恒久的に設定される「国家倫理諮問委員会」に、届け出なければならない、と提言した。その諮問委員会は、必要に応じて他の問題も取り上げることができるものであった[46]。カリファノ長官は「倫理諮問委員会」（ＥＡＢ）を、一般法九二—四六三号に従って、一九七七年に設立した。彼は委員長としてＣ・ゲイサーを任命した。ゲイサーはサンフランシスコの法律

家で健康と倫理の領域には何の経験も持っていなかった。しかし彼の周りに輝かしい配役を敷いた。二人の生命倫理学者、リチャード・A・マコーミックとシセラ・ボック、それに六人の医師、デイヴィド・A・ハンバーグ、ドナルド・A・ヘンダーソン、ダニエル・C・トステソン、ヘンリー・W・フォスター、ロバート・F・マリー、ミッチェル・W・スペルマン博士らであり、後者の三人はアフリカ系米国人であった。他に何人かの法律家と非専門家がいた。その綱領には、倫理諮問委員会は保健教育福祉省のすべての計画と政策の諮問に与ると規定されており、国家委員会によって指示されたあらゆる研究計画を評価し、さらに、長官から託された他の研究計画をも評価するものとされた。長官のカリファノ氏は倫理諮問委員会に広範囲な役割を期待していた。一九七八年二月三日・四日の最初の会議で彼は、「よりによって私が長官である間に、保健の領域に倫理的影響を有する極めて困難な問題が現れたものです」と述べた。彼は特に、保健の予算や腎臓透析の分配、子供や拘禁されている人々の研究同意能力、断種法の規制、DNA調査に関する健康危害関連情報の公表、そして彼のお気に入りのテーマだが、健康への個人責任、特に喫煙による病気への責任、などを特にあげた。(47)

次の二年間、倫理諮問委員会は胎児鏡検査という新手法を用いた胎児研究に関する問題〔その報告書が『胎児鏡研究支援』〕と、長官から託された「連邦資金は体外受精研究を支援すべきか」という課題を取り上げた。二つの調査は、国家委員会の方法を用いて、根気強く行われた。研究報告を依頼し、公聴会を開催し、専門家を聴取し、熱心な公開の議論を行った。報告書『人体外受精・胚移植研究保健教育福祉省支援』は、本書第九章〔三九五頁〕で扱うが、生殖医学分野で急速に発達する領域の研究への連邦支援を肯定し、倫理指針を提唱した。しかし報告書は無慈悲な沈黙に見舞われた。カリファノ長官のみならず後任の誰一人として、否定的にも肯定的にもその報告書に答えなかった。ドルー大学医学校のエズラ・デヴィッドソン博士によって提出された胎児鏡検査の実験計画は承認され、胎児鏡を用いた研究に対する連邦政府の規制の厳しさを通過した、最初で唯一の、胎児研究実験計画となった。(48)

倫理諮問委員会が、研究過程で被った障害の補償というまた別の問題を取り上げようとしていたとき、同委員会は一九八〇年九月三〇日に長官パトリシア・R・ハリス〔一九七九年八月カリファノの後任長官就任〕によって突然解散させられた。同委員会は、保健教育福祉省とホワイトハウスとの間で生じた、新しく立法化された大統領委員会の財源に関する議論の犠牲となり、同委員会のただでさえ乏しい財源は新しい大統領委員会に転用された。二人の大統領委員会委員で、倫理諮問委員会の歴史に通じるパトリシア・キングと私は抗議し、大統領委員会はホワイトハウスに倫理諮問委員会救済を訴えた。倫理諮問委員会は、大統領委員会に課された機能と全く異なる機能を持っている、というのがその理由であった。訴えは何の役にも立たなかった。倫理諮問委員会は幽霊のような存在としてなおも連邦の諸規定の中をさまよい、ある種の研究を評価することを課せられていたが、実際にはどこにも実在しなかった。それが存在しないが故に、レーガンとブッシュの両政権は一九八一年から一九九二年にかけて、ヒト胚や胎児組織の研究に資金援助するか否かという、政治的に困難な決定を回避することができたのである。

5　「医学と生物医学・行動科学研究における倫理問題検討のための大統領委員会」、一九八〇～一九八三年

国家委員会が期限切れで無効になる数ヶ月前に、上院は上院法案二五七九号を、エドワード・ケネディ議員の支援によって、通過させた。この法案は、四年間の「医学と生物医学・行動科学研究における倫理問題検討のための大統領委員会」のために、二四〇〇万ドルの支出を認可した。同委員会は「既存の国家委員会の地位を再建した上で格上げしたもの」であり、大統領の委員任命を必要とし、委員長人事の上院による追認を必要とし、権威を保健教育福祉省を越えて人を用いる研究を行っているあらゆる連邦機関（国防省の機密情報や中央情報局をも含む）に及ぼし、健康関係の他の倫理的、法的問題をもその課題に付け加えた」。議場での討論において、上院議員ジェシー・ヘルムズは、選挙の洗礼を受けていない人が「生と死の決断を下すべきではありません」と反対した。彼は安楽死の亡霊を想い起

こして、「医療職に携わり影響力のある人々の中に、生命の権利に鈍感な人がいます」と言った。同議員は遺伝子スクリーニングや死の規定の研究を行う条項を、削除しようとしたが成功しなかった。上院は発声投票で、遺伝研究は「生まれているものも生まれていないものも、あらゆる人間の本質的な平等への関心を証明すべきものであるべきだ」ということに同意はしたが、しかし結局上院法案二五七九号は、六八対一〇で通過した。下院はその法案を発声投票で一九七八年一〇月一五日に通過させたが、それは国家委員会が有効期限切れになる一〇日前であった。カーター大統領は一般法九五—六二二号として一九七八年一一月九日に署名したが、委員会を認可する大統領令を一九七九年一二月一七日まで発布しなかった。(49)

クリスマスの数日前、私はカリフォルニア大学サンフランシスコ校の研究室を出て、第三街路の急坂を途中まで下っていたときに、秘書が、ホワイトハウスから電話ですと叫んだ。息せき切って坂を上って引き戻し、電話を取ると、驚くべきことに大統領委員会の委員にならないか、という問い合わせであった。連続性を確保するために、前国家委員会から二人の被任命者を採用する必要がある、と言われた。一人はジョージタウン大学法学校のパトリシア・A・キング教授（彼女は数ヶ月以内に、司法省次官補となったために、辞職せざるを得なくなった）、もう一人が私である。私以外に、あるいは私以上に、適任の生命倫理学者が多数いる、という落ち着かない感情を抱いていたが、私はその任命を受け入れた。

一二人の委員たちが一九八〇年一月一四日ホワイトハウスで宣誓した。今回は、パット（パトリシアの愛称）・キングの他に、委員会には五人の知り合いがいた。ペンシルベニア大学の社会学者レネイ・C・フォックス教授、ワシントン大学医学遺伝学者アーノ・G・モタルスキー博士、エール大学医学校前学部長フリッツ・C・レードリッヒ博士、ユダヤ教神学校ラビのシーモア・シーゲル、パロ・アルト病院の経済学者アン・A・スキトフスキーである。マリオ・ガルシア＝パルミエリ、ドナルド・N・メデアーリス、チャールズ・J・ウォーカー、マティルデ・クリム博士とは初対面であった。委員長のモリス・エイブラムはニューヨークの法律家、ブランダイス大学前学長で、カーター大統領によって任命された。事務局長のアレクサンダー・モルガン・ケイプロンは、生命倫理学の領域では有名な人物で、ペンシルベニア大学法学校を辞職して委員会を指揮することとなった。バーバラ・ミシュキンは国家委員会でも働いていた有能な女性だが、事務局長代理となった。有能な専門職員たちが既に採用されており、彼らの大部分はその後も生命倫理学で仕事を続けた。医学のジョアン・リン、法律のアラン・マイセルとアラン・ウァイスバード、哲学のダン・ウィクラー、ダン・ブロック、アレン・ブキャナン、ドロシー・ヴォーターである。

一九八〇年五月一三日の第一回会議は、ダン・ウィクラーの研究発表で始まった。彼は委員会の最初の課題である、死の統一的な法的定義の妥当性について概念整理を行い、そのために三種類の異なる論証を取り上げた。それらは、(理性のような)人格としての本質的特徴の喪失、人格同一性の喪失、生きているということの価値の喪失、である。ロバート・ヴィーチは次に、特定の死の定義に含まれる政策問題を提示した。事務局長のケイプロンは、米国医師会や米国法曹協会、統一州法委員会全国協議会の代表者たちに面会する予定だと言った。これらの団体はそれぞれ死の決定についてモデル規定を立案していた。ケイプロンは、共通の基盤は見出せるし、委員会は統一的規定についてこれらの組織の支持を得られる、と信じていた。委員長のエイブラムは勢い込んで、この課題は簡単で単純だ、とさえ言った。パトリシア・キングと私はその意見に不同意で、死の定義は比較的簡単かもしれないが、ずっと複雑なたくさんの問題が一斉に浮上し、それらをめぐって人々の関心がかなり集まるだろう、と述べた。これまで統一的な死の法的定義を立てるという、議会から課せられた課題を実現することができていなかったし、生命維持を停止するという苦渋に満ちた問題にも触れないままであった。その問題は、ちょうど一九七六年のカレン・アン・クインランのようなケースで、それは劇的な形で現れた(第八章で叙述する)。熱心な討論の後で、生命維持停止の是非をめぐる問題を明晰にしよう、それがたとえ既に山積されている議事をさらに増大させることになろうとも、ということに同僚たちは同意した。この討論が委員会のもっとも有名な仕事、『生命維持治療取り止めの決定』の報告書の出発点である。

次の日、パット・キングと私は、国家委員会の経験を回顧して紹介した。私は、『ベルモント報告』が長時間の考察と討論の過程から熟成したものであることを強調した。パット・キングは、ベルモント・ホールへの引き籠もりは彼女には一つの転回点となったと述べた。というのも、「その時以降、たとえ私たちの意見が異なっていても、同僚委員が何を主張しているか、私たちが何に焦点を当てようとしているのか、分かるようになったのですから。」レネイ・フォックスによって始められた長い討論が、社会における委員会の役割に関して、繰り広げられた。私は、国家委員会の本来の仕事は、研究の被験者の保護にあったので、個人の権利に常にはっきりと焦点が当てられていた、と述べた。さらに私は、大統領委員会はこの焦点をはっきりとずらして、社会の共通善を如何に促進するのか、という問題を自らの課題と概念枠とし、個人の権利の保護はむしろこの目標のための道徳的制約の一つと見なすことにするかどうかが問題だ、と指摘した。スタッフは私の示唆を真剣に受け止め、五月一七・一八日に行われる次の会議のために、委員会の様々な課題の中で特にこのテーマを追いかけて、一通の簡潔な小論文を作成した。何人かは、大統領委員会は、国家委員会が最後に出したやり方で、つまり道徳的立場をいかに構築するかという一般的な命題を検討することから、仕事を始められるのではないか、と考えた。しかしその小論文は、確かに熱心な討論を刺激しはしたが、その後二度と顧みられることなく、大統領委員会は、「ベルモント報告」に匹敵する原則の一般的な命題を定式化することは一度もなかった。

事務局長ケイプロンが立てた行動計画は、単なる予定表ではなく、指導的な理念と問題意識によって、課題を概観する概念書に仕立て上げられていた。この概念書に盛り込まれていたのは、科学、政治学、倫理学における多くの著名な人々の意見であり、委員会の抱える課題に対して彼らの見解を提示するように、ケイプロンは既に要請していた。これらの助言の中でもっとも雄弁だったのは、コーネル大学名誉教授ロバート・モリソン（生物学）の長文の書簡である。モリソン教授は彼の見解を、倫理、法、宗教の関係において略述し、「不幸にも生命倫理学と名付けられた学問」の簡単な歴史を概観し、その結果について彼は「おおむね満足しているが、しかしその将来が心配だ」と述べていた。彼が心配するその将来とは、倫理と宗教が法と規制に転化した将来である。「心配なのは、倫理学者の思弁が一国の法律となるような体制を、この委員会が作り出してしまうことである。善や悪といった抽象的な概念が、義務論的な規則に祭り上げられ、しかもこの規則が「指針」という名前で社会に影響力を持つのみならず、さらに、強制力を持つ法律の頂点を極めるということは、あまりに安易すぎることである」[50]。モリソンの書簡は、多元的・脱宗教的社会において、「倫理委員会」というものがその役割から逸脱することへの真剣な警鐘であった。

一九八〇年七月一二日の次回の会議では、死の定義の法的・倫理的・医学的問題の円卓会議が開かれた。正統ユダヤ教が脳死概念に反対していたので、二人の著名なラビ、デイヴィド・ブリーチとモーゼス・テンドラーが彼らの立場を述べるために招聘された。彼らは活発にタルムード学者として討論し、ヘブライ語の資料を駆使したので、記録する速記者の困惑はさぞや大きかったであろう。他の宗教学者、法律家、神経科学者らも皆、自分たちの見解を提示した。驚いたことに、これら専門家はほとんど誰も、死の再定義自体は比較的問題ないと見なしていた。〔とはいえ〕彼らの説明は、これまでの死の再定義の試みが、弱点を持っていることを明らかにした。例えば一二年前に考案されたハーバード基準〔一九六八年〕も、一九七〇年代に施行されたいくつかの州の法令などもそうであった。一般に、永続的な昏睡と全面的な有機体の死の混同が、これらの試みにはつきまとっていた。委員会には、この複雑な問題を概念的に分析している文献を、膨大に所有しているという便宜があった[51]。棚に並んでいるこれらの文献を利用すれば、包括的な報告書『死の定義』を、比較的短期間で刊行することは可能であった。委員会は簡潔な規定をモデルとして奨励した。「死とは、心肺機能の不可逆的な停止か、あるいは脳幹を含む脳の全機能の不可逆的な停止である」[52]。

第八章で論じるであろうこの定義は、医学と法学の世界で幅広い支持を獲得した。報告書は一九八一年七月九日同委員会で承認された。この統一法規は米国法律家協会、米国医師会、統一州法委員会全国協議会に承認され、次の数年間で、大部分の州法に採用された。多くの哲学的問題は未解決であったが、実際的な解決策は、臨床や法律の場で応用できるような形で、獲得された。全脳死とは異なる、持続的な昏睡や遷延性植物状態の倫理的意味の研究は、生命維持の停止に関する予定されていた報告書に委ねられた。委員たちは、最初の課題が容易にかつ効率的になされたのに勇気づけられた。しかしもっと困難な仕事が彼らを待ち受けていた。

〔一九八〇年〕七月一二日の第三回目の会議で、カーター大統領の科学顧問フランク・プレスは、大統領がプロテスタント、カトリック、ユダヤ教の信仰共同体の三人の指導者から受け取った手紙を同委員会に伝達した。彼らは、「遺伝子工学」が深刻な倫理的問題を醸し出すことを憂慮し、大統領がその問題に対処する方法を見出すことを希望していた。かくて委員会は遺伝子工学の研究を議事に加え、それは「生命のつぎはぎ」(Splicing Life) と呼ばれた。幸いなことにこの研究は、既に課されていた研究「遺伝性疾患のためのスクリーニングとカウンセリング」にぴったり適合した。(53) この二つの研究は第六章で論じる。

生命維持の停止に関する特別の報告書は、委員会が自発的に自らの仕事に加えたものであった。その準備に入るという決定に伴って、広範囲の公聴会、証言、哲学的・法律的分析、長時間の討議などが行われた。この問題には一般の人々の広い関心が集まっており、カレン・アン・クインランの有名な事件以来の四年間で、多くの事例が公表されていた。委員会は、これらの事例調査を決定し、臨床的な悲劇の実態に哲学的・神学的知恵を導入しようと努めた。その結果が調査書『生命維持治療取り止めの決定』である。(54)（事務局長ケイプロンは、取り止め (forego) という表現を、「差し控えと取り外し」(withholding and withdrawing)〔装置を付けないことと付けていた装置を外すこと〕の両方を意味するので選択した、もっとも文法的には forgo の方がより適当であろうけれども、と語った〔一般に、接頭辞 fore- は「前部の」を意味し、for- は「禁止・控えること」を意味するから、後者の方が相応しい、という意味であろう〕。）

一九八一年四月九日、同委員会はマイアミで、エイブ・パールマッターの事例の証言を聞くために、会合を持った。同氏は筋萎縮性側索硬化症（ＡＬＳ）にかかり、人工呼吸器を停止してほしいと言っていた。同氏の主治医は、人命を維持するのが医師の義務であると考え、それを拒絶した。病院も同氏の要望を拒否したが、それは、「自殺幇助」の責任を恐れたからであった。同氏は法的救済を求め、フロリダ州控訴裁判所より人工呼吸器を除去する命令を受け取った。彼は四一時間後に死亡した。この事件に関係する様々の人々が証言した。他の多くの利害団体の人々も証言したが、その中には宗教教派の代表者もいた。証人の大部分は同氏の決定を支持した。六月四日には委員たちはボストンに行き、「差し控えの事例」としてもっとも有名なものの一つである、六七歳の知的障害の老人ジョゼフ・サイケヴィッチが、急性白血病で治療されなかった事件の証言を聞いた。委員会はまた、生命維持治療取り止めとして代表的な、他の二つの事例を考察した。それはディナースタインの事例とスプリングの事例で、ともにマサチューセッツ州で決定された。さらにまた、二つの指導的なボストンの病院で、蘇生不要方針を案出した医師たちを聴取した。[55]

九月一二日に同委員会はロサンゼルスで会合を開き、一九七六年に州議会を通過した「カリフォルニア自然死法」に関する発表を聴取した。またロサンゼルス総合病院では、重度のやけど患者の治療を抑制する（refraining）方針が導入されたが、その実際の様子に関しての発表を聴取した。[56] 以降六ヶ月間同委員会はずっと、医学、法学、宗教、哲学の専門家が、死に行く人の看取りの場で生じる様々の問題点を議論するのに耳を傾けた。特に情報量に富み核心をついた公聴会となったのは、一九八二年一月と二月の、新生児集中治療室における新生児のケアに関するものであった。その間ずっと事務局は報告書の立案に携わり、委員には批判を仰ぐために、専門家には技術的な訂正を求めて、報告書原案を提出した。

『取り止めの決定』の第二章は、倫理学者や医師たちが患者の死を受け容れるときに経験する道徳的困惑に対して、昔から引き合いに出されてきた古典的な区別を概観した。この区別は、「通常治療法対通常外治療法」、「行為対行為抑制」、「作為対不作為」、「直接殺人対間接殺人」などである。このような区別の意味に関するある種の懐疑主義は、医師と倫理学者の双方に広がっていた。ジェイムズ・レイチェルズやジョナサン・グラバーのような有能な哲学者は、不作為（omission）と作為（commission）を区別する道徳的重要性を粉砕しようとしていた。[57] 一九八二年六月一〇日三人の指導的な倫理学者、哲学のジョエル・ファインバーグ、ダニエル・キャラハン、神学のリチャード・マコーミックが委員会の場でこの古典的な区別の批判を展開した。

委員たちは、彼らの報告書は古典的な区別に安易に依拠することはできないと悟って、専門職員の二人の哲学者ダン・ブロックとアレン・ブキャナンに、徹底的な分析を行うように指示した。二人は哲学的に洗練された原案『受け入れ可能な決定を制限する可能性』を準備し、それが一九八二年六月一〇日と一一日に討議に付された。委員長のエイブラムは議論は簡単だと予想して、「（原案の）主要な批判点や論点は文体に関するものです。概念的原則を理解するのがかなり困難なので、それを説明し明確にするために、もっとたくさん事例が挙がっていると良い、と考えている人も中にはいます」と言った。事例への言及がきっかけとなって、長時間の深遠な討論が始まり、それは文体の問題を遥かに超えたものとなった。(58)

私が抱いていた懸念は、二人の哲学者の分析は鋭いとはいえ、行き過ぎではないか、ということであった。彼らは次のように書いていた。「つまり、受け入れられる行為と受け入れられない行為を区別するために提案されてきたあらゆる区別の中で、ただ一つ自発的・非自発的という区別だけが、道徳的に極めて重要であり、実際の場合に、はっきり応用することができる。……他の区別はとうてい役には立たず、行為の種類を明晰に区別することもできなければ、それ自体道徳的に重要とも言い難い。……一般的にそれらの区別の性格や重要性がはっきりしない場合に、米国社会のように、多元主義に深い敬意を払っている社会では、それらの区別を用いるのは極めて困難である」と。(59)私はこれらの区別の論理的批判に対して反対ではなかったが、日常的な区別からほとんど何も分析的に有用なものは取り出せない、という意見には反対した。考えることや行動することにこれほど深く関わっている〔通常・通常外のような〕言葉が、たとえ鋭い論証によって論駁されたとしても、そもそも削除されうるのか、疑問であった。私は、その章〔『取り止めの決定』第二章〕は古典的な区別を批判するだけでなく、その区別を再度活性化するものであるべきだ、という意見を述べた。熱心な討論は午後にも引き続いて行われた。委員のスキトフスキーとシーゲルは私に与した。ブロックとブキャナンは彼らの原案を弁護し、事務局長のケイプロンと次長のリンは中間的だった。私には受け入れ可能と思われる修正表現を私たちは見出したが、哲学者たちには不満であった。討論の根底には、専門的哲学は公共政策の世界でどう機能するべきか、という点に見解の相違があった。[60]

午後の討論の結果、〔第二章〕原案は「良き意思決定の諸要素」と改題され、大幅に修正された。古典的な区別立ては依然として鋭い批判にさらされていたが、それでも有用な意味がその区別立てから取り出された。例えば「行為することとしないこと」(acting and omitting) の区別は、「おそらくより綿密な吟味が必要なケースとそれほどでもないケースとを区別するために、有用な経験則を提供する」。実際この区別は、法的・社会的に問題を孕む場合(「能動的殺人」)と広く社会的認知を得ている場合(死なせる)を、大まかに区別する。原案によれば、「それにもかかわらず行為することとしないことの相違――その線引きはどの場合でも困難だが――は、それだけで何が道徳的に許容されるかを決めることはできない。むしろ、特定の行為と行為しないことの許容性は、例えば、引き起こされそうな害や利益の均衡、ある人が死に行く人に対して負うている義務、行為や行為抑制の場合に他者に負わせる危険性、さらに結果の確実性、といった他の道徳的に重要な考慮に左右される」[61]。他の古典的に重要な区別立てを検討し終えて委員会が達した結論は、「治療を取り止める決定を、資格のある適正な意思決定者が、死の危険はあらゆる環境を考慮しても否定できないと判断して下した場合、その決定は倫理的に許容できる」[62]というものであった。報告書のこの頁の脚注には、一九八〇年のバチカンの「安楽死に関する声明」の提案が引用されていたが、そこには「釣り合った」(proportionate) と「不釣り合いな」(disproportionate) という術語が、より伝統的であるが時代遅れの「通常の」(ordinary) と「通常外の」(extraordinary) に取って代わるべきだと語られていた〔第八章第9節註111参照〕。前者の対語は現代の生命倫理学では共通の術語となった。

この古典的な対立概念に関する委員会の討論は、生命維持の取り止めの倫理的論証を概観するのに非常に役立ち、それ以降の討論の全般的論調を決めることとなった。しかし唯一「積極的殺人」(active killing) に関しては、報告書はおよそ十分とは言えなかった。よくある議論〔「滑りやすい坂道」論と呼ばれる〕だが、「極端な場合に意図的に生命を奪うことを許容するために、法的な禁止を緩和するならば、それほど極端でない場合でも全面的に不当な生命奪取を許すという危険を冒すことになるだろう。……従って本委員会の結論は、積極的殺人の法的禁止に関する現行の解釈を、今後も維持すべきだ、というものである」[63]。過去一〇年間積極的安楽死に関する議論は継続されてきたが、委員会はその問題を取り上げなかった[64]。実際、安楽死によって引き起こされた荒廃〔ナチスのユダヤ人虐殺を指す〕に関する〔委員の一人〕ラビ・〔シーモア・〕シーゲルの勧告に従って、委員たちは皆委員会の結論を妥当なものと見なしたようであった。私たちは一九九〇年代に生じることになる幇助自殺（assisted suicide）に関する激しく、とげとげしい討論を、未だ予想していなかった。

次いで『取り止めの決定』は対応能力のある患者をもっとも「適切な決定権者」と認め、対応能力のない人々のための代理決定の様々な形式を詳述し（初めて「持続的委任状」という方式の価値を強調した）、蘇生方針、意識が永遠に回復しない患者、病気の新生児などの問題を論じた。さらに付録として様々な方針の事例、各種の法令、死に行く人々の支援に関する非常に優れた論文一編などを収めた。『取り止めの決定』には豊かな情報、良く考えられた論証、有益な助言が凝縮されていた。その意味で大統領委員会の報告書の中でもっとも大きな成功を収めたものであり、医療現場にも政策の場にもまた生命倫理学の領域にもかなりの影響を与えた。ある論者によれば、この報告書は「「公共政策に批判的な影響」を与えたのみならず「生命倫理学へもかなりの影響」を与えたという意味で明らかに成功を収めた。……報告書はとてつもなく大きな必要を繊細かつ慎重に満たし、……もっとも進歩的な基本的考え方を結晶化し、……今日（一九九三年）でもなお依拠すべき文献である」[65]。

他の報告書はそれほどうまくいかなかった。医療の利用可能性（access to health care）の研究は幾度か暗礁に乗り上げた。最初の暗礁は哲学的な性質のものだった。確かに医療権（right to health care）という観念が一般的となった時代もあった。例えばトルーマン大統領の「国民の健康需要に関する委員会」は、「健康確保と健康保持の手段の利用は、基本的人権である」と宣言した[66]。メディケアとメディケイドに関する一九六〇年代の政治的論争は、その問題を、医療権という枠組みで取り上げた。委員会がこの概念を、医療利用可能性を討議するための基礎として、深化させ拡大させていたならば良かったであろう。しかし、医療利用可能性に関する倫理学文献は乏しく、おまけに既存の文献は、権利論が提示する哲学的議論よりもなお大まかであった。[67] 哲学の専門職員アレン・ブキャナンは、権利用語は問題を孕んでいると感じていた。というのも、それは消極的権利と積極的権利を混同し、その権利を尊重する義務のある人々に、遂行不可能な義務を課するからである。私もその懸念を共有したため、私たちの論証の中心に権利用語を位置づけないことにした。私たちはたいした議論もなしに、権利論を倫理的分析の基礎としては放棄し、その代わりに、医療利用可能性を確保するという社会的義務をしっかり基礎づけることを選んだのである。評者の中には、この選択は、哲学的にも政治的にも、誤りであった、という人もいる。[68] それでもこの選択によって、報告書が全面的な哲学的・政治的災難から救い出されたといえるかもしれない。

全面的な災難の危険性は、二つめの、大きな政治的な暗礁から生じた。委員会が初めて医療利用可能性に含まれる倫理的問題を議論したとき、委員と専門職員の大部分は自由主義的な傾向の持ち主たちだった。政府は社会問題を解決し、困窮する人を助ける義務がある、という考え方に何ら根本的な異議を持っていなかった。しかしカレン・デイヴィス教授が私たちに、健康保険でカバーされていない米国国民の数を提示してくれたとき（一九七八年の統計では、米国国民の二二〇〇万人から二五〇〇万人、一一％から一二・六％が無保険であった）、医療利用可能性の問題の大きさに愕然とした。[69] 多くの米国民と同様、私たちの大部分も、メディケアとメディケイドが無保険者の問題を解決した、と考えていた。デイヴィス教授の発表は委員のスキトフスキーの意見によって一層強められた。彼は私たちの中でもっとも詳しい、医療政策と医療経済学の専門家であった。同時にまた、単に健全な哲学的論証を行うだけでは解決しないような複雑な問題へ、委員たちの関心を喚起した。政治的、経済的な問題が大きくのしかかってきたのである。

『医療利用可能性確保』の原案が一九八二年に審議される準備が整う頃までに、委員会の委員が交代した。私を含めて一〇人のもともとのメンバーが任期を全うし、レーガン大統領は、保守的な共和党の見解に同調する新メンバーを任命した。[70] 新メンバーは「医療利用可能性」という表現に不満を表明したが、その理由はブキャナンや私のそれとは全く異なっていた。この表現は彼らにとって医療の社会化の要求と映った。一九八二年一一月一三日の第二七回会議で、委員長のエイブラムは報告書原案を要約した。それは既に穏やかな提案になっていた。いわく、社会は医療利用可能性を提供する義務がある、人は一般に自分が罹る病気への責任を有しない、医療サービスは人に自助を可能とする、同情心によって私たちは苦しんでいる人を助けることを義務と感ずる、健康管理の不公平は正されなければならない、などである。これらの穏和な提案と並んで、原案は率直な口調で、医療サービスを獲得する場合に米国民の多くが直面する諸困難（多くの証人が私たちの公聴会で確認した）と、保険でカバーされない人の増大を、指摘した。

委員長のエイブラムの要約の後、いくつかの保健政策の数字がこの原案を裏付けた。その後ですぐにレーガン大統領選任の委員たちが大挙して攻撃を始めた。委員のジョン・J・モランは、個人は自分自身に責任があり、彼らが自分のことをかまわないときは、社会は彼らをかまう責任はない、と主張した。人はたいてい自分自身の咎で病気になるのであって、自分のことは自分でするべきだ、とも言った。委員のデイハー・B・ラーヒは、他の手だてが尽きたなら、その時だけは政府が助ける義務がある、と主張し、モランもそのことを容認した。委員のトマス・H・バランタイン、ジョージ・R・ダンロップ、ケイ・トーマ、ブルース・K・ヤコブソンは、報告書原案は国民健康保険導入を支持しているように思われる、と警告した。委員のモランは、国民健康保険導入に向けられたあらゆる叙述を削除するように主張しただけでなく、そもそも同保険に反対する強固な警告を挿入するように要求した。ヤコブソン、バランタイン、モランらは、その原案を承認することはできないと言明した。バランタイン博士は、そもそも満足できるような原案を作成することはできるのかと疑っていたが、委員たちはともかくも専門職員に、原案を修正し、彼らの修正意見をできる限り多く取り入れるように指示した。[71]

書き直しは苦痛にあふれるものとなった。モランは二一九カ所の具体的な修正を主張した。専門職員は自由主義的な見解に同情的であったが、何時間もかけて、強硬な表現を和らげる言葉を挿入し、重要な証拠や論証を除去し、自分でも納得できない考えを表現するために言葉を作り出した。一九八二年一二月一四日の委員会最後の会議日に修正原案が提出されたとき、システム自身の失敗を証しする逸話や、政府が医療の主要な提供者とか支払人であるべきだという意味の表現はすべて、取り除かれていた。レーガン大統領の委員たちは、そのグループの中間派の代表であったダンロップ博士に指導されていたが、彼らも、自分たちの主要な反対は満たされたと認めざるを得なかった。委員会が承認した報告書は、全く当たり障りのないものであったが、それでも最初の頃の原案に含まれていた基本的な原則を保持していた。いわく、社会は万人の平等な医療利用可能性を確保する義務がある、個人は費用の正当な負担を支払う義務がある、誰も過度な負担を被ることなく十分なケアを受ける権利がある、民間活力がサービス提供に失敗しない限り、政府は介入すべきではない、経費削減は最低のサービスしか受けていない人々の不利になってはならない、などである。原案は保守派の怒りを買うようなことは一言も言わず、自由主義派も、内心その不十分さに不満を託っていたが、あえて反論しなかった。委員のモランは賛成票を投じた。委員のバランタインは反対した。彼の発言はこの論争の本質を手短に要約している。「市場や慈善や地方レベル・国家レベルの活動などの失敗が深刻だからといって、現時点で医療の領域への連邦政府によるさらなる介入が正当化される、という意見に私は同意しない」(72)。

6　二つの委員会の比較

国家委員会も大統領委員会もともに、一般に政府による生命倫理学への冒険として、成功した部類にはいると見なされている(73)。国家委員会は新しい地平を切り開いた。それは連邦政府の団体として初めて、「倫理を実践する」(do ethics) ことをはっきりと委ねられた。導きの糸とすべき先行者は存在しなかった。委員は一人として、多元主義的社会において、そして官僚制の迷路の中で、「被験者を用いた研究の基礎にある倫理原則を決定」するにはどうすればよいか、知っているものはいなかった。彼らには問題をめぐってとりとめのない話をする時間はなかった。というのも議会が、スターティング・ゲートを開けて、最初の仕事の期限を定めてしまったからだ。委員たちは公共の倫理学を、ジェイムズやデューイから受け継いで、ほとんど米国人の本能となった習性によって始めた。つまり、できるだけ完全に事実を集め、事情通と話し、関心を持ったすべての人々を招いて彼らの思いの丈をしゃべらせ、これまで学んだことを公の場で議論し、自分たちがどこで同意できどこで同意できないかを見出そうとした。形式的な倫理学理論や原則にはそれほど意を注がなかった――もちろん、専門教育を受けた倫理学者の鋭い思考方法は、論証においても切れ味を有し、欠くことのできないものではあったが。大統領委員会はこの国家委員会によって確立されたやり方から利益を受け、そのやり方に忠実に従った。

二つの委員会は重要な点において異なっていた。国家委員会には焦点を当てられた課題があった。それは、研究の対象である被験者の権利と福祉を保護するために、どのような政策と手続きが必要かを勧告する、というものである。その焦点から外れたいくつかの課題、例えば精神外科〔規制〕の検討とか、保健教育福祉省によるケア配分の倫理、『特別研究』〔一九七八年〕などの課題は、手際よく遂行されたとは言えなかった。大統領委員会は前委員会よりもより大きな、より漠然とした課題を託された。焦点が死に行く人の治療から遺伝学、インフォームド・コンセント、医療利用可能性へと移っていくにつれて、資料を再編成せねばならず、考え方を変えなければならなかった。ただ大統領委員会の仕事は、生命倫理学の文献が一九七〇年代に蓄積された分だけ容易になり、それらの文献によって、既に定式化されていた概念や論証が提供された。両委員会はまた、その組織構造においても大きく異なっていた。社会学者のブラッドフォード・グレイは両委員会を比較して、国家委員会を「委員駆動」、大統領委員会を「専門職員駆動」と特徴づけた。国家委員会委員たちは全員が委員会の全期間にわたって任命され、お互いに熟知しあう仲となった。グレイによれば、「互いの見解を極めて真摯に受け取り、勧告の前提として互いの一致点を探求する、というやり方が確立された。（同様に委員たちと専門職員との間の関係として役立ったのは、ごく初期に確立したことだが、委員会の二日間の会議で、金曜日の夜に社交の場というか夕食を取ることを慣例としたことだった。そこから他に匹敵するものがないような結びつきと集団の物語が展開した」[74]。事務局長のマイケル・イェズリーは委員たちの討論が正確に文章になるように献身した。専門職員は原案を準備したが、委員たち自身が資料の多くを書き、そして書き直した。

大統領委員会の組織は異なっていた。委員たちの任期は限られていた。何人かの委員は僅か一年で去った。委員会の期間三年の間に、一一名の委員の席に延べ二一名が座った。その内の何名かは最後の一年間に任命されたが、彼らは新たに当選したレーガン大統領によって任命された委員であった。彼らは一種特有の政治的なイデオロギーを会議に持ち込んだ（国家委員会の仲間の政治的信念など、私は考えたこともなかった）。事務局長のケイプロンは、〔国家委員会の〕事務局長イェズリーと異なり、自ら生命倫理学に対して豊かな経験を有し、十分な資格を持ったスタッフを採用し、彼らは特定の課題に対して集中的に作業した。報告書の執筆と加筆は、たいていスタッフが行った。

大統領委員会は十分に機能しなかった、といって咎められた。大統領委員会の法律専門職員であったアラン・J・ウァイスバードはこれらの批判を次のように要約した。

コンセンサスを培い、すぐに採用し履行できる実際的な案内を提供してくれる組織として、委員会は暗黙の内に理解され、また自らもそのように定義していたが、そのような委員会自身の理解にこれら〔の批判〕は、かなりの程度異議を唱えた。これらの批判によれば、委員会は自らの威信や知名度を生かして、公衆の知識や洗練のレベルを高め、力強く述べられた新しい諸見解の大いなる多様性に言及し、新しい疑問を提示し、さらなる議論と討論を鼓舞するべきであった[75]。

他の批判は、大統領委員会は十分に哲学的ではなかった、と言って非難した[76]。さらに他の人々は、自律と自己決定に焦点を当てる、委員会のほとんど単細胞的なやり方は、現代の米国国民の意見に同調しているとはいえ、余りに狭く、道徳内容に余りに乏しいと見なした。[77] これらはもっともな批判である。しかしながらそのことは、委員やスタッフ、手続きなどの欠点のせいだというよりは、公共において倫理を実践することに内在する困難のせいである。

二つの委員会の成果に対する評価も、実に様々であった。既に言及したように、『生命維持治療取り止めの決定』は、大統領委員会の報告書として、疑問の余地なく成功した。〔大統領委員会の〕『死の定義』と並んで、その報告書は公共政策と生命倫理学に大きな衝撃を与えた。様々の報告書の衝撃に関するグレイの調査によれば、この二つの報告書は、医療と生命倫理学の文献の引用数において高い順位を占めている。グレイはまた、両委員会の業績に詳しい何人かに、諸報告書の与えた影響について論評するように依頼した。〔大統領委員会の〕『生命のつぎはぎ』は「明晰で、注意深く、考え抜かれた報告書と見なされており、……国立衛生研究所・組換えDNA諮問委員会（RAC）の人遺伝子治療小委員会の設立に影響を与えた」。『遺伝性疾患のスクリーニングとカウンセリング』は、政治的にはほとんど何の影響も与えなかったが、「問題の本質把握や上手な概観、見通しの鋭さや包括性によって、賞賛された」。もっとも失望されたのは『医療利用可能性確保』であった。既に記したように、この報告書は、レーガン大統領に任命された委員たちのイデオロギーとぶつかり、大きな魅力をすべてはぎ取られた。それはまた、極めて複雑な問題の分析としては、余りに割り切りすぎていたかもしれない。『医療における意思決定』は、大統領委員会によるインフォームド・コンセントという課題の再構成であるが、「明快な、建設的な分析」を含んではいたが、特定の聴衆を持たず、従って、専門職の実践にはほとんど何の影響をも与えなかった。[78]

国家委員会には、政府による規則制定を勧告するという仕事が託されたという有利さがあり、その報告書のほとんどは、政策過程に用いられた。委員会によって公表されたものの中で一番評価され影響も大きかったのは『ベルモント報告』で、同時にもっとも理論的なものであった。『ベルモント報告』は直接的な規制力を持たなかったが、芽生えつつある施設内審査委員会（ＩＲＢ）への案内となり、生命倫理学の広々とした流れに流れ込んだ。グレイによれば、「ベルモント報告の影響は極めて大きく、その報告を読んだものには、その報告書で確定された〔自律・恩恵・

正義という〕三つの基本的原則が、無批判に用いられる「呪文」(mantra) のように思われて、大いに悩ませられることとなった[79]」。胎児と子供を用いた実験に関する二つの報告書〔『胎児研究』と『子供を含む研究』〕は、施設内審査委員会の報告書と並んで、問題の分析と政治への影響において大いに成功したと見なされた。

両委員会とも、グレイの言葉では、「埃をかぶってしまったもの」を生み出した。大統領委員会の『研究情報の開示』、『医療サービス倫理指針』、『特別研究』は注目されなかった。国家委員会の『研究傷害の補償』は真剣な研究と熱心な討論の結果であったが、当時何ら注目を集めなかった。その議論は一〇年後、ちょうど放射能研究の乱用が調べられたときならば、重要となったかも分からない[80]。大統領委員会は二年ごとに大統領・議会・他の連邦機関に、研究規制の改善について報告せよ、と言う立法府の要求で、さらに二つの報告書が提出された〔『被験者保護』(一九八一年)と『人体実験規制の実施』(一九八三年)〕。しかし二つともしかるべく配達され、虚しく棚の一部を占拠した。

政策や生命倫理学の世界で成功したか失敗したかは別として、これらの報告書はすべて、専門家と素人からなる一群の人々によって、倫理的問題に注意を集中し、息長くかつ公開でその問題を議論して、できあがったものである。時には哲学、法律、神学、社会科学の専門家がこれらの問題を検討するように動員され、思弁的な考察だけではなく、決定や政策や行動に翻訳できるような分析を提供するように指示された〔学者に対してその当時普通であった招聘条件とは異なり、彼らはその仕事で十分な報酬を得た〕。公的・実践的な倫理〔への関心〕を刺激した、というのが両委員会のもっとも立派な成果であった。倫理的関心を刺激した、ということが、同様な課題を託されているいくつかの州委員団を刺激した。例えば、「ニューヨーク州生命と法に関する特別調査会」(一九八五年から現在まで)、「医療提供における法的、倫理的問題に関するニュージャージー州委員会」(一九八五年から一九九一年)などが存在する。連邦政府の委員会はこれらの集団に、やり方のモデルと、場合によれば有能なスタッフさえ供給した。連邦政府は特定の課題に対して倫理の専門団を編成することを続けたが、その話はこの歴史書の境界を大きく越えることになる[81]。

II

生命倫理学の始まり——様々な問題

第五章　危険な実験——人を被験者とした研究の倫理

一九六〇年代の諸会議は、たくさんの議題を抱え、それらの議題の中で倫理的・道徳的（この二つの術語が定義されることは稀であった）な問題を議論した。論者は多くの話題に触れたが、しばしば憂慮を表明しただけに終わり、それらを定義し、分析し、解決することは稀であった。様々なセンターや委員会の議論はそれよりも組織化されており、これらの問題をもっと鋭く取り上げた。たくさんの議題は五つの話題に集約され、生命倫理学の初期の二〇年間に、多くの人々から熱心な関心を集めた。以下の五つの章は、これら五つの話題を概観する——人を被験者とした実験〔本章〕、遺伝学〔第六章〕、臓器移植〔第七章〕、死と死に行くこと〔第八章〕、そして生殖〔第九章〕、である。それぞれの話題を歴史的脈絡の中に位置づけ、生命倫理学の議論におけるそれらの取り扱い方を概観する。

1　危険な実験

医学の歴史の初めから、医師たちは、ヒポクラテスの言うように、「経験は不確かである」と知っていた。以前の症例でうまくいった治療法でも、現前の症例では失敗するかも分からない。(1)とはいえ病気が絶望的な状態となれば、今まで試みられたことのない治療法が試され、時に予期せぬ成功を収めることがある。さらにまた、ヒポクラテス学派の医師は、個々の患者の特定の需要や条件にぴったり合うような治療法を工夫した。彼らは患者から患者へ一般化することを警戒した。この不確定と多様性のただ中で、ヒポクラテスの箴言「利益を施し、害をなすなかれ」は、医師に対して治癒の心を片時も忘れないように説いた。(2) 今まで行ったことのないことや通常でないことを行う場合、それは治療のためでなければならなかった。医学史の大部分で、実験（ラテン語 experimentum では「経験という吟味に付する」という意味である）は治療と分かれて存在せず、患者は、医者が治癒しようとするときにのみ、実験の被験者となった。

時に歴史はもう一つの種類の実験の存在をほのめかす。古代ローマの医学百科全書家ケルススによれば、プトレマイオス朝の王たちはアレクサンドリアの何人かの医師たちに、罪人たちの生体解剖（vivisection）を認めた。ケルススはそれを非難し、実験する人たちを「人間の健康を取り仕切る代わりに、人間の死を取り仕切る……医者という名前の殺人者」と呼んだ。(3) アヴィケンナとマイモニデスは「人体への実験」に触れて、人は学問への単なる手段として取り扱われてはならない、と警告した。(4) これらの断片的な言及から伺えるように、純粋に知識を増やすためだけで、治療の意図のない実験は存在した。しかし一般的には、ヒポクラテスの時代から最近まで、医療と実験は必ずしもはっきりと区別されてこなかった。医学実験はたいしたものではなかったが、基本的に、病気の経過や治療法（伝統的であろうと革新的であろうと）の効果を観察することから成り立っていた。注意深い観察によって、近代初期の偉大な研究者、たとえばトマス・シデナム、マルチェロ・マルピーギらは、彼らのなしたこととなさなかったことの、効果、無益さ、危険性を学んだ。有能な診療家が新しい治療法を導入するときには、極めて注意深く行い、結果を観察し、結論を同僚と分かち合った。これが、慣習法でも「実験を行う人は自らの危険において行うように」と注意するところの、「危険な実験」の実態であった。(5)

一七〇三年にザブディエル・ボイルストンは〔マサチューセッツ州〕ボストンの子供に天然痘予防の種痘を行った。

彼の息子と二人の奴隷たちが最初の被験者となった。彼の良心の呵責を慰めたのは、ボストンの指導的な牧師、コットン・マザーであった。八六年後の一七八九年、エドワード・ジェンナーは彼の息子に牛痘を植え付け、次いで「およそ八歳くらいの健康な少年」にも同様にした〔一般には、息子に試したというのは誤りであり、八歳の少年に牛痘を接種したのは一七九六年と、言われている〕。〔ジェンナーの種痘の七、八〇年前にジョージ二世の〕キャロライン王妃は、王族の子弟に種痘という新しく危険な治療法が試される前に、何人かの孤児院の子供に種痘するように依頼した。これらの実験は治療（あるいはむしろ予防）のためと言えるかどうか、微妙なところをさまよっていた。種痘の効果を検証する方法は他になかった。被験者は同意することのできない子供であるということの懸念は、当時存在しなかった。(6)

ジェンナーの種痘導入から二〇年後に公刊された、トマス・パーシヴァルの『医療倫理』〔一八〇三年刊行、種痘導入が一七九六年とすればそれから七年後〕は、一カ所だけ実験に言及している。

これまで観察されたことのない事情によって生じたり、通常の治療法が成功を収めたことがないような症例においてはいつも、新しい治療法や新しい外科手術法が工夫されるのは、公衆にとっては良いことであるし、特に、貧民にとっては有益である（貧民は、社会で一番数の多い階級であるので、医術にもっとも恩恵を被る人々である）。しかしこの治療の意図を達成するためには、能力ある紳士諸氏は綿密にかつ良心をもって、健全な理性、正しい推理、信頼できる真理に支配されなければならない。場合によれば、医師や外科医の前もっての相談なしで、試みてはならないものもある。(7)

この助言が、当時の専門家の意見を代弁しているのか、もっとも見識に優れた人物による希望的な勧告なのか、判別しがたい。以後一五〇年間「同僚の審査」(peer review) についてついぞ耳にすることはなかった〔「同僚の審査」が具体化されたのが後の「施設内審査委員会」（ＩＲＢ）である」。

2　科学的医学と実験

一九世紀前半の医学は、一八世紀の化学と物理学の進歩によってもたらされた成果を収穫し始めた。生理学と病理学の基礎としての細胞学説、病気の細菌学説、聴診器や体温計のような検査器具の発明、臨床教育の導入などが、実験医学の時代を開いた。「パリ学派」は新しい科学的精神の典型となった。その指導者の一人ピエール・ルイは「数値的方法」を考案したが、それはデータを記録、分析する素朴な形態の統計学であった。一八三五年に彼は自らの研究を発表し、治療集団と非治療集団の二つに人々を分けて比較して、静脈切開術（瀉血）と水疱術（blistering）というありふれた治療法が、何ら治療効果を持たないことを証明した(8)。

一八六五年にフランスの生理学者クロード・ベルナールは独創的な著作『実験医学研究序説』を公刊し、医学は堅固な科学的基盤の上に据えられ、健康と病気の生理学的条件をできるだけ論理的に観察せねばならない、と主張した。彼はこの目標を達成するために、いくつかの方法を提示し、彼自身の独創的な研究でそれらを例示した。彼は自らの研究の道徳性を反省して、「私たちには人に実験と生体解剖を行う権利があるのだろうか？」と自問した。彼の答えは、「ある実験がその人の命を救い、その人を治癒し、何らかの個人的な利益をもたらすならば、その人に実験を行うことは、私たちの義務であり権利である。それゆえほんの僅かであっても害を与える実験は、たとえ結果が科学にとって、つまり他の人々の健康にとって、高度に有利であったとしても、決してその人に行ってはならない、ということが医学と外科学の原則でなければならない」というものであった。ベルナールの原則は、「実験は意図においては治療に役立つものでなければならない」というヒポクラテスの伝統に従っている。彼は実験被験者の同意については言及するどころか、ある医師が「死刑女囚に、当人の知らないままに回虫の幼虫を飲ませ、回虫が死後腸の中で成長するかどうかを調べようとした」実験を賞賛さえした。彼の考えによれば、この実験は、「何ら苦痛も危害も含まない。……キリスト教道徳が唯一禁じるのは、汝の隣人に悪をなすことである」[9]。この指摘を機に、ベルナールはヒポクラテスの倫理を越え出ることとなった。死刑女囚は、医師が利益を与え害を避けなければならない患者ではなかった。彼女は純然たる実験被験者であった。彼女への態度はヒポクラテスの基準ではなく、一般的なキリスト教の基準、特に害悪の忌避によって、規定された。病気や刑の執行によって死が切迫しているならば、およそ危害は生じないであろう。この論理を用いて、一九世紀の実験家、特に細菌の生態に関心を持っていた研究者の中には、死につつある患者を感染させることをためらわなかったり、二〇世紀の医者の中には、放射線や放射性物質を何ら事情を知らない死に行く人々に照射した人もいた。

ベルナールが消化における膵液の機能について開拓者的な研究を行う何十年か前に、合衆国陸軍軍医ウィリアム・ボーモントは、かつての患者アレクシス・セント・マルティンを対象にした一〇年にわたる実験結果を公表した。この患者の治りかけの銃創からは、胃への窓が開いていた。ボーモントはセント・マルティンと契約を交わして雇い入れ、食事付きの部屋と少額の給料を提供した。代わりにセント・マルティンは、自らの胃から分泌される塩酸にボーモント博士が様々の液体を滴下することを容認した。彼は、契約を交わした実験被験者として一面では従順であったが、完全に自らの境遇に満足していたわけではなかった。彼は何度か逃亡した。ボーモントの実験をまとめた書物は、科学への重要な貢献として賞賛された。ボーモント博士は「自分自身は謙虚な真理探究者、単純な実験家に過ぎない」と記した[10]。

実験への関心は一九世紀を通じて大きくなった。科学は進歩したとはいえ、その誤用に関する恐ろしい話は語られていた。一九〇一年にロシアの医師V・V・スミドヴィッチは、ヴィケンティ・ヴェレセーエフという筆名で、前世紀に行われた科学研究を想起して、回想記を刊行した。性病学の分野がヴェレセーエフの憤慨の格好の対象となった。医師たちはしばしば意図的に、患者に淋菌や梅毒スピロヘータを感染させた、と彼は主張した。ある患者は単に慢性病の患者であったり、たまたま不幸にも医療施設に入院していただけのことであったにもかかわらず、多くの患者が「絶望的な病気」や「生存の見込みのない」状態となった。実験家は自らの研究を評判の高い科学雑誌に発表した。ヴェレセーエフの結論は、

科学の犠牲となった不幸な患者たちの殉教史は、ここそと編集されたのではない。罪人たちは自らの犯行を堂々と公に言いふらしたのである。そのような実験を出版するということだけでも、その反復を全く不可能にすることになると、人は考えるかもしれない。……しかし不幸なことにそうではない。これら科学の奇怪な弟子たちは、傲然と身を反らせて、同僚からも医学雑誌からも何らの効果的な反論に遭遇することもなく、邁進していった。[11]

ヴェレセーエフは多くの事例をヨーロッパに求めたが、いくつかを英米から引用した。その中には、ロバート・バースロフ博士による、癌で瀕死の状態にある精神薄弱の女性の脳に電気検査が行われた例が含まれていた。その結果、女性はけいれんを起こし、死亡したのである。米国の医師たちはしばしば、そのような研究はヨーロッパ諸国にだけしか起こらない、そこでは下層階級の患者はほとんど何ら尊敬されていないからだ、と主張した。[12]しかし米国の医師専門職の指導者の中には、必ずしも〔こうした事例に〕無関心でない人もいた。その結果バースロフの実験は医学雑誌で厳しい批判に直面し、ヴェレセーエフ自身でさえも脚注で、「全専門職の憤激を喚起した」と認めたほどであった。[13]ある科学報告は特別悪名が轟いた。それはウルグアイの首都モンテビデオでのイタリア人細菌学者グイセップ・サナレリの研究であった。彼は、黄熱病の原因となる病原体を求めて、原因と推測される細菌を五人の入院患者に、説明も同意もなく、注射した。その結果、「発熱、鬱血、出血、嘔吐、肝臓脂肪症、頭痛、脊椎過敏症、腎炎、無尿症、尿毒症、黄疸、譫妄、虚脱などの典型的な黄熱病」を引き起こした。サナレリの報告によれば、患者たちは回復し、実験は「細菌イクテロイデスの特定の性質を解明する決定的な証拠」を提供した。[14]

一八九八年合衆国軍医総監ジョージ・スターンバーグ博士は、黄熱病専門家として、米国医学界の指導者たちの面前でサナレリの研究を批判した。ウィリアム・オスラー博士はもっと厳しい非難を投げかけた。「私たちが投与する薬の一滴一滴が実験だと認めたとしても、人間を実験の目的で当人の是認もなく意図的に用いるのは、滑稽を通り越して犯罪的である」[15]。二年後オスラーはこの非難を合衆国上院公聴会で繰り返した。上院議員ジェイコブ・ゴーリンガー（共和党、ニューハンプシャー州）は、医者として訓練を受けたが、反生体解剖運動の旗手となった。一八九六年に彼は、「コロンビア特別区における動物虐待防止法案」を提出した[16]。法案は本会議場に上程されることなく二度にわたって〔委員会で〕退けられたが、一九〇〇年春、ゴーリンガーはもっと範囲を広げて新しい法案名「コロンビア特別区における人間の科学的人体実験規制法案」を再提出した[17]。

法案が対象範囲を広げたのは、動物実験の寛大化は人体実験の寛大化につながる、と生体解剖〔反対〕論者は確信していたからである。生体解剖という術語は、あらゆる動物と人間の研究を含めていた。この法案が禁止するのは、「人間の生体解剖の罪、つまり、あらゆる病院、保護施設、収容施設、診療所において、……毒性確認のために毒薬を処方したり、病原体を植え付けたり、健康な組織に癌性潰瘍を移植したり、患者の健康改善以外の目的で外科手術を行ったりして、苦痛、苦しみ、生命と健康への危害などを含む科学的実験を行うことである」。そのような措置が許可されるとしたら、それは、実験者が特別区の委員たちから特別の免許を認可され、前もって特別許可を申請し、結果報告書を提出した場合だけである。実験被験者は、少なくとも「年齢二〇歳以上で、理性能力を十分完全に有し」、証人によって署名された公証許可証に署名して、委員会に実験者の申請書とともに、提出しなければならない。「あらゆる新生児、幼児、子供、青年、妊娠中の女性、出産後一年以内の女性、あらゆる境遇の、老齢で、虚弱で、癲癇性で、精神異常や精神薄弱の人に、苦痛や苦しみを引き起こしかねないあらゆる種類の科学的実験は許可されない」[18]。

公聴会を準備する中で、ゴーリンガー議員は、サナレリの実験も含めて、「人体生体解剖の恐怖」を催す実例を集めた。それはもとより、法案で言及された違反が、科学的な医学の殿堂で実際に発生していることを証明するためであった。米国医学界の指導者たちは、この法案に不利な証言をしそうであった。ジョンズ・ホプキンス大学のウィリアム・ウェルチ博士は、何年間も生体解剖反対運動に対する科学界からの反論の先頭に立っていたが、過去二五年間の科学の進歩を礼賛し、科学の進歩の主要な原因は、「研究実験の方法の成果の応用」にある、と述べた。オスラー博士は自らの証言に、彼の権威ある書物『医学の原則と実際』の脚注を引用した。この脚注はオスラーの研究倫理の要約となっていた。彼は医師の自己実験、患者の自発的な研究受け入れ、動物における無害と判明した薬剤のみの実験的使用、などを是認した。サナレリの「専門職からの無条件の非難を受けるべき……正当化しがたい実験」を引用し、「既知の検査済みの毒性の培養菌でもって意図的に実験し、ほとんど致命的な病気を引き起こすこと」は、犯罪的だと非難した。[19] こうした非倫理的な実験への不同意にもかかわらず、人の生体解剖を防止する法律制定に反対するかどうかというゴーリンガーの問いかけに対して、オスラーはぶっきらぼうに答えた。「はい、反対です、不必要な法律制定です」。[20] 医学の権威者たちは上院議会で十分な支持を結集したので、法案は委員会から外へは報告されなかった。

上院公聴会から三ヶ月後、軍医総監ジョージ・スターンバーグは黄熱病委員会を、合衆国陸軍軍医部少佐ウォルター・リードの指揮の下に、立ち上げた。黄熱病は熱帯地方を侵していて、ずっと以前から米国南部で命取りの疫病となっていた。黄熱病の極端に高い死亡率と罹病率は、一八八〇年代のパナマ地峡の大運河（La Grande Tranchée）建設に向けたフランスの努力を、明らかに失敗に追いやったものであった。また何千人もの米国兵が、米西戦争（一八九八年）の間この病気で死亡した。数十年の間多くの医師は、この病気はおそらく蚊によって蔓延するのであろうと主張していた。[21]

リード博士と三人の同僚、ジェイムズ・キャロル、ジェシー・レージアー、アリスティッド・アグラモント博士らは、蚊〔媒介〕仮説を検証するためにキューバのケマードに出発した。調査隊は伝染の仕方を特定するために、黄熱病の患者の血を吸った蚊に刺されるという実験を計画した。おそらくキャロルの発案であろうが、彼らは自分たちを最初の被験者にすることに決めた。リード少佐がワシントン特別区への途次にあるときに、キャロルとレージアーは実験を始めた。両者は重病となった。キャロルは回復したがレージアーは死亡した。戻ってきたリードはうろたえたが、臆しなかった。科学者たちは次の段階の研究へ入っていった。つまり研究被験者を分離して、一つは蚊に刺されるグループ、もう一つは患者によって汚されたベッドに曝されるグループに分けた。しかし研究スタッフの四分の一が病に冒されたので、リード博士はそれ以上の自己実験を中止して、自発的協力者を求めることにした。最初の自発的協力者が調達されたのは、かなりの偶然であった。好奇心を持った兵士がさまよいこんできて、「噛まれたいかい？」と尋ねられ、「よろしいです。そんなの怖くありません」と答える。すぐにもっと形式的な徴募書類が整えられた。契約書が作成され、実験の目的と危険性が述べられた（危険性の幾分かの過小評価と、キューバに生活するだけで黄熱病にかかる可能性の過大評価がなされた）。自発的協力者は、「自らの自由意思を享受しそして行使し、黄熱病の伝染方法の確定のために、自ら実験に服することに同意した」。一〇〇ドルが実験終了時に生存者、ないし死亡の場合は指名された人に、支払われることになっていた（病気の場合には二〇〇ドル支払われることになっていた）。米国の兵士も現地住民もともに登録された（現地住民には契約書はスペイン語に翻訳された）。二五人の自発的協力者が病気となったが、亡くなった人は一人もいなかった。

リードの実験の結果は、極めて価値あるものであった。その病気が風土病と化していた国々では、膨大な人々を殺し爪痕を残した熱帯病の、感染の原因と様態がつかめたのである。この科学情報がキューバでの公衆衛生計画の基礎となり、米国のパナマ運河計画の成功に大きく貢献した。それは社会的にも科学的にも重要な実験であり、公衆にも、合衆国議会によってさえも、その意義が承認された。ウォルター・リードの果敢な研究者としての名声と彼の同僚の勇気はその後何十年も褒め称えられた。(22)

リードの実験から八年後の一九〇七年一一月二〇日、オスラー博士は今やオックスフォード大学の欽定講座教授となっていたが、生体解剖に関して王立委員会で発言するように要請された。オスラーの伝記作者によれば、「それは彼にとって初めての経験ではなかった。というのも彼は既に、合衆国上院議員を前にかなり厳しい証言をしたことがあったからである。そこでも同様の質問がなされたが、無知と偏見が支配していたのに対して、英国議会の公聴会は異なる学識の人々によって構成されていた(23)」。オスラーと委員たちとの対話は、研究に関して造詣のある専門家の意見を明らかにしている。

委員　黄熱病の場合、細菌の実験は人間に対して行われたのですね。

オスラー　そうです、自発的にそのキャンプに行った人々の明確な同意をはっきりと取って行われました。

委員　昨日の証人によれば、彼の意見では、悪しき結果を伴う可能性があるような実験を人にすることは不道徳だ、ということですが、あなたの見解もそうですか？

オスラー　いずれにせよ不道徳なのは、状況を十分に理解できる個人自身から、はっきりとした明確な言明を得ることなしに、実験を行うことです。状況を十分に理解できるならば、誰でも実験に服するかどうかは自由です。

委員　自発的な同意があれば、道徳的か否かという問題は全く変わるとおっしゃるのですね？

オスラー　全く変わります(24)。

ウォルター・リードの実験は、医学研究に、健康な自発的協力者という新しい要素が加わる時代となったことを劇的に示している。オスラーの証言が示唆しているように、二〇世紀の最初の一〇年間に、自発的協力者の存在はごく当たり前のものとなり、ヒポクラテスの誓いへの追加が必要となった、それが自発的同意の原則である。しかし病院にはそこに入院して研究に利用できる患者がいるので、たいていの医学研究の本拠地であることには変わりはなかった。一九世紀の最後の二、三〇年間で、合衆国の病院は増加したのみならず（一八七三年の一七八病院から一九〇九年の四三五九病院）、死に行く人々の貧民院から、最良の医療が実践される医師の仕事場へと変化した。患者を診療している医師の中には、新しい科学に関心を持ち、中でも最良の人々はベルリンやウィーンのような土地で訓練を受けた。彼らが外国で学び、医学文献で知った革新的な治療法が、彼らの患者に適用された。この実験は基本的には治療という意図の範囲内に収まっていたが、その範囲を超えようとさせる誘惑は時に避けられないものとなる。

一八八六年ハーバード大学のボイルストン賞を獲得した博士論文『病院と医学教育の関係』において、チャールズ・フランシス・ウィジントン博士は、「病棟の居住者は、生存中は単なる臨床材料、死後は単なる病理材料という程度のもの以上の存在である」と、認識していた。患者はしばしば新治療法や新薬で治療されるということが正しいとしても、「単なる実験そのものから免れる権利を持っており」、たとえこれらの実験が特別の害や不快を含まないとしてもそうでなければならない。「研究者が患者にとって恩恵となるならば、……それを頼まれても断る人はまずいないであろう」。しかし不快や害が、何ら治療の意図のない介入から生じるならば、それは「言語道断な不当行為である。……もしも実験家が薬剤の生理学的効能を調査したいのなら、自発的協力者を求めるべきである。いかなる人をもそのような実験の希望しない犠牲者に仕立て上げる権利は、誰にもない」。ウィジントン博士は「患者を科学の心酔者のいかなる不正からも保護するような、権利章典」を擁護した。(25)

実験精神が根を下ろすにつれ、倫理も大まかながらその精神に伴って普及した。医師が患者を治癒しようとするときには、新しい治療法を用いることも認められた。この新治療法が明らかに実験的な場合には、患者に利益を施すべきであるという医師の義務の範囲内で、導入が検討された。とはいえ患者は、自らの病気や病状に関係のないような治療法や薬を検査するために用いられるべきではなかった。危険な実験に関しては、患者ではなく自発的希望者が採用されるべきであった。そのような場合には、被験者の自由な同意が必要とされた。結局は、〔黄熱病研究における〕レージアーとキャロルがそうであったように、研究者は自らを第一番目の自発的希望者にしなければならなかった。(26)

一般的な理解はこの通りであったが、研究の営みは内部の醜聞からも外部の批判からも無縁ではなかった。「反生体解剖協会」は第一次大戦前夜まで、「科学的暗殺」に対する攻撃を続けた。そして社会の注意を、被験者虐待の衝撃的な（しかしいつも正確というわけではなかった）事例に釘付けにした。感染症研究に孤児院の孤児を用いたという話は特に不快なもので、反生体解剖運動を鼓吹していたハースト系新聞によって広められた。[27] 一九一二年に指導的な細菌学者でロックフェラー研究所の野口英世博士の研究が、社会から厳しく吟味されることとなった。梅毒を引き起こすスピロヘータである梅毒トレポネーマを不活性化した培養液ルエチンを、彼は同意もなく四〇〇人に注射した。被験者の半数は精神病院の梅毒患者で、残りの半数は健康な孤児と公立病院の患者であった。彼の報告は『実験医学雑誌』に掲載され、反生体解剖運動を支持している雑誌『ライフ』の特集記事となった。そして世間の強い抗議が起こった。刑事告発が起こされたが継続せず、またいくつかの州議会は研究を規制しようとした。野口博士（彼は研究被験者に適用する前に、自らと同僚研究者にルエチンの試験を行った）は伝染病の研究を続け、アフリカで黄熱病を研究中の一九二八年に亡くなった。[28]

指導的な医科学者たちは研究そのものを擁護しつつ、その最悪の場合を非難し、研究者に責任の感覚を教え込んだ。ハーバード大学の生理学者ウォルター・キャノンは擁護論をリードした。「医学研究擁護協会」議長として彼が擁護したのは、およそ新しい診断や治療のやり方を用いる場合、患者と家族は「その計画を十分に承知し、同意している」べきであり、論文はその事実を証明する必要があると雑誌は主張すべきだ、という考え方であった。一九一六年にキャノン博士は米国医師会に、患者の文書による事前の同意をも含めて、実験が容認されるための条件を明示した決議案を採択するように要請した。例えばシモン・フレクスナーや、キャノンのハーバード大学の同僚であるフランシス・ピーボディといった、他の指導的な医学者たちは、この案を支持するのに乗り気ではなかった。ピーボディ博士は、患者の同意という考え方に特に不安を覚えていた。その考え方は、確かに危険な実験の場合には必要であるが、常に患者の福祉のために行動するという医師の責任を損なうことになるのではないか、というものであった。むしろ中心問題は研究者の性格であり、医科学で成功を目指すものは、一般に「専門職の中でもより高潔な人々である」、とピーボディ博士は述べた。[29] キャノンの提案は無効に終わった。米国医師会の代議員会は一九一六年の会議でその問題を取り上げず、第二次大戦後まで議題から姿を消した。

第一次大戦後、反生体解剖運動はその勢いを幾分失い、動物と人の実験への毒気を含んだ攻撃は弱まった。しかしながら人の研究の問題は継続しており、時に社会からの注目を集めることがあった。ワクチンの検査はボイルストンとジェンナー〔ともに本章第1節参照〕の時代と同様問題を抱えたままであった。というのも、唯一適当な研究被験者は、感染の疑いが残っている子供であったからである。一九三五年には実験的な生ポリオワクチンを接種された九人の子供が亡くなった。この悲劇的な出来事がポリオワクチンの研究を二〇年間遅らせることとなった。[30]

近代医学研究の明確な倫理基準ができたのはドイツ政府からだった、というのは一つの歴史の皮肉である。一九〇〇年という早い時期に、プロイセンの宗教・教育・医療省が、「介入から生じうる不都合な結果について適切な説明がなされた上で、……その介入に同意すると明確に……該当者が言明する」場合を除いて、すべての非治療的実験を禁止した。[31]（プロイセンの規則は、同年の上院議員ゴーリンガーの法案とほぼ同様である。）一九三一年二月二八日、アドルフ・ヒトラーがドイツ宰相になる二年前、ワイマール共和国内務省はなお強力な「新たな治療・実験への条例」を発布した。この条例は「医学の一般的、技術的、倫理的基準に関する明確な指示、インフォームド・コンセント、計画逸脱の文書による理由書、危険性・受益性分析、子供のように特に傷つきやすい人々を対象とした研究の理由書、文書による記録を保管する必要性、などを列挙した。多くの点でこの指針はその後のニュルンベルク綱領や後年のヘルシンキ宣言よりも包括的であった」。[32] その僅か一〇年後に、ドイツの医師たちは極端に非倫理的で非人道的な実験を始めるのであった。

3　ニュルンベルク軍事法廷における医師の審判

連合国が枢軸勢力を一九四五年に打倒した後に、ドイツ、イタリア、日本の一部指導者たちの行動は、戦争計画・遂行という非情な政策を上回って、人道に反する罪の領域にまで入り込んだ、と勝者は決定した。これらの指導者を戦争犯罪者として裁くための法廷が設定された。主な審理はドイツのニュルンベルクで数年にわたって開かれた。一九四七年八月一九日、これらの審理の一つである医師の審理は、七ヶ月の証言の後結審した。二〇人の医師と三人の医務官が、「医科学の名前で犯された、殺人、拷問、残虐」によって告発され、裁判官ウォルター・ビールズによって言い渡される判決を聴取しようと起立していた。被告らは、おおざっぱに「科学実験」と称された医学的措置を、犠牲者らに無理矢理に加えた廉で告発されていた。その「科学実験」たるや、犠牲者の死亡、外傷、障害などを引き起こしたものであった。九人の被告には長期の禁固刑が、七人には絞首刑が、言い渡された。被告たちは検察官がまさしく彼らを裁くために考案した基準に従って裁かれた。通常遡及的な（ex post facto）規範は法的に不適格であるが、これらの基準は決して遡及的ではなく、あらゆる文明化された人々に認識されるべき道徳命令を表現している、と検察官と裁判官は信じた。この基準は、自然法や、長い伝統を有する医療倫理の、現代的表現であると彼らは考えた。

医学の主要な道徳的命令である「傷つけるなかれ」が、これほどひどく、明々白々に、弁解の余地なく踏みにじられたのは、ナチスの犯罪によって以外には、それ以前にもそれ以後にも、なかったことである。しかしこの事件は、恐るべき犯罪以上のものであった。〔この事件を契機として、〕科学的営みとしての近代医学にとって不可欠な一要素である、生きた人間を用いた実験に関して、世界的な議論を始めることになったのである。実験が非難されるようなものになったのは、野蛮さ、人種差別、暴政のせいであるが、それらを別としても、人間を用いる医学実験は道徳的に問題を孕んでいる。人体実験の問題的本質がずっと昔から認識されていたことから、ニュルンベルク裁判とニュルンベルク綱領は、社会全体から、医学と科学の専門家から、そして公権力から、かつてなかったほどの注目を集めることとなった。この注目こそが、医学の道徳的伝統において、新たな始まりを画するものとなり、その始まりこそが、後に生命倫理学となっていったのである。(33)

軍事法廷の主張によれば、証拠によって明らかとなったのは、「第二次世界大戦の勃発とともに、捕虜と民間人の非ドイツ人国民や、ユダヤ人や「非社会的な」人々を含めて、彼らに対して犯罪的な医学実験が大規模にドイツや被占領国で行われた」ということであった。法廷は「一般に医の専門職の倫理に調和する……ある種の医学実験」を容認し、「道徳的、倫理的、法的な概念を満たすために遵守しなければならない原則」を一〇個あげた。この一〇個の原則はニュルンベルク綱領として知られるようになった。(34)

綱領第一項は、「被験者の自発的同意が絶対的に不可欠である。このことが意味するのは、実験に含まれる人は、強制力、詐欺、欺瞞、強迫、出し抜き、あるいは強制や威圧などを秘めた他の形態などを伴うことなく、自由に選択力を行使することができるのでなければならない」と述べている。これらの形式的・法的な表現は、強制収容所の恐怖をその背後に秘めている。この収容所では、これら「実験の被験者」は、自分たちの自由と威厳を全面的に剝奪され、科学研究という見せかけのもとに手足を切断され、殺された。第二項「実験は社会の福祉のために成果ある結果を生み出すものでなければならない」は、研究をイデオロギーの目標ではなく、人間の福祉に向けさせる。さらなる原則は、前もっての動物実験の必要性、不必要な身体的・精神的苦痛や障害の回避、死や障害の残る怪我が発生しないように前もって保証すること、研究者の科学的適性、有害な実験を停止する被験者の権利と研究者の義務、などである。

訴追状がナチスの実験を評したように、「科学研究という見せかけのもとに犯された犯罪」は、これらの原則をすべて踏みにじった。高々度研究〔高々度飛行の生理的影響の研究〕は犠牲者が死ぬまで酸素を奪った。人々は緩慢に凍死させられた。一〇〇〇人以上がマラリアに感染させられ、様々な実験薬で処理された。マラリアで死んだものも多かったが、薬物合併症で死んだものも多かった。ワクチン開発のために、黄疸、発疹チフス、コレラ、天然痘、ジフテリアなどに感染させられた。戦闘創傷を模擬的に作り、感染させ、その上で被験者は無作為に非治療組とスルファニルアミドによる治療組に分けられた。人々はまた、脱塩化された水を摂取する組とヨウ素毒性症候群が出現するまで塩水を飲む組に無作為に分けられた。様々の毒物が致死効果の確認のために処方された。男女が様々の方法で断種され、大量の住民を断種するもっとも効果的な方法が模索された。ナチスの医師たちの中でもっとも悪名高いのは、逮捕を免れたヨーゼフ・メンゲレであり、彼は特に双子の遺伝的研究に関心を持っていた。収容所から双子の子供たちを集め、その子らの身体的特徴を測定し、相互の輸血を行い、性器や他の臓器を移植し、人工的にシャム双生児を作り出しさえした。彼はまた双子の集団を比較研究のために利用し、一方に細菌を感染させ、そして両方を解剖のために殺害した[35]。大部分の実験は軍医学の緊急問題を解決するために行われたが、いくつかの研究、特にメンゲレ博士のそれは、人種差別と似而《え》非《せ》科学的優生学に駆り立てられたものであり、次章で論ずることにしよう。

米国人医師アンドルー・C・アイヴィ博士は、米国医師会によって検察当局の医学専門家として選ばれていたが、綱領の表現に責任を持っていたのは主として彼であった。アイヴィ博士は一九四六年晩夏初めてドイツを訪れ、米国医師会評議会に報告書を提出したが、裁判官たちはその報告書から表現を多く引用した。アイヴィ博士は「人体実験の規則は、習慣、社会的慣例、医療行為の倫理、などによって十分確立されていた」と書いていた。彼の指摘する「確立されていた規則」のリストは、裁判官の立てたニュルンベルク綱領の諸条項となった。死や障害の残る怪我が実験から生じるかもしれない、と疑わせるような理由がそもそもあってはならない、と彼が述べるときに、その規則のもっとも有名な除外例として念頭に置いているのは、「黄熱病の実験のような場合のことで、そこでは実験家が、非科学者の人々とともに被験者となったのであった」[36]〔ニュルンベルク綱領の第五項目は、「死や障害の残る怪我が生じるかもしれないと信ずるに足る理由がそもそもある場合には、如何なる実験も行ってはならない。おそらく、実験を行う医師が同時に被験者であるような実験を例外としても良いだろうが」というものである」。

もう一人の米国人医師でこの裁判と関連を持ったのは、タフツ大学医学校の精神科医師レオ・アレクサンダー博士で、彼は長文のぞっとするような内容の論文を『ニューイングランド医学雑誌』一九四九年七月一四日号に掲載した。彼はナチ体制下のドイツ医学の段階的な頽廃を詳述しているが、それは知的障害者の断種から始まり、「慢性病患者の安楽死（一〇年以上で二七万五〇〇〇人の犠牲者）へと進み、医学実験による殺人と大量虐殺に終わった」。「強制収容所で行われた実験の重要な特徴は、彼らが正統的な科学の目標を冷酷非情に追求したというだけではなく、全体主義秩序の支配下での必要性や問題から生じた、卑劣で実利的で、政治的、個人的な、秘められた目的によってむしろ動かされていた、ということにあった」と彼は記した。彼の考えによれば、「治癒しがたい病者に対する……医師の基本的な姿勢が、微妙にその重点を変化させるためことによって」、医学はイデオロギーによってがんじがらめにされてしまう可能性がある。[37]アレクサンダーは彼の長文の論文を米国の医師への警告で締めくくっている。米国の医師は、「ヘーゲル流の、冷血な功利的な哲学、……「有用なものは正しい」という考え方」に毒されているのではないか、と彼は懸念した。米国の医師たちは「ますます功利的になっていく社会において、……単なる社会復帰のための技術者という存在に、危険なほど接近してしまった。不治の患者は……まるで望ましくないお荷物のように見下されてしまっている[38]」。

ナチスの実験の恐怖は全世界の医学に衝撃を与えた。第二次大戦直後に創設された世界医師会は、一九五四年ローマで開かれた総会で「研究と実験に携わる人々の原則」を承認した。この原則の拡大版が、一九六四年六月ヘルシンキの世界医師会第一八回総会で発せられた。一九七五年東京、一九八一年ヴェニス、一九八九年香港、で修正されたが、依然としてヘルシンキ宣言として知られている。この宣言はニュルンベルク綱領よりもなおはっきりと、良き研究を支配すべき科学的標準を強調している。ニュルンベルク綱領では必ずしも見あたらないが、ヘルシンキ宣言において立てられ、現代の医学研究の考え方にも通ずる区別は、目的が主として特定の患者の診断・治療にある実験（臨床実験と呼ばれる）と、純粋に科学的で、その患者には予想される利益がない実験（非臨床的実験）との間の区別である。

両者を区別することによってヘルシンキ宣言では、ニュルンベルク綱領における同意への強い要求を弱めることが可能となった。つまり、同時に主治医でもある研究者は、もっとも良い治療方法の判断者であるので、特別の状況下ではインフォームド・コンセントを省略することも許される、ということになる。同様に「宣言」は、「各国の法律に従って」、無能力者の保護者や親族からの同意も権威を持つと認めることによって、「綱領」の同意必要条件を緩和した。[39] 注目すべきは、「宣言」における被験者の同意に関する条項が、「綱領」のように重要な冒頭におかれるのではなく、文書の真ん中におかれて、医師は責任感ある科学的な研究者たれという勧告に取り囲まれていることである。このような形式は、当時の多くの責任感にあふれる研究者の、研究倫理に対する姿勢を反映している。研究倫理の本質は研究者の誠実さと用心にある、というのである。

第二次世界大戦は不正な研究の極めて恐ろしい実例や、研究に関する最初の国際綱領を生み出しただけではなく、科学研究の増大それ自体をも生み出した。一九四一年〔フランクリン・〕ルーズベルト大統領の「医学研究委員会」（CMR）は、軍医学の速やかな改善のために、大学、病院、研究所、民間企業の研究者の連携を開始した。一三五大学研究経費二五〇〇万ドルに及ぶおよそ六〇〇の計画書が医学研究委員会の支援を受け、その監督下に入った。支援を受けた研究の多くがそうであったが、特に伝染病の研究は、刑務所、精神病院、軍駐屯地で行われ、被験者の権利はほとんど顧慮されなかった。ミシガン州ジョリエットの刑務所で行われたマラリア研究を新聞が報道するときは、囚人の戦争遂行への貢献を賞賛して、論調は賛美一色であった。[40] 歴史家デイヴィッド・ロスマンは、当時の研究者（そして同様に彼らの研究を知るようになる大衆）にとって、国家は交戦中であり、「非常時という感覚が研究所に充満しており、……戦場の規則が研究所にも当てはまるように思われた。選抜徴兵制で民間人が兵士となるのに当人の許諾をほとんど必要としなかったように、研究者は被験者の許諾を必要としなかった。」社会が憤慨する危険性があるときだけ、医学研究委員会は同意という保護条件を課したのである。[41]

戦後、医学研究委員会の資金認可権限は国立衛生研究所（ＮＩＨ）に移った。科学研究は今や折り紙付きの社会的価値を認められ、その科学研究への連邦政府の資金援助は急速に拡大し、また議会は国立衛生研究所に大幅な援助を行った。国立衛生研究所内部の研究は拡大したし、また同研究所交付金による研究計画は全国の医学校の基礎研究者だけではなく臨床研究者をも対象にするようになった。大学病院が主要な研究の中心地となり、何千人もの患者が医師の科学研究の被験者として用いられるようになった。かくて国立衛生研究所から全米の病院や研究所へ資金が流れ込むようになったが、被験者の権利と福祉への顧慮はその資金にはほとんど無関係であった。

人体実験にまつわる問題は、米国の医療専門職にとって必ずしも未知のものではなかった。ニュルンベルク裁判の記事は、主要な医学雑誌に掲載された。一九四六年の『米国医師会雑誌』はナチスの研究を非難し、倫理的研究のために三つの条件を提示した。それは、被験者の同意、前もっての動物実験の必要性、医学上の適正な管理、である。これら三つの条件は一九四七年一二月二八日米国医師会評議会によって承認された。[42] 一九五一年には「人体実験の問題」と題されたシンポジウムが、重要な研究中心地であるカリフォルニア大学サンフランシスコ医学校で開催され、講演は『サイエンス』に公表された。[43] 一九六三年の選集『医学における臨床研究——法的・倫理的・道徳的観点』はそれまでの一〇年間に書かれた七三編の論文を集め、五〇〇編のさらなる論文の文献表を付け加えていたが、それらはすべて英語圏の専門雑誌に発表されたものであった。[44]

従って当時、人を被験者とした実験の問題が無視されていたとか、倫理的研究の一般的な原則が知られていなかったなどと言うことは、ほとんどできない。その時代の研究活動のもっとも生き生きとした叙述である、レネイ・フォックスの『危険な実験』は、本質的ないくつかの疑問や、中でも自発的協力者に対する研究のリスクがはっきりしないという問題を、懸念する研究者たちを描いている。[45] それにもかかわらず、ニュルンベルク〔裁判〕の教訓は米国の医学研究の世界に、ほとんど何の印象も与えなかったようである。ロスマンによれば、「広まっている見解は、（ニュルンベルク〔裁判〕の被告である医師たちは、〕所詮ナチスであって、定義上彼らの存在は何の意味もなく、彼らの行為に対応して立案された綱領は合衆国にとって一つとして重要なものは存在しない、というものであった」[46]。ジェイ・カッツ博士の表現はもっと直截的である。「野蛮人には良い綱領だが、まともな医師には不必要な綱領だ」[47]。

中には見解を異にし、極めて早くから論争で率直に発言する医師も少数だがいた。アイヴィ博士とアレクサンダー博士は、彼らの懸念を極めて力強い言葉で表現した。カリフォルニア大学サンフランシスコ医学校のオットー・グッテンタグ博士は懸念を持つ医師の中でもっとも大胆な人の一人であった。彼の懸念はある意味で当然であった。ドイツで生まれ、教育を受け、医師の資格を取った彼は、一九三五年に合衆国に移住した。第二次大戦後米国陸軍軍医として故国に帰還し、何人かのかつての同僚医師に会った。彼が米国に戻ってきた時は、研究倫理の擁護者となっていた。一九五一年にカリフォルニア大学サンフランシスコ校で自ら構想し企画したシンポジウム〔「人体実験の問題」〕で、研究に関してめったに指摘されないある重大な急所を彼は指摘した。「実験家と実験される人との関係は、助け合いの関係ではなく、……ある生物学的一般化を確認したり否定したりするために始まったものであり、従って非人格的で客観的なものです。もともとの基本的な患者・医者関係は、連帯や生命の有限さといった観念を含んでいます。……上に述べたような実験はそのような人間関係に無縁です」。次の両者の区別を立てることが重要だ、と彼は述べた。「友人としての医師、……つまり患者を圧倒している共通の敵を征服するために患者と連帯している医師と、実験家としての医師、です。……実験と治療は同一の人格によって追求されるべきではありません」[48]。

後年のとある連邦委員会は次のように記すことになる。「医師の中でグッテンタグ博士は、……そのような区別を活字に認めた点において、かなりユニークな存在であった」[49]。私がカリフォルニア大学サンフランシスコ校の教授団に加わったとき、グッテンタグ博士はハーネマン医学哲学講座名誉教授であったが、ドイツの医師たちとの出会いに深い衝撃を受けた、と彼は打ち明けた。彼らは強制収容所の実験が暴露されても、ほとんど狼狽することもなかったように見えた。実際、彼らはその実験を正当化しようとさえしたのである。私がカリフォルニア大学サンフランシスコ校に赴任した最初の何日目かに、グッテンタグ博士はミチャーリッヒとミールケの『汚名の医者たち』のコピーを貸してくれた。(50) それはナチの医者たちの忌まわしい行為を描いた最初の書物である。そして私をチャールズ・キャロル神父に紹介してくれた。彼は監督教会派の同大学病院付き牧師で、ニュルンベルク裁判の司法スタッフをしていた。グッテンタグの、友人としての医師と研究者としての医師の区別は決して規制の中には取り込まれなかったが、研究の世界では反響があった。当時の多くの医学者はグッテンタグの命題を、医学研究の本質を理解する上で要《かなめ》の概念だと考えた。(51) 彼の区別は、必ずしも医学研究者には明瞭とならなかった研究と診療の本質的な相克を把握していた。

一九四五年八月六日原子爆弾がヒロシマに投下され、世界は原子力の時代に突入した。プルトニウムとウラニウムの恐ろしい力が世界に明らかとなり、国々がそれらの元素の平和的・軍事的利用の開発を始めるにつれて、核放射能の人体への影響を明らかにすることが責務となった。広島と長崎の不意を襲われた市民が被った恐るべき被害、常日頃放射性物質と接している研究者などへのもっと微妙な影響、環境への一般的な影響などは、十分に理解されてはいなかった。核兵器を用いた戦争が勃発すれば、軍民を問わず治療を必要とする何万人もの患者が発生し、彼らをいかに治療するかが医学にとって必要となる。生存者の子孫も深刻な被害を受ける可能性があった。イオン化した放射能が健康にどのような影響を与えるかという未知の問題は、研究によって克服されなければならなかった。原子力委員会（ＡＥＣ）は原爆傷害調査委員会（ＡＢＣＣ）を組織し、その委員会は二度の被爆の生存者の包括的調査を始めた（そして放射能影響研究財団の監督の下にその調査は現在も続行している）。大戦後三〇年間にわたって行われた放射能の生理学的影響の生物医学的調査は、原子力委員会と国防省から資金援助を得てきた。

ある奇妙な特徴がこれらの科学の営みには存在していた。それは、研究のほとんどすべてが秘密裏に行われていた、ということである。過去においては、医学研究は公表されるために行われた。研究者たちは開放的なコミュニケーションにおいてお互いに知識を共有しあった。しかし放射能研究は、冷戦という環境の中で国家の安全保障の問題を取り扱っていた。従ってその研究は、綿密に保護され慎重に保管されていた。このことが最大の皮肉につながった。一九五三年二月二六日に発せられた、国防省長官チャールズ・ウィルソンの公式命令は、軍の後援下のあらゆる研究を取り締まろうとするものであったが、何と一九七五年八月二二日まで「極秘」扱いをされてきたのである！　ウィルソンのこの指示は、政府の様々なレベルにおいて十分な討論を経た上で発行されたものだが、ニュルンベルク綱領を、「原子力、生物、化学などを用いる戦争領域の実験的研究において……あらゆる自発的協力者の使用」に関する支配政策として決定したものである。(52)しかしその指示が発せられて何年も経つのに、そのことを知っていたのはほんの一握りの最高幹部だけであった。軍、特に陸軍は、リード少佐の実験の記憶を名誉とし、自発的協力者の同意を必要とするという方針をとっていたが、この方針は、軍との契約や軍からの資金援助で働いている民間の研究者には、およそ体系的なやり方では伝わっていなかった。原子力委員会も自発的協力者の同意を必要とするという政策を採用したが、それらを研究者に伝える努力を怠った。(53)明確な方針の欠落という事態が、放射能研究の全時代を通じて、汚点となっていた。研究者はその専門職に蔓延していたすり切れた研究概念で研究を行ったり、被験者への責任意識を欠落させたまま研究を行った。

この種の実験の顚末が一九九三年一一月に外部に漏れ始めたときに、ビル・クリントン大統領はこれらの出来事を調査する委員会を任命した。ジョンズ・ホプキンス大学公衆衛生学校とジョージタウン大学ケネディ倫理学研究所の生命倫理学者ルース・R・フェイドンが議長に任命された。放射能人体実験大統領諮問委員会（ACHRE）の最終報告書は、一九四〇年代、五〇年代における人を用いた実験的研究での、一般に容認された条件を次のように要約した。

この関連において特別重要なのは、多くの研究者が行ってきたように、健康な被験者を用いた研究と病気の患者を用いた研究とを、実践的・道徳的に区別することである。健康な被験者を用いた研究には、少なくともウォルター・リードの（一九世紀から二〇世紀にかけての）世紀の転換点に行われた実験にさかのぼる、同意の伝統がある。

病気の患者を用いる実験は、医師の叡智と慈愛への信頼の伝統――少なくとも一九七〇年代まで支配的であった伝統――という臨床的脈絡の中で存在していた。……通常の臨床的関係において患者から同意を獲得するというのは、一九四六年の終わり頃には普通のことではなかった。その当時は、そしてまたその後何年も、患者の信頼と医師の慈愛は動揺すべからざる道徳的基礎であり、その基礎の上に専門的な治療家と病者の意味のある触れ合いが築かれるべきである、と考えられた。(54)

研究者が比較的明確なこれらの原則を持っていたとしても、「多くの医師がその時代、患者との非治療的関係に知らず知らずに陥った」ということは明らかである。(55)患者はその惨めな条件の故に、自分たちの病気と関係しない研究の、便利な被験者にしばしば仕立て上げられた。彼らの医者が、研究のために手練手管を用いることをことさら危険なことだと認識していない場合は、とくにそうである。「開示がなされないのは、たいていこのような状況下の被験者である」と、ある研究者が、一九六一年四月二九日、ボストン大学法・医学研究所の会議で発言した。(56)放射能人体実験大統領諮問委員会（ＡＣＨＲＥ）の取材を受けて、当時の卓越した研究者の多くが、無念さを募らせながら、彼らの若いときの経験を思い出した。(57)実際一九四四年から一九七七年の間の四〇〇〇件以上の徹底的な再調査で、害を含んでいる実験はほとんどなかったことが判明した。「これらの追跡調査の大部分は、成人の被験者で、身体に有害なものはなかったであろう。……いくつかの子供を対象とした非治療的追跡調査では、放射性同位元素被曝は、癌を発生させる潜在的危険性の増大と関連しており、そのような危険性は今日では容認できないと見なされるであろう」。(58)

一般に、第二次大戦後の文献によって明らかとなった問題は意識されていたにもかかわらず、多くの研究者は研究の倫理にほとんど関心を寄せておらず、倫理とは社会的進歩や個人的成功への障害だと彼らは考えていたに違いなかった（もしも、そもそも彼らが研究倫理を考えたとするならば）。その問題に敏感な研究者たちであっても、当時の一般的な考え方に従った。オットー・グッテンタグ博士のような、公にはっきりと発言した少数の医師たちの声は、敬意をもって聴取されたが、制度自体は変わらなかった。

4　サリドマイド事件

放射線研究の話は冷戦下の秘密であった。一般の国民はほとんど誰もそのことについて知らなかった。しかし新医学開発に内在するもう一つの事件は国民の関心を集めた。一九六二年七月一五日『ワシントン・ポスト』は、新薬サリドマイドで合成された睡眠薬が、人の胎児に深刻な四肢奇形を引き起こすおそれがある、と報じた。その薬剤はヨーロッパでは広く処方され、何千人もの赤ん坊が四肢の一つあるいは複数が欠けて生まれた。赤ん坊の母親は妊娠初期に、睡眠薬としてのみならず妊娠期のつわり用としても服用していたのである。『ワシントン・ポスト』の報道によれば、その薬が米国市場から遠ざけられたのは合衆国食品医薬品局（ＦＤＡ）の一係官フランシス・Ｏ・ケルシー博士のおかげであった。その薬を市場で販売しようとした米国企業、メリル製薬の執拗な圧力に抗して、そして食品医薬品局の上司の非協力、いやむしろ敵意をものともせず、ケルシー博士はその決定を下した。(59)『ワシントン・ポスト』紙の報道が現れてから一ヶ月後に、彼女の不屈の勇気を賞して、彼女には連邦文官殊勲賞がケネディ大統領から授けられた。その賞に彼女を指名したのは上院議員エスティーズ・キフォーヴァーであるが、彼は製薬会社と共謀していた食品医薬品局の時代遅れで腐敗したやり方を、委員会の公聴会を開いて糾問した。

ケルシー博士はサリドマイド（メリル製薬の商品名は「ケヴェドン」）を米国の市場から遠ざけたが、試薬として用いられるのを阻止することはできなかった。一九六〇年にメリル製薬は「臨床研究計画という偽装を行い、……ケヴェドンを国内でもっとも影響ある医師たちに紹介すれば、ひとたび商品が市場に出たときには彼らがそれを処方してくれるであろう、と考え(60)」て、市場に出す直前のキャンペーンを始めた。メリル製薬のセールスマンは外科、麻酔科、産婦人科など大学医学部のベテラン医師たちに焦点を絞り、彼らを招待して患者にケヴェドンを試験してもらう手はずを整えていた。メリル製薬の食品医薬品局への認可申請書がケルシー博士に届いたとき、彼女はその科学的データに疑問を持った。それは胎児の奇形問題に嫌疑を抱く以前のことである。彼女の下した結論は、「メリル製薬の収集した特異なデータは、無意味で似而非科学的なでたらめばかりで、明らかに化学に無知の読者を幻惑させようとしたものであった」[61]。数ヶ月後にケルシーは、その薬の利用者の中には末梢性神経障害を起こしたものがいたという、『英国医学雑誌』の報告を目にした。彼女は胎児への影響の可能性を疑いだした。しかしながらこの頃までに既に、この薬は医者の診察室や薬局に流れ込んでしまっていた。メリル製薬の熱心な「プロパーたち」は一二〇〇人の「影響力のある医師」をリストアップし、彼らがその薬をおよそ二万人の女性に処方した。この期間に全米でもっとも著名な女性医師、ジョンズ・ホプキンス医学校のヘレン・タウシグ博士は、ヨーロッパとイギリスの「幼児奇形伝染病」を個人的に調査し、彼女の名声をケルシー博士の孤独な戦いに提供することとなった[62]。

メリル製薬は医師たちにおずおずと危険を知らせ始め、最終的に一九六二年三月八日「新薬申請」を撤回した。しかし会社はケルシー博士を悩ませることを止めなかった。彼女の戦いは、女性とその赤ん坊を危険な薬から守るということだけにとどまらず、上院議員キフォーヴァーの食品医薬品局に対する調査にも中心的役割を果たした。その調査は一九五九年一二月に始まり、三年後の連邦食品医薬品化粧品法の改正につながった[63]。一九六二年のキフォーヴァー・ハリス修正法は新薬承認に関する政府の管理を強化し、「効果の実質的な証拠」を要求し、合衆国内で行われる治験被験者すべての全面的で自由な同意が必要となることを初めて規定した。この条項は上院議会の討論において上院議員ジェイコブ・K・ジャヴィッツ（共和党、ニューヨーク州）によって付け加えられ、最初は任意条件であったものが、会議の中で強制的な必要条件となった。しかし強制的な形式の場合でも、その条項は後のインフォームド・コンセントのあり方とは雲泥の差があった。その条項が要求しているのは、医師が被験者に、新薬が「実験の目的で用いられているということを知らせ、被験者かその代理人から同意を取得する。ただしそれが可能ではないとか、専門的な判断によれば被験者の最大の利益に反すると医師が見なすときは除く[64]」ということだけであった。

食品医薬品局は新しい法律を履行し、一九六三年二月七日と六月二〇日に省令を発した。しかしこの省令は、法律の同意必要条項の曖昧で解釈の余地を残した表現を、明晰にするには役に立たなかった。ケルシー博士は論文を書いて、「研究者の裁量」という広過ぎる理解や「実効可能性」や「裁量の利益」の意味をより限定し、そのことで貴重な貢献をした。[65] ケルシー博士の提示した解釈は、個人的なものだったが、〔「その解釈が〕公表される前に食品医薬品局によって認可されていた」として幾分消極的ながら局から承認された。[66] 一九六六年になって漸く、同局新長官ジェイムズ・ゴッダード博士の指導のもとで、同局は同意の必要性に関してより明確な省令を発行した。新しい省令は、大幅にニュルンベルク綱領やヘルシンキ宣言の表現や考え方に依拠していた。

サリドマイド事件は生命倫理学の歴史の一こまとして語られることはあまりない。もちろんそれは道徳的な勇気を必要とする事件であって、厳密な意味では、倫理的問題を提起するわけではない。むしろ、悲劇につながりうるよう な、商業的な貪欲さや政治的な馴れ合いから生じた事件であった。それでもサリドマイド事件は、連邦政府が被験者の実験の倫理に直接巻き込まれるようになる、その序幕に過ぎなかった。これ以降食品医薬品局は臨床研究にもっと注意深い監視の目を注ぐようになった。一九六二年の同意必要条項は、生命倫理学、医療の実際、公共政策などにおける中心的テーマであるところの、インフォームド・コンセントという概念の発達において重要な要素となった。

5　国立衛生研究所と研究の規制

一九五三年〔メリーランド州ベセズダ〕に国立衛生研究所の「臨床センター」が開設され、研究のための患者被験者の他に、「健常な自発的協力者」も歓迎されるようになった。これらの人々はしばしば伝統的な「平和の」教会〔同胞教会、メノー派、フレンド派（クエーカー）などのキリスト教平和主義を主張する教会〕や大学の関係者で、薬剤研究における健常な対照群として志願した。これらの健常な自発的協力者は、患者ではないので、医師と患者の信託関係に由来する責任の対象外になってしまうことに、研究者たちは気づいた。かくてこのような協力者には、危険から特別に保護され、これらの危険に関する十分な情報開示が必要とされた。患者の場合でも特定の病気で臨床センターに入院している人々は、通常の病院へは収容されなくなりつつあった。彼らが臨床センターに入院しているのは単に治療のためだけではなく、研究のためでもあったからである。オットー・グッテンタグの「友人としての医師」と「研究者としての医師」の区別は、臨床センターの状況を適切に叙述していることになった。というのもセンターの医師の多くは、彼らが操作する身体の所有者である患者には、友人としての医師の役割をおよそ持たなかったか、あるいは「友人」と「研究者」の二つの役割の間でぎこちなく揺れ動いていたからである。

二つの医者患者関係の道徳的性質に関する相違は、次の一〇年間に国立衛生研究所においてはっきりしてきた。指導層の間で徐々に認識されてきたことは、すべての実験被験者の権利と福祉に留意する必要があり、研究者の善意だけでは不十分だ、ということであった。一九六〇年に合衆国公衆衛生局は九万七〇〇〇ドルの助成金をボストン大学法・医学研究所に交付した。その研究所は、ウィリアム・J・カラン教授が一九五八年に、臨床研究の倫理的、法的側面を研究するために、設立したものであり、特に子供や囚人の使用やインフォームド・コンセントに配慮した。その研究の過程において、アーヴィング・ラディマー教授は彼の選集『医学における臨床研究――法的・倫理的・道徳的側面』を編集した。[67] その選集に明らかなように、人を被験者とした研究に伴う主要な問題は、一九六〇年代初めまでの文献におおよその輪郭が描かれていた。それらの問題の中には、インフォームド・コンセントと強制力排除の重要性、社会的利益の期待、研究計画の妥当性などがあった。しかしながら、子供や無能力者の同意にまつわる矛盾と、研究に対するある種の社会的監視の可能性は、依然として見通しの立たない問題であった。

一九六二年に国立衛生研究所は助成金を支給している研究施設の調査をとりまとめたが、その調査によれば、研究被験者の権利を顧慮した何らかの方針を持っているのは、五二の医学部の中で僅か九校だけであり、文書による同意の書式を持っていると述べたのは一六校であった。三四医学部では調査アンケートに答えようとさえしなかった。[68] 一九六四年国立衛生研究所総裁ジェイムズ・シャノンは副総裁ロバート・リヴィングストンを委員長とする内部委員会を設立し、人体実験の問題を調査させることにした。リヴィングストン委員会は注目すべき結論に到達した。「患者が実験の営みに巻き込まれる場合に、研究者・被験者関係における倫理的・道徳的問題に決着をつけるための根拠として、研究者の判断だけでは不十分である」(69)。

この結論を生み出すことになった出来事は、一九六三年のブルックリンのユダヤ人慢性病病院の事件であった。スローン・ケッタリング癌研究所のチェスター・サザム博士が、ユダヤ人慢性病病院の医学理事エマニュエル・マンデル博士に接近して、高齢の衰弱している患者に、ガン細胞を皮下注射して、免疫学的結果を研究することを申し込んだ。マンデル博士はこの計画を共同して行うことに関心を寄せた。被験者から同意を得る努力は一切払われなかった。何人かの病院医師はこの研究を知り、激しく反対した。病院理事会の構成員の一人、ウィリアム・ハイマン氏は憤慨して、その研究をダッハウ強制収容所で起きた出来事になぞらえた。彼は実験への承認を理事たちに求めなかったのは不当だといって批判し、患者のカルテを手に入れるために訴訟を起こした。加えてニューヨーク州医師懲罰委員会はサザム博士とマンデル博士に対して懲罰のための訴訟を起こした。両博士は、実験被験者のインフォームド・コンセントを取得しなかった点において、欺瞞的・詐欺的に振る舞ったと判断された。医師の免許は一年間停止されたが、この停止は執行猶予された（サザム博士は四年後に全米癌研究学会の会長に選出された）。一九六四年にはこれらの出来事はすべて公表された。サザム博士の研究は国立衛生研究所によって助成されていたので、この事例が社会に巻き起こした逆風を、国立衛生研究所当局は無視することはできなかった(70)。

リヴィングストン委員会の結論が注目に値するのは、研究者の良心が実験の倫理の十分な審判者であるという、研究倫理を何世紀にもわたってがっしりと支えてきた原理そのものが、非難されたからである。トマス・パーシヴァルは「(新治療法のような）新しい試みは、事前に内科医や外科医との相談なしで行われてはならない」と書いていたにもかかわらず〔本章第1節参照〕、そしてまた、時には計画された実験を評価するために「諮問機関」が必要だと指摘されていたにもかかわらず、その判断を研究者のみに任せるのが慣例であった。[71] ヘルシンキ宣言は自発的同意の原則と危険・利益評価の原則を支持したが、それらの確認の責任を研究者のみに負わせた（一九七五年の〔東京〕修正まで、「考慮・論評・指導などのための特別に任命された独立した委員会」の必要性は、その宣言に示されていなかった）。[72] リヴィングストンの報告を受けてシャノン総裁は、危険と利益を公平に決定し、被験者の自発的なインフォームド・コンセントを確保するために、研究者の判断は前もって同僚の評価に服さねばならない、と定めた。総裁の決定は一九六五年一二月三日国立衛生研究所の国立諮問会議によって承認され、一九六六年早期に研究機関に「方針と手続き」が発せられ、それぞれの機関で独立の評価機関を設けることが必要とされた。かくて施設内審査委員会が公共政策の公的な手段となった。[73]

同じ一九六六年に『ニューイングランド医学雑誌』に「倫理と臨床研究」が発表された。[74] 筆者ヘンリー・ビーチャー博士はハーバード大学医学校麻酔科ドア記念講座教授で、その著名さと雑誌の威信が相まって、米国医科学の最高レベルの研究における人体実験の実態を明らかにして、大いに狼狽させる結果をもたらした。ビーチャーの以前の論文「人における実験」は、研究と治療を動機と実態について区別し、従ってオットー・グッテンタグがなしたように、研究する医師と治療する医師とを区別していた。[75] しかしその論文はほとんど注目を集めなかった。それに対して「倫理と臨床研究」は大いに注目された。以前の論文は高度に一般化されたレベルで叙述されていたのに対して、新しい論文は極めて具体的であった。ビーチャー博士は二二の非倫理的な実験を、指導的な研究者による公刊された論文から引用して提示した（何人かは彼のハーバード大学医学校の同僚であった）。彼らは患者を過度の危険に曝し、同意の必要性を無視し、貧しく精神的に能力のない人々を対象とし、周知の効果を持つ治療法を採用しなかった、ということが明らかとなった。

ビーチャーの暴露は価値があったとはいえ、「より安全な保証は、知的で、事情を知悉し、良心を持ち、同情心があり、責任感がある研究者の存在である」という伝統的な研究倫理を、彼は否定したわけではなかった。[76] 漸く一九七〇年の著書『研究と個人』においてビーチャーは、「ほんの僅かの危害でさえもありそうならば常に、適確な諮問団によって支持された集団的決定が採用されるべきだ」と、外部評価の必要性について極めて簡単ながら言及した[77]。デイヴィド・ロスマンによれば、「[ビーチャーの]勇気がなければ、人体実験に新ルールを適用しようという運動は、遥かに緩慢なペースで進んでいたことだろう。他の誰も、研究者の倫理を問題視できるだけの、科学的知識と倫理的責任を持っていなかった[78]」。ロスマンの指摘の正しさは、研究倫理のもう一つの批判書である、英国の医師モーリス・H・パップワースの書物に対して、全く異なる反応が投げられたことによって支持される。彼の書物『人間モルモット』は、ビーチャーの批判と同じくらい（それ以上とは言わないまでも）詳細で、遥かに辛辣であったが、ほとんど注目されなかった[79]。たまに注目を集めたかと思えば、それはけなされた時であった。パップワース博士は有名な科学者ではなかったし、彼の批判は指導的な医学雑誌に公表されたわけではなかったからである。

この何十年間で、医学研究は量的に増大した。同様に研究成果を上げそれを評価する方法も、質的に改善した。対照的臨床検査（比較対照群のある検査）の方法と統計学的分析が一九四〇年代に導入され、次第に研究者にとって珍しいものでなくなり、まもなく標準的なやり方となった。（他方で）これらの方法は、様々の治療を被験者に無作為に割り当てたり、実験の具体的やり方に関して研究者と被験者双方を「盲目化」するというような技法を用いて、大きな倫理的問題を喚起した。これらの問題がはっきりと述べられているのは、研究計画の開拓者の一人、英国統計学者ブラッドフォード・ヒル卿の、一九五一年と一九六三年の論文においてであった[80]。ヒルは制御された臨床検査における主要な倫理的な問題を叙述していた。例えば、提案された治療処置の安全性の決定、新旧の治療法の相対的価値、患者を異なる選択肢に無作為に割り当てること、患者の同意、偽薬《プラセボ》、医師にも治療への盲目化を割り当てることなどである。臨床研究の新しい方法から、新たな問題が生じたのである。医学研究はもはや単純に、結果を観察するために何か尋常でないことをすればよい、というのではなくなった。それは、医者と患者を注意深く設計された計画に編入し、被験者を危険に曝すことによって価値ある知識を生み出すものとなった。ブラッドフォード卿は、これらの新しい研究の道具が、「医学において有能な人々の第二の本性である、倫理的認識と社会的道徳通念によって」正しく適用されることを希望して彼は結びの言葉としており、ビーチャーと大いに類似していた。(81)

しかしながら、施設内審査委員会（ＩＲＢ）による同僚評価の導入は、研究者の誠実さに対するこれまでの素朴な依存の、終焉の始まりとなった。「倫理的認識と社会的道徳通念」の重要性を認識している人たちでさえも、治療奉仕者としての医師と研究者としての医師の役割の間に、利害や関心において内的な葛藤が存在することに、気づき始めた。かつての理想は色褪せ始めたが、それでもその理想は依然として多くの研究者の心の中に漂っていた。一九六八年のモンデール上院議員の公聴会で、医学研究者は、公的な監視や政府による監視が始まることへの不安を表明していた。ある証人の証言によれば、医学の革新は「悪意はないがお節介な侵入者によって手かせをはめられることとなります。……私の持てる力を振り絞って皆さんにお勧めしたいことは、医学の進歩のために勇敢に戦っている良心的な専門家に、この問題を委ねる、ということです(82)」。

七年後の一九七五年、米国科学アカデミーが主催した会議「人を用いた実験と研究――葛藤する諸価値」でも同じ感情が漂っていた。ウォルシュ・マクダーモット博士は、「人体実験委員会などはどれも結構なものだと存じます。……しかしながら、その責任を担い、他者を危険に曝す決定を行うことから、研究者を解放することができる人は一人もいません」と主張した。フランシス・ムーア博士は、施設内審査委員会による同僚評価に対して、もっと強固に反対した。「この領域においては、その領域の生物学や患者のことを研究していないような人が行った批判的な判断ほど、反倫理的なものは他にありえないでしょう」。ジェイ・カッツ博士はこのような論調に挑戦して唯一の声を上げた。彼は反対して言った。「このような価値の葛藤の解決は、研究者の個人的良心に委ねることはできません(83)」。その会議での彼の講演は、研究者は椅子に座り、被験者が研究を理解しその危険を認識したということを研究者が確信できるまで、被験者と話をする、ということを主張したに過ぎなかった。彼はその時の様子を想起して次のように語った。「私が申し上げたことには何一つ扇動的なことはありませんでした。私の講演の予定は午後になっていて、午前中の報告者の話を聞きながら、私の意見は多くの参加者にはしっくりこないだろうということが分かりました。アル〔バート〕・ジョンセンが私の隣の席に座っていました。私がやっつけられたら、最後の秘蹟を私に施してくれるねと彼に聞きました。彼は私の耳にそっと囁きました、「だけど、ジェイ、ヘブライ語はできないんです」。私は囁き返しました、「ラテン語で十分だよ」と」(84)。

カッツ博士の予感は的中した。彼には最後の秘蹟こそ必要ではなかったが、有名な科学者のアルバート・セービン博士に撃退された。「カッツ博士が講演している間、私は聴衆を見渡して、人を対象とした医学研究を行っていることを知っている同僚の中で、額から角を生やして聞いている人がさぞや大勢いることだろうと思いました」(85)。ジェイ・カッツは決してつむじ曲がり屋ではない。彼は精神科医でエール大学法学校の家族法の教授であり、ニュルンベルク裁判の記録を読んだ一九六〇年代初期に、人体実験の倫理に関心を寄せた。彼はホロコーストで近親者を失ったので、このような実験に追い込まれたものがその中にいたのではないかと気がかりだった。その後彼は催眠暗示下での夢に関する彼自身の研究について考察した。彼と同僚の研究者たちは、被験者に有害な結果があるかもしれないということを知っていたが、その懸念を彼らの被験者に開示することにはならなかった。

私たちは綿密な調査に値するような問題を提起しませんでした。……研究にはっぱをかけられてはいましたが、医師が研究を行う場合に直面する独特の責任について、私の受けた医学教育では、一度も議論されたことはありませんでした。それで私は、被験者を計画に参加するように招じ入れたときも、その責任を考える準備ができていませんでした。私は自分がなしたことを考察したとき、思慮のなさと医学教育における空白にうろたえました。当時僅かしかなかった人体実験の文献に、没頭し始めました。これらの予備的な探求で分かったことですが、そのような研究で生じた道徳的・医学的・法的なジレンマは、何世代もの医者たちが考えていたような、「害をなすなかれ」という無限定な原則や漠然たる夢想のような綱領に忠誠を誓うことによっては、十分に解決することはできないのです。[86]

カッツ博士がエール大学法学校で人体実験に関する演習を始めた一九六六年に、ヘンリー・ビーチャーの論文「倫理と臨床研究」が出た。カッツはハーバード大学医学校での恩師であったビーチャーを招待して、その演習に参加してもらった。「ビーチャーの存在によって、学生たちが私と一緒に追求している研究の深刻さと重要性を、より深く理解することができました」。同年カッツは、エール大学医学校で研究倫理について講義したが、必ずしも歓迎されなかったことに失望を覚えた。情報開示や被験者の同意の重要性をカッツが強調し、ことに医学研究の諸問題を学問的に調査するための場を設けようという彼の示唆が、医学校の同僚たちの気に障ったのである。

法学校でのカッツの演習はもっと大きな成功をおさめた。その成果が簡潔な事例集『人を用いた実験』である。[87]アレクサンダー・ケイプロンとのこの共著で、カッツは人体実験の被験者に関する多数の事例や論文を集成して、問題を体系的に捉えられるような一問一答の形式に編集した。多くの問題が集約されたセクションの題名は、「科学、被験者、社会などの保護者としての研究者の権威」、「自分自身の運命の保護者としての被験者の権威」などである。これら一般的なテーマの背後に、同意に対するカッツの生来の関心が存在している。「被験者保護のための国家委員会」の最初の会合で、委員一人一人にカッツ博士のこの書物のコピーが与えられた。

6　タスキーギ事件発覚

一九七二年七月二六日の『ニューヨーク・タイムズ』は衝撃的な事件を報道した。「梅毒にかかった人々が、モルモットとして働くように誘われ、病気の治療も受けることなく過ごす、という研究を、合衆国公衆衛生局は四〇年にわたって行ってきた。……この研究は、死体解剖をすることによってこの病気が人体にどのような影響を与えるかを確認するために行われた」。この研究の被験者は「約六〇〇名の黒人で、大部分は貧しく教育もない、アラバマ州タスキーギの住民である」。[88] 被験者には病院への往復の無料交通費、無料の温かい昼食、梅毒以外のすべての病気への無料の医療が約束され、解剖後の無料の埋葬が行われた。その後の続報で、タスキーギ研究の詳細が明らかにされた。六〇〇人の被験者の内、四〇〇人が梅毒と診断されたが、一度もその病気のことは告げられず、一度もその病気の治療を受けなかった。彼らはまた自分たちが被験者となっていることや、その症状は〔しようと思えば〕治療できた、ということは一度も告げられなかった。残りの二〇〇人は梅毒にかかっておらず、対照群とされた。患者と対照群はともに「悪い血」を持っているので、定期的な医学検査と、不定期な脊髄穿刺が必要だといわれた。一九四一年に国民徴兵制度が開始されたときに、公衆衛生局と地方徴兵委員会との間で、治療を必要とする徴兵者のリストから被験者を除外するように、調整がなされた。一九七二年にこの事件が露呈したとき、七四人の未治療の被験者が依然生存していた。

もともとアラバマ州メーコン郡で何年か前から始められた公衆衛生局・性病治療計画が、その資金援助を絶たれた後の一九三二年に、この梅毒研究が始まった。治療計画に責任のある公衆衛生局の役人タリアフェロ・クラーク博士が思いついたのは、メーコン郡は全米で最も梅毒罹病率の高い地区の一つだが、その住民を対象とすれば、未治療患者の梅毒自然史研究として類を見ない機会となる、ということであった。当時の標準的な治療法は、ヒ素と水銀の薬剤を用いたもので、危険な上に効果も当てにならなかった。全国でも有数のアフリカ系米国人の教育機関の一つである、タスキーギ研究所〔現タスキーギ大学〕付属病院の協力も確保された。もともと一年間の予定で計画された研究であったが、ペニシリンを用いた効果的な治療法が適用できるようになった後も維持されて、都合四〇年間も継続された。いくつかの理由に基づいて公衆衛生局のスタッフはその研究を評価し、科学的な価値により継続が必要であると判断したのであった。

タスキーギ研究の事件は公衆衛生局の内部でも、より広い科学と医学の世界でも、必ずしも秘密扱いにされてはいなかった。そのデータを報じる多くの論文が、医学雑誌に公表されていたからであった。しかしながらサンフランシスコの公衆衛生局の職員ピーター・バクスタンがたまたまその事件を知って、さらなる探求を始める前までは、その事件は一般にはほとんど知られていなかった。一九六六年初め、バックスタンは公衆衛生局にその研究の道徳的意味を吟味するように要請したが、成功しなかった。ようやくのことで、その研究を当時の人種政策と結びつけた彼の手紙が、研究行動に責任を持つ、公衆衛生局疾病対策センターの高官たちの注意を引くことができた。彼らはその研究を評価するハイレベルの会議を開いた。会議の参加者は全員感染症の専門家で、その研究は科学的な格上げが必要であり、継続されるべきだ、と決定した。この対応に不満を持ったバクスタンはその話をＡＰ通信の記者エディット・レーデラーに伝え、彼女はそれを〔ニューヨーク・タイムズの〕記者ジャン・ヘラーに回し、そして同紙の記事が現れた。

保健教育福祉省の副長官マーリン・デュヴァル博士は、公衆衛生局をもその管轄におさめていたが、彼は「ショックで震撼させられた」と言明した。一九七二年八月二四日、彼は九人の市民よりなる「タスキーギ梅毒研究臨時調査委員会」を組織した。その委員長には著名なアフリカ系米国人教育学者ブローダス・バトラー博士がなった。その調査委員会は幸運なことにジェイ・カッツ博士をそのメンバーに加えていた。同委員会の課題は、タスキーギ研究はその開始期とペニシリンの利用可能以降とにおいて、正当化できるかどうか、もしもできないならば、「残存する参加者の権利と健康需要に調和する形で、いかにそれを終了させるべきか」、保健教育福祉省に支援された研究に参加した患者の権利は、十分に保護されたか、などを決定することであった。同委員会は最初の勧告書を一九七二年一〇月二五日に提出し、最終報告書を一九七三年四月二八日に提出した。報告書はこの研究を開始期においても継続期においても非倫理的と判断し、速やかな停止と生存している犠牲者に対する速やかな補償を勧告した。さらに、連邦政府の資金援助を得ている、人を被験者としたあらゆる研究を規制する権威を有する、全国人体実験委員会の設立を、その報告書は要求していた。[89]

タスキーギ事件によって研究倫理は世間の目に触れるようになった。一九六〇年代後半に発生した他の出来事も、科学研究者の誠実性に疑いの目を投げかけさせたが、それらの中には、先に言及したユダヤ人慢性病院での出来事〔本章第5節〕も含まれている。ウィローブルック州立病院の事件はこの章の先の部分〔本章第9節〕で述べられる。これらの事件は二つとも、報道によって公となったときには、社会に衝撃を与えたが、公衆の良心に与えた衝撃でいえば、タスキーギ研究ほど大きなものはなかった。その事件が発覚したのは、人種差別に対する関心と怒りの高まっていたときであり、貧民と無力者の差別への感覚が高まっていたときであった。この反倫理的研究がなされたのは政府によってであり、公衆衛生局の高官を通してであり、彼らが誓約した義務は、米国国民の健康を保護することであり、たとえ科学のためであろうとも、国民を搾取することではなかったはずである。この事件は、これまで多くの人々が合衆国ではありえないと判断していた、ナチスの医学実験の戦慄が、私たちの温かな、科学的・医学的な世界で繰り返されたような印象を与えた。研究倫理は、これまでの一〇年間穏やかな監視の下にあったが、今や公衆の視線に曝されることとなった。

7　倫理学者と実験

一九六〇年代終わり頃まで、哲学者は一人として、また神学者もほとんど誰も、医学研究に関連した道徳問題を考察しようとしなかった。哲学者は、既に見たように、そもそも実際の倫理に言及しなかったし、生命医学研究の世界から精神的に遊離して存在していた。一九二九年にイエズス会神父でその世界に近しかったアルフォンス・シュウィタラ師（セントルイス大学医学校の聖職者理事でイエズス会監督者）が、近代的な研究病院の倫理的精神を賞賛していた。そのような病院では新知識が人類の将来の福祉のために熱心に追求されている、というのである。この状況で重要なのは、「患者の姿を見失わないことである。……患者の生命、健康、安全こそが最優先されるべきである」と彼は記している。病院における医科学研究の導入に賛歌を寄せて彼は、「病者は確かに実験動物ではないが、他方で人として孤高のなかで得意となっていてはならない。実験がまともで、注意深く管理され、用心深く監督されているならば、そのような実験とは全く無関係だと見なされてはならない。そのような実験こそ、健康を彼自身と無数の他者にもたらすものである」と述べた(90)。

もう一人のイエズス会士ジョン・フォードはもっと用心深かった。彼は第二次大戦直後に、医学研究の根本的な道徳的ジレンマに気づいていた。「患者を治療するためではなく、新治療法の結果がどうなるかを実験的に発見するために」患者に治療が施される場合、その治療への患者による同意が重要だと彼は強調した。同意なくそのような治療を行うことは、「不道徳的であるだけでなく、医師の立場からして非倫理的であり、違法でもある」。彼はまた、研究の道徳的前提条件として、前もっての動物実験や受け入れられる危険・利益の割合にも言及した(91)。フォードはピウス一二世の教書を引用した。教皇は一九五二年の国際神経系組織病理学会への声明で、ニュルンベルク医師裁判を想起し、病気と健康を問わず、あらゆる研究被験者からの同意の必要性を承認し、教皇自身のお気に入りの神学的テーマを強調した。「人格的存在としての人は社会の効用のために存在するのではなく、むしろ共同体が人間の幸せのために存在するのである(92)」。

科学研究者たちはこの原則を、教皇ほど明確には認識していなかった。ウォルシュ・マクダーモット博士は、一九六七年の「米国内科学会・(医学の進歩から生ずる) 倫理的ジレンマ検討会」において、反対命題を定立した。「かりに恣意的な判断が個人に抗してなされるに違いないとしても、社会の権利を確保することこそがこの倫理的問題の核心です」。「少数者を対象にした研究から獲得された知識によって、集団のための大きな実際的利益を持った計画を実施する方法が可能となる、ということを明らかにすることによって」、社会は個人に対する権利を獲得する。マクダーモットによれば、仲間による評価はほとんど価値がなく、臨床の研究者の責任を希薄にすることが許されるべきではない。マクダーモット博士は次のような臨床研究者の擁護論を挑発的に展開した。

社会は私たちに臨床研究の明確な青写真を与えてくれなかったかもしれません、しかしずっと昔から、他の種類の道徳的ジレンマを処理する重い責任を、私たちに課してきました。その中には、結果的に、私たちが神を演じなければならないものも含まれています。……道徳的ジレンマの核心は「宣言」や「規制」で処理できるものではありません。というのも今日の情勢では、そのような声明は、社会も人体実験の権利を持っているという事実を、完全に無視する結果とならざるを得ないからです。私たちは、自由な社会という重要な要素を維持しながら、「神を演じる」ことをいかに制度化するかを学ばなければなりません。[93]

教皇ピウス一二世の原則と科学者の想定との間の明白な矛盾に、多くの思慮深い人々は頭を悩ませた。一九六六年から一九六八年の間、人体実験の研究が米国芸術科学アカデミーの後援のもとで組織された〔「人体実験の倫理」会議〕。その研究の出発点は同アカデミーの会長、ハーバード大学の法学教授ポール・A・フロイントによって任命された作業班にあるが、これはおそらくヘンリー・ビーチャーの説得が功を奏したのであろう。[94]この作業班は問題を研究・分析する学者を選択し、二つの会議を計画した。一つは一九六七年の一一月三・四日に開催され、作業班が準備した覚え書きを検討するためのものであった。もう一つは一九六八年九月二六〜二八日に開催され、研究の最終成果として提出される報告書の直前の原案を討論するためのものであった。最終報告書は、人体実験に関する包括的問題の、学際的で思慮に富んだ分析のモデルとなった。会議参加者はこれまでのどの会議におけるよりも多くの学問分野から集まった。医学と法学の代表はもとより、人類学、社会学、科学史、さらに神学からも出席した。会議の論集は人体実験の倫理の、最初の学識あふれる包括的な研究書となった。

米国芸術科学アカデミーの編集長、スティーヴン・R・グローバードは会議報告集の序文で、「公費が投入されている実験は、……（研究者、被験者、そしてより大きな社会の）利害が規定され、保護され、管理されているかどうか、という公的な篩に堪えることが重要であり、そのことを確保せよという明白な要求」への応答が今回の同アカデミーの企画である、と述べた。さらに「研究——中でも被験者に深く関係する箇所——の「規制」が最重要事項となりました」と続けた。彼はまた、ナチの恐怖政治の間に生じた「たとえようもなく悲劇的なヨーロッパの体験」の故に、「そのような残酷な行動を反省し、不可能とするような綱領を樹立するために、……法律家と医師の実質的な探求」が必要となった、と述べた。(95)

ハンス・ヨナスによる同アカデミーの〔人体実験〕研究への寄稿「被験者を用いる実験の哲学的考察」は、実験倫理と生命倫理の全般における里程標となった。(96) それは哲学的な傑作（tour de force）であり、哲学的伝統に浸っている精神は、まさに概念を解剖し論証を構築することができる、ということを証した。ヨナスは彼の論題としてマクダーモット博士の扇動的な表現を利用した（同博士も出席していた）。ヨナスはまず、研究の道徳的問題を概念化するきわめて一般的なやり方は、個人の善と公共善の間の両極性を認識することかもしれないと述べた。しかしこのやり方は、問題の枠組みをとらえる適当な方法ではないとして否定した。権利と義務は、社会を解体から保護し、個人を危害から保護するという、全く異なる脈絡の中で生じる。彼が記しているように、実験は公共善や社会契約によって正当化される、という主張がある。しかし実験は、その本性からして、社会生活の保全という善ではなく、進歩と向上という善を、生み出すのである。これらの目標は「改良主義的」（melioristic）で、それ自体として必要ではなく、義務的ではない。「私たちの子孫には、略奪されない惑星が残される権利があります。新しい驚異的な治療法に対する権利ではありません」。改良主義的な目標の追求においては、どのような社会の権利をも個人の権利の上に据えることはできない。改良主義的な目標は、義務的ではないが、高貴なものである。それらは人に自由な、犠牲的でさえある行動を呼びかける。実験という社会的な営みは、「道徳法則の次元を遥かに凌駕し、献身と究極的行為という崇高な孤高の境地に辿り着くような倫理的次元」の内部で考えられなければならない。ヨナスの洞察力鋭い論文から、義務、自由、完全・不完全義務の本質などに関するカント倫理学から学んだ哲学的精神と、人は自分自身の目的に責任を持ってかかわる主体でありつつ、他者の目的に自発的に参画する主体である、という彼自身の哲学的見方が、ともに表現されていた。

ヨナスはこの見解を医学実験に導入した。「同意」は、他者を道具として使用することから、他者を目的として尊重することへの転換を、正当化するものと見なされているが、しかし単なる同意では不十分である。真の自発的協力とは、他者の目的に能動的に参加し、その目的を自身の目的と同一化することであり、それが本来の実験の正当化である。この論証の上に、研究参加者の順序が形成される。改良主義的な目標とほとんど同一化されうる人々、つまり研究者自身が最初の自発的協力者であるべきである。知識、動機、決定の自由においてより劣っている人々は最後に研究被験者になるべきである。これら後者の候補者たちは絶対除外されなければならないというのではないが、彼らが被験者になるように申し込まれたら、実験の正当化はより強制的な性質を帯びざるを得ない。ヨナスの論文は哲学的反省という高山の希薄な空気を漂わせていたが、その主要な命題は、これまで明晰に行われたことのなかったほど強制力のあるものであった。研究参加は、あらゆる観点からして、またすべての参加者にとって、自由の行使と見なされなければならない。社会は個人の権利を、社会の将来の善を生み出すために、侵害することはできない。個人は義務ではなく、自由に呼応することのできる召命《コーリング》、これら将来の善を生み出すことを助けるという召命を持っている。――ハンス・ヨナスは研究倫理に、確固たる哲学的基礎を付与したのである。

8　国家委員会

全国人体実験委員会（本章第6節参照）はタスキーギ調査委員会の勧告した形式では作られなかった。しかしその翌年（一九七四年）に議会は「国家研究法」を通過させ、「生物医学・行動科学研究協力被験者保護のための国家委員会」を設立した。(97) 議会がその委員会に課した課題は、研究被験者、特に障害を持つ被験者の、権利と福祉を保護する規制を保健教育福祉省に勧告することと、研究を倫理的に遂行するための原則を提示することであった。委員会の構成と展開に関しては、既に第四章で述べた。ここでは、委員会の存在が与えた被験者研究倫理への影響を回顧する。委員会はその審議や委員会の仕事を取りまく文献を通して、研究倫理の理解に、少なくとも四つの主要な貢献を行った。それは、研究概念の明晰化、同意の重要性の周知化、同意能力の減退した被験者を用いる研究の矛盾の解明〔本章第9、10節参照〕、研究（research）に関する討論を公共圏にもたらしたこと〔本章第11節参照〕、であった。

最初に委員会は、研究の本質的特徴を捉えた定義を定式化した。実験を定義する方法はたくさんある。未経験の介入の試み、仮説の検証、標準的やり方からの離反、医療技術の最初の適用、未知への冒険、あるいはもっと論争的な表現を用いれば、人々をモルモットとして、あるいは目的よりも手段として、用いること、などである。討論を開始した当初は、何ら明確な定義は共通に用いられていなかった。臨床研究の方法が形式を整えるにつれて、研究の定義もより明確になり、倫理的問題の輪郭もよりはっきりしてきた。研究に特有な方法論的特徴は、知的戦略を確立し、価値ある情報を生み出すために人為的介入を行うことにある。つまり、研究は研究計画書に従って行われる。研究計画書は、無作為化〔あるいは任意抽出法〕や盲検化〔例えば二重盲検法〕のような技術を明示し、それらの技術は、有効性を侵害するような変数や偏倚を少なくする。さらに研究計画書は、結果の信頼性を生み出す統計的な必要条件を述べる。治験を終えていない薬剤が未知の毒性を孕む場合や新しい外科手術法の結果が不確かな場合は、研究計画自身が被験者を危険に曝すことがある。これらの方法を適用する過程において、すべての被験者は「手段」となり、彼らが治療上の利益を経験するか否かは問われない。しかし外部の観察者が研究計画書をチェックすることによって、研究者の仮説や過程の危険性を判断したり、実験をこれまでの知識の脈絡に位置づけることが可能となる。研究というものをこのように理解することによって、国家委員会は長時間の討論の後、研究の定義を定めた。「「研究」とは仮説を検証し、導出されるべき結論を可能とし、それによって、一般化可能な知識（例えば、理論、原則、関係性命題などで表現された）を発展させたりその知識に貢献したりするように、工夫された活動を意味する。研究は通常、目標や（この目標に到達するための）一連の手続きを定めた、形式的な研究計画書に叙述される」[98]。

この定義は、長い間用いられてきたがしかし誤解を招く恐れのある治療的研究と非治療的研究の区別を、暗黙の内に廃棄することとなった。委員会は既にその区別を、ヘルシンキ宣言から引用して、委員会最初の報告集『胎児研究』において受け入れていた。その後意図的にその区別を廃棄したのは、「体系的な研究」はどれも、病人においてであろうと健康な自発的希望者においてであろうと、研究計画書に潜在する危険を引き起こすからである──例えば、任意抽出されて〔偽薬を用いる〕無効果選択肢に入れられる危険がある。従って同意が必要なのは健常な自発的協力者だけでなく、研究者としての医師の治療のもとにいる病人もそうであり、このことはこれまでの議論では明確に認識されてこなかったことである。委員会の医学顧問でエール大学のロバート・レヴァイン博士による、研究の本質を分析し、研究と診療との相違を論じた四編の長い論文は、研究に関するこの新しい定義を生み出す上で重要なものとなった[99]。

研究倫理に対する委員会の二つめの貢献は、同意を単なる形式的な（pro forma）行為から根本的な道徳原則である人格の尊重と等価のものへと、格上げしたことである。この格上げによって研究倫理は功利主義的見解と明確な対立関係に入った。研究の信奉者の多くにとっては、「より大勢の人々のより大きな善のために」〔最大多数の最大幸福〕ということが被験者の使用を、同意がなく危険な実験の場合でさえも、正当化してきた。レオ・アレクサンダー博士はこの「功利主義」を、彼の論文「独裁制における医療科学」において非難した。米国人研究者でこの功利主義原則の極端な形態を支持する人はほとんどいないが、功利主義的態度は底流には存在していた。哲学者たちが議論に参加するようになって、研究倫理の根本的格率としての功利主義原則は批判に曝された。哲学者たちは人格の自律を錦の御旗とするか、あるいは個人の自由の尊重を功利主義よりも強調する他の倫理理論に導きを求めた[100]。

ハンス・ヨナスの『〔被験者を用いた実験の哲学的〕考察』は、こうした風向きの変化の基礎を築いた。ポール・ラムジーは『人格としての患者』の冒頭の章で、「インフォームド・コンセントが存在することで初めて、医学の診療と研究が、共通の目標のために自由な人間が自発的に共同する作業となりうる」と主張した。[101] チャールズ・フライドの『医学実験──人格の統合と社会政策』は社会の利益に対する人格の自律の優位を擁護した。[102] H・トリストラム・エンゲルハートが国家委員会に提出した論文は、この原則を概念にはっきりと表現し、その表現はさらにベルモント報告に影響を与えた。「人格の尊重は道徳の論理的条件である。……被験者を自由な主体として尊重すべきである。……この第一の原則は、善や価値の問題から独立して、権利と義務の考慮に焦点を絞るという意味で、義務論的な原則である」。[103] エンゲルハートは、「被験者の自由なインフォームド・コンセントと、……同意不可能な人の最大の利益を保護するための……代理人の同意、および強制の忌避」は人格の尊重を反映した手続きとして必要だと考えた。人格の尊重を義務論的に理解し、他の善との均衡と無関係だと見なすことは、研究の倫理的な正当化としての哲学的功利主義を非難することにつながる。同委員会は人格の尊重を研究行動に直接関係する基本原則の筆頭として、明確に支持した。この原則は、同委員会の理解では、「少なくとも二つの倫理的確信を具現している。一つは、個人は自律的主体として扱われるべきである、ということであり、もう一つは、自立性が減少した人は保護される資格がある、ということである」。[104]

9　子供を用いた研究

国家委員会の研究倫理への三つ目の大きな貢献は、研究被験者として自律性が減退した人々の矛盾した立場を明らかにしたことである。子供、精神障害者、重病人などの人々は一層の配慮を必要とするグループに属しているが、他方で、単に彼らが施設にいて利用しやすいというだけの理由で、時に危険な研究に囲い込まれて、しばしば虐待されることがある。一九〇〇年に提案された上院法案三四三二号〔上院議員ゴーリンガーによる、本章第2節参照〕やニュルンベルク綱領のような綱領や法律による研究規制の試みは、このような人々を研究被験者として全面的に排除することによって、虐待を除去することを目指した。ヘルシンキ宣言は無能力者に代わる「法的保護者の同意」を容認したが、法的保護者が被後見人を危険に曝す権限について、説明していなかった。そのような事情の下で国家委員会に課せられたのは、「そもそもどのような条件で」研究は独力で同意できない人を含むことができるのか、それを調査することであった。

ニューヨークのウィローブルック州立病院の出来事は、子供たちの治療法を改善し病気を予防するという問題と、同時に、その子らの無能力を悪用しないという問題の矛盾を、ありありと描写している。一九五六年初め、ソール・クルーグマン博士とジョアン・ガイルズ博士は、感染肝炎の自然発達の研究を始めた。肝炎は施設に収容されている子供にしばしば認められる病気であった。二人はニューヨークの精神遅滞児の施設で最も大きいウィローブルック州立病院の当局に話を持ちかけ、新たに収容された子供たちの集団に肝炎を感染させ、その病気——子供において穏やかなインフルエンザ状の症状を引き起こす——の経過を注意深く観察したい、と申し込んだ。ほとんどすべての子供がその施設の衛生状態ではいずれ肝炎にかかるし、それに加えて、引き起こされた感染は後に子供たちを免疫化するだろうから、彼らの申し出は不当ではないように思われた。クルーグマンとガイルズは肝炎の自然発達をもっとはっきりと究明し、いつかはワクチンを開発することを目指した。

一九五八年に彼らの研究の最初の結果が公表されたとき、論争が巻き起こった。新聞は憤慨して報道し、ウィローブルック州立病院の子供の両親は抗議し、医療関係者は狼狽した。クルーグマンとガイルズ両博士は彼らの研究を倫理的だと弁護したが、彼らの弁明に耳を貸すものはほとんどいなかった。彼らはナチスという烙印を押されさえした。[105]二人はしかしワクチンの開発に成功した。『米国医師会雑誌』（JAMA）の編集者たちは、今度は逆に批判した人々を非難した。英国の雑誌『ランセット』に掲載された手厳しい一連の手紙に言及して、『米国医師会雑誌』の編集者たちは次のように記した。「『ランセット』編集者への手紙はクルーグマンと彼の同僚の研究を激しく批判していた。……ある投稿者〔ゴールドビー〕は「その研究が掲載され、米国医師会雑誌の編集者に積極的に支持されたのには驚いた」。いかにも殊勝ぶった調子で、『ランセット』の編集者はゴールドビーの見解を支持した。……拙雑誌の今月号はクルーグマンのチームの最新の報告を掲載しているが、それによって判明するように、『ランセット』の編集者は口を慎むべきだとたしなめられてしかるべきであった。証拠は今や歴然としている。ウイルス性のB型肝炎は、MS—2血清不活性製剤を接種することで引き起こされた能動免疫によって防御されうるのである」[106]。この結果論的な自慢話は、しかしながら、同意の問題を解決しない。ヘンリー・ビーチャーが以前に書いていたように、「実験が倫理的であるか否かは、その出発点にある。事後において倫理的となることはない。目的は手段を正当化しないのである」[107]。矛盾は残る。同意のできない人は、たとえ危害が最小で将来利益の見込みがあるとしても、研究被験者になるべきではないのだろうか？　ウィローブルック病院事件はこの矛盾に取り込まれた、複雑で議論の余地のある事例である。

ポール・ラムジーは子供を用いた研究を、彼が後にビーチャー記念講座講義で展開する医学の新倫理の、「プリズムのように、問題を分光する事例」と見なした。しかし彼が提示した命題は柔軟性がなかった。つまり、同意できず、従って忠誠契約にはいることのできない子供は、決して研究被験者として用いることはできない。ただし子供が研究過程から利益を得る見込みがあるならば、研究を子供の治療に加えても良い。——この命題は多くの問題を提起するが、もっとも深刻なものは、子供の研究を制限することは、将来の多くの子供に益を与えるかもしれない医学の進歩を見送ることになる、というものである。それでもポール・ラムジーは動じなかった。「患者としての子供に関係しないような形で子供を実験に用いることは、それだけで一種の殺菌された野蛮である。本来子供は、健常であろうと病気であろうと死にかかっていようと、私たちと医療に対して忠実であることを要求しているが、その忠実さの要求に実験は何ら配慮していないのだから。子供に対する忠実さという規範に、顕著な例外を期待すべきではない」[108]。ラムジーは、研究者と患者との間の契約における同意の重要さを指摘して、非治療的研究における代理人による同意の道徳的正当性を退けた。彼がこの断固たる結論を引き出したのは、ちょうど国立保健研究所が研究に関する政策を再定式化しようとしているときであった。彼の主張は子供の研究の多くを廃絶してしまうことになったであろう。

「被験者保護のための国家委員会」はラムジーを招待して意見を提示するように要請し、同時にリチャード・マコーミック師に代替意見を提案するように依頼した。二人の神学者は委員たちの前で討論した。マコーミック師の主張は次のようであった。子供の研究参加に代理人である両親が同意する場合、子供が自分のために何を望んでいるかではなく（代理同意の通常の正当化根拠）、もっと深く、子供が何を望むべきか、に基づいて立てられた想定によって、その同意は倫理的に有効となりうるのである。人は誰も、成熟度は問わず、ある種の善（その一つが健康である）への性向を持っている。かくて、人は誰もこのような善を保持する手段を求める義務がある。従って、人は誰もこれらの善を他者のために求める義務がある、「というのも、私たちは社会的存在であり、私たちの成長を規定する善は、……他者にも存在する善であるからです[109]」。――これらの見解は、マコーミックの神学的倫理学の中心に存在する、自然法の考え方から導き出されたものである。彼の論証における独自の工夫は、代理人同意の通常の根拠を、意図（would）から当為（should）へ修正したことにあった。しかし彼は、いくつかの直ちに繰り出された反論に答えなければならなかった。その一つは、間接的にヨナスに、直接的にラムジーに、由来するものであった、つまり、研究参加は義務以上（余剰功徳）であって、義務ではない、というものである。マコーミックの再反論は、危険・不快・不便のレベル分けを導入し、危険が過剰でなければ、他者への貢献の義務は慈善からではなく、正義から生ずるのである、というものであった。

委員たちは何ヶ月にもわたって、何度も原稿を書き換えて、議論した。結局、いろいろ検討した結果、原則として、子供の非治療的研究の場合、代理人の同意が有効である、ただし、研究に含まれる子供への危険は最小のものでなければならない、という複雑な結論の文書となった。その文書は危険のレベルを定義し、それぞれの危険レベルを子供の保護のレベルや研究の重要性と結合させた。リチャード・マコーミックの一般的な見解が、彼の正確な論証そのままではないとしても、反映された結果となった。報告書『子供を含む研究』、一九七七年）はラムジーとマコーミックの主張を要約する長い章と、その問題を分析した他の何人かの倫理学者の見解を含んでいた。[110]

ポール・ラムジーは後年、マコーミックの論文は、「彼の同僚ルロイ・ウォルターズの論文とともに、国家委員会の議論にかなりの影響を与えた」と記した。[111] マコーミックはそれに答えて、「それが当たっているとすれば喜ばしいことであるが、ウォルターズと私が与えた影響は多分に思弁的なものであった」と答えた。[112] 一委員として確証できることは、この複雑な問題に関して私の考え方に与えたマコーミックの影響は、およそ思弁的ではなかった。彼の論証は子供の存在を、単に孤独で傷つきやすいものとしてよりも、社会的現実へ参加しかけたばかりのものとして、理解させた。この視点のおかげで私にしろ他の委員にしろ、研究によって生じた問題を、もっと大きな脈絡で、つまり、弱者保護のみならず子供と社会の幸福への貢献をも考慮して、考え直すことができるようになった。委員会の報告書は、子供を伴う研究のすべての問題を解決したわけではないが、健全な倫理の基礎を築き、注意深く制限するとともに分別をもって許可するという両方を兼ねた規制を発効させることを可能とした。[113]

10　囚人を含む研究

同意能力は精神能力や成熟度によって制約を受けるだけではない。強制によっても無効にされうる。明らかにニュルンベルク綱領の第一条は、強制収容所の収容者に加えられたような極端な強制を想定している。合衆国の刑務所収容者も、実験の被験者とされてきた。第二次大戦中伝染病の研究は、しばしば刑務所の収容者の間で行われた。ドワイト・グリーン〔イリノイ州〕知事は州刑務所におけるその手の研究を、仮釈放や刑期縮小を前もって全く約束することなく、許可した。戦後数年して、研究参加は刑期短縮の理由となる「模範時間」に該当するか否かという問題が、おそらく研究被験者であった者の内から提出された。ドワイト・グリーン知事はその問題を検討するための委員会を任命した。議長はアイヴィ博士で、ニュルンベルク裁判で有名であった医師である。委員に『米国医師会雑誌』の編集長のモリス・フィッシュバイン博士、他に何人かの医師、ユダヤ教学者、神父、二人の実業家がいた。委員会の報告書は新しく採用された米国医師会の原則〔米国医師会の「倫理綱領」は一八四七年に制定され、一九〇三、一二、四七年に改訂されたが、ここでは一九四七年に改訂されたものを指す〕を支持し、不当な影響や強制の問題を論じ、結論として、刑期の短縮の期待が過度でなければ、研究参加は刑期短縮条件に組み込むことができる、というものであった。この結論は仮釈放の一般的原則と矛盾しない、と委員会は判断した。(114)

米国の刑務所では研究が続行され、医学部の研究者は閉じこめられている囚人に面会した。私が勤めていたカリフォルニア大学サンフランシスコ校の施設内審査委員会では、州の主要な収容者医療施設があるヴァカヴィル刑務所での研究計画書を、定期的に審査した。刑務所の壁の内側に、多くの製薬会社は研究センターを設置した。ジェシカ・ミットフォードが『親切でありふれた刑罰――監獄ビジネス』を出版するまで、ほとんど抗議の声が上げられることはなかった。(115) ミットフォードは刑務所内の危険な研究が引き起こした事件を取材し、刑務所の状況は本質的に強制的だと主張した。国家委員会が刑務所内部調査に向かったとき、委員会は刑務所特有の事態に直面した。委員たちとスタッフは、六つの刑務所を訪れたが、刑務所での研究は自由なインフォームド・コンセントを得て行われてはいないだろうという推測で立ち入ったのに、引き上げるときには、ほとんどの囚人たちが異口同音に、研究計画を理解し、参加を希望していることを信じていた。囚人たちの主張によれば、彼らには参加の権利があり、判決によってもその権利は奪われなかった（自由と投票の権利は奪われたが）、研究は興味深い気晴らしとなる、また囚人の中には自らの罪を償う機会となる、というものもあった。アップジョン社が大規模な研究センターを維持しているミシガン州立ジャクソン刑務所で、私たちは一人の収容者から挨拶を受けた。「先生方、皆さんがおいでの場所は、いつ何時生が死に変わるかもしれない所です。この刑務所で囚人が死なない唯一の場所が、研究室だということに私らは気づきました。皆さんが私たちから守ってくれようとしている危害などは、それに比べれば微々たるものです」と彼は言った。(116)
同時に研究を褒美や罰として捉えている囚人たちは、望ましい研究へしばしばこっそり参加してきたということや、ところによれば、研究センターは病気の囚人にとって、みすぼらしい刑務所の施設に対する、望ましい代替施設であった、ということを私たちは知った。刑務所研究は委員たちが想定していたよりもずっとたくさんの逆説を提供したのである。

委員会は刑務所での研究を、自発的協力を希望する人が皆平等に研究に参加できる条件の確保とか、刑務所の健康管理の改善といった、厳しい条件の下で許容するという、複雑な報告書を作成した。『囚人を〔被験者として〕含む研究』が保健教育福祉省長官ジョセフ・カリファノに提出されたとき、私たちの勧告が実質上刑務所改革計画になる、ということに彼は気がついた。彼は刑務所のシステムに何ら権限も持たないという理由で、その報告書の受け取りを拒否した。その代わりに保健教育福祉省は、刑務所での研究を、収容者の生活に影響を与える身体的、心理的、社会的条件の研究に制限するような省令を公布した。(117) 連邦刑務所を管轄している司法省は、一九七六年三月に、それらの施設における医学実験を廃棄するという、もっと簡単な方策をとった。州刑務所は一般にその指導に従った。研究が認められる場合には、徴用や強制に対するきちんとした安全策が施されなければならなかった。刑務所での研究は、実際的な目的に対して、存在を止めたも同然であった。現代の刑務所は、薬物、無秩序、病気などに冒されており、かつて考えられていたような、科学研究にふさわしい清潔できちんとした場所という理想ではもはやなくなっている。

11　人体実験と公共の対話

国家委員会の四番目の大きな貢献は、実験倫理の討論を、医学の世界の個人的な論議から、広範な公共の対話（public discourse）へと変形させたことにあった。委員たちは科学者を招待して研究について教示してもらい、学者たちを、特に哲学と宗教の領域から招待して、道徳と社会事象について教示してもらった。これらの学者たちは、しばしば彼ら自身はこの領域については非専門家であったが、思慮深い考察を生み出し、研究問題への理解を研究者だけで行っているよりもなお深めた。施設内審査委員会（ＩＲＢ）という国立衛生研究所の方針を支持することによって（本章第5節註73参照）、国家委員会は研究を討論する特定の場を生み出すこととなった。しかもその討論は、特定の研究計画書に基づき、抽象的にではなく、具体的かつ詳細に行われるようになった。施設内審査委員会は指針なしでは研究計画書を討論できないので、連邦の規制を通じて定義や規則は委員会に伝えられ、手引き書によって補足され、評価者の過去の体験によって充実された。施設内審査委員会のシステムは、構想や現実において完璧ではないが、この二〇年以上にわたってでたらめな研究を防止してきたし、もっと重要なことは、倫理的な問題を公的対話の世界へと導入してきたことである。[118] 保健専門職から病院付き牧師まで、何千人もの人々が施設内審査委員会に従事し、臨床研究の用語と問題に馴染みとなった。研究計画書は審査され、研究者に訂正を求めて送り返され、修正され、一旦承認されると、公共の財産となった。「医学と研究における公的責任」（ＰＲＩＭ＆Ｒ）は一九七四年に設立され、州の境を超えて施設内審査委員会同士の情報伝達と教育を促進した。ヘイスティングス・センターは、ロバート・レヴァイン博士によって編集された、『ＩＲＢ』という施設内審査委員会委員用の会報の刊行を開始した。

国立衛生研究所ではドン・チョークリー博士が、一九六〇年代後期に政策指針改善の監督に任命された。一九七四年にその地位は拡大された。新しい局が設立され、「研究危害防止局」（ＯＰＲＲ）と呼ばれた。研究危害防止局は規制を解釈し、啓蒙用資料を準備し、啓蒙活動を後援し、そして特に重要な課題として、研究施設が規制に従っているか否かを監視した。一九七九年にチャールズ・マッカーシー博士が研究危害防止局長となった。カトリック大学教授として彼は、カトリック教会の教会法の専門家であったが、国立衛生研究所に移籍後は、教会法の技術を規制の作成や規制の速やかな解釈に適用した。彼は良い意味で勃興する生命倫理学の陰の実力者（eminence grise）であり、常に背後で助言、情報、政治的秘策の手はずを整えていた。一九七五年に国立衛生研究所・臨床センター所長のモートン・リップセット博士は、ジョン・Ｃ・フレッチャーを神学教育の世界から臨床センターに招聘したが、そこはフレッチャーが一〇年前に大学院生としてインフォームド・コンセントを研究した所であった。フレッチャーは生命倫理学担当副所長という肩書きを与えられ、研究の内部評価と臨床相談のための計画立案という課題を与えられた。[119] 研究という閉鎖された世界が、大勢の視線に解放され、その問題と原則を理解する多くの人々に親しいものとなっていった。国家委員会の仕事とその結果として生じた諸規制は、合衆国において研究環境を著しく変化させた。[120]

12 結論

一九七〇年代に生命倫理学の多くの活動によって、人体実験の倫理が、使用可能な新定義、一群の問題、一続きの論証など独自の論説によって構成されるまとまった一つの論題へと形成された。そのことによって個人が合理的な見解を形成し、地域社会が合理的な政策を採用することが可能となった。この生命倫理学の対話が可能となったのは、自らの専門によって道徳的、法的、社会的分析にたけている学者たちが注意を集中し、科学者が共同し、様々な問題をめぐって国家委員会、議会公聴会、様々な連邦政府機関の部局、諸委員会、専門団体のシンポジウムなどで討論が行われたからである。この対話はそれ以前の時代のものとは異なる。反生体解剖の時代は対立的、論争的で、熱狂的なイデオロギーによって焚き付けられた。第二次大戦中と戦後すぐの時代の研究に関する対話は、秘密主義的で散発的であった。一九七〇年代になって、国家委員会が医学研究の討論を支えるために設立され、対話は協同的、学問的、公共的となった。特記すべきは、研究に関する対話が、米国社会で広く受け入れられるような解決を目標とするようになったことである。

第六章　生命のつぎはぎ——遺伝学と倫理

子は親に似る。共通の大きさや形、性質や強さ、弱さや苦しさは、家系を通して伝わり、人は常に、どうしてなのか不思議に思ってきたに違いない。四世紀前、ミシェル・ド・モンテーニュは、彼が父親と共有した膀胱結石の責め苛むような苦痛を、「子供と父親との類似について」というエッセーにおいて考察している。「私は父が病気になる二五年かそのくらい前に生まれた。ちょうど父が最良の健康を享受していた頃のことだ。この病気になる性向は、この間いったいどこで孵ったのだろうか？　そして父がこの病気からずっと遠く離れていたときに、父の実体を築きあげた本の小部分（それでもって父は私を形づくったのだが）は、どのようにしてその大きな痕跡を残すことになったのだろうか？　どのようにしてそれが今まで隠れていて、四五年後になって自分に感じられるようになったのだろうか？……この過程について、誰か私に解明してくれるだろうか？」[1]。この一六世紀の賢者は、現代遺伝学者のみが答え得たような問いを投げかけた。現代遺伝学は、「子供と父親との類似」に関する持ち前の好奇心から生まれた。この好奇心は一〇〇年ちょっと前までは、類似が何故生じるのかただ思弁を弄するだけであった。しかしその頃に思弁は科学へと転じた。一八六〇年代、オーストリアのブルノにあるアウグスティヌス派修道院院長グレゴール・メンデルは、自分で修道院の庭で育てていたエンドウ豆の性質がどのように伝わるのかを、数学的に計算した。[2]

およそ一世紀近く後の一九五三年四月二五日、「核酸の分子構造」と題されたジェイムズ・D・ワトソンとフランシス・H・クリックの僅か一頁の論文が、英国の科学雑誌『ネイチャー』に掲載された。二人の筆者は、デオキシリボ核酸（DNA）分子、つまり、ほとんどすべての動物の細胞の核に潜んでいる断片を、「二本の螺旋状の鎖でそれぞれが同一の軸に巻き付いている」と説明した。この論文は天才的な科学的閃きの明快な叙述であった。それは一言も倫理については語っていなかったが、その結語は、「私たちが仮定した特殊な組み合わせは、遺伝物質の可能的複写機構を示唆する、ということを私たちは見逃さなかった(3)」というものであった。同じ事実を他者もやはり見逃さなかった。『ニューヨーク・タイムズ』は筆者たちの結語を記事の見出し「遺伝の化学への手がかり発見」へ昇格させた(4)。ワトソン―クリック仮説によって生化学的構造と機能は明らかとなり、さらに彼らの観察から生じたおびただしい科学的業績によって、倫理の広い領域への扉が押し開かれることとなった。「遺伝の」(genetic)と「遺伝」(heredity)という言葉を発するとき、人は常に深刻な人間の問題を呼び起こすこととなった。いわく、「人間的《ヒューマン》とは何か?」、「人間性の完璧な形態はあるのか?」、「もしあるなら、人の選択によって到達できるのか?」などである。

『ネイチャー』での発表の六ヶ月後、教皇ピウス一二世は「第一回医療遺伝学国際会議」で、当時も今も遺伝学で渦巻いている倫理的な問題について説教した。遺伝学の一般的な目的は、「遺伝的要素の伝達に、善なるものを促進し、害なるものを除去するというやり方で、影響を与える」ことなのだから、遺伝学は「道徳的に非難の余地はない」と宣言した。しかしこの目的を成就するいくつかの手段には非難の余地がないわけではないとして教皇は、中絶、優生学的目的のための断種、健康と生殖に対する国家の禁止などをあげた(5)。

第二次世界大戦による荒廃は、科学界に新遺伝学が登場する僅か数年前のことであった。戦争を引き起こしたイデオロギーは、生命を社会的にも生物学的にも変化させて、「支配者民族」を作り上げようとした。遺伝科学はその意図がいかに良いものであっても、過去の記憶から全面的に逃れることはできない。科学的分野でも医学的分野でも遺伝学は驚くべき進歩を遂げたが、この進歩と不可分なのは、気まぐれで不注意で悪意さえある力を、人命に対して誰かが行使するのではないか、という不安と懸念である。遺伝学は科学として麗しいが、倫理的には地雷が至る所に埋設された地帯である。この章では地雷埋設地帯に設けられた近代遺伝学の小道を辿る。危険な旅の始まりは、一九世紀と二〇世紀初めの優生学である。

1　優生学

人の起源と進化に関する近代的な見解が次第に形づくられるようになるにつれて、哲学、宗教、倫理の問題が起こってきた。チャールズ・ダーウィンは、生物の進化は自然選択によって生じ、受け継いだ変化のなかには生存に有利に働き連続する世代に引き継がれるものがある、という進化の画期的な仮説を発表した後で、この問題が辿る方向を懸念した。彼は次のように考察している、「私たち文明人は、(不適当者の) 除去の過程をできる限り抑制するために全力を尽くしている。愚鈍、障害、病気の人々の保護施設を建て、救貧法を施行し、医療者は一人一人の命を最後の最後まで救うために全力を尽くしている。……その結果、文明社会の弱者は彼らの仲間を繁殖させることとなる」[6]。

ダーウィン自身はこの考察をそれ以上展開しなかったが、しかしそれは、ダーウィンの従弟フランシス・ゴールトンによって培われた優生学運動の前触れとなった。一八六五年初頭、ゴールトンは、選択的繁殖によって、望ましい性質を慎重に増殖させ、望ましからざる性質を除去し、そのことによって人種は改善される、という考え方を展開し始めた。ケンブリッジ大学の優等賞をもらった学生として、プラトンの『国家』第五巻に、その計画の提案があるのをおそらく読んでいたことだろう[7]。また一九世紀のイギリス紳士気質の学者として、望ましい資質についてはっきりとした観念が彼にはあった。その資質は「知的能力、勤労意欲と勤労能力」に基づき、また「名声」を含んでいた。これらの資質は生まれつきのもので、何世代にもわたる注意深い繁殖によって同血統交配で生み出される[8]。続く五〇年間、ゴールトンはこの考えを社会に広め、社会は次第に関心を持つようになった。彼は科学者であると同時に、宣伝家でもあった。ドイツの数学者カール・フリードリッヒ・ガウスが定式化してできたばかりの統計学を用いて彼は、今ではおなじみとなった釣り鐘型の正規分布の概念を、植物増殖や人の家系といった様々な経験的な観察に応用した。彼は双子の研究を始めたが、後にそれは遺伝学の中心的技法となった。彼は数学者カール・ピアソンを取り立てたが、そのピアソンは、ウォルター・ウェルドンとともに、進化と遺伝の統計的研究である、生物測定法という新科学を創設した。一八八三年の『人の能力の探求』という書物で、より良い交配による人種の改善を表現するために、ゴールトンは「優生学」(eugenics) という言葉を作り出した(9)。

このような学問的活動が英国で進展している間に、米国ではある種の見解が形成されつつあった。歴史家マーク・ハラーはこの見解を次のように描いている。「優生学という名前の運動が合衆国で始まる前に、舞台は整えられていた。一八九〇年代半ばまでに、多くの教育ある米国国民は、国民の血筋の質が脅かされているように見えると考えていた。一方では、収容施設、刑務所、貧民救済が増大し、被扶養者、非行者、貧民などの世話が、かつてみられないほど膨大となった。……他方でこの国への移民の流入が、多くの米国人に不安をかき立て、自分の国の将来は自分たちのものではなくなるかもしれない、と思わせた(10)」。人気を博した社会ダーウィニズムは、「適者生存」を唱え、ハーバート・スペンサー（彼は故国英国でよりも合衆国において遥かに有名であった）やエール大学ウィリアム・グラハム・サムナーのような尊敬されていた知識人によって賛美されて人気を博し、公衆の考え方を培った(11)。国外からの学問的優生学と米国の一般大衆の優生学が、一九世紀が二〇世紀に変わろうとしていた時代に、ともに米国では流行していた。

一八八〇年代後期に、ドイツの生物学者アウグスト・ヴァイスマンは、遺伝性質の決定要因は世代から世代に伝わる生殖細胞に存在する、という説を立てた。一九〇〇年に三人の生物学者がそれぞれ独立に、これまで無視されてきた修道院長メンデルのそら豆の実験を発見した。それは一八六六年にオーストリアの有名でない雑誌に発表されたものであった。メンデルは単純さと優美さをもって、色や背丈のような特質が世代から世代へ法則的に伝わるということを示し、そのことによって遺伝の基本的な原理を明らかにした。[12] ヴァイスマンとメンデルの考えは、ピアソンらの生物測定法と相まって、動物と人との身体的、行動的特徴の遺伝と進化の科学的研究に新たな道筋を切り開いた。米国育種家協会は、もともと家畜の改良のための協会であるが、一九〇六年に優生学委員会を設け、「人種遺伝の研究・報告と……優れた血筋の価値と劣った血筋の脅威を強調し始めた」。[13] 委員会のメンバーは全員米国科学界の重鎮であり、中には、スタンフォード大学学長のデイヴィド・スター・ジョルダン、アレクサンダー・グラハム・ベル、ルーサー・バーバンク、ウィリアム・キャッスル、そしてもう一人、合衆国の優生学を集約する人物、シカゴ大学の生物学者チャールズ・B・ダヴェンポートがいた。

一九〇四年にダヴェンポートは、進化の実験的研究のための拠点を、〔ニューヨーク市郊外〕ロング・アイランドのコールド・スプリング・ハーバーに建設するための資金援助を、カーネギー協会に要請した。彼らは動物の特性の遺伝を生物学的に研究することに加えて、人の遺伝の調査を家系図を追跡することによって行おうとした。ダヴェンポートの研究のこの局面は、米国でもっとも裕福なエドワード・H・ハリマン夫人とジョン・D・ロックフェラー氏の個人的な善意によって大幅に資金援助され、一九一〇年にダヴェンポートは優生学記録局を開設することができた。記録局はそれから三〇年間以上、米国人の家族と人種的集団の膨大な記録を収集し、「科学的」情報を「血統」（米国の白人の中層階級のことに他ならない）の改善に熱狂的に関心を持つ人々や組織に提供してきた。この膨大な記録からダヴェンポートとその仲間は、癲癇のような身体的な特徴から犯罪性やアルコール中毒といった行動的な特徴に至るまで、それらの広範囲な遺伝を証明することができたと主張した。様々の人種はある種の遺伝的特徴を共有していると、彼らは信じていた。

多くの米国人は、「ヨーロッパ南東諸国からの血の大流入によって」引き起こされた問題に頭を悩ませていた。だがチャールズ・ダヴェンポートは、これらの問題の本質を科学的にはっきりさせることができる、と信じていた。例えば彼は、「地中海の血」は米国の人々をして、「肌を黒くし、形を小さくし、より移り気にし、窃盗、誘拐、暴行、殺人、強姦、性的不道徳」にする、と述べた。[14] 優生学の協会が合衆国と英国で形成され、特定の集団に関する（建前として）科学的な見解を普及させ、よりよい交配について公衆を啓蒙した。セオドア・ルーズベルト大統領、ハーバード大学学長チャールズ・ウィリアム・エリオット、当時極めて人気のあった説教師ハリー・エマソン・フォスディック師のような著名な人々は、熱狂的に優生学の主張を支持した。

優生学の運動は、後に「積極的優生学」と呼ばれることになる考え方を推進したが、それは選択的繁殖によって望ましい身体的・行動的特徴を入念に選び取ることを意味していた。しかしながらその際、「消極的」優生学が含まれるのは避けがたいことであった。だが望ましからざる性格を、自発的・非自発的とを問わず、生殖を妨害することで排除できるのだろうか？ 優生論者は自分たちの周りに、おびただしい数の「精神薄弱者」、つまり重度の精神病者、精神遅滞者、物覚えの悪い人、無学者、あらゆる種類の「退化した人」などを見出した。優生論者たちは「これら欠陥ある人を支援することは、税を払う社会の大きな負担である」と主張した。さらに悪いことは、これら「精神薄弱者」に、「彼ら不適格な種類の人々を繁殖させる機会が与えられている」ことである。[15] 収容所や刑務所、矯正施設は「精神薄弱者」で一杯であった。彼らの「精神薄弱」の遺伝を断種によって妨げることが、優勢論者には唯一合理的であるように思われた。

去勢はしばしば断種として用いられたが、しかし遥かに侵襲的でなく遥かに効果的なやり方である精管切除術が一九世紀終わり頃に用いられるようになった（著名な外科医A・J・オクスナーによって初めて報告された）。[16] この術式は、主として優生学的目的に使用されることによって、たちまち標準的な治療法となった。（女性の場合、対応する術式である卵管切除術は少し遅れて可能となった。むしろ逆に不妊こそ通常、女性の「退化」の現れであると考えられていた）。[17]「米国育種家協会（優生学）委員会」が一九一四年に出した報告書『米国住民における欠陥生殖細胞除去の最良の実際的方法について』は、「生殖細胞は社会に属し、それを持っている個人にのみ属すのではない、と社会は考えなければならない」と述べた。報告書は、社会的に不適格な一〇パーセントの住民の分離、断種、教育が、欠陥生殖細胞を減少させる主要な手段でなければならない、と提案した。この報告書は優生学的断種の法律モデルを含んでいたが、それを執筆したのは委員長で、「優生学記録局」の副所長のハリー・ラーフリンであった。この法案は、社会的に不適格な子供、つまり「精神薄弱、狂気、犯罪性行、癲癇、飲んだくれ、病者、盲目、聾、奇形、従属者」の潜在的な親に対する断種を容認していた。(18)

一九〇七年にインディアナ州は、州施設に収容されている犯罪者、白痴、強姦者、痴愚で、医師団から「改善不能」と確認された人々に対して、強制断種を認可する、最初の法律を通過させた。一九三一年までに三〇の州がそのような法律を持っていたことが記録に残っている。これらの法律は施設の管理者に、適正な法手続きはほとんどなしで、収容者の断種を命ずることを認めていた。一九〇九年に通過し、一九一三年に修正されたカリフォルニア州の断種法は、収容施設からの退所に際して、精神病患者に断種を施術した。(19)一九〇九年から一九二七年にかけて、二五五八人の男女が、法律の表現によれば、「無性化」(asexualized) された。それ以外の州の活動はむしろかなり不活発であった。この間の全米での該当者は三二三三人であった。一九二九年にポール・ポープノーとエドワード・ゴスニー両博士は、『人間改造のための断種』を発表したが、それはカリフォルニア州の計画の成功に関する報告書であった。彼らの結論は、無性化は費用効率がよく深刻な医学的後遺症もない、三〜四世代の内に共同体の精神的欠陥者の数を半減させることができる、というものであった。この報告書はドイツの優生学者から高く評価された。彼らはドイツで一九三三年に「優生断種法」を立案したが、それは施設の内外を問わず、あらゆる種類の遺伝病にかかっている、すべての人を断種することによって、「民族衛生」を浄化するというものであった。(20)ハリー・ラーフリンは定期的にドイツの雑誌に発表し、一九三六年にはハイデルベルク大学から名誉博士号を授与された。ドイツの事情は優生学にとっては理想的であった。そこでは昔から科学的・医学的関心が存在したのみならず、「欠陥のある人が同様に欠陥のある子孫を生み出すことを阻止するということは、理性の極めて明晰な光によって指示された行為である」と新「総統」が記していたからである。(21)

米国では州の断種法立法化は、憲法上の異議申し立てによってその増加が食い止められた。訴訟が起こされ、断種法は合衆国憲法権利章典第五条と第一四条の平等な保護条項と適正手続き条項に反している、と主張された。いくつかの州法はこの根拠によって打ちのめされた。しかし一九二七年最高裁は、法的異議申し立てに抗して起草されたヴァージニア州法を支持した。その州法に基づいてヴァージニア州は、九歳以下の知能指数で「軽愚」と確定された、一七歳の少女キャリー・バックの断種を行った。キャリーの母親は精神薄弱として施設に収容され、キャリーはおよそ正常とは判断できない幼児を出産していた。それで州政府は、バックの家系は遺伝的な精神薄弱にかかっている、と主張した。ハリー・ラーフリンは州政府の「専門的」顧問として行動し、キャリーをはじめ彼女の子供も彼女の母親も、一度も個人的に調査しなかったにもかかわらず、キャリー・バックは「社会的不適格な子孫の母親となる可能性がある」と証言した。[22]「バック対ベル」訴訟で最高裁は、ヴァージニア州法を肯定した。判事オリヴァー・ウェンデル・ホームズは多数意見を起草した。「一再ならず公共の福祉が、最良の市民にその生命を犠牲とすることを要求するのを私たちは目撃してきた。私たち自身が無能力の状態に引きずり込まれないように、……既に州の力を搾り取っている人々に、公共の福祉が遥かに小さな犠牲を要求できないとなると、それは奇妙なことであろう。三世代の痴愚で十分である」。[23] 断種の速度はそれまでの法的嫌疑によって遅くなっていたが、「バック対ベル」訴訟以降「速まり、第二次世界大戦まで減速することがなかった」。[24]

断種支援に加えて優生学運動が推進したのは、「劣等人種」の移民制限であった。ある優生学者によれば、「犯罪者や精神薄弱者を隔離し、その生殖を制限するのと同じ論理が、もしも増加すれば我が国民の平均を低下させるような人々を、私たちの国境から排除することにも当てはまる」。[25] マディソン・グラントの『偉大な民族の没落』（一九一一年）やロスロップ・ストッダードの『白人優位に対する有色人の満ち潮』（一九二四年）などのベスト・セラーは、「北欧人種の」体形、性格、文明を賛美した。[26] このような神話は優生学者の似而非科学と相まって、最初は一九二一年の、次いで一九二四年の、議会活動を促進した。一九二四年の「移民法」（一九二九年七月一日施行）は、人種起源に由来する一定の公式に基づいて白人種の登録を厳しく制限し（東欧と南欧からの移民が制限された）、東洋人に対しては登録を禁止した。ある歴史家は次のように記している。「たいていの移民排斥主義者が信じたことは、これらの法律のおかげで国民は破滅の危機から救い出されたのであり、米国人は米国を北欧種族のために維持するという決断をしたので、社会と人種の統合の絆を鍛え直すことができるようになった、ということであった。ともかくも移民政策において、国は優生学が指し示す道を選択した、と彼らは信じた」[27]。

優生学者の人種差別は東洋系と「地中海系の」人々にあからさまに向けられたが、他方で優生学者と大部分の白人は、蔓延した黒人に対する偏見に染め上げられていたので、黒人の劣等性はおよそ科学的証明を必要としないほど明らかだと信じられていた。とはいいながらずスタンフォード・ビネー知能検査は二〇世紀初頭の二、三〇年間に広く普及し、優生学者と公衆に、黒人は知的に劣るという明白な「証明」を提供した。受けた教育が立派か劣等か、裕福か貧困かを区別することもできないで、このテストは常に、黒人の子供が学習遅滞児であることを明らかにした。黒人の劣等性が「白人の優秀性」を希薄にすることがないようにと、半数以上の州が、「コーカサス人種」（白人種）と黒人の血が混ざった者との婚姻を禁止する、反異人種通婚法を通過させた。これらの法律はいくつかの州で、連邦最高裁が一九六七年に無効にするまで続いた[28]。教育、軍役、住居、交通などにおける、人種分離の他の形態も、北方系の血統が混交されることを防ごうとしたものであった。優生学者は誰もが断種に賛成したというのではなかったし（何人かは断種に反対したが、それは公民権を配慮したからというよりも、性的放縦に拍車をかけると考えたからであった）、また移民制限に賛成したというのでもなかった。しかしこれらの穏健な優生学者であろうとも、優秀な人々同士の選択的交配の奨励は、道徳的に是非とも必要な義務である、と信じていたことにおいて変わりはなかった。

優生学には強固な対抗勢力が存在した。もっとも声を大にして反対したものの一つは、カトリック教会の指導者たちで、彼らの教会の信者の多くはケルト系であり（「想像力と雄弁に恵まれているが、怠惰で酒に入れあげている」）、もう一つは「地中海系」であった（「性と暴力の犯罪に耽っている」[29]）。カトリックの指導者たちは信徒を保護しようとしただけではなかった。彼らは反対理由を、自分たちの信仰の根本的な教義である、神の前での一人一人の内在的な威厳に、置くことができた。指導的な神学者ジョン・ライアン師は次のように記していた。「身寄りのない肢体不自由者、慢性病患者、精神薄弱者らのこの世での存在を、教会は本質的に良きものと見なす。このような人々が神のみ前で永遠の幸せな生を送ることができることを、教会は知っている。……実利一点張りの無神論者たちは、標準以下の人の価値を、犬や馬の価値を計るのと同じ尺度で測るが、彼らの見方は教会の見方と無限に隔絶している」[30]。最高裁判事パース・バトラーはバック対ベル訴訟で唯一の反対意見を投じたが、彼は教会員として活動しているカトリック教徒であった。神学者たちによれば、断種は本質的に非道徳的な手足切断であり、どのような市民的な善からも正当化できないものである、「なぜなら、身体手足は個人の善のためにあり、個人は国家の善のためにあるのではないからである。……国家はむしろ個人の善のために、個人の自然権を保護し防御するために、存在する」[31]。英国カトリック教会の論客G・K・チェスタートンは、優生学に関する著書をものし、彼のお得意の鋭いウィットを交えて、「人間の自由の中でもっとも内密で神秘的な場所」に科学の独裁制を作り上げたとして優生学者を非難した。彼の『優生学と諸悪』は、優生学に抗する様々の議論を提供している[32]。

神学的・論争的な主張は、教皇の回勅「貞潔なる結婚」（一九三〇年）においても確認された。その回勅で教皇ピウス一一世は、結婚の神聖さを損なう、離婚や産児調節のような諸悪と並んで、優生学を非難した。単に「自分たちの規範や推測で、……障害のある子孫を生み出すであろうと想像して」、人々に結婚を法的に禁止する為政者を、教皇は厳しく批判した。〔障害のある子孫を生むより〕もっと悪いのは、人々から意志に背いて生殖能力を奪うことである、と教皇は述べた。このような権力を世俗の権威が自らのものとすることはできない。人々を生殖しないように説得するのはまだしも、「彼らがあらゆる点で結婚できるにもかかわらず、障害のある子供を誕生させるだけであろうという理由で、結婚することをもって彼らに罪の烙印を押すことは間違っている、たとえ彼らが人々の世話や勤労を増大させるとしても」[33]。次期の教皇ピウス一二世はナチスの支配下の時代に統治したが、前任者の優生学非難をもっと強烈に繰り返した[34]。

2 科学的遺伝学

優生学に関する深刻な疑問は、科学共同体の内部からも生じた。ゴールトンからピアソン、トマス・ハント・モーガン、ハーバート・ジェニングスへと遺伝学の発展を辿った人々は、この新興科学の複雑さが分かり始めた。この科学に照らしてみれば、優生学の計画は、積極的優生学にしろ消極的優生学にしろ、単純すぎるように思われた。定量的方法を人間の特徴に適用する能力には限界があったので、堕落や精薄やあるいは他の特異な行動特徴にしても、それらをすべて遺伝的な原因に帰する優生学のやり方には、疑問が投げかけられた。環境と遺伝の複雑な相互作用は、優生学によって否定されたとまではいわないにしても少なくとも無視されていたが、今や次第に明らかにされつつあった。一九二〇年代にハーマン・ミュラーは、突然変異の遺伝がエックス線によって引き起こされうることを明らかにした。遺伝学はさらに生化学へと発展した。一九三〇年代には血清学の研究にますます注目が集まるようになった。血清学は血液型の遺伝や、血友病やサラセミア（地中海貧血）のような遺伝性の病気の遺伝を、明らかにした。英国の医師アーチボルド・エドワード・ガロッドは、正常な物質代謝が遺伝的欠損によって不十分なものとなる過程を、「代謝の先天的錯誤」と名付けたが、その過程の生化学が（血清学の研究と並んで）もう一つの注目の的となった。一九三八年にやはり英国の医師ライオネル・ペンローズは、このような「先天的錯誤」の一つである、フェニルケトン尿症の遺伝的原因を見出したと発表し、J・B・S・ホールデインはその病気の生化学を解明した。鎌状赤血球貧血は一九四九年にライナス・ポーリングによって叙述された。細胞学も観察の新技法によって進歩した。一九五〇年代半ばに人の染色体の正確な数が最終的に決定され、これら遺伝子の乗り物の構造と機能の研究が本格的に始まった。一九五九年にフランスの遺伝学者ジョローム・ルジューヌは、当時モンゴリズムと呼ばれ現在ではダウン症候群と呼ばれている、精神的・身体的欠損の原因を追及し、第二一染色体に余分の一つが存在していることを突き止めた。これらの研究は、統計的遺伝学、細胞学、生化学を結集し、未来の遺伝学を明示し、古い遺伝学を時代遅れのものとした。単純過ぎる科学とさらに輪をかけて単純な政策は、新生の遺伝学に照らし合わせれば、非現実的で実現不可能なものと見えた。

優生学への最終的な打撃となったのは、一九三三年の政権獲得の直後から始まったナチスの優生学政策が、ヨーロッパのユダヤ系住民を全面的に除去するのみならず、ジプシーのような「劣等な」集団や、同性愛のような「欠陥人」も同様に除去するという、悪魔的な計画に発展したときであった。「優生断種法」公布〔一九三三年〕後の三年間で、「優生学（遺伝健康）裁判所」の命令下二二万五〇〇〇人が断種された。異なる人種間の通婚を禁じた一九三五年の「ニュルンベルク法」とともに、優生計画ははっきりと反ユダヤ人的となり、一九三九年に断種計画は、負担となっている「無為徒食の徒」を社会から除去する安楽死計画によって拡張された。歴史家ダニエル・ケヴルズによれば、「大虐殺が明るみに出て、優生学の理想は完全に潰えた。第二次世界大戦後「優生学」という言葉は、英国では使用抑制警告を付けられ、合衆国では文字通り不潔な言葉としてずっと前から人種差別と同義とされてきた[35]」のである。

指導的な遺伝学者の多くは、内心では優生学者のままであったが、ケヴルズによれば、「改革派優生学者であり、程度は様々だが前任の主流派たちの社会的な歪みを投げ捨てた。それでも人間の改善は、遺伝知識の配備によって進展する、という信念を抱き続けた[36]」。これらの「改革派優生学者」のひとりがノーベル賞受賞者ハーマン・ミュラーであった。既に一九三五年に彼は次のように断言していた。「「優生学」は絶望的なほど倒錯した運動である。……良い方へ変革するには余りに無力であるくせに、人種や階級の偏見の鼓吹者、教会や国家の既得権益擁護者、ファシスト、ヒットラー主義者、広く反動家一般などに、誤った見せかけの科学的土台を与えることによって、数えられない害悪を与えている」。しかし同時にミュラーは、「我々の遺伝的体質の改善」を引き起こすのは至上命令である、と主張した。[37] 彼は自分が健全と考えている遺伝科学に立脚して、大仕立てな提案を行った。やがてこれらの提案は次第に人々に人気のある一つの提案に絞られていった。一九五九年の論文『人の進化の指標』では、「新しい世代が前の世代より、可能ならば遺伝的に進歩していることを、人々が望むのは極めて当然なことであろう」、そして「現在実行可能なもっとも効果的な方法は、……人工授精であり、……積極的選択への果敢な挑戦である」と主張した。[38] 彼は「胚の選択」、つまり遺伝的に適当な――ということは身体的・知的に優秀な――人による精子バンクが、自由意志に基づいて創設されることを支持した。

「改革派優生学」は一九六〇年九月三〇日、『遺伝学と人の進化の方向』と題され、米国芸術科学アカデミーの後援を受けた会議で紹介された。ハーマン・ミュラーは基調講演を行い、聴衆に「私たちは遺伝によって伝えられるものを弱体化すべきか、強化すべきか?」と問うた。科学と社会的実践においてもっとも注目すべき進歩の中には、有害な遺伝子の量を増やして世界の人々の遺伝的健康を危険に曝すものがあることを彼は指摘した。〔そのこともあって〕優生学的な精子バンクによる選択的な交配という彼の提案を、真剣に考慮するように彼は訴えた。彼の同僚の中にはこの提案の実現には倫理的に問題があるのではないか、と懸念を表明する者もいたが、彼らも遺伝的退化という問題に対する彼の分析については同意した。

一九六二年のチバ会議「人間とその未来」で、生殖と遺伝学のセッションは大きな騒ぎを引き起こした。ミュラーの論文は代読されたが、その論文で彼は人類の遺伝形質の汚染を心配し、再度「胚選択」という解決法を提案した。ジョシュア・レーダーバーグは遺伝形質の汚染よりも未来の発展に関心を持っていたが、これまで提出された優生学の見取り図はすべて、余りに緩慢で影響力がなさ過ぎる、と批判した。人間発達工学である人間改造学に科学は全力を集中し、DNAの知識増大を利用して脳の力を改善し、免疫反応を管理し、老化を減少させるようにすべきだと主張した。人間は自らの未来に責任があり、責任を取ることによって「人間の定義の問題を直視しなければならない」[39]。この二人の提案は参加者の間で激しい議論を引き起こした。しかし大部分の参加者はこの二人とは反対に、自分たちには未来の人の資質を選択する権限はない、ということを容認するのを厭わなかった。ジェイコブ・ブロノフスキーは、「もしも私たちが増大する優生学の力を利用するということになれば、私たちの知恵よりももっと大きな知恵が必要となるでしょう」と主張した。(40) 多くの参加者は、生殖管理計画は、社会的強制の度合いを強めるであろうと懸念した。

ポール・ラムジーは遺伝学の議論に加わった最初の生命倫理学者となった。一九六五年のグスタフス・アドルフス大学ノーベル賞受賞者会議〔「遺伝学と人類の未来」〕で講演するよう要請されて、彼は遺伝管理の道徳的・宗教的意味を議論するために、周到な準備をした。彼はハーマン・ミュラー教授に文献一覧表を依頼して、遺伝学の知識を独学した。ミュラーはまさか自らがラムジーの論難の標的とされつつあることにほとんど気づかず寛大に応じ、彼もそのノーベル賞会議で講演するように招待されていたがそれを承諾できなかった、と伝えた。彼が提供した文献一覧表には自らの著作もたくさん含まれており、自らへ打ち返されることになる大量の弾薬をラムジーに提供したことになった。(41)

ミュラーによって定式化され当時の大部分の指導的遺伝学者によって認められていた倫理的問題とは、より不適格でより適応能力のない遺伝子型が文明によって保護されることによって、人類の場合には有害な突然変異の遺伝的負荷が増大するのではないか、という疑問である。遺伝学者の間では「遺伝的悲観主義」という態度が蔓延していた。同時に分子生物学が、目を見張る速度で遺伝のメカニズムをさらに深く理解していった。この科学の進歩から、遺伝子型と表現型に介入する様々の可能性が見込まれ、それによって人類の遺伝的負荷が軽減されるであろうと考えられた。それゆえ科学的な議論は、これらの介入の実効可能性とその諸結果をめぐって行われた。ラムジーが記すように、「私たちの現代文明の危機は、少なくともその一部は、遺伝にかかわっており、人間の人間たるゆえん（humanum of man）にかかわる危機である」。(42)

ラムジーはミュラーの「遺伝的悲観主義」と遺伝的負荷を軽減する彼の提案を考察の対象とした。彼は遺伝的退化という遺伝学者の命題を必ずしも否定はしなかったが、「表面上科学に基礎を置いたあらゆる倫理を支えている、情緒的な人道主義と自由主義的な進歩主義」の背後に存在すると彼が考える、諸価値の本質を明らかにしようと努めた。科学に基礎を置いた倫理は、人間を「その全威厳は思考にある」と見なしており、ミュラーが到来しつつあると考えている遺伝的大災害（黙示）とは、私たちの後の人々におけるこの威厳の低下のことである、とラムジーは主張した。ラムジーは聖書の見解に関する神学的論述を用いて反論した。つまり、人間としての威厳（humanity's dignity）は、私たちの後に来るものたちが私たちよりも良い、ということを確認することにかかっているのではない。キリスト教徒は世俗的な遺伝学者と同様に、「私たちの後には私たちに似たようなものは誰も来ないであろう」という大災害を予想するが、しかしキリスト教徒の信仰によれば、この大災害は慈愛にあふれる神によって、神が欲せられる形式と時期において定められたものである。そのような信仰は、大災害を防止するように試みなければならないという道徳的な重荷から、キリスト教徒を解放する。キリスト教徒は「遺伝子管理や遺伝子改善を絶対的に遵守しなければならない目標」とは見なさない[43]。むしろそれ以外の価値の方が、子孫を害悪から救うために取るべき手段を確証するかもしれない。そのような価値の中でラムジーが強調しようとしたのは、性と結婚に内在する結合と生殖という目的を維持することである。確かにキリスト教徒は、あらゆる正統的手段を用いて、遺伝子悪化に伴う苦痛を軽減するために働くことが必要とされている。しかしラムジーが強調したのは、人間主義の倫理は、「究極的成功が達せられないときに究極的成功を夢見て、そこに到達するために極端で道徳的に正当化できない手段をでっち上げる傾向が極めて強い」ということであった[44]。彼はミュラーの提案をこのような手段に類するものだと見なしたが、それは彼の提案が「自由意思に基づく」からというよりも、その提案が、常に一体でなければならないとキリスト教が信じているもの、つまり、性に伴う二つの善である結合と生殖を、分離するからである。

ラムジーは次いで遺伝子管理の様々な手段を、生殖を自発的に制限することから遺伝子の手術に至るまで、生殖に関する彼の神学に基づいて評価した。そして結論として、「キリスト教倫理学には、人間の遺伝的責任というテーマを詳しく述べる、たくさんの確固とした必要性が存在する」、しかしその遺伝的責任を果たすとしても、ある価値の範囲を越えてはならない。[45] ミュラー教授の「胚選択」という提案は、この範囲に該当しない。ラムジーは優生学的選択のためのある種の手段、例えば自発的断種や自発的な生殖禁欲を肯定する。彼は積極的優生学、つまりより完全な人を産む試みよりも、消極的優生学、つまり消極的な特徴の除去に、関心があった。彼は「遺伝的義務の論理」を主張したが、それは、キリスト教徒は将来の世代のために、生殖制限という政策を採用すべきだというものであった。ミュラーは「自らの病気を、社会が駆使できるあらゆる手段で治療してもらうというのは、人々の持っている人権であるが、既に人々が携えている負荷のさらなる増大を来すような、遺伝的な——ないしは部分的に遺伝的な——病気の重荷を、事情を知った上で子孫に回す権利はない」と言ったが、ラムジーもそれに同意した。[46] ラムジーは自らの論文を、優生学の目的のために「理想的な」遺伝子型を選択する能力が、そもそも人にはあるのか疑問である、という問題を提起して締めくくった。

ジョゼフ・フレッチャーも優生学討論の間、黙していたわけではなかった。彼は優生学的断種に賛成して議論した。自発的断種は理性に適った自由な行為であり、強制的断種は社会正義の問題である。彼は次のように記した。「もしも共同体が自己を防御でききず、精神薄弱者や遺伝病の子供を生殖し続けることを無理矢理認めさせられるとしたら、社会正義の原則が……満たされることはありえない」。[47] 新遺伝科学が姿を現したとき、フレッチャーはその展望に魅せられた。一九七一年に彼は次のように記した。「実験室での生殖は、通常の両性による性交に基づく妊娠に比べて、根本的に人間的であると思われる。この行為は意志され、選択され、目的とされ、管理されたものであり、まさにこれらのことこそホモ・サピエンスを特徴づけるものである。……性行為という遺伝子のルーレットに委ねて、果たして人間性や道徳性が満たされるものか、私には理解できない」。[48] 三年後にフレッチャーはその魅力的なイメージを彼の情熱的な書物のタイトルに用いた、『遺伝子管理の倫理——生殖ルーレットの終焉』がそれである。[49]「遺伝学こそ真のフロンティアであり、我々の子供たちの品質管理の瞠目すべき可能性を証ししている」と彼は主張した。[50] 遺伝子スクリーニングのような最新の技術や、無性生殖、代理妊娠、遺伝子治療、遺伝子工学などの将来の可能性を論じ、彼はそれらをすべて良しと見なした。というのも、すべて自然に対する人間の管理の可能性を増大するからである。

この書物のタイトル『遺伝子管理』は遺伝子倫理の基礎を明らかにしている。フレッチャーの見解では、管理は良いものであって、合理性の本質そのものである。多くの新遺伝学批判者の視点からすれば、管理は倫理的に問題を孕んでいる。進化を管理する力の増大は、乱用と搾取の力の増大でもある。楽観的なフレッチャーでさえも、近代遺伝学の倫理を賛美する議論の末尾で、問題を示唆している。「ある理想的なモデルがどんなに人間的で偏見のないものであろうとも、そのモデルに従って前もって作られた人間のための、前もって作られたシステムを包括するような生物学のユートピアは、まさしく思い上がった狂信的なものとして私たちが避けるべきものである」[51]。新遺伝学の倫理的論争が行われた最初の数年間、ラムジーとフレッチャーはしばしば角突き合わせた。論争の端と端に位置して、二人は議論をがっしりとかつ明晰に展開した。二人の論文を読んだ読者は、新遺伝学の倫理的な意味に迷うことはなかった。

3　医学的遺伝学

一九三〇年代半ばから遺伝学は、優生学の似而非科学的提灯持ちから生化学へと転化し、さらに医学的な診断と治療の道具となっていった。医学的遺伝学は徐々に、しかし着実に成熟していった。一九六〇年代初頭までにいくつかの医学的遺伝診療所が開設され、遺伝学を専攻した希少な医師や、新たな専門職である遺伝カウンセラーが仕事を担った。自分や自分の家族が遺伝病にかかっているのではないかと心配する人は、家系図を基にして診断を求め、普通は生殖に関して助言を求めた。まもなく生化学検査と染色体検査がこれらの診療所の検査手段に加わった。ある種の遺伝病のために、人々を篩い分け検査することが可能となった。生まれつきのフェニルアラニン代謝障害で幼児期に精神遅滞を引き起こすフェニルケトン尿症が、検査と治療が可能となった最初の深刻な病気であった。新生児への簡単な診断検査が工夫され、発症がフェニルアラニン低容量の食事摂取によって防止できた。次いで、あらゆる新生児をスクリーニングすることが理に適っていると思われるようになり、全国の小児科医の指導で、多くの州でフェニルケトン尿症のスクリーニング検査が義務化された。進行性の神経性退行で緩慢に小児の死へと至るテイ・サックス病の遺伝現象も解明された。その病気の場合、血液検査で欠損遺伝子のキャリアかどうかが分かるようになった。その人が別のキャリアと結婚すれば、その子供は二五％の確率でその恐ろしい病気にかかることになる。また鎌状赤血球貧血はもともとアフリカ系の人々に多く、苦痛や衰弱を伴い、しばしば致死の血液病であるが、その突然変異体のキャリアのスクリーニングが可能となり、多くの州で法律により義務化された。

一九六〇年代半ばに羊水穿刺として知られる技術が導入された。それは、妊娠している子宮から針によって羊水を吸い取り、胎児の細胞を調べる方法である。このことによって出生前の検査が可能となり、医師が深刻な胎児の病気を広範囲に調べることができるようになった。調査対象となる代謝異常は先天的で染色体に関係しており、その中でもっとも頻度の高いものがダウン症候群であった。これはおよそ七〇〇回の出産に一度の割合で生じ、四〇歳以上の女性の場合にはもっと高い頻度となる。羊水穿刺によって胎児の異常が見出されたら、親は中絶を選ぶことができた。初期の頃には、もしも胎児の罹病が判明すれば中絶すると女性が同意しなければ、羊水穿刺を実施することを拒否する医師もいた。新技術のこのような特性によって、後にレーガン大統領の時代に公衆衛生局医務長官になったエヴェレット・クープ博士の表現を借りれば、羊水穿刺は「索敵撲滅作戦」である、という考え方が生じた(52)。

中絶は出生前スクリーニング計画の導入に黒い影を落とした。一九七一年に議会は「全米鎌状赤血球貧血管理法」を通過させ、調査、スクリーニング、カウンセリング、教育がなされるようになった。同年「全米クーリー貧血（サラセミア）管理法」も通過したが、その貧血は地中海出自の人に見られる病気である。一九七六年にこの二法は「国家遺伝病法」に統合され、テイ・サックス病、嚢胞性繊維症、ハンチントン舞踏病、筋ジストロフィーなどのスクリーニングも加えられた。この立派な法律には、スクリーニングが中絶と関連している故に数年間予算が付けられなかった。それに対してスクリーニングの推進者たちは、圧倒的な数の陰性の結果（欠陥が見つからないケース）は、さもなければ知らないで心配のあまり行うかもしれない中絶を予防することになる、と主張した。

このような検査とスクリーニングの計画は、よかれと思って導入され、人々に利益をもたらすものであったが、倫理的問題と無関係であるとすることはできなかった。優生学運動が提示した粗雑な計画とは全然異なるが、それでも差別的な性質の臭いが僅かながら残っていた。（顕在的・潜在的な）病気を見つけ出すのは結構なことであるが、犠牲者を除外することによって病気を除外するというのは、同じように結構なことであろうか？　あるいは、生存する犠牲者を欠陥として指摘するのは？　あるいは、ある集団を欠陥のキャリアとしてレッテル張りをするのは？　病気への治療法がないのに、診断がなされるべきか？「利益を施し、害をなすなかれ」というヒポクラテスの義務を微妙に変更することは、新遺伝医学の実践者を悩ませる問題であった。

これらの問題をもっと注意深く吟味しなければならない時期は到来していたし、もしも計画が策定され実施されるならば、その答えが必要であった。国立衛生研究所の健康科学先端研究フォガティ・センターは、『人遺伝病初期診断――科学的・倫理的考慮』という小会議を後援した。ヘイスティングス・センターの関係者も参加したが、その中には、ダン・キャラハン、ジョン・フレッチャー、ハロルド・グリーン、レオン・カスらが含まれていた。議長はコーネル大学のロバート・モリソン（ヘイスティングス・センターの初代の理事長）が担当した。モリソン博士は会議の冒頭次のように述べた。「新しい可能性と責任に直面して伝統的な道徳家は不安に陥るかもしれませんが、科学の進歩によってかつてよりももっと正確に、もっと詳しく結果をつかんで、歴史的・倫理的問題を提起できるようになるという事実に、私たちの多くは満足を覚えています」[53]。大部分の発表は科学的なものであったが、最後の講演で、遺伝学者ジェイムズ・ネールは初期診断によって提起された倫理的問題を概観した。その中には、中絶、遺伝子プールへの影響、母子への危険と病気予防のバランス、診断の不確実性の問題などが含まれていた。彼は同様の集会でしばしば耳にする常套句で締めくくった。「この発表は問題の解決というより、問題の定式化を行おうとしたものです」。しかしこの会議はヘイスティングス・センターからの参加者たちにとっては、一つの機会となった。

この最初の会議の後で、フォガティ・センター当局はダン・キャラハンに、人の遺伝の倫理的問題に専ら焦点を絞ったより大きな会議（「遺伝カウンセリングの倫理的問題と遺伝の知識の使用」）を組織するように依頼した。彼は短期間に、驚くべき配役を集めた。一九七一年一〇月一〇日～一四日、科学者ではアルノ・モツルスキー、マイケル・カバック、ロバート・シンスハイマー、ジェイムズ・ネール、ロバート・マリー、ジェローム・ルジューヌ、レオン・カス、ロバート・モリソン、哲学者のヘンリー・エイケンとダン・キャラハン、神学者のジェイムズ・ガスタフソン、ポール・ラムジー、ジョン・フレッチャー、法学者ではアレクサンダー・ケイプロン、チャールズ・フライド、ハロルド・グリーン、クラーク・ハヴィグハーストなどの多数の人々が、新遺伝学の可能性によって引き起こされた問題を、広範囲にかつ綿密に吟味するために結集した。演者は遺伝子治療、クローニング、非性交的生殖に触れたが、焦点は、遺伝の知識を個人の意思決定のために使用することの是非であり、特に羊水穿刺によって得られた知識に注目していた。遺伝学者トレイシー・ゾンネボーンは冒頭の講演で、「主要な倫理的問題は、子供の遺伝子や染色体に欠陥や異常があると分かったときに、中絶が正当化できるかどうか、ということです」と述べた。(54)

講演と討論を通じて、遺伝カウンセラーの倫理的義務は、危害を避けるという倫理的義務と異なり、中立的で非指示的でなければならない、ということが確認された。参加者たちは危害や利益というような用語が、中絶問題で議論が生ずるときなどに、曖昧であることを痛感した。同時に遺伝の知識が、差別やレッテル張りにつながらないように気を使った。ポール・ラムジーの「スクリーニング――倫理学者の見解」は胎児や新生児のスクリーニングを、一種の「統計的な道徳、費用効果分析、……「最大正味利潤」の倫理」と見なした。このことは、「個人の集団への消失」につながると彼は主張した。(55)キャラハンも同様に、遺伝病を排除しようとする熱心さは、それを病む人への尊敬を減ずるのではないか、と心配した。「遺伝病を持ちながらも人間らしく生き、しかも同時に遺伝病を克服することは、どうすれば可能でしょうか？」と彼は問うた。(56) 四日間の会議の充実した議論を通して、遺伝学を取り巻く問題のほとんどが徹底して議論された。多くの問題が指摘されたが、これらの議論から政策に対する筋の通った提言を引き出そうとする努力は全くなされなかった。とはいえ科学者と倫理学者が互いに耳を傾け合う機会となったと思われる。(57)

翌一九七二年にワシントン大聖堂の参事会員マイケル・ハミルトンは、彼も一九七〇年のフォガティ会議の出席者の一人だったが、ヴァージニア州のエアリー・ハウスにその時と同じ配役の人々を招待し、『新遺伝学と人類の未来』と題する会議を行った。その議題の範囲はフォガティ会議よりも広く、生殖技術の分科会や環境の遺伝子プールへの影響の分科会も含まれていたが、中心はやはり遺伝子治療に置かれた。国立衛生研究所のフレンチ・アンダーソン博士は、現在と同様当時も既にこの領域の指導的立場の人物であったが、欠陥遺伝子構造が重篤な病気につながっている人へ、細菌性ベクターによって正常な遺伝子を埋め込む科学的技法について説明した。アルノ・モツルスキー博士は、この種の介入ができるようになるとしてもずっと先のことだと注意を喚起した。アレクサンダー・ケイプロンはアンダーソンの説明をより広い社会的脈絡の中に置き、なされるべき研究の実験的性格と、その研究の方向性を限定する場合の法的困難を、強調した。最後にポール・ラムジーは「治療」(therapy) という用語の使い方が広すぎることを批判し、その代わりに「工学」(engineering) がもっと適当な言葉であると主張し、人間の本性に関する深淵が問題を孕んだ哲学が、遺伝学者の夢想の底に潜んでいることを認めることが必要だと言った。「遺伝学者は、言うまでもなく困惑している人間主義者《ヒューマニスト》です。それでも遺伝科学は、一歩一歩人間に関する累積的見解に近づいているように思われる。……私たちは一人一人が、正常な異常さないし異常な正常さがひとまとまりになったものであり、多かれ少なかれ脆弱な遺伝的強さと強固な遺伝的弱さが結びついたものです」。科学が十分に発達すれば、これらはすべて解決され、弱さは除去され強さへと変えられるであろう。しかしラムジーの考えでは、このことは人類の実行可能な見解でもないしまた倫理的な見解でもない。(58) 遺伝子治療に対するアンダーソンの楽観的な希望に注釈を加えた人々は、懐疑と憂鬱の程度の相違こそあれ、遺伝科学に内在する力に対して懸念を表明したのであった。

指導的な科学者の中にも、自ら懸念の存在を認めるものもいた。一九七四年にワシントン大学の医学遺伝学の草分けであるアルノ・モツルスキー博士は、遺伝科学の顕在的・潜在的可能性のそれぞれと関連する倫理的諸問題の一覧表を掲げた。問題領域は、先天的欠損症の診断・予防・治療、遺伝病スクリーニング、遺伝子カウンセリング、性選択、住民スクリーニング、後期発病遺伝病の早期発見、人工授精、体外受精、胎児検査、クローニング、遺伝子治療などである。モツルスキー博士はポール・ラムジーのフォガティ会議とエアリー会議での厳しい説教を聞いたが、彼の懐疑主義には与しなかった。「これらの問題を、大部分の人間にとって容認できるやり方で取り扱う方法を、見出さなければならない。……私たちの科学、文化、倫理の能力を調和させることによって、達成できるかもしれない成果を用いれば、私たちはよりよい健康とより少ない苦しみの新時代の入り口に立つことができるかもしれない(59)」。

かくて一九七〇年代初め、遺伝学はどんどん進歩し、倫理的問題もそれに追随して大きくなった。これらの倫理的問題はしばしば、包括的問題として提起された。例えば、この科学は私たちをどこへ導きつつあるのか？　あるいは、私たち人間の未来にとってそれは何を意味するのか、といった具合である。しかし実用に最も近い遺伝技術の領域は遺伝病のスクリーニングであるが、そこからはもっと具体的な問題が提起され、もっと実用的な助言が必要とされた。フォガティ会議がスクリーニングについて表明した関心は、極めて広範囲であった。この広範囲な関心は、今や遺伝子スクリーニングの倫理のための、特定の原則、政策、診療へと絞られなければならなかった。

ヘイスティングス・センターの研究班の一つは遺伝子工学と遺伝子カウンセリングを対象としていた。神学者ジェイムズ・ガスタフソンと科学者リチャード・ロブリンはその統括者であり、所員マーク・ラッペは実施責任者（staff director）であった。研究班は、スクリーニング計画立案・実行のために、倫理原則を包括的に提示する文書の準備に入った。ジョン・フレッチャーは参加者の一人であったが、当時を回想して次のように述べている。

この文書には二つの原則がこだましています。それは人格への尊敬と、彼ら〔人格を持つ人々〕の生殖の選択と公正さへの尊敬です。この文書の倫理的重点は明らかに、遺伝情報を用いる人々の側に置かれており、彼らはその情報によって個人の生殖に関する選択の仕方を改善することができます。この文書はまたスクリーニングを実験の領域に位置づけていました。そうしたのは、研究用インフォームド・コンセントの連邦新政策が、スクリーニング計画にも適用されることが必要だと考えたからでした。……二〇世紀の人遺伝学の歴史は、社会が優生学という名前で非科学的遺伝情報を乱用した時代から、信頼できる遺伝情報を用いることを選ぶ権利が、夫婦に、最終的には女性にあると考えられるようになった時代へと、逆転した歴史です。私の見解では、初期の生命倫理学の運動はこの状況を引き起こすのに貢献しました。(60)

研究班の成果としての論文『遺伝病スクリーニングの倫理的・社会的問題』は、スクリーニング計画を立てる場合には、明確な目標を視野におさめていなければならないということと、この目標は、子供を持つ・持たないという諸個人の意思決定と、影響を受ける諸個人の福祉に、役立つものでなければならないということを勧告した。そして一一の原則が立てられた。それは、計画の目的は到達可能なものでなければならない、影響を受ける共同体はその計画と改善に参加すべきである、利用可能性は平等であるべきである、検査の過程は適切でなければならない、強制があってはならない、参加者は十分に説明されている、などである。さらに、未経験の方法でスクリーニングが行われるときには、人体実験として定義されるべきである。得られた情報はスクリーニングされた人々に十分に開示されるべきであり、その人々にカウンセリングがなされるべきである。スクリーニングと利用可能な治療法との関係が説明されるべきである。最後に、プライバシーを守り守秘義務を果たす方法がきちんとしていなければならず、法律によって強制されるべきである。その論文は最後に、差別とレッテル張りの危険性に対する強い警告で結ばれていた。(61)『倫理的・社会的問題』は主要な医学雑誌に掲載され、新興の生命倫理学の最初の成果の一つとなった。実施責任者のラッペは、「『ニューイングランド医学雑誌』はその報告を受理してから二週間後にそれを巻頭論文として掲載しました。

遺伝スクリーニングでは十分考えられていない計画がごまんとある中で、その論文は出色の出来映えであったと思います」と述べている。[62]

ヘイスティングス・センターの研究班は、倫理原則とスクリーニングの関連を討論する中で、これらの結論に到達した。しかしロバート・マリー博士とマイケル・カバック博士がスクリーニング計画に深く関係しており、彼らの実際の経験からも研究班は裨益された。[63] テイ・サックス遺伝子のキャリアは、東部ヨーロッパのユダヤ人の家系に多いが、そのような人々を対象とするスクリーニング計画は、ユダヤ人共同体との緊密な協調の下でなら行うことができる、ということをカバック博士は知っていた。彼は一四ヶ月これらの共同体の指導者を相手に啓発活動を行い、彼らの助言を請い求め、彼らを計画のパートナーとした。ラビたちは彼らの寺院でその計画について説教した。結婚仲介人はカウンセリングの積極的な参加者となった。カバックのアプローチは、自律と共同体参加という二つの原則が実際的な価値をもっていることを示している。

鎌状赤血球のスクリーニング計画も、将来有望であると思われた。キャリアであるかどうかの検査は簡単に行えたし、キャリアであると分かれば、別のキャリアとの結婚のリスクについて警告が発せられた（というのもこの病気は、二人のキャリアから生まれた子供が、二五％の確率で罹るという形で、生じるからである）。この病気は主としてアフリカ系の人々に影響を与えるので、黒人米国人への差別に敏感な地域では、共同体に顕著な苦痛を与える病気については、なにがしかの対策を取ることが必要だと思われた。一三の州とコロンビア特別区で一九七〇年から一九七二年の間に法律が通過した。ニクソン大統領は一九七一年の保健教書で、効果的探索と病気管理の必要性に注意を喚起した。

このような積極的な努力はたちまち消極的な結果に変化した。諸計画の設計は拙劣であった。これらの計画は就学前の子供たちを対象に設定していたが、その子供たちにとって遺伝情報は利益をもたらさず、場合によれば有害であった。検査は強制的で、入学許可や結婚許可と連動していた。他方で教育やカウンセリングを伴うことは稀であった。鎌状赤血球体質（無害な突然変異）と実際の病気との相違について、混乱が支配していた。事態の本質を誤解した人々による雇用差別が起こったり、黒人共同体を病気のキャリアとして抽出するという妄想が出現した。黒人医師たちは、ロバート・マリー博士も含めて、設計も管理も拙劣な計画を真剣に批判し、諸州は少しずつ自分たちの法律を修正したり廃止するようになった。(64) ヘイスティングス・センターの研究班は、マリー博士の実際の体験を参考にして、この不適切な鎌状赤血球スクリーニング計画を、彼らが推薦する倫理指針の大部分に抵触する、拙劣なスクリーニング計画の典型として利用した。

議会は「大統領委員会」に、遺伝子スクリーニング、カウンセリング、教育計画などの倫理的、法的問題を研究するように命じた。委員会が一九八一年に報告書の準備を始めたとき、遺伝学と倫理に関してそれまでの一〇年間の経験と反省を生かすことができた。委員たちはヘイスティングス・センター遺伝子研究班の出生前診断に関する二つめの報告書を参照した。その報告書は、倫理問題の簡潔な分析と並んで、羊水穿刺の臨床応用のために一七の特定の提言を行っていた。(65) 委員たちはまた「国立衛生研究所・同意確立委員会」の報告書『出生前診断』を参照した。その報告書では、羊水穿刺の倫理的、法的、並びに科学的、臨床的な側面や、出生前検査の他の形態などが、評価されていた。(66) 国家委員会の委員たちは大量の文献を読破し、専門家と公衆から証言を聞いた。彼らの報告書『遺伝性疾患のスクリーニングとカウンセリング』は、遺伝子のスクリーニング、カウンセリング、教育の計画を、「それらが、健全な倫理的・法的原則に基づいて、具体的な目標と特定の手続き上の指針をもって行われる場合に」、肯定した。そして同報告書は次の原則を明示した——守秘義務、人の自律の尊重、遺伝知識の改善、利益供給、アクセスの公平、などである。報告書ではこれらの原則が一つずつ説明され、ある章では、まだ存在していなかったが今にも切迫しているように思われた特定のスクリーニング計画、つまり嚢胞性繊維症のスクリーニングに、これらの原則がどのように適用されるかが説明された。この報告書の本質的な要点は、遺伝子スクリーニングは個人の決断と福祉に役立つものでなければならず、「「健全な遺伝子プール」とか保健費用の削減という目標は、強制的な遺伝子スクリーニングを正当化できない」ということであった。(67) 優生学のイデオロギーは明確に退けられた。

4　分子生物学

この第六章はワトソンとクリックのDNA二重らせん構造の発表で始まった。さらに時代を遡って二〇世紀初頭の優生学運動にまで至り、そこから逆に一九七〇年代の予防的遺伝学にまで下っていった。私たちはこれから分子生物学という科学的世界へと回帰しよう。その世界は一九四〇年代と一九五〇年代に目覚ましい速度で進展した。一九四三年にオズワルド・エイヴリー、コリン・マックロード、マックリン・マッカーティによって、デオキシリボ核酸（DNA）として知られている分子が、遺伝子を構成している物質であるということが証明され、その一〇年後、ワトソンとクリックがDNAの二重らせん構造を突き止めた。続く数年間で、生化学、微生物学、ウイルス学、結晶学が想像力豊かに結集し、分子生物学という新領域を形成することとなった。(68)

一九七〇年代初め、スタンフォード大学教授ポール・バーグは細菌の遺伝子を猿ウイルスSV40の染色体に挿入する方法を習得した。この発見は分子生物学にとっては重大な意味を持っていたが、同時に懸念すべき側面もあった。ウイルス染色体の変形が人間の病気を引き起こすことが、理論的に可能であったのだ。猿ウイルスSV40は小動物において癌を引き起こし、人の細胞を培養液において癌に似た形態に変化させることが知られていた。バーグと彼の同僚はこの問題を心配し、バーグの発案で、科学者会議が一九七三年一月カリフォルニアのモンテレー半島アシロマの大会議場で開かれた。後に第一回アシロマ会議と呼ばれることになったこの会議では、研究者の関心を集めた様々のウイルスの、発癌効果に関する科学データが調査された。入手できた証拠は必ずしも〔研究続行にとって〕破壊的ではなかったが、明らかにさらなる研究が必要であった。バーグは会議を要約して次のように述べた。「慎重に対処するとすれば、どのような潜在的な危険であろうともそれを封じ込めるように、注意深く真剣に努力することが必要です」。(69)

第一回アシロマ会議の数ヶ月前、カリフォルニア大学サンフランシスコ校のハーブ・ボイヤー博士とハワード・グッドマン博士は、制限酵素EcoRIを発見したが、それは猿ウイルスSV40のDNAを特定の箇所で裂いて、異なるDNAを染色体につぎはぎ（スプライシング）することを可能とした。由来が異なるDNA分子の間で遺伝的な混成物、つまり「組換えDNA」を作る能力は、科学の大きな躍進であったが、同時に懸念される危険性を増大させ、見通せないほど深刻な問題を提起した。科学者はこの問題の討論を続け、一九七三年にあるグループが『サイエンス』に書簡を送付して次のような懸念を表明した。つまり、新しい組換え技術は、科学的には極めて好奇心をそそるものだが、「動物のウイルスのDNAを細菌のDNAに組み込んだり、異なったウイルス由来のDNAを結合したりすることが可能となりました。このようにして新種の混成細胞質因子やウイルスが、予想できないような性質の生物学的活性を伴って、生み出されるかも分かりません」[70]。寄稿者たちは「米国科学アカデミー」と〔その傘下にある〕「医学研究所」に、この問題を研究する委員会を設立するように依頼した。特に、「予想できないような性質の生物学的活性」の危険性を制限するために、指針を提示することを要請した。米国科学アカデミーはその依頼を受け入れ、その後数ヶ月にわたって何度か会議がバーグの指導の下で開催され、第二回アシロマ会議の計画が練られた。

一九七五年二月二四日合衆国と一二の他の国々からおよそ一五〇人の科学者が、濃霧の立ちこめる糸杉に囲まれたアシロマ・センターに集まった。彼らは分子生物学のエリートたちであった。少数の法律家と一群の著名な科学ジャーナリストたちが、科学者たちに合流した。法律家たちはより抜きの専門家であった。というのも、彼らはいずれも生命医科学に経験があり、四人の内三人――ハロルド・グリーン、ダニエル・シンガー、アレクサンダー・ケイプロン――までがヘイスティングス・センターに密接な関係を持っていた。一日かけて科学的な概観を行った後、会議は各種の実験を分類しモニターするための勧告案を検討した。特に注意を払ったのは、「生物学的封じ込め」、つまり潜在的に病原性を持つウイルスの無能力化と、「物理的な封じ込め」、つまり危険な研究のための実験施設の建設と手続きの明示化である。法律家は様々な法的規制案と、法的責任の可能性を議論した。ある人の注釈によれば、「次になされる決断の後に何が生じるかを法律家たちが予言するのを聞きながら、科学共同体というものは自ら始めたことを終了することもできるのだ、ということを、世界に理解してもらえるように、科学者たちはいよいよ隊伍をしっかり組む決意を固くした」[71]。会議出席者は報告書をまとめたが、それは、組換えDNA研究の継続を支持しながら、注意を強く喚起し、この注意が具体化されるような特別の勧告を行っていた。第二回アシロマ会議の勧告書は、この研究領域で連邦政府の財政支援を受けている研究を監視するためにその頃設立された政府団体である、国立衛生研究所「組換えDNA諮問委員会」（RAC）の鋳型となった。

アシロマ会議で問われた科学と技術の問題は、倫理的問題のきっかけとなった。実際それは、姿を変えた倫理的問題であった。科学者が問うたのは、実験室で有機体を操作することによって、人々を物理的に危険に陥れる確率はどれくらい大きいか、またその危険の大きさに応じて、その危険はどうすれば封じ込められ予防されるか、ということであった。哲学者も神学者もその問題には答えられない。法律家は、科学者がその問題に答えられないときどうなるか、を示唆するのみであった。しかし哲学者と神学者は、リスクと可能的な危害の問題がどうであろうとも、その問題には人の個人的・社会的な生命の価値付けが含まれていることを明らかにすることができた。生命倫理学をその最初から動機付けていた倫理的問題が、アシロマ会議の議論には沈黙の内に存在した。それは、善を達成するために危険をどう評価すべきか、という問題であった。その問題は極めて緊急性を要するものであった。というのも、『サイエンス』への投稿者らが語っていたように、この危険は「全く予測できない性質の生物学研究」に関わるものだからである。科学は、自らが提起し社会の安全と福祉に重大な意味を持つ問題に、答えなければならない――この道義的責任を果たしたのがアシロマ会議であり、その意味で同会議は隠れた倫理的会議であった。

第二回アシロマ会議の二、三ヶ月後、私はカリフォルニア大学サンフランシスコ校の第一回「バイオセイフティ（生物災害管理）委員会」委員に任命された。再度私は、全く知識を持たない問題に直面させられることとなった。私には分子生物学の知識がほんの僅かしかなかった。にもかかわらず私には、ちょうど医学の領域でそうだったように、十分な知識を持った素人にならなければならない、ということもはっきりしていた。私の最初の訓練は、この研究を推進させ、第二回アシロマ会議にも参加していたハーブ・ボイヤー博士によって施された。彼は新委員会の第一回会議を通知してくれて、科学的背景と政策上の勧告内容を説明した。私は当時「国家委員会」委員として、同時にカリフォルニア大学サンフランシスコ校「施設内審査委員会」（ＩＲＢ）委員として、人体実験の倫理に関わっていた。バイオセイフティ委員会の月例会議の議論は、施設内審査委員会の週例会議の議論とは似ても似つかぬものであった。施設内審査委員会の議論の標準的な議題は、道徳を議論する私たちの普通の認識と異なるものではなかった。私たちが議論したのは、インフォームド・コンセント、無能力者の最大利益、強制的誘因（coercive intensive）などであった。これらは一つとしてバイオセイフティ委員会の議論には登場しなかった。バイオセイフティ委員会に提出される実験計画書はいかにも無菌実験室風で、大腸菌のような有機体の事細かな内容や、封じ込めＡやＢレベルの金属扉や通気口覆いを問題にしていた。それでもこれらの技術的問題の背後に、深刻な倫理的問題が潜んでいた。例えば、公共の安全を配慮するならば、特に公共の安全への危険が漠然としていて不確定の場合には、科学研究を禁止するのが正しいかどうか、という問題などである。

バイオセイフティ委員会の静かな議論の外側では、もっとホットな討論が盛り上がり、それは科学共同体から市民共同体へと広がっていった。アシロマ会議に見られた用心深い科学的対応は、「生物学的災害《バイオハザード》」を聞き及んだすべての人を満足させはしなかった。主な科学施設が位置している地域の隣人たちは、勧告された封じ込めでは不十分ではないかと心配した。ハーバード大学の新研究所開設計画は、マサチューセッツ州ケンブリッジの住民の敵意に遭遇した。アルフレッド・ヴェルッキ市長は、「彼らは治療できない病気や、怪物さえも、作り出すかもしれません。これでは、フランケンシュタイン博士の悪夢の再来ではありませんか？」と声高に懸念を表した。[72] ヴェルッキ市長の言葉は、科学者から見れば素朴すぎるように思われるかもしれないが、分子生物学、分子遺伝学、そして今では分子医学と呼ばれる領域に対する、極めて深刻な懸念をほのめかしていた。この懸念は有機体封じ込めの成否に向けられるよりも、遺伝子操作によって人体を改変する可能性に向けられていた。実際まもなくバイオセイフティの問題は視界から消えていった。ひとたび封じ込めの方法が規定され指示され、ひとたび研究中の有機体の科学的生態が明らかにされると、公衆を保護する課題は、倫理的というよりも技術的な問題となった。分子生物学はしかしながら、倫理的吟味から解放されたわけではなかった。次の一〇年間、分子構造を操作する遺伝子工学は、生命倫理学の考察の主要な問題となった。

5　生命のつぎはぎ

一九八〇年六月二〇日、クレール・ランドール博士、ラビのバーナード・マンデルバウム、トマス・ケリー司教――それぞれ全国教会協議会（NCC）、米国シナゴーグ協議会、合衆国カトリック協議会の代表幹事――は、ジミー・カーター大統領宛の一通の書簡に署名した。その書簡の冒頭は次の通りである。

遺伝子工学の急速な発展を引き金にして、現代は根本的に危険な新時代に急速に突入しつつあります。たとえ役に立つ可能性があるとしても、遺伝子工学という言葉はまさに危険そのものを示唆しています。新しい生命の形態が遺伝子工学で作られるとき、どうすることが人類の幸せにいちばん役立つのか、それを誰が決めるというのでしょうか？　人類の存続に計り知れない意味を持つ遺伝子実験やその結果を、いったい誰が管理するのでしょうか？直接、間接に、利益を享受するのは誰で、有害な結果を蒙るのは誰でしょうか？　これらは尋常の問題ではありません。道徳的、倫理的、宗教的問題です。これらの問題は、人の命の根本的な本質と、一人一人の人間としての威厳と価値に関わっているのです。(73)

宗教の指導者たちは、「神を演じようとするものは、かつてなかったような厳しい試練に遭うであろう」と声を荒げた。これらの言葉は、かつての進化論者に抗したのと同様に、遺伝子工学に抗するもう一つの十字軍を呼びかける高らかなラッパの響きとなったことであろう。

カーター大統領は信仰心の厚い人で、その書簡を熟読したに違いないが、自らそれに応答する代わりに、「大統領委員会」に転送した。大統領科学諮問官フランク・プレス博士の添え書きには、委員会が応答するようにとの要請があった。委員会は既に、遺伝子のスクリーニングとカウンセリングに伴う倫理的問題の研究に着手していた。一九八〇年五月一六日の第二回目の会議で、遺伝子スクリーニングの研究計画に、遺伝子治療、遺伝子工学、組換えDNAなどに関連する多種多様な問題を、包含しないことにすると決定していた。しかし一ヶ月後の第三回目の会議が始まるまでに、カーター大統領の要請が届いたのである。もとよりその要請は拒否できる性質のものではなかった。この三人の宗教指導者が提起した問題は、一般に「遺伝子工学」という標題に含まれる問題であるが、それに対して委員会は別個の報告書を作成することを決定した。遺伝子工学という概念は一九六五年にできていたが、分子のレベルで様々の遺伝的特性を加えたり取り去ったりする、広範な技術を意味していた。遺伝子つぎはぎ《ジーン・スプライシング》技術とは、一本の染色体の断片を切り出して別の染色体につぎはぎし、それによって様々の遺伝表現を管理するDNAを注入する、というのが主要な例である。例えばインスリン製造を支配するヒトDNAの一片を、ある細菌のDNAにつぎはぎして、その細菌にヒトのインスリンを製造させることができる。[74] この技術は、ある医師が稀な疾患である高アルギニン血症を治療しようとしてその技術を臨床に応用したときには、まだ実験室での空想でしかなかった。[75] 他にも様々な治療可能性が研究者の頭に閃いた。この技術的可能性は想像を刺激した――どこまで私たちは、自然を改造し、種を混交し、進化を管理することができるのか、つまり、書簡の宗教指導者たちの表現を借りれば、「神を演じる」ことができるのか、あるいはすべきなのか？

三人の宗教指導者は、彼らの教派を代表して発言した。彼らは自ら提起した問題を「道徳的、倫理的、宗教的」と形容した。委員会の最初の仕事は、これらの指導者たちに、「ヒトの遺伝子つぎはぎに対する彼らの懸念の基礎にある、独自の神学的見解を詳述する」ように依頼することであった。私たちが知りたかったのは、「神を演じる」という、彼らが用いたポピュラーな表現に、何か堅固な神学的根拠があるのかどうか、ということであった。神の命令は新しい命の形を作り出したり、種の境界を越え出ることに反対していると彼らは理解したのであろうか？　この科学は神の大権に抵触するのか？　三人の代表幹事たちは、私たちの問題に答えるために、神学の委員たちを任命した。大統領委員会は神学的結論を次のように要約した。

発展を遂げた現代の分子生物学は、人類が持つべきではない力を不法に行使しているから禁止されるべきだ、というよりもむしろ、いかに責任を取るべきかという問題を提起している、と考えるべきである。聖書の宗教は、人類はある意味で、最高の創造者と並んで共同の創造者である、と教えている。かくて……これらの主要な信仰は、自然に関する知識の増大とともに、その知識の責任ある使用を、尊重し奨励している。遺伝子工学は人の状態を改善する能力を持つと賞賛され、肯定されるが、しかしこの肯定は、人の自由の乱用は悪を生み出し、人の知識と力は害を結果しうる、という認識と不可分である。[76]

神学者や宗教指導者は、本質的に「多くの思慮深い世俗の観察者たちが科学や技術に対して抱く見解と、時に僅かに表現は異なるにしても、同じ懸念」を抱いている、ということに大統領委員会の委員たちは気づいた。宗教と世俗の観察家たちの懸念は、大いに善を行う情報と力能を乱用する危険性に焦点が当てられていた。掲げられた道徳的、倫理的、宗教的な疑問は、人の選択の根源的なあいまいさ（ambiguity）という言葉でも表現できるものであり、その言葉は聖書の信仰に浸っている人にとっては特に重要であるが、しかし敏感な人なら誰にでも看取できる言葉である。委員会はもう一人の宗教指導者、教皇ヨハネ・パウロ二世の言葉を引用した。彼は遺伝科学者の会議に際して、遺伝科学を是認すると演説したが、ただしそれは、「その目的が染色体の病気に苦しむ人々の状態の改善にある場合です。……皆様方のように、人間性に深い尊敬の念を持つ科学者によって行われる生物学実験に、私は何ら懸念すべき理由を持ちません。というのも、その実験は人間の福祉全体にきっと貢献すると確信するからです」(77)。

あいまいさは教皇の言葉にも潜んでいた。何が「人間の福祉全体」に貢献するのか？「人間性への深い尊敬の念」は、いかなる行為を課し、いかなる制約をその行為に課するのか？　染色体の病気に苦しむ胎児を中絶することは、「染色体の病気に苦しむ人々の状態を改善」することになるのか？（きっと教皇は最後の問いに、ノーと答えるであろうが、多くの常識的な（decent）人々はイエスと答えるであろう。）これらは宗教指導者の問いかけによって引き起こされた、広く深い問いであった。この問いは神学的議論における特殊な言語によっても、世俗的な価値を表現する言葉によっても、分析することができた。しかしおそらく決定的な解答はあり得ず、反省、議論、解明を必要とした。委員の一人、アルノ・モツルスキー博士は、「非宗教的人間」を自認していたが、「神学者たちが委員会に、「人は神と共同の創造者であり、この共同創造に従事するに際して、正義をなすべきであり、与えられた自由を乱用すべきではない」と語ったとき、その見解をもっともだと思いました。世俗の人と宗教家は、用いる言葉は全く異なるかも分かりませんが、共通の根拠を見出して、これらの問題を論じ、その危険を予想し、人間としての威厳（human dignity）への尊重を抱きつつ、人の創造性の勝利であるこのすばらしい科学を推進する、ということに感銘を覚えました」と語った(78)。

委員たちの中で唯一の遺伝学者としてモツルスキーは、大統領委員会の研究の方向付けを手伝った。彼は仲間の委員たちに語った。「もっとも困難なのは、何を心配すべきか、それをはっきりさせることなんです。（遺伝に関する）恐怖は無定形です。私たちがこれまで一度もしたことのないことをしでかして、人の種を悪いものに変えてしまうかもしれない、という漠然とした感情です。これらの心配は重要なんですが、扱うのが難しいのです」。この言葉が、一九八一年七月九日・一〇日にヴァージニア州エアリー・ハウスでもたれた第一一回の委員会の会議の冒頭で発せられた。この会議が、大統領委員会が国家委員会のベルモント会議にもっとも接近したときであった。ベルモント会議と同様に、ある集団が真剣に焦点を絞って対話をして事情をつまびらかにすれば、「無定形の」「漠然たる」問題から、（一般性のレベルは様々であるが）特定の問題群に変化させうる、ということを、この会議は示していた。

その第一一回の会議では、遺伝子工学の治療や診断や「その他」に用いる方法に焦点を当てた報告書原案が準備されていた。私たちの内の何人かは、その原案を「全く賛同できない」と判断した。つまり、宗教指導者や他の懸念を表していた人々がもっとも心配していた、自然を変化させたり、進化を管理したり、「神を演じる」といった、より広範でより漠然とした無定形の問題を、その原案がことごとく避けていたのである。私たちはこれらの問題をできる限りはっきりと扱うことに決めた。最終報告書は、「自然への介入」、「新しい生命形態の創造」、「人間の本性の可塑性」、「自己同一性の感覚」といった曖昧な概念を、明晰化する議論となった。次いで私たちは、遺伝子工学の帰結に関する科学的知識によって解明できる問題や、政治的・社会的メカニズムによって遺伝子工学の応用を管理する問題に取り組んだ。遺伝病の予防と治療に関する現在及び将来の可能性が説明された。生殖細胞系療法、つまりDNAをある世代から次の世代へと運ぶ胚細胞を変化させる試みをめぐる複雑な問題が議論され、この療法に関連する技術的・倫理的問題は、「近い将来この療法が有用な臨床上の選択肢になる場合に、その療法に対する強度な支障（禁忌）となると判断された(79)」。

原案は結論として、遺伝学の発展を引き続いて監視することを勧告し、「組換えDNA諮問委員会」（RAC）と呼ばれる既存の国立衛生研究所の委員会を改組して、私たちが規定したこの問題を論ずる能力をもっと増大させることが必要であると示唆した。そのことはかなり後になって実現し、生命倫理学者のルロイ・ウォルターズ博士がその議長となった。一九八二年一一月一六日カーター大統領に、『生命のつぎはぎ――人体を用いた遺伝子工学の社会的、倫理的問題点』は提出された(80)。『生命のつぎはぎ』は、私が委員をした二つの委員会を通してもっとも説得力のある成果となった、と私は考えている。委員会の事務局長のアレクサンダー・ケイプロンも、『生命のつぎはぎ』に高い評価を与えた。「大統領委員会のこの報告書は、ヒト遺伝子治療の問題に関して生じていた大きな不安を沈静化した。……遺伝子治療は「神を演じる」ことになるという苦情を注意深く分析することによって、その報告書は、手段と帰結に関して重大な懸念を示すものと、単なる修辞上の要求とを区別することができるようにし、体細胞療法と生殖細胞系療法との間に引いた一本の線が、それ以降の議論と政策形成を形づくることとなった[81]」。

6　ヒトゲノムの地図作成

DNAの構造が解明されてから分子遺伝学の科学は急速に展開し、染色体上に遺伝子の正確な場所を確定し、遺伝子の化学的な構成を特定するという構想――いわゆる「ヒトゲノムの地図作成と配列」――は直ちに科学者の頭に閃いた。この構想はまもなく研究として実現することとなった。一九八五年五月カリフォルニア大学サンタ・クルーズ校の学長であった著名な生物学者ロバート・シンスハイマーは、分子生物学と分子遺伝学の権威者たちを彼の大学に招待して、ゲノムの完全な配列決定可能性について議論した。彼はそのための研究所をカリフォルニア大学サンタ・クルーズ校に設立することを希望していた。彼は当時のことを想起して書いた。「この事業は人類の歴史において画期的な出来事となり、獲得される知識は人に関する未来のあらゆる生物学と医学の礎となるでしょう。何故今行わないでおくことができるでしょうか?[82]」。ノーベル賞受賞者レナート・ドゥルベッコも『サイエンス』一九八六年三月七日号でその考えを提唱し、ヒトゲノムの配列によって獲得された知識を用いて、「癌との戦争」が格段にスピードアップされるであろう、と述べた[83]。一九八六年七月二三日、ハワード・ヒューズ研究所が国立衛生研究所の構内でシンポジウムを催した。多数の遺伝科学の指導的研究者が出席した。このシンポジウムの目的は、ヒトゲノムの地図作成と配列決定という巨大な科学的共同プロジェクトの功罪を議論することであった。この会議は科学研究の中心地である国立衛生研究所に、新鮮なアイディアを直接注入することにつながった。数日にわたって科学者は科学と政策の問題を討論した。その結果二段階の戦略が必要とされた。第一段階は、遺伝子連鎖群の地図作成、物理的地図作成、DNAの配列確定技術に全力を集中することであり、第二段階は、ヒトゲノムの一部、ないしおそらく全部、の配列を確定することである。(84)

ヒトゲノム地図作成への科学的関心が大きくなっていく中で、「米国学術研究会議」は、「ヒトゲノムの地図作成と配列決定の利点と実効可能性を吟味し、実行可能な場合には、その計画改善の方策を提案する」ために、生物科学者からなる委員会を招集した。(85)委員会の議長でカリフォルニア大学サンフランシスコ校の同僚ブルース・アルバーツ博士は、その計画の倫理的・社会的意味について委員会に助言するように私に依頼した。私は彼に、自分には遺伝学と分子生物学の知識が僅かしかないが、同じキャンパスの医療倫理講座には、この領域に明るいエリック・T・ユングスト博士が同僚として存在することを告げた。私はユングスト博士とともに、この委員会の報告書の最終章「社会的意味」を執筆した。

ユングストと私は、ヒトについて完全な生物学的書物を作り出すというこの刺激的な科学プロジェクトは、深遠な哲学的・倫理的問題を提起するであろう、しかし「ヒトゲノム地図作成と配列決定計画によって提起される倫理的・社会的難問は、科学者、臨床家、患者、政策立案者などによって異なる脈絡で既に提起されてきた難問と、基本的に同じものである」と、考えた。関連する問題として、プライバシー、遺伝的正常性とか遺伝的危険性という言葉の曖昧さ、社会的差別や雇用差別、保険における差別などの可能性があり、それらをめぐる文献は既に膨大となっており、公共の議論も活発にされていることを記した。私たちはまた大統領委員会の二つの報告書『生命のつぎはぎ』(一九八二年)と『遺伝性疾患のスクリーニングとカウンセリング』(一九八三年)も参照した。文献の中で特に後者は、生命の世紀において遺伝学の研究者を悩ませている倫理的な論点を考察し、来る世紀にその領域で生じる論点を予想していた。(86)

ジェイムズ・ワトソン博士はこのゲノム地図作成計画を指導する立場に指名された。二重らせんに関する彼の画期的な論文の発表後三五年にして、ある議会委員会の場で、ヒトゲノム研究の資金の一部は、ヒトゲノム地図作成の倫理的・法的・社会的影響の研究に割かなければならない、と証言することになろうとは、彼もほとんど予想できなかったことであろう。[87] 議会や世論からするならば、彼が推進している科学計画は、生物学における重要な研究業績であるだけでなく、倫理的な地雷原であるということを、彼は悟った。そもそも「遺伝学」という言葉は多数の道徳的論点をかき立てるということを知った。科学研究に倫理的要素を付け加えることによって、そのような懸念のいくつかは緩和できるということを見抜く、思慮深さが彼にはあった。記者会見で彼が、ゲノム計画予算の三％から五％を、科学的計画の倫理的・社会的・法的影響の研究にあてるつもりだ、と進んで発表したとき、ワトソンの表現では、あらゆるものが沸き立った。彼は不審な眼差しの同僚に対して、ゲノム計画に倫理が入らなければ、「議会が君の首を切るだろう」とぶっきらぼうに答えた。[88]

ヒトゲノム計画の政治的由来を記録しているロバート・クック゠ディーガンは、議会と公衆の懸念を次のように要約している。

ヒトゲノム計画はヒトの遺伝子に関して洪水のような大量の新情報を生み出すだろう。不正な社会では、遺伝情報は有害となるであろう。コンピューターで充満している社会では、プライベートな情報も管理の手からすり抜けて飛んでいき、機密を保護する手だては極めて脆弱不完全ですぐに時代遅れとなってしまうだろう。ひとたびゲノム計画の議論が遺伝子検査への懸念と一体となれば、遺伝子情報の増大が人々の選択に大きな影響を与えるのではないか、という議論を介して、ゲノム計画に対する一般の人々の反発が巻き起こることであろう。[89]

計画立案者たちの予想は、議会の審査が厳しくなるという点では間違っていなかった。下院歳出委員会は国立衛生研究所に要請して、倫理的論点に向けた体系的計画を準備させ、それらの論点を扱う公共政策を立てさせた。その結果が「倫理的・法的・社会的影響検討計画」（ＥＬＳＩ）であった。ヒトゲノム計画は正式には一九八九年一〇月一日、ジェイムズ・ワトソン博士を同計画全体の責任者として、私の以前の同僚エリック・ユングストを同計画の管理者として発足した。ユングストはジョージタウン大学生命倫理学博士課程の卒業生として、政府の主要なポストに就いた最初の生命倫理学者となった。同計画は倫理的問題点を考察するための論理的な方法を、ナンシー・ウェクスラー教授によって主宰された作業班に依拠して開発した。同時に倫理的論点とそれらへの政策的対応を対象とする学問的研究を推進するために、それらの研究に資金援助する財政計画も立案した。エネルギー省は、放射線研究の遺伝的問題に長期的に関わってきたが、同計画の構成要素と同様のゲノム地図作成計画を開始した。

7　結論

生命倫理学は優生学的議論が衰退し、新しい分子遺伝学とその個人的・社会的影響の議論が始まった頃に成立した。クローニングへの懸念から始まり、スクリーニングに関する煩いと遺伝子工学に関する恐れに至るまで、人の道徳に関するもっとも根本的な疑問は提起され続けてきたが、それでも古い優生学はもっと科学的な装いのもとで、新しい遺伝学に依然として影響を与えている。生命倫理学の時代においては、これらの討論は、ロバート・モリソンの言葉を借りれば、「〔以前よりも〕もっと正確に展開された。正・誤に関する抽象的な疑問は、一連の比較的明確に定義された問題状況に還元され、その状況下での決定は比較的具体的な用語でなされなければならない」(90)。これらの討論の結果、遺伝子研究と遺伝医学において、病気の治癒を目指し、個人の自律を尊重し、功利主義的ないし優生学的観点を非難するような、政策と計画が採用された。同時に新しい問題が新しい技術革新とともに出現した。これらの生命倫理的議論は興味深いが、その話題から離れざるを得ないのは残念である。というのもそれらは、この書物の扱う歴史の範囲外の時代のことであり、将来の生命倫理学に属するからである。

第七章　現代医学の驚異――臓器移植と人工臓器の倫理

中世のカトリックの医者たちは、聖コスマスと聖ダミアヌス〔四世紀シリアの伝説的な双子の修道僧で医師〕の神聖な加護の下に診療した。伝説によればこの二人の聖人は、四世紀のシリアで医療に携わった修道僧であった。彼らの医術の評判は、貧しい人々を治療するときに示した彼らの寛大さによって高まった。ある日、ヴィンセントとかいう、田舎の教会の助祭が彼らの治療所にやってきた。矢尻が脚に突き刺さり、脚が腐りかけていた。この聖なる医者たちは壊疽にかかった脚を一目見て、その助祭に、治療しても無駄であろうと告げ、教会へ行って良き死を祈るようにと彼らは助言した。ヴィンセントは彼らの助言に従った。祈りの合間に、彼は眠りに落ちた（しばしばあることだが）。しばらくして聖なる医者たちに天使が訪れて、教会に行き、埋葬のために横たえられている死体の脚を切断し、眠っているヴィンセントの脚を切断し、死んだ下肢を生きている人間につなぐようにと言った。ヴィンセントが目覚めたときは健康な脚となっており、患者と医者たちは主を賛美した。

もしもヴィンセントが二本の健康になった脚で聖職者たちの行った手術場から立ち去ったならば、それは文字通り移植の「奇跡」であった。奇跡とは神学者たちによれば、自然と対立する出来事であり、神の力と慈悲を示すものである。確かにヴィンセントと治療した医師たちは「自然と対立する」出来事を体験した。死体の脚が生きている人に縫い合わされて脚が生き返る、ということを誰が想像することができただろうか？　そんな出来事がいかに自然に反するかということを、私たちは今では知っている。細胞は生理学的機能の能力を失っており、たとえ失っていなかったとしても、免疫学的な防御作用が脚の結合を妨げたことであろう。実際この出来事の奇跡としての性質を確証するかのように、どの外科医も、一六世紀のアンブロワーズ・パレ以前は、血管を縫合することさえもできなかったのである。

かの奇跡を様々の形で真似ようとした試みは数多く存在したにもかかわらず、世俗の内科医や外科医で成功したものは一人もいなかった。一九二〇年代と三〇年代には、移植への関心が復活した。偉大な外科医アレクシス・カレルが顕微外科技術を完成し、臓器を別の場所に縫合する可能性が高まった。彼はさらに飛行家チャールズ・リンドバーグと協力して「機械心臓」を作り、体外から臓器に血液を灌流させようとした[1]。ロシアの外科医たちは犬の頭部を交換し、それが息をし、数時間だがものを食べる様子を観察して、世界中を驚かせた。組織拒絶の生理学的基礎に関する科学的研究が盛んとなった。輸血は一九世紀に繰り返し試みられたが、一九〇〇年の四つの「血液型」の発見とともに可能となった。献血者の血が混ざると、もらった人の赤血球が破壊されるという、しばしば命に関わる輸血反応は、もらう人の血液型と同じ血液型のみを輸血することによって、通常避けることができるようになった。皮膚移植と角膜移植は進歩し、成功例を一定程度増やした。しかしある人の組織と別の人のそれとの間には、通過できない障壁が依然として存在していた。

この障壁は、提供者《ドナー》と受容者《レシピエント》の血がつながっている場合にはずっと低かった。血液型の発見はこの仮説を裏付けているように思われた。一九三〇年代に一卵性双生児の間で皮膚移植が成功してそのことは確証された[2]。ピーター・メダワー卿と彼の同僚たちは、第二次大戦中に火傷の兵士の傷を治そうとして、免疫学的障壁の遺伝的本質を解明した。臓器移植への道は開かれつつあった[3]。

1　腎臓移植

一九五〇年代初め、ボストンのピーター・ベント・ブリガム病院の外科チームは、腎臓病で死に瀕している患者に、一連の実験的な死体腎移植を始めた。あらゆる努力は水泡に帰した（二七五日間生存したのが唯一の例外であった）。一九五四年一二月二三日、ジョゼフ・マリー博士とジョン・メリル博士は、ある評者が「大きな倫理的跳躍」と呼んだ行為に及んだ。(4) 彼らは二四歳のロナルド・ヘリックから健康な腎臓を摘出して、彼の双子の兄弟リチャードに移植した。臓器受容者は手術後の拒絶反応が出る危険な時期を凌いだだけでなく、なお八年間存命し、たまたま冠動脈病と糸球体腎炎で亡くなった。(5) マリーの大胆な外科手術は、困難な臓器移植の時代の幕開けとなった。彼の実験が成功したのは、双生児の遺伝的な同一性によってであった。彼はさらに七例の一卵性双生児間の移植を試み、その後二卵性双生児間の移植を試みた。一九六〇年には、拒絶反応を抑えるためにアザチオプリン薬を初めて用いて、死体からと、一卵性双生児以外の臓器提供者からの、移植の可能性を切り開いた。(6) 一九六四年から一九七四年の一〇年間で六〇〇〇ケース以上の生体間腎臓移植が、合衆国、イギリス、フランスで行われ、二年間の生存率は五〇%前後となった。腎臓移植が始まった時代とは、コスマスとダミアヌスの神聖な奇跡が人間的な治療の奇跡に変化した時代であった。最初は成功も途切れ途切れであったが、次第に生存期間の延長と健康回復の効果が高まってきた。腎臓移植は現代医学の奇跡として歓迎された。(7)

この奇跡は必ずしも完璧な優雅さを誇るものではなかった。ピーター・ベント・ブリガム病院で移植を求めた一卵性双生児の多くは未成年で、一般に医学的措置への同意はできないと考えられたし、この措置が彼らに何ら個人的な利益を与えない場合は特にそうであった。同病院の責任者たちは、三つの症例で司法の判断を求めるのが賢明であると考えた。これら三つの症例では、〔マサチューセッツ州の〕判事たちは外科手術の許可を与えるのに、次の四条件を提示した――両親の同意、病気の双生児の救命の必要性、提供者に対して説明がされた上での自由な同意、そして何よりも極めて異例なのは、健康な双生児の将来の福祉が臓器提供によって促進されるという精神科医の証言、であった。[8] 最後の条件は、そのような症例の中で一番有名になった一九六九年のケンタッキー州での事件の審理において、中心的な論点となった。同意の必要性の問題は、提供者になる可能性のあるジェリー・ストランクが、年齢は必ずしも未成年ではなかったが、州立精神病院の入院患者であったことによって、さらに大きくなった。ケンタッキー州の裁判所は、マサチューセッツ州の事例で示された提供者の同意必要性の条件を無視せざるを得ず、専ら提供者の福祉の可能性に議論を集中した。裁判所がジェリーの腎臓を摘出することを認めたのは、この精神遅滞者が臓器提供した兄弟が生存し続けることによって、自らも利益を蒙るであろう、という回りくどい理由のみによった。そのような理由付けで、裁判所は幾分動揺しながらも、ある人に利益が生じないならば、知りもせずまた欲しもしないのに、危険に曝されてはならない、という原則を維持した。[9]

このような規則作りは法律的に些少な問題ではなく、医療倫理の極めて古くからの命令に端的に衝突するものであった。ヒポクラテスの「危害を加えるなかれ」という箴言は、かりに害が引き起こされるとしてもそれは、患者の利益に貢献するものでなければならない、という意味に理解されてきた。健康な提供者から健康な臓器を摘出することは、この解釈では許されない害であった。この医の箴言は法学でも当然と見なされていた。というのも法学はおそらく、患者の利益を意図しない介入はすべて暴行（battery）と判断するからである。「暴行されたもの」の同意があったとしても、その介入は正当化されなかった。従って前例のない医学的・科学的革新が、医療倫理と医事法学に挑戦を突きつけたことになった。

臓器移植の奇跡の道徳的重要性は速やかに認識された。一九六四年に『内科学年報』の編集長ラッセル・エルキントン博士は、ある挑発的な論文を書いて、「臓器の病気で治癒と修復の可能性が一切なくなった多くの患者にとって、大いなる希望となっている進歩……に内在する社会的、道徳的諸問題」を指摘した。これらの問題の中には、手術が必ずしも期待通りに行かない場合があることや、患者の選抜をする必要性があること、さらに「期間もはっきりしないのに比較的少数の人々の生命を延長する」ために必要な社会的投資が莫大な額になることなどが含まれた。彼はこれらの論点を叙述し、真剣な討論がなされていないことを慨嘆した。エルキントンの論説は、彼が希望した討論を刺激した。雪崩のような投書が『年報』に殺到した。多くは新医学の指導者たちからであった。彼らの中には、ピーター・メダワー、ジョゼフ・マリー、トマス・スターズル、ベルディング・スクリブナー、ヴィレム・コルフらがいた。投書子はすべてエルキントンの懸念に同調していた。彼らの大多数は、マリー博士の言葉を借りれば、「これらの問題に対して深刻な自己分析」を行ってきた、と告白した。スターズル博士は、多くの問題が存在することを認めながら、移植の領域での進歩は「しっかりした倫理的、実践的な枠組みで、効果的に管理されて」行われている、という自信を示した。彼は自らの腎臓移植に関する著作には、チョーンシー・リーク博士の道徳的・倫理的考察の章が含まれていると述べた[10]。ウィリアム・ベネット博士という内科専門医は、「哲学、宗教、生物学、社会科学の領域の著名な学問的専門家による、これらの問題の研究」を提案した。「そのような問題に古来の叡智を生かすことができるほど、これらの学問に十分に精通している医師は、ほとんどいない[11]」。

指導的な英国の移植医マイケル・ウッドラフ卿は、短いノートを記し、移植の道徳的論点について深く考察したと語った。その二年後彼はこの考えを実行に移した。一九六六年にチバ財団を説得して、「臓器移植に関心を持つ医学者、法律家など」の会議を開催させた。発行された報告書『移植の法と倫理』の前書きで、同財団理事G・E・W・ウォルステンホルム博士は、テーマに関連する問題をリストアップして、三日という短い期間で扱うことができるか不思議なほどだ、と述べた。

どのような状況下なら自発的な提供者が不当な影響から自由であると考えることができるでしょうか？　脳が不可逆な損傷を受けた人において、生命はどれだけ長く維持されるべきでしょうか？　親は常に子供の治療を受け入れたり拒絶したりする権利を持つのでしょうか？　どのような特別な保護を、未成年、知能程度の低い人、囚人が、臨床検査や組織提供において、受けるべきでしょうか？　循環や呼吸で人工的な援助に依拠している無意識の患者の場合、死はいつ生じるのでしょうか？　死が慈悲心を持って促進されるような状況は、そもそもあるのでしょうか？　いつ妊娠は終了されて良いのでしょうか？　人の命を延長させるために、動物を殺すことはどこまで正当化されるのでしょうか？　提供者を他の人の利益のために傷付けるような手術を法律は許容するのでしょうか？　新救命技術が拡張される中で、医療者はどのような保護を社会から必要とするのでしょうか？　どの範囲まで自治体は、生命維持の最新手段の費用を、それが仮に大きくても、引き受けなければならないでしょうか？[12]

腎臓外科医と腎臓病学者の英雄たち——ジョゼフ・マリー、ロイ・カルネ、キース・リームツマ、トマス・スターズル、マイケル・ウッドラフ、ジョージ・シュライナー、ハフ・ドヴァルデナー、ジーン・ハンバーガーら——がこの論点を審判席の学究的な法律家とともに議論した。その中には、デイヴィド・ドーブ、デイヴィド・ルイセル、キルブランドン卿らが含まれていた。一人の聖職者が倫理学を代表していた。[13]患者や公衆は不在であった。参加者たちは、この「現代医学の奇跡」の成果を曖昧にするような、多くの倫理的・法的問題を認識していた（彼らは特に提供者の死と提供者への強制に関心を寄せていた）。しかし熱心な討論も、この曖昧さを解決するためには、ほとんど役に立たなかった。

移植によって生じた臨床の新たな事態は、治療過程の唯一の決定者としての医師の権威に、直接異議を申し立てることにもつながった。腎臓、心臓、肺臓を他の人から譲与された人が、十分に事情を説明された参加者でなければならないことは明らかであった。にもかかわらず意思決定における患者と医師の厳密な役割は、依然として曖昧であった。移植の始まった頃に、その開拓者の一人、ハーバード大学のフランシス・ムーア博士は、次のように語った。「他に希望はないのです」と患者に語るだけでは不十分です。……患者は生じるかもしれない危険性について明確な情報を与えられているべきであり、討論に加わることが認められるべきです。……それでも最後の決定は決して患者の手に委ねられてはなりません。患者には最良の自己利益を決めるために必要な、教育もなければ素養もないし、また冷静な洞察力もありません」[14]。ムーア博士のパターナリズムは、まもなく厳しい批判に曝されることとなった。

生命倫理学の教授としての私の経歴の中で、初期に体験したある出来事が、パターナリズムと自律の相克を例示している。カリフォルニア大学サンフランシスコ校の医学校に着任して数ヶ月経った頃、同僚で人気のあった心臓病学者チャッド・キャランドが、自ら五回の腎臓移植を経験した後で自殺した。彼が亡くなったのと同じ週に、彼の論文「腎不全末期の医原病的諸問題」が『ニューイングランド医学雑誌』に掲載された[15]。既に死を決意した言葉で彼は、透析を受け臓器移植もなされた命を、自らどう感じているか、内科医も外科医もそのことを理解できていない、と嘆いていた。彼は腎臓病専門医と外科医との間で争奪戦の的とされているように感じていた。「自ら医者である患者として、腎臓内科医と移植外科医を分断する論争的な議論にすっかり倦み疲れている。結局もっともひどい目に遭うのは患者である」。腎臓内科医も外科医も彼の親しい友人であり、彼の論文は人々に悲嘆の感情を引き起こし、道徳的な吟味が始まった。

キャランドのケースを討論する会議がもたれたのは、一九七四年四月一〇日のことで、彼の死の二年後であり、まだその悲しみは失せていなかった。私は招待されて、そのケースにおける道徳的論点を提示した。「科学的・技術的医学と治療上の選択の自由との間には、対立的な関係があると言えるかもしれません。もしそうなら、このことは現代医学のもっとも困難な倫理的問題となるでしょう」と私は述べた。そのことで言いたかったのは、医者と患者は、何が成功かを全く異なった観点から理解している可能性がある、ということであった。医者が成功を、生理学的な状態の維持に見るのに対して、患者は以前の生活の質の回復に見る。科学的な医学のもっとも不都合な副作用である、〔キャランドの論文題目にあるような〕「医原病的な慢性病」の治療に、医者も患者もともに失敗したことによって、治療上の選択の自由は、大いに損なわれるようになったのである。「現代医学は……医学が進歩を遂げた環境の、社会学的・心理学的意味をもっと十分に理解し、もっと適切に扱うことを学ばねばならないでしょう」と私は提案した。[16]

2　心臓移植

腎臓移植において顕在化した道徳的ジレンマは、一九六七年一二月三日に一層はっきりと現れた。その日南アフリカ・ケープタウンのグローテ・シュール病院で、クリスティアン・バーナード博士は二二歳のデニス・ダーヴァルの胸から、まだ拍動している心臓を摘出した。彼女は前日自動車事故で重傷を負っていた。そして博士は彼女の心臓を、ほとんど心臓が停止しかけていた五五歳のルイス・ワシェンスキーの胸に埋め込んだ。ワシェンスキーは一八日間生存した。心臓移植のドラマの始まりであった。

メディアはその事件を絶え間なく追及した。『タイム』はそれを「究極の手術」(the ultimate operation) と呼んだ。[17] 世界中の外科医の中には、自らもこの治療上の障壁をまさに飛び越えようとしていた人もおり、羨望を抱きながら眺めた。彼らは一般大衆よりも、心臓移植の技術的な側面は相対的に単純であると知っていたが、しかし同時に彼らは、成功の前に立ちはだかる免疫学的な障壁をひしひしと意識していた。バーナードは、ワシェンスキーの死因は、移植された心臓への免疫学的拒絶ではなく、左右両方の肺が肺炎に罹り呼吸不全を起こしたせいである、と報告した。

この南アフリカの外科医はワシェンスキーの死にもめげなかった。僅か数週間後に〔一九六八年一月二日〕、彼は歯科医フィリップ・ブレイバーグに心臓を埋め込んだ。[18] 固唾をのんで見守っている世界中の人々は、今度は失望を味わわなかった。ブレイバーグは五九四日間生存し、その間にケープタウンの海岸でスポーツに興じている姿が撮影された。〔ワシェンスキーの手術の〕翌〔一九六八〕年、他の熱心な外科医もこの移植の舞台に殺到し、一〇〇以上の移植が行われた。結果は世界中どこでも明るいものではなかった。一九六九年八月までに、それまで二〇ヶ月の間に移植手術を受けた一四二人の患者の内、生存していたのはわずか三七人であった。一九七〇年六月には、一六〇症例のうち一〇人となった。余りの惨憺たる結果によって移植医たちも良心の危機を覚えた。この刺激的な技術革新を追求したいのはやまやまであったが、見通しがこれほど不確定な中で、患者にこのような難儀を押し付けることをためらわざるをえなかった。

バーナードの手術は『タイム』が「移植の年」と呼んだ時代の幕開けとなった。しかし三年後、『ライフ』の表紙には、心臓を移植されて〔一定期間〕生存していたが、その時までに亡くなった、八人の顔写真が掲載された。雑誌のその号には、「心臓移植の悲劇」という見出しが踊っていた。一九七一年一一月九日、外科医ジョン・ナジャリアンは合衆国上院議会公聴会で、実際には「一般に誤った情報が伝えられている現在の状況下で、『ライフ』の記事が心臓移植を行うのを一層困難にさせているとしても、それでもこれまでうまくいってきたのは事実なのです」と主張した。これまで三年以上にわたって、一七六例の移植が行われて、そのうちまだ二八例が生存しているのだ、と彼は述べた[19]。明らかに医学界の内外両方で、「ケープタウンの奇跡」は論争の嵐を巻き起こした。

医学界では多くの外科医が、免疫学の成果は移植を行うにはまだ不十分である、と考えていた。メダワーの免疫学の研究は進展していたとはいえ、決定的に重要な技術である白血球の分類は、フランスの遺伝学者ジャン・ドーセによってバーナードの大胆な手術と同じ年に、始まったばかりであった。批判する側は、移植の成功のためにはもっと正確な組織の型の検査や、もっと強力な免疫抑制薬が必要であると主張した（シクロスポリンは一九七八年まで臨床に導入されなかった）。他の外科医は、たとえ組織適合性が完全でなく、拒絶反応が大きな脅威であり続けたとしても、ほんの僅かでも生存可能性があれば、患者に試みないわけにはいかない、と主張した。批判が優勢となり、当初の熱狂は沈静化した。徐々にまた知らず知らずのうちに、モラトリアムが心臓移植を支配した。極めて熱心だった移植センターは速度を落とし、手術を停止させた。もっと保守的な施設は、行わないことを決めた。スタンフォード大学病院のノーマン・シャムウェイ博士が指導するような、二、三のセンターは、注意深い実験に立脚して続行された。奇跡はさらなる研究を行う実験室に〔免疫抑制剤の発見という形で〕戻ってきた。一九七〇年代半ばまで外科医は新しい患者を受け入れるだけの自信を十分に持てなかった。[20] しかしながら移植によって引き起こされた倫理的・法的問題は一時停止されず、引き続いて議論され、討論は続けられた。

3　移植――切除か、贈与か？

最初の道徳的板挟みの一つが、移植医たちの良心を直ちに直撃した。マリー博士による最初の双生児間移植は「大きな倫理的跳躍」と呼ばれた〔本章第1節参照〕。この跳躍は古代からの医の箴言「危害を加えるなかれ」というハードルを飛び越えるものであった。健康な人から健康な臓器を取り出すことは、たとえ他の人の命を助けるためであったとしても、正しかったのだろうか？　マリー博士は自ら次のように言及している。「病む人々を健康にするという動機を持ち教育を受けた医者として、健常な人の健康を危険に曝すとき、たとえ私たちの動機がどんなに純粋なものであろうとも、私たちの目的に対して、基本的・質的な変更を加えていることになります」。彼は、「一卵性双生児であっても生体臓器提供者を必要としない」時代がまもなく到来することを希望した。[21] 医事法も医療倫理も健全な臓器の摘出には歯止めを設けていた。〔一九六六年の〕チバ移植会議の議長を務めたキルブランドン卿は、「〔法的には〕人は障害者にされることに……同意することはできないと言われています」と述べた。[22] 臓器移植は、確かに医学の極めて革新的な技術の一つであるが、その臓器移植の時代は、たまたま以前の医療倫理以来持ち越されてきた倫理的・法的問題とともに、幕を開けたのである。

自らの体の一部を切除する、ということは、自分自身から生体の構成要素である一部の臓器を分離することであるが、そのようなことをする道徳的権威を人は持っているのであろうか？　この道徳的問題は、臓器移植が可能となるずっと前から提起されていた。ユダヤ教の法律は古代から人の体の切除を禁止しており、死体であったとしても、またたとえ解剖の目的であったとしても、許さなかった。[23] カトリックの道徳学者も健康な体の切除を禁止していた。[24] ただし必要な外科的切除は「全体性の原則」によって正当化された。体全体の健康のみが、患部の除去を正当化する。同様に腕を切り落とすことによってのみ命が助かるならば、切除も正当化された（例えば梁が落ちてきて腕がそこから抜けられなくなったような場合）[25]。

全体性の原則は、古代のもっとも一般的な外科手術である、手足切断のために考案された。当時の道徳学者にとって、臓器移植は想定外のことであった。しかし一九四四年に道徳神学者のバート・カニンガム師は、この可能性を先取りした。彼は『臓器移植の道徳』と題する神学博士論文を米国カトリック大学に提出した[26]。彼には事例はたった二つしかなかった。ある女性から別の女性への卵巣移植という稀な試みと、目の見える人から見えない人への角膜移植というより一般的な試みである。彼の解答はカトリック神学から導き出された。人は皆「キリストの神秘的な体」の不可欠な部分である（現実に教会の一員として、あるいは潜在的にキリストによって救われるものとして）。かくて「人々には互いに対して神の定めがあり、結果として、構成員には互いに守るべき秩序が存在する。……かくて、人は社会に全体の一部として配置され、そのようなものとして他者と関係づけられる」[27]。この霊的な秩序は、存在を脅かされている隣人の幸福のために、自ら〔の体の一部〕を切除することを人に可能とする。しかし制約は二つだけある。提供行為が自らの死の——確実にしろ蓋然的にしろ——原因となってはならないということと、切除は生殖不能の原因となってはならない、ということである[28]。しかしカニンガムの提題は彼のカトリックの同僚の広く受け入れるところとはならなかった。全体性の原則の伝統的な解釈を余りにも逸脱しているように思われたのである。それはまた、はっきりとした表現で記された教会の文書、たとえば教皇の回状「貞潔なる結婚」（一九三〇年）と衝突した。その回状で教皇ピウス一一世は、「人々には自らの四肢を破損したり除去したりする自由はない、……例外は体全体の善のために他に手だてがない場合だけである」[29]。ピウス一二世は角膜移植シンポジウムで演説し、カニンガム師の考え方を批判し、伝統的な全体性の原則を強調した[30]。

卓越したカトリックの道徳学者ジェラルド・ケリー師は、カニンガム師の提題への批判に与した。他方でケリー師は、切除に関する「命題の修正」の時期が来ている、と認識していた。自らは、移植正当化のために全体性の原則を拡張することには懐疑的であったが、カトリックの教義は、トマス・アクィナスまで遡れば、他者のために自分の命を犠牲にすることを、慈善の行為と見なしてきた、ということを認めた。他者の利益のためにその利益に相関する危険を引き受けることはましてそうである、と彼は言った。[31] 移植が稀で思弁的なものから頻繁で現実的なものになるにつれて、カトリックの神学とユダヤ教の律法は旧来の教義の再考を迫られた。まもなく両教派は、他者の緊急で真実な利益のために臓器を摘出することは、非難されるべき切除と見なされるべきではない、と考えるに至った。実際それは美徳の行為であり、ラビの目からすれば、生命救助に最優先権を与える律法の遵守であった。[32] この見解によって移植は「切除」から「贈与」へと考え直されることとなり、その変更は、ある人から他の人へ提供された「命の贈り物」という社会に広がった考え方と融合していった。カニンガム師の論争を呼んだ命題が、切除を新たに分析するための道を準備したこととなった。[33]

ポール・ラムジーは、臓器提供の倫理の包括的な道徳的分析を提供した最も初期の人々の一人である。『生体臓器の自己贈与』で彼は、ケリー師の切除に関する「命題の修正」について懸念を表明した。というのも、この修正によって、他者の利益のためには切除を認めないという古典的な制限に風穴が開けられ、その結果危険なほど寛容になって、提供者の生命にとって不可欠な臓器の提供まで容認されるようになるのではないか、と考えたのである。彼は（フランシス・ムーア博士を引用して）次のように記している。「医師は、「医学の歴史において初めて、他者の福利を改善するために、完璧に健康な人が永久に傷つけられる処置が採用される」という事実に、過度に敏感になっている。しかも、自己切除に関する過去の教義の遵守を完全に撤廃するのに、道徳神学者が大わらわになっている時期に、である。……他人を治癒するためにある患者の健康を害するというような、独特の医学的処置を行うことがあるという、……医師の論理の特徴を道徳学者も理解するべきである」。しかし彼は懸念を表明したが、結局、妥当な自己犠牲の原則を注意深く定義してそれを承認した。移植される人の利益が提供者の不利益よりも大きくなければならない、と彼は主張した。提供者の身体的統合や健康への深い尊敬の念こそが、臓器はこの人のものでも他の人のものでもある、という誤った考えや、「交換可能な人の身体間における、交換可能な部分品」という誤った考えに対する、唯一の歯止めであった。[34]

これらの宗教的見解は、他者の生命と健康のために臓器を贈与することは気高い行為である、という広く普及した一般的見解を支持することとなった。しかし法律も、同様に進化することが必要であった。チバ会議で〔判事の〕キルブランドン卿は、「人は障害者にされることに同意することはできません」と述べた。しかしその会議における二人の法学者が、キルブランドンに異を唱えた。デイヴィド・ドーブ教授は、英米法学においてもタルムード法においても共に尊敬されていたが、神学者たちの立場と必ずしも異ならない立場を示した。「これらすべての処置（治療のための移植手術）は、生きている提供者から始まり、臓器受容者の何らかの形での救済につながることが望ましいのですが、その場合に処置全体を一つの複合的な治癒的過程と見なす立場を支持したいと思います。……生体移植には極めて特殊な問題が含まれていることは疑いありません。健康な提供者が傷を蒙るという、恐るべき要素のゆえです。……これは新しく独特の問題です。提供者の役割はこれまでの正統的な範疇のどれにも属さず、工夫が必要であり、端的に極めて特殊な防御策が必要です」。ドーブは同意以上のものが必要であると示唆した。提供者と受容者の相関的危険性への医学的判断、提供者への高度な注意と関心、代替方法のないことなどによって「移植医には極めて大きな責任が課せられています[35]」。もう一人の法学者デイヴィド・ルイセルは、キルブランドン卿によって提示された問題にも、ドーブ教授の解決法にも、患わされなかった。彼は率直な、いかにも米国流の見解を提示した。「提供者と被提供者が判断能力のある成人で、共に十分な説明を受けて、知識と知性を持って移植に同意するならば、通常深刻な法的問題は存在しません」。彼は「深刻な医療処置に対して、……米国の裁判所では、知らされ、教えられた上での自発的な同意がますます必要となりつつあります」と述べた。[36]

法律学者の意見がどうであろうとも、法律家たちが実際に安心感を覚えるのは、現実の規定や手続き上の判断に対してである。司法上の規則はまもなく導入された。英米の多くの判例は、自発的な臓器提供を認めた。一九六八年に「統一州法委員会全国協議会」は、「統一遺体贈与法」といわれるモデル法を起草した。モデル法によれば、法的能力ある成人が法的に有効な文書に署名することによって、死後自らの身体臓器を贈与するという意志を表示することが可能となった。そのような文書が存在しない場合には、故人が特に贈与の意向を否定していなければ、特定の家族構成員が臓器の摘出を認めることができた(37)。一九七〇年末には、すべての州が「統一遺体贈与法」を採用した。多くの州では、運転免許証に掲示することによって、臓器提供の意志を示すことができるようになった。「統一遺体贈与法」は死後摘出された臓器についてのみ適用されたが、それでも、生者は死ぬ前にそのような贈与を行う法的な権利がある、という考え方を強化することにつながった。

臓器移植時代において、臓器贈与が道徳的課題となった。生者も死者も共に「命の贈り物」を、病気の非常に重い他者に自由に渡すことができるようになった。親族は愛の絆を強めるであろうし、知らないもの同士は身体の絆によって結びつけられるであろう。心理的、感情的な影響を心配するものもいたが、この「贈り物の関係」は新たな道徳価値として医療倫理の領域に取り入れられた。それはこれまで禁止されてきた切除を容認し、生存中や死後の臓器提供に気高い動機を提供することとなった。医師、法律家、神学者の考えは結びついて、次第にある中心的概念に収束していった。その概念は道徳的重みと公衆への訴える力を共に持っていた。ある神学者たちは次のように記した。「様々の理由で必要としている隣人に、自らの身体の臓器を喜んで犠牲にすることは、隣人に対する最も深遠な畏敬の徴表となるであろう(38)」。

4　臓器の供給

贈与を移植倫理の頂点と位置づけることによって、生存中と死後の臓器獲得が可能となった。同時に、もっと多量の臓器を役立たせるある種の可能性を閉ざすこととなった。一九八五年当時は、毎年およそ二〇万人が毎年脳死関連基準を基にして死亡宣告を受けていた。臓器が獲得されたのはおよそ二〇〇〇人であった。しかし腎臓、心臓、肺臓の需要の見積もりは、潜在的な受益者五万人にも及んだ。[39] 臓器供給を高める二つの方法とは、贈与しなかった人々から臓器を「収穫する」(harvesting) 方法と、報酬のために売買する「臓器の市場化」であるが、共に贈与関係の倫理を前にして失敗した。

論者の中には、そもそも故人や故人の家族の明確な願望なしで、あるいはそれに反して、移植臓器を「収穫」したり摘出したりすることが、倫理的に認められるかどうか、疑念を持つ人がいる。死体はある意味では国家や社会のものだというのだろうか？　生命倫理学の誕生に密接に関係した一人の筆者、精神科医ウィラード・ゲイリンはある論文で（どれだけまじめなのか見極めがたいが）、「新死体」(neomorts)〔脳死状態の人でゲイリンの造語〕からの日常的な臓器収穫を示唆した。[40] 哲学者の中にも時に、日常的な臓器収穫が、より多数の人々のより多数の幸福につながるだろう、と功利主義的な議論をなす人もいる。ある哲学者が記すように、「相対的に臓器移植の成功率の高い腎臓のような臓器に関して、（実用主義的に）私たちは、（もしも合理的に行為しようとするならば）無傷で埋葬される権利を喜んで放棄すべきであろう」。[41] たいていの倫理学者は日常的な収穫に反対した。ポール・ラムジーは、「日常的な臓器摘出は、故人から寛大さの徳を実施する機会を奪うだろう」と述べた。[42] ロバート・ヴィーチは、「個人の統合と自由を評価する社会では、私たちは自分の身体を生存中のみならず、生命が去った後一定の期間内、管理できなければならない」と示唆した。[43] 移植医たちは、臓器供給を増大させる意欲を持ってはいたが、必ずしもそのような意見に反対しなかった。強制的な方法で臓器供給を増大させようとすることが、自分たちの努力に水を差すことを恐れたのである。政策立案家たちは、米国の法的伝統に反するような立場を採用することには気後れを示した。

アーサー・カプランはヘイスティングス・センターからミネソタ大学医学校にスカウトされたが、そこは全国でも有数の移植センターであった。地の利を生かして彼は移植における生命倫理学の専門家となった。贈与命題を受け入れ、功利主義命題を拒絶しながら、臓器供給の改善に専念した。彼は最初、「推定同意」(presumed consent) を功利主義的動機と融合させる立場を理論付けようとした。[44] 個人や家族が臓器摘出に明示的に反対しているのでないならば、その人は他者の善のために贈与する意志があると想定しうる、と彼は提案したのである。ヴァージニア州議会の法案は、死体からの収穫のために同意の必要性を一時棚上げにしようとしたが、宗教的・法的反対を説得することができなかった。[45] 次いでカプランはこの考え方を「依頼の必要性」へと修正した。病院のスタッフが家族の許可をもらえるように依頼することが、法的に必要とされる、というのである。彼の示唆は熱烈に歓迎され、多くの州や連邦政府は、この趣旨の法律を制定した。残念なことに依頼の必要性を盛り込んだ法は臓器供給にはほとんど何の影響も与えなかった。カプランはその理由を、死という悲劇的状況においてその問題を持ち込むことに、残念ながら医療関係者はどうしても消極的にならざるをえないからだろう、と推測した。[46]

たまたまある人の論評によれば、開放市場を確立して臓器が金銭的報酬で売買されるならば、臓器供給は増大するであろう、という。[47] ヒトのいくつかの組織、血液、精子には、ずっと前から市場が存在する。主要な臓器だからといってなぜ扱いが異ならなければならないのだろうか？　臓器市場への最初の反対は、そうなれば貧乏人が搾取される、という考え方から生じた。角膜と腎臓の移植の最も初期の時代から、貧しい人々は時に「自由に処理できる」臓器を売るために提供した。インドでは腎臓の市場が繁栄しており、それらの多くは先進世界へ輸出された。[48] 一九八三年には米国のある医師が、売り手と買い手の間の値段の交渉をしようとする仲買会社の設立を提案した。外国の裕福な患者が報酬付きの「提供者」を、善意の親戚と偽って自ら引き連れてきたのを、合衆国のいくつかの指導的移植センターが容認したと報告された。[49] 〔臓器売買を容認する〕これらの提案は、強固な反対意見に見舞われた。イギリスの学者リチャード・ティットマスは彼の著書『贈与関係』[50] で、無償の非商業的な血液提供は、見知らぬ者同士で構成される産業社会において、利他主義の重要で必要な証明である、と論じた。ティットマスの考え方は、移植の人命救助劇や、(米国人好みの) 困窮者への自発的援助と相まって、移植の周囲に贈与の倫理をはっきりと形成した。市場がこの贈与の倫理の代わりをすべきだという提案は、経済的な考え方としては合理的であるとしても、道徳に敏感な人々にショックを与えた。カプランは多数の意見を次のように要約した。「臓器を必要とする人々の、市場要求額支払い能力に基づいて救命臓器を分配するとしたら、それは貧しい人々にとって端的に不公平である。同様に、貪欲、絶望、無知から自らの健康を危険に曝そうとする人々が医学を利用することを、医学は道義的に許すことはできない」(51)。

一九八四年に議会は「国家臓器移植法」を発効させた。この法律は「もしも譲渡が州間交易に影響を与えるとしても、移植のために対価で人のいかなる臓器」をも獲得、受け取り、あるいは他の方法で譲渡することを禁じた(52)。同法によって、全米臓器配分システムを開始するために、連邦政府交付金を用いることが可能となった。同様にその法律によって、二五人の臓器移植に関する「臓器移植特別対策委員会」が結成され、臓器獲得によって引き起こされた医学的、法的、倫理的、社会的、経済的論点を吟味することとなった。ここには二人の生命倫理学者ジェイムズ・チルドレスとジョン・ロバートソンが委員として加わっていた。

特別対策委員会は、「臓器は利他主義とボランティアの精神で贈与され、公共善のために用いられるべき国民的資源を構成するという立場」を支持した(53)。同様に移植への公平な接近を支持し、「臓器配分におけるあらゆる商業化を指向する要素」を排除した。「倫理的骨組み」と題した節では、移植の世界で守るべき五つの徳目を列挙した。いわく、生命の質（クオリティ・オブ・ライフ）の救済と改善、個人の自律の尊重、寛大な行為を通じての共同体感覚の促進、死に行く人への尊敬、家族の希望の尊重、である。同委員会は前年に発行された「臓器移植に関するヘイスティングス・センター・プロジェクト」から、ある報告の一節を引用した。「生命を脅かす病気によって生じた難題に直面しても、効率性以外の道徳的考慮が承認され尊重されなければならない。つまり、死に行く人の自律とプライバシー、家族の重要性、身体の威厳、利他主義と共同体感覚を高揚し強化する社会的行為の価値である」(54)。同委員会は、明示的な拒否がなければ臓器の収穫を許可する、推定同意法を立法化する提案を退けた。その代わりに、自発的な提供システムを強化し、情報と臓器を全国的なネットワークにのせて効率的に分配する、様々な方法を活性化させた。

臓器の危機的不足によって、独創的であるが倫理的に問題のある解決法が次々と案出された。その一つが、異種間移植といわれる動物臓器のヒトへの埋め込みである。移植時代の最初の二〇年間に二〇症例ほどの異種間移植がヒトと霊長類との間で行われたが、すべて失敗した。一九六四年にジェイムズ・ハーディ博士はチンパンジーの心臓を六八歳の男性に移植し、彼は数日間生存した。[55] 二〇年後カリフォルニアのロマ・リンダ医学校のレオナード・ベイリー博士は、心臓の左心室が欠落した新生児の女の子〔通称「ベビー・フェイ」〕に、ヒヒの心臓を移植した。[56] 数日後幼児は死亡した。この手術は前者の手術とは異なり、新聞に広く報道され、かまびすしい批判が寄せられた。その理由は主として、そのような移植は科学的準備が十分ではなく、成功の見込みがほとんどなかったからである。種を越えて臓器を交換する妥当性と、危機に瀕した種に属する動物の使用という二つの問題も指摘された。再び、移植共同体は、異種間移植に非公式の活動停止（モラトリアム）を課することとなった。

臓器不足を緩和するもう一つの提案は、無脳児から必要としている幼児への移植である。無脳症は先天的な異常で、胎児の段階で脳の高度な機能を果たす部分と頭蓋骨が発達しなかったものを言う。無脳症の新生児が生存できるのは数時間か、せいぜい数日である。合衆国では毎年およそ二〇〇〇人の無脳症の幼児が生まれる。ほぼ同数の幼児が心臓、肝臓、腎臓の移植を必要としている。無脳症の幼児も、一度生まれれば、法の目からすれば、生きた人としての存在である。高度な脳機能を欠落させているが、赤ん坊は機能する脳幹を有し、脳死基準からすれば法的には死んでいない。生きた臓器を摘出することは、現行法では、提供児の直接的な殺人を構成する。

一九八〇年代半ば、カリフォルニア大学サンフランシスコ校の小児外科医で才気煥発、想像力豊かなマイケル・ハリソンは、革新的な胎児手術のための倫理顧問として私を招き、[57] 脳死基準の法的な規定は、「脳欠落者」あるいは脳の主要な部分を欠いて生まれた者をも包摂するように修正されるべきだと示唆した。私は常々ハリソン博士を、「倫理問題をまき散らかす」（ethicogenic）といってからかっていた。実際彼は、手当たり次第倫理問題を引き起こしているように思われた。同時に彼は思慮豊かで、社会意識を持ち、倫理的な革新家であった。私はハリソンの提案を批判し、彼にその提案を実行しないように助言した。しかし彼はあくまで固執し、カリフォルニア州上院議員ミルトン・マークスに協力を求めた。マークス議員は、州の脳死法の規定を修正する法律を提唱した。この修正はうまくいかなかったが、それは主としてカリフォルニアのカトリックの司教たちの反対のゆえであった。[58] 引き続いて生じた討論において、この提案は、他の多くの脳損傷者で脳死者ではない人々を提供者として使用することにつながるような、滑りやすい坂道の第一歩になる、と反対論者たちは反対した。[59]

5　人工心臓

人の臓器資源の乏しさと免疫学的拒否の問題に駆り立てられるようにして、研究者は機械心臓の可能性を探っていった。心臓は比較的簡単な臓器である。筋肉からできた血液ポンプであり、電気生理学的な制御器を内蔵し、肝臓、肺臓、腎臓よりも生理学的に複雑さの度合いは遥かに低く、金属、プラスティック、繊維などの装置で容易にその機能は模倣される。一九三〇年代以降科学者は心不全に陥った心臓の機械的代替品を製作しようとしてきた。一九六九年四月七日デントン・クーリー博士はハスケル・カープ氏に機械的な心臓ポンプを埋め込んだが、氏は三二時間後に死亡した。[60] 一九六〇年代に米国議会は、人工心臓開発の研究計画のために資金を提供した。「国立心肺研究所」の実験室は外部契約者と共同で、一九六四年七月に綿密な作業計画を練った。開発中の装置で最も見込みがあったのは、プラスティックの柔軟なポンプで、動力に小さなカプセルに入ったプルトニウム二三八を二四グラム用いるものである。コンパクトでポータブルな放射性の機械は、胸郭と腹腔に完全に埋め込まれるようになっていた。

国立心肺研究所所長のセオドア・クーパー博士は、この画期的な技術革新が、重要な社会的意味を含んでいることに気づいた。なんと言っても、人の心臓とは生命と愛情の象徴なのである。機械による置換は、聖書的な呪いの言葉「汝から肉の心を取り去って、汝の胸に石の心を据えよう」(旧約聖書、エゼキエル書一一―一九「わたしは彼らに一つの心を与え、彼らの中に新しい霊を授ける。わたしは彼らの肉から石の心を除き、肉の心を与える」。及び、エゼキエル書三六―二六参照〕から、『オズの魔法使い』の、心をなくしたと嘆いている「ブリキのきこり」に至るまで、様々のイメージを掻き立てる。おまけに実験の道筋は危険きわまりなく、開発予想費用は相当な額に上った。一九七二年七月にクーパー博士は「完全人工心臓評価委員会」を組織して、「完全埋め込み型人工心臓の臨床的応用の、経済的、倫理的、法的、精神医学的、そして社会的意味を詳述する」課題を担わせた。

完全人工心臓評価委員会は連邦政府の最初の倫理調査委員会（ethical panel）であった。クーパー博士は私にその調査委員会の一員になるように要請した。一九七二年八月二一日に委員たちはワシントンの弁護士ハロルド・グリーンを委員長として集まった。彼には長年の「原子力委員会」での経験があり、核放射能問題に精通していた。私たち他の委員たちは、この問題には極めて疎遠であった。私はといえばラドやレムといった術語から始まって心肺の血行力学を学習せねばならなかった。私たちは科学技術の本質や研究の現状について徹底して説明された。一年間の会議を通して、技術の進歩に魅了され、技術が抱える問題に当惑させられた。私たちが関心を寄せた問題は、人工心臓の経済が健康資源にどう影響を与えるか、人工心臓の利用がその高い経費のためにどう歪曲されるか、受容者選抜の公平さはどう確保されうるか、ということであった。私たちは受容者の生命の質と死の質に関心を寄せた。しかし何よりも、ある人にとっての治療法が他の人々には害を加えるかもしれないような、そんな治療法を開発するという独特の問題に、私たちは躊躇した。胸に放射性プルトニウムを二四グラム携えて動き回る人を想像すると、私たちは狼狽した。調査委員会は、人工心臓の研究は促進されるべきだという結論を下したが、他方でエネルギー源に原子力を用いることには懐疑的であった。第二回目の勧告書には、「あらゆる努力を払って、より満足すべき非原子力エネルギーのシステムを開発するべきである」と記載され、第七回目の勧告書では、「核エネルギーを用いた人工心臓は、その装置が他の人々に対して顕著な危険がなく使用できるということが科学的に確定できるまで、人に埋め込まれるべきではない」とされた(61)。

科学的な安全性を確保するのは、決して容易なことではないということを、私たちは知った。既に数多くの科学的研究によって、放射能の危険を推定する問題がいかに難しいかを私たちは学んでいた。ある科学者は私たちの諮問に対して、一言次のように答えた。「プルトニウム二三八の人工心臓に関する私の懸念の主なものは、ある日トランス・パシフィック航空のエコノミー・クラスで、その二人の人に挟まれて座る、ということです」。調査委員会の顧問の中にはそれほど心配していない人もいたが、その科学者の言葉は私の心の中にこだましたし、おそらくたいていの私の同僚でもそうであっただろう。調査委員会が報告書を提出した後、原子力を動力とする研究は、他のより問題の少ない研究に席を譲り、原子力委員会は支援を停止した。[62]

核エネルギー源は研究者の夢から消え去ったとはいえ、科学者はなお人工心臓の研究に取り組み続け、調査委員会の報告書が出てから一〇年後、研究者の夢はバーニー・クラーク博士の胸郭に埋められた装置として実現した。クラーク博士はシアトルの歯科医で六一歳、慢性の閉塞性肺疾患、肺気腫、心筋症で重症であった。彼は二〇歳代から五〇歳を超えるまでヘビー・スモーカーであり、肺と心臓は悪化し、五五歳で診療から引退せざるをえなくなった。一九八二年三月クラークの心臓医は、ノーマン・シャムウェイの計画に則ってスタンフォード大学病院で心臓移植を行うように勧めたが、五〇歳を越えていることを理由に彼はその勧めを断った。次いでクラークはユタ大学病院で実験的な薬剤研究の被験者となった。そこで彼は、外科教授団の一人ウィリアム・C・ドヴリーズ博士が人工心臓の最初の埋め込みに適当な患者を捜していることを知った。その人工心臓は、ドヴリーズの同僚ロバート・ジャーヴィックが、人工心臓の天才たちの一人ヴィレム・コルフ博士の指導の下で考案したものであった。クラークに対する診断は特発性心筋症に第四度の鬱血性心不全を併発したものであり、それはドヴリーズの必要条件を満たしていた。長々しい同意書の書式に署名して、クラークは最初の患者になることに同意した。一九八二年一二月二日に手術が予定されていたが、彼の症状が急に悪化し、一二月一日真夜中直前に急遽手術が行われた。ジャーヴィック七型人工心臓が彼自身の心臓と置き換えられ、太い管がそれとベッド・サイドの気圧ポンプを、胸郭を貫いて結合した。クラークの手術後の経過は思わしくなかった。空気が胸郭で漏れ、血液が凝固し、発作が起こり、人工心臓の弁が破断し、意識はとぎれとぎれとなり、来る数週間が山かと思われた。しかし二月までに、集中治療室から出て、体操を行い、拡張看護施設へ移送される準備に入るまでになった。ところが二、三週間して、様態は悪化し、一九八三年三月二三日、多臓器システム不全による循環虚脱で死亡した。

この一一二日間バーニー・クラークは、『ニューヨーク・タイムズ』医療記者ローレンス・K・アルトマンが「医学の歴史において最もドラマティックな話題の一つ」と呼んだ事件において、主役を務めた。(63) ユタ大学は、手術を報道関係者が取材することを大幅に認める決定をした。取材陣が病院に突入し、廊下を何日も陣取った。定期的な新聞発表が行われた。ドヴリーズとジャーヴィックは絶えずテレビと新聞に登場した。ドヴリーズはクラークの死にもめげなかった。次の三年間に、さらに五人の患者に人工心臓が埋め込まれた。最も長期の生存者はウィリアム・シュレーダーで、六二〇日間生存し、医療上の危機を次から次へと経験した。犬、羊、子牛で何年か試験したにもかかわらず、予想されなかった身体的・生理的問題が、患者になった人を苦しめた。患者一人一人の劇的な生涯はメディアによって綿密に探求され、この装置の有効性に関して絶えず議論された。人工心臓には、余りにも多くの期待（と費用）がかけられたが、提供されたものは余りにも僅かであった。(64)

ドヴリーズ博士はケンタッキー州ルイヴィルのヒューメイナ病院に移り、同病院から人工心臓計画のためにふんだんな資金が提供された。ヒューメイナ病院の患者たちは皆、短期間の困難な経過を経て亡くなった。外科医、技術者、理事たちは、この劇的な治療法を見直すことを決めた。一九八七年にヒューメイナ病院の理事会は、私と、ヴァージニア大学法学教授ウォルター・ワドリントン、ハーバード大学心臓外科医ドワイト・ハーキンを招聘して、この計画の評価にあたらせた。私たちは批判的報告書をヒューメイナ病院管理者に提出し、人工心臓は実験的な装置と見なされなければならず、それを通常の臨床に用いるには機が熟していない、と強調した。ヒューメイナ病院の計画は終了され、人工心臓は実験室に戻った。

一九八三年に「国立心肺血液研究所」（国立心肺研究所の新しい名称）の所長クロード・ランファン博士は、「この領域の進歩の、医学的、社会的、倫理的、経済的な多方面の問題を検討するために」、「機械的循環支援作業班」を任命した。私は再度その一員となった。私たちは期待はずれに終わった臨床的経験と、科学的、臨床的に学んだ教訓を、検討した。また費用便益の計算を行い、人工心臓手術を受ける患者の予想される生存期間と、患者に通常の治療を施すことによる費用とを比較した。私たちの見積もりによれば、社会にかかる費用は毎年二五億ドルから五〇億ドルの範囲に達し、それを作業班の一人であるデイヴィド・エディー博士は、同価値の喫煙減少努力の費用対効果と比較した。原子力利用装置による他者への危険はもはや考慮しなくともよくなったので、高価な技術を用いることによって生じる他者への危険という観点からのみ、この評価は行われた。「費用対効果は、適正な医療かどうかの決定において本質的な要素である。……救命技術でさえも、承認された対費用効果の範囲にある場合にのみ、公的な資金援助を認めることが出来る」と作業班は主張した。ランファン博士は一九八八年五月、人工心臓に関するさらなる研究の契約を打ち切るつもりであると発表した。彼は注意深く倫理的・経済的・社会的関心を考慮したのであろうが、科学ライターのバーバラ・カリトンの言葉を借りれば、「心臓の政治学」を考慮しなかった。既に契約を交わしている研究機関と二人の上院議員テッド〔エドワードの愛称〕・ケネディとオリン・ハッチの圧力下で、ランファン博士は彼の決定を撤回した。(65)

〔完全人工心臓評価委員会と機械的循環支援作業班の〕二本の人工心臓報告書は、生命倫理学でのちに一般化した、倫理の実践を例示するものであった。どちらの報告書でも、倫理理論に一致して厳格な倫理分析を行う、ということは避けられた。むしろ状況を把握した人々が、広範でかなり定義しにくい問題の周りで、互いに渡り合った。一人一人が議論のために持ち寄ったのは、倫理理論ではなく、教育、経験、文化変容を通して獲得した個人的な価値観であった。彼らは自分たちに提示された問題の、事実としての特徴を学んだ。彼らは議論し、想像力を働かせ、事例を提示し、熟知している個人的・社会的な基準に照らして新しい洞察を吟味した。この議論を通していくつかの結論が導かれたが、それらは漠然とした倫理的問題に、行動の方向を定めるのに有用なある種の明確さを与えることとなった。〔完全〕人工心臓調査委員会の討論の折のあるときに、デューク大学法学教授のクラーク・ハヴィガーストが、当時出版されて二年経った、ジョン・ロールズの『正義論』〔一九七一年刊行〕を読みましたかと私に尋ねた。私は読んでいないと答えなければならなかった。彼は、ちょうど彼が報告書の付録に記しているように、「私たちは一つの社会として、高価な救命技術を、それを望むすべての人に提供すべきか否かについて、ある原理的な判断に到達するために」、調査委員会にはロールズのような理論が必要です、と述べた(66)。帰るなり私はロールズを繙いた。調査委員会はロールズの理論を用いなかったし、倫理学者として私は、その理論をどう利用したらよいか、全く了解できなかった。この体験が、生命倫理学でこれまでも続いてきた方法論的な問題との、私にとって最初のふれあいとなった。つまりそれが、倫理理論は実践的配慮にいかに適用されるべきか、あるいはそもそも適用されるべきなのか、という問題である。この問題は一九九〇年代の生命倫理学では脚光を浴びることとなった。

6　希少資源のための患者選抜

一九六〇年三月九日ワシントン州シアトルで、腎不全で死に瀕している三九歳の機械工クライド・シールズの前腕の静脈と動脈に、プラスティック製の小さな管が縫い込められた。このプラスティック製の動静脈のシャント〔動静脈の間の流路〕とカニューレ〔血管に挿入して血液を流す管〕によって、シールズ氏は血液透析器につながれ、病気の腎臓が除去できなかった代謝老廃物をその透析器が除去して、血液を浄化した。このシャントはその前の月に、ワシントン大学医学校の腎臓学者ベルディング・H・スクリブナー博士が、生化学技術者ウェイン・クウェンティンの助力で開発したものであった。最初の透析器はナチの占領下のオランダでヴィレム・コルフ博士が初めて作り出したが、それは外傷や中毒で急性の腎不全に陥った患者に適用されて、いくつかの手術で血液浄化に用いられた。しかし必要な外科的「接続」が数回しか行えないので、慢性の腎不全患者には適用できなかった。スクリブナー博士の発明によって長期的な透析が可能となり、患者と透析器への結合・分離が容易になり、限界のない生命維持が可能となり、さらに望ましいことに、積極的な日常生活に復帰することが可能となった。二二歳のハーヴェー・ジェントリーが次の患者となり、さらに四人の患者に適用された。

慢性病に対する透析治療の成功は、ある現実的な問題を引き起こすこととなった。ワシントン大学病院の医学理事ジョン・ホグネス博士は、最初の患者たちの治療に資金を提供した。道徳的義務からして、一度透析を認められた患者に対してその後透析を断ることは出来ないから、患者がますます多くなれば資金問題が浮上する、と彼は考えていた。この高価な治療は一人年間一万ドルから二万ドルかかるので、治療費が確保されうるまで、これ以上患者は受け入れられないと彼はスクリブナー博士に告げた。スクリブナーはジョン・A・ハートフォード財団から一〇万ドルの助成金を獲得し、〔シアトルが含まれる〕キング郡の医師会と診療所の建設について交渉を始めた。一九六二年一月一日「シアトル人工腎臓センター」が〔シアトル市にある私立の〕スウェーデン病院に開設された。センター理事会の初代理事長ジェイムズ・W・ハーヴィランド博士は、このセンターは、「医学校によって構想され、医師会によって援助された、地域共同体の努力の賜物である」と述べた。(67)

センター開設前の数ヶ月、センター計画者たちはそう遠くない時期に困難な事態が生ずることを予測していた。慢性透析の候補者は、一〇〇万人ごとに五人から二〇人の間と彼らは予想した。患者は無期限に治療を必要とするので、センターの九つのベッドでは一年後に不足するであろう。加えて費用は膨大なものとなり、その多くは患者以外の団体にかかってくるであろう。「私たちは壁の手跡を見る〔如く、災いの前兆を見る〕想いがしました」〔旧約聖書、ダニエル書、五—五〕とスクリブナーは想起している。(68)

キング郡医師会の理事会は資源配分という潜在的問題に対して、手続き上の解決策を考案した。二つの委員会が設立された。一つは医師からなる「医学諮問委員会」で、医学的、精神医学的に、透析を提供するのにふさわしい患者を選抜した。「認可・政策委員会」は七人の匿名の委員からなり、彼らは、当初、聖職者、法律家、主婦、実業家、労働団体指導者、腎臓学以外の二名の専門医師という様々な履歴の人々から構成された。委員会は抽象的な基準を作るよりも、ケース毎に、候補者の広範な個人的、社会的、心理的、経済的情報を検討し、個人名や個人的接触を避けた。委員が同意した最初の選抜基準は、ワシントン州在住ということであった。というのもワシントン州納税者がもともとの研究資金を負担したからであった。徐々に彼らは、自らが重要と考える項目の表を立案した。それは、年齢、性別、結婚の有無、扶養家族数、収入、学歴、職業、過去の実績、将来の可能性などである。その後の四年間委員会はこれらのおおざっぱな基準を用いた。それは「社会価値基準」と呼ばれるようになり、「誰が生き残り、誰が死ぬか」を選ぶという苦痛な作業を果たすために用いられた。

　ジャーナリストのシャーナ・アレクサンダーは古代ヘブライの祈りから表現を選んで、『ライフ』のシアトルの委員会に関する彼女の記事「彼らは誰が生き残り、誰が死ぬかを決める。医学の奇跡によって道徳的な重荷を課された小委員会」という見出しを作った[69]。彼女は自らの記事を、「自分がこれまで携わってきた、最も畏怖すべき、当惑すべき出来事」と呼んだ。『ライフ』の数少ない女性記者として彼女は〔オレゴン州〕ポートランドにいて、象の赤ちゃんの誕生を取材していた時に、編集長らにシアトルに派遣された。彼らは『ニューヨーク・タイムズ』の第一面記事「人工腎臓の割り当てで生と死の投票権を握る委員会」を目にしていた[70]。その記事は、〔ニュージャージー州〕アトランティックシティーで開催されていた「全米臨床研究学会」で、スクリブナー博士が行った一〇分間の講演を報道したものであったが、その講演でたまたま同博士は「認可・政策委員会」の存在に言及した。アレクサンダーは六ヶ月シアトルに滞在し、医師、患者、委員会委員たちを取材した。彼女は次のように思い起こしている。「それは私には大きな重荷でしたし、またこれからも決して忘れることのできない出来事となるでしょう。……一万語の記事で、それまで『ライフ』に掲載された一番長いものでした。今日生命倫理学といわれるものへの国民的関心に火を点けることになったのです[71]」。

実際その記事は国民的関心に火を付けた。全国放送協会（NBC）はエドウィン・ニューマンをホストとするドキュメンタリー番組「誰が生き残り、誰が死ぬか？」を準備し、一九六五年秋に放送した。月刊誌『レッドブック』はその出来事を「要するに残りの人々は死ぬに任された」と呼んだ。[72] 社会学者のレネイ・C・フォックスとジュディス・P・スウェイジーはシアトルを訪れて透析計画を調査し、『失敗を恐れない勇気』を出版したが、その書物はこの委員会の活動の一部始終を生き生きと伝えている。[73] 専門家の反応は冷淡であった。ジョージ・E・シュライナー博士は腎臓専門医として同僚のスクリブナーを批判した。「私たちは（ジョージタウン大学病院のシュライナーの透析計画が実施されている）ワシントンDCではそのような委員会をこれまで一度も持っていなかったし、将来も決して持たないでしょう。この委員会は、事態の責任を担う専門家と異なり、経験や教育において実際に責任を担う準備の出来ていない人々に、責任を拡散する装置に他ならない、と感じています」。[74] 哲学者や神学者はまた、選抜過程を、分析の必要な深刻な倫理的問題である、と考えた。[75]

スクリブナー博士は社会の関心の大きさに困惑した。彼はフォックスとスウェイジーにこう語った。

地域の責任ある人々の委員会に、医学的に適応する患者から誰を治療対象に選ぶか、決めてもらうことによって、どうしようもないほど困難な問題に、極めて合理的で簡潔な解決を見出した、と関係する私たちは皆感じていました。……もちろん、思い起こせば、私たちは恐ろしいほど素朴であったと思います。そのような委員会がこの世に存在するということの衝撃の重さを、悟っていませんでした。何故誰もが、私たちがこの二年間ある病気を相手にしてきて、一〇〇％致死の診断から二年間の生存へと転換させた、という事実よりも、素人の選抜委員会の存在と機能に関心を寄せるのか、どうしても理解できませんでした。同時にまた私たちは誰も、様々な医学年次会議や学問的文献という形でやってくるであろう、極めて厳しい嵐のような批判に応える準備ができていませんでした。[76]

スクリブナー博士は本人が言うほど素朴ではなかったので、「人工内臓学会」の一九六四年の会長としての彼の講演にあるように、自らの発明によって生じた倫理問題を大胆に回顧することができた。その演説の冒頭でこう述べた。「長期間の考察と多くの内省の結果、会長演説に、もっと賢明で成熟した人物なら避けるかもしれない主題を取り上げることを決意しました。聴衆の皆様と私自身を共に不愉快にさせる危険にもかかわらず、この問題を論じることにしたのは、極めて真剣にかつ切迫感を持って、この諸問題を公のもとにさらけ出し、それに直面しなければならない、と感じるからです」。彼はこの四年にわたって自らと彼の同僚たちが直面してきた問題を叙述した。これらの問題は、患者選抜、公然たる透析停止、「透析自殺」、「尊厳死」(death with dignity)、臓器移植のための提供者選抜、などであった。彼は何ら解決法を提示せず、ただひたすらそれを待ち望むだけであった。彼の結論は、「私たち科学者たるものは、私たちの発明が社会にどのような結果をもたらすか、ということに何ら関心を寄せるべきではない、と主張する人々もいます。私の解答は単に、私たちも社会の一員であり、そのような者として責務がある、ということです」であった。[77]

シアトルの透析計画は、その普通ではない患者選定過程と相まって、新しい医学が伝統的な医療倫理に遭遇した場合の劇的な例となった。まさに本当の意味での救命治療を実践することによって、治療している個々の患者への医師の誠実さに、異議が突きつけられたことになったのである。医師の責任を素人の委員会に転嫁するという考えは、シュライナー博士が記すように、衝撃的であった。生か死かを選択するという考えは、緊急のトリアージの医学〔医療処置の緊急性に基づく傷病者の優先順位づけ〕においてはよくあるが、通常の救命治療に適用されるのは、やはり愕然とさせる事態であった。透析患者の選抜の問題は、臓器移植や他の希少資源などの全領域に一般化されえた。この出来事が喚起した社会の注目と、それが刺激した学問的討論は、空前のものであった。社会の注目は極めて大きく、末期腎臓病患者の連邦資金配分のための「社会保障法」を、法的に修正するのに影響を与えたほどであった。一九七二年の末期腎臓病修正法の通過によって、「選定委員会」〔「認可・政策委員会」のこと〕の必要性は消失した。当時委員会は、形式的には解散されなかったが、会議を停止した。

ジュディス・スウェイジー博士はシアトル人工腎臓討論の衝撃を次のように要約した。

シアトルのグループは当時の大部分の医学グループよりは遥かに率直な態度で、医学的であると同時に道徳的、社会的であるような、数多くの論点と取り組んでいましたが、……それらは後に生命倫理学者として知られるようになる人々の主要な関心の的でもありました。これらの論点の中には、高価な医学技術の支出の適正化、生命の延長と質、医師と患者による治療停止、などが含まれていました。[78]

ジェイムズ・チルドレスはヴァージニア大学の宗教倫理学教授に就任したばかりであったが、腎臓透析患者選抜のパネル・ディスカッションへの参加を要請され、後日また、人工臓器と移植臓器によって引き起こされた倫理的論点の学部セミナーへの参加も要請された。彼は自らの考えを「全員が生きられない場合に誰が生き残るか？」という論文にまとめた。彼は選抜の基準として、平等主義基準と功利主義基準を対比させた。平等主義者は候補者全員の威厳と平等に調和する唯一の体制として、ある種の無作為選抜システムを推奨する。功利主義者は、その人の命が社会に貢献するような人を選抜することを要求する。平等主義者は、人格としての威厳（personal dignity）を等しく顧慮すべしという価値観に訴え、社会的価値を比較して判断することを避け、個人が占めている社会的役割を顧慮せずに機会平等を個人に付与する。これら二つの立場は、異なる二つの道徳判断根拠に依拠している。一つは社会的有用性であり、それは社会における最大多数の最大幸福の実現である。もう一つは、生命や自由のような基本的価値への各個人の絶対的な道徳的要求である。チルドレスは、社会は無作為選抜のメカニズムを、公平なものとして認める傾向がより強い、と主張した。彼は無作為選抜過程を、「合衆国対ホームズ」判決の類比で擁護した。その判決は、一八四二年の裁判で、他者のチャンスを増大させるために、乗りすぎの救命船からどの乗客が排除されるべきかを選抜する最も公平な方法は、籤引きである、というものであった[79]。

チルドレスは彼の平等主義アプローチをピッツバーグ大学の哲学者ニコラス・レッシャーのアプローチと比較した。レッシャーの論文「実験的な医学救命治療の配分」は、定評ある哲学雑誌『倫理学』に掲載された。ハンス・ヨナスの人体実験論文と並んで、レッシャーの論文は、生命倫理学への最初の真に哲学的な貢献の一つと言えるかもしれない[80]。レッシャーは功利主義的選抜を論述し、「社会は希少資源を他の人に抗してある人に「投資し」、その投資によって予想される収益可能性を当てにする資格がある」。この言明はそれとなく社会功利主義の原則を肯定し、希少資源のためにグループ全体を選定（ないし排除）するある基準を示唆している。その基準は、社会の投資に対する社会の収益を最大化するものである。含まれる基準は、⑴選抜する制度の持続性、⑵医学研究の需要、⑶成功可能性、である。ひとたびある集団がこれらの基準に基づいて選定されたら、二つめの基準群が適用される。それは、⑴成功の相対的可能性、⑵生存見込み、⑶家族役割、⑷社会への将来的貢献の可能性、⑸社会に対する過去の奉仕、である。このような選抜で適用可能な候補者よりもなお多数が選ばれたならば、最終候補者の選抜に無作為方法を用いることができる。明らかにレッシャーの選定基準には、「社会的価値」を根拠にした各候補者の評価付けが含まれている。将来の貢献と過去の奉仕は特に高く評価されている。レッシャーはそのような判断が困難であることを容認しているが、それでも「このような不快な選定を直視しなければならない。というのも、ある者を選定しないということは、すべての人々に有罪判決を下すことと同じであるからである。選抜の不快さは、選定問題に内在している」。この論文はシアトル選抜委員会の方法を、レッシャーがシャーナ・アレクサンダーの記事を見た限りで、裏打ちしている。確かにそこでは、「社会的価値」が極めて重要な役割を果たしているように思われるからである。

チルドレスはレッシャーに同意せず、功利主義アプローチの実行可能性と正当化可能性を批判した。実行できないというのは、社会的価値を評価する際に計算されるべきであるとレッシャーが考えているところの諸価値を、定量化し比較することが不可能だからである。正当化できないのは、「功利主義アプローチが、結果として、人を社会的な役割に還元するからである。……人の超越性、人格としての威厳、……これらは社会への過去・未来の貢献に還元することはできない」。この威厳と超越性は、「その人の平等な権利が救済されるべきであることを承認することによって、保護され証明される」[81]。チルドレスは「救済されるべき平等な権利」を、――各自が救済されるべき平等な機会を有する籤引きという――無作為選抜を必要とする理由と見なしている。

ポール・ラムジーは彼のビーチャー記念講座での最終講義「選抜方法の選抜」で同一の結論に到達した。その結論は、チルドレスが彼の分析を記述していたときに、たまたまラムジーも準備していたものであった[82]。二人の神学者は、平等主義選抜原理と無作為方法を肯定する、驚くほど類似した主張を提示している。また共に「救命船」分析に言及している。ラムジーはそれに神学的な主張を加えていた。「生命という究極的なものが問題となっており、すべての生命が救済されえないのならば、……人々は正しき方法で「神を演じる」べきである。神は自分の太陽を良き人にも悪しき人にも昇らせ、雨を正しき人にも邪なる人にも同様に降らせる」。三番目の神学者ヘルムート・ティーリケも、同様の結論に到達していた。彼はそれを、ラムジーによるビーチャー記念講義の一ヶ月前に行った、ヒューストン記念講義で提示した。ティーリケも功利主義的見解を非難した。「人間の「功利性」という言葉に依拠する人間理解に代わるものがある。「功利性」の代わりに人間の「無限価値」について語ることができる。……人間としての威厳の基盤は、人間の内在的ないかなる性質にも存在せず、神が人を創造したという事実に存在すると見られる」。一つの点においてのみ、ティーリケはチルドレスとラムジーと異なっている。彼は籤引きのような無作為選抜に賛成せず、決断しなければならない人々に、根源的な両義性と、何らかの方法で選ぶことを選ぶ「形而上学的な罪」を、受け入れるように迫ったのである[83]。おそらく欧州人として、コインをはじく米国人の癖をティーリケ博士は評価することができなかったのであろう。

あらゆる人間の平等という神学者の主張は、功利主義的接近法への世俗的批判によって補強された。シアトルの選抜方法に対する最初の真剣な批判は、精神科医と法律家、つまりデイヴィッド・サンダースとジェシー・デュークマイナーによってもたらされた。『医学の進歩と法律の遅延──血液透析と腎臓移植』で二人は容赦なく、「その委員会の考えを汚染している偏見と精神なき常套句、……中産階級を労《いたわ》る中産階級」を批判した。「「中産階級に排除される」創造的な非順応主義者たちは、中産階級を不愉快にさせるが、彼らこそ歴史的に米国の成立に多大の貢献をなしてきた人々である。北米太平洋岸北西地区には、腎臓を患っていたヘンリー・デイヴィッド・ソローの居場所はなかった」。怒りを抑えた文脈で、サンダースとデュークマイナーは、ラムジーとチルドレスが着想を得た救命船と同じ類似を用いて、かの社会的価値論を合理的に批判した。二人は、社会が多くの、しばしば歪んだやり方で人を価値評価しており、今問題になっている救命資源の供給では、価値評価はほとんど不可能である、と認識していた。価値評価を避ける唯一の方法が、籤引きであり、先着順である[84]。もう一人の法律注釈者ポール・フロイントは、この問題を次のように表現した。「ある個人についてその評価が全面的になればなるほど、評価の結果が生と死を決めるようになればなるほど、人の評価に関する判断はそれだけ不適当になる。……道徳的原則としての無作為は、真剣な研究に値する[85]」。

無作為〔選抜システム〕は真剣な研究の対象となった。しかし、それは誰をも満足させなかった。無作為は実際、医療の世界にとっては、無縁な概念であった。医療では、深刻な物資不足状況は、長年のトリアージ原則によって解決されてきた[86]。人の籤引きを人間としての威厳にふさわしいと見なすどころか、そのように考えるだけで不快になるという著者たちもいた。エドマンド・カーンといえば、ラムジーとチルドレスが共に依拠した人であったが、彼でさえも、「博打としては掛け金が高すぎるし、運命としては責任が低すぎる」と考えた。不完全な技術であるなら、誰かが救われるよりも皆が死ぬ方が、彼には望ましいと思われた[87]。ジョゼフ・フレッチャーは、率直な功利主義者として、籤を「文字通り無責任、負担拒否、合理的であることの拒絶である」と呼んだ[88]。ジェイ・カッツやアレックス・ケイプロンでさえも、結局は籤に好意的となったが、人の平等という道徳的・法的価値を保護する手段としては、必要であるが欠陥がある、と考えた。「籤引きは公正というよりは盲目である、というのも、〔籤引きという〕公平な接近方法（an evenhanded approach）が望ましいのは、同質の個人群を扱う限りであるからであり〔同質でない場合は望ましいとは言えないからだ〕」[89]。

籤引きの実際的な問題点を指摘する著者もいた。籤を引く前に集団が集合している、ということが必要であるが、それは非現実的な状況である。というのも、患者は緊急の援助を求めて次々と現れるからである。籤引きには八百長があり得るし、緊急事態のような重要な場合にはその可能性が高くなる。知識や権力のある人々は割り込みもしかねない。無作為選抜が不安を和らげるということに疑いを抱く著者もいる。また無作為選抜でも、早い者勝ちのような「自然な」種類のものと、籤引きのような人工的なものとを区別する著者もいる。無作為選抜のシステムではどの場合でも、ある種の社会的に評判が悪く危険な人々が、命の贈り物を受け取る可能性がある。その可能性を、籤引きの批判者は不快な現象と見なし、推進者は公平さの代償であると見なすこととなる[90]。

一九八六年に設けられた米国保健社会福祉省（ＤＨＨＳ）「臓器移植特別対策委員会」が推奨した公共政策は、患者選抜に関する議論の緊急性を緩和することにつながった。そもそも組織適合性（免疫システムに他者の組織の受容を認めさせる生物学的性質）を確定するための科学技術は、一九七〇年代に大幅に改善された。各地の移植センターは臓器利用可能性に関するデータの共有や、適当な臓器にふさわしい受容者のマッチングを始めた。「全米臓器配分ネットワーク」（ＵＮＯＳ）とは、移植受容者の登録や臓器確保・配分システムを担当する私的な非営利法人であるが、それが設立されたのは一九八〇年代初めであった。同省臓器移植特別対策委員会はこのようなやり方を推奨し、「臓器確保・移植ネットワーク・モデル」を提唱した。全米臓器配分ネットワークは米国保健社会福祉省から、そのモデルを改善するという仕事を請け負った。一九八〇年代半ばまでに、国家的なシステムが設立された。患者は皆、すべての臓器に関して一つに統合された待機表に登録され、各患者は名簿掲載時期、組織適合性、緊急性、年齢などで優先順位が与えられた。医師や諮問委員会は、患者を一人一人生きるか死ぬか決めなければならず、もともと倫理的危機に直面していたが、その危機は緩和されることとなった。もっとも、公平と効率に関する内部の討論は、引き続いて行われた。[91]

7　移植などの医療サービス利用可能性

臓器移植と腎臓透析は、人々の命をはっきりと目に見える形で救済した。その手術はまた極めて高価であった。訓練された専門家や洗練された機器は高価であるとともに数少なく、獲得するのは困難であった。専門家と公衆の間に次の疑問が生じた。「移植や透析にかかる大きな費用が賄えないからといって、みすみす死ななければならないのだろうか？」。「北西部腎臓センター」（「シアトル人工腎臓センター」は一九七〇年以降そう呼ばれた）は一九六二年の創設以来、患者の生存のために、毎年の費用の支払いを支援した。費用のいくらかは国立衛生研究所の研究資金によって賄われたとはいえ、患者の保険で保証されるものは極めて不十分であり、基金獲得キャンペーンで辛うじて補充されていた。『シアトル・タイムズ』はこれらのキャンペーンの一つを、九人の透析患者の写真を第一面に飾って、「彼らは死ななければならないのだろうか？」という見出しで報じた。[92]

「米国腎臓財団」と「全米血液透析患者協会」は、患者治療のために信頼できる政府資金獲得に立ち上がった。彼らは議会で陳情活動を行い、成功を納めた。なんと患者が「下院歳入委員会」の正面で透析を受けたのだ。彼らはこの問題に関して、当時の議会で自分たちの言い分を展開するのに困難はなかった。透析器は他ならぬその議会が提供した研究資金によって完成されたのに、その機器で助けられる市民をみすみす死なせることになってしまう、と言えば良かったのだ。議会決議第一号のメディケイド法案への修正第二九九節第一項が、議会の有力議員たち、主として下院議員ウィルバー・ミルズ、上院議員ヴァンス・ハートケとラッセル・ロングらによって追加された。議会は議会決議第一号を末期腎臓病修正法（ＥＳＲＤＡ）とともに通過させ、ニクソン大統領が一九七二年一〇月三〇日にそれに署名した。上院議員ロングは、「私たちは世界でもっとも偉大な国民であり、一人あたりでもっとも裕福である。

命を一〇年から一五年延長するために……支払いに滞るほど逼迫しているだろうか」と述べた。[93]

修正第二九九節第一項によって、「社会保障法」が適用されるあらゆる腎臓透析と腎臓移植の患者に、財政支援が施されるようになった。当初見込まれた費用はたいした額ではなかった。一万一〇〇〇人の患者を支援するのに二億八〇〇〇万ドルであったが、人数と経費は鰻登りに膨れ上がった。一九九〇年代にはおよそ五万人の患者を支援するために一〇億ドル以上必要となった。末期段階の腎臓病に関するメディケイド修正は、健康保険全体の中で異常な形態を呈した。腎臓病という特定の診断を受けた患者だけが救済され、心臓病、肝臓病、胃腸病の患者は、「なぜ我々は救済されないのか？」と訊ねるであろう。実際に血友病の患者は異議を唱えたが、救済されなかった。心臓、肝臓やそれ以外の臓器の移植が次第に実験段階から脱却して行くにつれて、メディケイドはこれらの移植にも部分的に補助を出すようになった。こういった保証のおかげで、透析センターへの圧力が緩和され、全米でセンターの数は増大した。末期腎臓病修正条項（ＥＳＲＤＡ）による支払いシステムによって透析の限界効用が改善され、利潤を指向する業者が営利企業を設立した。問題は依然として残されつつも、連邦政府の資金援助によって、人命救助資源が希少であるために患者を選抜せねばならないという倫理的な危機が、かなり解消されることとなった。平等主義と功利主義の原理に関する議論は、さほど緊急を要するものではなくなった。政府は平等主義を選択し、その結果生じた支払いをも引き受けたのである。[94]

末期腎臓病修正条項施行後の二五年間は、高価で「新奇な」治療法だけではなくあらゆる種類の治療法への関心が、国民の議論の的となった。医療費の額と、その財政支出が国民生産に占める割合が、大きな関心事となった。六五歳以上のメディケアと窮乏者のための連邦政府・州合同のメディケイドという、二つの国家的な健康保険計画が一九六七年に法制化されたが、それらから漏れる人々が大勢いた。被雇用者健康保険の主要な部分は失業すれば消失し、再雇用されるときには健康保険のメリットのない低所得の仕事に就かざるを得なかった。それに加えて、保健費用は一般的経済費用に比べて急速に増大した。公的負担の大きさは、政府と納税者に痛感されるようになった。費用の増大とともに、利用可能性《アクセス》は減少した。

医療利用可能性が十分ではないという問題は、経済的、政治的問題であると同時に、倫理的問題でもある。一九七〇年代に保健政策学者が医療費増大の問題を論じ始め（それは後の一九八〇年代に政治的に大問題となるのだが）、少数の倫理学者はこの問題に孕まれている倫理的論点を類似のやり方で論じようと試みた。初期の論者の一人ポール・ラムジーは、その可能性に懐疑的であった。彼はビーチャー記念講演を締めくくるに際して、様々の医療の優先順位を、医療の範囲内のみならず、他の国家的な必要性との関連で、どのように付けるべきかを考察した。珍しく弱気になって、「これらの問題の答えも、その答えをどのように探したらよいかも、私には分からない」と匙を投げた。(95) 一九七三年にアンドレ・ヘレガースと私は、生命倫理学の課題には、「緊急の治療《メディカル・ケア》とそれに対応する社会制度を包括的に叙述する……公共善の理論を樹立することが含まれる。これらの社会制度を分析し批判する尺度は何か、それを生命倫理学は提示しなければならない」と主張した。これらの尺度は、倫理学にとって昔から馴染みの正義論の中に見出されたのだが、「医学の道徳的問題にとってそれらが重要である割には、十分に発掘されて来なかったのである」。私たちはそれらの尺度を発掘しなかったので、私たちの講演の注釈者であるポール・ラムジーは、勇気がないといって私たちを批判した。(96)

もっと徹底した解明を行った倫理学者もいた。ジーン・アウトカはケネディ研究所に一学期在籍している間に「社会正義と公平な医療利用可能性」をまとめ上げ、(97) 社会正義の概念を医療との関連において分析した。正義とは、伝統的定義では、社会的な負担と恩恵が、(1)価値に応じて、(2)功績に応じて、(3)市場の供給と需要に応じて、(4)必要に応じて、(5)同じ事例を同じように扱うことによって、分配されるということである。アウトカによれば前三者の基準は、健康と医療が公共善であるということに調和せず、後二者が医療における正義を分析するのにふさわしい基準である。健康保険や個別支払制度といった医療の様々の制度は、これらの基準に基づいて吟味される。このようにしてアウトカは医療における正義概念の分析のために、概念的枠組みを提示したが、公共政策という複雑な問題に道を開いたとは言い難かった。ロバート・ヴィーチ、チャールズ・フライド、ロナルド・グリーンといった人々も、この種の問題の概念的な定式化に貢献した。彼らにとっては、正義、平等、公平、権利といった一般的道徳概念は、医療制度をより利用しやすく、より手頃なものとなるように改善する効果を持っていた。彼らの論文は単にそれが事実であると主張するだけではなく、彼らの主張を証明する注意深い論証を提示するものであった。[98]

一九七〇年代末には、医療制度は破綻したのではないか、という心配がますます大きくなった。科学、技術、教育の面からしても、あるいは建物、設備、財政からしても、米国の医療は世界で最も優れたものであったが、何百万の米国人はその恩恵に浴さず、それを利用できず、仮に医療を受けることができたとしても、しばしば不満を抱えたまま病院を後にした。雑誌『ダイダロス』の一九七七年のある号の題名「進歩と挫折――合衆国の健康」は問題関心を巧みに表現している。多数の指導的な医師の寄稿によって、合衆国の医療の問題が解明された。注目すべきことに、二編の巻頭論文は、生命倫理学と密接な関係を持つ非医師のものであった。レネイ・フォックス教授は「米国社会の医療化と脱医療化」、つまり医療の概念と定義が広範囲に文化的、社会的現象に拡大していく様子を、見事に分析した。彼女は生命倫理的問題への関心を、さりげなく次のように記している。「ある種の特徴的な社会運動を伴った生命倫理学という「下位文化」は、このような問題の周囲で結晶化した」と。[99]下位文化の住人の一人であるダン・キャラハンは、その号に「健康と社会――ある倫理的命法」を寄稿した。彼は健康というものの意味について、また健康権と医療権について、批判的に考察し、これから数年間大きな声で論じられることになる見解を結論として示した。

> 希少性――制約――限界。これらは急速に広がってきた当代のスローガンである。……奇妙なことに（と私は考えるが）、これらこそまさしく、効果的に倫理的目標を吟味することを可能とする条件なのである。治療《メディシン》は道徳的な営みでもあり、人間にとって善きことを求める営みである。しかし過剰な個人主義と結びついた過剰な裕福さは、人間にとって善きこととは何かという私たちの問いかけを挫折させる。……再度私たちは、治療が奉仕する善とは

何か、より大きな人間の善の追求において治療の役割とは本来何であり得るか、を問いただすことができるだろう。[100]

〔医療資源の〕希少性という条件によって、社会正義の倫理学は医療サービスの有用性の問題に鋭く焦点を当てることとなった。医療《ヘルス・ケア》における公正や公平という考え方を積極的に取り上げてきた哲学者の中にも、医療権を余りに強く打ち出すと、資源を限りなく個人的な医療に投入することにつながるのではないか、と懸念するものもいた。このような権利は、様々な健康資源（health goods）間での比較や、健康資源と例えば教育、環境保護、防衛といった他の社会資源（social goods）との間の比較を排除することにつながりかねないという問題もあった。これらの哲学者は権利という考え方を慎重に是認しながらも、例えば心臓移植や人工心臓埋め込みといった特定の医療上の措置が、たとえそれが救命だからといって、そのような措置を必要としているすべての人に権利として施されねばならない、というものではないと考えた。[101]とはいえ医療措置の多くが救命のためであるという事情により、医療措置の制限政策を導入する試みには、常に支障が生じた。高額な救命措置は制限されるべきだという合理的な判断は、死に瀕している人々を救済すべきだという強固な心理的・社会的な命令から抵抗を受けるのが常であり、その命令を私は後年「救助の規則」（rule of rescue）と名付けた。[102]

一九七八年に議会は「大統領委員会」に、医療利用可能性の問題を倫理的観点から研究するように命じた。『医療利用可能性確保』の報告書が作成される過程については、第四章〔第6節〕で示した通りである。作成過程において多大の困難を経験したが、それにもかかわらず報告書は医療における正義の問題の効果的な解説となった。哲学、経済学、社会政策、健康科学といった多くの領域の学者が、作成に貢献した。報告書の結論は、「社会には、過度な負担を科することなく、十分なレベルの医療サービスを公平に利用することを保証する倫理的義務がある」というものであった。[103]「十分」（adequat）とは、人々の関心に応じて必要な福祉、機会、情報、証拠を整え、相当程度充実して満足すべき生活を可能とする医療《ケア》の程度、と定義された。委員会は、十分な医療とは何でなければならないかを特定させる試みを、あえて抑制した。その代わりに、平等な保健政策を議論する場合に顧慮しなければならない「十分さ」の特徴とは何かを述べた。言ってみればそれは、様々な形態の医療と諸個人の健康需要との関係や、医療の利益とその費用との関係のことであり、その費用には他の社会的に望ましい領域から資源を転用することも含まれる。委員会の結論は次のようであった。

従って、医療の水準が十分と見なされるためには、その医療条件が個人の福祉と機会に与える影響を十分に判断するだけでなく、医療そのものの効果・費用を、〔その人が利用可能な〕他のサービスとの関連や、他の人々に利用可能な医療の効果・費用との関連において、判断すべきであり、……及びそれぞれの選択肢をとった場合の費用を、医療の利用を確保するという目的以外の社会的目的に同一資源を振り向けるという選択肢との比較において、十分に判断するべきである。(104)

マサチューセッツ州は大統領委員会の一般的原則を実際の政策に移そうと努力した。福祉サービス局長と公衆衛生局長官は一九八三年九月二六日に「臓器移植特別対策委員会」〔本章第4節で言及された、一九八六年設立の保健社会福祉省の委員会と同名であるが、ここではマサチューセッツ州においてその三年前に設けられたものである〕を任命した。生命倫理学者のジョージ・アナスが議長に任命された。特別対策委員会の課題は、二大移植手術である心臓と肝臓の移植を、マサチューセッツ州に導入することの検討であった。同州には移植を始めることに熱心な第一級の医療施設が多数存在した。もっともその数年前には、それらの施設の中でも筆頭のマサチューセッツ総合病院は、当分心臓移植に携わらないという決定を行っていた。当時の決定を覆す時が来たのか、と問う者もいた。また特別対策委員会の任命は、一つの劇的な出来事によって追い風を受けた。一九八二年にマサチューセッツ州ブリッジウォーターのチャールズ・フィスキ夫妻は、その一一ヶ月になる娘ジャミーの肝臓移植を行うことができないでいた。フィスキ氏は小児医学会年次総会で派手な訴えを起こし、それが全米のメディアの注目を集めた。ジャミーは数日後ミネソタ大学病院で移植手術を受けた[105]。患者の移植必要性に対して、社会は同情を募らせていた。何よりも重要な問題は、州政府がこの高額な手術をどう賄うか、ということであった。一年間の調査の後で提出された特別対策委員会の報告書は、大統領委員会の結論と同じく、社会は医療に対する公平な利用可能性を確保する倫理的義務があり、公平な利用達成のための経費は公正に分担されるべきである、というものであった。

〔マサチューセッツ州の〕特別対策委員会は「臓器移植で問われている基本的価値とは、人命、衡平、公正である」ことを確認し、これらの原則を高額医療の導入という具体的問題に適用した。同委員会報告書の勧告によれば、移植サービスの導入にあたっては慎重かつ段階的であるべきであり、〔医学上の〕必要性、経費、結果が移植拡大を正当化する場合にのみ、病院に移植必要性の証明書が付与され、その病院は移植計画を新たに立ててもよい、というものであった。患者選抜基準は公的で、公平、公正でなければならず、基本的に医療上の必要性に依拠し、そして先着順であるべきであった。特別対策委員会が移植サービスを是認した理由は、「他の医療サービスが後退することなく実施可能であり、財政の追加支出をしないで全需要に応ずることが可能であると、考えたからである。……肝臓と心臓の移植が、より重要な医療サービスから資源を奪い、公共の利用に支障を来すならば、これらの移植手術はなされるべきではない[106]」。特別対策委員会の立場は、費用管理とサービス利用衡平性を共にきちんと行うことができ、もしも両者が対立するなら、衡平と公正の原則が人命救済より優先される、というものであった。

特別対策委員会がその使命を果たしつつあった時に、もう一人のボストン住民である、タフツ大学哲学教授ノーマン・ダニエルズが、当時そしておそらく現在においても、健康管理の領域において最も徹底した正義の分析を出版しつつあった。私の「〔完全〕人工心臓評価委員会」の同僚クラーク・ハヴィガーストがまさに私に示唆し、私にはどうすればよいか分からなかった問題を、ダニエルズは分析したのである。つまり、彼は師のジョン・ロールズによって彫琢された正義の理論を、健康管理に適用したのであった。ロールズの正義の契約理論では、人々は、「無知のヴェール」の背後で社会とその諸制度を作ることを契約する。社会が一旦契約に則って成立すれば、人々が享受する社会的地位・階級、知能、強さ、能力などがどのようであるかを、無知のヴェールは人々から隠してしまう。人々は社会の制度と財貨の分配を支配する原則を、自分が社会の中で富めるものになるのか貧しきものになるのかを知らないで、決定せねばならない。彼らの契約は従って次の二つの原則を条件としていることになる。「第一に、各自は他者の同様な自由と共存できる限りで最も包括的な自由への等しい権利を持つ。第二に、社会的、経済的不平等は、(イ)誰にとっても利益となると合理的に予想されるように、かつ(ロ)すべての人に開かれた地位と役職に付随するように、調整されなければならない[107]」。第二の原則は機会平等原則と言われている。

ダニエルズは第一の原則を、医療という社会的財貨を分配する社会制度に導入した。彼が哲学的に健全な解答を要求した諸問題とは、「医療とはどのような種類の社会的商品と言えるのか？　医療を供給する社会的義務は存在するのか？　医療の配分においてどの不平等なら道徳的に受容可能か？　供給者の自律と医師・患者の個人的自由は、医療の正当な分配にいかなる制限を設けているか？」などである[108]。健康の本質や社会的財としての医療の地位などに論証を広げた上で、ダニエルズは彼の理論的な枠組みを、例えば高齢者のケアや職場の安全といった様々の医療状況に応用していった。

医療というものは極度に複雑な試みで、頭痛にアスピリンを薦めることから心臓移植まで、看護から精神外科まで、健康教育から事故予防まで、多岐に渡っている。ダニエルズはこの複雑な体系の中で一つの根本的な目的である、病気や障害によって損なわれている人類としての正常な機能の保持に着目した。人類としての正常な機能が生物学的、社会的に損なわれている時、個人は「人生の計画」を追求することを妨げられ、社会生活の利益を享受する平等な機会を否定されることとなる。健康と医療は、このような社会的善を享受する機会と結びついている。医療を供給する制度とこの制度を保証する社会政策は、それらが各個人に「人生の各段階において、社会にとって正常な範囲でこの機会が公平に分配」されるように構築されている時、正しく公平であると判断される[109]。

ダニエルズによれば、この〔医療を受ける〕機会の範囲は、その人の全生涯に広がっている。公平な医療の原則を選択する合理的な人間ならば、人生の様々の機会を支えてくれる医療を、自分たちに役立つものと請け合うであろう、と彼は考えた。もしも青年期と中年期に健康を保証してくれるような医療サービスを十分に享受したならば、そのような人は老年期に心臓移植や腎臓透析を受けられないからといって、それを不公平とは考えないだろう。医療資源分配の問題に対するダニエルズの基本的な考え方は、特殊な技術やサービスの〔社会的な〕割り当てにあるのではなく、それらの技術が人類の正常な機能を最も効果的に維持することができるように、それらの技術を〔個人的な〕機会を通して分配することにある。このような分配は年齢による不公平な割り当てになるのではないか、という非難を彼は退ける。医療における正義に対するダニエルズの説明には、批判がないわけではない[110]。にもかかわらず彼の考え方は、一九九〇年代における医療サービスの利用可能性の議論がますます白熱していく中で、一個の基準として考慮されるに足るだけの、理論的に十分な洗練さを持っていたと言えよう。

8　結　論

一九八〇年代終わり頃までに臓器移植は通常の医療行為として社会に受け入れられるようになった。何千人もの患者が移植技術と拒絶反応抑制剤の改良から利益を受けた。移植以前や手術直後、あるいは術後の劣悪な状況の中で、失望を味わって亡くなった人も多かった。移植医は膵臓、腸、部分肺、多臓器同時移植など、新たな領域に突入し、その都度、実験、効果、費用、同意などで問題を引き起こした。パーキンソン病や糖尿病に胎児組織を移植する、というようないくつかの特殊な試みは、強い感情的な反発を喚起した。一九八七年に私は、生命倫理学者メアリー・マホウォルドによって組織された、胎児組織移植の倫理に関するシンポジウムに参加した。そこでは研究者と生命倫理学者がこの新技術の倫理的、法的意味を検討した[111]。国立衛生研究所では総裁が一九八八年三月に「ヒト胎児組織移植研究委員会」を組織した。委員会は深刻な対立に陥り、保健社会福祉省長官は結論書の受け取りを拒否した。[112]

移植の世界では倫理的な論争が尽きなかった。個人の自律と選抜の公正という倫理は、功利主義や社会的価値を圧倒した。[113]公正な選抜をめぐる議論は「国家臓器配分ネットワーク」(ＵＮＯＳ)の設立によって緩和されたが、アルコール中毒患者への肝移植というような特定の問題に関する論争が勃発した。[114]〔医療サービスの〕利用可能性の問題は、末期腎疾患に関する法律の修正が通過したので、腎疾患患者には改善されたが、それ以外の臓器移植適応患者は依然として莫大な費用の必要性に直面し、そもそも健康保険が適用されたとしても、ほんの僅かな部分でしかなかった。もとよりこのこと自体、米国の医療システム全体の徴候というべき問題であった。高度医療技術の利用可能性の問題は、医療において正義とは何かという根本的な倫理問題へと発展していった。医療における正義は一九九〇年代の生命倫理学の中心問題となり、生命倫理学者は、医療改革の議論と、米国医療界における営利目的のマネージド・ケアへの変容に関する議論に、精力的に参加していった。[115]

第八章　誰が生き残り、誰が死ぬか？——死と死に行くことの倫理

「死という奴、こいつばかりは、あの『詩篇』の作者〔しばしばダビデ王と目される〕も歌っておるとおりな、誰ひとり免れるものはいない。みんな死ぬのじゃ」とシェイクスピアの『ヘンリー四世』で、シャロー判事はサイレンス判事に語っている。(1) シャロー判事の敬虔な決まり文句は、一箇の疑うべからざる真理である。死は常に深刻な病気や大怪我の結果として予想され恐れられると同時に、長寿の終焉としても予期されている。死を避ける人間の営みは儚く空しい。人が死と遭遇する仕方は、あらゆる文化において瞑想と文学の格好のテーマとなってきた。キリスト教中世において作家や説教家は「往生術」(ars moriendi) を説き、自らの創造主、贖い主に出会う準備を呼びかけた。人の死というドラマにおいて医師の果たす役割はほとんどなかった。ギリシアの医師たちは、彼らの医術を「病気に圧倒されている」患者に適用することを控えるように説き勧められた。(2) このような方針は医療倫理の伝統を通して変わるところはなかったが、少しずつ緩和された。医師は治癒不可能な患者の治癒を試みるべきではないとしても、死に行く者のそばにいて慰め苦痛を癒すべきである、と考えられるようになった。トマス・パーシヴァルは同僚医師に対して巧みに次のように勧めた。「病者には希望と慰めの奉仕者とならねばならない。意気消沈している人を元気づけることで、死の床を整え、消え尽きそうな命を活気づけ、哲学者からは気丈さを奪い、キリスト者からは慰めを奪

う、病気というものの陰鬱な影響を打ち消すことができるのである」と。[3]

ドイツ人医師カール・F・H・マルクスは一八二六年に、「病気の重苦しさを抑え、苦痛を癒し、崇高で避けることのできない〔最期の〕時間を極めて平安なものにしてくれる、安楽死という科学」に言及しているが、しかし「他の人の懇願や自らの慈悲心に駆られて、患者の哀れむべき状態をわざと意図的に死を早めることによって終わらせることは、医師だからといって決して許されるべきではない」と述べている。[4] この引用で、一六世紀にフランシス・ベーコンによって作られたこの「安楽死」(euthanasia) という言葉は、その語源的意味である「良き、安楽な、死」という意味で用いられている。マルクス博士はおそらく、安楽死を「意図的に死を早めること」という別の形で解していた医師たちがいることを知っていたに違いないと思われるが、ユダヤ・キリスト教的伝統の中で医療を理解する大部分の医師と同様に彼も、そのような考えには恐れを覚えて後ずさりしたことであろう。

医療の始まり以来、差し迫る死に対する見かけ上の勝利は、用いた治療法が功を奏したというよりも病気の自然な経過が良好であったがゆえに、しばしば気づかないうちに起こったことであった。一九世紀に病理学が科学として改善されたことで診断技術が向上し、治療的介入が致死の病気の行程を逆転させるか悪化させるかを予想できるようになった。一九世紀後半には腫瘍の外科的切除が可能となり、すぐにも死ぬ運命にあった患者を救済した（もっとも、患者が病気の再発で死亡する、という結果はしばしば起こった）。一九三〇年代には糖尿病患者が早期に死亡していたのをインスリンが救済した。一九四〇年代終わり頃、初めての抗生物質が致死的な感染症を撃退した。第二次大戦後、医療は高血圧、代謝障害、癌を制御する薬剤を装備するようになった。結核はウィリアム・オスラーの言葉によれば「死の軍団の親分」であったが、戦いの場に登場することはほとんどなくなった。ポリオのような猛威をふるった伝染病は、完全に無害化された。外科手術は大胆にも心臓や脳にまで進出した。麻酔や呼吸補助具なども第二次大戦時の研究の成果であった。一九五〇年代、六〇年代を通して、医学はかつてあり得なかったものとなった。つまり科学となり、救命の技術となったのである。

古代からの敵に対する人類のこのような進歩は、喜ぶべきことであると人は考えるだろう。しかしこの進歩は完全に曇りなきものかどうか疑わしかった。一九世紀末に癌を診断する技術が発達した結果、精力的な治療法、中でも外科手術は、生命の延長を約束したが、実際に与えたのは惨めで、長引く死の過程であった。[5]安楽死に関する愁いをたたえた考察が、一般書や専門書に登場した。医師は決して死を早めるべきではないというマルクス博士の指示は、もはや時代遅れではないか、と考える医師もいた。医師は決して死を早めるべきではないという……ひょっとしたら「死の床を整える」〔パーシヴァル〕ということは、医療が新しい状況を呈するようになったのだから、死を早めることを含むべきであるのかもしれない、と考える医師もいた。[6]たいていの著述家は注意深かった。それでも、医師はひたすら救命努力をするべきだという考え方から身を引くことも倫理的に可能であるという考え方が生じた。一八八四年に『ボストン内科学外科学雑誌』（『ニューイングランド医学雑誌』の前身）の論説は、専門職の一般的な見解を次のように要約した。

長引く苦痛で何の希望も見出せない場合、何もしないで傍におり、患者には苦しみにしかならないような延命はもはや行わない、という教えを無視するような医師はほとんどいないだろうと私たちは考える。……そのような状況では戦いを止め、鼓舞激励もせず、消耗した人を休ませるだろう。……戦いが意味も希望もないもがきを長引かせるだけであるならば、そのような戦いを止めることは、遺された人々の義務である、という時代が来ないであろうか？[7]

この文章が書かれた当時、「鼓舞激励」が呼吸や心拍を少しでも持続させるほとんど唯一の方法であった。次の半世紀以内に、生命を持続させる効果的な手段は増大した。かくて二つの未曾有の問題が臨床医に立ち現れた。一つは、臨床的な死はいかに定義され決定されるべきか、二つめは、生命維持装置はいつ外されるべきか、であった。これら二つの問題は、生命維持技術の中でもっとも効果的な技術である人工呼吸器と密接不可分であり、この機器こそまさに死の定義を複雑にしたものであった。

1　死の定義と確定

ホメロスは英雄サルペードーンの死を次のように描いている。「サルペードーンが語り終わったとき、死の果てが彼を包み込み、両眼と鼻もとを覆い隠した。パトロクロスは自らの片足を彼の胸に載せ、サルペードーンの胸から自らの槍と共にサルペードーンの魂を引き抜いた」(8)。このような死の現れと、いのちや魂といわれる親しいが不思議な要素がなくなった、という意味の死は、昔から悲痛なほど明白であった。動いてしゃべっていた人が、動かず黙している。目は閉じられ、息は止まり、「魂《ソウル》」は去る。この時家族は嗚咽し始め、パトロクロスのような勝者は勝ち誇る。宗教の儀式が執り行われ、遺体を処置する準備に入る。それまで医師が死に行く者の傍らに侍していても、今や退く。遺体を調べるために再度招じ入れられるのでない限り、医師の義務は死亡の時点で終了する。死の生理自体は神秘的であったし今もそうであるが、最期の息は抗いがたい印である。神話、宗教、常識、慣習法は人生の最期のこの瞬間を様々に飾った。多くの言語で「息」と「霊魂《スピリット》」は同じ言葉であり、多くの文化と宗教で、最期の息は、人や自然や神の霊魂が、生気を吹き込まれた体から去っていく印であった。ユダヤ教の律法は極めて古代からこの印を尊重してきた。マイモニデスは「良く吟味して、息をしている徴候が鼻孔に認められなければ、……既に死んでいる」と記していた(9)。

民法も刑法も死亡時刻にいつも関心を払ってきた。というのも、なぜ死亡しいつ死亡したか、ということは法律として重大な結果を招きうるからである。法律は医師に、患者に対する最後の義務として、医師の最良の知識に従って死亡を宣告することを指示した。この最良の知識とは、誰もが認めることのできる徴候の観察という単純なことであった。一六世紀以来医科学は、呼吸と血液循環の関係を少しずつ認識しだした。理由はともかく、肺が血液に酸素を供給することができなくなれば、たちどころに意識がなくなり死を招来する。『ブラック法律学事典』で死は、「生命の停止であり、……血液循環の全面的停止と、それに基づく呼吸や拍動などの動物的・生命的機能の停止として、医師により判定される」と定義されている。(10)

呼吸不全状態を助ける試みは、古くヴェサリウスの古典『人体の構造』（一五四三年）に報告されている。彼は動物の肺を膨らませるために、ふいごを用いたと叙述している。一八世紀のスコットランドの医師ジョン・デイジェル博士は、体をすっぽり包む密閉容器にふいごをつけ、息を吸い込むのに同調して減圧されるように工夫した。一九世紀の英米の水難救助隊は、おぼれた人に様々な蘇生技術を施すことができるように、隊員を訓練した。革新的で同時に危険な麻酔術を使用する外科医は、手術台で心停止を来した患者を、蘇生させようと努めた。とはいえこれらの努力は通常実らなかった。しかし一九三〇年代と四〇年代の合衆国とヨーロッパを苦しめた小児麻痺の伝染によって、効果的な蘇生装置の開発が最優先とされた。この病気が延髄にまで及べば、肺の筋肉は麻痺する。子供が「ますます呼吸困難になり、……沈黙し、言葉に一息も使うことができず、目を見開き、怯え、最後の息を吐き出すまでほとんど意識を失わない」様子を両親と医師はただ見守った。(11)

一九二六年にフィリップ・ドリンカーとチャールズ・マッカーンは筒状の呼吸器を発明し、肺筋肉が麻痺していた小児麻痺患者の呼吸を支えた。患者は金属の筒に入れられ、電動ポンプが空気を出し入れし、周期的に圧力のプラス・マイナス状態を作って胸郭を上下させた。(12)この装置は公的にはドリンカー・タンク、一般には鉄の肺、と言われていたが、患者の麻痺が深刻になったときに用いられて多くの患者を救った。しかし同時に複雑な問題を引き起こしたことも否めなかった。ジェイムズ・ウィルソン博士によれば、「問題はつまるところ小児麻痺治療における呼吸器の価値如何、ということにあり、この問題は医師の苦痛に満ちた体験に根ざしている。というのも患者は長期間、しかも高価な呼吸器に付けられ、極度に筋肉が麻痺しているので、いのちの価値が自分にとっても他の人にとってもどれだけあるか疑問なほどである。……つまりは哲学と倫理の問題に移り、ここ〔医学〕では必ずしも論じることのできない問題である」。ウィルソン博士のいう哲学的、倫理的問題は一般には論じられなかった。しかし多くの医師、家族、患者はこの問題に苦しめられたに違いなかった。(13)

デンマークでは一九五二年に小児麻痺伝染病が猛威をふるった。患者救済のより効果的な手段を求めて、ベーグダム病院の麻酔科主任ビョルン・イプセン博士は、手術室の麻酔技術を患者の枕許に導入した。彼はチューブを患者の気管に装着して、手に持った袋を圧搾することによって空気圧を確保した。七五人の患者が、枕許に座った二五〇人の医学生が袋を押し続けてくれたおかげで、生きながらえた。医学生の機械的な代用はすぐに発明され、近代的な呼吸器が誕生した。機械的な空気ポンプは世界中の病院に急速に普及した。卒中、心筋梗塞、糖尿病性昏睡で呼吸困難な状態で担ぎ込まれた患者が、再び息を取り戻すまでこの驚異の機械で急場を凌ぐことができた。

医師が呼吸器を用いて治療するようになると、ある患者は二度と再び自分の肺で呼吸することができなかったり、ある患者は深い無意識に陥って呼吸器によってのみ生き続ける、という事態を経験するようになった。どうしたらよいのか、医師はこのような患者を死なせるべきなのか？　ひょっとしたら彼らは既に死んでいると判断すべきなのか？　麻酔学の分野の指導者たちは機会を捉えて、これらの道徳的問題を世界の道徳的権威者の一人、ピウス一二世に付託した。一九五七年一一月二四日にローマで医学会が開催された折に、［オーストリアの］インスブルック大学病院麻酔科主任のブルーノ・ハイド博士が立てた三つの質問に、教皇が答えた。第一は、近代的な人工呼吸器の装置を、あらゆる場合に、仮に医師の判断では全く見込みがない場合でも、装着せねばならないのかどうか？　第二は、人工呼吸器が装着されて何日か経ち、深い無意識状態が改善されない場合、取り外された場合に数分以内に血液循環が停止するとしても、取り外す権利を人は持っているか？　第三に、呼吸中枢の麻痺によって深い無意識にある患者は、人工呼吸器によって生命が――この場合、呼吸が――維持され、何日経っても良くならない場合は、……死んでいると見なされなければならないのか？

教皇は「魂の復活」（蘇生）の技術の現在の状況に関する短い講話から話を始め、次いで質問に対して「喜んで」

返答した。[14] 原則として、生命を保持するために「通常の（ordinary）手段のみを、つまり自分や他の人に大きな負担とはならないような手段のみを」、使用せねばならないと述べた。従って、もしも呼吸器という手段が通常外の（extraordinary）手段ならば、引き抜くことはできる。しかしこれは患者の許可や、患者の意思を忖度した家族の許可に基づく。第三の質問を教皇は次のように再定式化した。「脳が深刻な外傷を受けて、深い無意識状態と呼吸中枢麻痺が生じ、呼吸中枢麻痺の致死的な結末が人工呼吸によって防止されている場合、死は既に起こったというべきか？それとも死は循環が完全に停止してはじめて起こるのか？」その答えは教権の範囲内には存在せず、宗教と倫理の原則から導くことは不可能である、と教皇は言った。それはまだ答えのない問題である。教皇は医師たちに、明確で正確な死の定義を立てるように勧めた。しかし同時に、「人命は、その生命機能が——有機体の単純な生命現象とは異なって——顕現する限り、存続する」と述べた。このことは医学がもっぱらとする事実問題に複雑な影を投げかけ、ウィルソン博士が何年も前に論ずることを尻込みした、哲学や倫理の問題に医師たちを誘った。ジュリアス・コーリン博士は死と昏睡の神経学の草分けであるが、ハイド博士への教皇の返答は、「判定基準の進化において重要な出来事の始まりであり、……医師に脳死を判定させることにつながった」と記した。[15]

教皇が麻酔学者たちに会見していた頃、この未解決の問題に解決を与えるかもしれないような医学研究がまさに行われていた。一九五〇年代末にフランスの神経学者たちは一群の深昏睡の患者を研究していたが、余りに深い昏睡状態であるので彼らは超昏睡（coma dépassé あるいは“ultra-coma”）という言葉を作った。彼らは脳の電気活動の欠落を、その器官の不可逆的な機能不全と関連づけた。超昏睡は一種の「脳の死」であり、技術的方法で診断でき、意識は決して戻らないであろうという見通しも信頼できるものであった。臨床研究によれば、伝統的に用いられてきた心肺の徴候に加えて、あるいはその代わりに、死を決定する新たな方法が用いられるようになるかもしれなかった。[16]

このような医学情報に関心を寄せたのは、手術チームの随行から解放されて、新たな集中治療室の管理をまかされるようになった麻酔学者たちであった。彼らの患者は、重度の頭部外傷を受け、超昏睡の状態にあった。超昏睡は新種の治療に携わっていた別のグループ、つまり移植医たちには、もっと大きな関心を呼び起こした。移植医にとっての問題は、死体から移植用の臓器をいかに回収するかであり、しかもこの臓器は、新たな受容者の体内で機能できるような、生理学的性質を保持していなければならなかった。深昏睡の人は、臓器摘出できる死体か？　超昏睡は死と同じか？

一九六六年「チバ財団移植会議」〔「移植の法と倫理」〕は、臓器提供者の死の決定に関するこの未解決の問題に、大きな注意を払った。〔ベルギーの〕ルーバン大学病院のG・P・J・アレクサンドル博士は会議参加者に、ヨーロッパの移植外科医の中には既に、超昏睡の人から臓器摘出を開始した人もいると語った。「中枢神経系に対する不可逆的損傷は、既に死体となっている体から私たちが臓器を摘出しても良いと認める、生理学的な目印です」と彼は語った。彼は四つの指標を示した。「両側の瞳孔散大、反射消失、自発呼吸消失、血圧低下と脳波平坦化」である。参加者たちは多大な関心を寄せた。ジョゼフ・マリー博士は、「これらの指標はすばらしい。法曹専門家に話を持ち込む前に、私たちがやっておかなければならない定式化の一つです」と述べた(17)。法曹専門家の方では話を持ち込まれる準備は必ずしもできていなかった。弁護士のデイヴィド・ドーブは、「ある公然たる意図を持って〔死の〕再定義を行うことは、一般の人々の心に疑惑を抱かせるかもしれません。定義から安楽死へ移行する余地があるのではないかと、心配です」と警告した。マリーの同僚移植医の中にも、躊躇する者がいた。トマス・E・スターズル博士は、「私たちの移植チームのメンバーで、心臓の拍動があるのに死んでいると見なすような人がいるというのは疑わしいことです」と述べた。英国の懐疑的な移植医ロイ・Y・カルネは、「アレクサンドル博士の死の指標を、公衆は現時点で拒絶するのは確実です」と語った(18)。

医学文献では〔超昏睡の人の〕取り扱いは一定していなかった。臓器提供源となりうるこの人々は「死んでいる」、「今にも死にそうである」、「不可逆的に死につつある」などと表現された。法的な問題は既に生じていた。例えば英国では、臓器が摘出されたポッター氏は、移植医からすれば「実質的に死んでおり」、検死官からすればまだ生きていた。[19] 合衆国では、クラレンス・ニックスは、暴漢に殴られて「死んだ」が、後に人工呼吸器を装着され、心臓はジョン・スタックウィッシュに移植されるまで拍動を続けた。ニックス氏の暴行者に対する起訴が、外科医の行為によって曖昧となるのではないか、と検察官は懸念した。被告代理人は、「ニックス氏は死んでいなかったというのが我々の主張となるでしょう」と言った。[20] 少なくとも二人の移植医、ノーマン・シャムウェイ博士とジョン・ヒューム博士は、心臓移植の廉で法的に危機に陥った。

2　脳死のハーバード定義

不確実さを打破する大胆な一撃が現れた。『米国医師会雑誌』一九六八年八月五日号は、「不可逆的昏睡の定義――脳死の定義を吟味するハーバード大学医学校特別委員会報告」を発表した。[21] その報告の冒頭で、「この委員会の最も重要な目的は、不可逆的昏睡を死の新たな指標として定義することである」と謳われていた。これは驚くべき言明であった。神によって定められた生の終焉として、「創世記」の僅か四九節目〔正確には四八節目〕で出現した死が（創世記二―一七）、今や新たに定義されるとは！　特別委員会の設立はヘンリー・ビーチャー博士の発案であり、彼は研究科長のロバート・エーベルトの協力を得て、一九六八年早期に委員会を招集した。八人の医師委員の中には移植外科医ジョン・メリルとジョゼフ・マリーが含まれ、三人の非医系委員も招聘されていたが、彼らは公衆衛生大学院健康法教授ウィリアム・カラン、科学史教授エヴェレット・メンデルゾーン、神学校社会倫理学教授ラルフ・ポッターであった。ポッターの記憶によれば、この委員会は政策の展開に関して、ほとんど何の論争も行わなかった。ビーチャー博士とカラン教授が原案作成者となり、精神外科医ウィリアム・スイートの補佐を得た。委員会は迅速に作業し、原案を僅かに修正して承認した。

「不可逆的昏睡の定義」は集中治療の問題と移植の問題の両方を認識していた。ポール・ラムジーは後に、卑俗な功利主義的動機が見られるのはビーチャー博士が死を再定義することに熱心すぎたからであると判断し、その証拠に、ビーチャーの「脳死の新たな指標が受け入れられれば、現在墓場へ引き渡されている組織や臓器は、危篤であるが救命できる人を助けるために用いることができる」という表現を引用した。しかしカラン博士によれば、二人の移植医が参加していた委員会は、確かに臓器回収の問題に関心を寄せていたが、ビーチャー博士が真剣に考慮していたのはむしろ集中治療の問題であった[22]。この優先順位は報告書の冒頭の次の意見に現れている。死の定義の指標の修正が必要なのは、「⑴蘇生や救命の手段の改良によって、負傷して絶望的な状態の人々を救命する努力が増大した。しばしばこのような努力は中途半端な成果につながり、結果として、心臓は拍動を続けているが脳は不可逆的に損傷を受けたという人が生まれた。……⑵死の定義の基準が時代遅れであれば、移植のための臓器を獲得する場合に激しい論争を生むであろう」。

報告書は医学情報、法的見解、神学命題を縫い合わせたつぎはぎ細工であった。冒頭に「不可逆的昏睡」の身体的、神経学的特徴の一覧表が並べられていた。無反応、不動や無呼吸、無反射、そして「極めて価値ある確認手段として、平坦脳波」である。これらの基準は基本的に〔一九六六年の〕チバ会議で、アレクサンドル博士が言及していたものであった。これらの基準の後にカラン博士による法律上の注釈が置かれ、法の現況が説明されていた。それによれば、「死の定義は科学的、生物学的に定着した事実」であり、一般に承認されている心肺の徴候によって適正に叙述されている。そしてこの事実を例示するいくつかの症例があげられていた。報告書の見解によれば、新たな尺度を採用するために法を立てる行為はほとんど必要ないであろうとされた。「その理由は、法律はこの問題を、医師によって決定される事実問題の一つとして扱っているからである」。さらに委員会は、「永続的な脳損傷の結果として不可逆的な昏睡が持続的に生じているならば、死は既に起こったと言明するために、責任ある医学界としては新基準を承認する準備ができていると提案する」と述べていた。決定を下すのは主治医であって、彼が相談に乗り、利害の衝突を避けるべきであるとされた。報告書はこの医学的、法的文書を教皇ピウス一二世の厳粛な言明に接続させた。ビーチャー博士は教皇がこの声明を発したとき、その現場に居合わせた（その会見を写した一枚の写真は、教皇の傍らに彼が立っていることを示している）。[23] マリー博士は、イタリアの移植外科医ラファエロ・コルテシーニ博士がチバ会議で同一の声明を引用するのを聞いていた。ハーバード報告書は教皇の告諭を二つの命題に還元した。一つは、死亡時間を決定するのは「教会の権限ではない」ということ、二つめは、「希望がない場合には通常外の手段は義務ではない」ということであった。かくて報告書の解釈によれば、「蘇生努力が停止され、死への抗いを止めるべき時が来る、というのが教会の見解である」。委員会の神学者ラルフ・ポッターは何年か後に、自らいかなる神学的貢献もなした記憶がない、と認めた。「結局のところ、教皇の存在だけで十分だったのではないだろうか？」と彼は考えた。[24] 最後の所でもう一つの医学上の問題がつぎ合わせられていた。つまり、報告書が言及した「脳死症候群」は、「脳幹と脳幹神経節構造の同時的麻痺」を指示するために導入された、ということが報告書には強調されていたのである。

この特別委員会は、「責任ある医学界」は死の新基準を受け入れる準備ができていると言明した。しかしこの準備完了の証拠は提供されていなかった。実際のところ、ハーバード報告が掲載されたのと同じ年の『米国医師会雑誌』の論説で、「人の生存の終了点は、（化学物質の濃度を測定する）化学的滴定法の場合と同じほど明晰で鮮明でなければならないのに、その点を描写する言葉の力と、「その点がここにある」と確実に言明する人の力の両方に、背馳するとしたら、皮肉なことだ」と述べられていた。[25] ハーバード特別委員会は、これらの疑問のただ中で必要な歓迎すべき説明を果たし、反応は素早く引き起こされた。一九七〇年にカンザス州は「新基準」を承認する法律を施行し、州がこの例に倣ったが、法律の条文には大幅な相違があった。ある州ではある状態が死んでいることであり、お隣の「自発的な脳機能の消失」を、「自発的な呼吸と循環の消失」と並んで死の定義として用いることを容認した。[26] 多くの州では別の状態が死んでいることだ、ということがあり得た。ハーバード特別委員会が一掃しようとした混乱が、戻ってきた。

ハーバード報告は高名であるにもかかわらず、多くの点で奇妙であった。科学的な研究としては神経学的な研究の参考資料が一つもなかった（たった一つの引用は、教皇の演説であった！）。「不可逆的昏睡」と「脳幹レベル」での機能喪失という、二つの区別すべき状況を混合していた。タイトルそのものが、「不可逆的昏睡」と「脳死」を混同していた。問題は「死なせるために生命維持装置を止める」ことなのか、「既に死んでいる体に装着している呼吸装置を取り外す」ことなのか、決して明らかではなかった。結局のところ、題名も主張し、本文も常に述べているにもかかわらず、報告は死を「定義して」いないのである。

にもかかわらずこの報告は掲載後すぐに権威を持つものとなった。それは脳死の概念を権威付けし、医師に脳死状態を診断する手がかりを与え、移植医には新鮮な臓器を獲得する機会を与えた。裁判所は移植外科医を殺人者として起訴するという、困惑させられる状況を回避することができた。州政府はこれらの「新基準」を承認する条文を易々と正当化できた（本当は、法的状況はこの報告が示唆していたほど単純なものではなかった）。カンザス州の立法化以降、二六の州が一九六〇年代終わりまでに法律を導入した。いくつかのモデル法が、米国法曹協会（一九七五年）、米国医師会（一九七九年）、法律家アレクサンダー・ケイプロンと医師レオン・カスらによって提案された。[27]脳死基準に関する他の二つの声明が、ハーバード基準と同じ年に、ほとんど同様の内容で、出現した。一つが、「フランス厚生省」のものであり、もう一つは「国際医科学団体協議会」（CIOMS）のものであった。[28]

脳死について理解と立法化は進展したが、依然として未確定の問題が残っていた。[29]ハーバード報告とその定式化の科学的な基礎について、注意深い読者の中で満足できない人たちがいた。通常脳損傷によって引き起こされ、しばしば「脳死」という用語が適用される永続的な無意識と、全面的な有機的統合の消失状態との間の相違には、医師も一般の人々も困惑した。一九七〇年代に立案された条文の中には、整合性のない表現が含まれていた。法律の中にはこれまでの基準を廃棄しているように見えるものもあり、あらゆる死亡に対して高度に医学的な検証を必要としているように見えるものもあった。最も重要な問題は、まさしく哲学的問題であった。つまり、人の命を定義する人の機能とは何か、そしてそれらの機能の存在と欠落はいかに認識されるのだろうか？

この問題を最初に論じた人々はロバート・モリソン教授とレオン・カス博士という二人の科学者であった。彼らは「米国科学振興協会」の一九七〇年の会合における、ヘイスティングス・センター出資のシンポジウムで、死の定義について討論を行った。モリソン教授は、死とは出来事ではなく過程であり、しかも生の開始と共に始まり、生の全行程を通じて進展するものである、と提示した。死の「再定義」は、移植のような実際的な問題を解決する努力として合理的ではあるが、死をある特定の生理学的現象に固定してしまうという点で賢明ではない、と彼は主張した。死の過程は、有機体全体とその機能のもっと包括的な評価を必要としている。「個々の人間の成長・老化の相互関係が複雑で豊かであるように、人間の「価値」は他の諸価値との関係で変化すると見ることができる」と彼は考えた。カスは注意深く反論を行った。カスによれば死は一個の出来事であり、特定の生理学的基準によって定義されるべきものであった。特に重要なのは、生命維持装置を外す倫理は、死に行く人の――自分自身にとっての――価値と絡み合っているのであり、カスが理解したモリソンの言うように、死に行く人の――他者にとっての――価値とではない、ということである。科学者たちによるこの哲学的な論証は、生命倫理学勃興期における輝かしき瞬間であった。[30]

ハンス・ヨナスはこのテーマについて論じた最初の哲学者であった。彼はその論文「人体実験の考察」で、最近公表されたハーバード報告をいささか不安の思いを抱きながら論評した。彼はハーバード報告における死の再定義の第一の論点、つまり二度と意識が戻らない患者に死を容認することに同意したが、第二の論点、つまり移植臓器を摘出するために、二度と意識の戻らない患者を死亡したと表示することに、激しく異議を唱えた。[31]ヨナスの反対は「医療専門職の内部から非難を招いた」。彼はその後「医師の友人たちと……個人的に意見を交換した。……彼らは憂慮を共有し、協力的であり、……（ヨナスの）理論関心を鮮明にしてくれた」。彼の個人的な意見交換は、私自身の友人でもある医師たちと行ったものであった。カリフォルニア大学サンフランシスコ医学校のオットー・グッテンタグ、サミュエル・クーンツ、ハリソン・サドラー博士らであり、彼らは皆エンゲルバート・ダンフィ博士が私に一九六九年参加を招請してくれた脳死委員会のメンバーであった。グッテンタグ博士はヨナスの友人であり、カリフォルニア大学サンフランシスコ医学校のために以前の主張を詳述してくれるように、ヨナスに依頼した。私がはじめてこのグループに加わったとき、彼らは既にヨナス教授の、後に「流れに抗して」と題して発表された論文を手に持っていた。(32)

ヨナスは、激しい流れとなった死の再定義の試みに抗して、自らを位置づけた。死のこのような再定義によれば、人間という有機体が一旦すべての高度な機能を喪失すれば、単なる臓器の倉庫となり、結局は社会的に役に立つ利用法ならどんなことでもなされうる一箇の物体となってしまう。彼は次のように記した。「忘れてならないことは、ハーバード・グループが提供したのは、生命維持行為を中止する理由としての不可逆的昏睡の定義ではなく、不可逆的昏睡という基準による死の定義によって、患者の体を死物の類に移し替えることであり、生命維持行為が持続されようが中止されようが関係ないのである。……この再定義の動機は、患者の利害関心のみにあるのではなく、術者が心中に抱いた外在的な利害関心にあり、……かくてこの利害関心は現代の支配的な実用主義に奉仕するだけのものであり、全面的な没精神性と無制限な功利の領域が無暗と拡大して、昔からの畏敬の念にはもはや介入の余地はなくなるであろう」(33)。ヨナスは〔移植促進という〕再定義の二つめの理由付けを、功利主義的態度の証拠であると見なし、このような態度を人体実験においてと同様に非難した。

ポール・ラムジーは「人が死んだということを述べるための手続きの更新について」という学識豊かな章において、ヨナスに同意した。死、切迫死、仮想死などの曖昧さを払拭するために、死の基準を更新する努力を、彼は高く評価した。しかし移植に役立つ臓器の供給を増加させるために基準を更新することは、非難されるべきであった。「患者を重視し最高の誠実さを尽くすという原則が確保されるのは、死亡申告や死亡確定の手続きが、他の誰かの臓器必要性と関連することで歪められない場合である」と彼は記していた(34)。

ロバート・ヴィーチはハーバード基準の声高な批判者であった。「報告はその最初の文章で、「私たちの基本的な目的は、不可逆的昏睡を死の新基準として定義することである」と述べている。このような事実にもかかわらず、その文章に続くどこにも、不可逆的昏睡は人全体の死と同義である、という……論証の手がかりさえも存在しない」。ヴィーチが正確に認識したように、この報告は、昏睡が長引き不可逆的となったことを予言するための、技術的な基準を述べたものである。しかし、不可逆的昏睡の人は、あたかも死んだ人として取り扱われるべきなのかどうかを、彼は疑問に付した。死の定義の真剣な考察が依然必要なのであった。ある実体が死亡していると見なされるのは、「その実体の状態に、その実体にとって本質的に意義のあるような諸特徴が不可逆的に喪失することによって特徴付けられるような、完全な変化が生じたときである」と彼は規定した。ヴィーチはこの一般的な規定をもっと特定化できるように、四つの死の異なる概念を示唆した。それは、魂の不可逆的喪失、「生命を支える」(vital) 体液の不可逆的停止、身体的統合の不可逆的喪失、意識ないし特殊相互行為能力の不可逆的喪失、である。これらの死の概念はそれぞれ広く支持されている。それぞれは、「本質的に重要な特徴」は何かに関して、異なる見解を代表している。それぞれの概念は、経験的検証をいかに行うかという固有の問題を抱えている。(35) ハーバード報告はこれらの問題のどれにも答えを与えることができなかった。

ハーバード基準公表後の一〇年間に、哲学者たちは人格 (personhood) と人格的同一性 (personal identity) を分析するという、まさに哲学的課題を取り上げることとなった。この人格概念は、死の決定の実際的定式化のあれこれを支持するものであった。神学者たちも発言の権利を要求した。というのも神学は、記憶にないほどの昔から、死の定義についてではなく死の意味について、考察をめぐらしてきたからである。(36) かくてハーバード報告は、結論と言うよりも始まりを告げるものとなった。

3　大統領委員会——死の定義

ハーバード報告が公表された後の一〇年間、疑問や混乱や懸念が消えなかったので、「大統領委員会」に業務を課した人々は、委員たちに「死の定義にまつわる倫理的・法的意味並びに死の統一的定義樹立の必要性」を研究するように指示した(37)。これが委員会の最初の課題となり、一九八〇年一月一四日の第一回の会合で議論された。すぐに委員たちは、死の定義の統一的規定を樹立する問題は、生命維持装置を外すというもっと一般的な問題に密接に関係していることに気がついた。この二つめの問題は別の報告書で追求することを、委員会は決定した。

委員会の第二回目の会合で事務局の哲学者ダン・ウィクラーは、死の定義に含まれる概念的な問題点を概観し、本質的特徴（例えば合理性）の喪失に基づく論証、人格的同一性の概念に基づく論証、生命の評価に基づく論証を区別した〔第四章第5節参照〕。ロバート・ヴィーチは、人を死者として扱うという社会的決定に関連する政策上の論点を説明した。彼はまた委員たちに、彼の以前の論文において叙述したように〔本章第2節参照〕死の概念には異なる意味が存在することを確認した。彼は「脳死」という用語の使用に対して反対した。それは脳機能の停止と、その停止に基づく人の死の両方を意味するからである。ウィクラーとヴィーチが両者とも強調していたことは、死の定義は、人の「より高度な」機能の喪失か、それとももっと全面的な有機的統合の喪失か、どちらを中心にして決められるべきか、ということであった。七月の会議での一連の円卓討論の成果によって委員会は、問題の科学的側面と同時にそれが提起する宗教的問題点を理解できるようになった(38)。報告書の一次原案は九月の討論で提示され、二次原案は一一月の会議で基本的な承認を得た。委員会は最終報告書『死の定義』を一九八一年七月九日に承認した(39)。

『死の定義』において委員会は、法的にもっとも良いやり方は、死の決定を医師の判断に委ねることなのか、裁判所の決定に委ねることなのか、それとも法律制定を勧めることなのかを検討した。結論としては、法的には次の統一的死亡決定法を制定すべきだ、ということになった。

(1)心肺機能の不可逆的停止か、(2)脳幹を含めて全脳の全機能の不可逆的停止を、来している人は死んでいる。死の決定は受容されている医学的基準と矛盾してはならない(40)。

この定式化が委員会の結論であった。つまり、死とは、心肺機能の不可逆的停止という伝統的な根拠か、あるいは全脳の全機能の不可逆的喪失という根拠によるものであるが、いずれにせよ証明できる統一的な現象である。委員会では「高次脳」定義〔大脳の不可逆的機能喪失をもって死を定義する「大脳死」〕が理論的により説得力がある、とする哲学者の主張をも聴取した。けれども、そのような定義は革命的であろう、と私たち委員らは強く感じていた。そうなれば呼吸していて臓器の機能は無傷である大勢の人々を、死者として分類することになるだろう。そして彼らの処分を早めたり、功利主義的な目的のために体を切開して、ハンス・ヨナスを悩ませたのと同じ問題を抱えることになるだろう。統一的定義が保守的なものであることは私たちも認めるところであった。その定義によれば、「脳死」と「心肺死」は生理学的には同一の現象であるが、臨床的徴候として異なると認識された。従って委員会の定義は、現行の臨床のやり方や、法律上の理解や一般の人々の態度から、それほど乖離したものではなかった。同時にまた医師が、「呼吸している」死体から機械的な生命維持装置を取り外し、死亡しているが依然として有機体として生存している（still organically viable）人々を臓器提供者と呼称することを、容認した。モデル法を提案していたいくつかの団体は、委員会の定式化に速やかに同意したし、数年以内に、ほとんどすべての州が統一的規定を法律化するか、判例法においてそれを承認するかした。(41)

『死の定義』は混乱した問題点に概念的な明確さを与え、良き法律を作成するのに貢献した。同時にまた、一個の学問（a discipline）としての生命倫理学と一種の対話（a form of discourse）としての生命倫理学の発展に寄与した。報告書は、文献や多くの学者、科学者の討論において見出される論争を、注意深く精査したことから生まれた。委員たちは異なる見解を聴取する機会を持った。彼らは、ある理論的、哲学的な意見が、これらの論証が惹起する実際上の問題に対して、どれほど説得力を持つかを判断した。彼らが形づくった結論は、十分な概念的、論理的な支持を獲得し、政策立案にも法律制定にも有用であると、判断できたものであった。道徳哲学の論理と実際的政策の緊急性の間を縫って進む、倫理を実践する（doing ethics）このやり方は、学問であると同時に公共的対話でもある生命倫理学の特徴となった。

4　新生児集中治療

生まれたばかりの幼児の殺害には、長く暗い歴史がある。多くの文化で、生きるに弱すぎたり、何がしかの障害があったり、親に望まれなかったりした赤ん坊は、風雨に曝されたり、溺れさせられたり、窒息させられた[42]。医師が出産に立ち会うことがあれば、彼らは時に新しいいのちを終えさせる共犯者の役目を引き受けた。これは通常こっそりと行われた[43]。しかしたいていの医師は、彼らの自由になるつましい手段で、新生児のいのちを救おうと格闘した。新生児医療のパイオニアで、ハーバード大学の故クレメント・スミス博士は、一九三〇年代に若い小児科医としての経験を記している。「妊娠三〇週で二ポンド〔一ポンドは約四五〇グラム、従って約九〇〇グラム〕の赤ん坊は、痰を取り、酸素を特別に供給する温かい環境に置いても生存できないとき、他に生存可能性を増大できそうな手段は、当時の私たちにはほとんどないように思われた。その子が死ねば、単純な表現であるが、生きることができなかった、と考えたのであった[44]」。

温度と湿度を管理する未熟児用の保育器は、フランスのある医師によって一八八〇年代に発明された。未熟児の最初の外来診察室は一八九三年パリのラ・マテルニテ産科病院で開設された。ジュリアス・ヘス博士は米国で最初の未熟児外来をシカゴのマイケル・リース病院で開設した。肺の未熟は新生児の致死原因の主要なものであるが、それを治療する技術は一九五〇年代まで実用化されなかった。一九五〇年代に肺生理学の知識、人工呼吸器による生命維持技術、血液ガス測定方法などが発達した。「新生児学」（neonatology）という言葉は、アレクサンダー・シャッファーの一九六〇年の教科書『新生児の病気』にはじめて登場した[45]。

続く二〇年間に新生児学は急速に成長した。一九六三年にこの新部門は一人の有名な患者を治療した。それがパトリック・ブーヴィア・ケネディ、ジョン・F・ケネディ大統領夫妻の息子であった。八月七日に生まれ、五ヶ月半の早産で、五ポンドに僅かに満たなかった。産まれたケープ・コッド病院からボストンの子供医療センターに転送されたが、僅か三八時間後に「特発性呼吸窮迫症候群」で亡くなった。一九八二年までに六〇〇の新生児集中治療室と、七五〇〇人分の病床が実現したが、これは新生児集中治療に個人保険の支払いを命ずる全国的な立法化に刺激されて、実現したものであった。(46) 一九七五年に小児科医の下位専門分野として新生児学専門医が認定され、専門委員会の認可を受けた一〇〇〇名の専門医が、新生児集中治療室を管理した。患者は全出産数の七％にあたる約二三万人の赤ん坊で、出生時体重が低く（二五〇〇グラムかそれ以下）、出産予定時期よりも一月か数週間月足らずで産まれた。これらの小さな患者の基本的な病気が「特発性呼吸窮迫症候群」で、肺が未熟なために引き起こされるが、この症状と並んで、心臓、神経、胃腸の病気を併発していた。出産後の数日間は死亡の危険が高かった。極めて低体重の嬰児は数時間の内に確実に死亡した。しかし一九七〇年から一九八〇年の一〇年間で、出産後一ヶ月の死亡率はほとんど半減した。出産時一〇〇〇グラム（二・二ポンド）の赤ん坊は、一九六〇年には僅か一〇％の生存率だったのに比べて、半数は生存するようになったのである。

しかしながら生存したからといって健康ないのちの保証はなかった。慢性的な肺の病気にかかった子供も多かったし、なお大変だったのは、神経学的な障害でしばしば精神遅滞につながったことである。新生児集中治療の初期の時代には、酸素を当てるという治療行為そのものによって、水晶体後方繊維増殖症という、盲目になるような目の障害が発生したのではないか、という恐ろしい疑いが生じた。(47) かくて近代的医療を悩ませている光と影の両義性は、集中治療室で育てる場合、絶えざる脅威となった。治療は命を救うが、同時にその命に恐ろしい傷を与える。育児室の小さな悲劇が大きなスクリーンに投影されされようとしていたのである。

一九七一年一〇月一六日の土曜日、大勢の聴衆が（上演芸術）ケネディセンターに集まり、『人権・精神遅滞・科学研究に関するジョゼフ・P・ケネディ二世財団・国際シンポジウム――良心に基づく選択』に参加した。ウェルナー・シューマンは、一九六八年の民主党大会のためにボブ〔ロバートの愛称〕・ケネディを紹介する映画を撮影したが、今回ジョン・サイモン・グッゲンハイム記念財団の援助を得て二、三週間前に映画を撮影した。その短編映画は、シンポジウムのテーマである「精神遅滞者の人権」の討論のための呼び水になるように企画された。またこのテーマは、ケネディ家が精神遅滞の妹ローズマリーを大事にしていたことから、ケネディ家の心にぴったりよりそうものであった。映画は二人の若い両親の話であった。彼らは簡単な手術をすれば、産まれたばかりの赤ん坊の命を救えるのに、その手術を拒否したのである。この赤ん坊は、当時の言葉で「蒙古症」で、遺伝障害のダウン症候群にかかっており、それは穏やかなものにしろ厳しいものにしろ、常に精神遅滞を将来に来すものであった。またしばしば併発する病気である、食道・胃の閉鎖症も患っており、それによって食物の通過に支障が生じていた。外科医は容易にこの障害をなおすことができたが、子供の将来の発達障害は矯正しようのないものであった。

映画はジョンズ・ホプキンス医学校小児科で起こった三つの症例を合成したものであった。小児科主任はロバート・E・クック博士で、二人の発達障害児の父親であった。彼はケネディ家の親密な友人であり、ジョンズ・ホプキンス医学校に精神遅滞児の研究所を設立したのはケネディ家であった。ユーニス・ケネディ・シュライバーはクック博士に、シンポジウムの幕開けとして鮮烈な印象を与える症例を紹介してくれるように依頼した。クックは小児科主任研修医のノーマン・フォスト博士とインターンで最新の症例に詳しいウィリアム・バーソローム博士に声をかけた。バーソロームは、映画なら聴覚だけの発表よりもずっと感情に訴えるでしょう、と言うと、シュライバー夫人はその意見に非常に強く賛成した。

シューマンは出演者に、バーソローム博士、外科医のアレックス・ハラー博士、それに最新の症例に関係していた何人かの看護師を用いることに決めた。これらの素人はまさに迫真の演技を行った。若いバーソローム博士はその症例の様々の出来事で消耗していた。後年彼は自らを、「子供の救済者の道を選んだ怒れる若者で、一九六〇年代の典型」と形容した。彼はカンザスシティーのイエズス会系単科大学の学生として、子宮外妊娠に関するカトリック教会の教養について卒論を書いた。〔さらに医学校を卒業後〕研修医として最初の年の初めの数ヶ月間、両親が救命手術を拒否していた赤ん坊の治療を行っていたときに、彼は「一種の道徳的憤りを経験しました、……ただただ間違っており、不正で、我慢できませんでした[48]」。小さな劇が書かれて映画化される中で、ビル〔ウィリアムの愛称〕・バーソロームは、ダウン症候群の子供も人間社会の完全な一員であり、他の人と同じように医療を要求する権利がある、と理性的に考えるようになった。その映画では誰もその出来事に関して道徳的意見を表明していなかったが、バーソローム博士の「道徳的憤り」だけは、表情にも身体言語にも明瞭であった。その映画の終わりの部分に討論が設けられており、クック博士、心理学者シドニー・キャラハン、健康法教授ウィリアム・J・カラン、社会学者レネイ・フォックス、倫理学者ジョン・F・フレッチャーが参加した。嘆き悲しむ看護師が育児室の背後に遺体を安置する最後の場面が消えていく中で、フレッチャーの「ああ」という呻き声が漏れ聞こえた。

映画の後、CBSニュースのロジャー・マッドは、ハーバード大学法学校教授ポール・A・フロイント、エール大学神学校ジェイムズ・M・ガスタフソン、社会批評家マイケル・ハリントン、社会心理学者シドニー・キャラハン博士、上院議員ウォルター・モンデールらからなる討論会の司会をした。彼らはこの症例の法的、倫理的、社会的、心理的、そして公共政策的な諸問題を論じた。討論者たちはその映画から明らかに深い印象を受けていた。午後には、ノーベル賞受賞者ジョシュア・レーダーバーグやジェイムズ・ワトソンから小説家ウィリアム・スタイロンに至る特に有名な人々が、この包括的な話題の様々な面を論じた。会議の後の晩餐会で、報告者たちはシュライバー夫人の住まいのあるティンバーローン〔メリーランド州南西部ロックヴィル市の一角でワシントン特別区近郊〕に集まり、「行為への呼びかけ」を作成して、世界全体に科学的進歩によって生じた問題をもっと真剣に考察するように訴えた。「人々の中に、特に幼児、病者、精神遅滞者、老人などのような弱者で寄る辺のない人々の中に、新しい技術によって樹立された条件の下で、防御されるべき権利を持っている人がいないかどうかを確認するために、現代の法的な体制はしっかり吟味されなければならない」。

ニューヨーク・タイムズはティンバーローンの声明の趣旨を要約して報道したが、それ以外では会議の数ヶ月後に有名ではないある雑誌に掲載されただけで、二度と一般の人々の目に触れることはなかった[49]。『良心に基づく選択』の議事録は一度も出版されず、僅かにガスタフソンの論評とポール・フロイントの批評が世に出たのみであった[50]。しかしこの短編映画の方は生命倫理学の歴史において一つの標識となった。バーソロームが述べたように、「それは生命倫理学にとって過飽和溶液の中の結晶のようなものでした。人々の注意をひき、生命倫理学になにがしか具体的に教えるべきこと、話すべきことを与えてくれたのです」[51]。

ジョンズ・ホプキンス大学病院の赤ん坊の映画によって、新生児集中治療の問題は初期の生命倫理学の領域に組み込まれ、ごく初期の生命倫理の分析はそれによって活気づき真剣なものとなった。映画へのガスタフソンの論評は、シンポジウム会場で配布されたもので、雑誌『生物学と医学の視点』(*Perspectives in Biology and Medicine*) に収録されたが、倫理問題の注意深い分析であり初期の生命倫理学文献への著名な貢献となった。二人の小児科医レイモンド・S・ダフ博士とA・G・M・キャンベル博士の論文は、一人の子供の変化に富む症例から小児集中治療の統計的世界へと問題を移した。ダフとキャンベルによれば、エール大学ニューヘブン病院小児救急治療室で入院したまま亡くなった二九九人のケースのうち、四三人（一四％）は救命治療を意図的に中断したか初めから抑制した結果死亡したと見なされた[52]。この論文は、新生児の医師のみが熟知していたことを世間に露呈させた。つまり、新生児集中治療技術が必要な多くの未熟児が、その治療技術を厳密に適用されることなく、人工呼吸器から意図的に引き離されて死に行くに任せられたのである。この論文は騒動を巻き起こした。『ニューイングランド医学雑誌』には多数の抗議文が送りつけられた[53]。エール大学学長のブルースターは、自分の学園で起こった出来事で、これほど多くの憤慨した手紙を受け取ったことはなかった、と私に語った（これはブルースター学長がもっと大きな心痛を蒙ることになった、人種差別抗議の数年前の出来事であった）。

リチャード・マコーミック師はダフとキャンベルの論文を彼の著書『救うか死なせるか』で論じ[54]、カトリック教会では馴染みとなっている、「通常」(ordinary) と「通常外」(extraordinary) の治療の区別を再検討した。「通常外」という用語は、生命維持治療を停止するのに十分な理由を提供した。というのも、人間関係の可能性という意味での生命の質(クオリティ・オブ・ライフ)が減少すると予想されたからであった。ジョン・フレッチャーの「中絶、安楽死、障害新生児の医療」とH・トリストラム・エンゲルハートの「死に行く新生児の援助の倫理的問題」がその後公表された。前者は深刻な障害のある新生児の、(積極的でなく)消極的な安楽死を擁護し、後者は、そもそもそのような子供の生命維持の場合は、「生存維持そのものが(その子に)危害を加える」と見なされるべきだと主張した。(55)

法律家のジョン・ロバートソンは小児科医による安楽死の法的問題を綿密に分析し、小児科医ノーマン・フォストと共同で明晰な論文「障害児の消極的安楽死──法的考察」を著した。そして医師と患者に対して、治療を抑制すると法的な責任が生じる可能性があることに、注意を喚起した。「複雑で身を切られるように辛い決断を経験したことのある患者と医療専門家は、この法的な分析に対して、ショックと憤激を感ずるかもしれないが、それも当然のことである」と彼らは認めた。その上で二人は、ダフとキャンベルが「法律の改正」を要求したことも理解し、幼児の死が容認される場合、その様態を正確に表現するような基準が必要であるが、それ以上に必要なのは、意思決定の適正な手続きがまとめられることだ、と述べた。(56)

ジョンズ・ホプキンス大学病院を舞台にした映画は、私の生命倫理学者としての履歴においても画期的な出来事となった。一九七二年の秋、私はカリフォルニア大学サンフランシスコ校(UCSF)医学校に着任したばかりの頃に、新生児小児科主任のウィリアム・H・トゥーリー博士から電話を受けた。ある小児科医の会合で見た映画を、彼の生殖医学課程の二年生に見せたい、と述べ、私にその学生たちとその映画について討論してもらえないか、と尋ねてきた。カリフォルニア大学法学校教授のデイヴィド・ルイセルは私の知り合いであるが、映画を討論するという招待を既に受託していた。このことは私が生命倫理学者として教室に出た最初の機会となった。映画は学生に衝撃を与えた。ルイセル、トゥーリー、そして私は、全力を尽くして倫理的・法的問題点を説明した。しかし私たちの理解は、まさにその運命を議論している赤ん坊と同じくらいに、まだ未熟であった。

トゥーリー博士は私に、新生児室における意思決定のあり方を検討する会議を持つべき時ではないでしょうか、と示唆した。私たちは二〇人の医学、法律、神学、哲学、社会科学の専門家を、一九七四年五月に、カリフォルニア州ソノマの「月の渓谷」にあるウェスターベック農場に集めた。論文も提示されたが、会議の中心は困難な症例の討論にあった。参加者には四つの質問への意見が求められた。そのうち次の二つの質問には全員一致の肯定的な答えが返ってきた。それは、産まれたばかりの幼児を蘇生させないこと〔生命維持装置使用の差し控え〕が正しいということはあるだろうか、もう一つは、はっきりと診断され、予後も乏しい幼児から生命維持装置を外すことが正しいということはあるだろうか、であった。他方で、自力で生命を維持している子供を殺すために、直接介入することが正しいということはあるだろうか、という質問に対しては、一七人が諾、二人が否、一人がどちらとも言えない、であった。もっと予後の良い幼児を集中治療室で治療するために、予後の悪い幼児を追い出すことが正しいということがあるだろうか、という最後の質問に対しては、一八人が諾、二人が否と答えた。参加者は自らの答えに説明を加えることを許可された。〔三番目の問いの〕積極的安楽死に諾と答えたある人は、「もしも両親が、判事によって準備された塩化カリウム注射器で注射し、半径五〇マイル以内の法律家、聖職者、経済学者、心理学者、ジャーナリストが証人となり、〔その代わりに〕医師、看護師、医学生、看護学生が誰も立ち会うことを許されないという条件で〔認めます〕」と答えた(57)。

「月の渓谷」会議はポール・ラムジーの監視の目をかすめることができなかった。彼はバンプトン記念講演の一つを〔この会議の〕容赦ない批判に当てた。この会議の結論は、私〔ジョンセン〕自身と私のUCSF医療倫理課程の同僚マイケル・ガーランドの共著論文に見られるように、生命維持を取り止める道徳的正当性、そのようにする両親の決断の優越性、例外的に幼児の死を早めることの道徳的正当性を肯定していた。ラムジーは最後の点を猛烈に非難すると共に、先の二つの論点を証明するのに私たちが用いた論証を批判した。彼のもっとも強硬な反対は、「想定された倫理原則と結果として生じる政策との間の循環性」に係わっていた。彼の判断では、新生児集中治療の「道徳的方針」を述べる私たちの試みは、結果的に目も当てられないほど混乱していた。私たちは倫理原則のためにいかなる優越性も優先権も確立できておらず、困難な症例が実際にどのように処置されるべきかに関して広範な了解を立てて、その了解の底に主張すべき原則を潜り込ませてしまっている。ラムジーは会議の論証と結論に対するからかいを、会議の場所である「月の渓谷」にかこつけて次のように述べている。「象徴性を……見失うべきではない。〔月の渓谷会議とは〕母なるわれらの地球の死せる衛星上の渓谷に過ぎない」。[58]ラムジー教授の批判は厳しく、私はそこから学んだ。それでも、例外的積極的安楽死に対する根拠薄弱な是認は別として、私たちの「道徳的方針」は、新生児集中治療という厳しい状況で働いている人々から、それなりの評価を得たように思われる。

「月の渓谷」会議は倫理を実践する（doing ethics）やり方を例示しており、このやり方は現れつつある生命倫理学の世界において次第に共通のやり方となっていった。教養と経験ある様々な人々が困難な問題を討議し、彼らの対応は基本的な道徳的直観に照らして吟味され、一般的な結論が例外をきっちり押さえた上で導入された。この過程は概念・原則・論理と荒っぽく格闘するラムジーのやり方と異なる。ラムジーはそれを「節制のない馬鹿騒ぎ」と蔑《さげす》んだのに対して、私はこれを一種の「基礎倫理」（infraethics）と呼んだ。ラムジーが非難したような循環論理という欠点があったにもかかわらず、この倫理を実践するやり方は、多くの関係者が感じていた、困難な問題を道徳的に明晰に理解する必要性に対応しているように思われた。このやり方が生命倫理の共通のやり方となった。[59]

5　ベビー・ドゥ

一九七一年から一九八一年の間にジョンズ・ホプキンス大学病院を舞台にした映画は、医学、看護学、法学、哲学の学生たちに回覧された。上映後にその都度、映画の内容についての善悪が議論された。この症例で示された問題点の複雑さを、ほとんどの学生たちは認識した。しかしこの問題が複雑だからといって、政治家たちは立法による問題解決の試みを思いとどまらなかった。そのような試みによって引き起こされたのが、生命倫理の極めて特殊な出来事の一つであるベビー・ドゥ〔新生障害児の仮名〕の話であった。

ジョンズ・ホプキンスの映画の赤ん坊にとてもよく似た赤ん坊が、一九八二年四月初めのインディアナ州ブルーミントンに生まれた。赤ん坊がダウン症候群にかかり、食道閉鎖症を患っていると知った両親は、その閉鎖症を治す手術を許可しなかった。主治医の一人が両親に同意せず、病院は手術の裁判所命令を求めた。インディアナ州の裁判所は両親の決定を支持し、合衆国最高裁判所は再審理を拒否した。この事件が最高裁を担当している記者たちの知るところとなり、ベビー・ドゥが亡くなった四月一五日からしばらくして、ニューヨーク・タイムズとワシントン・ポストが両親の決定を遺憾に思う社説を掲載した[60]。レーガン大統領はこの話をテレビ・ニュースで見て、保健福祉省長官リチャード・シュヴァイカーに、将来このような常軌を逸した振る舞いが起こらないようにすべきだと直ちに命令した、と伝えられている。シュヴァイカー長官によれば、「大統領は私に、連邦法は障害のある幼児への医療的な差別を許さない、ということをこの国の医療供給者に、極めてはっきりと認識させるように指示した[61]」。

レーガン大統領の要請に対応して、シュヴァイカー長官は一九八三年三月に「暫定的最終規則」(Interim Final Rule) を発行し、幼児集中治療病棟では「当施設で障害幼児を差別して食事やケアを与えないとすれば、それは連邦法によって禁止されています」という注意書きを掲示させた[62]。その掲示には「障害幼児ホットライン」の無料電話番号が記され、虐待が疑われる場合には保健福祉省の「ベビー・ドゥ班」に報告されて調査されるようになっていた。「米国小児科学会」はこの暫定的最終規則に異論を唱えた。コロンビア特別区の合衆国地方裁判所判事ジョージ・ゲゼルは、この規則の発行は不当であると判断した[63]。保健福祉省は正規の手続きを踏んで再度発行した。再発行された規則は警告範囲を縮小していたとはいえ、実質的には同じであった。米国小児科学会は再度実質的な理由に基づいて異論を唱え、そもそもシュヴァイカー長官も取り締まりの基礎として引き合いに出している一九七四年のリハビリテーション法の五〇四項は、新生児のケアに適用できないと非難した。最高裁も同意した。ジョン・ポール・スティーヴンズ判事によれば、「連邦政府は両親の決定を覆す力を持っていない。……伝統的に州によって管理されてきた領域に連邦政府が介入することを正当化するような証拠を、行政部は何ら提示してこなかった」(64)。

保健福祉省の規制は裁判所の審理を受けたが、議会の反中絶論者たちは、目的を達成するために判事たちの批判にも耐えられるやり方を模索した。彼らは一九八四年の「児童虐待・防止治療法修正案」――州の児童保護局のために連邦予算を保証する案――に「ベビー・ドゥ修正」を付け加えようとした。修正に協力する議員たちと、小児科学会、米国医師会、〔全米〕障害者協議会といった関係団体の代表との間の尋常でない協力によって、修正条文は起草された。この一般法九八―四五七号は両院を通過し、レーガン大統領によって一九八四年一〇月九日に署名され法律となった。ベビー・ドゥ三周年記念日の一九八五年四月一五日に保健福祉省は、新しいこの連邦法を履行するための規制と解説指針を発行した。その規制によれば、医学的に必要なあらゆる治療が幼児に施されなければならない、「但し、そのような治療が単に死の過程を延長するだけであったり、幼児のいのちを脅かしている状態の緩和・改善に効果がなかったり、そうでなくとも幼児の生存のために無意味であったりする、という場合は除外する」(65)。警告票やホットラインは規則から消失した。新生児集中治療室が規則を破らないように、州は監視しなければならなくなり、さもなければ児童保護局への連邦予算がカットされた。カリフォルニアのような州は、その規制を実施するよりも予算カットの途を選んだ。他の州はそれぞれ異なる熱心さでその規制を実施した。法的な強制力が十分かどうかはさておき、ベビー・ドゥ規則は、治療不足を防止するよりも治療過剰を誘発するように思われた(66)。

ベビー・ドゥ関連の規制は、小さな未熟児のケアに絡まる倫理的問題点を、先天的異常の幼児の異なる問題点と融合させてしまった(67)。肺が成熟していなかったり、成熟していても悲劇的な欠陥に見舞われているような「早産児」(premies) は、幼児集中治療室で最もよくある倫理的問題を提起した。それに対して先天的異常はそれほどよくある問題ではない。集中治療室に入る赤ん坊のうちほんの僅かだけが先天的異常を持って生まれている（年間三三〇万人が誕生するうちの約四%）。たとえば二分脊椎症は神経管障害で、身体的に深刻な障害を引き起こし、しばしば精神遅滞を伴う。また染色体異常の中で、もっとも頻繁に生ずるのがダウン症候群（出生数の七〇〇人に一人）である。ジョンズ・ホプキンス大学病院のベビー・ドゥや他の赤ん坊で一九七〇年代に訴訟となった例は、このような子供であった。(68)

二分脊椎症の子供の治療をめぐる議論は一九七〇年代初めに始まった。脊椎開口部から飛び出している脊髄は、しばしば致死的な感染症の餌食となった。外科はその損傷を閉ざして、感染を予防することができるが、もともとの神経学的な傷害は修復できない。英国の神経学者ジョン・ローバー博士は、〔根治できない症状の〕姑息手術にどの幼児が適応があるかを決める基準を提案した。ローバーの基準は脊柱のどこに患部があるのかということと、水頭症の存在に関連していた。脊柱の開口部が脊柱の上部で水頭症が合併している場合には、予後が悪く、それゆえ手術されるよりも露呈した脊髄に生じる感染症で死ぬのを容認されるべきである、としたのである。(69)

ローバー博士の基準は途方に暮れていた外科医や家族に合理的な導きを与えてくれたように見えたが、すぐに議論の対象となった。ロバート・ヴィーチはその基準を、「技術的な基準の誤謬」の典型的な例と見なした。ヴィーチによれば、

〔治療する・しないの〕決定は、様々な障害を持って生きることの意味の評価をも内包している。これら本質的に評価的な要素について、両親、医師、政治家の間で、大きな相違が存在する。評価におけるこれらの相違が、治療の決定に際して考慮すべき重要な要素となるかどうかは、ここでは決めることのできない問題である。ローバーが「積極的治療への禁忌」という語句を用いているのは、実際は価値選択であるものを医療化しているのである。(70)

議論の参加者の中には、過激な立場を取るものもいた。〔例えば〕小児神経学者ジョン・フリーマン博士は次のよう

に提案した。手術されなかった赤ん坊の中には、期待通りには死ななかった子もいる。となれば、その子たちの死は意図されたのだから、ローバー基準を適用して手術から排除するならば、そこから予見される目標を達成するために、積極的安楽死を施すことは理に適っているかもしれない、と。[71]

これらの幼児の臨床上の決断をめぐる複雑な問題は、小児外科医チェスター・スウィンヤードによって組織され、「子供発達財団」がスポンサーになって行われた、一九七五年のある会議〔「二分脊椎症と倫理」〕に顕在化した。ローバー博士は彼の基準を弁護するために出席した。大勢の初期の生命倫理学者たちが参加していた。生命倫理学者の間で、ローバー博士のアプローチに対する批判についてはほとんど共通していたが、三日間の会議の終了時点でかなり大きな意見の相違が残ったままであった。少数の一般参加者の中で、二分脊椎症の少年の母親が、次のように述べたのは感動的な場面であった。「この会場に二分脊椎症の親がそんなに多くないのはとても残念です。それにもっと重要なのは、二分脊椎症の若い患者が来て自分たちの気持ちを表現することができない、ということです。……おそらく皆さんの中には、〔患者の〕家庭に入って、二分脊椎症の子供が家庭生活で効果的な役割を果たしているのを、実際にご覧になるべき方々もいらっしゃることでしょう」[72]。初期の生命倫理学の問題点で、これほど明瞭に、生命の質を生死の決断に組み込むことの難しさが表現されているものは他には存在しないであろう。

「大統領委員会」は『生命維持治療取り止めの決定』の一章を重篤新生児の問題に当てた。委員会の手元には、この問題に関する膨大な文献が集まっていた。委員会は公聴会を開催し、新生児学者は見解を提示し、倫理学者は選択肢を分析した。委員会は、両親が自分たちの幼児の最大の利益となるように決断する場合、その両親の権威の正当性を確認し、その状況にふさわしいやり方で「最大の利益」を具体化しようと努めた。報告書のその章は、上述のような明らかに不毛な治療を取り止めることの倫理的妥当性を保証し、生命を維持するが同時に欠点を伴うような治療の場合、その治療の内容を制御する「極めて限定的な基準」を提案した。そのような場合として、「障害が極めて重度で、生き続けることがその子にとってはっきりとした利益につながらないような場合、そのような場合のみ生命維持治療を提供しないという決断はその障害によって正当化される。……代理人が利益と負担を評価する場合、子供自身の立場からのみ行わなければならない」[73]。委員会は病院に、意思決定基準の制定と、審査機構の確立を推奨した。また委員会はこの機会に、ベビー・ドゥ規制によって「とげとげしい雰囲気」が生まれ、「ただでさえ複雑な状況にさらなる不確定性」が加速された、とその規制を批判した[74]。

ジョンズ・ホプキンス大学病院を舞台にした映画は新生児集中治療室での個人的な苦悶の話であったし、ベビー・ドゥの出来事はその個人的な苦悶を公共政策という広大な映写幕に投影したものであった。この二つの出来事によって新生児集中治療の倫理は、生命倫理学の舞台に投じられた。新生児の倫理的問題は、死に行く人の看取り《ケア》によって引き起こされる一般的な問題からは、かなり異なったものがある。問題となる新生児の場合、通常未熟な新生児で、予想された出産期日よりも前に死亡していてもおかしくないのである。この子たちは、シェイクスピアの「マクダフ」〔スコットランドの貴族、妻と息子をマクベスに暗殺され、戦いでマクベスを倒した〕のように、母親の腹を「月足らずで裂いて出てきた」のである[75]。この子たちの死は絡まりあう管と機械の中で生じ、この管や機械は医療技術の進歩の象徴である。また死を防止する希望が叶うかどうかは、出産前数ヶ月から出産後数時間の間、肺の生理機能を科学的に管理する巧みさに依存している。この希望はとても大きく、またその消失は両親にとってとても痛切なので、治療を放棄するという決断は殊に苦痛を引き起こす。成功の可能性はしばしば極めて大きいので、新生児医師の熱意は時に過剰となる。生命倫理学と新生児学には、互いに学ぶべきものが多くあった。

6　心肺機能蘇生法（CPR）

心臓の拍動停止と人の死。両者は何世紀にもわたって固い絆を構成してきた。拍動を停止した心臓を生き返らせ、人を死から救うことは可能であったか？　一八九八年にフランスの外科医たちは、ある患者の心臓が虫垂切除後に停止したときに、リズミカルに圧迫を加えることによって短時間の後に蘇生させた、と報告した[76]。彼らが用いた技術は、外科手術で心臓を露呈させ手で圧迫を加えたものだが、外科手術で絶望的な状況の場合にたまに用いられたり、緊急の場合に時に使用された。もっと効果的な心肺機能蘇生法は、アドレナリンやプロカインのような強心薬や、一九四〇年代初めの除細動の電気技術の発達を待たなければならなかった[77]。体外から加える心臓マッサージの有効性が明らかとなったのは一九六〇年のことであった[78]。病院は医師、看護師、技師のグループを組織したが、そのグループは時に「救急チーム」と呼ばれ、病棟での突然の心停止に対する薬剤、電気除細動、心臓マッサージでもって急遽対応した。「米国心臓協会」と「米国科学アカデミー」は一九七四年に心肺機能蘇生法を行う基準を立てた。その基準によると、「心肺機能蘇生法は、死が予想されなくもないような末期的不可逆的病気のような特定の状況では、行われてはならない[79]」。

この勧告の内容はかなり明瞭であるが、方針を述べることよりも実際に遵守することはずっと困難であった。救急チームは緊急の状況で迅速に対応することが必要であり、しばしば患者の一般的な医療条件には無知であった。癌でまもなく死亡することが予想されている患者が蘇生させられたりした。次第に明らかになってきたことは、この劇的な救命行為は頻繁すぎるということと、有益よりも有害な結果が多すぎる、ということであった[80]。いくつかの病院は、蘇生に関してもっと具体的な指針を立てることが必要だと考えた。「蘇生不要指示」（ＤＮＲ）という特殊な概念も出現した。医療において、何かをしてはならないという唯一の指示である。一九七六年に二つの米国の指導的病院、ボストンのマサチューセッツ総合病院とベス・イスラエル病院〔ともにハーバード医学校教育病院〕は、治療指針を『ニューイングランド医学雑誌』の同一の号に掲載した[81]。

国中の病院がこの先例に倣い、蘇生が不適当な状況を叙述する方針をまとめ、医師にそのような決定の理由を患者のカルテに記載するように求めた。この新方針はこれまでのやり方とははっきりと異なっていた。というのもこれまでは、そのような指示は鉛筆で書き込まれ、実施された後に消し去る、というのが法律顧問の示唆してきたところであったからだ。指針が発表されたときも、蘇生を行わないという方針は一般の人々に驚きを与えた。一九七九年という遅い時期になっても、「ロサンゼルス郡管理運営委員会」は、郡施設のある患者が、何人かの医師による慎重な指示によって死ぬに任された、ということを知って驚いた。委員会はそのような指示を非合法化した。郡弁護士会と医師会の合同委員会が開かれ、弁護士で倫理学者のレスリー・ローテンベルクの指導で、方針が策定され、ようやくDNR指示はロサンゼルス郡において合法化された(82)。

一九八〇年代初めには、DNR指示は医師や看護師にはもはや馴染みのないものではなくなった。法曹も同様にその存在を知るようになった。マサチューセッツ州上訴裁判所のディナースティン事件(83)で、「植物状態」の六七歳の婦人を蘇生させるなという指示が合法であると宣言された。というのも、蘇生は「死に行く行為を単に一時停止する」以上のことを引き起こさないからであった。つまり、新方針が立てられ法曹や医療において受け入れられるようになったが、その倫理的理由付けは、「不毛」ということであった。言い換えれば、患者の根本的な病気は進行しており、蘇生は効果を発揮しない、あるいは仮に効果を発揮しても、短期間の内にまた措置を繰り返す必要が生じるであろう、という臨床的な判断が理由であった。例えば転移性癌や敗血症性ショックのような、ある種の患者に対して、蘇生措置を施すことが不毛であることを検証する研究が現れ始めた(84)。多くのDNR方針は患者の許可を獲得するか、少なくとも患者に医学的決定を通知することを必要としていたが、決定自体は医師の専決事項であるとたいてい考えられていた。心肺機能蘇生法を行わないという問題は、解決されたかのように思われた。しかしながら一〇年経って、曖昧な事態が出現した。不毛性の意味が疑問に付され、切迫死や終末状態という用語が不明確であり、医療の不毛性に対する生命の質の相対的重要性も問題視されるようになった。中でも、患者や家族による同意の重要性は、定義が不十分なままであった。

大統領委員会は『生命維持治療取り止めの決定』の一章を、心肺機能蘇生法に当てた。委員会での審議は一般的にそうであったが、ここでも患者・家族の同意の重要性が強調された。報告書は、医師による利益評価と患者の嗜好の

2009年
8月の新刊

勁草書房

〒112-0005 東京都文京区水道2-1-1
営業部　03-3814-6861
ＦＡＸ　03-3814-6854
http://www.keisoshobo.co.jp

神学・政治論
政治哲学としての倫理学

田島正樹

四六判上製344頁定価3570円
ISBN978-4-326-15405-0

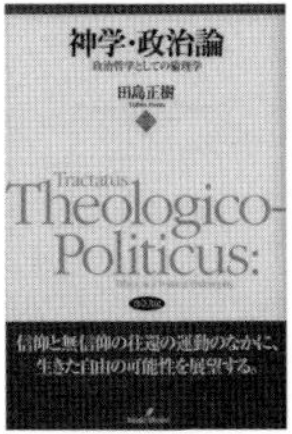

これまでの政治哲学の盲点、信仰・決断・不条理に踏み込み、信仰と無信仰の往還のなかに「生きた自由」の可能性を展望する哲学的実験。

チューリングを受け継ぐ
論理と生命と死

星野　力

四六判上製248頁定価2730円
ISBN978-4-326-15406-7

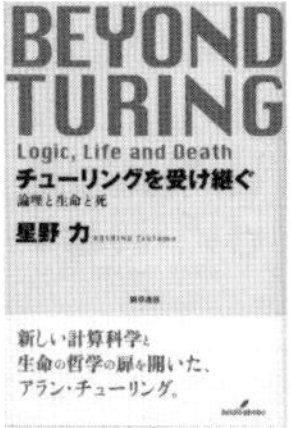

コンピュータの理論を創始した数理科学者アラン・チューリング。21世紀の扉をひらいた彼の新しい計算機科学と生命の哲学を受け継ぐ。

イギリスの性教育政策史
自由化の影と国家「介入」

広瀬裕子

A5判上製356頁定価5145円
ISBN978-4-326-25058-5

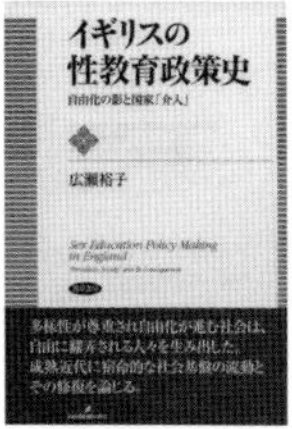

多様性が尊重され自由化が進む社会は、自由に翻弄される人々を生み出した。成熟近代に宿命的な社会基盤の流動とその修復を論じる。

勁《けい》草《そう》書房

2009年 東京国際ブックフェア 売上Best 10

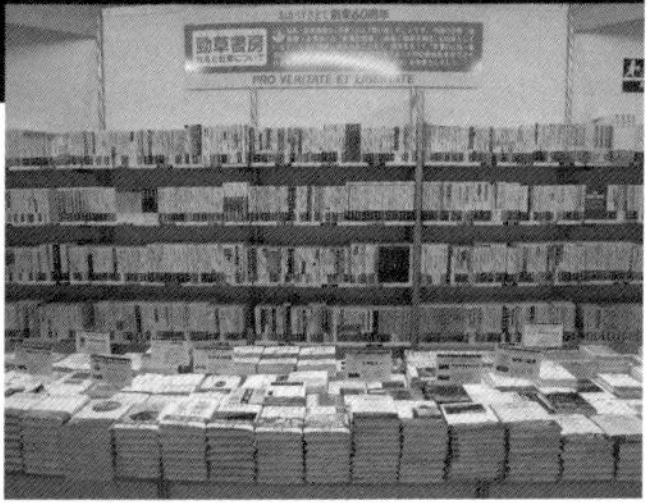

日本最大の本の展示会「第 16 回東京国際ブックフェア」が7月9日－12日までの4日間、東京ビッグサイトで開催されました。勁草書房は昨年同様、「〈書物復権〉8 社の会」の一員として出展し、今年はブースを拡大して約 900 点の書籍を展示販売いたしました。期間中は多くの方々にご来場いただき、まことにありがとうございました。

瀬名秀明ロボット学論集

瀬名秀明

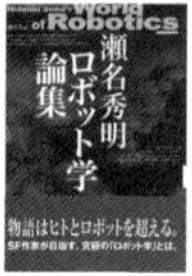

ロボット学、それは物語・生命・世界のつなぎかたの探究だ。SF 作家・瀬名秀明が考えるヒトとロボットと物語の未来！ ミステリー作家・法月綸太郎氏、アニメ脚本家・櫻井圭記氏、デザイナーの鈴木一誌氏との対論も収録したロボット学の決定版。

A5判上製　528頁
定価3,150円（本体3,000円）
ISBN978-4-326-10185-6

世界政治

進歩と限界

ジェームズ・メイヨール／田所昌幸 訳

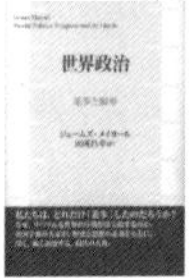

冷戦が終わったとき、多くの人々は平和な世の中を想像した。しかし、それが楽観的な予測だったことがしだいに分かってきた。なぜ紛争は絶えないのか。なぜ国際社会はうまく対応できないのか。歴史と思想の人文学的素養をもとに、国際政治のエッセンスを平易に語る。

四六判上製　248頁
定価2,625円（本体2,500円）
ISBN978-4-326-35145-9

イギリスとヨーロッパ

孤立と統合の二百年

細谷雄一 編

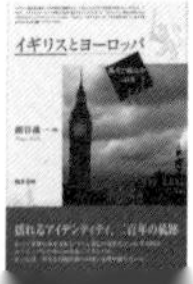

孤立と統合のはざまを揺れ動くイギリスのアイ

社会を〈モデル〉でみる

数理社会学への招待

数理社会学会 監修

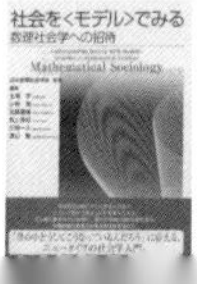

数理社会学の世界を紹介する初の入門書！ 人

「家庭教育」の隘路

子育てに強迫される母親たち

本田由紀

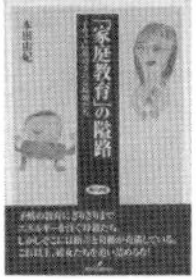

子どもの教育をめぐる格差と葛藤──。親たちがすばらしい「家庭教育」を実践せねばと躍起にならなくても、子どもが家庭の外で充実した経験をして家へ帰り、それを親に話してくれるような状態を社会的に整えてゆくこと、それこそが取り組まれるべき課題なのだ。

四六判上製　260頁
定価2,100円（本体2,000円）
ISBN978-4-326-65333-1

倫理と行為　新装版

ピーター・ウィンチ
奥 雅博・松本洋之 訳

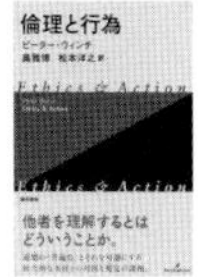

道徳的な考え方を可能にする社会的条件、そして人間が他者の生活や行為を理解することの本性をめぐる諸問題を論じたイギリスの哲学者ウィンチの代表的論集。ホッブズとルソーにおける人間と社会、ウィトゲンシュタインの意志論、道徳判断の普遍化可能性などを論じる。

四六判上製　352頁
定価3,990円（本体3,800円）
ISBN978-4-326-15402-9

贈与論　新装版

マルセル・モース
有地 亨 訳

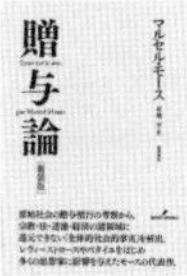

ポトラッチやクラなど、原始社会の「贈与」慣行の考察から、宗教・法・道徳・経済の諸領域に還元できない「全体的社会的事実」の概念を析出。レヴィ＝ストロース、バタイユ、デリダをはじめ多くの思想家を魅了した文化人類学の古典的名著！

A5判上製　336頁
定価3,990円（本体3,800円）
ISBN978-4-326-60212-4

アリスの服が着たい

ヴィクトリア朝児童文学と子供服の誕生

坂井妙子

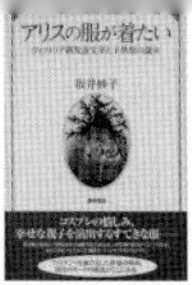

児童文学や絵本に登場する主人公の服は、従来の服にはない「子供らしさ」を価値として規定することで、「キャラクター子供服」という新しい商品を誕生させた。19世紀後半の英国、中産階級の勃興と消費文化の成立を背景に、児童文学から子供服が生まれた経緯をたどる。

四六判上製　256頁
定価3,045円（本体2,900円）
ISBN978-4-326-65327-0

学歴格差の経済学

橘木俊詔・松浦 司

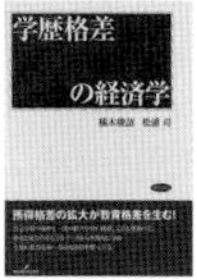

所得格差の拡大が教育格差を生む！　公立学校の疲弊と一部の私立学校の隆盛、文系と理系の差、中央と地方の差など、広がる教育格差の現状をデータから多角的に分析。経済学の視点から現代の教育問題を考え、今後の教育改革への有用な知見を提示する。

A5判上製　200頁
定価2,520円（本体2,400円）
ISBN978-4-326-50316-2

病院の言葉を分かりやすく

工夫の提案

国立国語研究所「病院の言葉」委員会 編著

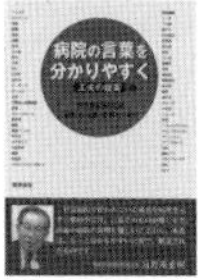

医療用語はなぜ分かりにくく、患者にどんな誤解が生じやすいのか。医師や患者を対象にした調査をもとに、医療者がよく使うが患者にはうまく伝わらない言葉を厳選。分かりやすくする工夫を57語を例に解説し、「伝わる言葉」への言い換え方を提示する初の手引書。

A5版並製　264頁
定価2,100円（本体2,000円）
ISBN978-4-326-70062-2

表示価格には消費税が含まれております。

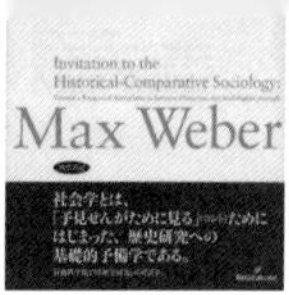

史社会学への
い
ヴェーバーを知の交流

値　著者代表

384頁定価3885円
BN978-4-326-65345-4

社会学とは「予見せんがために見る」(コント）ためにはじまった歴史研究への基礎的予備学である。行動科学化より歴史学との対話を。

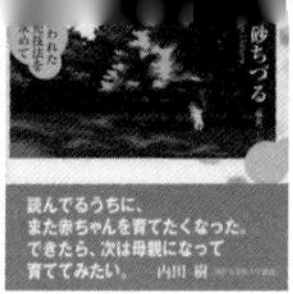

れに
はいらない
技法を求めて

る　編著

20頁定価2100円
BN978-4-326-65346-1

赤ちゃんは生後すぐからおまるで排泄できるし、排泄のサインも出している！「おむつなし育児」に挑戦した40組の親子の実践記録。

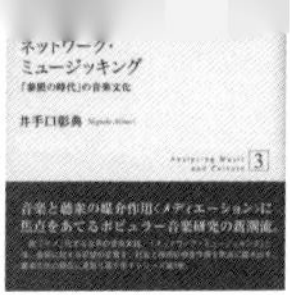

ーク・
ッキング
の音楽文化
化の現在 3

76頁定価2730円
N978-4-326-69863-9

脱「モノ」化する世界の音楽実践、「ネットワーク・ミュージッキング」とは。音楽に対する欲望の変質を社会と技術の相互作用を焦点に描く。

2009年 8月の重版

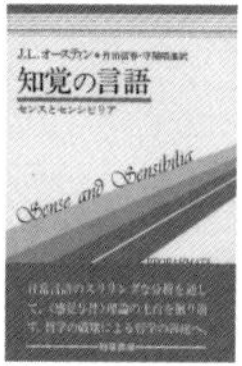

知覚の言語
センスとセンシビリア
双書プロブレーマタ④

J・L・オースティン　著
丹治信春・守屋唱進　訳

感覚与件理論に体現されている過度の簡略化、画一化、二分法への拝跪といった傾向を日常言語の詳細な分析によって徹底的に破壊する。

四六判上製224頁定価2415円
ISBN978-4-326-19874-0　1版5刷

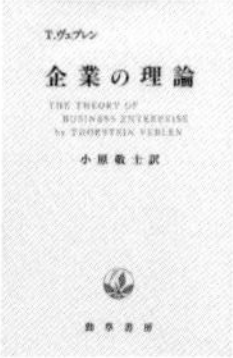

企業の理論［新装版］

T・ヴェブレン　著
小原敬士　訳

ヴェブレン経済学上の基本思想。資本主義体制の機構を「株式会社金融」や「企業の周期」あるいは景気循環の要因を通じて分析した。

A５判上製336頁定価4200円
ISBN978-4-326-50011-6　2版3刷

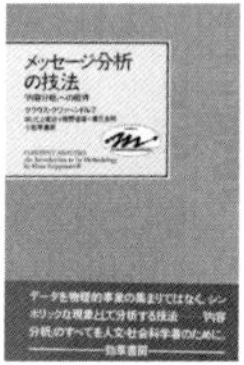

メッセージ分析の技法
「内容分析」への招待

K・クリッペンドルフ　著
三上俊治・椎野信雄・橋元良明　訳

データを物理的事象ではなく、意味的な現象として分析する技法、「内容分析」のすべてを人文・社会科学者、実務担当者に。

A５判上製296頁定価3780円
ISBN978-4-326-60061-8　1版10刷

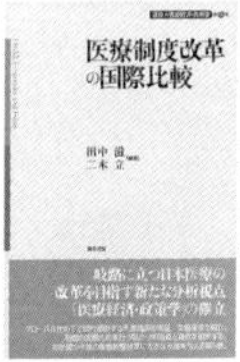

医療制度改革の国際比較
講座　医療経済・政策学
第６巻

田中　滋・二木　立　編著

「医療経済・政策学」講座第６巻。グローバル化の下で試行錯誤する先進諸国の研究を紹介、国際比較の分析用具と視点を明示する。

A５判上製192頁定価2730円
ISBN978-4-326-74836-5　1版3刷

表示価格には消費税が含まれております。

関係を示す計算手順（アルゴリズム）を含んでいた。一番論争の多い欄は次のようであった。「医師の評価――CPR（心肺機能蘇生法）は患者の利益とならない。患者はCPRを好んでいる。従ってCPRを試みよ。決定を吟味せよ[85]」。医師が不毛と判断する治療を要求する権利が、果たして患者にあるのか、という論争が一九九〇年代に噴出することになった[86]。しかし蘇生法に関する議論の倫理的分析は、困惑させるような実際問題に、多くの光を投ずることとなった。

7　成人集中治療

私たちが見てきたように、ブルーノ・ハイド博士は、新しい集中治療室で遭遇した道徳的ジレンマに関して、教皇に助言を求めた〔本章第1節参照〕。教皇の明快で自由主義的《リベラル》な回答にもかかわらず、ハイド博士を悩ませたジレンマは、集中治療室に勤める医師や看護師と彼らの技術を必要とする患者や家族を悩ませ続けた。二〇年後にある若い女性の大学卒業時の写真が度々マスコミを飾ることとなったが、その写真こそこの悩みを記憶に刻印付けるものとなった。それがカレン・アン・クインランであった。確かに彼女の生物学的・有機的生命は、維持され続けていた。しかし彼女にはもはや、ニュージャージー州最高裁判所の言葉を借りれば、「意識があり、分別のある状態」への回復はありえないと思われた。

一九七五年四月一五日、二一歳のカレン・アン・クインランは昏睡状態でニュージャージー州ニュートンのニュートン記念病院救急部へ担ぎ込まれた。彼女の昏睡がバルビツール剤〔鎮静・催眠剤の一種〕、バリウム〔精神安定剤ジアゼパムの商品名〕、アルコールの摂取に起因することは明らかであった。彼女は友人の誕生日をバーで祝い、ジンやトニックを多少飲み、気分が悪くなって友人に家に連れて帰られ、ベッドに寝かされた。一五分後にルームメイトが、彼女が呼吸をしていないことに気づき、警察に連絡した。警察官が人工呼吸を施し、病院に搬送した。病院で彼女は呼吸を補助するために人工呼吸器に据えられた。九日後にクインランは意識を回復しないままに、〔同州の〕デンヴィルの聖クレール病院に転送された。以後の五ヶ月間に彼女の神経学的な状態はなお悪化した。一九七五年九月、カレン・アンは次のようなぞっとする状態にあった。

彼女の両目は開いたままで、眼球は息をすると共に丸く動く。およそ一分間に三、四回瞬いている。額にははっきりと発汗の様子が認められる。呼吸器が拡張して酸素を吸い込む間、口は開いているし、口の開いている間に、舌はむしろでたらめに動いているように見える。酸素が気管切開により体に送り込まれると口は閉まり、酸素が気管に入るにつれて僅かに痙攣したりあえいだりするように見える。両手は痩せ細っており、体から離れて祈りの姿勢を取っている。現在の体重は七〇ポンド（約三〇キログラム）程度と思われる。両脚は通常の伸ばした姿勢ではなく、体の方に折り曲げられているようだ。[87]

この文章は法律家ダニエル・コバーンによって書かれたが、彼はカレンの法的後見人で、判事のロバート・ミューア二世によって任命された。ジョゼフ・クインラン夫妻は深い祈りと苦悶の中で大勢の人と相談した後で、カレンの呼吸器の管を抜いて死なせるように、医師に依頼することを決断した。主治医のロバート・モース博士は、病院の顧問弁護士に相談し、救命装置を外すと刑事事件として告発されるかもしれないということを確認して、カレンの呼吸器を外すことを、「医学的基準や診療、倫理などに関する自らの見解に基づいて」拒否した。クインラン氏は〔貧困状態にある娘のために〕「法律扶助」弁護士〔貧しい人のために無料奉仕や公的資金援助で弁護活動を行う弁護士〕であるポール・アームストロングに法的な援助を求めた。アームストロングは、病院がカレン・アン・クインランの治療を止めるように、裁判所に差し止め命令を請求した。裁判所は訴訟のための後見人を任命した。

時代の先触れとなるこの事件は、裁判所で紆余曲折があり、最終的にニュージャージー州最高裁判所に辿り着いた。

一九七六年三月三一日に判事たちは説得力のある判決を下した。その結論によれば、憲法によって保障される潜在的なプライバシーの権利の保護の下で、カレン・アンは、「暫くの間奇跡的に意識が清明となり、……不可逆的な状況を認識するならば、たとえ自然な死を招来することを予想させるとしても、生命維持装置を切ることを実際上決断するだろう」、そしてカレンの両親は適正な代理人として、その権利を彼女のために行使することができる、というものであった。州政府はカレンに、「認識や知覚のある生活状態に還帰する何らの現実的可能性もないのに、堪えざるものに堪え、結果として僅か数ヶ月の間でも植物状態で過ごす」ことを強制するだけの利害関心を持っていない(88)。生命維持装置が断たれても、民事的・刑事的責任は生じないであろう。クインラン氏は再び人工呼吸器を外すことを命じた。医師たちは彼女を機械から外すことに着手し、五月二〇日に全面的に取り外した。予想に反して、彼女は自発呼吸を始めた。六月九日に聖クレール病院からモリス・ビュー・ナーシングホームに転院され、一〇年間の遷延性植物状態のままで、一九八五年六月一一日に三一歳で息を引き取った。

クインラン家は昔からの伝統にのっとって、道徳的助言を教会区司祭と司教に求めた。両者ともに家族の訴えを、カトリックの教義である「通常外の手段」に基づいて支持した。家族はまた新たな拠り所として生命倫理学者に相談した。クインラン家の弁護士ポール・アームストロングは、ロバート・ヴィーチを招いた。彼はヘイスティングス・センターの「死と死に行くことの研究班」の主任をしていたが、クインラン家とアームストロングに三度にわたって会見した。ヴィーチはクインランの事件の意義を次のように考察した。

この事件は生命維持の議論を夕刊の第一面のトップニュースに仕立てました。この事件が明らかにしたことは、救急室で患者をたまたま引き継いだ医師が、自動的にその患者の監督権を持ち、患者や代理人の希望に反して生命維持を継続すると自動的に主張する、といったことができなくなったということです。この事件はまた代理人の意思決定を中心問題に据えました。そしてプライバシーを法的・道徳的に決定的な範疇と認めました。混乱したやり方

ではありましたが、倫理委員会の概念を生命維持をめぐる社会的議論の中に初めて導入したのです。(89)

カレン・アン・クインランの死は無駄ではなかった。彼女の短い生涯の悲劇的な終わり方から、米国の公衆は、集中治療の奇跡の悲劇的な面を学んだ。米国の法律は、医療技術の負の結論を顧慮する見解に、理解を示し始めた。米国の医師たちは、生命維持治療を取り止めるという臨床的な決断の倫理的な問題に、もっと真剣な眼差しを向け始めた。米国の生命倫理学は、これらの倫理的問題を形成している原理や価値を明らかにするという仕事を引き受けた。

カレン・アン・クインランの事件は悲劇的であったとはいえ、彼女が二度と健康や意識を回復しない人である、という意味で倫理的には比較的容易な問題であった。別のジレンマが集中治療室ではもっと頻繁であった。遷延性植物状態ではないがもはや意思疎通ができないという、危篤状態の患者が、ますます複雑化する医療の問題を形づくるようになった。臓器系が次々と駄目になり、新たな外科的・薬剤的介入が功を奏するのでなければ、待ち望まれた回復の望みは消失する。技術的な命令が臨床上の決定を支配するようになる。つまり、方法が存在するならば、適用されなければならない、ということだ。患者は当然のことのようにより高次のレベルの治療に引き込まれるし、最終的にもつれた管に絡まれて、自らのアイデンティティや人としての要求を喪失する。家族は苦悩し、医師は困惑する。これ以上の治療は無益か？　さらなる介入やさらなる日々は意味があるか？　仮に救命できたとして、それは生きるに値するいのちか？　これらの疑問は重篤な患者の治療において珍しくなくなった。集中治療における集中度が、ある患者には奇跡的な成功を示しているとはいえ、多くの患者、家族、医師には、大きな負担となってきた。かくて、本章の題名が示すように、「誰が生き残るべきか？　誰が死ぬべきか？」という問題は、生命維持技術を医師が手中に収めるや否や、問い質されなければならなくなった問題であった。

それでも一九六〇年代においては、これらの苦渋に満ちた問題は、広く論じられてはいなかった。専門雑誌に登場した二、三の論文は、ほとんど説明も加えずに、教皇が麻酔科医たちに示したような、通常と通常外の手段や、作為と不作為（commission and omission）の行為に関する同じ区別を繰り返した。[90]一九七〇年に社会学者のダイアナ・クレインがインタビューした医師の二八％が、脳死基準を満たした患者の人工呼吸器のスイッチを切らないだろう、と答えた。スイッチを切る医師の五〇％は、家族の同意を必要とするだろうと答えた。彼女が面接した多くの医師は、呼吸維持装置を停めることは、仮に家族の同意があったとしても、刑事的に責任ある過失行為であると考えていた。彼女の研究によって明らかになったのは、患者の予後や生命の質が極めて貧困であったとしても、医師は患者を治療しようとする強固な傾向を持っている、ということであった。クレインの結論は、「これらの問題に対する医師の見方と素人や法律家の見方を分断している相違を解消することは、是非とも必要である」ということであった。[91]それは確かに必要であったが、医学と法律の討論が燃え上がったのは、ようやくクインランの事件後のことであった。ニュージャージー州最高裁判所がその事件で判決を下した〔一九七六年三月三一日の〕すぐ後に、『ニューイングランド医学雑誌』に「公に論じられるようになった、生命維持の終焉」という論説記事が掲載された。[92]

集中治療室での死については一九六〇年代から一九七〇年代初めにかけてあまり論じられなかったが、近代医学という条件下にふさわしい死に方は何かという類似の議論は、間接的にこの問題の認識に貢献した。二人の女医がこの議論を導いた。英国ではシシリー・ソンダース博士が、「良き死」は医療によってしばしば促進されるよりも妨害される、ということに気づいた。彼女は医学校に入るまで「死に行く貧民のための聖ルカ病院」で働いていたが、そこは英国では（米国でも同様であるが）通常修道女によって維持されている、多数の「死に行く人々の病院」の一つであった。後になって、医師としてソンダース博士は、このような施設で提供される思いやりのある看取りが、苦痛の科学的緩和と結びつきうると考えた。そのようなやり方こそ、高度医療技術の病院における困難な死に方の代替になるかもしれないと彼女は考えた。一九六七年にロンドン郊外に聖クリストファー病院を開設し、科学的で思いやりをもち、そしてソンダース博士の見解ではキリスト教精神にもとづいて末期患者を看病した。彼女は合衆国では講演者として馴染みのある存在となった。一九六〇年代半ばにエール大学を訪問し、そこで彼女は同じような考えの人々に出会ったが、それは看護学部長のフローレンス・ウェルド、聖職関係の責任者のエド・ドビホールらに代表される人々であった。アイディアや共感が集まって、米国で最初の近代的ホスピスが一九七一年〔コネティカット州〕ニューヘブンに開設されることとなった。私はマッケグニー博士の下でエール大学ニューヘブン病院で「〔倫理学の〕インターン」をしていたときに、ドビホール師に出会い、彼からホスピス運動の出現について学んだ(93)。

一九六九年に精神科医のエリザベス・キューブラー＝ロスは『死と死に行くこと』を出版した(94)。この書物は死に直面している五〇〇人ほどの患者の体験を報告したものであり、死の受容は決まった段階を経て生じるという命題を展開した。自分の病気が致命的だと知った人は、まず否定と孤独を経験し、次いで運命に憤り、次いでもっと時間をもてるようにいのちと取引し、次いで抑鬱状態に陥り、最終的に切迫する死を穏やかに受け入れるようになる。キューブラー＝ロスは集中治療下での死についてほとんど何も語っていないが、彼女の本を読んだ多くの読者は彼女の命題から、〔集中治療のような〕医療技術は患者がこの段階を経過することを妨げていると推測した。それ自体は倫理学の論文ではなかったが、キューブラー＝ロスの書物は、「尊厳死」という標題に一括されて、死に行く人々の看取りを適正にする議論に貢献した(95)。

8 死ぬことの容認

私が始めて「誰が生き残り、誰が死ぬか?」という問題に遭遇したのは、エール大学病院でのインターン時代のことであった。パット・マッケグニー博士がその問題を私に尋ねた。もっとも、集中治療室でのジレンマについてではなく、初期生命維持技術のもう一つのジレンマ、つまり透析器が引き起こす問題についてであった。彼は、当時「透析自殺」と呼ばれていた現象を研究していた。それは、患者が自分を生かし続けている透析治療法を取りやめる選択をすることであった。私は自分の教師である彼を啓蒙しようとして、通常と通常外の手段というカトリックの教義を説明したことを思い出す。この教義によって、私の理解するところでは、この道徳的問題は解決された。人が通常外の生命維持治療を停止するのは、道徳的な決断であった。この古典的なカトリックの区別は明確で説得力があることに、私は満足を覚えていた。私の記憶するところでは、マッケグニー博士はそれほど得心していなかった[96]。

ポール・ラムジーは『人格としての患者』の中で同一のカトリックの教義を、死に行く人々の看取りの倫理の分析の中心に据えた。「死に行く人々の看取り（を行いそれ以上のことはできない状態）」という章で、冒頭に取り上げた問題は、「致死病に冒されている患者は生命維持治療を施されるべきか、……人工呼吸器に据えられるべきか、そのような治療が良くなる見込みで始められたとしても、呼吸器を止める理由はあるか？　呼吸器を装着しないのと、一旦始めたのを取りやめるのとでは、何か道徳的に違いはあるのか？[97]」。そしてラムジーは、これらの問題を看取りの困難な患者に対する現代医療技術に適用しながら、私の知るところでは始めて、包括的にその問題を分析し説明した。ラムジーらの倫理学者たちは、死に行く人々の看取りの倫理を、重篤な患者の治療技術をどう利用すべきか、という問題に絡めて考察した。言い換えれば、これらの技術はどの条件下で適用され、どの条件下で取り外されるべきか、と考察したのである。これまでの三〇年間の医療の発展によって、この問題は極めて痛切な問題となっていた。

ラムジーははっきりと、「西洋キリスト教下で発展した医療倫理は、末期患者を直接に殺すことを、たとえその行為をするためにどのような理由が推測されようとも、殺人と見なして峻拒する」と述べる[98]。同時に医師と道徳学者の長きにわたる伝統は共に、救命努力を省略した結果としての死を、人々に容認している。強力な生命救済や生命維持の技術は、ラムジーが問題とする時代になるまでほとんど存在しなかったにもかかわらず、ローマ・カトリックの神学者は、「人がいのちを保つ手段を省略することは道徳的か？」という問題を長らく考えてきた。この問への答えは常に次の通りであった。つまり、人は「汝殺すなかれ」という十戒の第五番目の聖なる命令の下で、いのちを守るという道徳的義務を持ってはいるが、この義務は通常の手段にのみ適用され、通常外の手段には適用されない。現代のカトリック神学者ジェラルド・ケリー師によって説明されているこの伝統的な教義について、ラムジーは道徳問題への解答として十分であるかを吟味している。[99] ラムジーによれば、伝統的な道徳学者にとって、「通常」と「通常外」の区別は医学的介入の性質を問うときにのみ用いられるだけではなく、「特定の患者の看取りで医療とは異なりながら道徳的に重要でありうる諸側面」についても用いられた。「例えば、患者の「家庭の経済」、家族に対する義務、人間存在の一部となった近隣関係、人格や公共善、さらに神や仲間との信頼関係が樹立されているかどうか」などである。[100]

ラムジーがケリーに倣ってまず確認したことは、医療として普通の、つまり「通常」の治療法も、治療上の価値を喪失した時点で、言い換えれば、「成功への合理的な希望」がなくなれば、「通常外」となる、ということである。なぜなら、「無意味なことをしなければならない義務はない」からである。ラムジーの劇的な表現を用いれば、「人が自らに特有の死に捕捉される」なら、彼にも主治医にも死に抗する義務はない。しかし死が切迫してないときでも、救命措置を通常外として拒否することができる場合があるが、それは、もはやそれらの措置が「その人の人生がかかっている価値と人間関係という、患者にとってより重要なもの」にもはや役立たない場合である。[101] ラムジーによれば信義を守るという規則（the rule of fidelity）に立脚していても生命維持という医療上の営みがもはや必要とされず、死に行く人への愛情を込めたケアのみが必要とされるような状況があり、それはいのちが直接奪われてもよいような状況であり、換言すれば、患者がもはやその信義を経験することができなくなった状況である。患者が「不可逆的に人間としての看取りを受け容れることができなければ」死が促進されてもよい。[102] それ以外の状況では、彼は激しくジョゼフ・フレッチャーの直接的・積極的安楽死肯定を批判し、それは「死に行く人々をひたすら世話すべしという倫理の手ひどい誤解」であり、私たちがそのような人々に負っている信義からの手ひどい離反である、と考えた。[103]

〔ラムジーの『人格としての患者』における〕「死に行く人の看取り」の章で展開された論証は、丁度よい時期に医療倫理の領域に登場した。臨床上の問題は、新しい救命医療を適用すべきか、一旦適用したら、その使用をいつ止めるべきか、であった。ラムジーは長い伝統を踏まえて、医師の義務には救命だけではなく、看取りしかできない場合には死を許容することも含まれる、という説得的な論証を展開した。その後の数年間、多くの倫理学者の手によって、この論証は新しい医療倫理の中心的な教義となった。ラムジーは後に彼の論証の重要な一つの要素から退却した。『人格としての患者』の出版から五年後の一九七五年にコロンビア大学で行ったバンプトン記念講演を、彼は『生命の際《きわ》の倫理――医学と法学の交錯』として刊行した。「生の終焉」という題でまとめられた六つの章でラムジーは、ビーチャー記念講演における以前の主張（『人格としての患者』に含まれている）を、晩年の聖アウグスティヌスのように、前例のないほど根本的に撤回した。カトリックの通常と通常外の区別に関する彼の解釈を、「歴史的には過ちであった」と主張し、さらにより惨めなことに、「私の過去の倫理的な分析から、いくつか取り消さ」なければならないと認めた。(104) 過ちとは彼によれば、歴史的にも倫理的にも、将来における患者の生命の質の可能性を分析に取り入れたことであった。

ラムジーは『生命の際《きわ》の倫理』において『人格としての患者』におけるよりもなお一層論争的に、将来における患者の生命の質を考慮に入れた一群の倫理学者を攻撃した。彼の標的になったのは、マコーミック、ヴィーチ、ライク、そして私であった。彼は選択的治療の第一の条件として、治療法の効用のみを、患者の病状を癒すものとして認めた。これを彼は「医療適応政策」と呼び、患者の客観的な病状のみを考慮すべきで、将来の生命の質という、主観的で思いつきに過ぎず、しばしば利己的でもある評価を考慮すべきではないとした。このような評価は、弱く声なき人々をしばしば傷つけることになる、と考えたのである。同時にまた倫理学文献で広く普及している考え方、つまり患者には生命維持治療を拒否する道徳的権利がある、なぜなら患者の選択こそが生命維持を取りやめる究極的な規範なのだから――という考え方を非難した。このような考え方は、「恣意的な自由を玉座に据えることになる。……医学的に指示された治療法で、……物事を判断できて意識のある患者でも、ちょうど誰も意図的に自らの健康を壊す道徳的権利を持っていないのと同じように、拒否する道徳的権利を持たないものがある」と彼は主張した。(105) 生命維持の倫理（the ethics of life support）の原型を刻印付けたのはラムジーであったが、彼の後期の作品は保守的な方向を取り、倫理学者でその方向を喜んで辿ろうとする人はほとんどいなかった。しかし彼の極めて保守的な傾向を目の当たりにしても、ある種の道は危険だからたどってはならない、という彼の警告を、人々が評価したことは確かである。[106]

9　生命維持治療取り止めの決定――大統領委員会

ラムジーの議論『人格としての患者』（一九七〇年）と「大統領委員会」の報告書『生命維持治療取り止めの決定』（一九八三年）の間には、一〇年間の議論が挟まっている。クインランの判決（一九七六年）はこの議論への刺激となりまた支えとなった。そして関連する論文が陸続と現れた。[107] それゆえ大統領委員会が、生命維持治療の倫理的・法的意味の問題に目を向けたときには、哲学者や神学者によって生み出された豊富な文献を利用することができた。人を被験者として用いた実験の倫理に関する文献が、いわば生命倫理学のもともとの資料であった。生命維持の倫理に関する溢れ出る文献が、この資料に加わった次の主要な文献となった。

委員会は二年間を『生命維持治療取り止めの決定』の準備に捧げた。度重なる公聴会で医師、学者、患者家族の多くの証言が集まり、医療は重篤で死に瀕した患者をどのように扱っているか、という現状が明らかとなってきた。報告書の序文がその現状を要約している。第一に、「過去数十年間の生命医学の発展によって、……死はますます慎重に決定される事柄となった。かつては運命の領域の事柄であったものが、人によって選択される事柄と化した。」第二に、「医療技術はしばしば患者を、意思の疎通や治療の方向を決定することのできないようにしてしまう。……従って、ここ数年、すべての関係者の権利、義務、責任について、絶えず説明がなされてきた」[108]。

委員たちは自分たちの基本方針を確認した。それは、医療の決定は最終的には当事者能力のある患者のもとにある、ということである。報告書は次いで、この基本方針が、複雑で苦悶に満ちた状況にある深刻な末期の病気の場合に、どう実現されうるかという問題に歩を進めた。何章にもわたって極めて困難な状況を検討した。患者が意思決定能力を喪失している場合、患者が意識を恒久的に喪失している場合、病院の人工呼吸器が必要とされている場合、患者が危篤の新生児の場合などである。報告書の主要な結論は、「⑴当事者能力があり事情を知っている患者の自発的な選択が、生命維持治療を行うか否かを決定するべきである、⑵医療専門家は、生命を維持するという想定のもとでは最もよく患者に奉仕することができるが、他方で当事者能力のある患者には、生命維持のための治療法も含めて、あらゆる治療法の取り止めを選択する権利があることを認める必要がある」[109]。これらの基本的な立場を補足して、代理の意思決定者の役割、制度的な方針、法律改正など他の多くの意見が示された。病院倫理委員会が、特定のケースの困難な決定を討議する場として是認された。またリビング・ウィルと持続的委任状という法的な仕組みが、これらの困難な決定を前もって処理するための手段として推奨された。

報告書全体の中心の章は「良き意思決定の要素」という章である。この章がどのようにしてできたかということは、本書第四章〔第5節〕で述べた。その結論は、「状況全体を見渡した上で、死の危険もやむなしと、適当な資格のある意思決定者が判断するならば、治療取り止めの決定も倫理的に容認できると、委員会は考えた」というものである[110]。栄養補給や水分補給、蘇生や抗生物質といった治療法はどれも、普遍的に正当化されるものでもないしまた義務でもない。――この結論は時に均衡性原則（principle of proportionality）といわれる。というのは、利益と負担の均衡（proportion）を、患者、医師、家族がどう評価するか、ということが倫理的結論を決めるからである[111]。均衡性原則という形で、ラムジー、マコーミック他の多くの人々が一九七〇年代に行った長期間の討論は、一つの共通の結論に収束していったが、その結論は、重傷者への攻撃的な治療投入は常に義務であるという、支配的な医療倫理と真っ向からぶつかった。生命を救済し生命を維持する手段を適用する必要がない時期と状況が明らかに存在するのである。この結論に多くの人々は驚いたが、しかしそれは現代の産物というわけではなかった。医学史家ダレル・アムンゼンが示しているように、生命を延長する責務は医の義務であったとしても、この義務には「古典的な根拠がない」のである[112]。

均衡性原則を委員会は支持したが、このことは生命倫理学の範例となったある事件によって、劇的に描かれることとなった。その事件は「ダックスの事件」として知られている。一九七三年七月二三日ドナルド・「ダックス」・コワートと彼の父親は、プロパンガスの爆発による灼熱地獄に呑み込まれた。彼らは〔テキサス州〕ダラスのパークランド病院の火傷治療室へ担ぎ込まれた。その途中で父親は死亡した。ダックスの命は救われ、包括的なリハビリテーション計画に組み入れられた。治療の開始とほとんど同時に、ダックスは、生きたくないと主張した。事故の前まで、彼はハンサムで元気な青年であり、ベトナムでの空軍パイロットとしての軍役から帰国したばかりであった。病院で、彼は二度と再び元通りには戻れない、ということをつぶさに知った。彼は全面的な障害者となり、日常生活の活動において他人の援助に依存せざるを得なくなった。死ぬことが許されるべきだという彼の主張に反して、医療チームは、彼の母親の賛同を得たが他方で自分たちの法的な責任に迷いを抱いたまま、治療を続けた。彼はガルベストンのテキサス大学医療センターへリハビリテーションのために送られていたが、そこに入院中にビデオに記録されることに同意した。

ビデオでは正視できないほどに醜くなった患者が、苦痛にまみれた治療を受けている様子が映し出されていた。次いで、精神科医ロバート・ホワイト博士を相手に、死にたいという希望を極めて理性的にかつ雄弁に語る様子が見られた。このビデオは『どうぞ死なせてください』と題され、部内の教育用にのみ製作されたものだが、たちまちに「絶望的な病気を持ち絶望的な損傷を受けた患者の、治療と看取りに関心を持っている専門家の間で、一個の古典となった。また世界中の専門家の会議で上映され、医学校、法学校、神学校の教室で教材として定期的に用いられた[113]」。二本目のビデオ『ダックスの場合』は一九八五年に製作され、この事件と関わった専門家が、自分たちが行ったことに関する見解を語った。二本目はその後のダックスをも写していたが、火傷の傷が残り、体も不自由であるが、しかし結婚していて仕事も順調であった。その時でさえ彼は、自分は死ぬことを認めてもらうべきであったと主張した。

私が始めて『どうぞ死なせてください』を見たのは、一九七七年サンフランシスコにおいて、「死ぬことへの関心」

という団体が後援した会合でのことであった。私はビデオの複製を手に入れ、カリフォルニア大学サンフランシスコ校医学校の倫理学の課程で定期的にそれを用いた。一九七〇年代末までには、生命維持装置を外すという患者の希望を、法律はよりはっきりと尊重するようになった、と学生たちに語れるようになった。また学生たちには指導的な火傷治療センターから出された、重度の火傷患者が治療を拒否する権利を保障する、医療上の権利表が配布されるようになった。[114] 一九八三年までに『生命維持治療取り止めの決定』の明晰な論証が詳説された。それでも患者の治療拒否権という原則は、主張としては明確ではあるが、医師、看護師、医学生が『ダックスの場合』を考えるにつれて、苦しくなるほど複雑なものとなっていった。『どうぞ死なせてください』というビデオは、ジョンズ・ホプキンス大学病院の映画『誰が生き残るか』と並んで、生命倫理学の課程における標準的な教育素材として全国に流布した。

10　安楽死あるいは幇助自殺

苦しんでいる人は自らのいのちを終わらせることによって、意図的に自らの苦しみを終わらせても良いか、という問題は昔から人の良心を動かしてきた。ストア派の哲学者セネカには、「不治ではないけれど面倒な長患いに苦しんでいる」友人がいた。この友人は、自殺の問題で悩み、ある人が彼に向かって次のように語った。「何か大きな決断をするかのように、悩む必要はありません。人生についてそんなに悩まなければならないほど重要なことはないはずです。〔死ぬことなんて〕君の奴隷も家畜も皆することなんですから。しかし重要なことはただ一つ、堂々と、分別と勇気を持って死ぬことです」。これを聞いてかの友は彼の人生を〔自らの手で〕平穏に終わらせた。[115] 病者の自殺はキリスト教以前の西洋では決して稀なことではなかった。ヒポクラテスの誓いの文句「たとえ依頼されたとしても致死薬を決して誰にも与えないし、そうするようにと仄めかすこともしない」は、患者の苦しみを終わらせることを選んだ人々の幇助に関係している（殺人共謀に関係しているかもしれない）が、古代の医師たちはそれで支障を受けたようにも見えない。ルートヴィッヒ・エーデルシュタインによれば、「古代を通じて多くの人々は終わりなき苦しみよりも意図的な死を選んだ。……多くの医師は患者たちに、彼らが依頼した毒薬を実際に投与した」。ヒポクラテスの誓いの文句は、ピュタゴラス学派に帰依していた医師によってのみ尊重された、と彼は信じていた。ローマの医師スクリーボーニウス・ラルグスが命を奪う医師を非難しているように、自殺幇助はたまに言及されることはあるのだが、概して古代の医学文献はこの主題を無視している。[116]

西暦四世紀までに、生と死に対する神の権威というキリスト教の教義が、自殺に大罪という烙印を押しつけた。初期の教父は時折殉教を一種の褒むべき自殺と見なしたりして、幾ばくか動揺も見られたが、聖アウグスティヌスは例外なく断固として自殺を大声で非難した。[117]聖トマス・アクィナスも同意し、「自殺はもっとも重大な罪である、というのも、人はそれを悔い改めることができないからである」と述べた。[118]キリスト教思想家の中には、異なった考えを表明する者は極めて稀であったが、それでもカトリックの聖人トマス・モアや英国教会主席司祭のジョン・ダンのような人は、苦痛からの自殺の道徳的な良さを考察した。[119]懐疑的哲学者デイヴィド・ヒュームは自殺に対する合理的な批判論を粉砕した。[120]とはいえ何世紀にもわたる強固な道徳的非難によって、病者や瀕死者の自殺は人々の念頭から消えていった。

この章の冒頭で記したように、一九世紀に「安楽死」という術語が医学文献に出現し、死の苦しみを癒す医師の義務をその言葉で表現した。医師の中には、瀕死の患者の場合には荒療治を用いないように忠告したり、苦痛の緩和を強調する者もいた。しかし医師は死に瀕している人の死を早めるべきである、という公然たる意見の中で最も初期のものは、医の専門職からではなく素人から生じた。一八七〇年代に二人の英国の随筆家サミュエル・ウィリアムズとライオネル・トルマッシュが、この行為を推奨する論文を書いたのである。ウィリアムズによれば、「希望もなく苦痛ばかりの病気の場合はいつも、……意識を直ちに消失させて、苦しんでいる人を直ちに苦痛のない速やかな死へと導くことは、患者によってそのように希望されているならば常に、主治医の義務と認識されるべきである」。[121]

英国のこれらの著者の提案は自国の公衆の関心をある程度惹いたが、医療の専門家からは何の反応も返ってこなかった。合衆国ではこの話題は時に持ち出されたが、賛同一色ではなくて賛否交々であった。一八八四年の『ボストン医学・外科学雑誌』の論説はどっちつかずの立場で、「安楽死の積極的な試みよりもむしろ消極的な試み」に好意的であり、「崇高な力に服することと、自分の友人に対する敵の攻撃の先陣を切ることとは同じではない」と述べた。[122]極めて珍しいことに、ある論文は、患者が見込みのない苦しいばかりの病気に平穏な終止符を打つことを依頼しているならば、その患者の生命を終了させる法的な権威を医師に与えるべきである、と歯に衣着せず主張した。[123]こういった性急な意見に公衆と専門家は強固に反対したが、立法化を導入しようとする努力は時になされた。世紀が代わってすぐに、安楽死法案がアイオワ、オハイオ、ニューヨーク州の各議会に提案された。[124]

これらの努力からはいかなる成果も生み出されなかった。しかし確信に溢れた少数の支持者たちは、必要性を鼓吹し続けた。英国で一九三〇年代に設立された「自発的安楽死法制化協会」は、一般会員が立てた自発的安楽死法制化の法案を、一九三六年に貴族院に提出するのに影響力をふるった。法案は世界最古の討論クラブ〔である貴族院――その歴史は一三世紀にまでさかのぼるといわれる〕で討論され、大いに好奇心を誘ったが、結局は否定された。ジョージ五世陛下の侍医ドーソン・オブ・ペン子爵は、そのような決定はすべて医師と患者との間の事柄であるべきで、法制化は両者の関係の親密さを侵害することになり許し難い行為だ、と雄弁をふるった。何年も後に、彼が末期の病にある国王の死を早めた、ということが明らかとなった。[125]一九三七年に設立された「米国安楽死協会」もまた、安楽死法の成立に向けて機敏に活動したが、やり方は英国よりも丁寧で持続的であった。その影響の下で法制化への新たな運動が始まった。最初の成果は一九三七年二月二日にネブラスカ議会に提出された法案で、「責任能力のある成人で、治癒しがたい致命の病にかかっているか、あるいは老衰して助けもなく苦しんでいる人」が州政府の「安楽死仲裁人に……安楽死の許可を」申し込むことを認める、という内容であった。保護者や近親者は、精神的に責任能力のない成人や子供の代わりに、申請することができた。[126]他の州も同様の立法化を検討した。コネティカット州が一九五九年、アイダホ州が一九六九年、オレゴン州とモンタナ州が一九七三年であった。しかしこれらの試みは一つとして成功しなかった。

ユダヤ人大虐殺の恐怖は、安楽死の肯定論の中でもっとも慎重なものにさえも、その影を投げかけた。ナチスが勢力を拡張する前に既にドイツ医学は、治癒不能な病者の「慈悲殺」を広く容認していた、ということを知っている人はほとんどいなかった。しかし、一旦権力の座に達したナチスの体制が、慈悲殺をも民族虐殺政策の一部に加えた、ということは一般に知られていた。[127] それでも、これらの出来事が明るみに出る僅か一年前のことだが、ある米国の医師は安楽死を擁護して次のように記した。

無益で、無力で、見込みのない生命を終了させることは慈悲的行為であると思われる。終了は歓迎すべきである。この行為は無慈悲というよりもむしろ親切であり、結果は生者をも益すると言えよう。……無益で無力で見込みがない人々には様々の種類がある。……多くの人の意見によれば、この分類に属するのは、白痴と精神異常、痴愚と軽愚、精神病質（軽度も重度も）、犯罪者と法律違反者、奇形や欠陥のある人、治癒不能者や疲労困憊した老人などである。……彼らは社会にとって大きなお荷物であるだけでなく、支えられ護られれば、同類を増殖することにより重荷を増大させるだけである。[128]

慈悲殺をこのように推奨することは、積極的と消極的、自発的と非自発的のあらゆる区別を無視しており、慈悲殺を正当化する条件についても全く無差別であり、その行為を患者にとっての利益というよりも社会にとっての利益に関連づけて正当化することにつながる。このような言葉は、善意ある人々によって書かれたとしても（私はこの筆者を個人的に知っていたが、彼はカリフォルニア大学サンフランシスコ校の名誉教授であった）、「無為徒食者」というナチスの非難に不気味なくらい接近していた。大量虐殺の恐怖と安楽死賛同者たちの支離滅裂さによって、安楽死の大義は公衆や専門家の心に訴えるものとならなかった。

何人かの勇敢な人々は彼らの大義を主張し続けた。ジョゼフ・フレッチャーは安楽死協会の初期からの会員であるが、『道徳と医療』の一章をこの問題点の解明に捧げた。彼の主張は、人格と自律の価値は単なる生命の延長を凌駕すべき重要な問題だ、ということであった。彼は自殺の伝統的、道徳的な非難を批判し、安楽死の動機と目的を殺人のそれらと区別した。死の訪れるべき時を決めることができるのは神のみである、という主張の適切性を彼は批判した。同様に安楽死に反対するありふれた理由づけ、例えば医師は予後に関して間違いをするかもしれないとか、患者は衝動的な決断を下すかもしれないなども退けた。彼は末期の病気の自発的安楽死を創造的な合理性と勇気の行為として情熱的に主張し、ついでに、さほど持論の防御を固めることもなく、「生来の奇形や精神的欠陥の場合に非自発的安楽死」を容認し、それを「部分的に人格主義的で、部分的に優生学的な立場」と称した。[129] 折しも安楽死協会がニューヨーク市議会に申請しようとしていた法案を彼は推奨したが、それは、不治で苦痛に満ちた致命的な病気にかかった責任能力のある成人に対して、裁判所に安楽死の請求を行うことを認め、その上で裁判所はそのケースを調査する委員会を設置して、そのケースは法律の要求する条件を満たしているという報告がでたら、医師や他の人に安楽死を実行する許可を与える、というものであった。[130] 現代におけるこの提案は、一五一六年にトマス・モアが『ユートピア』の市民に対して述べた意見の正確な複写であった。このような思想的な結びつきや、ニューヨーク市の医師や安楽死協会の著名な市民一七七六人の支持にも影響されることなく、ニューヨーク市に申請された法案は、他の既に提案された法案と同様、決して法律となることはなかった。

しかし学問的な討論は〔この法案から〕刺激を受けた。哲学者マーヴィン・コールは安楽死への賛否を著名な学者たちに寄稿してもらい、『有益な安楽死』を編集した。ジョン・ベンケとシセラ・ボックは論集『安楽死のジレンマ』を出版した。[131] ダニエル・マギールは『選択による死』を出版してカトリックの神学と意見を異にした。これらの議論では、学者の意見はいずれも自発的安楽死の概念に理解を示しており、自ら同意していない人々への慈悲殺を非難し、苦痛と瀕死の状況にある責任能力のある人々が、自らの生を終わらせるときに手助けを得る権利を承認した。それでも積極的安楽死の討論は小さな範囲に限定されていた。前節で見たように、倫理的な生命維持取り止めのための条件とは何かという問題に、学者たちの注意は奪われていた。「安楽死協会」さえもその協会名を「死への配慮」(Concern for Dying)に変えたが、それは慈悲殺への連想を断つためであり、生命維持に関するリビング・ウィルと合理的意思決定を促進するためであった。死と死に行くことのバイブルである『生命維持治療取り止めの決定』は、自発的安楽死についてほんのついでのように触れていただけであった。同報告書のある一節では、裁判所は生命維持の拒否は自殺とは異なると認識している、と記されている。[132] 別の箇所で大統領委員会は、行為することとしないこと(acting and omitting)の区別の議論を締めくくるのに、積極的に死を引き起こすことに対する現行の法律の禁止規定を証拠として援用した。「〔大統領〕委員会は、個人の自己決定に対するこの制限を、直接的殺人の禁止から生じる一般的な人命保護のために、受容しなければならない負担と見なしている」[133]。委員たちはこの問題に関してそれ以上言及する必要を認めなかった。

多くの解説者が当時「受動的・自発的安楽死」と呼んでいた事態、つまり責任能力のある患者か適当な代理人の申し出による生命維持の取り止めを、委員会は是認した。医療専門家は黙認した。米国医師会は一九八八年に次の声明を承認した。「人道的理由により、インフォームド・コンセントを得た上で、医師は激しい痛みを緩和するために医学的に必要な措置を行うことができる、あるいは治療を中止したり省略したりして、死が切迫している末期患者を死なせることができる。しかし、意図的に死を引き起こすべきではない[134]」。

能動的安楽死という道徳的にもっと困惑すべき問題が背後に押しやられていたが、それも決して長い間ではなかった。哲学者の中には、また医師の中にも、生命維持治療不作為の決断が、「意図的に死を引き起こす」ものであってはならない、ということに懐疑の念を表すものが現れた。中には、能動的・受動的と作為・不作為の区別の論理的、心理的な有効性を疑問に付す著者もいた。[135]『生命維持治療取り止めの決定』でさえもこれらの批判に同意を仄めかした。(136) 他の著者で、受動的安楽死を受容すれば、社会を能動的安楽死のコースに乗せることになるのは必然的だ、と警告するものもいた。(137) 一九八〇年代の終わりには安楽死に関する広範な公共的討論が巻き起こった。『米国医師会雑誌』に現れた一頁の論説「デビー、終わったよ」が、匿名の医師が、死に行く婦人のより速やかな死を手伝うという、（本当にあったことかフィクションか、誰にも分からない）話を語ったのである。その短い論説は医師の間で嵐のような論争を引き起こし、多くの観察家の見るところでは、専門家の間でのより自由な安楽死論争のきっかけとなった。(138)「ヘムロック（毒人参）」と呼ばれる新たな協会が出現し、その指導者が出版した『最後の出口』は、安楽死法制化を主張するだけでなく、そのような「出口」を選択する人への案内を提供した。(139) ある国――オランダ――は安楽死を法的に寛大にする実験に着手した。(140)

一九九〇年代初めまでに、現代では「幇助自殺」と呼ばれている措置の支持者は、ワシントン州（一九九一年）、カリフォルニア州（一九九二年）、オレゴン州（一九九五年）で、自ら依頼し、責任能力があり、末期である患者の死を早める法的権限を医師に付与する法案を導入した。ワシントン州とカリフォルニア州の法案は僅差で否決されたが、オレゴンの市民たちはこの法案「尊厳死法」を（やはり僅差であったが）承認した。そして「成人は、自らの生命を人道的に威厳のある仕方で（in a humane and dignified manner）終える目的で、薬物の要求を書状でなすことができる」ということを認めた。(141)

11　死、生命倫理学、そして法律

法律はいうまでもなくこれまで常に死に関心を持ってきた。法医学は、医学的な証言を犯罪事件の証拠として用いる学問であるが、古代にまで遡る歴史がある。インノケンティウス一〇世の筆頭侍医パオロ・ザッキアは一六二一年に記念碑的な論文「医学的・法学的問題」を執筆し、打撲、外傷、毒殺を詳細に論じた。パーシヴァル博士の『医療倫理』は四つの章のうちもっとも長編の章を「法律の知識を必要とするいくつかの症例における、専門家の義務」に充てた。医師は遺言書の作成や狂人を幽閉できる条件を理解すべきであり、何よりも、突然死、疑わしい自殺、嬰児殺しについて証言できなければならない。パーシヴァル博士は読者に教示して次のように述べている。「苦痛を緩和したり病気を癒したりするという誠実な意図のもとで、病者に薬剤を処方し、仮にその薬剤が死を引き起こすとき、それは法律の観点からすれば不運ということであり、その薬剤を指示した医師や外科医には、刑事罰の責任はない」(142)。

古代から誰もが、医師はもとより患者も、医学は人を殺し傷つけてきたことを知っている。おきまりの冗談は医師を「罰されざる殺人犯」と呼ぶ。現代の医学、中でも生命過程を維持しようとする医学は、この昔からのもの悲しい冗談に新たな歪みを加えた。今や患者の生命の延長は、生命維持技術の持続的な適用に左右されるようになったのである。この技術を中止することは死を引き起こすことであり、死を引き起こすことは殺人である。新たな呼吸器を用いる医師は、潜在的な殺人犯となりうる。さらに劇的なことに、移植のために心臓を摘出する外科医は、この脅威に曝されており、いくつかの例では移植医は起訴すれすれのところにいる。昔からの見解は依然として十分な力を持って妥当していたので、この新たな問題は一個の矛盾のように思われた――つまり、現代の医師が、専門職の能力を発揮して、死を引き起こし、それでも法律によって自分たちの行為を「不運」と見なさせる、ということは果たしてありうることであろうか？

多くの裁判の事例で下された判例法は、新たな医事法を形作り始めたが、それは新たな生命倫理学と密接に関連していた。慈悲殺、認可できない不当な実験、エホバの証人による輸血拒否、臓器提供などの判例は、小さなコレクションとして一九六〇年代までに米国の法律に集積していた。しかし新しい医療の問題に法と社会の注目を集めたのはなんといっても、「責任能力喪失者と言われているカレン・アン・クインランの事件」であった。裁判所が任命した後見人で法律家のダニエル・コバーンによれば、「始めて遭遇した事件」であり、米国の法曹界ではこれまで一度も経験したことのない事件であった(143)。第一審判事のロバート・ミューアは彼の判決文の脚注に、「この訴訟手続き開始の決定は、この場合私にとって、他のものに比べることができない大きな負担であった」と記した。[144] 前例もなく比較もできないこの事件の諸事実を彼は、既存の法体系に適応させようと努力した。ミューア判事の意見がニュージャージー州最高裁判所で覆った時、〔州最高裁の〕裁判官たちは新たな生命倫理的な法体系の構築に大きな貢献をしたことになった。クインランの判決は、「グリスウォルド対コネティカット州」〔一九六五年、後出三七九頁参照〕や「ロウ対ウェイド」〔一九七三年、後出三六九頁〕の裁判で連邦最高裁が言及した憲法上の「半影的な」(penumbral) プライバシーの権利〔三七九頁参照〕を、論証の中心概念に引き上げ、ミューア判事が認めなかったプライバシーを行使する権利を、カレンの両親と後見人に認めた。彼らの娘の「認知能力のない植物状態の存在を、自然の力で終わらせることを容認するという……推定上の決断」と一致するように、彼らはその権利を行使せねばならなかった。[145] ニュージャージー州最高裁の論証は、ニュージャージー州の判例となり、同様の事件に直面した他州の裁判所にも知られるところとなった。

　クインランの事件の判決〔一九七六年三月三一日〕が出てから四ヶ月して、マサチューセッツ州最高裁は「ベルチャータウン州立学校長対ジョゼフ・サイケヴィッチ」の事件の論証を聴取した。サイケヴィッチ氏は六七歳、重度の知的障害で施設に収容され、白血病を発症した。彼が住む施設の当局は、化学療法を取り止める許可を裁判所に求めた。裁判官は冒頭に次のように意見を述べた。「最初に認識すべきは、この事件は根本的に重要な新たな問題点を提示しており、機械的な法解釈によって解決すべきではないので、……医療、道徳倫理、哲学、その他の学問の専門家の集団的な指導を必要としている」[146]。判事らはクインランの判決を検討し、ニュージャージー州の同業裁判官との実質的な意見の一致を表明し、「純然たる個人の統合と自律の端的な尊重のゆえに薦められるべき」「代行判断」(substituted judgement) の理論を構築した。その概念を形成するに際して引用されたのは、生命倫理学者で法学者のジョン・ロバートソンであり、彼はジョン・ロールズを引いて、「人格の統合性を維持するということは、「もしもその人が理性と合理的決定の能力を持っているならば、自分のために選択するであろうと信じるに足る十分な理由があるように」、その人に対してふるまうことを意味する」と記していた[147]。この哲学的な補説を見れば、新しい生命倫理学が法律の中にも入り込み始めているのは明らかである。判決は、サイケヴィッチが、「彼の現状や予後を理解する能力に欠けているので、……かつての確実で安定した環境が化学療法（の有害性）でずたずたに崩壊した、ということの理由を理解することもできないであろう。従って彼は、他の患者なら状況を理解して力を引き出すこともできるであろうが、そのこともできずいたずらに恐怖を経験するであろう」と述べた。判決によれば、サイケヴィッチは、もしも判断能力があれば、化学療法を当然拒否したであろうし、従って、医師たちが治療を差し控えるのを認めたであろう、ということであった[148]。

マサチューセッツ州のもう一つの事件は、シャーリー・ディナースティンに関するもので〔サイケヴィッチ事件の〕一年後に生じた。この事件では控訴審が、アルツハイマー病が進行した六七歳の女性に対して、「ノーコード指示」〔救急蘇生措置を取らないという指示でDNRとも言う。本章第6節参照〕が妥当であることを是認した[149]。一九八〇年にはマサチューセッツ州の裁判所は、再度生命維持治療（この場合は透析）の停止を、老衰の男性に対して認めた。ニューヨーク州裁判所は、遷延性植物状態にある高齢のカトリック修道士から、人工呼吸器を取り外すことを認めた[150]。

一九八六年のカリフォルニア州のある事件は、「治療拒否権」を代理人の判断という二次的な応用事例から、もっと本来的で明確な場合へと引き戻した。つまり、選択が責任能力のある成人のものである場合である。エリザベス・ブーヴィアはほとんど全身が麻痺している患者で、これまで〔オレゴン州のある病院に〕入院していたが、経管栄養を中止して餓死できるようにしてほしいと〔カリフォルニア州の病院に〕要求した。病院は、必要な生命維持治療を――中でも栄養補給や水分補給のような「通常の」治療法を――維持する義務があるとして、その要求を拒否した。長い訴訟と何度かの裁判所の審議の後で、そのような治療をも拒否できるという、ブーヴィアの権利がカリフォルニア州の控訴審で支持された[151]。

全米中の一連の法的事件は、クインランの事件で述べられた根本的原則を裏付けた。その原則は、生命の保持に関わる治療であったとしても、人々にはこの治療を拒否する憲法上保証された「プライバシーの権利」がある、ということである。適正に認証された他人であっても、当人の以前に表現された考えに一致して、あるいは当人の最善の利益に従って、当人のためにその権利を行使することができる。この権利の行使に介入できる州の利害があるとしても、その利害は極めて特殊な状況でのみ有効であるに過ぎないであろう。クインラン事件で始まった判例集は、連邦最高裁判所に始めて取り扱われた事件によって頂点を迎えた。それが「ナンシー・クルーザン事件」であった。一九九〇年に判決が下されたこの事件は、カレン・アン・クインラン事件と酷似しており、患者の意向に関して厳密な証拠の水準を要求するミズーリ州政府の権利を是認しながら、他方で、生命維持治療を取り止める患者の権利（この事件では「自由利害」(a liberty interest) と呼ばれた）という根本的な原則を確認した。

一連の事件の判決が出されるにつれて、初期の事件に随判していたいくつかの混乱が解消された。裁判になった事件に平行して、生命倫理学の考察も進展し、この混乱を解消するのに力を貸した。クインランの事件での原告の主張の中には、カレン・アンは「脳死」であった、というものもあった。ハーバード〔特別委員会〕報告〔一九六八年公表〕は数年前から利用可能となっており、専門家たちは、カレン・アンは報告書の死の基準を満たしていないと証言した。裁判所は従ってこの弁論を退けることができた。しかし裁判所も他の混乱からそれほど簡単に免れることはできなかった。「この不幸な状況において、カレンが暫くの間奇跡的に自ら意識清明となり、……自分の不可逆的な条件を認識するならば、実際に生命維持装置の中断を決心することであろう、たとえそのことが自然な死の可能性を意味するとしても」という判決の劇的な表現は、合理的で健全な一群の人々にとっては、主観的な価値判断を意味していた。(152) 仮に大多数の合理的で健全な人々が同意する判断であったとしても、何といっても代理人として他の人が死ぬのを容認することになるのだから、そのような判断の基礎として果たしてその表現は使えるものであろうか疑問であった。

同一の問題に、マサチューセッツ州の裁判官がジョゼフ・サイケヴィッチの事件で下した「代行判断」という概念も直面している。〔クインランとサイケヴィッチの〕両方の事件で、判決は共に生命の質の評価を含み、生命の質はマサチューセッツの裁判所が述べているように、「漠然としていてひょっとしたら間違って選択されているかもしれない」[153]。従って代行判断の基準としては、さらなる吟味が必要であった。ニュージャージーの裁判所は、クインランの判決からおよそ一〇年後に、その吟味の機会をもった。「クレール・コンロイ」事件の原告トマス・ウィッテモア、つまり叔母クレール・コンロイの法的代理人が、彼の八四歳の被保護者で重度の不可逆的な身体的・精神的な障害に冒されている叔母から、栄養管を除去する許可を裁判所に求めたのであった。判事らは今では『生命維持治療取り止めの決定』を参照できた。また多数の上訴審での事件や、哲学者、神学者、医師、法律家が生命倫理学の領域で著した多数の論文をも読むことができた[154]。判事たちはこの問題の豊富な考察に直面して、そこから多くを引用しながら、患者の治療拒否を権威付けるプライバシーの権利を再度確認し、代理人によるその権利の行使が患者の最大の利益になるような、洗練されたやり方を工夫した。判事たちが望んだのは、これまでのやり方よりもこのやり方によって、代理人の判断がより客観的になり、患者の潜在的な希望により近づくようになることであった〔一九八五年州最高裁判所判決〕。

一九八三年カリフォルニアの控訴審は、均衡のとれた治療（proportionate treatment）という概念が説明されている、『生命維持治療取り止めの決定』の該当する部分を引用した。裁判所は、遷延性植物状態の患者の生命維持を中止した、二人の医師を起訴することを拒否した。「均衡のとれた治療とは、患者の観点からみて、治療に付随する負担を凌駕するような、少なくとも利益を与える合理的な見込みを持っているような治療である。……もしも病状の顕著な改善の見込みが全くないのならば、治療過程が最低限の苦痛や侵襲性しか持たないとしても、それにもかかわらずその治療は潜在的な利益に対して均衡がとれていないと考えられる」。裁判所の注目は、委員会報告書のある文章に注がれていたが、その文章は、鑑定人でイエズス会の生命倫理学者ジョン・パリス師によるものであり、彼は委員会の顧問であった[155]。

それぞれの事件は独自の様相を呈しており、それぞれの意見は異なる裁判所による法律の独自の解釈を反映しているのだが、それでも共通の様相が次第に浮かび上がってきた。医師は死を「永遠に」防ぐために、生命維持治療を続ける義務を持つ、というのではないことが明らかとなった。医師が、患者や代理人からの適切な指示を受けて、訴追の心配もなく、生命維持治療を導入することを抑制してもよいという状況が存在するようになった。患者は生命維持治療を拒否する権利を持ち、この権利は、患者が自らの希望を伝達する能力を喪失してもなお維持された。適正な代理人はこの権利を患者に代わって行使できたが、〔その場合〕患者の希望を承知していたり、患者の最善の利益を推定したりして、代理人は彼らの決定を根拠付けた。

議会も裁判所の判例の流れに従った。クインランの事件と同じ年（一九七六年）に、カリフォルニア州議会は、死の医事法に大いに貢献する画期的な法律を通過させた。カリフォルニア州下院議員であるバリー・キーンが「自然死法」を導入したのである。この法律は、患者が治療拒否の意思を文書に記して署名して提出している場合、責任能力がなくなった患者に生命維持治療を差し控えることを、医師に認めるものであった。いわゆるリビング・ウィル（生前の意思を記したもの）は一九五〇年代にシカゴの弁護士ルイス・カットナーによって考案されていたが、キーンはそれに法的な地位を与えようとしたのである（カットナーの書類に最初に署名したのは、有名なカトリックの聖職者でテレビ・スターのモンシニョール・フルトン・J・シーンと映画スターのエロール・フリンであった）。カットナーの文書で考案されたリビング・ウィルは、ニューヨーク安楽死協会と多くの教会グループによって促進された[156]。たいていの法律家の意見では、リビング・ウィルは医師への手紙に過ぎず、本質的に法的な効果はない、ということであった。キーンの「自然死法指示書」は、リビング・ウィルにある程度の法的効力を与えた。自然死法は患者の指示に従った医師に、法的問責からの保護を認めた（医師はその指示に必ずしも従わなくともよいとされた）。長時間の審議や討議を行い、カリフォルニア医師会の医師からカリフォルニア州カトリック司教たちに至るまで、大勢の人々の反対に対応して原案を修正し続けて、自然死法は議会を通過し、〔州知事に〕署名されて法律として成立した。

私は「自然死法」に関するカリフォルニア議会の公聴会で二度にわたって証言し、法案の規定についてキーン氏と共に論じた。私は彼の努力に心から賛同していた。しかしながら私が顧問として関わっていたある病院のケースからして、指示書を解釈するということは極めて困難だと感じていた。当該のケースの精神科顧問スチュアート・エイゼンドラース博士と共に、「リビング・ウィル――援助かそれとも妨害か」という論文を私は執筆した。[157] 私たちは言葉の曖昧さと概念の複雑さを指摘し、それらによって、治療を停止する決定が下される状況が、明晰になるよりも混乱する恐れがあると説明した。自然死法には、他の理由による批判者がいないわけではなかった。カトリックの司教たちは、それが安楽死の第一歩となるのではないかと心配した（条文は慈悲殺を明確に禁止していたのだが）。倫理学者の中には、もしも医師が指示書を手にしなければ、生命維持を取り止めることに今よりももっと臆病になるのではないか、と懸念するものもいた。[158] しかしカリフォルニアのこの法律は、よその州でも次々と手本とされた。キーンの法案の通過後の六年間に、一五の州が同一の、あるいは同様の、法律を通過させた。『生命維持治療取り止めの決定』は「自然死法」の使用を保証したし、昔からの法律上の装置というべき持続的委任状を、財産法という通常の限定的な場面から、生命の終焉の決定の場面へ拡張することをも薦めた。[159]

12　結　論

「誰が生き残り、誰が死ぬか？」というのは、生命倫理学の論文のお気に入りの題名である。この学問の入り口に銘記されるに値する、とさえ言えよう。生と死が生命倫理学の唯一のテーマというわけではないが、新生物学と新医学が提示した問題に、関心が抱かれ始めたそもそもの最初から、生と死の問題は注目を集めてきた。生命倫理学者はこれらの問題を熟考してきたし、関連概念や論証の論理を明確にしてきた。同様に死に行くものの看取りについて、実際的なやり方を推奨してきた。死が米国社会の上品な議論から追放されたのは、何年も前のことではない。しかし今日では、死と死に行くことは広く議論されており、教育、政策、法律の対象となっている。多くの人々が、辛い問題を論じるために必要な、原則や諸価値の語彙と文法を学んできた。多くの患者に治療方法を選択する自由が与えられてきた。現代医療技術がますます高度に応用されるようになり、その限界は見通せないほどであるが、この発展を二五年間以上にわたって観察してきた者として確信しているのは、多くの医師は彼らの強力な技術を適用するのにより慎重になり、多くの患者は技術のもつ利益と共に危険をよりはっきりと認識するようになった、ということである。[160]「誰が生き残り、誰が死ぬか？」という悲痛で永遠の問いに対して、生命倫理学の返した答えは、たとえ決定的ではないにしても、役に立つものであった。

第九章　素晴らしき新世界——人間の生殖の倫理

かつてソクラテスは友人たちに、彼の理想国家では家庭生活はどうなっているのか、また「市民はどのようにして子供を生み、生まれたらどのように育むのですか」と尋ねられたとき、「それを語るのは容易なことではない。……そうした問題に触れることには、いささか、ためらわざるをえないのだ」と答えた[1]。彼はためらいを克服してどのように一番ぴったりの伴侶を選ぶかについて熱弁をふるい、あまつさえ妻や子供の共有化まで提案した。ソクラテスの新奇な考えは友人たちを驚かせた。二〇世紀後半になって子供を産む新奇な方法が、世界を驚かすこととなった。どのように子供をもうけ育てるべきかに関して定着していた倫理は、科学が性交なしで子供を妊娠させるようになり、〔さらには〕精子と卵子を体外で受精させ、その結果できた接合子を子宮に戻すことによって、激しく動揺した。このような新奇な生殖方法は、ソクラテスが言ったように、語るに容易ではないような問題を生み出した。これらの問題を理解することは、生殖に関する昔からの倫理を十分に理解することなしには、困難である。というのも倫理は昔から、子供の生殖を一夫一婦制という法的・道徳的枠組みの中に位置付けてきたし、意図的な妊娠抑制を妨害し、中絶を禁止してきたからである。従ってこの章ではまず、ほとんど忘れられた過去の生殖倫理の成り立ちを辿り、次いで新しい生殖技術の倫理について問題と答えを概観することにする。

子をもうけることはたいていの文化において、何世紀にもわたって、道徳と宗教の問題であった。男女の結びつきは、子供を産むことを期待されており、その多様な結びつきは、慣習、法律、儀礼によって規制されてきた。子供の誕生は禁忌や儀式に取り巻かれていた。性行動は生理学的に生殖と関連しており、多くの規制に縛られていた。これらはいずれも驚くべきことではない。性と生殖は他の無数の強力な社会行動や制度と絡み合っている。歴史家ジェイムズ・ブランデージは次のように表現している。「性的な信念や実践は、個人の行動だけでなく、成長・発展する制度自身にも、力をふるう。結婚、不倫、姦通、売春、強姦、男色、禁欲、これらはすべて、財産利害、世帯構造、道徳観念に大きな意味を持っている」(2)。道徳のこの領域は西洋社会において長い歴史があり、一般的な特徴を見出すことができるが、その場合様々な観念にのみ着目し、公私の生活においてこの領域を取り囲んでいる激しい感情には目をつむらなければならない。

婚姻は生殖を取り巻く性行動を構造化するための文化的な装置であるが、その起源は過去のかなたに消えてしまっている。一夫一婦制は近東文化圏やギリシア・ローマ古代のたいていの古代資料に、姿を現している。ハンムラビ法典とソロンの法は一夫一婦制を強制している。ギリシア世界とヘレニズム世界の哲学の学派はすべて、性、婚姻、出産について考察をめぐらしている。広範な性行動の多様性が容認されていたときでさえも、一夫一婦制は社会制度の中心として存在していた。当初は一夫多妻制を容認していたモーセの律法も、性行動の規制に関しては厳しかった。そして何よりも重要だったのは、ユダヤ人男性はすべて結婚し子供をもうけなければならないという義務であった。そしてヤハウェ神の「産めよ、増えよ」という——まずアダムに対して、次いでノアに対して与えられた——命令が実現されるように、ラビの律法は、注意深く家族のあり方を形づくった（創世記、一—二八、九—一、九—七）。イエスの物語と言葉を伝える福音書が、性と婚姻について語ることは比較的少ない。「神が男と女を作ったということを汝らは読まなかったか。……かくて人は父と母のもとを去って彼らは一つの肉体となる。……それゆえ神が結び合わせたものを、人は別々にしてはならない」（マタイ伝、一九—四〜六）。

イエスの最初の使徒の一人であるパウロの著作は、婚姻への具体的、象徴的な言及にあふれている。イエスの上述の言葉を引用しながら、パウロは、「夫たちよ、汝の妻を愛しなさい、丁度キリストが教会を愛し、自らを教会のために捧げたように」と述べた（エペソ人への手紙、五―二五）。この厳かな命令にもかかわらず、パウロは性に対して消極的な姿勢を示した。婚姻外の性行動はすべて非難され、婚姻内の性は嫌々ながら承認された。「姦淫を避けよ。……姦淫を冒すものは自らの体に対して罪を犯すのである。……女には触れないのが男にとって好ましい。にもかかわらず、姦淫を避けるために、男には自分の妻を、女には自分の夫を、持たせよう」（コリント人への手紙、第一、六―一八、七―二）。パウロのこのような考えは、初期キリスト教で影響力を持った多くの人々に対して、性に対する軽蔑やさらには反感を焚き付けることとなった。(3)

性と婚姻に関するカトリックの思想は、四、五世紀に対立するマニ教をカトリック教会が激しく否認することから、〔逆に〕深い影響を受けた。マニは〔三世紀の〕イランの預言者で、イランの民衆の宗教を発展させた。民衆の宗教では、創造された世界は、生きる精霊に支配された光の王国と、闇の王子に支配された闇の王国に分けられていた。闇の王子は人間と物質の世界を創造した。物質は、人体も含めて、悪であった。マニ教の教典は、「悪は身体の形成者となり、身体からそれを形づくる繁殖力を導出した」と述べた。(4) 人間の生殖行為はこの世の悪を増殖させる。人の救済はものにまみれた世界を洗い流すことによって可能となり、出産も否認されなければならなかった。

マニ教に対抗するカトリック教会の旗手は、深い学識と強力な雄弁を備えた一人のアフリカ人、ヒッポの司教アウグスティヌスであった。若い頃彼はマニ教の信仰に傾倒した。彼はまた贅沢な放蕩三昧に明け暮れた。三〇歳でカトリックの信仰に回心したとき、それまでの生活を悔い改め、自らが真理に気付くのが遅かったのは快楽の力のせいだと考え、マニ教に対する激烈な反対者となった。彼の個人的な経験はパウロの上品ぶった態度と一緒になって、性倫理の神学を形づくり、それが何世紀にもわたってカトリックの考え方を支配した。一方で彼は、生殖は悪の世界の共謀であるというマニ教の教えを否定し、生殖は聖なる結婚において善であることを強調した。婚姻の目的とはまさに、

「子孫、相互の誠実、神聖さ」(proles, fides, sacramentum) であるとアウグスティヌスは強調した。[5] 他方で自らの青年時代の情欲への嫌悪から、あらゆる性が罪にまみれていると見なした。性行為は子供をもうけるつもりの時だけ贖われる。婚姻関係においても、性行動は厳密に子供をもうけるという目的のためだけに行われなければならず、婚姻外では全面的な罪であった。彼の性に対する〔個人的な〕嫌悪が神学的な教義に変化したのは、もう一人の異端、ペラギウス〔三六〇頃—四二〇頃の英国の神学者。原罪説を否定して異端宣告を受けた（四一八）〕を批判したときであった。その時彼は性欲をアダムの原罪と関連づけた。彼によれば、もしもイエス・キリストに贖われていなければ、アダムの原罪によって全人類は断罪されていたことであろう。[6] 使徒パウロの著作に既に暗示されていた結婚と性の両義性（曖昧さ）を、アウグスティヌスの教えは一層強化した。また勢力を拡大しつつあった教会は、この両義性を具現化したと言えよう。

カトリック教会の婚姻の神学は、中世初期に明確な教義として定着した。キリスト教化された北ヨーロッパの人々の間には、教会が廃絶を目指した多くの慣習——特に多妻制と婚姻解消——が存在した。教会がこのような慣習に遭遇する過程で、婚姻の神学はなお一層発展した。多妻制と婚姻解消との戦いから、秘蹟としての婚姻という教義が出現した。婚姻は独身男女間で、生涯解消できず、子供の生殖と教育に捧げられ、教会によって執り行われた。生殖のためならば婚姻関係における性交は道徳的に善であったが、生殖につながらない性行動は罪と見なされた。婚姻外性行動はすべて深刻な罪であり、それには自慰、同性愛、姦淫が含まれた。堕胎と避妊は禁止された。聖職者に禁欲という理想を課したことから、婚姻がそれ自体神聖であるにもかかわらず、禁欲と比較して一段と劣るものと映じさせた。教会法はローマ法から婚姻規定を借りてきて、婚姻を多くの規則を持った法的制度に作り上げた。しかしそれに対する基本的管轄権は教会が持つことを要求した。婚姻の神学は信徒に義務を教え、錯誤を冒したなら司祭に告白することを要求した。婚姻、性、生殖のこのような考え方が、西洋世界を支配していた。ローマ・カトリック教会が宗教改革後、普遍的な権威を喪失して以降、プロテスタント教会も本質的に同一の神学を信奉し、国家による婚姻の法的規制に影響を与えた。婚姻と性のこのような見解は、道徳的・法的次元において、たとえ微温化した形態であったとしても、新しい生殖技術が出現した二〇世紀において、依然優勢であった。

1 中絶

中絶（堕胎）（概して abortion を「中絶」と訳したが、古代・中世の場合（やあるいは近代でも法に触れるという観点から言及される場合）にしばしば「堕胎」という訳語を用いている）は古代世界の文献ではめったに言及されない。ソクラテスは、どのようにして男女が結合すればもっとも望ましい子供が授かるかを物語った後で、「（法的な結合の外で妊娠した）いかなる胎芽（妊娠初期のヒトの胎児）にも日の目を見せてはならず、もし生まれる者があっても、両親はそのような子供を育ててはならないことを理解して、適宜処分すべし」と定めた厳格な立法を助言していた。(7) アリストテレスも「養育される子供の生育環境ができるだけ良いものとなる」ことを保証しなければならないと考え、婚姻に関する法律を提案した。彼は出産に最適の年齢を助言したのみならず（「若く結婚した女はふしだらな傾向があり、精子が成長途上で結婚した男は、体格の成長が損なわれる」）、問題が生じた場合には、次のように助言した。「奇形の子供を生かしておかぬ法律がなければならない。……また夫婦の子供が多すぎれば、生命と感覚が始まる前に、堕胎させなければならない」。(8) 最後の文章ではアリストテレスの信念が表現されているが、それは、生き物は「入魂される」、つまり、物質には成長の様々な段階で形相と目的が与えられる、というものである。彼の説は解釈するに容易ではないが、人は人となる、つまり、妊娠の二番目の三ヶ月期《トリメスター》（四～六ヶ月期）のどこかで、理性的な魂が吹き込まれる、と主張しているように思われる。子宮における胎児の動きの最初の徴候、つまり「胎動」は、後に「入魂」の印と受け取られた。(9) アリストテレスの胎生学とそれに伴う倫理は、何世紀にもわたって中絶に関する考え方に深甚な影響を与えてきた。

「ヒポクラテスの誓い」は「私は女性に中絶用ペッサリーを与えない」という文句を含んでいる。この文句の意味や意図は必ずしも明確ではない。この文句は、どのような形態であろうとも生命であるからには、人は皆それを尊重し保存しなければならない、というピュタゴラス学派の信条を表現しているのかもしれない[10]。この教団に属した医師のみが、この誓いの禁止条項を遵守していたと思われる。この文句は堕胎の中のたった一つの方法にしか言及していないが、実際のところ古代医学には多くの方法が知られており、おそらくさらに多くの方法が女性たちや、女性を手伝って妊娠を終了させる人々に知られていた。これらの方法を叙述した古代の婦人科学で、その治療の道徳性に言及したものは稀である。その稀な言及の一つが二世紀の医師ソラヌスの婦人科学の論文に出現する。彼は医師が堕胎に協力することについて、二つの考え方を記している。医師の中には、「ヒポクラテスの宣言を引用して、堕胎を拒否する者もいる。……あるいは、自然が生んだものを守り保護するのは医学特有の課題だ、という理由の場合もある」。また別の医師は、堕胎薬を処方するが、それは子宮口（os uteri）の奇形など、医学的に妥当な理由のある場合に限られ、「姦通で孕んだ胎児を殺すためとか、若さと美貌を保つため」には処方しない[11]。ソラヌスはこうした様々の見解から選ぶのではなく、より安全だからという理由で、堕胎よりも避妊を推奨している。ローマの医師スクリーボーニウス・ラルグスは「誓い」を引き合いに出して、医師の堕胎協力を非難した[12]。かくして古代の文献は、医師の堕胎協力にまつわる倫理を仄めかしてはいるが、しかし概して、堕胎は普通のことで、道徳的に制裁されず、医師に援助されていた。

ヘブライ語で書かれた聖書の「出エジプト記」二一—二二〜二三の箇所では、誰かが妊娠している女性を突いて流産したという文脈で堕胎への言及がある。その文章で示されている関心は、胎児の喪失に対して適正な補償が支払われることであった。ラビ〔ユダヤ教の律法学者〕である注釈者はおしなべて、この世の空気を吸うまでは、胎児は生きている人であるネフェシュ〔ヘブライ語で生き物を意味する〕たる資格を得られない、ということで一致している。胎児は誕生まで母体の一部である。従って胎児を故意に死なせたり破壊したりしても、それは人を殺すことではない。

『タルムード』〔ユダヤ教の律法とその解説の集大成で、本文『ミシュナ』と注解『ゲマラ』よりなる〕のある箇所は端的に述べている、「生まれざる胎児を殺すことは許される」と。(13)

このような教説にもかかわらず、タルムードとラビの支配的な意見は、母親の命を救う場合を除いて、堕胎を非難した。理由は様々であり、例えば性交中断法における精子放出という禁止行為に中絶が類似している、あるいは堕胎は自己損傷行為である、あるいは堕胎は潜在的生命を破壊する、などが挙げられた。しかし主な理由は、『ミシュナ』の中で堕胎に触れている巻（「オホロット」）が、堕胎を母体生命の保護という観点から扱っており、その後の注釈はほとんどすべて、偉大なマイモニデスを嚆矢として、堕胎を唯一その流れで解釈してきた、という事実から生じている。(14)ラビのインマニュエル・ジャコボヴィッツは、「胎児と生まれつつある人のいのちの破壊に対するユダヤ教の態度は複雑であり、私たちの主要な文典にはほんの僅かしか記載されていない。……律法学者の共通した意見によれば、（胎児の）いのちははっきりした法的規定によって保護されてはいないが、妊娠を人工的に終了させることは、それが医学的な、あるいは場合によれば、他の重要な理由によって正当化されるのでない限り、道徳的な見地から強く非難される」。(15)

キリスト教の教典は堕胎に言及していない。初期のキリスト教の著作『ディダケー』〔二世紀初めの使徒教父文書の一つ、作者未詳〕には、「汝は堕胎によって胎児を殺すべからず、既に生まれている嬰児を滅すべからず」という強い命令が含まれている。(16)それをなすものは「神の御業の破壊者」である。その後の著作家の多くは、堕胎を重罪の一覧表に含ませた。それは殺人に通ずる、というわけである。しかしこれらの証言にもかかわらず、堕胎が殺人に通ずるという理由を説明したり、そもそも堕胎とは何かを明らかにする論証は一つも提示されなかった。神学文献や正典は堕胎、避妊、断種、嬰児殺しの区別をはっきりさせなかった。(17)一二世紀の教会法学者グラティアヌスは古代教会法の主要な文献を照合して、アリストテレスに由来し、中世を通じて保持された、「形づくられた」（formed）胎児と「形づくられていない」（unformed）胎児の区別という教義に言及した。形づくられた胎児を殺すことのみが殺人と見なされた[18]。この区別は、教皇グレゴリウス九世によって刊行された教会法の決定版全集に採用された。中世の神学者も、また後世のたいていの神学や教会法の著作家も、この見解を受け入れた。胎児が「形づくられ」(formed)、「魂を吹き込まれ」(animated)、「生気を与えられている」(vivified) 時にのみ、堕胎は殺人と等価であり、教会の罰則に服すべきものとして、非難された。魂が吹き込まれる前に胎児を滅することは、婚姻の主要な善としての生殖に反する罪とは見なされたが、殺人だとはされず、教会の罰を受けなかった[19]。

母親のいのちを救うための堕胎の正当性は医療倫理にとって極めて切迫した問題であったが、一四世紀までカトリックの神学者や教会法学者によって議論されることはなかった。道徳神学の創設者であるフィレンツェの大司教アントニヌスは、妊娠の継続により母親のいのちが脅かされるとき、医師は堕胎を引き起こすことができるしまたすべきであるが、それは胎児が「形づくられていない」ことを医師が道徳的に確信できる場合だけである、と結論した。その場合には、母親はいのちへの優先権 (jus potius) をもつ。もしも胎児が「形づくられて」いれば、母親が死ぬとしても医師は堕胎を抑制しなければならない。形づくられた胎児を殺す医師は、それを肉体的にも霊的にも殺すことになる、というのは洗礼も受けないで死ぬことになるからである。医師は母親の死に道徳的に責任はない、というのは彼女の死を引き起こしたのは病気だからである[20]。アントニヌスの意見は、その後の神学者と教会法学者の間で大きな重みを持つこととなった。

アントニヌス以降の時代の著者たちは、〔胎児が形づくられているか否かとは〕別の重要な区別を導入した。彼らの多くは、もしも母親の治療のために必要な薬や措置によって、胎児死が引き起こされたならば、仮に形づくられた場合であっても、その胎児を殺すことはやむなしと見なした。熱を下げるために放血、沐浴、服薬を薦める医師は、中絶が起きることを知っていても、そうしてよいとされた。もっぱら堕胎を引き起こすために薬を処方するということは、決して許されなかった。つまり前者の場合、堕胎は偶然的で非意図的な結果であるが、後者の場合直接的で意図的な結果であるとされたのである。

固定していた教義がほぐれ始めたのは一七世紀であった。その世紀の初めの数年間に〔ベルギーの〕ルーヴァン大学医学教授のトマス・ドファインスは、入魂は妊娠と同時かあるいはその直後に生じるに違いないと主張して、胎児の入魂には間《ま》があるというアリストテレスの教説に挑戦した。一六二一年には、全ローマ教会国家総主席医師という大層な称号を携えていたパオロ・ザッキア博士は、アリストテレスの教義を同じく非難した。同時に彼は、実際上の目的からすれば、入魂した胎児としていない胎児の区別をすることによって、医師と懺悔聴聞司祭の判断を導くことができるということを容認した。[21] 一九世紀初め頃までに、科学界の意見はアリストテレスからド・ファイネスへ完全に移行した。胎児の形成の有無の区別が撤廃されて、未入魂の胎児の中絶を正当化する主要な論拠は崩壊した。一八六九年に教皇ピウス九世は教会法から両者の区別を削除した。そして中絶に対する教会の罰は、胎児の成長のどの段階であろうとも中絶を提供したものなら誰にでも降りかかるようになった。[22]

危険な状態にある母親の問題は依然として残っていた。一九世紀を通して神学者は一般的に、母親の生命を救済するという「間接的な」中絶を容認する態度を変えなかった。未熟児の分娩誘発という胎児殺人は、彼らの見解では、間接的な中絶であった。中には開頭術〔中絶のために胎児の頭蓋を切り開く手術〕さえも許容する者もおり、それは明らかに胎児に対する直接的な肉体的攻撃であるのに、それが道徳的には「間接的」殺人として正当化された。こうした著者たちの主張では、人は攻撃を受けたときにその人を殺してもよいのと同じように、この術は自己防衛に類するのであり、〔胎児の死は〕自己を守る行為の意図せざる副次的結果であるとされた。子宮の中に胎児が存在することで母親が危険に曝されている場合、その胎児は母親の生命に対する「不当な攻撃者」と見なしうるというのである。神学者の間で激しい論争が起こった。論争を解決するために、一八八四年五月三一日教皇庁から公式の見解が発せられた。「何もしなければ母子は死ぬが、開頭術をすれば、子は死ぬけれども母は救われるのだから、その術は許容されると説くことは、果たして如何なものでありましょう[23]」。この公式の声明にもかかわらず、カトリックの神学者はこの問題について思弁的な議論を続けた。最終的な結論が示されたのは、一九三〇年に教皇ピウス一一世が、医学的、優生学的、社会的な理由の中絶をすべて厳かに非難した時であった。教皇は明確に「不当な攻撃者」理論を非難し、「誰が無辜の子供を不正な侵略者と呼ぶことができようか」と、憤然として述べた。[24]

この時代のカトリックの医師たちは、開頭術や切胎術〔胎児切断術〕、あるいは流産を引き起こす投薬などの処置によって、胎児のいのちに直接攻撃を仕掛けることは重大な罪であって、破門という教会による処罰を招くと教えられた。他方でまた、例えば癌に冒された妊娠子宮の切除や子宮外胎児を含む輸卵管の切除のようないくつかの処置は、行ってもよいと教えられた。これらの処置は直接的には母親の生命を救う意図で行われ、ただ「間接的に」あるいは非意図的に胎児の死を引き起こしたのである。[25] 二重結果という道徳神学の原理を適用することによって、医師には困難な症例から抜け出る狭い道が存在していたとはいえ、大部分の場合、カトリックの医師と母親は、厳格でしばしば悲劇的な道徳に縛られていた。心臓病や腎臓病をもつ妊婦の場合、二〇世紀初頭の医学書では通常中絶が推奨されていたにも関わらず、この治療上の選択肢はカトリックの医師には禁止されていたし、その結果カトリックの母親に危険が及ぶこととなった。

カトリック道徳学者がこの問題に関する自らの決疑論を洗練させていたその期間に、プロテスタント神学は中絶に関してほとんど発言しなかった。宗教改革の主要な人物は、子宮の中のいのちを滅する人々に対する教父時代と中世からの非難に従った。堕胎が説教師によって論じられるときは、姦淫を隠したり性的放縦の欲せざる負担を放棄するという理由で堕胎する女性を、非難するというのがお決まりのパターンであった。但し米国のプロテスタント教会は、堕胎の非難に別の理由を考案した。米国の宗教は非常に家族中心的であった。子供は神の最大の贈り物と見られ、女性は自らの価値を献身的な妻と母であることから導き出した。中絶はこのように育まれた信念に水を差し、米国の生活の道徳的性格を弱めた。同時に堕胎に反対して説教する牧師たちは、女性が中絶を求めることになった個人的な危機に対して、寛容であったかもしれない。[26] 公的に否認の姿勢を取りつつも、問題状況への寛容さによってその姿勢が緩和される、というのが主要なプロテスタント諸派の基本的なスタンスとなった（後の原理主義教派は否認を強調し、寛容さを損なった）。プロテスタントの医師はほとんどカトリックの医師と同じくらいに厳格であったようであるが、母親のいのちを救うための直接的中絶を容認するという一点については、より柔軟であった。中絶を求めている女性が自らの主治医を訪れるのは極めて稀であった。やむなく「いかがわしい場所」(the back alley) を訪わざるを得ず、そこでは評判のよくない危険な医師や無資格者が手を貸そうと待ちかまえていた。

　この状況は法律によって一層悪化した。英国の普通法《コモン・ロー》に見られる、胎動開始後の堕胎は犯罪だという見解は、合衆国をも支配していた。一八二一年にコネティカット州は、「……胎動を感じている女性に流産を引き起こそうという意図でわざと悪意をもって……致死薬を処方した」者を終身刑に処する最初の法律を通過させた。[27] 続く二〇年以内に、他の一四の州が同様の法律を通過させた。ニューヨーク州を初めとするいくつかの州は、次の規定を付け加えた。「前記の処置が女性の生命保持に必要であったり、二名の医師が同目的のために必要だと証言する場合を除く」[28]。これらの法律は、米国の民法と刑法の修正という一般的な動きの一部であり、中絶に対する何ら広範な社会的関心から生じた現象ではなく、本質的に英米法において何世紀にもわたって広まっていた法的見解に、ほとんど影響を与えなかった。

　一八四〇年代に中絶は社会問題の様相を呈するようになった。〔同じ時期に〕中絶の発生率が劇的に高まったように思われる。この措置を求めたのは、多くは上流・白人・プロテスタントの女性で、自分たちの出産制限を求めたのであった。堕胎は極めて頻繁に実施されたが、それは「産婆」(wise women) とか「女医さん」(lady doctresses) と呼ばれた堕胎施術者か、「無免許医」かによった。新聞には中絶を行う人の宣伝や「女性の秘めやかな病気」の相談が載った。ニューヨークで大がかりな商業中絶事業を行っていた、堕胎施術者マダム・レステルの事件のような、扇動的な事件が新聞を賑わせた。一八五七年にボストンの産科医ホレイショ・R・ストーラーは、正規の医師を組織して反中絶と厳格な法律を求める運動を始めた。二年以内に彼は十分な支持を獲得するようになり、「米国医師会」が〔ケンタッキー州〕ルイヴィルで会合を開いて、「人命の不当な破壊に対する、真摯で厳粛な抗議を公に行い」、「偉大で崇高な使命」の伝統的な義務を自覚して、「中絶法を修正するために連盟の法律集会を推進する」ことを決議した。[29]もっとも必要とされた修正は、胎児殺しという犯罪性が、例えば「胎動」から始まるのではなく（医学界は胎動は重要ではないと考えていた）、妊娠〔初期〕から始まると、〔概念を〕拡大することであり、もう一つは、中絶が母親のいのちを救うために必要であるという医学的に健全な判断なしに、中絶を実施する者を、明確に起訴する手続きであった。これらの事件の歴史を研究する歴史家ジェイムズ・C・モールは結論として、「米国の正規の医師の熱心な努力こそは、結局のところ米国における中絶政策を変更させるための、唯一の最も重要な要素であることが明らかとなるであろう」と述べている。[30]

諸州の中絶法を緩和する努力が表面化したのが一九五〇年代の状況であった。「家族計画（連盟）」の援助もあって、改革の論拠が集まった。主な論点は、不法な堕胎の結果死亡したり不妊になる女性が多数に上るということであった（その正確な数については激しい論争が生じたが）。皮肉なことに医師たちの中絶制限法の運動は、この論点を強調することとなった。彼らの主張によれば、非医師による中絶は死亡事故や不妊につながる、というのであった。今や医師たちの主張が認められるようになって半世紀が経っていたが、死亡と不妊は続いていた。治療のために中絶が必要とされる厳格な基準に合わない女性は、それでも中絶施療者を捜し出していたのであった。

医療の領域で中絶は様々な障壁に囲まれていた。私がエール大学ニューヘブン病院で「倫理のインターンシップ」をしていた時、学部長のフリッツ・レードリッヒが私を呼んで、中絶の申請を認可する委員会に出席させてくれた。コネティカット州の法律では、中絶は母親の健康に必要であるという医学的確認が不可欠であった。委員会のかなりの部分は医師によって構成されており、友人のマッケグニー博士が精神科医の委員としてしばしば議論の帰趨を決定した。というのも、たいていの中絶の申請は根拠として「精神的健康」を掲げていたからだった。ある時彼は、与えられた役割への困惑を漏らした。彼は熱くなって言った。「これらは精神科医にとって精神的健康の問題ではないんです。むしろ、当の女性たちにとっての感情的、社会的、経済的問題なんです。僕のところに知恵を借りに来ないでほしいですね」と。

中絶法改革のためにいくつかの重要な会議が開催されたが、一つは一九四四年の「全米母体健康委員会」によるものであり、もう一つは一九五五年の「家族計画」によるものであった。一九五〇年代半ばまでに十分な関心が醸成されて、「米国法律協会」は中絶のためのモデル法を起草した。(31)最終版は一九六二年に出版されたが、中絶が容認されるのは、資格のある医師によって、「妊娠の継続が母親の身体的・精神的健康を甚だしく損なうか、子供が重篤な身体的、精神的欠損を伴って生まれるか、妊娠が強姦、近親相姦、あるいはその他の重罪にあたる性交によるか、などの実質的な危険がある」と判断された場合であった。(32)同年シェリ・フィンクバインの事件についてのマスコミ報道が、中絶を制限する現行法の問題に一般の人々の関心を呼び起こした。フィンクバイン夫人は妊娠中にサリドマイド薬を服用した。胎児が奇形になることを心配して、彼女は中絶を求めたが、医療当局から許可が得られなかった。さんざん難儀をしたあげく、彼女はスウェーデンに渡り、その国で奇形の胎児が中絶された。(33)

医学界の意見は中絶緩和の見解へ動いていった。一八七一年に全米医師会は、より厳格な法律を制定するための運動で、「少なくとも一名の尊敬すべき〔同僚の相談に応じる〕顧問医の意見との一致なしで、中絶や早期分娩を行うことは医師専門職としてふさわしくない。実施する場合は、つねにできる限り子供の安全を顧慮しなければならない」と決議していた。一〇〇年後に、激しい討議を経て、全米医師会は姿勢を修正し、「よき医療行為に従い、医師が診療している地域の法律を侵害しない環境の下で、遂行される」中絶を容認し、「よき診療行為は、患者の福祉を適正に考慮することを必要とし、患者の要求に盲従してはならない」と述べた。(34)医師の中で中絶にもっとも密接に関わっている産科医たちは、一九六八年に中絶治療の方針を定めたが、それによれば、患者と夫（患者が既婚の場合）の同意が必要であり、二人の医師の協議によって処置が医学的に必要であることが確認されなければならない、つまり、（「現実的あるいは合理的に予見可能な全体的環境のもとで」判断して）妊娠継続が女性の健康を脅かす場合か、あるいは妊娠が、重篤な身体的奇形や精神的遅滞を伴う胎児の出産という結果となる場合である。僅か二年後に産婦人科学会の理事会は、より簡潔な方針を発表した。「中絶は、患者の依頼によるか、医師の勧告によって、行うことができると認められている[35]」。

一九六四年の夏、大学院の一年生を終えたときに、私は全く突然、中絶の是非を問う政治の世界に投げ込まれた。その時私はサンフランシスコ大学の夏期講習会で倫理学の課程を担当していた。霧の立ちこめたある朝キャンパスを歩いていると、別の客員教授ヨーゼフ・フックス師に声をかけられた。著名なドイツ人の神学者でローマのグレゴリウス大学から来ていた。フックス師は、サージェント・シュライヴァーの名前を知っていますかと私に尋ねた。シュライヴァー氏はたしか故ケネディ大統領の義弟でしたねと答えると、彼は、シュライヴァー氏が自分を〔マサチューセッツ州〕ハイアニスポートのケネディ邸に招いてくれていて、何人かのカトリックの神学者の会議を開いて、そこで中絶の政治的問題を論じる予定になっている、と教えてくれた。シュライヴァー氏の説明によれば、上院議員エドワード・ケネディはマサチューセッツ州で再選の準備中であり、ロバート・ケネディはニューヨークで運動中であった。ケネディ家はカトリックの教義と米国の政治環境の両方に調和するような、中絶に関する政治的見解を練り上げることを希望していた。フックス師は、自分は米国の政治環境について無知だが、もしも米国人の若い神学者を同伴してもよいのなら、その会議に参加する、と答え、シュライヴァー氏は同意した。その上でフックス師は私に、一緒に行きませんかと尋ねてきたのである。次の二日間、私はこの上品なドイツ人のイエズス会士に、米国の法律と中絶に対する態度について説明した。私たちは〔マサチューセッツ州〕ボストンに飛び、同僚のイエズス会士ロバート・F・ドリナン（当時ボストン大学法学校学部長であり、後年民主党下院議員になった）に運転されてさらに猛烈なスピードでハイアニスポートまで車で走った。少数の人たちがロバート・ケネディ邸の海の見えるテラスに集まった。ロバートとエドワードの二人のケネディは短時間同席し、シュライヴァー、アンドレ・H・ヘレガース博士、リチャード・A・マコーミック師、チャールズ・E・カラン師（カトリック大学道徳神学教授）、フックス師、ドリナン師、そして一同の中で新参者の私、が私たちに課せられた問題と格闘した。

マコーミック師は特に理路整然としていた。私たちの同僚のイエズス会学者、故ジョン・コートニー・マリーの命題を、彼が注意深く提示したのを覚えている。その命題は、ある問題点の道徳的側面と、その問題点に関する法制定の可能性とを区別していた。(36) マコーミックはこの命題を、米国における（ロウ対ウェイド判決〔一九七三年〕以前の）現代の中絶論争に適用した。彼の結論は――そしてまた私が記憶している限りでは、出席していた他の神学者も同意見であったが――、厳格に制限的な中絶の倫理を法律に書き換えることは、そもそも不可能であろうし、仮に法律が目指す積極的な目標に到達できたとしても、顕著な社会悪を伴わざるを得ないだろう、というものであった。これらの神学者らは、彼らの教会で説かれていた中絶の非道徳性の教義に忠実に従っていたが、他方で、「米国法律協会」の提案した中絶モデル法の流れに棹さすような公共政策にも賛成した。そのモデル法は一九六二年に起草され、ハイアニスポートの私的会議の当時、およそ一二の州で法制化されていた。何年か後にマコーミック師は次のように記した。

胎児のいのちに対するキリスト教の価値評価を現代米国の生活の場面に組み込んで、実行可能な保護法を展開しようとするとき、もしも中絶の禁止が悲劇ならば、中絶は法的に受け入れ可能であり、もしも中絶の禁止が単なる不便というものならば、〔中絶を法的に〕受け入れることはできない、ということに多くの人々は同意するだろうと述べることは現実的〔可能〕であると私は考える。さらに言えば、米国人はこの二つの政策を区別することができると私は信じている。……この政策は中絶を禁止するであろうが、母親のいのちが懸かっている場合は別である。つまり、母親の身体の健康と生命に深刻な脅威があったり、妊娠が暴行や近親相姦の結果であったり、胎児の奇形度が極めて大きくて産後の生命維持努力が義務とは考えられない場合は別である。……この〔除外の〕一覧表はあらゆる実際的な目標のためのものであり、少し変更すれば、米国法律協会の提案と同じものとなる。……私はこの除外を道徳的に正しい例外とは判断しない。私がこの除外を必要だと考えるのは、現在において多くの人々が、このような状況での妊娠の継続は〔過度に〕英雄的であり、法律によって命ぜられるべきではないと考えているからであり、……何らかの形で法律と関連する悪の中で、これらはまだしも小さな悪だと思われるからだ。政治というものは人を完全に満足させることはないと私は確信している[37]。

マコーミック師は正しかった。彼の中間的な提案に完全に満足した人は一人もいなかった。彼がこの引用文を書いた一九七九年までに、論争は既に硬直化していて「プロ・ライフ」と「プロ・チョイス」に分かれ、両者は自らの立場を絶対的に正しいと主張し合った。彼は自らが属していた教会の司教が「ロウ対ウェイド判決」を「誤っており、不正で不道徳だ」と非難し、極度に制限的な法律を要求しているのを知っていた[38]。しかし一九六〇年代の終わりはまだ、中絶の不道徳性に固執する人々とより柔軟な立場を提案する人々を巻き込んで、公共政策においてある中間的な方策を立てることが可能であると、多くの人々が考えたのであった。

一九六七年九月にハーバード大学神学校とジョゼフ・P・ケネディ財団が主催して中絶に関する国際会議〔「中絶のジレンマ」〕が開催され、著名な人々が聴衆として参加した。連邦政府政務次官アーウィン・グリスウォルド、二人の最高裁判事ポッター・スチュワートとエイブ・フォータスが出席した。カトリックとプロテスタントの神学者が強力な一団を構成し、有名な自然科学者も加わった。何人かが自由主義の立場で中絶法改革の意義を擁護したが、出席者の大半は中絶制限法の倫理的基礎や政治的・法的慎重さを支持した。会議の全体の調子は、この会議によって発行され話題を呼んだ書物『厳しい選択——中絶のジレンマ』に描かれている。その書物では、レナート・ニルソンの有名な子宮内の胎児の写真が目立つ場所を占めていた[39]。集会は一般的に保守的な雰囲気に支配されていたが、民主的な国民に受け入れられるような公共政策の必要性を、参加者たちは認識していた。ロバート・ドリナン師は公の席で、ハイアニスポートの私的なケネディ邸の私的会議で述べた立場を主張した。「〔中絶に関する米国法律協会のモデル法によって〔中絶容認できる場合として〕提示された〕これらの選択を行う必要性を避ける一つの方法は、法律の立場から言えば、最初の二六週の間すべての胎児からその保護を撤回〔して中絶を容認〕することでありましょう[40]」。

中絶法改革に賛成する多くの人々にとっては、関連する道徳は簡単であった。つまり、非合法の中絶は女性を殺す、というものであった（女性の権利の要求としての中絶擁護は、一九六〇年代後半、それも仮説的にのみ姿を現した）。[41] 改革に反対する多くの人々は次の見解を単純に支持した。つまり、中絶は道徳的に悪であり、それゆえ違法であるべきだ、というものである。しかし論評する人々の中には、倫理的問題は極めて入り組んでいる、ということに気がついたものもいた。ポール・ラムジーによる医療問題への取り組みは、中絶問題の複雑さに触発されて始まった。「ハーバード・ケネディ会議」に提出された彼の「中絶に関する決定の要点」は、中絶法改革の討論の複雑さの概略を描いていた。論点は、公共政策における宗教的見解の適正な位置、罪（sin）と犯罪（crime）の区別、胎児（fetus）と胎芽（embryo）の道徳的地位、胎児殺しと嬰児殺しの相違、胎児と新生児の医療における中絶に対する様々な見解の意味合い、などであった。[42]

ラムジーは主要な論文を五編執筆したが、一九七五年の〔オックスフォード大学〕バンプトン記念講演の二編を〔さらに〕この問題に捧げた。[43] 彼の論証の神学的前提とは、人間の生命の尊厳は、その不可侵性と共に、「神が人を扱う仕方の結果なのであって、人が自分だけでいるときに何かであると予想されるものとは根本的に異なるのである。……人間の生命の価値は究極的には、神がそのいのちに込めた価値に依拠している」というものである。[44] このような尊厳の理解において、「生命の始まり」に関する論証は相対的に重要でない。神は人類に保護を広げる。「私はあなたを母の胎に造る前から、あなたを知っていた、……私はあなたを聖別する」（エレミア記、一―五）。生まれようとする人のいのちは、このすべての段階で、極めて傷つきやすく、保護を大いに必要としている。しかしこのような神学的な確認をした後で、ラムジーは「前述の説明は一つも問題を解決しない」と述べざるを得なかった。[45] 生命の尊厳とあらゆる人命の平等（子宮にあろうと世の中にあろうと）についての神学的な主張を越えて、「中絶の問題において現実の道徳的決断の方向と構成要素」が吟味されなければならなかったのである。

問題が生じるのは、一人のいのちが他の人のいのちと競合する場合であり、胎児の救出が母親を危うくするか、あるいはその逆の場合である。〔プロテスタント神学者の〕ラムジーは、二重結果の理論をカトリックの神学者がしたように採用し、状況を分析して、母親のいのちを救うためならば、胎児のいのちを間接的に奪うことも容認されると考えた。カトリックの分析を越えて、胎児と母親の両者が危機に瀕したら、胎児の直接的な殺害も容認するところにまで彼は至った。このような場合、母親への危険物としての胎児の無能力化が意図されているのであって、その殺害が意図されているのではない。ラムジーは「プロテスタントのキリスト教徒は、この提案されている〔中絶という〕行為についてそれぞれが下す評決に関して、カトリックの同胞と取っ組み合うべきである」と述べた。(46) そして実際彼は「取っ組み合った」。次の一〇年間、カトリックの神学者マコーミックとカラン、そしてカトリックの哲学者ジャーメイン・グリセらは、この問題でラムジーに挑んだ。(47)

生命倫理学初期のもう一人の開拓者であるダン・キャラハンは、中絶議論の激流を縫って参入した。彼が『中絶――法律・選択・道徳』を書き始めたときは、伝統的な道徳の世界における中絶禁止のために、擁護論を書くつもりでいた。彼は諸事実、問題点、論証を検討するなかで、「一方的価値観による解決」と自ら呼んだ二つの立場の批判を行った。一つはローマ・カトリックの立場で、中絶は常に悪である、というものであり、もう一つは、女性の権利の立場で、中絶は単なる個人的な選択事項である、というものである。彼はこれらの批判から出発して、自ずと「極めて広大で曖昧な中立的立場」へと向かっていった。この立場こそ、彼の考えでは、公共政策と法律に関して一致した世論を醸し出す場を提供してくれるものであった。またこの領域は、「人命保護を顧慮する……性向というか、……広い構えをもっている。……人道的、道徳的に可能な限りで、人命保護を支持し促進することが望ましい」。彼はこの立場を、「生命の尊厳」を総合的に考慮した上で、注意深く展開した。人命の始まる瞬間やその道徳的重要性に関する論証を彼は受け入れ、胎児が道徳的地位をもつようになる段階の出現を重視する「発展学派」(developmental school) の論証を、もっとも説得力あるものとして承認した。中絶制限法、穏健な法、無規制の法などそれぞれの望ましさを概観した上で、均衡のある法律を選択し、そのことによって、女性に最大の自由を与え、中絶に対する社会の真剣な関心を明らかにし、未だ生まれざるいのちに対する社会の尊重を表明した。最終的に、「中絶の決定は女性自身に委ねられるべきである」、しかし、公共政策は、未だ生まれざるいのちの保護を様々な手段によって促進するように設定されるべきである、例えば、避妊の自由な利用、社会全体での中絶以外の方法の採用、カウンセリング、そして教育などである。(48)

驚くまでもなくキャラハンの「中立的立場」はとげとげしい批判に曝された。ポール・ラムジーは特に批判的であった。ラムジーによれば、キャラハンは、いのちといのちが対立するとき不公平が存在しうる、という不正確な前提に立脚して論証を構築したのである。(49)リチャード・マコーミックが批判したのは原則ではなく結論であった。彼によれば、キャラハンは一方で人命優先にこだわりながら、同時に中絶は多くの問題の道徳的解決であると認めており、「まだ二股をかけようとしている」のであった。〔しかし〕キャラハンの「正直で繊細な」分析は、結局は権利の均衡ではなく、一方の権利の全面的な排除という結果に終わった、とマコーミックは判断した。(50)中絶の問題で穏やかな妥協の港を求めて行った真摯な探索は、道徳論争という岩礁に乗り上げてしまったのであった。

しかしながら公共政策は、キャラハンが求めていた自由主義的《リベラル》な法的解決の方向に動いていた。一九七〇年までに一二の州が、「米国法律協会」のモデル法を反映させるように中絶法を修正していた。改革が緒に就いたばかりの時に、連邦最高裁判所がこれら修正された法典さえをも打ち倒すような判決を下した。一九七三年一月二二日、最高裁は二つの関連する事件「ロウ対ウェイド」と「ドウ対ボルトン」で判決を言い渡した。最初の事件はテキサス州の女性がダラス郡に対して訴えたものである。彼女の告発は、テキサス州の中絶法が、〔母親の〕生命救済措置しか犯罪要件から除外しておらず、適切な中絶を行うのを妨げている、というものであった。二つ目の事件はジョージア州の修正された中絶法に異を唱えたものであった。一つ目の「ロウ対ウェイド」事件で下された最高裁の判断は、妊娠の最初の三ヶ月期〔妊娠一〜三ヶ月期〕は、医師の諒解の下で中絶しようとする女性の権利に、州法は制限を加えることはできない、二番目の三ヶ月期〔妊娠四〜六ヶ月期〕に関しては、州政府は母親の健康に関連して中絶措置の安全性を管理する法律を立てることができる〔州政府は中絶を禁止することはできないが、母親の健康のために必要な範囲で中絶の方法を制限することができる〕、最後の三ヶ月期〔妊娠七～九ヶ月期〕に関しては、胎児が「生存可能」なら、女性の生命と健康を保持するために必要な場合を除いて、中絶を禁止する法律を州は立てることができる、というものであった。最高裁はこれらの見解を正当化する根拠として、「権利章典」〔一七九一年合衆国憲法に付加された最初の一〇ヶ条の修正条項〕のいくつかの明確な条項が示唆するように、「半影的な」(penumbral) プライバシーの権利を合衆国憲法が含意していることを挙げた。同時に裁判所は、胎児が憲法修正一四条で解釈されている人 (person) に該当せず、従って憲法で保障された権利を持っていないことを確認した。「いのちの始まりはいつか、という難しい問題を解決する必要はない。医学、哲学、神学という尊敬すべき学問の素養のある人々が、何らかの意見の一致に達することができないときに、裁判所が、人間の知識の発展途上である現在の段階で、この答えに関して思弁に耽る立場にはない」と裁判所は考えた。それにもかかわらず、生存可能性の医学的決定、つまり「子宮外の有意味な生命の可能性」は、州政府が合法的に胎児の生命を保護しうる「強制点」であり得ることを、裁判所は容認した[51]。

最高裁の判決は米国の法律を大幅に改革したが、しかし当時は、中絶に対する国民のより自由主義的な態度と両立するように思われた。この見かけは誤りであることが判明した。州が次々と最高裁判決に一致するように旧法を修正する一方で、多数の市民が異を唱え始めたのである。その動きは、最初こそカトリック教徒に指導されていたが、彼らはまもなく原理主義的なプロテスタントと合流した。一九七〇年代半ばまでに中絶は主要な政治問題と化し、哲学者や神学者の抽象的な議論は、公共的な討論の渦に巻き込まれていった。

たいていの哲学者は中絶問題にほとんど何の関心も払わなかったが、その理由は、中絶の問題は神学か法律の問題だと考えていたからであった（キャラハンが関心を持ったのは、哲学者として特異な現象であった）。しかし中絶問題の複雑さが公共の討論の過程ではっきりするようになると、哲学者の関心も刺激された。ジュディス・トムソン、ジェラルド・ドウォーキン、バルック・ブロディらのマサチューセッツ工科大学哲学部は、科学的精神に満ちた学生を哲学に引き入れるために、「現代の道徳的論点」という課程を設置した。教授たちは中絶に関する授業をいくつか導入することにしたが、その実中絶の問題に関して興味深いことはないと皆考えていた。というのも、女性は誰でも望めば中絶できるべきだからである。しかし哲学者と学生たちが議論をするにつれて、彼らはこの問題の概念的な複雑さに気がついた。この課程から二編のそれぞれ反対の立場を主張する論文が生まれた。ブロディの「中絶と人命の尊厳」は、保守的な立場を支持している点で、哲学者の議論の中では（カトリックの哲学者を別にすれば）ほとんど例がなかった。[52] 彼の主張は、胎児が人かどうかを決定することができないのだから、法は生命保護に賛成すべきである、というものであった。中絶は、母親の生命を救済するというもっとも極端な状況においてのみ、許可されるべきである、というのも、その時は胎児の死は切迫しているに違いなく、「いのちが奪われるその人〔胎児〕は、意義のあるものを何一つ失わない」からである。ブロディの哲学的分析には、彼のユダヤ系の出自から来るラビの論証〔胎児は生きている人（ネフェシュ）ではない、――本節冒頭参照〕がこだましていた。

この課程はまた、倫理学の入門課程に参加した米国の学生にとって一番有名と思われる論文を生み出した、それが、ジュディス・トムソンの「中絶の擁護」であり、『哲学と公共問題』誌上の最初の「生命倫理学」論文となった。[53] 論文はとっぴな事例で始まっていた。あなたが目覚めたら、有名なバイオリニストが瀕死の状態であなたの体と管で結びつけられており、結ばれていることによって彼は生きていられる、ということにあなたは気がついた。彼を結んでいる管を引き外すことは道徳的に正しいだろうか？　次いでトムソンは、生命維持のために女性の体に結びつけられている、胎児との類似を指摘した。あなたの体に侵入したバイオリニストとの管を引き外すことができるとしたら、丁度それと同じように、女性は胎児を切除することができるだろう。バルック・ブロディはその分析に関して行ったジュディス・トムソンとの論争を想起して述べている。「彼女は誰かを死なせることと、彼らを殺すことの間の決定的な区別をし損なったと、私は主張しました。……私は学生たちに、自分たちをバイオリニストから分離するために、彼をバラバラに切り刻まなければならないとしたら、幸せでいられますか、と尋ねました」。ブロディの見解によれば、このとっぴな事例の討論は、多くの中絶議論に類似している。この問題は、中間的な立場の議論や、中絶をある場合には正しいとしある場合には間違いとする状況の議論を一切許さないで、イエスかノーかを答えさせようとしている。彼は、「分析学派に由来する中絶文献は、最高度に知的な性質の文献であり、豊かな論証性を備え、分析的に極めて明晰であり、力強いものです。……それでも、私の理解する限り、教室以外ではいかなる影響力もふるったことはありませんでした」と考えていた(54)。

ブロディの意見は他の哲学者が討論に参加するのを抑えることにはならなかった。たいていはブロディの意見よりもトムソンの意見に賛同した。彼らは、トムソンの問題提起は女性の選択に優先権を与えることを正当化する、と主張した。彼らはトムソンの命題を受容し洗練させた。彼女の命題は、事例のとっぴさにもかかわらず、女性の自律を中心的な、実際唯一の、道徳原則へと昇華させていた。一人の哲学者、マイケル・トゥーリーは、トムソンは十分に議論を展開し尽くしていないと感じていた。彼は中絶のみならず嬰児殺しをも正当視した。彼が立脚した原則は、有機体が権利を持つと言いうるのは、「経験と他の精神状態などの持続的主体として、自己という概念を持ち、自らもそのような持続的実体であると信じている場合だけである」(55)。このトゥーリーの見解によれば、胎芽、胎児、新生児などの道徳的地位は、等しく無視しうる。しかしこの結論は余りにも常識に反するので、広くは受け入れられなかった。その他の哲学者は、人格の始まり、人格同一性、生存可能性の適切さなどを胎児の生命を保護するための指標として探求した。哲学者の中の少数は、キャラハンの顰みに倣って、ジレンマの二者択一、つまり胎児の生命権と女性の身体権との間の、中立の道を理論化することを試みた(56)。

中絶は昔からの道徳問題であるが、生命倫理学の議事項目からは消失した。生命倫理学の誕生前後は社会の熾烈な論点であったが、公共政策上の問題は最高裁判所の〔一九七三年のロウ対ウェイド事件の〕判決によって解決されたかのように思われた。というのも、判決は道徳的に争われている行為を、米国憲法の保護下に置いたからである。複雑な哲学的論証は、自律と女性の権利という原則の強烈な影響を受けて、姿を隠してしまったように思われた。神学者の間では分裂は修復不可能のように見えた。神学者の中には、出産前生命の不可侵の尊厳という、古代からの教義を維持するものもいたが、そのような教義に信頼を置かず、胎児の人格に疑問を抱き、人の道徳的自律をますます高く評価するものもいた。かくて生命倫理学の歴史の初期に、法律は主張し尽くし、哲学者は論証を極め、神学者は教義の溝を埋めるのに論証は役に立たないと考えた。本章の後の部分で述べるように、人の胎児の研究や試験管生殖のような、中絶に関連する問題点を公共政策で議論するときには、感情に負荷がかかり倫理的に複雑な問題は、注意深く回避された。

生命倫理学者が概して沈黙を続けてきたこの数年間に、一つの中絶問題が出現した。羊水穿刺と超音波が子宮内の胎児の性別を明らかにしたのである。倫理学者の中には、〔性別による〕「選択的中絶」の問題、つまり望まれない性ゆえに行う胎児中絶の問題を取り上げる人もおり、カレン・ルバックのような倫理学者は、公平を損なうがゆえに、選択的中絶を批判した。[57]ジョン・フレッチャーは性選択的中絶を正当視したが、その理由は、妊娠の六ヶ月までの時期において、法律が女性の無条件な中絶権を是認しているのだから、中絶における性選択的理由を退けるのは首尾一貫しない、というものであった。後にフレッチャーは自らの立場を考え直し、性選択は反倫理的であると考えるようになったが、その理由は、女性の価値を軽視し男女の割合の均衡を崩すという社会への害は、個人への利益を凌駕するし、男女の胎児の間の公平の原則を損なう、というものであった。[58]

2　避　妊

おそらく妊娠を防止する試みは、人類が性交と妊娠との因果関係を知るようになって以来、なされ続けてきたことであろう。古代の医学文献は多くの避妊手段を報じているが、たいていは豊富な民間信仰に由来する。これらの方法の中には効果的なものもあったのかもしれない（家族の人数をもっと効果的に制限したのは、おそらく堕胎と幼児遺棄であった)。というのも人口減に対する憂慮から、時に公的な制裁が引き起こされたという史実があるからである。例えばマケドニア王のフィリポス五世は避妊、堕胎、嬰児殺しを禁止したが、道徳的な配慮というよりも、むしろ人口の減った国家は軍事的覇権者たり得ないという懸念に駆り立てられたものであった。(59)

ギリシア・ローマ文化で避妊に対する道徳的な関心が出現することは稀であったが、古代のユダヤ教やキリスト教の著作家においては表面に現れている。すべてのユダヤ教徒の男性には子供を作る義務が課せられていたので、避妊を意図する性交は問題視された。一般的には、律法学者の文典は、妻の身体的・精神的健康を守る場合を除いて、避妊を非とした。(60) キリスト教の教えは、一夫一婦制で出産のための結婚という枠組みでのみ、性の道徳的有用性を祝福した。避妊と堕胎（両者は必ずしも明確に区別されなかった）は共に非難された。避妊は、婚姻の本質的な目的の一つである、子供の出産を阻むだけでなく、結婚している二人が罪と同類の快楽に誘惑されていたということを証するものであった。避妊を非難する公式のカトリックの教えは、中世にカトリック教会が非正統派のカタリ派〔一一―一三世紀に栄えた禁欲的で二元論的なキリスト教の一派〕と戦っていたときに出現した。このカタリ派は南フランスで栄えた（アルビ派としても知られている）。カタリ派はマニ教と類似して、身体的な生命を悪と非難し、出産に至るような性関係を罪として禁止した。カタリ派の人々の存在を目にして、教会法に新たな条文が付け加えられた。「もしも婚姻の実体に反した条件が立てられるなら、例えば、「もしもあなたが子を避けるなら私はあなたを娶る」と人が一方の人に言うならば、……この婚姻契約には効力がない(61)」。教皇ピウス一一世が回勅（「貞潔なる結婚」）で、避妊を婚姻の「卑しい汚点」であり自然の秩序の倒錯であると雷鳴の如く非難したように、カトリックの教えは一貫して変わらなかった。(62) 家族計画は禁欲か「周期的節制」による場合にのみ、また重大な理由による場合にのみ、許可された。

キリスト教会のどの教派も、一夫一婦制の婚姻の神聖さや子育てと教育の義務について、似たり寄ったりの見解を抱いていた。もっともプロテスタントの教えは、避妊について言及することはより稀であった。この問題について説教壇では慎重な沈黙が支配し、個々の良心に向けてより寛容に対応したということは、過去のたいていのプロテスタント道徳学者が、常に避妊措置を実践している結婚生活を容認した、ということを必ずしも意味しない。[63] 米国のプロテスタント教派は、決して産児制限（birth control）を熱烈に歓迎したことはなかった。一九世紀の終わり頃、社会での女性の役割に関して「女性問題」が激しく議論されたが、産児制限が論じられる限りで、教会は普通保守的な陣営に属していた。産児制限は女性を母や妻としての義務から解き放つものであり、それゆえ女性としての本性を傷つけるものと見なされた。ある著者はプロテスタント教会の態度を次のようにまとめた。「米国の教会は、品行方正さの公式の守護者として、余りに用心深くかといって必ずしも時宜を得ず、産児制限に形ばかりの注目を向けてきた。……米国のプロテスタント信徒がこのような事柄で教会の教えに耳を傾けても、長い間彼らはそこに、避妊に関する良心の疼きを慰めるものは何も見出せなかった」。[64] 一九三一年に「連邦教会協議会」の「結婚と家庭の委員会」は「産児制限の道徳的側面」を発行し、[65] 産児制限を慎重に肯定した。この報告書は、たいていの教区民に既に喜んで受容されていたやり方を、後から承認したものとして、平穏に認知されたが、他方で強固な反対にも遭った。「南部長老派教会」と「北部バプテスト教会連盟」は報告書の結論を否認した。反対は強固であり、全国の教会協議会で報告書の承認が阻止されたほどであった。

ある影響力のある宗教団体がはっきりと自由主義的な方向を採用した。世界中の英国国教会派の主教が、一九三〇年にランベス宮殿〔ロンドンの南部にあるカンタベリー大主教の居館〕に会して、あらゆる形態の避妊は道徳的に正当である、という声明を出したのである。それでも彼らは注意を促した。「親になることを制限したり避けたりすることが道徳的義務として明確に感知されるならば、その方法はキリスト教の原則によって決定されなければならない。主要で明白な方法は交わりの全き節制である。……しかし全き節制に従わない道徳的にもっともな理由があるならば、同一のキリスト教の原則に照らして行われるという前提の下で、他の方法が用いられてもよいと当会議は同意する」。[66] 主教らは「困惑する夫婦」が医学的、霊的にしっかりした助言を求めるように勧めた。T・S・エリオットは敬虔な英国国教会信徒であったが、思わず次のように記した。「「しっかりした助言」を求める少数の正直な人々が助言を求める相手は、……自分たちと同じくらいに困惑している牧師である」(67)。ランベス声明は教皇ピウス一一世から極めて痛烈な批判を浴びせられた。教皇のかの回勅（「貞潔なる結婚」）はそのわずか二、三ヶ月後に発せられ、英国教会による道徳的厳格さの緩和を、辛辣に批判したのである。それでも、ランベス声明は、プロテスタント教会の主流に熟成してきた考え方を反映しており、その教えは米国の聖職者たちに聞き届けられた。

避妊の宗教的議論は下火になったが、米国と英国においては避妊制限法の導入に対する反発が民衆の間に多かった。普通法《コモン・ロー》は避妊に言及することは一度もなかったが、民衆を相手にした一九世紀の道徳改良家は法曹界の注目を集めた。これらの道徳改良家の中でもっとも熱心だったのはアンソニー・カムストックで、彼は敬虔な食料雑貨店の店員をしており、連邦議会に働きかけて、ほとんど何の討論もなく、「不道徳的使用のための品物の販売と流通を抑制する」ための法律（「カムストック法」）を、一八七三年に首尾よく通過させた。カムストックは米国郵政公社の特別捜査官に任命され、同法の履行を監視し、その地位を四〇年間維持した。彼が目を光らせていたので、性をにおわせる文献はすべて差し押さえられ没収され、その送り主は起訴された。彼からすれば猥褻さは至る所に広まっており、産児制限を説明し推進する科学的な試みでさえも、彼の悪意のある目でにらまれた。カムストックの「悪徳抑制協会」はいくつかの州議会に働きかけて、曖昧な規定で猥褻と烙印を押された品物の販売や所有を処罰させようとした。その品物には、避妊の情報や器具も含まれていた。州政府は避妊器具の利用を、病気治療のために医師によって処方された人々に制限し、産児制限医院を非合法化した。

世紀の代わるまでに二二の州が「小カムストック法」を有していた。カムストック自身は一九一五年になくなったが、彼が鼓吹した法律の痕跡は、連邦と州のレベルで一九六〇年代まで尾を引いた。ある歴史家によれば、「カムストックの行動は極端な偏狭さを表しているが、それはある意味で、彼の時代の支配的な態度を反映していたに過ぎない」(68)。公衆はこの「風紀係」のようなあら探しを支持したのである。説教者はこのような態度を喜んだ（カムストックはしばしば模範的なキリスト者として、説教で引用された）。医師は「風紀係」のあり方に共感したか、あるいは法律上の威嚇に怯えて、避妊の助言をすることをしばしば拒絶した。コンドーム、膣座薬、子宮頸キャップなどの情報は時に裕福な中流階級には利用できるのに、貧しくて教育のない女性たちは避妊の選択肢について無知であった。

第一次大戦後、結婚、性、家族に対する米国人の態度は自由主義的な方向に変化した。性に関する公共の議論は前ほど抑圧的でなくなった。むしろ多くの人々には行き過ぎではないかとさえ思われた。フロイトの考えは学者の世界に広がり、民衆の心に浸透した。離婚の増加によって、伝統的な家族の結びつきが弱体化しつつあった。このような環境変化の中へ、闘士のマーガレット・サンガーが行進していった。彼女は社会的な急進論者であり、女性解放と産児制限の擁護者であった。彼女はこれらの必要性を訴えて、倦まず撓まず講演し運動を組織化した。一九一五年に、考えを分かち合っていた夫がアンソニー・カムストックによって個人的に拘束され、サンガー夫人はカムストック法の下で告発されたが、起訴は免れた。翌年、ニューヨーク市で彼女は最初の産児制限医院を開設した。彼女はしばしば拘束されたが、一度などはニューヨークのパトリック枢機卿ヘイズの命令に基づいていた。その後で彼女は言明した。「今や〔私たちの戦いは〕ローマ・カトリック教会の聖職者の企みに対する共和国の戦いである」[69]。徐々に彼女の主張が受け入れられるようになった。広範な公衆が、避妊制限法撤廃という彼女の運動に共感を示し始め、多くの医師が産児制限を患者の健康のために必要と見なすようになった。

一九五二年にサンガー夫人は、彼女の友人で慈善家のキャサリン・デクスター・マコーミックによって、生物学者グレゴリー・「グッディ」・ピンカスに紹介された。ピンカスはハーバード大学での彼の経歴の初期に、生殖内分泌学と遺伝学の領域で先駆的な業績を上げ、一九四四年以降、ウスター実験生物学財団で研究を続けていた。彼は哺乳類の生殖におけるホルモン調整に特に関心を抱いていた。恐れを知らぬサンガー夫人は経口避妊薬の研究に彼を引き抜き、マコーミック夫人が惜しまずに財政的援助を提供した。

彼女らの共同研究はたちまち成果を上げた。妊娠におけるホルモンの働きに関する生物学的研究は、大いなる創意工夫で、グッディ・ピンカスと彼の同僚によって成し遂げられた。サール社が彼らの研究を製薬科学に応用し、「ピル」を製造した。それは、二種類の合成ステロイド、プロゲステロンとエストロゲンの結合したものであり、商品名は「エノヴィッド」と名付けられた。最初の臨床検査はハーバードの産婦人科主任ジョン・ロック博士によって、一九五四年から一九五五年にかけて計画され実施された。一九五六年春に大規模な臨床検査が、プエルトリコの首都サンファアンの郊外、人であふれかえった貧しいリオ・ピエドラスで実施された。リオ・ピエドラスの女性たちは「生殖能力研究にうってつけの人々」と表現された[70]。処方計画への不従順から生ずる「患者による失敗」率が高かったにもかかわらず、治験の責任者のエドリス・ライス＝レイ博士は一九五七年一月に、エノヴィッドは「二二一人の女性で九ヶ月の間に二〇日以上一〇ミリグラム摂取の場合、避妊効果一〇〇%」と報告した[71]。めまい、頭痛、吐き気が副作用として注記された。治験はプエルトリコの別の場所とハイチに拡大された。サール社は同年、切迫流産と月経不順の薬剤としてエノヴィッドを市場に販売する認可を、食品医薬品局から得た。三年後に避妊効果の証拠が集まり、避妊適応の認可が与えられた。一九六〇年五月、エノヴィッドは経口避妊薬として認可された。この認可から三年以内に、二〇〇万を超える米国の女性がピルを服用した。作家で下院議員、外交官のクレア・ブース・ルースはこの生殖革命について語った。「現代の女性は遂に、男性と同じだけの自由度を獲得するようになった。自分の身の振り方を決め、生活費を稼ぎ、精神の向上を追求し、キャリアを首尾よく積むことも、自由にできるようになった[72]」。

ピルは極めて古くからある倫理的な問題を、新たな装いの下で提起した。つまり、妊娠を妨げることは神の法や自然に対する反倫理的な違反か、という問題である。この問題は、今日考えるような、ローマ・カトリック教会に限定された関心だったのではなく、一九世紀を通じてキリスト教的な米国そのものを患わせた問題であったのである。ピルの到来はこの問題に再び火を点けた。カトリック教徒にとっては、化学的な避妊は物理的な避妊と道徳的に等価か、という問題であった。物理的な形態の避妊（子宮内避妊リングもそうであるが）は、これまで明確であった避妊の不道徳性という教えに、混乱をもたらした。〔ピルの発明という〕この科学的な発達によって、このような教えの歴史や、それを支持するために用いられた論証の性質を再吟味する必要が生まれた[73]。〔他方で〕既に避妊を道徳的に問題なしとして広く受け入れていた一般の大衆にとっての問題は、効果的で容易な避妊薬を用いることができるようになって、米国人の社会生活や性生活が革命的に変化するのではないか、ということであった。

一九六五年に合衆国最高裁判所は「グリスウォルド対コネティカット州」事件で、一八七九年に制定されたコネティカット州のカムストック時代の遺物を取り除いた。それは、「妊娠を防止する目的で薬剤、医療品、医療器具を使用すること」を違法とする法律であった。[74] ポッター・スチュワート判事はこの法律を、「異常に愚かしい法律」と呼んだが、裁判所は愚かしさのゆえに法律を取り除くことはできないとも記した。その代わりに判事たちは、避妊薬の使用を禁止する法律は、「権利章典よりもなお古いプライバシーの権利――結婚は末長い二人の協力であり、神聖といえるものに近しい――」を侵さないでは実施できなかったと判決することで、憲法の歴史を新たに作ることとなった。プライバシーの権利は確かに古くから存在するかもしれないが、それにしても、合衆国憲法の内に見出されなければならなかった。建国の文書である憲法にはそのような権利への直接の言及はなかった。従って判事たちはプライバシーの権利を、「人々に生命と財産を与えるために必要な〔特定の〕〔憲法に明示された〕諸保障に由来する半影(penumbra) として見出し、……様々な保障がプライバシーの領域を形づくる」と考えた。[75] もともとこの「半影的なプライバシーの権利」という学説〔憲法に明示の人権規定は、それらから放射される半影部分を有しており、それらが合わさってプライバシーの権利を作り出すという法理論〕は、一八九〇年の『ハーバード・ロー・レビュー』誌の論文で将来の最高裁判事ルイ・ブランデイスによって展開されたものであるが、それを裁判所は家族法の中心学説に高めたのである。[76] この学説は一九七二年の中絶判決〔一九七三年一月二二日に判決が出た「ロウ対ウェイド」事件や「ドウ対ボルトン」事件を指す〕にも再び出現することとなるし、生命維持医療の拒否に関するその後の事件〔例えば一九七五〜七六年の「カレン・アン・クインラン事件」〕でも援用された。グリスウォルド判決は、避妊の効果的促進に対する最後の法的障壁を取り除いたことになった。

ピルそれ自体はほとんど何の論争をも喚起しなかった。ピルが与えた性生活解放への影響は、倫理的に何人かの道徳学者の注目を集めたが、一般の人々には恩恵と見なされていた。女性は直ちにそれを買い求め、医師は快く処方した。カトリック教徒はしかしながら、ピルによって解放されなかった。共同開発者の一人であるジョン・ロック博士は自らもカトリック教徒であるが、彼は自分の発明した薬が、教会による人工的避妊術の全面的禁止を回避できるかもしれないと考えた。というのも、生殖周期へのホルモンの影響は、彼には「自然な」ものと思われたからである。ジョゼフ・フレッチャーは一九六〇年初版の『道徳と医療』改訂版のまえがきで、ステロイドの避妊薬について楽観的に記した。「同一の薬剤は同じように月経周期を調整し安定させるために使用されているので、ローマ・カトリック教会の司祭は、この形態の産児調節を、月経治療の……「間接的な結果」として正当化することができるだろう(77)」。監督教会（聖公会）神学者であるフレッチャーは、カトリックの信者仲間の執拗さを過小評価していた。問題はそれほど簡単ではなかったのである。

少数のカトリックの著作家は、フレッチャーが示唆したよりもさらに先まであえて進んでいった。彼らは、新避妊薬それ自体よりももっと大切なのは、人の性と婚姻の道徳性に関するカトリックの教えを徹底的に見直すことであると考えた。彼らの主張によれば、現行の教えは人格の理解が狭隘であり、道徳の規則を人の有機体の身体的配置から導出しようとする、「身体主義的見解」(a physicalist view) に依拠している。彼らが求めたのは、より「人格主義的な」倫理学や、結婚生活における性のより全面的な理解であった。米国カトリック大学道徳神学教授のチャールズ・カラン師はこう記した。「議論は、対象となっている器官やその器官と有機体との関係に限定されるべきではなく、むしろ人間全体の良さやその人と家族・地域・広い社会との関係が考慮されなければならない(78)」。嵐のような議論が巻き起こった。教皇パウロ六世が一九六四年六月二三日に、議論されている結婚と産児制限の問題を研究する委員会を設立する、という声明を発したとき、自由主義的なカトリック教徒らは希望を抱いた。五八人の委員の中にはアンドレ・ヘレガース博士もいた。二年後教皇が委員会の自由主義的な報告書を退けたとき、伝統的な教えを修正するという希望は打ち砕かれた。一九六八年に重要な教皇の回勅（「人間の生命について」）は極めて荘重な言葉遣いで伝統的な教えを確認した。[79]

教皇の決定は、教会の権威の本質についての議論を巻き起こした。その議論はカトリック教会内部の出来事だった。しかし生命倫理学に間接的な影響を与えた。ダン・キャラハンはカトリックの信徒の間で、教説の修正を求める運動を指導していたが、避妊の議論によって、生命倫理学の問題点に一層接近する結果となった。[80]他の人々の場合も、カトリックの道徳神学を離れて新興の生命倫理学の領域に追いやられることとなった。米国カトリック大学の終身在職権（テニュア）を保持していなかった道徳神学教授ウォレン・ライクとジョージ・カノーティは、回勅「人間の生命について」に丁重な異議を唱えたことで、大学を辞めるように勧告された。ライクはジョージタウン大学ケネディ研究所に移り、カノーティは〔オハイオ州〕クリーブランドのジョン・キャロル大学へ、さらに最初の病院付き生命倫理学者としてクリーブランド病院に、移った。[81]私はちょうど回勅が発表されたとき、サンフランシスコ大学神学部に所属したばかりであった。熱心に教義の討論を理解しようとし、自由主義の立場に味方した。その立場は一旦は教皇が任命した委員たちによって徹底的にかつ慎重に再吟味されたのに、その後で教皇によって退けられたので、私の失望は深かった。新米の道徳神学者として、中絶と避妊に関する伝統的な教義を教えていては、居心地がよくないし良心も満たされない、ということが私にもわかり始めた。かくて避妊に関するカトリック教会内の議論は、結果的に新たな生命倫理学者の群れを増大させ、そのことによって生命倫理学の成長を促進することとなった。

カトリックの夫婦や、避妊と断種は特定の患者に適切であると考えているカトリックの医師（そしてまたカトリックでなくとも、カトリックの病院で勤務している医師もまた――というのはそこでは「カトリック病院協会・倫理原則」が断種措置を禁止しているので）を別にすれば、避妊は一般的には論争の対象となるような事柄ではなかった。しかしながら、避妊が複雑に絡んでいるある論点が、一九六〇年代に大いに注目を集めた。

実は「人口爆発」が新興の生命倫理学の議題に登場するようになったのである。一九六〇年にダートマス〔大学〕で開かれた「（現代）医学における良心にかかわる問題」会議で、米国のインド大使マホメダリ・チャグラ閣下が、自国や他の開発途上国の驚くべき人口増加の数値を詳述し、随伴する貧困増大も指摘し、そしてはっきりと述べた。「政府や公共機関が人の出生率の研究をいやがっています。何故でしょうか？　……この問題の真の解決法は、インドでは安価な経口避妊薬です。……しかししばしばご当地〔の米国〕では、産児制限や家族計画を話題にすることがはしたないことと見られています」[82]。彼が語っていたちょうどその時に、「エノヴィッド」の臨床研究は行われつつあった。しかし、人の出生率の問題に対処しようとする政府の姿勢が消極的だ、ということを遺憾に思うという点で、彼は正しかった。チャグラ大使によって政治的、国際的に提起された問題は、個々の女性・家族の産児制限を求めた先駆者たちによって提起された問題と同様、無関心、反発、留保に見舞われたのである。

一九六〇年代の終わり頃、チャグラ大使によって提起された困難な問題はいよいよ危機的な状況になった。三人の学者――スタンフォード大学のポール・エーリックがカリフォルニア大学のガレット・ハーディン、キングズリー・デイヴィスと共に――が「人口爆発」の分析を出版し、人口成長のダイナミクスが人の住む世界を複合的な危機に陥れている、と提示した。その危機とは、飢饉、環境汚染、資源枯渇、環境悪化である。彼らの説くところでは、この問題の処理を家族計画という自発的な手段に委ねるだけでは、全く不十分である[83]。ガレット・ハーディンは次のように記した。「人口過剰の悲惨さから私たちを救済できるのは、技術的な解決策ではない。繁殖の自由はあらゆる人を破滅させるであろう。……他のもっと貴重な自由を保持し培う唯一の方法は、繁殖の自由を放棄することによって可能となる。」ハーディンの主張によれば、繁殖の自由は、家族規模の制限、結婚権の制約、子供への課税、避妊、断種、中絶などの政府の諸政策によって、縮小されるべきである。蒙昧な宗教教義は犯罪の共犯者だ、と彼は続けた[84]。

そのような挑発的な提案は直ちに反論を引き起こした。学者はこの分析の背後にある人口科学の正当性を疑った。聖職者は道徳的前提を非難した。政治家は強制的な手段と聞いて尻込みした。プロテスタントの神学者アーサー・ダイクはハーバード大学人口倫理学サルテンスタル教授職を保持していたが、彼によれば陣営は三分し、「危機環境論者」は明白な政府の強制策がなければ人口増大と環境枯渇が続くと見なし、「家族計画論者」は、教育と自発的な産児制限を提案し、「発展分配論者」は社会経済的条件が改善すれば人口の重圧は緩和されると主張した。ダイクはこれらの立場の底に潜む道徳的価値を明らかにし、ロールズの正義論を援用しながら、もしも貧乏人の境遇が他の方法で改善されることがなければ、彼らに強制的にしろ自発的にしろ家族計画を課するのは不公平だ、と主張した。正義の概念が人口政策の基礎になければならない。[85] 何人かの生命倫理学の開拓者が人口問題に深く関わりを持った。ダイクはハーバード大学神学校のラルフ・ポッターと共に、「ハーバード人口研究センター」の職にあった。アンドレ・ヘレガースはジョージタウン大学に「人口研究センター」長として赴いた。

一九七〇年代半ば頃までに、しかしながら、人口倫理学は生命倫理学の議事日程表の底の方に沈んでしまった。この変化の理由ははっきりしない。しかしポッター教授の考えによれば、もともとこの問題は手練手管の政治評論家によって提起されたものであり、彼らは事の軽重を計らずにそれを「爆発させた」のであり、実際の問題は、まもなく明らかとなったように、哲学者の手にではなく政治家の手に握られていたのである。[86] 国際的な組織が政策を立て始め、国々は計画に着手し始めた。中絶と人口調整の関連は、いくつかの国、例えば中国、などでのみ論争の的であり続けた。

生命倫理学は生殖、中絶、避妊といった古典的な道徳的関心で幕を開け、人口爆発に関する現代の関心がそれに加わった。避妊の倫理学はまもなく議事日程表から消失した。中絶の倫理学は速やかに中絶の政治学となり、中絶の複雑さに関する哲学的議論は頑迷と怨恨の下に埋もれた。人口調節の倫理学は一〇年間ほど議事日程表に載り続けた。これらの伝統的な倫理問題はすべて、生殖の防止に関係する。ここに今や全く新たな問題が出現した。

3　生殖技術

一方で人間は出産を防止しようとしてきたが、他方でそれ以上に頻繁に子供を作ろうとし、失敗しては悲嘆に暮れた。医療の生殖支援は古代からの歴史を持っている。古典的な文献、例えばソラヌスの婦人科学は、性交で子孫を儲けることを保障するための処方で満ちている。[87] これらの試みはたいてい薬剤、食餌療法、物理的な手法などであるが、効果はなかった。同時に、一般的に出産に好意的な宗教文化の中で、道徳的に無害でもあった（但し魔法の気のあるものは除く。教会は魔法を非難した）。またグッディ・ピンカス始め他の大勢の生殖内分泌学における科学的業績は、効果的な避妊薬を生み出しただけではなかった。それは生殖過程全体の理解と制御の能力を増大させることに貢献したし、不妊治療研究を促進した。

一九世紀に科学が人の生殖の生理的メカニズムを明らかにするようになって、不妊治療の試みはより注目を集めるようになったし効果的にもなった。医療機器を補助的に用いる授精は一八世紀末に始めて報告された。イタリアの司祭で科学者のラザロ・スパランツァーニはヒキガエルで成功し、英国の外科医ジョン・ハンターは生地商の妻の妊娠に、彼女の夫の精液を用いて成功した。[88] 一八六〇年代に米国の婦人科医J・マリオン・シムスは人工授精を六人の女性に彼女らの夫の精液を用いて六六回試み、一つの妊娠を得た。一八八〇年代にフィラデルフィアのジェファーソン医科大学のウィリアム・パナコストとジョン・ディケンソンは、「クラスで一番ハンサムな医学生」の提供精液を用いて、無精の夫の妻を妊娠させた。この出来事は秘密裏に行われ、一九〇九年に漸く公表された。一旦明るみに出ると、批判よりも称賛が巻き起こった（ある聖職者に「医学的姦通」と攻撃されたが）。妊娠を補助されて生まれた青年が、今や立派な開業医となった父親を見出すことができ、お互いが喜んだ。[89] 一九三〇年代と一九四〇年代に、二人の婦人科医、米国のソフィア・クリーグマンと英国のマーガレット・ジャクソンは、妊娠過程を専門家と社会に説明することに貢献した。冷凍保存精液が始めて使用されたのが一九五三年で、一九七〇年代に提供者による授精の需要が四倍にもなった。

人工授精で生まれた子供の法的地位は未確定であった。英国では一九六〇年という遅い時期になって保健省のある委員会が、そのような子供については非嫡出児の地位が維持されるべきだ、と勧告した。ニューヨーク控訴裁判所は一九六三年に同様の判決を下した。しかし一九六八年にカリフォルニア州最高裁判所は、提供者による〔非配偶者間〕人工授精で生まれた子供に嫡出性を認めた（提供者による人工授精 Artificial Insemination by Donor の頭文字を取ってＡＩＤと呼ぶのは気が利いている）。オクラホマ州では一九六七年にそのような子供を嫡出児と見なす法律を制定した。[90]

カトリック教会は、出産促進を教義として掲げながら、出産につながる性交の自然な過程を汚すと解されるような、あらゆる措置に反対する立場を堅く守った。一八九七年に教皇庁の公式声明で「人工的な受胎」は非難され、教皇ピウス一二世は一九四九年の第四回国際カトリック医師会議で発言して、禁止は提供者授精〔ＡＩＤ〕はもとより配偶者授精〔ＡＩＨ〕をも含む、と明言した。[91]

人工授精は医療ではますます一般的になって行ったとはいえ、多くの宗教団体は、キリスト教もユダヤ教も、依然としてその容認をためらいがちであり、それは特に提供者授精の場合に顕著であった。一九七二年にチバ財団が後援して「非配偶者間人工授精（ＡＩＤ）と胚移植の法的側面などのシンポジウム」が開催された。このシンポジウム開催を同財団に持ちかけたのはキルブランドン卿であったが、彼によれば、「この会議の主題が始めて私にひらめいたのは、一九七一年のフォガティ・センターでの社会・倫理・生命科学研究所による会議の折でした」。[92]チバ財団のシンポジウムで発言者はすべて一致して、人工授精は医学的に簡単で、不妊の夫婦に待望され、しばしば効果的であると認めた。ロンドン〔大学の一八二九年に創立された〕キングズ・カレッジの道徳・社会神学教授Ｇ・Ｒ・ダンスタン師は、〔後に〕英国の医療倫理の著名な代表者となった人であるが、倫理的な論評を配布して、宗教団体には一般的に懐疑主義が支配的であることを指摘した。彼は次のように発言した。「英国ではキリスト教教会で人工授精にはっきり賛成しているのは一つもありませんし、ユダヤ教正統派の判断も同様に敵対的です」。[93]非嫡出児という法的な地位によって、欺瞞や秘密主義がはびこることを彼は慨嘆した。既婚夫婦と子供にとってその措置がどのような意味を持っているかを分析し、提供者の責任と精子への支払いの問題を論じたが、支払いについては彼は強く非難した。

全体として、ダンスタンは、一般的で受容されつつあるこの措置に対して、条件付きの道徳的承認を与えた。

チバ財団のシンポジウムの題名には、「胚移植」という言葉が含まれていた。このシンポジウムが、比較的単純なＡＩＤという話題を、大きく越え出ることになったのは、ケンブリッジ大学の生理学者Ｒ・Ｇ・エドワーズ教授と英国マンチェスター郊外のオールダムで個人で診療している産科医パトリック・ステプトー氏を招待していたからであった。この二人は数年間共同研究し、卵母細胞回収条件の改善や、回収した卵母細胞の実験室での（つまり、生体外での in vitro）受精や、受精させた胚の子宮への移植の実験を行った。一九六五年にエドワーズは、ペトリ皿で人の卵子を自らの精子で受精させることに成功し、このとき初めて人のいのちは女性の体の外側でつくられた。次に懐胎のために子宮へ「胚移植」することによって妊娠を引き起こすことを試みたが、それには成功しなかった。彼らはチバ・シンポジウムにおける報告で、胚移植は「まもなく可能となるでしょう」と述べ、動物実験の過程と結果を説明した。結論として彼らの実験の倫理性を擁護して次のように述べた。「私たちの研究はヒポクラテスの誓いに従い、患者の利益のためであって決して害や他の不正のためではないと信じています。広範囲の利益の可能性を提供するものであると信じています(94)」。

ハーバードの法学教授チャールズ・フライドはこの会議で、多くの人々が新しい生殖技術について抱く「不安」について考察した。彼によれば、不安は自己同一性（personal identity）に対する脅威から生ずるのであり、そしてその脅威は遺伝子操作の可能性に由来する。自分たちの遺伝子を材料として生じてきた子供に対して、世話《ケア》するという責任を引き受ける人々に、生殖援助技術は限定されなければならない、と彼は勧告した(95)。フライドの批判は丁重なものであったが、他方でエドワーズ博士は一九六七年のケネディ記念シンポジウム「私たちの良心をかけた選択」で、ポール・ラムジーによって発せられた、遥かに厳しい非難の目標とされたことがあった。

私たちの研究に対して、あたかも何か一九世紀の説教壇から発せられるような、そんな非難に私は堪えなければなりませんでした。……彼〔ラムジー〕は大声で、私たちの研究は、「可能な将来の人類に対して非倫理的な医学実験であり、それゆえ絶対に道徳として禁止されなければならない」と言いました。このお門違いで仮借ない攻撃に、私は驚くと共に猛烈に腹が立ちました。彼は私が守ろうとしているすべてを罵倒したのです。[96]

ラムジーの試験管受精と胚移植への反対の主な理由は、実験される被験者の同意なしの実験である、ということにあった。胚への危害の可能性は深刻ではなかったが、ラムジーの修辞は彼を自らの論理の彼方に飛躍させた。エドワーズ博士をびっくりさせた「極めて騒がしい、しかし極端な立場の人からはおそらく予想されるべき言葉の端々に、この方法で生まれる最初の子供は異常で、公の視線に曝されるであろう、という一人の神学者の希望が半ば表出されている。明らかに説教壇から数々の怒りが罪人たちの頭上に投げかけられるようなものである！[97]」。エドワーズ博士が遭遇したのは、生命倫理学の中でももっとも警告者流のあり方であった。〔ラムジーによる非難の〕一一年後にエドワーズとステプトーの実験は、健康で五体満足な女の赤ん坊となって結実した。

一九七八年七月二五日、レスリー・ブラウン夫人は帝王切開で健康な女の子を出産し、彼女はルイーズ・ジョイと名付けられた。ジョンとレスリーのブラウン夫妻は、英国の労働者階級の夫婦で、二人の子供に「ジョイ（歓び）」と名付けたのにはそれなりの理由があった。九年間の妊娠への努力を積み重ねた後で、彼女の輸卵管は以前の子宮外妊娠で損なわれ、もはや妊娠できないだろうと夫人は告げられた。夫婦はステプトー氏に紹介され、彼はエドワーズ博士と相談した。腹腔鏡手術によって卵子がブラウン夫人から取り出され、ブラウン氏の精子で試験管内で受精され、ブラウン夫人の子宮壁に着床させられた。ブラウン夫人は着床させられた胚を出産まで妊娠した最初の女性となった。英米のメディアは出来事の噂を聞いて、オールダムの病院に押し寄せた。ルイーズの誕生翌日の朝刊には、世界で最初の「試験管ベビー」誕生の見出しが躍った。

エドワーズ博士とステプトー氏は、ブラウン夫妻の協力で、女性の不妊の治療技術という、長い間求められてきた夢を実現した。この治療技術のおかげで、輸卵管の物理的狭窄による不妊に悩んでいた夫婦は、子供を持つ歓び《ジョイ》に恵まれた。しかしこの治療法を提供した科学者と産科医は、倫理的な大騒動を引き起こすこととなった。生殖倫理は、これまで固定的で自然な人間の生活のありように慣れていたが、今や奇妙で見たところ不自然な可能性に遭遇することとなった。それが性交を伴わない子供の妊娠である。彼らの医療技術は、不妊という個人的な悲劇を癒したが、同時にまた、人の受胎産物を人間の手の届くところに置くこととなり、人を操作し、設計し、クローンを造る可能性に道を開くこととなった。母胎の中ではなくペトリ皿で子供を作ることは倫理的なのか、という問題だけでなく、設計にしたがって人を創り出すことは果たして人間の選択肢たりうるのかという問題が、問われなければならなくなったのである。

エドワーズとステプトーはこれらの問題を予見していた。彼らはチバ・シンポジウムで次のように述べていた。「胚移植という技術のもつ広範囲な意味合いに関してなされるいくつかの論評は、重要ではないし誤解を与えるものです。遺伝子工学の危険性が差し迫っているという議論は、想像の産物です。クローニングのことがしばしば騒ぎ立てられますが、しかしあらゆる種において核移植で大人の子孫が生み出されたことはまだ一度もありません。クローニングが胚移植から必然的に生じる、というような……大言壮語への過剰な関心は、真剣に考慮するに値しないと思われます……(98)」。

しかしながら少数の研究者はクローニングを、まだ先の話だとは思いながら、考察の価値があると考えていた。ラムジーはその問題についてノーベル賞受賞者ジョシュア・レーダーバーグと論争した。レーダーバーグは一九六六年の論文「実験遺伝学と人の進化」で、人のクローンの可能性について思いをめぐらせた(99)。この論文の調子は皮肉で、読者が「論評を擁護と誤解」することがないようにと、レーダーバーグ自身釘を刺していたにもかかわらず、彼の「植物的生殖」やクローニングの議論は挑発的であった。「優れた人間、そしておそらくその遺伝型が確定されたら、それを直接複写することは何故いけないのか？　遺伝子組み替えの混乱に含まれるあらゆる危険（性決定における危険も含めて）を蒙るよりはましではないか？」。多くの科学者は、個体の遺伝情報の複写を正確に行うクローニングは、新分子遺伝学の普通の実験技術となりつつある、と考えていた。レーダーバーグによれば、「クローンの特有の性質から、新しい可能性が開かれるであろう、例えば移植片拒否の心配のない移植臓器の自由な交換」とか、「例えば二人の宇宙飛行士……あるいは外科チーム」のような複雑な仕事を共同しているクローンの間での、意思疎通を向上させるかもしれない神経学的な類似性などである。[100]

レーダーバーグはこのような示唆を述べるのに慎重に言葉を選んでいたものの、ラムジーの強烈な応答を引き起こすこととなった。ラムジーの論文「私たちはクローン人間を造るべきか」は才覚あふれるラムジーらしい文章であり、彼が倫理学の論争家であると同時に深遠な道徳思想家であることを示していた。ノーベル賞受賞者レーダーバーグは、仮に彼が意図したのは皮肉な論評に過ぎなかったとしても、情け容赦なく攻撃された。彼の主張のみならず留保したことまでが、論理、反証、揶揄で攻撃された。レーダーバーグが最初に人間のクローンを造るときに含まれるリスクにどう対応すべきか迷うと、ラムジーはその迷いに飛びついて彼の主要な論点を構成した。「道徳的に難しい問題は、……災難をどう扱うか、である。……化け物のような、人間以下の、人間以外の個体が出現したら、実験は直ちに停止して、この人工的に造られた人間生命は殺されるのか？」。レーダーバーグはこの「重大な道徳問題」を真剣に考えていない、と彼は主張した。[101] レーダーバーグの論証を事細かく解体してから、自らの論文で唯一神学的な一節においてラムジーは再び、婚姻における人の結合と生殖の間の神聖な結びつきを、キリスト教的に理解すべきだと主張する。優生学的提案の多くは、親のあり方に対するキリスト教的・人間的な理解を、単純に無視しているか、誤解しているかである、と彼は断言した。

彼の論文は、「人間自身の進化の管理において、クローン生殖を性生殖と混合する基本設計に働いている全生命観」に関する論考で終わっていた。このような世界観は、しばしば科学者なら抱くものであり、さらに同時に「現代の思考形式一般を示す」ものでもあるが、しかし傲慢（hybris）とか「神を演じる」といわれかねない見方である。現代の傲慢は際限ない決定論を際限ない自由に逆説的に結びつけたもので、「創造のあらゆる特徴を尊敬し尊重する根拠となるもの」を排除する。[102]ラムジーは最後に、彼が述べたことは一つとして医療で遺伝情報を道徳的に使用することへの反対ではない、医療の課題は遺伝疾患の予防や治療でなければならない、と主張した。彼は遺伝のカウンセリングと検査を推奨し、幼児や胎児を保護するために、婚前遺伝検査の義務化さえも推奨した。彼によれば、遺伝「手術」は、もしも可能となったとしての話だが、「既存の医療行為に含まれていないような……道徳問題を一つとして提起することはないだろう。……遺伝手術は、害よりも益をなすことが期待できるし、この期待は合理的で十分に吟味された期待である」。[103]いずれにせよ私たちは現実の患者の姿を見失ってはならない、患者はこの男性であり、この女性であり、この子供である。これらの現実の患者は、「非患者や人類によって、ましてや人の進化に対する私たちの支配によって」置き換えられるべきではない。[104]

人のクローニングの見込みは科学的にはまだ先のことであったが、個人を複写したり特定の才能を設計する理論的可能性だけでも、多くの科学者の興味を掻き立て、公衆の想像力を刺激した。科学的にはまだ先のことがすぐに実現するかのように思われた。[105]科学的にはまだ先のことであるにもかかわらず、人クローニングの倫理的議論が論じていたのは、まさに長年の人々の関心事である、人の同一性《アイデンティティ》の本質と価値であり、同一性を操作する限界であった。ラムジーとレーダーバーグのクローニングの討論は、生命倫理学の議論の幕開けの一つとなった。一九九〇年代に人のクローニングが再び新聞の見出しを飾ったとき、討論はほとんど三〇年前のラムジーの考えを繰り返すこととなった。[106]

ポール・ラムジーほど過激ではない多くの学者も、新科学と生殖医療の倫理的意味合いを考察した。ベビー・ルイーズ誕生から数年以内に、他の体外受精児の育児室が文字通り作られることとなったが、ベビー・ルイーズと同じやり方で生まれた場合もあれば、もっと洗練されたやり方で生まれた場合もあった。生殖内分泌学は一挙に進歩し、過去の夢（と悪夢）は現実となった。受精胚の所有主、子供の誕生に複数の人が貢献している場合の親権の要求、着床前検査などの問題が、公共政策と法律に重くのしかかった。これらの問題はそれぞれ、生命倫理学者の考察のための豊かな素材を提供した。

最初に発言した人々の一人がジョゼフ・フレッチャーであり、彼の一九七四年の『遺伝管理の倫理学』は新しい生殖技術に対する賛歌である。というのも彼によれば、この技術によって合理的な人間は「生殖のルーレットを終了する」ことができるようになったからである。生殖科学における様々な進歩を概観した後で彼は次のように記している。「これらの〔生殖科学による〕解答は、現実の状況における現実の必要性に応じて作り出され、人々の福祉に対する人間的な関心に基づいていた。……中絶も時には正しく、時には誤りである。受精卵移植も時にはよいことであり、時にはそうでない。同じことが試験管妊娠、断種、人工妊娠、前もっての性選択、クローニング、貯蔵バンクからの授精や無排卵〔対処法〕についても言える。……このことは生物医学の倫理学に典型的な「臨床的」アプローチである」[107]。しかしこの〔状況倫理的な〕態度はフレッチャー博士に「典型的な」生物医学的倫理学ではあっても、同じ生殖技術の発展を観察していた他の多くの人々には当てはまらなかった。

壮観な生殖技術に対するもっとも堅固な否定は、生化学者で医師のレオン・カスから発せられた。「米国学術研究会議」の生命科学・社会政策委員会の事務局長に採用された彼は、長い間彼の科学的な訓練の底に秘めていた哲学への関心を、遺伝学と生殖の新しい発展を扱った論文をものすることで、充足させようとした。それが「子供を作ること――新生物学と「旧」道徳」で、一九七二年に発表されたが、ベビー・ルイーズの誕生の六年前のことであった。カスはルイーズの誕生後にその論文を改訂し、最初の赤ん坊が何の欠損もなく、全く正常であったという事実の意味を考察した[108]。赤ん坊を製造するに足る知恵と、「人命の発生を人間の性行為から分離し、ひいては人間の体の制約から分離する」ことから生ずる広い意味合いを処理するに足る知恵を、果たして私たちが持っているかをカスは問うた[109]。彼はその意味合いを概観した。そこには、余剰胚の処理の問題、代理母の問題、配偶子や胚の商品化の問題、「完全な」子供を設計しようとする欲求の問題と欠損ある子供に対する軽視の問題、自己同一性の曖昧化の問題、そして最後に性行為、結婚、生殖の非人間化の問題などが存在した。彼はこれらの問題を一つ一つ洞察力と繊細さをもって詳述し、このようなやり方で子供を作るに足る知恵を私たちが持っているかという彼自身の疑問に、端的に否と答えた。それぞれの問題は多くの疑問を呼び起こし、私たちはその疑問に答える手がかりを全く持たなかった。「私たちには十分な知恵が不足しているのだから、……行わないことが知恵である。抑制し、注意し、差し控え、遅らせることが、赤ん坊製造に関して次善の（そして唯一の）知恵が命じるところのものである」。もしも行わないという知恵が守られないのであれば（そして実際カスが論文を改訂するときまでに、赤ん坊の誕生は明るみに出た）、なされたことを監視し規制する手続きを私たちは定めなければならない、そして「一国の愚行によって世界が退化することがないように、効果的な国際的統制」を定めなければならない[110]。

生殖内分泌学の科学とそれに付随する技術は急速に進歩した。妊娠を効果的に引き起こすことは依然として不確実ではあったが、体外受精（ＩＶＦ）はたちまちのうちに比較的単純な実験手法となった。すぐさま卵母細胞は容易に受精させられるようになっただけでなく、生じた胚は冷凍され、後の移植や他の目的のために保存されるようになった[111]。このような早急な発展によって、一般の人々も政策立案家も早急な対応を余儀なくされた。生殖科学の繁栄のお膝元であるオーストラリアは、政策を準備した最初の国となった。一九八二年にヴィクトリア州は「体外受精の社会的・倫理的・法的問題検討委員会」を立ち上げたが、その委員長には「法改革委員会」委員のルイス・ウォラーがなった。ウォラー委員会は何種類かの報告書を作成したが、その内で最も重要なものは、冷凍胚処置の検討に関するものであった。（メルボルンのある医療チームは一九八四年三月に冷凍胚から世界初の赤ん坊を誕生させた[112]。）ウォラー委員会は、人の胚は「尊重」されるべきだという合意に達したが、この論点に直面したほかのどの集団もそうであったように、尊重の明確な規定も、実際にそれが何を意味しているかについての指針も、提供しなかった。報告書は胚の処置について三つの選択肢を夫婦に示唆した。それらは、他の夫婦への提供、研究に使用、そして廃棄である。廃棄が選ばれたら、それは胚から「生命維持を撤回すること」と道徳的に等価であり、冷凍庫からカプセルを抜き取り、解凍することである[113]。研究は成長の一四日までの胚に許可される[114]。個々の多くの問題について、委員会の内部でかなりの不一致が存在したが、ヴィクトリア州議会はその報告書を、一九八四年の不妊法の典拠として承認した。その法は世界で最初の体外受精に関する法律となった。

現実に胚を廃棄するという実際の問題に直面すると、同じ議会が前言を翻した。リオという名前の米国の夫婦がメルボルンの不妊治療病院に行き、何度かの受胎手術に失敗して、次回の試みのために二つの冷凍胚を冷凍庫に残した。二年後に二人は飛行機の墜落事故で亡くなった。ウォラー委員会は孤児となった胚の廃棄を勧告したが、議会は世論の抗議で、不妊法を改正してこれらの胚が別の夫婦に贈与されることを必要とするようにした。(115) オーストラリアの他の州政府や連邦政府の諸機関も、生殖技術に関する独自の報告書を提出した。これらの報告書は政策上の論点については基本的に一致していたものの、その政策上の論点についての包括的な哲学的基礎付けを一様に欠落させていた。(116)

オーストラリアができなかった哲学的基礎付けを、英国が与える機会を持った。一九八二年六月に英国の指導的な哲学者の一人メアリー・ワーノックが、「人間の生殖補助領域における、最近の潜在的な発展についての社会的・倫理的・法的な意味を調査するための」王立委員会の委員長に任命された。科学界や医学界、宗教界の団体や個人との幅広い協議の上で、ワーノック報告書は一九八四年六月に公刊された。報告書は商業的代理母の非合法化を勧告し、余剰胚や実験のために意図的に作られた胚について、成長の一四日までの研究を許可した。

委員長が著名な道徳哲学者であることから、報告書の結論は堅固な哲学的論証に立脚していることが期待されていたかもしれない。報告書は確かに分かりやすく、基本的な問題点に対して注意深い説明を加えていたが、理論的論証を展開する努力はほとんどなされなかった。代理母や冷凍胚のような、倫理的に入り組んだ論点は、哲学的に軽く触れられただけで、むしろ実利的《プラグマティック》な配慮によって決定されていた。(117)

私は王立委員会の初期の審議の頃、丁度オックスフォードに滞在していた。国家委員会と大統領委員会のかつての委員として、私はワーノック教授を訪問した。ハートフォード・カレッジの応接室で彼女と私は、彼女の夫のジョフリー・ワーノックと共に——彼も同様に評判の高い道徳哲学者で、ハートフォードの学寮長、オックスフォード大学の副学長を勤めていた――、米国での委員会体験、特に胎児研究について議論した。メアリー・ワーノックは、全く異なる信念の持ち主の間で同意に達することの難しさを論じた。この会談で、他の点はいざ知らず、道徳哲学の特別の役割について私たちは言及さえしなかった。公刊された報告書のまえがきで、〔今や〔男性のサーに相当する〕デイムという称号を与えられた〕ワーノックはその問題について、「道徳感情に訴えなければならないと考えていた」委員会にとって、義務論の見解も功利主義の見解も共に満足できないものであったことを強調し、「私たちの感情を整理し、それを正当化するように……努力した」と記している。結論で彼女は率直に相対主義者の立場を主張している。「道徳の問題では、より良いとかより悪い判断はあるかもしれないが、正しい判断というようなものは存在しない[118]」。ワーノックの哲学の同僚の中には、報告書の哲学的におもしろみのない調子に失望したものもいた。R・M・ヘアは、結論を導くために正当と認められる理由を明らかにするという、「多大の哲学的な労力」を費す代わりに、委員たちは、彼らの大部分が署名できるような結論を見つけようとしたに過ぎない、と感じた。彼は嘆息してこう記した、「もしもメアリーの哲学的見解が、私がそうであると考えたように、もっと深いものであったならば、もっと効果的な報告書を作成したのではなかっただろうか、という私の疑いはいつまでも消えない[119]」。

体外受精の公共政策を洗練させる次の機会を持ったのは合衆国であった。レオン・カスは一九七二年の「子供を作ること」の結論で、体外受精と胚移植はしてはならないと勧告した。彼は次のように注釈した。「幸いなことに、先に進まなければならない理由は存在しない。……多くの夫婦の人生を悲しいものにするかもしれないが、不妊は私たちの主要な健康問題とはほとんど言えないだろう[120]」。しかし皮肉なことに、厳密に不妊夫婦の悲しみが動機となって、新しい生殖技術を評価する、政府の初めてで唯一のプロジェクトが始まった。〔テネシー州ナッシュビルの〕ヴァンダービルト大学のピエール・スパール博士は、国立衛生研究所に体外受精でできた胚の実験研究計画を申請した。スパール博士の研究は科学的な利点のゆえに承認され、法律に則って保健教育福祉省の「倫理諮問委員会」（ＥＡＢ）に送付された。委員会は体外受精の全疑問を研究手続きの問題として取り上げ、一九七八年九月（ルイーズ・ブラウンの誕生の二ヶ月後）に調査を開始し、一九七九年五月完了した。委員会は国家委員会に倣ってあらゆる種類の研究者を招聘し、体外受精の科学的、医学的、心理学的、倫理的、そして法的な側面の研究を提出させた。同時に全米で公聴会を開催した。この公聴会の過程で、多くの不妊の夫婦が彼らの生活の苦痛と空虚さ、不妊の治癒の希望を証言した。委員会のメンバーは深く感動し、不妊は緊急性を要する問題ではないというこれまでの認識を変化させた。

倫理諮問委員会報告書『人体外受精・胚移植研究保健教育福祉省支援』は注意深く仕上げられた。倫理諮問委員会は冒頭に「国家委員会」の見解を提示し、それに対する合意を表明した。その見解とは、「人の胚は深い敬意を持って扱われるべきものであるが、この敬意には必ずしも、人格に帰属する法的・道徳的全権利が含まれてはいない」(121)。報告書に記載された委員会の結論は、体外受精の研究はいくつかの限定的条件の下で容認できる、というものである。その条件として、研究過程の安全性と有効性を明示するように設計されなければならない、胚が試験管内に保存されるのは一四日だけである、人の配偶子は適当なインフォームド・コンセントを経た上で獲得されるべきである、胚移植がなされなければならない場合には、「法的に結婚した夫婦から得た配偶子でのみ」なされるべきである、などがあげられた(122)。倫理諮問委員会はまた、体外受精と胚移植の結果生まれた子供の法的地位を明確にするために、モデル法の立案を勧告した。倫理諮問委員会のメンバーであるリチャード・マコーミック師の主張で、報告書はカリファノ長官の、体外受精は「倫理的に容認できる」(ethically acceptable) と見なしうるか、という〔端的な〕質問に対して、「容認できる公共政策」(acceptable public policy) という余り明確でない意見でもって答えた(123)。

念を入れて調査し、徹底的に討論して完成した報告書なのに、その運命は悲惨なものであった。それは一九七九年五月四日にカリファーノ長官の机の上に置かれた。倫理諮問委員会はその一年六ヶ月後に存在を停止した。その間、沈黙が報告書の運命を支配した。長官は受け取ったことを認めなかったし、「官報」に告示も掲載されなかった。倫理諮問委員会が終了してから、『体外受精〔と胚移植〕を含む研究』は視界から消え去り、それ以来話題にされなかった。おそらくその論争的なテーマに政治家が恐れをなして逃げたのであろう。スパール博士は彼の提案書の運命を知る前に亡くなった。なにがしかの重要な倫理的結論に到達する機会は失われた。技術と実際の医療は、連邦政府の研究援助費なしで、ということはつまり監督されることもないままに、進展した。

体外受精と胚移植の技術は、ブラウン夫妻のような不妊夫婦を援助するために開発された。しかしレオン・カスが危惧したように、「結婚している夫婦の不妊治療のために一旦導入されたなら、今や体外受精はどのような目的にも使用されるようになる。卵子を採取した同一の女性に、胚を戻さなければならない理由は存在しない」(124)。受精卵は研究用に必要なので、物々交換されたり売られたりできる。世界中の倫理委員会や審査委員会は胚の研究使用を包括的に審査しているが、体外受精の他の可能性はそれほど注意深く吟味されていない。「倫理諮問委員会」（ＥＡＢ）と『ワーノック報告書』は、体外受精は結婚した夫婦に限定されるべきだと勧告した。しかし技術はそれ以外のあり方をも当然可能とした。それ以外のあり方の内でもっとも顕著なものは、受精されるべき卵子を提供する女性以外の女性が、成長する胎児の妊娠係として登場するというものである。そのような行為に「代理母」(surrogate mother)という術語も造語されているが、それは人工授精のようなはるかに技術的に簡単な場合にも用いられている〔一般的に「代理母」（サロゲートマザー）が用いられるが、体外受精で妊娠する女性が胎児と遺伝的関係のない場合を特に「ホストマザー」と呼ぶことがある〕。「ニュージャージー州保健分娩における法的・倫理的問題委員会」は、一九七六年から一九八九年の間に、およそ三三人のブローカーが一二〇〇人の子供の出産につながる斡旋を行い、さらに一〇〇〇人の赤ん坊が夫婦独自の斡旋の下で生まれた、と見積もった。ブローカーの料金の平均は三万ドルであった。これらの代理契約の内、体外受精という新しい技術を用いたのはどれだけか、判然としない。

少数の生命倫理学者はこの現象に注目した。一九八三年にテキサス大学法学校教授ジョン・ロバートソンは『代理母――その功罪』を著した(125)。ロバートソンは、代理制は養子制度に似ており、関係者すべてに利益となりうる、と主張した。しかし彼は問題が存在することも認識していた。例えば、代理母が、自分が産んだ子供を手放すことをひどく苦痛に感じるかもしれないし、その子供を自分の子供だとさえ主張するかもしれない。親は誰なのかという不安で子供が傷つくかもしれない。金銭のやりとりは、普通は養子法によって禁止されているが、「子供販売」という問題を引き起こしたし、子供を商取引の商品と認識させる危険を生み出した（「子供の商品化」という言葉が、この問題を表現するために作られた）。ロバートソンは必ずしも代理制を禁止する必要を認めなかったが、どうなされるべきかについて私たちは学ばねばならないことがたくさんある、と記していた。

代理出産の静かな現場は、ベビーMの事件で俄に騒がしくなった。一九八五年にウィリアムとエリザベスのスターン夫妻は、メアリー・ベス・ホワイトヘッドに一万ドルを支払って、スターン氏の精子を用いた人工授精で妊娠した赤ん坊を生んでもらうことに同意した。「ニューヨーク不妊センター」は七五〇〇ドルの料金で両者の斡旋を行った。法律用語で「ベビーM」と名付けられた赤ん坊を出産した後で、ホワイトヘッド夫人は、自分がこの子の自然な母親であると主張して、その子を引き渡すことを拒否した。スターン夫妻は契約を履行するように訴訟を起こした。ニュージャージー州バーゲン郡の上級司法裁判所は契約を支持し、ニュージャージー州最高裁判所は、一九八八年二月三日にその決定を支持した（正確には、州最高裁は代理母契約を無効とし、通常の離婚訴訟に準じて、父親をスターン氏として親権を認め、母親をホワイトヘッド夫人として訪問権を認めた）。この事件はメディアの取材に曝され、「代理（母）」、「妊娠母」、「出産母」などの用語が日常的に用いられるようになった。

ベビーM事件は体外受精を含んでいなかったが（「遺伝上の」母親が「妊娠した」母親（ホストマザー）に反対の論を唱えた「体外受精」の事件は、一九八六年に既にミシガン州で生じていたが、それは上訴されなかった）、代理母制のあらゆる形式――人工授精による古い形式と体外受精と胚移植による新しい形式――を社会の注目に曝した。生殖補助の新技術は、誰が親なのかという問題と子供の相続財産の問題を、人工授精の場合よりもなお一層混乱させた。新しい科学の援助によって、八人もの男女が子供を作るのに共同することができた（遺伝子上の母親か否か、妊娠上の母親か否か、精子の父親か否か、で都合八つの組み合わせが生ずることを意味していると思われる）。多くの代理母の事件が裁判所に提訴された。多くの州は法律を採択したが、その内の大部分は商業的代理母の実施を非合法とした。「ニュージャージー州保健分娩の法的・倫理的問題委員会」はベビーM事件が決着した後で、代理母の調査を開始した[126]。

生殖補助技術に関わっている科学者と医師は、彼らの仕事が引き起こしつつある問題の深刻さを認識した。一九八四年に米国不妊学会は、彼らの中でもっとも著名な会員の一人であるハワード・ジョーンズ博士を委員会の委員長に任命して、新たな生殖技術に対する倫理的な立場を構築し、広範囲な問題に渡って勧告できる体制を整えた。委員会にはリチャード・マコーミック、ジョン・ロバートソン、ルロイ・ウォルターズらの生命倫理学者が含まれていた。委員会の実質のある報告書が、米国不妊学会の科学誌『妊娠と不妊』の付録として、出版された[127]。生殖補助技術のほとんどは委員会の承認を獲得したが、懐胎の代理は懐疑の目で見られた。マコーミック師は、委員会が婚姻契約外の人々の精液、卵子、子宮〔の使用〕を承認したのに対して、同意しなかった。彼の不同意の理由の中には、「微かな、しかし誤解の余地ない、優生学への傾向を伴った……畜産場の心理」への批判があった[128]。

本書で取り扱うと定めた歴史〔一九八七年まで〕の終末が近づいてくるにつれて、生殖技術に関する真剣な生命倫理学的な議論が始まった。その議論の参加者は皆、ソクラテスの言葉が真実であることを、かみしめることになる。「それを語るのは容易なことではないのだよ。何しろ、これまでわれわれが話してきたさまざまの事柄とくらべてさえ、さらに多くの疑問を与えずにはいないようなことだからね[129]」〔本章冒頭参照〕。ソクラテスにとっても問題は難しかったが、私たちにとってはもっと難しいと言えるかもしれない。というのもこれらの問題は、一夫一婦と生殖肯定の婚姻制の内部で育まれた、二〇〇〇年にわたる性と生殖の道徳に対して、突きつけられたものだからである。この基本的な枠組みは、西洋文化に深く根を下ろしているので、新たな疑問はどうしても常軌を逸していたり、挑発的なほどいかがわしく見えてしまう。積年にわたる中絶非難によって、それに付随する決疑論と共に、胎児の道徳的地位を配慮しなければならないという遺産が残り、また胚の「操作」の是非に関する議論が複雑となった。胚は今や、かつてはありえなかったが、作り出され、分割され、冷凍、移植、廃棄、実験されるようになった。長年にわたる避妊非難は、性交をしっかりと妊娠に結びつけ、性交を婚姻制の枠内に限定した。妊娠を性交と婚姻から切り離すことは、近代人の良心を悩ませ続けることとなった――もっとも、性道徳について緊張緩和の効果があったことは事実であるが。やはり長い伝統は、場所によれば依然として大きく鳴り響いている。たとえば一九八七年に教皇庁の「信仰教義聖省」は、あらゆる生殖技術に対する徹底的な非難の声明を発した。[130] 他のところでは、長い伝統はもっと小さな音となったが、それでも限られた見方や立法において聞こえてくる。いくつかの国では、例えば西ドイツ、フランス、イタリアなどでは、諸委員会が制限的な法律を勧奨した。ある国際的な評議会は、「欧州評議会」〔欧州の統合促進を目的に一九四九年に設立された国際機関で、欧州会議ともいわれる〕に支援されて、「生命倫理学運営委員会」を通じて、遺伝学、生殖技術、他の生命倫理学の問題点などにおける人権保護のための共通の枠組みを樹立した。[131] 道徳的記憶はなかなか消えないとはいえ、生殖技術に関する生命倫理学の討論によって、広く合理的と受け入れられているような答えもいくつか生み出された。英国の哲学者ジョナサン・グラバーは、新生殖技術に関する「欧州委員会」〔EUの執行機関〕への彼の報告を、以下の考察から始めた。「現在の技術的展開によってもたらされた深い分裂は、一面では、その展開それ自体が受け入れられるかどうかに関わっている。しかし他面ではこの技術的展開に対して、私たちが一歩一歩、今や誰も選択しようとはしない世界へ、ねぼけまなこで入っていこうとしているのではないかという懸念を抱かざるを得ない」。[132] 生命倫理学の論証の価値の一つは、生殖科学や遺伝科学が指し示す未来へと人が入っていこうとするとき、その人を目覚めさせるところにこそ存在する。

生殖技術を取り巻く倫理的討論では、しばしばアルダス・ハクスリーの一九三二年の小説『素晴らしき新世界』が引用される。未来のおぞましい光景が展開する中で、あらゆる赤ん坊は国家孵化場で作り出される。そこでは政府の科学者が、「社会化された人間を、アルファやエプシロンとして、つまり世界の管理者や未来の下水管工として、前もって決定し、〔栄養を〕注入する。」ハクスリーはこの書物の題名を、シェークスピアの『嵐』の終幕から取ってきた。この不思議な戯曲は奇妙な生き物で一杯である。あるものはアリエルのように美しく、あるものはキャリバンの如く恐ろしく、しかしすべてはプロスペローの魔法によって操られ、すべては彼の命令で踊り、吠える。しかしこれらの妖精や化け物の存在が「素晴らしき新世界」という言葉を用いることになった理由ではない。プロスペローの娘ミランダは父の魔術によって作られた奇妙な生き物の間で育ったが、父と婚約者ファーディナンド以外の人間を初めて見たときに、この言葉を発したのである。嵐で彼女の島にたどり着いた気高い紳士たちの一行を迎えて、彼女は「まあ、不思議！　立派なかたがたが大勢おられること！　人間って、なんて、美しいんでしょう！　ああ、すばらしい新しい世界だわ。こういう人間たちが住んでいるのは！」と叫んだ。(133)彼女が驚いたのは、彼女がこれまでの生涯で一緒だった奇妙な生き物にではなく、全く正常で、普通に均整が取れて穏当な性質の人々に、であった。生殖技術の倫理を解きほぐすのが難しいのは、人間であれば当たり前のことを認識し尊重する私たちの能力が、［ミランダと異なり］極めて乏しいということに由来するのかもしれない。

Ⅲ　学問、対話、そして精神風土

第一〇章　学問としての生命倫理学

生命倫理学者は時に、生命倫理学は一個の学問（a discipline）と呼ばれるべきか、心配を覚えることがある。この懸念は大学教師の習性と言えるもので、大学内部で持ち場を持っている一連の諸学問の中で、果たして自分の特殊な関心が場所を与えられるのか、心配なのである。多くの生命倫理学者は古典的な学問で訓練を受けた。それらは例えば哲学、神学、法律学などであり、昔からきちんとした持ち場を与えられてきたものだ。それに対して生命倫理学者は、自分たちの新しい関心が存在するのは、これらの伝統的な諸学問の馴染みの領域の外側だと知っていた。しかしながら現代の大学においては、多数の古典的な諸学問のこれまではっきりしていた境界線も拡散して曖昧になっている。数学や物理学のようなもっとも明瞭な学問も、下位学問の複雑な複合体となり、それぞれの下位学問の領域は全く異なる理論、方法、定義さえも備えるに至った。かくて、生命倫理学は哲学、法律学、医学、人類学、そして神学の諸断片を含むのならば、そして実際含んでいるのであるが、果たして一個の学問と言えるのであろうか？　あるいは、生命倫理学は独自の権利を持った学問として出現した、というもっと大胆な主張をすることができるのであろうか？

1　学問としての生命倫理学

「生命倫理学」という用語は、米国議会図書館カタログで、ダン・キャラハンの「学問としての生命倫理学」という論文を引用する目録として、正式に認められた。『ヘイスティングス・センター・スタディーズ』誌の創刊号に書かれた論文で、キャラハンは、「生命倫理学は未だ一人前の学問ではない。……一般的な認知も、学問としての基準も、優秀さを計る尺度も、明確な教育上・評価上の規範もない」と記した。このようなないないづくしは逆に生命倫理学に、先例のない自己同定の機会を提供してくれることになった。生命倫理学は「問題点の同定、方法論的戦略、意思決定の手続き」へと歩を進めることができた。問題点を同定するために、生命倫理学は「厳密な意味で束縛を離脱した想像力」や、他の可能性を見抜き、人々の倫理的な苦しみに共感する能力を必要とする。方法論的戦略を立てるために、生命倫理学には、論理、無矛盾性、術語の注意深い使用、合理的正当化の追求といった哲学的分析の伝統である厳密さが必要であり、さらに感情や情動に対する繊細さによってのみならず、行動への政治的・社会的影響に対する繊細さによっても補われなければならない。最後にこの学問は、「医学と科学の領域で……ある程度具体的で明確な意思決定に到達するための」手続きを提供しなければならない。キャラハンの結論は、「学問としての洗練性を犠牲にするとも、実際の決断を下さねばならない立場にある医師や生物学者にとって直接に役に立つものとなるように、生命倫理学は設計されるべきであり、生命倫理学の実践家は訓練されるべきである」というものであった。キャラハンによれば、このような学問に必要なのは、医療専門職と保健に関する社会学的知識であり、科学的訓練であり、支配的な価値理論に関する歴史的知識であり、哲学や神学の領域に共通する倫理的分析の方法に長けていることであり、具体的な事例に適用される場合にそれらの知識や方法が限界を持っていると知ることなどである。キャラハンも認めるように、それらは「実現不可能な注文の一覧表」であるが、「あらゆる人間的な観点からして、不可避な事例に曝され続けることによって命脈を保ってきた、……持続的で、緊張に支配された議論」によって初めて到達可能なのである(1)。

初期の生命倫理学者たちは「実現不可能な注文の一覧表」に気づいた。問題点を関係者と議論するようになるやいなや、どの問題も未知の領域に自分たちを導くものであると知った。哲学者は、彼らの学問が要求する抽象度のレベルが、医学と科学の実践家が提起する問題を飛び越えてしまっていることに気づいた。神学者は、彼らの学問を縛っている教義上の拘束は、すべての事情通に受け入れられるものではないことを感じ取った。社会学者は、彼らの学問の叙述能力は、規範的な間隙を埋めるものではないことを悟った。法律家は、法律の威嚇的な装いは、善意でもって話しかけた多くの人々をびくつかせることを学んだ。科学者と医師は、当時はびこっていた認識論上の実証主義と倫理的な懐疑主義の中にしばしばすっぽり包まれており、高度に主観的な自らの価値観を、容易に乗り越えることができなかった。これらの伝統的な諸学問から新たな学問が出現するとは、容易に想像できなかった。彼らが互いに学際的な調和をもって話し合えるということも、同じように考えにくいことであった。

初期の生命倫理学者はしかしながら諦めなかった。彼らはいずれも様々な学問の土台から出発し、それぞれの学問の習慣を容易に放棄できなかったが、〔少なくとも〕学問狂信的な態度を投げ捨てようとした。神学者は聖書や教典への引証を控え、この教典などが示す教訓を普遍的な形式に翻訳しようとした。彼らは神学概念の使用を抑制したが、概念のいくつかは、例えば「生命の尊厳」のように、世俗的な対話にも流入した。哲学者は少しでも難解でないように努め、義務論や目的論の息のつまりそうな領域から、非哲学者にもより親しみのある道徳的対話の世界へ降り立とうとした。法律家は確実な手続き的正当性の道から、ほとんど前例のない未解決の領域へと飛び移った。医師や科学者は、以前は無視していた「柔らかい」情報〔自然科学の領域ほど厳密でも正確でもない情報〕に、彼らの関心を向けた。慣れ親しんだ学問の世界から、試験的にせよ初めて歩を進めることによって、初期の生命倫理学者はキャラハンが示した道を辿ることとなった。それが、理論の探求〔第2節〕、原則の確立〔第3節〕、意思決定の方法の形成〔第

4節）、であった。

2　理論の探求

学問というものに共通の特徴の一つは、一個の中心的理論（時には複数の理論からなる場合がある）が存在すると言うことである。理論はいくつかの命題からなり、命題は、どのようにデータが確定され、組み立てられ、評価されるかを説明する。科学哲学者は熱心に、科学理論という概念を明らかにし、そしてこの理論が説明するとされている仮説、観察、予想、データなどの関係を明らかにする。(2) 他方で道徳哲学者は理論についてははるかに無頓着である。ある意味で彼らのいう理論とは、歴史を通じて、著作家は道徳生活を異なる風に叙述し、鋭敏な観察家はこれらの叙述から、ある明瞭な特徴を抽出することができる、ということを報じているにすぎない。この意味で、ケンブリッジの学寮長C・D・ブロードは五つの類型の倫理理論を、カント、ヒューム、スピノザ、バトラー、シジウィックに見出した。(3)

哲学者の中にはもっと先まで進んだものもいた。リチャード・ブラントは彼の『倫理理論』の中で次のように記した。「倫理理論が関心を持ってきたのは、一組の有効な倫理原則を発見することであり、その倫理原則からすべての倫理命題が演繹されるようになって、倫理原則は完成する。……同様にこの倫理原則は、明瞭な概念と原則で表現されて、できるだけ簡潔でなければならない」。(4) ジョージ・ケルナーは彼の『倫理理論における革命』を次の定義で始めた。「倫理理論という言葉で私たちが意味しなければならないのは、本質的に、日常の道徳言語の論理的分析であり、換言すれば、実際の道徳的問題点を論じ解決する場合に、現実に用いられる推論の術語や方法がどのような性質を有しているかを調査することである」。(5) ジョン・ロールズの『正義論』は理論を、概念の定義と分析の「指導的枠組み」と定義し、「私たちの道徳的繊細さに焦点を当て、正義の問題について熟考して立てられた判断を検証するもの」と考える。(6) かくて、「倫理理論」という言葉は、自由、美徳、義務、あるいはあらゆる道徳哲学者によって提案された良き生活などの様々な概念の標題として立ち現れる時もあれば、もっと限定された意味として、例えば功利主義（時に結果主義や目的論とも呼ばれる）や義務論（時に形式主義と呼ばれる）といった規範倫理学への重要なアプローチの標題として現れるときもあり、また時に、自然主義、直観主義、非認知主義のような、道徳的論議の様々なメタ倫理学的な分析を意味することもある。(7)

このように倫理理論という概念には曖昧さがつきまとっていたが、にもかかわらずキャラハンは、伝統的な哲学の方法が、生命倫理学にとって重要であり続けると示唆した。彼の示唆には、生命倫理学者は規範倫理学とメタ倫理学について内も外も熟知していることが望ましい、ともあった。最初の正式の生命倫理学教授ダナー・クラウザーは、医療倫理とは何であり、何でないかを説明しなければならないと考え、そうすることでキャラハンに近い考え方を詳述した。クラウザーの主張によれば、生命倫理学は、医療の問題に応用された標準的な倫理理論以上のものではない。「医療倫理は何か特別のものではない、……単に私たちの生活の特定の領域に応用された倫理に過ぎず、……特別の原則、方法、規則など存在しない。途方に暮れるような新奇な環境の中で、あちらこちらに道を見出そうとしている「旧来の倫理」に他ならない」。クラウザーは道徳を、友人のダートマス大学の哲学者バーナード・ガートと同様に、自分や他人を傷つけることを禁止する規則を遵守するという、合理的な人々が取り決めた同意である、と見なした。合理的な人々は誰でも、死、苦痛、そして自由と機会と快楽の喪失を避けようとする。「それゆえ、すべての合理的な人々が賛成する可能性の極めて高い規則は、他人に有害な行動を禁止する規則である」。新しい生命医科学は、何が善で何が害であるかについて、特異な問題を提起しているが、これらの問題は一つとして、伝統的倫理学の基本規則に当てはまらないものはない。クラウザーによれば、「新発見や新技術によって生じた、特定の緊張状態や緊急事態に対する、伝統的な倫理学の応答が生命倫理学であるように思われる。倫理学に要求されているのは、新たな原則や基礎を見出すことではなくて、既に持っている原則などからあらゆる重要な意味を搾り出すことである」(8)。

倫理学者がこの探索を手伝うに際して行うのは、「問題点を構造化する」こと、つまり、対立する倫理原則を特定化し、明晰化が必要な概念を抜き出すことである。この構造化は、「様々な議論や行為が行われているときに、どの事実が重要なのか、どの概念が決定的か、どの道徳原則が論点となっており、場合によれば衝突しているのか」を明らかにする。倫理理論には、規範倫理学の義務論的な理論や目的論的な理論、メタ倫理学の自然主義理論や非自然主義理論など様々あるが、いずれもこの問題点を構造化するための道具を提供してくれる、という印象をクラウザーは与えている。十分に分別を働かせれば、構造を構成することができるし、「誰もが必要とされているのだから、一人一人は互いの意見に傾聴しなければならない[9]」。倫理学者は改革者ではなく、解決策を提供してくれるわけでもない、とクラウザーは助言した。

一九七三年にアンドレ・ヘレガースと私は、「医学研究所」の後援で開催された「医療《ヘルス・ケア》と変化する価値」会議で、共同講演を行った。私たちの講演は「治療《メディカル・ケア》の倫理の概念的基礎」と題された。私たちの「基礎」は何ら新奇なものではなかった。私たちが提案したのは、新しい医療倫理は「人間の道徳性に関する包括理論」を必要としている、この包括理論は、道徳性の三つの原則的な疑問を解明する三つの理論を含むべきである、それがつまり、徳の理論、義務の理論、そして正義の理論である、ということであった。「徳の理論が関わるのは、……医療《ケア》に携わる人々にとって、人生の誠実さを決定する性状と質を明らかにすることについてである。義務の理論が関わるのは、援助を求める人々のためにしなければならないこととしてはならないことを、実践家が認識できるような基準作りである。正義の理論が関心を持つのは、医療を供給するための公平で平等な制度の確立である」。これらの三つの理論は、古典的な道徳神学や哲学にとっては馴染みのものであるが、それらが「人間の道徳性に関する包括理論」を構成するであろうと想定し、それらを統一したりそれらを批判的に判断するようなより高度な理論を私たちは探求しなかった[10]。

ポール・ラムジーは私たちの講演を批判した。彼によれば、私たちの「一般倫理学を覆う三種類の天蓋」というのは巧みな表現であるが、「それらの間の、辞書での順序の問題というか価値序列の問題の処理」は失敗であった。「一般倫理学の……広がりの中で、筆者たちは、これらの道徳的要求のどれが（例えば衝突した場合に）優先権を持つのか、という問題点に明確にかつ厳格に答えることができなかった。それゆえ、医療倫理の形も、医療倫理を構成する諸規範に割り当てられるべき重さも、未決定のままになっている」(11)。ラムジーは核心を突いていた。価値の序列の問題は理論構築の中心であり、私たちはそれを処理できなかった。次の数年以内に、何冊かの書物が私たちがなさなかったことを試みた。

ビーチャムとチルドレスは『生命医学倫理の原則』初版を一九七九年に出版した。第一章「道徳性と倫理理論」には生命倫理学を学ぶものの間で広く知られるようになった見取り図が含まれていた。それは四つの「階層をなした序列で、著者らは道徳正当化の序列と呼んだ」。最下段は個別的な状況で何をなすべきかについての判断であり、それは道徳規則に照らして正当化された。道徳規則は原則に照らして正当化され、原則は倫理理論において基礎付けられた。「理論は原則と規則からなり、それらは多かれ少なかれ体系的に関連しており」、理論を考慮に入れて判断、規則、原則が正当化されうる。この意味で道徳理論は、「道徳原則や規則の体系を形成し擁護しようとし、その道徳原則や規則はどの行為が正しくどれが誤っているかを決定する」。理論は首尾一貫し無矛盾で、完全で包括的で、しかも必要以上の原則を持つことなく単純で、動的経験の全局面を説明するに足るだけの複雑さを持っていなければならない(12)。

ビーチャムとチルドレスは次いで、最近の道徳哲学者が支持している二つの規範理論、功利主義と義務論を説明する。ビーチャムとチルドレスはキャラハンとクラウザーに倣って、生命倫理学の研究は、新しい諸問題を規範倫理学の慣れ親しんだ理論的形式の中に位置づけることによってなされるべきだ、と提案した。これらの新しい諸問題について推論するということは、疑問を提起している事実と答えを正当化する道徳理論との間を、移動することとなる。これら練達の哲学者の誰も、この二つの間を移動することが容易であると考えたものはいなかった。『原則』における見取り図が単純であったにもかかわらず、疑問と答えはまっすぐな線でつながっているわけではなかったし、特にキャラハンにとっては、この移動は論理の移動であるだけでなく、「束縛を離脱した想像力」の移動でもあった。

何人かの先駆的な生命倫理学者は、新しい生命倫理学には、道徳哲学の標準理論を決まり切ったやり方で援用するよりも、もっと独自の理論的基礎付けが必要だ、と考えた。ロバート・ヴィーチは、この領域のための一般的な理論を作るという挑戦を試みた。彼の一九八一年の書物『医療倫理の理論』が主張するように、多数の特定の疑問がここ数年討論されてきたし、多数の「非体系的な、非反省的な倫理的構えや伝統」が議論に関わってきた。[13] 彼は一般的な医療倫理の基礎付けを行おうとしたが、その基礎は哲学的な考え方に根ざしているはずであった。彼は現代における医療倫理の考え方を形づくった主要な源泉を分析し、それをヒポクラテスの伝統、ユダヤ・キリスト教の倫理、自由主義的な政治思想とした。これらの源泉はそれぞれ独自のものであり、専門義務に関してしばしば〔互いに〕矛盾した結論に辿り着いた。これらの源泉の内でもっとも崇敬されているのはヒポクラテスの伝統であるが、致命的な欠点があった。というのは、患者の利益とは何かを決めるのに医師だけに裁量権に委ね、行為の正しさを結果によってのみ決めて義務論的な諸義務〔結果と無関係に果たすべき行為〕を怠り、社会の利益や正義を無視してその患者のみに影響がある結果だけを重視したのである。ヒポクラテスの伝統は後世のユダヤ・キリスト教の医療倫理にほとんど何の影響も与えなかったし、現代の生命倫理学には全く無影響であるべきだ、とヴィーチは主張した。[14]

ヴィーチは、もっと首尾一貫してもっと普遍的な倫理を求め、その結果、自分自身の拠って立つところを契約説に見出した。それはホッブズ、ヒューム、ロックから下ってリチャード・ブラントと彼自身の師であるジョン・ロールズに至る、英米の道徳哲学の系譜を曲がりながら進んできたものであり、既に見たようにノーマン・ダニエルズはその説を希少資源の配分の状況に適合させて用いた。ヴィーチはこの説を医療倫理のために「三重契約」を用いて磨きをかけた。一番目の契約は一般的な社会契約で、分別のある利己的な団体が、どの人の福祉も等しく重要であるという道徳的観点に立って、共生するために選択したいくつかの根本原則に同意する。〔二番目は、〕この社会契約の下で、専門職と一般社会がお互いの責任を確立する契約を工夫する。最後に、三番目の契約は、専門家と素人との間の関係を規定する条件を確定する。これらの契約は仮説的なものであるが、現実の人々が互いに関係し合いながら接近できる諸理想を、これらの契約は作り出す。

次いでヴィーチは、医療倫理の標準的原則である、善行（beneficence）、自律、正義（これらの原則にさらに加えて、契約順守、正直、殺人忌避）を、契約仮説の観点から分析する。彼の主張によれば、この分析によって、自律尊重、約束順守、殺人忌避のような非結果主義的原則が、善行や無危害という結果主義的原則よりも、優先権を持っているということが明らかとなる。この書物は最後に、医療倫理のための契約を提示する。その契約では、責任ある人々からなる道徳共同体を想定し、その共同体が優先順序に従って、お互い同士の振る舞いを構成する諸原則を樹立する。それが、約束順守の道徳的必要性、道徳共同体の自律的構成員としての相互待遇、相互の誠実な振る舞い、道徳的に保護された生命奪取の忌避、平等への努力、そして最後に、他の基本的な原則と両立する限りで互いのために善を生み出す道徳的必要性、である。[15]

一九八六年にH・トリストラム・エンゲルハートは彼の『バイオエシックスの基礎づけ』を出版した。世間の道徳的権威の伝統的な根源は、修復しがたいほど壊れてしまったと考え、「論争する覚悟で行う試み」としての倫理学を彼は提案した。この試みは、共通に受け入れられたやり方に自由に同意することによって、力に訴えることなく論争を解決することを目指す。彼はこの試みが、いかに自律尊重や善行という基本的諸原則を生み出すか、ということを示そうとした。自由尊重は、「強制なしで道徳論争を解決できるための、そして毀誉褒貶からなる最小限の倫理的言語を維持するための、必要条件である。……それは、脱宗教的な多元的社会において、相互の合意を通して道徳的権威を生み出すために、〔それ自体〕内容のない過程（the empty process）を提供する」。善行によって、道徳性というものは福祉と共感に満ちた共通の共同体に存在することが確認できる。原則的に善行は自律と同じくらい内容のない概念である。「通常修正可能な……道徳的合意という構造を陰に陽に支えているところの、行為と合意の網と結びつき」を形づくろうとする努力によって、善行に内容が与えられる。[16]〔自律と善行という〕これら二つの「内容に乏しい」原則は、道徳性に境界を付与するが、この境界の内部は論争を穏やかに解決しようとする絶えざる努力によって満たされる。この努力によって、最小条件の「非宗教的倫理」（a secular ethic）が形成され、その倫理は多元社会で多くの共同体の壁を越えて通用する。こういった非宗教的倫理に加えて、外部の人間には評価できないような特有の善の見方を分かち持った文化的・宗教的共同体の、より豊かな道徳生活に人は参加することもできる。

ヴィーチもエンゲルハートも共に、「諸原則と諸価値の葛藤」の問題を認識していた。共にこの問題を解決するために、義務論の原則を結果主義の原則の上に置くという順序づけを採用した。道徳問題の解決のために、自律という義務論の原則に善行よりも優先権を与えたのである。このような順序づけは、医師の善行に基礎を置くヒポクラテスの伝統を混乱させることとなった。

エドマンド・ペレグリーノとデイヴィド・トマスマは新しい医療倫理のためにも、かのヒポクラテスの伝統を保存しようとした。彼らは医師の善行の上にしっかりと据えられた医療倫理の一般理論を共同で立てたが、その成果が次の二著、『医療の哲学的基礎――治癒専門職の哲学と倫理に向けて』と『患者の善のために――保健における善行の復権』であった。(17) ペレグリーノは医師で病院管理者であり、哲学や歴史の学位を持たないが、それでも彼はこれらの科目に深い理解を有していた。聖ヨハネ大学の学部生の頃から熱心なアリストテレス主義者にして新トマス主義者であったので、彼がドミニコ派のデイヴィド・トマスマと学問的な友情を育んだのは当然であった。トマスマは、一九七五年に「医学における人間価値研究所」研究員として、医学哲学をペレグリノと共に研究した〔第一章第7節参照〕。

彼らはアリストテレスを崇拝していたので、患者と医師の癒しの関係における経験的、体験的な特徴の中に、実践としての医療の形而上学を求めようとした。病気の本質、患者の弱者性、医師の専門職という三つの要素が、一個の医療実践に収束したが、それは三つの格言によって支配されていた。いわく、傷付けるなかれ、患者の弱者性を顧慮せよ、一人一人の患者を人類の代表として遇せよ、であった。善行の原則は信頼関係における善行として再解釈された、つまり、善行は、単に患者の幸せを医師が温情主義的《パターナリスティック》に決定することではない。むしろそれは、患者との対話によって、患者の希望を患者の福祉の概念に具体化することであり、医師の義務である。自律の原則は現代の医療倫理では極めて重要視されているが、弱者である患者に直面した医師が医療に献身することから必要となる、広い意味の善行の一部として位置づけられる。鍵となるこれらの重要な概念は、医療の道徳性を医の哲学の内に位置づけるために、細かく規定された。

ヴィーチ、エンゲルハート、ペレグリーノ、トマスマらは生命倫理学の一般理論の探求における先駆者であった。それぞれがその探求に有益な洞察をもたらした。彼らの理論は規範的原則や価値の源泉、拘束力、優先権を哲学的・歴史的に弁護した。これらの試みは雄々しいものであったが、しかしそのどれも、生命倫理学者の全面的な心服を獲得しなかった。ヴィーチの三重の契約は余りに仮説的すぎた。エンゲルハートの「多元主義の論理」は道徳的に薄弱すぎたし、ペレグリーノとトマスマの信頼関係における善行は、彼らの大多数の同僚の批判的承認を獲得するためには余りに形而上学的すぎた。[18] 生命倫理学の理論的基盤として、生命倫理学の共同体から熱狂的に支持されたものは、単独には一つも存在しなかった。

熱狂的な支持がなかったのは、これらの試みの哲学的な意味合いとは全く異なった別の理由からも説明できるだろう。生命倫理学は発展の初期に実践に向けて舵を切った。生命倫理学者は現実の論争や、医療者や患者に課された困惑するような意思決定に、従事してきた。彼らがもともとの学問で学んだ理論は、このような関心事からすれば余りに迂遠であり、意思決定の暗い小道に光を点ずることはほとんどない、ということが彼らには分かった。たとえ理論は役に立つとしても、一つの理論に関わって他の理論を排除することは必ずしも必要ないように思われた。人はある問題では義務論者であり、他の問題では功利主義者であっても、必ずしも矛盾していないように思われた。ついには、哲学的な傾向の倫理学者の理論的な対話は、生命倫理学の議論に参加している多くの人々の注目を引かなくなった。一九八〇年代半ば頃までに、生命倫理学の一般的理論を構築しようとする関心はしぼんでしまったように思われた。しかしこの短い沈黙は、一九九〇年代に生じた理論に関する新たな討論の単なる前触れであった。新たな討論では、「原則主義」は「決疑論」と議論を戦わせ、これまで倫理学者の知的な貯蔵庫には蓄えられていなかったような、倫理学上の新たな考え方への接近が行われるようになった。[19]

3　原　則

「理論」(theory) は道徳哲学では比較的最近使われるようになった術語であるが、それと異なって「原則」(principles) という用語は、西洋の倫理学文献の伝統に一貫して現れる。しかしこの用語は多くの異なる意味を持っている。アリストテレス、アクィナス、カントのような著者の場合、「原則」という言葉(あるいはそれに対応する翻訳語)は道徳的考え方の極めて広範な基礎という意味である。[20] 他の著者で、特に一七、一八世紀の英国の道徳哲学者たちは、この言葉を人間性の中にある道徳性の「根源」という意味で用いており、それは例えば「情緒」、「理性」、「共感」、「良心」などである。[21] なお新しい道徳哲学では、原則は行為を導く規範として用いられているし(「行為指針」という術語は、原則と同意語として広く用いられている)、一般的なものが個別的なものと区別されるように、原則は規則(rules)と区別される。[22] 一九六〇年代に英米の道徳哲学者は、「道徳的」ないしは「倫理的」原則が、他の、例えば法的、芸術的、技術的、打算的な原則と、どのように異なるのかということに関心を寄せた。[23] しかしこの議論はメタ倫理学の支配的な雰囲気の下で行われ、それゆえ道徳性の内容は「原則」に狭隘化され、古典的道徳哲学の他の論点、例えば究極善、価値、美徳と悪徳、動機と意図などはほとんど注目されなかった。

倫理原則と道徳理論の関係には、様々な形態がある。功利主義理論はその唯一の支配的な原則「最大多数の最大幸福を最大にする行動が正しい」と一体となっている。他方で例えば英国の哲学者W・D・ロスや米国の哲学者バーナード・ガートらの様々な義務論的理論は、多くの常識的道徳原則の集成であり、道徳の本性と目的に関する一般的見解によってまとめられた。[24] 驚くべきことに、道徳理論を詳細に検討してみると、道徳理論の二つの支配的な形態〔つまり義務論と功利主義〕は、共に同じような道徳原則と共存可能であるように思われる。『生命医学倫理の原則』でトム・ビーチャムは規則功利主義〔最大幸福をもたらす規則に一致する行為を是とする立場〕に対する嗜好を述べているが、ジェイムズ・チルドレスは規則義務論〔人間として守るべき規則に一致する行為を是とする立場〕への傾向が自らに存在することを認めている。両理論の強さと弱さを吟味して出した二人の結論は、「規則功利主義と規則義務論の多くの形態は、結局は同一の規則や行動にたどり着くということが分かった。功利主義と義務論の二つの立場から、同一の規則を擁護し、……それらの規則にほぼ同一の比重を割り当てることは、可能である」(25)。結局は、現代の決疑論者が示唆するように、道徳原則はいかなる理論と関わらせなくとも、確証することができる(26)。道徳哲学におけるこのような複雑な事情にもかかわらず、人々は原則を信奉し、それらを絶えず自分たちの道徳的な反省、考慮、決定において引き合いに出す。原則は道徳的議論に使われる普通の言葉なのである。

従って「生物医学・行動科学研究協力被験者保護のための国家委員会」の課題を設定した法律が、委員たちに「人を被験者とする生物医学と行動科学の研究実施の基礎となる基本的倫理原則を確定するために、包括的な調査と研究を実施する」という指示を委員たちに与えたのは、驚くべきことではない。しかし連邦法の脈絡においては驚くべき文章である〔第四章第2節末尾参照〕。〔というのも〕法律が倫理学の領域に口を挟むことは稀だし、そうせざるを得ないときには、原則よりもむしろ政策に関心を向けるものだからだ。「包括的な調査」を要求されて、委員たちは自分たちには不案内な領域に追い遣られた。この領域は立法府が政府の政策や行動についてなす調査からは、余りにもかけ離れていたためである。そして〔調査の目的である〕「基本的倫理原則の確定」という要求は、法律違反の確定とか税収入の機会の確定というような仕事とは余りにかけ離れた要求であった。委員会はこの包括的な調査の手始めに、哲学者クルト・バイアー、アラスデア・マッキンタイアー、神学者ジェイムズ・チルドレスらに、倫理原則を「確定する」(identify) というのは何を意味するのかを、明らかにすることを依頼した。学者たちはそれぞれ最近の倫理学文献を概観し、この課題によって生じた疑問がいかに複雑なものか（実際、マッキンタイアによれば、いかに御しがたいものか）ということを明らかにした(27)。

これらの印象的な論文を読んで、基本的倫理原則を確定するというのは余りにも困難な仕事であるという結論を立てて、弁明を議会に提出してもよかったのかもしれない。しかし連邦政府の委員会としては、そのような選択は許されていなかった。理論的な複雑さにもかかわらず、委員会は前へ突進し、哲学者トム・ビーチャムとトリストラム・エンゲルハート、神学者ルロイ・ウォルターズら他の何人かに依頼して、いくつかの原則を確定したが、その過程において結局『ベルモント報告』の三つの基本的倫理原則である、人格の尊重、善行、正義が作られた。(28)

この「包括的な調査」は、現代の道徳哲学者らが先に行っていた、道徳性の唯一の要素としての原則と規則の研究と相まって、生成期の生命倫理学に概念的な形態を与えた。ほとんどその成立期から、生命倫理学は原則の倫理学であり、「行為指針」として形成されて、それ以外のものではなかったと言えよう。同様に理論に関しても、このような構えは理論の持つ機能に即していた。なぜなら、生命倫理学が生まれたのは、問題解決への関心からであり、単に問題についてあれこれ評定をめぐらすことからではなかったからである。このように視線が規定されると、初期の生命倫理学には一連の規則とやり方の外観が与えられ、いくつかの局面では、特に道徳的性格と美徳の領域では、〔それ以降の〕発展が打ち切られた。ビーチャムとチルドレスが生命倫理学の領域で権威となる書物を、『生命医学倫理の原則』と題し、主要な章を自律、無危害、善行、正義などの原則に当てたことはよく知られている。〔もっとも〕著者らは結論となる章「理想、美徳、統合性」を付け加えることによって、道徳生活には〔原則以外の〕他の領域が存在することを認識し、次の一〇年間の議論の方向性を定めた。

生命倫理学の歴史の初期に、「人格の尊重」や「自律の尊重」などと様々な呼び方がなされるある原則が、〔他の〕道徳諸原則を支配し始めた。その原則の背後に存在する諸理念には、西洋哲学史を通じて長く複雑な行程が存在した。何世紀にもわたってこれらの理念は、自由意志の諸条件として重要な、しかし控えめな、役割を果たした。またより最近の時代では、ルネッサンス以来、神の支配や社会の圧政からの人間の解放の宣言として、より劇的な役割を果たすようになった。(29)このような伝統的な議論によって豊かな観念が蓄積されていたにもかかわらず、現代の道徳哲学は、自律の概念そのものに関心を持つことは比較的稀であった。「自律の尊重」や「人格の尊重」という用語は、ウィリアム・フランケナやリチャード・ブラントのような有名な人々の道徳哲学教科書の索引にさえ収録されていないし、項目として『哲学百科事典』〔Paul Edwards編集、一九六七年刊行〕や何と一九七八年の『生命倫理百科事典』にさえも収録されていない！[30]〔『生命倫理百科事典』第二版（一九九五）と第三版（二〇〇四）においてこれらの項目は収録されている〕　哲学者ロバート・ダウニーとエリザベス・テルファーは、「至高価値を有する個人」という一般的な理念の普及の様子や、カントやミルという主要な哲学者におけるその理念の重要性を指摘する一方で、その理念が持続的に吟味されることがなかったと言及している。[31]かくて生命倫理学が開始された頃、後にその特徴となる自律の尊重という概念は、周囲の哲学的雰囲気の中では稀な存在であった。

生命倫理学にとって最初の決定的瞬間となった、人体実験に関する討論は、問題解決のための原則の必要性を前面に押し出した。生物医学実験が追求する社会的な効用は、個人の自由、願望、選択を凌駕してもよいのだろうか？既に第五章で見たように、ハンス・ヨナスはこの問いに否定的な答えを返した。研究の被験者は、ニュルンベルク綱領が要求するところの自発的な同意が必要であるに止まらず、研究の目的を自分自身の目的として受け入れることができなければならない。その場合に、「研究（の目的）を……十分に、自律的に知ること、つまり、意義を本当に知ることが必要である」と彼は主張した。[32]『ベルモント報告』のように「研究を支配すべき倫理原則」を定式化する時期がやってきたときに、「自律の尊重」は、研究倫理に関する文献の傾向を要約しているように思われた。国家委員会は自律の尊重を、「ある人の行動が他人にとって明らかに有害でない限り、その人の行動を制約することを差し控えて、自律的な人間が熟慮して出した意見や選択に重きを」置くことと定義した。[33]

このような定式化の道を準備していたのはトリストラム・エンゲルハートであった。彼が国家委員会に提出した論文の中で、彼は次のように記していた。「[研究倫理の]文献は三つの主要な倫理的問題点に焦点を絞っている。第一番目のものが、道徳の論理的な条件としての人格の尊重である。このような人格の尊重は、他の諸価値の中の一つというのではない。それはむしろ道徳的責任感の基礎であり、他の人格を尊重すれば生じるかもしれないなにがしかの利害（例えば、そのような尊重は役に立つ、とかそのように尊重すれば私たちが保護されるといった）とは無縁なものと考えられるべきである」。脚注では、「私〔エンゲルハート〕が提案している自由と道徳性の見解は、イマヌエル・カントに大幅に依拠するものであり、自由は知識と道徳性という二つの要求の前提条件である、というものである」。(34)

カントは〔厳密に言えば〕人格の尊重よりもむしろ、「道徳法則の尊重」と「意志の自律」を語り、これらの概念を彼の道徳概念のもっとも深い根源と位置づけた。彼の定言命法の五つの定式化は、これらの概念を様々な仕方で繰り返している。ことに三番目の定式化は、現代の倫理学者に気に入られているが、それは、「自らの人格であろうとも他の人格であろうとも、その内にある人間性を、常に目的として、決して単なる手段としてでなく、遇して行為せよ」である。(35) 人格の尊重の観念は人を被験者とする実験の問題にふさわしいだけでなく、また単に生命倫理学のみならずすべての倫理学に、ふさわしい原則であると思われる。ヴィーチは、その観念それ自体を肯定し、ロールズも自律を契約理論の基礎と見なしていると指摘した。エンゲルハートは彼の『バイオエシックスの基礎づけ』で、自律を彼の非宗教的な倫理学の基本的前提と見なした。(36)

ビーチャムとチルドレスが『生命医学倫理の原則』を出版する頃までに、自律の原則は生命倫理学の原則の中で堅固な基盤を獲得していた。二人は「自律」を、「個人が自分で選択した計画に一致して行動の方向を定める場合の、個人的な行動の自由（personal liberty of action）の一つの形態」と定義した。自律の尊重は、「たとえ彼らの判断が誤りだとしても、彼ら自身の熟慮された価値判断や価値観は適正に評価されて承認されること」と規定された。彼らが自律の原則をこのように定式化したとき、彼らはカントの人格《パーソン》の尊重という概念を、ジョン・スチュアート・ミルの全く異なる自由《リバティ》の概念と融合させた。ミルの概念は、人の行動選択は、その行動が他人の自由を侵害しない限り、妨げられるべきではない、というものであった。かくて自律の尊重の原則は、「人はどのような行動を当人が望むとも、自由に遂行することができるべきである、たとえその行動が当人にとって深刻な危険を含んでいようとも、また他人がその行動を愚かしいと考えようとも」となる。(37)

カントとミルの異なる見解を一緒につなぎ合わせることは、両者の概念の鋭さをぼやけさせることとなった。ビーチャムとチルドレスは自律の原則の取り扱いを、版を改める毎に洗練させ、より一層注意深い定義と応用を付け加えていったが、生命倫理学の広い脈絡の中ではこのより一層注意深い定義はしばしば見失われた。自律は善行、無危害、正義と共に四つの原則の一つとして出発したにもかかわらず、他のすべてを支配し圧倒さえしているように思われた。自律は数年間、生命倫理学の論議においてすさまじい混乱の中を漂った。しかしこの混乱は、自律の魅力を損ないはしなかった。

この魅力はもちろん自律という理念が個人の自由《パーソナル・リバティ》に類似していることに由来する。個人の自由こそ第一二章で見るように、米国人の特性と堅い結びつきを持っているものである。しかしそれ以外の理由も存在した。多元主義的社会では、道徳性の内容について多くの人々の同意が次第に消失していくように思われるが、唯一のもしくは主要な道徳原則としての自律の原則は、多くの難問を解決した。そのような社会では、さらなる道徳根拠について判断を下すことなく、あらゆる人々の願望や選択をただ尊重する。自律の尊重のもっとも平板なこのような解釈は、不幸なことに、もっとも容易に理解されるものであった。また自律の原則は、国のあちこちでの権利の強調とぴったり一致していた。〔そもそも〕権利とは、一人にしておいてもらう要求や何がしかの資格に基づく要求のように、自律的な人間の様々な要求を意味する。このような形を取って、治療拒否の弁護や治療要求の正当化として、自律の原則は現れた。これに加えて、生命倫理の問題に関して増大する法律も、自己決定という法的原則やプライバシーという憲法上微妙な権利に、大きく依存するようになった。自律という倫理原則は、特に他者の干渉から個人を保護するというミル的な意味で用いられる場合には、この法体系にぴったり対応しているように思われた。しかしおそらく自律の原則がもっとも大きな注目を集めたのは、専門職の権威とパターナリズムを抑止するものとしてであった。

二〇世紀に合衆国医師の専門職としての位置づけは劇的に変化した。この世紀の初め、医師たちは一般に社会経済的に中流階級に属し、患者たちと似たような生活条件の中で、乏しい医療設備にもかかわらずかなりの社会的な尊敬を享受していた。その世紀の半ばまでに、医師は中流の上か上流階級に移動した。社会的にも職業的にも、次第に患者から遊離していった。技術的な医療設備は高級化していったが、彼らを取り巻いていた香気は失せていった。タルコット・パーソンズやエリオット・フリードソンのような社会学者は、医師の仕事を権力と「専門職支配」という用語で叙述した[38]。イヴァン・イリイチは「医療の復讐（の女神）」(medical nemesis) について警告を発し、トマス・サスは「精神病の神話」を語り、医師を病気の癒し手というよりも病気の原因として告発した[39]。一九六〇年一〇月の『ハーパーズ・マガジン』特集号「米国医療の危機」は、医師と医療に対して米国人の間にはびこる不満の種（と編集者たちが考えたもの）を解明した。ある論者は彼の論文の冒頭で、「医師はここ数年、国民の冷たい世論に取り巻かれているように感じてきている。彼はしばしば、計画的で意図的な悪意ではないかと思われる事態を経験してきている」と述べた。同じ筆者が指摘することには、この雰囲気の変化の理由として、「私たち〔医師〕がおそらく、ますます普通の人々から疎遠となったことがあげられる。……私たちは上流階級への帰属意識を持つようになって、患者の大部分の願望や需要を認識することができなくなってしまったのである」[40]。医師たちは、歴史家デイヴィド・ロスマンが生命倫理学の彼の歴史書の標題として選んだ言葉を借りれば、「〔病人の〕枕許の他人」となってしまった[41]（第一二章第2節参照）。

医師はパターナリスティックであるとか、患者の福祉に関して、本来患者が自分のためになすべき決定を、医師が行う傾向があるとかと、断言されることが普通となった。ヒポクラテスの箴言の中には、患者とは「指示下に」置かれるときもっとも力を尽くすものだ、と助言しているものもあった。「パターナリズム」は、一九六〇年代に法曹界を刺激した綱紀粛正に関する討論の過程で造語されたが、すぐに生命倫理学の世界に移し入れられた[42]。一九七二年の「医療倫理教育」に関するヘイスティングス・センター会議で、ウィラード・ゲイリンは医療倫理における大部分の問題点を、「医師の役割の再定義というもっと大きな問題」に関連づけた。彼によれば、「医療モデルが有する力は、……死の実存的な恐怖から生じる。……生命を救済する人は、〔これまで〕行動の通常の限界をしばしば免れてきている。……〔しかし〕病気というものは医療の権威のお墨付きの下で働くのであり、その病気に対する万人に共通の恐怖によって、伝統的な意味の強制は不必要となるだろう。……医学的な用語で道徳性と価値を再定義することによって、私たちは人間の行動を管理するメカニズムを拡張しつつある」[43]。

ロバート・ヴィーチは生命倫理学文献に対する彼の最初の重要な寄稿において、技術的な権能を持つ人が道徳的権威を持っているという想定は、「専門家の意見の一般化」であり、個人的な価値観を病気の判断や治療の推薦に密かに導入し、患者の価値観を覆すことになると批判した[44]。こうした状況において、患者の自律の原則の強調は、専門職のパターナリズムへの直接的な挑戦となる。パターナリズムの討論においては真の倫理的価値の核心とは何か、つまり、どういう状況の下でならある人の自由がその人の利益のために抑圧されうるのか、ということについて必ずしも明らかではなかったが、パターナリズムと自律という二分法は、生命倫理学の最初の一〇年間、絶えず論じられたテーマであった[45]。

自律や自律尊重の原則は、生命倫理学において重要な概念となったが、私の見るところ一つの混合物である。それは全く異なる三つの源泉から合成されている――個人の神聖さ（sacredness）という神学的教義、個人の独創性（creativity）の哲学的強調、米国の精神風土《エートス》における個人中心のあり方（centrality of the individual）、である。後の二者については米国の精神風土を論じる第一二章で扱う。ここでは自律の神学的起源に注目しておこう。神学的教義とは、個人の救済に関するキリスト教のお告げである。キリスト教はその出発時から、神の恩寵と個人の責任という神学的に複雑な相互関係による、個人の救済を強調してきた。救済は社会的地位や種族的同一性によるものではない。聖パウロははっきりと述べている。「ユダヤ人も異邦人もない。奴隷も自由人もない。男も女もない。なぜなら汝らは皆イエス・キリストにおいて一つであるからだ。……各々に自らの業を吟味させせよ、さすれば自慢する理由は自らの内にありて隣人の内にあるのではない」（ガラテア人への手紙、三―二八、六―四）。このキリスト教の教義は、「胎に汝を形づくる前に我は汝を知っていた。汝が子宮から生まれ出る前から我は汝を聖別した……」（エレミア書、一一五）とあるように、一人一人のいのちは神の独創的な創造として神聖であるというユダヤ教の信仰を、鮮明にしたものである。

ポール・ラムジーはこの中心的な教義を雄弁に説いた。『人格としての患者』の冒頭で彼は次のようにはっきりと示している。「人は社会的・政治的秩序において神聖であるように、自然的・生物学的秩序においても神聖である。……たとえ人の身体的生命を治療するためであろうとも、身体的生命において同じ程度に神聖であるに過ぎない他者のために、その人に最大の侵害を加えることは、人命の神聖さのゆえに許されない」。以前に彼は次のようにも書いていた。「人命の神聖さへの宗教的見解を人が獲得するのは、人の内に必ずしも存在しない神聖さによって、生命が取り巻かれている、つまり、人がそもそも有しているもっとも威厳のあるものは、自分には無縁な威厳である、ということを理解して始めて可能である。……人の威厳は、神が人を扱う仕方の結果でこそあれ、自分自身で何かであることの先取りというものでは基本的にありえない。かくて人は皆、神を崇めるための独自の二つとない機会となる」[46]。この神学的信念は、ほとんど「自律」とは言えるものではないだろう。というのも独自の人間存在は、神の法則の内に抱擁されてしまっているからである。ルネッサンスと啓蒙主義の思想を取り入れて初めて、カントの自律に到達するのであり、そこで漸く、合理的存在は「自己立法者」となり、さらに、自分自身の道徳的価値の創造者とさえなるのである。ラムジーは、自律の理念が意味するようになった、歯止めのない、無内容な自由を非難した。しかし彼が神学的伝統を呼び込んだおかげで、自律の一つの本質的な要素が提供されたこととなった。倫理の中心は、他に還元されず侵されない人格である、というのがそれである。

ラムジーは個人の宗教的尊厳という学説を、リードカレッジ・シンポジウム「生命の尊厳」で講演した〔一九六六年、第一章第3節参照〕。同じ催しにおいて、社会学者エドワード・シルズは、「キリスト教信仰の後退期における」生命の尊厳の意味について考察した。シルズの講演は、〔生命の〕尊厳から自律へと重点が移動したことを明らかにした。〔にもかかわらず〕彼は、信仰の世界が色褪せても、人命が「神聖であることは自明である。人命の神聖さはもっとも根源的な経験である」と考える。さらに、「個々人を、別々の有機体に位置した個体として、過去と現在において能動体と受動体としてそれ自身の意識を持ち、精神的「自己移動」の能力を有するものとして」、私たちが受けとめる場合に、この〔生命の尊厳という〕理念は（そのいくつかの形式の一つにおいて）私たちを導いてくれる、と彼は述べた。(47)

ダン・キャラハンはリード会議での自らの講演を基にして、後により詳細に論じた論文「生命の尊厳」を発表した。(48) キャラハンは哲学的な枠組みを、ヘンリー・エイケンの「倫理的論議の四つのレベル」を基に構築し、その枠組みの下で、この〔生命の尊厳という〕「基本的な西洋の原則」の意味と機能を分析した。キャラハンは生命の尊厳のキリスト教の神学的見解とシルズの自然的な見解の両方を概観した上で、非神学的な定式化は可能であると提案し、このような定式化が道徳原則として、そして「種の保存から人体の不可侵性に至る」多様な道徳規則の基礎として、役立つだろうと示唆した。彼の結論は、「「生命の尊厳」の原則がたとえ宗教的な基礎付けを与えられたとしても、その原則が一番よく遵守されるのは、生命の尊厳を保護し促進するように立てられた規則の諸条件を、定式化し、改善し、措定しなければならないのはまさに人間である、ということを認識することによってである」ということであった。(49) ラムジーからシルズを経過しキャラハンに至るまで、生命の尊厳は世俗化されて自律の道徳原則に組み込まれていった。

個人の尊厳（the sanctity of the individual）というキリスト教の原則が世俗化していく過程に、自律の尊重という倫理原則が果たしている中心的役割を認めることができる。個々の人間は、認識し、意志し、選択し、耐える実体として、価値の中心に据えられている。人生を形成する彼の自由《リバティ》は、許容され、促進され、保護されなければならない。伝統的な教義の中で人間の自由《ヒューマン・フリーダム》と常に緊張関係を持ちながら存在してきた、神の権威が有する支配力は、生命の尊厳の非宗教的な解釈によって退けられることとなった。各個人の自由は、もはや超越的な立法者に直面することもなく、無比の存在と化した。伝統的な教義も同様に、人間の自由を、共同体の権威の内側で、その権威に制限されて、形成されたものと見なしていた。〔生命の尊厳の〕非宗教的な解釈は、共同体との接触を喪失し、各自の自由は各他者の自由と直面するようになった。人の自律は価値の中心となっただけでなく、唯一の価値となった。生命倫理学の初期の貢献者の中で、神学者スタンリー・ハワーワスはこの見解とは異なる見方の人として、理路整然としていた。彼は次のように記した。「過去の判断に由来する一定程度の道徳的な意見の一致の範囲内でのみ、実践に従事している人々はお互いに信頼を抱くことができる。……このことは米国の自由主義《リベラリズム》の前提を疑うことにつながる。というのも、その前提によれば、自由《フリーダム》とは、彼らが自由に契約を取り交わした関わり以外のすべての関わりから人は自由である、というところに存在するからだ。……同様に、医学的権威にとってもまた他の形態の権威にとっても、立派に機能するためには善の階層（a hierarchy of goods）がなければならない」[50]。この異論は生命倫理学の生成期には無視され続けたが、成熟期になって、ゆっくりと人々の注目を集め出した。自律の誇張が多くの生命倫理学者に明らかとなり、彼らはその概念をもっと慎重に定義し、「善の階層」や諸原則の内部にもっと安全にそれを位置づけようとしはじめた[51]。生命倫理学者の主張する諸原則がもっとバランスのとれるものとなったとしても、彼らの理論や原則が、医療における道徳的問題の分析において、互いに調和しあえるか、彼らは確信を持てなかった。学問としてもう一つ重要な要素が、まだ欠落していた、それが方法論であった。

4　方法論

一個の学問であるためには、その実践者は素材が認識できるように並べ、その素材の様々な断片の重要性を評価し、これらの断片の間の関係を分析することを可能とするような、ある方法が必要である。中でも重要なのは、問題に接近する場合に研究者を導いてくれる方法であり、そのことは問題が生化学の実験であろうと、数学のパズルであろうと、哲学の難問であろうと、変わりはない。哲学者で神学者のバーナード・ロナーガンによれば、「方法とは、累積的、前進的な結果をもたらすような、再現性があり相関する操作の、規範的な様式のことである」[52]。この意味での方法は、数学や物理科学において極めて明確に現れる。これら諸科学の生産性と明晰性を学ぶことで、神学や哲学、並びに歴史学や社会科学は、一八世紀以降、それぞれの学問の特性にふさわしい方法を開発しようと努めた。

初期の生命倫理学者たちはこれらの学問で訓練を受けたので、方法の探求に馴染んでおり、出自の学問が探求を導くために設定した基準にも馴染んでいた。[53] しかし二〇世紀半ばになると、誰もが同意する方法が哲学的・神学的倫理学を支配していると主張するのは、いかにも誇張であると思われるようになった。近代の道徳哲学は『倫理学の方法』と呼ばれる書物を嚆矢とするが、著者のヘンリー・シジウィックはその書物で、倫理学体系の構築には、功利主義的な考え方が優れていることを証明しようと努力した。しかし道徳哲学者たちはシジウィックに異論を立てることを止めないし、そもそも倫理学の方法をあえて提案しようとするどの同僚に対しても異論を投げかけた。[54] 神学者の中でもローマ・カトリック教会の道徳学者たちは、自然法思想と決疑論という、共に長い間認められていた方法を採用していたが、しかしこれらの方法は何世紀にもわたる間に様々に解釈され、生命倫理学の始まった頃には激しい挑戦を受けていた。[55] プロテスタント倫理学者は、聖書の敬虔な読み方をその方法とする原理主義者から、人間の生活の文脈が変化するのに応じて神の命令を探求する状況主義者に至るまで、様々な傾向があった。[56] 多様で混乱させる状況であったにもかかわらず、「累積的、前進的な結果をもたらす」〔ロナーガン〕ことのできるような方法を考案することが望ましい、という点ではたいていの倫理学者の認識は一致した。

既に見たように〔第一章第3節参照〕、生命倫理学は、様々な会議をきっかけにして始まったが、そこでは哲学的・神学的倫理学の方法とは異なる方法で研究してきた人々によって、生命倫理の問題点が明るみに出された。このような人々が神学者や哲学者を会議に招聘し、彼ら招待客の講演を通して方法の輪郭が明らかとなった。講演や論文はいわば哲学者や神学者のおはこであった。複雑で不明瞭な考えは形式を与えられ、定義、分割、区別、事例などでより単純に、より明晰になった。問題は歴史的文脈の中に位置づけられ、問題点にふさわしい資料と関連づけられた。論文は導入、本論、結論の部分を持ち、会話で順不同の場合でも順序よく並べられ、初期の生命倫理学の方法となった。

ジェイムズ・ガスタフソンの一九七〇年の「生命倫理学の領域における基本的な倫理的問題点」は、順序正しい提示という点で模範的論文であり、同時に倫理的問題点の分析に特有の方法を提示した。ガスタフソン教授は寄せられた多くの疑問の一覧表を作り、そして次のように示した。「この状況を明確にすることを願って、……九つの関連する問題点を区別し、お互いに対立し合う命題をいくつか示してみよう。これらの問題点や命題を展開して、なぜ判断が対照的なのかその理由のいくつかを明らかにしてみよう。あるいくつかの事例では、二つの表面上対立する命題の間の弁証法的な立場こそが、合理的な立場であるように思われる。十分に展開された建設的、体系的な立場はここでは詳述できないが、思うにより完全な発展に至る方向性は、明らかになったと言えよう[57]」。ガスタフソンの方法論は、道徳問題で対照的な対応を構成した上で、それらから同意できるような共通の基盤を導出する試みであるが、多くの倫理学者が（しばしばガスタフソンのやり方を意識しないで）採用している倫理の実践の一つのやり方（a style of doing ethics）を表現している。生命倫理学者の中には、ガスタフソンの学生だった人もいて、彼らはこのようなやり方を意識して行った。

こうした分析的な方法は、論理的な鋭敏さを要求するだけでなく、様々な源泉からなる資料を必要とする。倫理学の資料は、論証によって支えられた各種の意見である。一九七四年に神学者のケネス・ヴォーは『生命医学の倫理学――新医学の道徳性』を出版した。この小著で彼は、倫理的洞察の源泉として、過去の伝統、現在の具体的状況、未来の可能性を提示した。彼の主張によれば、倫理学は、過去を見（retrospection）、内を見（introspection）、〔先を〕見通す（perspective）ことによって作業する。「具体的な意思決定の脈絡に影響を与える、このような三つの契機を、責任ある意思決定や計画は考慮に入れるべきである」。そして彼はこの三つの「契機」を、遺伝、生殖科学、臓器移植の問題に応用した[58]。これらのテーマに対する彼の考えは刺激的ではあるが、この諸契機はただ大まかにしか規定されていないので、実際に彼の結論がどのようにして導かれたのか、明らかにはなっていなかった。やはりヴォーも、他の多くの生命倫理学者が行っていることを行っていたことに変わりはなかった。それは、道徳と宗教の伝統、現在の生活や医療や技術などの諸事実、将来の可能的な利益と損害などに倫理的な導きを求める、ということである。

方法（methods）というものは異なる目的に応じて工夫される。学問的な探求のための方法もあれば、その探求の結果を教育するための方法もある。この二つの方法論（methodologies）は互いに重なり合っているだろうが、〔いずれにせよ〕行き当たりばったりの探求を方法論的な研究の対象としてきたのは、結果を教育するために必要だったからである。生命倫理学の教育がある種の形式的なスタイルで行われるようになって、方法の必要性が増大した。次章で見るように、生命倫理学の課程は保健教育と大学の学部カリキュラムを通して広がった。これらの課程は教科書を必要とし、教科書は方法的に整備されて編集されなければならなかった。しかしながら最初期の教科書は、論文や講義録、科学記事や短報などの寄せ集めで、はっきりと明示できる方法に欠けていた。[59] 一九七六年に方法論的により趣向を凝らした二冊の教科書が登場した。その一つは、サミュエル・ゴロヴィッツと彼のケース・ウェスタン・リザーブ大学の同僚による、『医療における道徳問題』であり、寄せ集めの形式を取ってはいたが、哲学的倫理学の抜粋と生物医学の問題に関する論文とを並列させていた。例えば告知の項目では、イマヌエル・カントに四頁、ニコライ・ハルトマンに二頁が割かれ、それにドナルド・オーケンの経験的な研究「癌患者に告げるべきこと――医療者の態度の研究」が続いていた。学生と教授は、理論的な研究と実践的な領域とを結び合わせるように勧められた。[60]

〔もう一つの〕ハワード・ブロディの『医学における倫理的決断』は、さらに方法論的に歩を進めた。〔その書物において〕学生と教授は具体的な倫理的意思決定技術を与えられるが、それは一種の荒削りの結果主義に立脚していた。意思決定を行う人には、体系的に整えられた事例が示されて、行動の多様な選択肢をどう選べばどのような結果が生じるかを確定できるようになっていた。さらにこれらの結果と自分自身の価値観との比較や、個人的な価値観と批判的に評価された価値観との比較が求められた。価値観の批判的評価は、「可能ならば常に、階層的な後退よりも階層的な成長によって問題を解くように努めよという、〔人類の〕生存命令に矛盾しないような生命倫理学的指示」と関連づけて行われた。「かくて将来の危機への適応可能性は最大限保存されるであろう」。将来の成長は、個人の独自性を推し進めると共に、複雑な社会の相互行為に参加する個人の能力を推し進めることによって、可能となる。[61] この後の数年間に、膨大な教科書が出現したが、それらは方法論の問題にますます注目を払うようになった。[62]

さらなる方法論的挑戦が出現した。生命倫理学者が医学生の教師や病棟の相談役になる機会が増えるにつれて、〔医療に関する〕事例によって生命倫理学者は自ずと臨床の領域に誘《いざな》われた。倫理的な意思決定の教育方法は、教室向けと同様病院向けにも仕立て上げられなければならなかった。医学生が学ぶ身体の精密検査のやり方と同じように、デイヴィド・トマスマは「倫理的な精密検査」(an 'ethical workup') の技術を教えた。[63] 彼が提案した六段階の道徳的推論は、あらゆる事例に潜む倫理規範を確定し、その事例に関する自らの見解を自己批判するのに、役立つはずのものであった。一九七九年のヴァンダービルト大学医学校での会議において、私は「倫理学者は相談役たりうるか」という問いを立て、「決疑論」と呼ばれる道徳的推論の古代からのやり方に習熟することによって、倫理学者は相談役となるであろうと自答した。カトリックの道徳神学者は、一四世紀以来、道徳的な紛糾を解きほぐすために、特定の事例の様々な状況を考慮して、道徳規則を解釈した。私はイエズス会士であった時にこの方法に習熟しており、医療の事例を扱う倫理学者の需要に応えるであろうと確信していた。スティーヴン・トゥールミンと私は、現代の生命倫理学の需要に応えるために、歴史的な決疑論の再活性化を既に試み始めていた。[64]

広範な注目を集めた論文「いかにして医療は倫理学の生命を救済したか」においてスティーヴン・トゥールミンが強調したのは、医療倫理に関心を持つことによって哲学者は、メタ倫理学によって助長された主観主義者や相対主義者の見解から離脱して、実際の事例の分析や実際の人間としての仕事や義務の分析に向かうこととなった、ということであった。同時に道徳学者がこれまで関心を持ってきた抽象化も活発となり、実践的な判断にも注目が集まるようになった。この実践的判断においては、アリストテレスが主張するように、「幾何学の分析のような理論的厳密性は獲得できないが、「事例の本質」(the 'nature of the case') が許容しないようなある種の正確さを主張する代わりに、何よりも合理的であるように努力すべきである」。[65] この合理性は具体的な事例の分析で用いられたし、そのために新たな「決疑論」が必要とされた。トゥールミンの結論は次のとおりである。

倫理の議論に個別的な事例によって引き起こされた難問が再導入されて、哲学者は再度、実践的理性というアリストテレスの問題に立ち向かわされることとなった。それはこれまで長い間、脇に置かれて取り上げられなかった問題である。この意味で、おそらくこう言ってもよいと思うのだが、最近の二〇年間で、医療が倫理学の「命を救った」のであり、医療が倫理学に真剣さと人間にとっての重要性を取り返してくれたのである。このような真剣さと重要さは、少なくとも両大戦間の著作においては、永遠に失われたと思われたものであった。[66]

決疑論を生命倫理学に導入するに際して、私は自分の持つ決疑論の能力を、マーク・シーグラーの臨床に対する洞察力とウィリアム・ウィンスレードの判例法の知識とに結びつけて、『臨床倫理学』を作成したが、それは倫理的な判断力を臨床の意思決定に適用したものであった。[67]

方法論に関する関心はその後も大きくなっていった。一九八六年に哲学者のラリー・マカラックは、「現代の文献で進行中の方向変換、……つまり、生命倫理学の領域における基本的方法論的問題探求への方向変換」を指摘した。彼は生命倫理学への主要な寄与を、ビーチャムとチルドレス、及びロバート・ヴィーチなどの書物を通して確認し、それらがまさしくアーサー・カプランが「医療倫理の工学モデル」と呼んだものの例にあたると理解した。この類推は、工学においてと同様倫理においても、確固たる洗練された理論があり、それを単純に手近の事例に「応用」することができる、という想定に立脚していた。もう一つの全く異なる接近法は、医療倫理を、専門職としての医師の責任と、専門職が持たねばならない美徳に依拠させるものであった。マカラックはこれらの接近法の価値と短所を分析し、結論として、哲学的・専門家的理論というよく知られたモデルは、生命倫理学に関連するだけでなく、倫理学に対するマルクス主義、フェミニスト、民族学、さらには脱構築主義の接近法という多くの他の方法にも関連している、と考えた。政府の諸団体は医療に関して「連邦的な倫理」(federal ethics) とでも称すべきものを行う権限を与えられている、と彼は記し、これらの団体が採用するのはどのような方法や理論であろうか、と自問した。[68]

続く一〇年間に方法論的議論は一層激しくなった。マカラック（マルクス主義者としては例外であるが）が言及したような様々な新しい方法論が、重要な地位を要求しあった。公共的な道徳議論が、連邦の諸機関のみならず、州政府の諸機関や専門職の団体や施設内委員会、公開の討論などで行われるようになるにつれて、「連邦的な倫理」は生命倫理学における意見の重要な源泉となった。このような公共的議論の形式や影響については次章で概観することにしよう。

5　生命倫理学、法律、及び他の諸学問

その始まりから生命倫理学は、様々な学問の寄せ集めであった。哲学者と神学者は理論と方法を形づくり、他の領域の学者は中身を作るのに貢献した。生命倫理学との交わりがもっとも顕著だった学問は、法学であった。生命倫理の事柄の多くは法律に翻訳された。「国家委員会」は、被験者を用いる研究に関する連邦政府の法規を勧告した。州政府の立法機関は、死の定義と事前指示（アドヴァンス・ディレクティヴ）に関する法律を制定した。中でも裁判所が、生命維持治療を取り止める判決を下したことが、大きな影響を与えた。生命倫理と関係を持つ法学は、この領域の魅力を見出した少数の学究的な法律家によって、促進された。[69]「米国医事法学会」はほとんど活動休止状態であったが、生命倫理への関心が流入したことで息を吹き返した。その学会は一九七〇年代半ばに、生命倫理と法の問題に関するいくつかの会議を持ち、新しい法学への中心的な支援者として次第にその姿を整えていった。その学会は二種類の雑誌を発行した。一つは、『医事法新報』(*Medicolegal News*) として発刊し、『法・医学・医療』(*Laws, Medicine and Health Care*) とまず変化し、次いで『法・医学・倫理学』(*Laws, Medicine and Ethics*) と変貌した。もう一つ

は『米国法・医学雑誌』(*American Journal of Law and Medicine*) で、法と倫理の相互関連に関する長編の学究的な論文を掲載し始めた。一九九二年に学会は名前を変えて、「法・医学・倫理学会」となった(70)。

生命倫理学と新しい医事法学はこの二、三〇年間共存してきている。どちらがどちらに影響を与えたかを、はっきりさせることは難しい。しかしながら、ジョージ・アナスは法学と生命倫理学における開拓者であるが、その答えに疑念を抱いていない。

> 生命倫理学者は法と法的な手続きに魅了されているのかもしれません。……米国の生命倫理学は法学によって展開されてきました。……自律と自己決定の強調は、米国の「権利章典」や「独立宣言」のみならず、すべての普通法《コモン・ロー》の伝統に由来する。法学の生命倫理学への貢献は、基本的に手続き論にあります。法律家は手続きの専門家です。普通法（コモン・ロー）自体は、個々の事例を決定することと、この事例を新法策定の基礎として用いることに依拠しています。生命倫理学はこの技術を採用しました。合衆国では信仰と人種の多元主義が支配しているので、法は人々を束ねる機能を果たしています。他の精神風土《エートス》の下では不可能です。かくて、手続きを重視し、自律を基本とし、事例に焦点を絞った法が、生命倫理学となったのです(71)。

アナスは、生命倫理学者が法に魅了されていると主張している。もちろん法と生命倫理学は絶えざる相互交流を持ってきているが、しかしどちらがどちらを魅了したかは、アナス教授が示唆するほどは明瞭ではない。確かに米国の法律の中心概念である自己決定と権利は、生命倫理学では重要な存在である。しかしこれらの概念には双子の片割れとして、個人の尊厳 (sanctity of the individual) という教義が神学にあり、その教義はポール・ラムジーが生命倫理学の議論の最初期から強力に説いてきたものである。さらに人格の尊重という哲学概念をも親戚に持っており、それはルネサンス哲学に淵源を持ち、カントを通って米国の哲学思想に流入したものである。これらの観念はいずれも米国の精神風土において活発に働いている。生命倫理学にこれらの重要な概念を与えたのは、法だけである、ということを証明することは容易なことではないだろう。

さらにまた、自己決定とそれを保護するプライバシーという二つの法概念は、哲学者の自律の概念と全く同じ、というのではない。米国の法学では、前者の二概念〔自己決定とプライバシー〕は個人に対する州の権力の限界がどこにあるかを示す。倫理学における後者の概念〔自律〕は、曖昧ながら行動の道徳的原則を構成する。また事例(cases)の使用も、法においてと生命倫理学においてでは異なる。裁判官が判決を下す場合、彼らの目前の事実について、重要な点で類似している事実を含む他の諸事例を手がかりにして判決に辿り着く。生命倫理学者は、実践家によって自分たちに託された事例の込み入った状況下で、重要な道徳的格率を求める。法律の手続きと生命倫理学の手続きは、互いに関係は極めて薄い。判事や法律家は起訴、尋問、評決を通して審議を行うが、その場合法律の手続き上彼らにははっきりと決められたやり方がある。生命倫理学では、哲学的考察は指針や政策に翻訳され、実践家は自らの決定に際してそれらを参照する。

生命倫理学者が法の裁きを、余りに安易に生命倫理学の議論に翻訳する、ということは事実である。彼らはしばしばこれらの判決が事例に拘束されていることを理解し損なったり、プライバシーという法律的な概念と自律という哲学的な概念の間に存在する相違を見損なったりする。他方で判事たちは、哲学と神学に関して生命倫理学者からなにがしかを学んだように思われる。再三再四判事らは、生と死の問題を、法が提示するよりもより広くより深い見方で理解することの重要性に言及した。そして彼らの最良の決断は、法的な枠組みの範囲内で起草されていたとしても、しばしば彼らが法律よりも広く深く理解しようと努力したことを物語っていた。それでもやはりアナスの「〔生命倫理学者が法に〕魅惑される」という比喩は、一理ある。生命倫理学は時には全く法律主義的に事例を眺めねばならないが、〔他方で〕自分たちが法を行うのではないということをお互いに自戒し合うことが、生命倫理学者には必要である。(72)

他の学問も生命倫理学と混じり合った。社会科学は本来親縁性を持っていた。例えば医療社会学者と医療人類学者は既に、医師の教育、医療の意思決定、人を被験者とする研究、瀕死の患者の看取《ケア》りなどを学んでいた(73)。彼らは医療の複雑な構造を叙述することができた。彼らは既に医学校で行動科学（behavioral sciences）の教育を、先駆者として行っていた。例えば社会学者レネイ・フォックスの研究は、――生命倫理学者が丁度探索を始めたばかりの――医療の世界の肌合いや色彩を実に豊かに描いている。にもかかわらず彼女は、「生命倫理学と社会科学の関係は、仮初めのものでまだ縁浅く、また緊張感にあふれている」と書くことができた。フォックスと彼女の同僚ジュディス・スウェイジーは、中国の文化的伝統と社会構造に根ざしている中国の「医療道徳」を、病気と健康において実生活上の人間関係や、共同体、価値などから隔離された米国の生命倫理学と、対比した。〔米国社会における〕この隔離は社会科学と生命倫理学の間の関係を、不安定なものにした。生命倫理学は個人主義と米国流熱狂的愛国主義に限定されて、「私たちの社会の文化的伝統を不毛で歪曲して表現した。というのも、生命倫理学は高度に知性主義的で本質的に原理主義的なやり方で、この伝統の豊かさを希薄化し、伝統の意味と生命力のもっとも深い根源から、伝統そのものを離反させたからである(74)」。

この仮借ない批評は、部分的にはフォックスの怨恨《ルサンティマン》によって動機付けられていると言えるかもしれない。というのも、「不毛な」生命倫理学は、彼女が草分けとして始めた医学生に対する行動科学の教育を、脇へ押しやってしまったからである。冗談はともかく、彼女は生命倫理学の理論と方法の間の存在する、真の懸隔を認識している。倫理学に対して、経験的資料を気楽にかつ矛盾しないで流し込む方法など存在しない。このような種類の資料を収集し、解釈し、倫理的に分析する方法などに、倫理学者が馴染みであることは稀である。倫理学者の方法が行動科学者に知られていることもやはり稀である。加えて、行動科学の資料はしばしば、倫理学者が想定するよりもずっと複雑な状況を提示し、倫理学者の単刀直入な分析をより難しいものにする。社会学者や民族学者はしばしば、素人が単純な事情と見なすものへの、多元的で対照的な視点を提供する。本来平等であるべき諸学問の間の緊張は明らかに存在するが、倫理学にとって行動科学が有する価値を考慮すれば、共同研究が是非とも必要である。一九八〇年に発せられたダン・キャラハンの言葉は、今も十分に留意されなければならない。「倫理学の人々は、法学や社会科学の人々と、もっと密接に作業することを学ばねばならない」(75)。

6　結　論

最初の質問「生命倫理学は一個の学問であるか?」に戻ろう（本章冒頭参照）。もっとも単純な意味では、確かにそうである。学問とは教えることのできる資料の集積であり、一九七〇年代半ば以来生命倫理学は、教えることができ実際に教えられた学問であり、そしてそうあり続けてきた。厳密な意味では、生命倫理学は学問ではない。学問とは、ある特定の主題の分析に関する適切な原則と方法の緊密な集合体である。生命倫理学は、支配的な方法も基本となる理論も持っていない。原則や理論を哲学と神学から借りてきたのである。神学からの借り物は、宗教色を払拭した人格の尊厳（the sanctity of the person）の名残、ある種の超越的価値に照らして人間の経験を吟味する必要性、これらの価値を実際の生活に翻訳しようとする関心などである。生命倫理学は哲学からもいくつかを採用した。義務論と結果主義という二つの規範的理論に倫理的論議を分類する比較的最近の分類法と、伝統的な契約理論の現代的見解などである。もう一つ別の哲学からの借り物は、多分に方法的なものである。それはつまり、論理的なやり方で質問を投じ、その質問の背後にある前提を探求するという批判的な作業である。このような哲学的、神学的な借り物に加えて、法学と社会科学からの断片も、生命倫理学の構成にぎこちなく組み込まれてきた。

トリストラム・エンゲルハートはこのような寄せ集めに、ある種の秩序を導入しようとしてきたが、結果を悲観的に眺めている。「生命倫理学が行った多くの理論的考察は、論証の性格、主張の有効性、道徳原則の意味などを明確にするのに役立ってきた。しかし問題は、生命倫理学が導入した様々な理論的解釈を貫徹する、一つの理論的解釈を獲得することに、果たして生命倫理学は成功したのかどうか、ということである」。彼はこの疑問に次のように答えている。

中世の宗教的正統信仰から、近代の合理主義者の希望の時代を通って、ポスト・モダンの失望の時代に至るまで、生命倫理学の旅はまだ三〇年にも及んでいない。ある人はこの短い期間に理論的、合理的な道案内を探そうとしたが、その時実際に役に立つものは何と少ないか、ということを見せつけられた。……だからといって、生命倫理学の正統的な共通理解に従えば、正しいと見なされる支配的なやり方や見解が存在しない、と言っているのではない。いかなる特定の内容を持った見解をも、合理的で規範的なものとして確保することができない、ということに過ぎない。目標とすべきは、この貧しい条件の下で正直に生きるということであろう。(76)

確かにこれは憂鬱な見通しであるが、それでもある意味では、現代の生命倫理学の本質を確証している。支配的な理論のまわりの原則や方法の集積としての学問という考え方は、魅力的であるが、しかしひょっとしたら時代錯誤的であるのかもしれない。今日の学問分野のあり方は、理論の寄せ木細工であり、様々なやり方で形成された原則と方法からできている。実践家が彼らの学問の内部に存在する理論のあり方について議論するとき、〔そのことを通して〕学問そのものの活力に寄与することになる。これらの議論は、研究の新たな見方を喚起し、探求の新たなルートを開示し、別の経験的調査の必要性を明らかにすることにつながるからである。学問としての生命倫理学に関する討論は、実際には生命倫理学が学問として成熟しつつあるという証拠である。

この歴史学的な書物が対象とする期間が終わろうとする頃（そしてさらにその一〇年後〔の本書執筆時点〕でさえも）、生命倫理学は「半学問」（demi-discipline）と呼ばれるかもしれない。生命倫理学の半分だけが、大学の正規の学問と見なされている。この半分は、自前のものにしろ借り物にしろ、理論、原則、方法を持っている。しかし学者たちが、自分たちは教え育むべき学問を持っているのかどうか気をもんでいる、大学における生命倫理学は、生命倫理学のほんの半分にすぎない。生命倫理学のもう半分は、公共の対話である。あらゆる種類と職業の人々が、生命倫理学の疑問を話題にし議論するのである。生命倫理学のこの残り半分が、次章の主題である。

第一一章　対話としての生命倫理学

生命倫理学は、それが学問としての資格を持つかどうかに腐心している生命倫理学者だけのものではない。その初めから生命倫理学は、議論する人々を抱えており、議論は公共の対話（public discourse）として多くの人々によって多くの機会に行われた。米国の生命倫理学の歴史を描くのに、私たちは一〇年間の会議の時代から始めたが、それらの会議で科学者たちは新しい生物学と医学の領域の良心の問題を提示した。次いで訪れたのは設立されたばかりの二つのセンターであり、これらのセンターでは会議でのやりとりが常態化された。さらに政府の委員会の委員たちがこれらのやりとりをどのようにして公共政策や規制に生かしていくのかを討論する様子に、私たちは耳を傾けた。初期の生命倫理学者は医療と科学の倫理的目標について、公共的に広く議論することを呼びかけ、そして実際その議論は行われた。

科学者たちの母国語は科学技術用語であり、彼らが倫理と社会の問題を論ずるとき、その論じ方はおよそ流暢とは言えなかった（もっとも、感情と確信には満ちていた）。道徳と社会の問題点を論じるのにふさわしい語彙は、容易に獲得されなかった。会議での対話は分析的というよりも修辞的であり、集中的な審議は概念や論証を鋭利にしなければやっていけないが、会議のあり方からして簡単に人々の関心をその方向に絞り込めなかった。神学者は教会を出て会議場にやってきたが、道徳生活に関する反省の伝統と豊かな語彙を携えていた。大学の哲学者は、〔それまで〕分析哲学の難解な術語を駆使して公共哲学から遊離していたが、会話に加わるようになり、論証に論理を注入しようと努めた。哲学者と神学者がすぐに気がついたことは、自分たちが科学と医学の世界に明るくならなければならないというだけでなく、会話に加わる他の人たちが理解し応答できるような論証をどう組み立てるかが重要だ、ということであった。

「全米人文基金」が後援した夏期会議は、綿密な哲学の探究に格好の場を提供したが、これらの集いで哲学者たちはしばしば哲学に疎い人々ぬきで話を交わした。それに対してヘイスティングス・センターの研究グループは、本当の意味で公共的な対話を培うために、よりふさわしい機会を提供した。遺伝学、死と死に行くこと、行動変容、人口などにテーマを絞り、これらの研究グループは科学者、倫理学者、他の領域の学者らを招待して、問題点を論じ尽くし、政策にまで論及した。連邦政府の最初の二つの「委員会」〔「国家委員会」と「大統領委員会」〕もこのやり方を踏襲し、議会からの特定の課題という追い風を受け、しかも研究能力のあるスタッフとあらゆる領域から招聘された専門家の援助も加わった。委員会は広範な社会の関心を集めた。専門家、利害関係者、一般大衆は委員会の議事日程を教えられ、彼らの意見は歓迎された。メディアは審議の様子を報じ、『ヘイスティングス・センター・レポート』や『医学・哲学雑誌』などの新しい雑誌は、委員会の業績や成果に関して批判的な論文を掲載した。

生命倫理学は対話であり、持続的で目的指向の会話として多様な参加者に開かれてきた。会話が持続的であったというのは、ある問題を取り上げて長時間にわたって追求し、会話で用いられた術語のもっと明晰な定義や、ある立場への賛成・反対の論証のより論理的で批判的な表現を求めたからである。会話が目的指向であったというのは、思弁的であるが同時に実践的でもある問題の解決を目指して、行われたからである。これらの解決はしばしば暫定的、断片的であり、修正の必要があった。同時に、会話に加わった人々は、合理的で役に立つ解決に到達しようと努めた。会話は多様な参加者に開かれていた。というのは、異なる関心と背景の人々によって始められ、誰しもが自分の視点から問いを立てたからである。生命倫理学は当初から公共的な対話であった。対話であるということによって生命倫理学の発展がいかに鼓舞されたかを、まず第一に医療の場における個人的な対話において〔第1節〕、次いで教室で〔第2節〕、倫理委員会や市民の集会で〔第3〜6節〕、そしてメディアで〔第7節〕、検証することがこの章の課題である。

1　意思決定の共有

このような公共的対話の反響は、ある極めて個人的な場でも聞き取られた。それが、医療の問題に関する医師と患者の間の密やかな会話であり、研究者と研究の場に招じ入れられた参加者との間の密やかな会話である。このような極めて個人的な会話は、医者患者関係の倫理的な内容に関する公共の対話を、こぢんまりと再演することとなった。医師と患者、研究者と被験者は、広い生命倫理の討論の中で教育的、法的に立案された用語でもって、お互いに話し合った。

もとより医師と患者は、常に会話し続けてきた。患者は体の不調を訴えて医師のもとにやってきたし、医師は不調がどうすれば直るかを説明した。医療倫理の礼儀作法は、丁寧にかつ勇気づけるように患者と会話することを教えている。同時に、悪しき知らせを伝えなければならないときには、寡黙になったり、嘘を言うことさえ推奨している。医師と患者の間の医療上のやりとりには何世紀にもわたる歴史があるにもかかわらず、医療における意思疎通の倫理に関する矛盾のないあり方は何か、学者たちは認識できないでいる。「開示と同意は……医療行為において何らの歴史的根拠を有していない」と説く著者もいるかと思えば、「真実開示と同意追求は昔から医療の伝統の固有な部分である。その伝統を支える医療理論によれば、知識と自律はたいていの患者の健康に有益な影響を与えてきた、ということは明らかである」と考える人もいる(1)。

このような曖昧さは最も初期の証拠文献にも見て取れる。プラトンによれば、自由民を診察する自由な医師は、患者と言葉を交わし、彼らの問題を理解しようと努め、「患者が医師を信頼するようにさせ、そしてそうなった時にのみ、患者に処方する」。奴隷を診察する医師は、言葉を交わすこともなく、「独裁者の如く」指示を与えるだけである。(2) 市民と奴隷の患者のこの区別は、ヒポクラテスのある格言では消失している。「もしも患者が指示の下に置かれるならば、患者が迷うということはないだろう。一人にされれば、闘病も放棄して、死ぬだろう。……従って、［医師は］患者をしっかり取り扱わなければならない」(3)。医師は患者に対して権威を持ち、しっかりと指示を与え、服従を要求し、従わないものを叱責するように奨励された。患者との会話も医師の権威によって導かれた。

普通なら倫理的に疑わしいと思われるような、例えば真実を伝えないことや場合によれば真実を曲げることも、医師の権威によって正当化された。ヒポクラテスの時代、「患者の予後や現状について一切明るみに出してはならない、というのも多くの患者は、何が起こるかを知るやいなや、最悪の事態へと向かっていくからである」と医師は警告された。(4) 真実は人を殺すかもしれない、というのである。医療の歴史を通じて、差し迫った死について話すことは控えるべきであると、医師は勧められてきた。教会の厳かな教令〔教皇・教会会議・司教などの発する教示〕のみが、中世の医師に真実を開示させる方向で働いた。患者が告解しないで死ぬことのないようにする責任が、医師には課せられていたのである。(5) そのような教会の勧告にもかかわらず、医師は死を予告することには消極的であった。医療に関する道徳学者の間で有力な意見は、「治療上の特権」なるものを支持したが、それは、患者が真実を知ることで害を受けると医師が考えるならば、真実を教えなくともよい、というものであった。パーシヴァル博士は、医師は常に患者に真実を告知すべきだ、と言う道徳哲学者に対して、次の警句で応じた。「患者が問い合わせをして、もしも正直に答えるならば命に関わる場合に、患者に真実を明かすことは無情でひどい間違いである」。二人の米国の医師がこの潮流に抗して、実際に真実は有害であるよりも必ずや有益なのだから、真実を告げるべきである、と主張して戦ったが無駄であった。(6) 医療の歴史のほとんどの期間、「あらゆる嘘の中で私がもっとも嫌悪するのはこれ［医師の嘘］である、というのも思うに、私は頻繁にこの嘘をつかれてきたからである」というサミュエル・ジョンソン博士の苦情は、治療者からは無視された[7]。かくて数千年に渡る医師と患者の会話において、その会話の内容と誠実さは曖昧なままであり、伝統的な上品さ（decorum）というおおざっぱな態度が道徳の方向を定めた。私たちが今日「インフォームド・コンセント」と呼ぶものの情報伝達部分《インフォメーショナル・パート》は、「医師次第」であったように思われる。

インフォームド・コンセントの同意部分《コンセント・パート》も、等しく曖昧な歴史を有している。患者は通常自らの体を治癒者の手に喜んで委ね、顕在的、潜在的に治療に同意している。患者は医師のもとから立ち去ったり、医師を解雇したりすることができたし、実際にしばしばそうした。それでも治癒者は、衰弱していて、場合によれば嫌がっている患者の枕許にしばしば呼び寄せられた。中には病気をでっち上げたり、身につけてもいないような治療技術を標榜したりして人々を患者に仕立て上げて、患者の生活に割り込むような医師もいた。とはいえ患者でない自由は昔からあった。中世では、招かれてもいないのに患者の枕許に立つことは決してしてはならない、と医師は戒められていた。医療上の接触にも許可が必要であるという習慣は、一五世紀に英国の普通法に導入された。許可なく患者に触れることは不法侵害であった。一九一四年の米国の判例「シュレンドルフ対ニューヨーク病院協会事件」は、この普通法の原則を古典的に表現した。カードーゾ判事の次の言葉が医事法の世界に鳴り響いた。「成人で健全な精神を持つ人はすべて、自分の身体で何がなされるかを決定する権利を持っている。患者の同意なく手術を施す外科医は、暴行（assault）を加えているのであり、損害が生じた場合暴行に対する責任を負う[8]」。

カードーゾ判事は情報提供された上での同意については言及しなかった。そして同意のための情報の重要性（それは明白であるとはいえ）に法的な祝福が与えられるには、一九五七年まで待たなければならなかった。その年カリフォルニア州最高裁は「サルゴ対リーランド・スタンフォード二世大学事件」で、「提案された治療法に対して、患者の分別ある同意が重要であるが、そのための土台を形成するのに必要なあらゆる情報の開示は、医師の義務である」と判決した。そして麻痺の危険があることを教えられないで経腰大動脈造影法を受け、悲惨な結果に陥ったマルチン・サルゴに、救済を認めた。[9] 三年後のカンザス州最高裁は、「ネイタンソン対クライン事件」で、この新しい「インフォームド・コンセント」概念を、暴行（battery）ではなく過失（negligence）という法的な枠組みに導入した。ネイタンソン夫人は放射線科医を、コバルト治療から生ずる火傷の危険を教えなかったことをもって訴えたのであった。[10] 一九七二年に「カンタベリー対スペンス（ワシントン特別区）事件」は、インフォームド・コンセントという新たな法的必要要件を初めて拡張して表現した。カンタベリー氏は椎弓切除術の後で、病院のベッドから転げ落ちて、重度麻痺に陥った。彼は外科医を、麻痺の危険を告げなかったかどで訴えた。法廷は、この情報はカンタベリー氏が手術を受ける決断をするために必須のものであると判決した。法廷は次のように断言した。

自分の身体に起こる事柄についての真の同意は、情報を与えられた上での選択の行使であり、そのためには、用いられる選択肢とそれぞれの選択肢に伴う危険を知った上で評価できる機会がなければならない。平均的な患者は医療技術の知識をほとんど、あるいは皆目、持っていない。合理的な決断に到達するための説明を求めることができるのは、患者には通常医師しかいない。このようなほとんど原則と化した事情からして、患者が治療上の決断をするために、医師による患者への合理的な情報開示が、必要であり要求されることとなる。[11]

〔このように〕一九六〇年代にインフォームド・コンセントという新しい概念が、過誤（malpractice）と過失（negligence）という法的学説の内部で形づくられつつあった。インフォームド・コンセントの標準型や本質要素は法的様式で表現され、多くの州の成文法として具体化された。医師は患者に病状と見通し、提案した治療法や、他の治療法、治療しないことの利益と危険について伝えなければならなくなった。これらの新たな法的必要事項が、専門職の義務として医師に課せられた。

このような専門職の義務が、法律で新たに定式化されつつあったのと同じ頃に、インフォームド・コンセントの道徳的重要性が別の議論で厳しく吟味された。それは人を被験者とする医学実験の倫理に関する討論である。第五章で見たように、危険な研究の自発的参加者の同意は、人を被験者とする研究の倫理的前提として、昔から受け入れられていた。ニュルンベルク綱領は同意を「絶対的に必要である」と宣言し、同意する被験者が「研究内容の諸要素を十分に認識し理解して、自ら分別あり賢明な決断ができるようになる」ことを主張した。(12)このような決断は、治療にも重要だが、研究にはそれ以上に重要である。というのも研究の被験者が処置されるのは、自分の利益のためにではなく、将来の患者の利益になるかもしれない知識を生み出すためであるからである。ハンス・ヨナスは、研究への同意は単なる許可以上のものでなければならない、と主張した。本当の同意であるためには、その実験に従事するのは自由で判断力のある人でなければならない。(13)このことは同意の基準として高度なものを要求する。漠然とした要望に対して単純に「オーケー」を言うよりは、ずっと深みのある行為であり、そしてまた、危険や利益の一覧表を作るよりもずっと高度である――もっともこの一覧表だけでも、被験者に十分な情報を与えることにはなるが。たいていの研究状況では、このような深みのある同意は稀であることを示すことは容易であった。

ジョン・フレッチャーの一九六七年の論文「人体実験――同意状況における倫理学」は、同意を獲得する状況について行った経験的調査の結果を論じている。この調査において彼は、「国立衛生研究所・臨床センター」で研究者と研究被験者にインタビューを行い、被験者となることを依頼された人々に、研究者が情報を伝達し同意を得ようとするとき、どのような事態が生ずるかを正確に把握しようとした。研究者と被験者の間の相互行為において表現される道徳的価値を、フレッチャーは社会学者としてよりも倫理学者として探索した。「予想では、これらの患者がサイン、身振り、言語表現で示すのはきっと、危険のある研究に参加したおかげで、「人格」としての地位を持っているという自らの感覚が損なわれた、ということであった。……したがって私が想定したのは、同意《コンセント》という概念を取り巻く法・道徳・宗教の伝統の中に位置する人格の地位を保護することこそ、「インフォームド・コンセントという」規則の本当の意味である、ということであった(14)」。しかしフレッチャーが現実に見出したものは、いびつな儀礼的な過程であって、そこでは、研究者と被験者の双方の側からの様々の圧力によって、自由の感覚が抑制されていた。彼が提案したことは、患者の擁護者（patient advocate）の役割が打ち立てられて、研究者を助け、被験者を支えて、潜在的被験者の人格と自由に本来ふさわしいような選択肢の幅が、全面的に説明され評価されるようになる、ということであった。

一九七二年、いくつかの米国の裁判所がインフォームド・コンセントを医療行為の殿堂に恭しく安置した同じ年に〔「カンタベリー事件」など、本章註11参照〕、タスキーギ梅毒研究〔第五章第5節参照〕という醜聞が、米国の医師もナチスの戦争犯罪者たちと同様、研究被験者の自発的同意というニュルンベルク綱領の第一原則を無視しうる、ということを暴露した。四〇年間続いた研究の被験者が、研究被験者になることに同意しておらず、政府の医師がなぜ自分たちの血を採取するのか、知らされていなかった、ということは衝撃的なほど明らかであった。実際彼らは、自分たちになされていたことについて、欺かれていた。タスキーギ事件調査委員会の一人、ジェイ・カッツ博士は次のように断言した。「タスキーギ研究を非難するもっとも根本的な理由は、……（被験者には）研究計画、自分たちにとっての帰結、自分たちに利用できる他の選択肢などに関して、一度たりと公正に相談されたことがなかった、ということである」。(15)

ポール・ラムジーはジョン・フレッチャーの表現「同意状況における倫理学」を、彼の討論の冒頭に据え、実験を行う関係における誠実さの主要な規範として、自由で十分なインフォームド・コンセントを論じた。(16)同意は、実験に対してであろうと治療に対してであろうと、自由と誠実という道徳的価値の外的表現であり、医師と患者・被験者の関係を、道徳的な関係にもたらすものである。〔このように〕インフォームド・コンセントは生命倫理学の領域に非の打ち所のない信任状を携えて参入した。それがつまり、ヨナスの哲学的論証であり、ラムジーの神学的言及であり、この国の蓄積しつつある法律であった。

「被験者保護のための国家委員会」は、実験に対するインフォームド・コンセントの研究の手始めとして、何編かの学問的論文を提出してもらった。ロバート・ヴィーチの寄稿した「インフォームド・コンセントの三つの理論――哲学的基礎付けと政策上の意味」は、このテーマをより深く理解するためのお手本となった。ヴィーチはインフォームド・コンセントの三つの可能的な哲学的基礎を吟味した。最初に、医師の善行的義務は、治療に伴う危険性のある害を、医師が患者に警告することを必要とする。二番目に、功利主義的原則は、科学の専門職と社会との間の一般的な信頼を維持する手段として、同意を推奨する。三番目には、自己決定の権利が挙げられる。彼は前二者を批判し、三番目を強く擁護した。彼によれば、自己決定権に基礎を置くインフォームド・コンセントには、情報開示の基準が必要であり、この基準は専門的判断の上にではなく、決断するために情報を必要とする理性的な人格の上に打ち立てられるべきであった。(17) 委員会はヴィーチの分析を受け入れ、インフォームド・コンセントの議論を、「人格の尊重」という一般的な標題のもとに『ベルモント報告』に加えた。

「医学〔と生物医学・行動科学研究〕における倫理問題検討のための大統領委員会」は、議会から医療過程におけるインフォームド・コンセントを研究するように依頼を受けて、この問題を「インフォームド・コンセント」という表現に含まれがちな狭隘な法律主義的な見方から、「相互の参加・尊重と意思決定の共有という特徴を有する患者・専門家関係の促進」という見方へ、拡大することに決めた。委員会報告『医療における意思決定』は、このような特徴を持った関係を叙述し、患者と医師の関係においてこの特徴が実際には欠落していることを批判した。報告書が提示した哲学的論証は、自律の原則（人は自分の生命を管理する権利を本質的に持っている）と善行の原則（患者が共同作業者であることによって医療は改善される）に依拠していた。委員会は、意思決定の共有の質を高めるために、治療と政策を変えるべきことを勧告した。(18)

カッツ博士は『医療における意思決定』を書評し、報告書の分析と勧告を「医師・患者・社会に対して医師・患者共同の意思決定に関する大統領委員会の道徳的見解を教え込もうという、大胆な運動」と評した。(19) このような考え方は「気高い」と彼は形容したが、しかし「実現するためには恐るべき障害が横たわっていた」。「障害」とは、意思決定の共有という伝統の不在、インフォームド・コンセントという明確な法律理論の欠落、不確実性の蔓延、そして医師の受けてきた訓練と心理的に根深い理由による患者との意思決定共有能力の欠落、などである。カッツの判断によれば、意思決定共有の倫理的根拠として、大統領委員会が自律と善行を結合させたことは、致命的な欠点を持っていた。自律と善行を共に認めることによって、患者の福利を医師が判断することとなり、患者と対話しなければならないという医師の義務がおろそかにされかねない、という欠点があるというのである。カッツ博士はこれらの見解を彼の説得力ある書物『医師と患者の沈黙の世界』において詳述し、医師は医学教育によって患者との率直な意思疎通から遠ざけられている、と主張した。[20] カッツのこの書物から一〇年経ったが、医学教育と医療は、彼が記した障害が除去されたと言うにはほど遠い状況にある。にもかかわらず、患者が治療内容の最終的な決定者であり、またインフォームド・コンセントは、しばしば貧弱で形式主義的ではあるが、医師と患者の日常的な交流の一部となっているということは、明らかに医師もますます認識しつつあるところである。

インフォームド・コンセントのような個別的なやりとりの議論を、公共的な対話を扱うこの章に組み込むことは、場違いかもしれない。あえてそのようにした理由は、治療や調査などでの〔医学的〕介入に対して同意を取らねばならないという道徳的、法的義務を公共的に論ずることによって、医師と患者、研究者と被験者の間の私的な対話が形づくられてきた、ということを示すことにあった。個々の会話は即興的なものであり、状況や個性によって変わる。しかし〔説明や同意などの〕いくつかの要素がその会話になければならないという道徳的、法的な必要性は、委員会や裁判所で行われた公共の対話によって定められてきたのであった。

2　生命倫理学の教育

生命倫理学に関する対話が始めて教室に導入されたのは、医学校においてであった。倫理学は医学教育の中でずっと焦点の定まらない領域であった。一九世紀にはたいていの医学教育のカリキュラムの中に、医師の道徳的、法的義務に関する講義はいくつか含まれていた。卒業式の挨拶は、普通著名な医師によって行われたが、しばしば倫理に当てられた。「米国医師会綱領」が一八四七年に公表されて以来、医学教育において倫理は体系的に提示されるべきだ、という主張をする人も医師の中にはいた。しかしこれはめったになされなかった。一八六一年にある注釈者はいかにもうんざりして次のように記した。「医師の中には、彼らが従事する専門職の威厳と名誉を尊重する余り、道徳上のたわけ者になってしまっている人もいる。……専門職の倫理に関して一週間に一回講義を受けたからといって、医学研究課程で深刻な邪魔になるわけもないだろうに」[21]。カトリックの医学校以外では、医療倫理の課程はほとんど提供されなかったし、そのような課程が教えられるときには、医事法学と結びつけられていた[22]。

ヘイスティングス・センターは一九七二年六月一～三日ニューヨークで「医療倫理教育」と題された会議を運営したが、ロバート・ヴィーチは会議に先立って行った調査の結果をそこで発表した。米国の一〇二の医学校を対象として、カリキュラムの中の倫理学について調査を行った。そのうち答えを返したのは九四校であった。一五校は全く倫理学の教育がなく、五六校では倫理学は社会医学、法医学、精神医学といった、他の課程の中で教育されており、三三校では選択課程として特別の倫理学課程が提供されている、という結果であった[23]。六つの実際の課程表がそれらを計画した該当学部によって説明されたが、その最初はヴィーチ自身の提示によるコロンビア大学内科・外科学校のカリキュラムであり、ヘイスティングス・センターの協力で計画・実施されていたものであった。このコロンビア大学のカリキュラムは野心的であった。講義形式の授業、臨床科の順番での症例検討、夕食討論、選択課程などが四年間のカリキュラムにちりばめられていた。ジョージタウン大学医学校は一世紀もの歴史を持つ必修科目を四つの単元からなる選択科目に変更し、それを「平易で刺激的」な科目と呼んでいた。ハーシー医学校医療人文学部は人文学の選択的メニューを提供し、いくつかの倫理学の課程と共に、医学生が聴講できるようになっていた。ハーバード大学では学部共通の医療倫理の計画を始めたが、学科を越えた大学院課程に焦点を合わせ、同時に学部段階でも医療倫理の一つの課程を設立した。しかし医学校では特別の倫理学のカリキュラムは実施されなかった。カリフォルニア大学サンフランシスコ校のオットー・グッテンタグ博士は、彼の「医師の心構え」(the Medical Attitude) という課程を、医学哲学への高度に理論的な入門と表現した。私はこの課程を、何人かの医学生と共に私が客員教授であった年に聴講した。かくて授業の様式は、ジョージタウン大学の「平易で刺激的」からグッテンタグの実存主義的解釈学に至るまで、様々であった。

教育のこれらの様式は、次の二〇年間で、試みられ、変容を加えられ、捨てられ、そして再度取り上げられた。コロンビア大学の計画は、その構想において極めて野心的であったが、まもなく講義形式となり、ヘイスティングス・センターの参加は取りやめとなった。ヴィーチは後年回想して、この課程は学生と教員の間に熱狂と反感の両方を生み出した、と述べ、「キャラハン、ゲイリン、そして私は医療倫理を「小売りする」ことに疲れてしまった」と反省した。[24] それでも多くの医学校では、なかでもより新参で名声のまだ確立していない医学校では、様々な課程の実験を行った。これらの課程は、確かに質や綿密さは様々であったが、新しい参加者を対話へ導いた。教授団の多くは積極的に教育を手伝おうとしていたし、それらの中には、その大学において重要な地位を占めている人もいた。学生たちは仮に医療倫理とは何であるかという漠然とした観念しか持たないままでその課程を後にしたとしても、医療倫理の言葉遣いを聞き、そこになにがしかが存在していることを学んだ。

生命倫理学の教師たちは、長く複雑な医学教育の中で、学生たちが医学に関する倫理的な対話を一番味わえる、「教育可能な時期」を探ろうと試みた。通常は最初の二年間の医学教育で倫理学の講義が行われるが、倫理学が説得力を持つものとなるには、〔その時期では〕余りにも医療の実践から距離があり過ぎると、一般的に考えられていた。私はカリフォルニア大学サンフランシスコ校でこの問題の解決法として、実習で病棟を巡回する時期である後半の二年間の終わりに課程を置いた。その時には学生たちは病院や病棟での現実の倫理的問題を経験しているであろうし、治療者として病院研修を受ける前の時期でもある。J・エンゲルバート・ダンフィ博士はその企画を学部評議員会で通過させ、内容と形式を詰めるのを援助してくれたが、一九七九年に初めて実施されたときには不幸なことに病気が重篤となって授業ができなかった。「医療の責任」と称されたこの課程は、革新的であり、幸いなことに学生から好評であった。[25]

医学校の倫理学の課程の数は着実に増加した。一九七四年までに回答を寄せた一九七校の医学校のうち、九七校が何らかの医療倫理の教育を行っていた。〔そのうち〕六校は倫理学の課程が必須であり、四七校では選択、残りの医学校ではカリキュラムの中に分散されていた。「主要な科目としての医療倫理の教育」を有する医学校の数は、一九七二年から一九七四年の間に一九校から三一校に増大した。[26] 一九八四年までに全医学校で、医療人文学の必須課程が前半の二年間に置かれているのは八四%に上り、後半の二年間に置かれているのは三四%であった。[27] エドマンド・ペレグリーノ博士は編集者として次のように述べた。「医療倫理の教育は……医師が（患者と社会に対する）新しい関係を発展させるのを援助することになるだろう。この教育は、批判的な知性を医療に還元し、それを自然科学と人文学の狭間に（もともとそこに存在したのだが）よりしっかりと位置づけるための、最初の大切な第一歩である[28]」。

これらの課程は当初、教師の関心に基づいて構成された。中には哲学概念を強調し、偉大な哲学者の実際の文献を使用するものもあった。また中には哲学を軽視して、死に行く人の看取り《ケア》、実験、遺伝子スクリーニングなど医療倫理の共通の主題を強調して、その周辺に文献を配置した。また別の課程は、哲学的倫理学に、医療の道徳的問題を具体的に描いている小説、短編、映画などを結合させた。一九七六年にヘイスティングス・センターは、あらゆる教育レベルに渡る生命倫理学教育に関する研究を一年間助成した。ダートマス大学医学校精神科医のチャールズ・カルヴァーと私は、医学校の〔生命倫理学〕教育について執筆した。私たちは現行のカリキュラムには共通性がないことを知っていたが、現場の問題を確定し、定義し、論じ、解決するための技術を何とか伝達できるような課程を、特に奨励した。私たちはこの目的を実現するために、講義よりも少人数での討論形式を優先した。「医学の知識を備えた倫理学者と倫理学に精通した医師」の組み合わせによって教育がなされることを、強く支持したのである。[29]

一九八三年七月にカルヴァー博士は医学校の倫理学教師の会議を開催し、倫理学教育の目標を定めようとした。その会議報告書の冒頭は以下の通りであった。「医学校の学部長やカリキュラム委員会が、医療倫理の教育の現状を調査すれば、十分な教育をするための全国的な基準として使えるようなものは、一つとしてできていないという結論を下すだろう」。三日間の会議の結果、最小限のカリキュラムによって、学生に次の七つの能力を涵養するという目標を立てた。それは、医療の道徳的側面の理解、治療に有効な同意の獲得、責任能力のない患者の扱い方、治療拒否への対応、情報非開示が必要な場合の確定、守秘義務不履行が必要な場合の確定、末期患者の看取りの道徳的側面の確認、である。参加者の中には、医療資源の公平な分配と中絶の議論をも、包摂すべきだと主張する人もいた。(30)

倫理学の教育の効果を評価することは難しいが、いくつかの研究によれば、ありがたいことに学生たちはこの課程を受ける前よりも後の方が、倫理について関心を持つようになったということが見て取れる。(31) テキサス農工大医学校のドン・セルフ博士は、倫理学教育の評価について大きな貢献を行ったが、彼の方法の基礎はジェイムズ・レストの「問題点確定テスト」であり、そのテスト自体はローレンス・コールバーグの道徳発達理論に関連する。セルフの結論は、「道徳的論証力が大学生の後期教育段階で生じるというのは、一般に信じられていることに反しているように見えるが、しかし発達学的に遅すぎるということはない。実際に、いくつかの最近の研究が示しているように、医学生が彼らのカリキュラムの一部として医療倫理の課程を聴講した結果、道徳的論証技術が大幅に増大した(32)」というものであった。

もちろんこの成功が、医学校を越えてさらに診療にまで達したのだろうか、と問うことは可能である。ペレグリーノ博士は、一九七四年から一九七八年の間に卒業した診療医三〇〇〇人を調査した。彼の結論は、「医療倫理の課程を聴講した人々は、日々の診療で出会った実際の倫理的問題に立ち向かうために、その課程が実質上有益であったと見なしていた」ということであった。調査に応じた人々は同時に、〔講義から構成される〕医療倫理の課程を、指導教員と討論したり、論文を読んだり、会議に出席したりするほどには、有益ではなかったと見なしていた。形式的な知識伝授が自分の道徳的態度決定に影響を与えたと感じていたのは、僅か一〇%であった。[33]

倫理教育にふさわしい時期は、卒業後の訓練期かレジデント〔病院住み込みの研修医〕の時期のように思われるが、その時期は通常は病院で、三年かそれ以上、監督を受けながら患者を治療する。卒業したばかりの医師は、重篤の患者を治療し、家族と接し、専門医と相談し、病院の組織と財政のしがらみのもとで働くといった、厳しい現実にどっぷりつかっている。一年生の時に教室で議論したかもしれない倫理問題が、今や現実のものとなる。しかしこの時期は、倫理を教育するのにふさわしいかもしれないが、およそ理想的とは言い難い。レジデントは極めて多忙である。学ぶべき医療技術は多い。時間は細切れとなっている。カリキュラムは断片化している。この期間は医学校の権威のもとにあるのではなく、二四の専門委員会の監督下にあり、その委員会が様々な医学の専門領域で、卒業後の医師の認定を行っているのである。いくつかの専門委員会は、倫理教育をレジデントの訓練に組み込もうと、真剣な努力を払っている。

一九七八年に私は、「米国内科認定医委員会」に顧問として招かれたが、その委員会は米国でもっとも大きなレジデント訓練を監督しているものである。委員会は倫理への関心を鼓舞するため、レジデントの期間を終了し内科専門医としての資格を与える認定試験に、倫理の問題を加えることを決定した。これらの問題にはまた、レジデントの指導医らに倫理の教育を訓練計画に導入させるという意図も込められていた。私はこの委員会で働いていた五年間に、問題を起草し、試験作成委員会の密度の濃い会議に臨み、とらえ所のない領域だといわれている倫理を、しっかりした多項選択式に形づくるのに努力した。一九八一年にこの内科認定医委員会は、内科医の人道主義的な資質を評価するという、より包括的な計画に取りかかった。小委員会が任命されて、内科医として望ましい人道主義的資質を定義し、これらの資質を育成し評価する方法を提案するという課題が託された。これらの資質は、レジデントが彼らの訓練の完了時において提示することを期待されている「臨床能力」の一部と考えられた。その結果、一九八五年に『内科医の人道主義的資質の認識と評価の手引き』が出版され、統合性、尊敬、共感という望ましい資質が決定され、これらの資質への感性を高める方法が提案された。他の専門医認定委員会も、倫理を彼らの訓練計画に導入することに努めた。(34)

ヘイスティングス・センターの教育に関する会議（一九七二年の「医療倫理教育」）から二〇年経って、医療倫理は医学教育の確固とした部分を構成するようになった。教育のスタイルは初期の時代と同様、依然として多様である。にもかかわらず、理論的なものよりも実践的なものが、講義形式よりも症例討論が、空想的なものよりも実世界の問題が好まれるという傾向が、一九八〇年代末の哲学教育を特徴付けている。

生命倫理学が学問としての特徴を整え、医学校が課程を立ち上げるにつれて、教師や学者を養成する大学院教育が必要とされた。最初の大学院課程は一九七四年にテネシー大学で、哲学者のグレン・グレイバーと神学者のデイヴィド・トマスマの指導の下で始められた。生命倫理学に重点を置いた哲学博士号につながる教育計画は、一九七六年にジョージタウン大学で始まった。この教育計画は人文学や自然科学から学生を引き寄せ、彼らを生命倫理学のテーマや理論に夢中にさせ、問題の分析や表現で分析的方法を工夫するように奨励した。「全米人文基金」によって援助された、ヘイスティングス・センターや「医学における人間価値研究所」などいくつかの特別研究員計画は、より高度な研究者や専門家に同様の機会を提供した。専門家のためのジョージタウン大学の生命倫理学集中講座や他の類似の短期教育計画は、医師、看護師、教育者に手を差し伸べた。

教室での対話は、それが大学院生の場合でも、医学生の場合でも、あるいは学部生の場合であっても、生命倫理学の学問としての性格を形成するのに役に立った。教師として学生の前に立ったり（あるいは間に座ったり）するとき、否応なく理論、原則、方法、そして事例に焦点を当てざるを得ない。教師はシラバスを準備しなければならず、そのことによって問題点を順序よく提示するようになる。抽象的な用語は定義され、議論は論理的な形式に押し込まれ、疑問は解答を求められる。前章で見たように、無数の教科書や論文がこのような教育活動から流れ出て、対話を活字にしていった。かくて生命倫理学が、会議の時代の問題点の公表から、特別チームや委員会でのより焦点を絞った討論を経て、最終的にカリキュラムの教育的な管理に移っていくにつれて、生命倫理学は学問としての体裁を整えていった。しかし教室を舞台にした生命倫理学は、生命倫理学の学問的な性格を形成する以上の貢献を行った。それは生命倫理学者でない多くの人々に、問題点を評価する力と、それを整理して話す言語を提供した。このような人々は医療専門家として、新たに獲得した才能を現場に投入することとなった。

3　病院倫理委員会

もう一つ別の対話が教室の外で行われた。それが、研究評価の委員会と病院の倫理委員会の審議である。委員会での対話は生命倫理の教育が示した教育的配慮に基づく構造化を必要としないが、それでも単純な会話とは異なる目的と方向を有していた。第五章〔第5節〕で見たように、生物医学の研究に連邦政府の資金を受給した施設は、人を被験者とした実験を監督するために、施設内審査委員会（ＩＲＢｓ）を設立しなければならなかった。施設内審査委員会の参加者は、研究申請書の倫理を評価するために必要な語彙と文法を学んだ。一九七〇年代にいくつかの病院を舞台に別の新制度が現れた。それが倫理委員会である。既に何年もの間カトリックの病院は、「カトリック病院協会」が一九四九年に出した「倫理的・宗教的指示」に準拠して、「医療道徳」委員会を設けていた。[35]この委員会は通常数人の医師、数人の正規看護師、そしてたいてい病院付き司祭で構成され、避妊、断種、中絶、安楽死などに関するカトリックの教えが、忠実に順守されているかを確認することが仕事であった。

一九七五年に小児科医のカレン・ティールは病院倫理委員会の設立を提案した。彼女が特に関心を抱いていたのは、障害新生児をケアする人々が直面する困難な決断についてであった。彼女の論文はジョンズ・ホプキンス大学病院の赤ん坊の問題と、明らかに関連していた。ティール博士の意見は、これらの決断を両親のみに委ねるのではなく――両親は偏らない決断を行うことができないかもしれない――、また医師のみに委ねるのでもなく――彼らは決断を行う権威を持たない――、倫理委員会を打ち立てて、「個別的な状況においてより多くの情報と対話の恒常的な場を設定し、これらの判断の責任が分担できるようにする」というものであった。ティール博士は思い違いをしていたのだが、「多くの病院が医師、ソーシャル・ワーカー、弁護士、神学者からなる倫理委員会（不敬なことにある方面の人々から「神さま部隊」と呼ばれることがある）を設立してきた」と彼女は書いた。彼女は明らかにシアトルの透析適格者選択委員会〔マスコミから「神の委員会」と称された〕のことを考えていたのである。カトリックの施設を除いては、そのような委員会を持っている病院などはほとんどなかった。事実認定に誤りがあるにもかかわらず、クインランの事件を審議していたニュージャージー州の裁判所は、ティール博士の提案に深く印象づけられた。裁判官は彼女の論文を引用し、彼女が提案したことと全く異なる意見を述べた。それは、カレン・アン・クインランのような状態の患者の、正確な神経学的見通しを立てる能力のある医師からなる委員会のことであった。(36)ニュージャージー州の裁判所が倫理委員会を推奨したことに従って、いくつかの他の法的事件も、委員会という考え方に言及したが、ある時はそれを非難し、(37)ある時はそれを推薦した。(38)

　このように司法界は倫理委員会に関心を寄せたが、この構想は必ずしも速やかに法律の領域を越えて広がらなかった。一九八三年のスチュアート・ヤングナー博士の大統領委員会への報告書によれば、「委員会は医療倫理の問題に対処する手段として、広範に採用されているとは言えない。米国では僅か一％の病院だけがそのような委員会を立ち上げており、病床数二〇〇以下の病院では皆無である。さらに、実際に委員会が存在する場合でも、扱う事例は多くはない。現行の委員会が審査する案件は、ならせば年に一件である」。(39)大統領委員会は倫理委員会の考え方を後押しし、『生命維持治療取り止めの決定』の付録として、「米国医事法学会」による病院倫理委員会の役割と構成に関するモデル法案を掲載した。(40)大統領委員会の推奨に従って、倫理委員会の数は一九八三年と一九八五年の間に、調査対象の病院の二六％から六〇％へと倍増した。(41)

　急速に増加した倫理委員会には、風変わりな仕事があてがわれた。病理検討委員会や資格審査委員会のような標準的な病院委員会と違って、倫理委員会にはなすべき業務に関してしっかりした規定はなかった。委員会は倫理について考えるように命じられたのだが、おそらくそれは最も漠然としている上に最も異論の多い話題であろう。カトリックの病院の医療道徳委員会ならば、参照すべき明確なカトリックの教義や「倫理的・宗教的指示」があった。施設内審査委員会ならば考えを導くべき一連の政府規制や『ベルモント報告』の原則があった。倫理委員会にはおそらく、米国医師会の不十分な綱領以外に、基準となるものは存在しなかった。困惑した委員たちに何らかの方向性を与えるものがあるとしたら、おそらく病院の弁護士が、クインランのようなよく知られた法律事件を取り上げて説明するとか、地域の大学の哲学教授が手短に倫理学の理論を説明するとかの機会がそれに当たったであろう。幸運な委員会であれば、『ヘイスティングス・センター・レポート』を講読していたり、ジョージタウン大学集中講座に参加したりした委員を抱えていたかもしれない。かくて委員たちには、医療倫理の問題に関して利用できる文献はどんどん増えており、それらの内には病院図書室でも読めるものもある、という情報が与えられた。しかし一般的には、新しい倫理委員会の課題と業務は曖昧であった。委員たちは自分たちのやり方で倫理を実践するようにし向けられた。

初期の倫理委員会は、第八章で見たように、かなりの困惑を招いていた心臓蘇生の問題に、病院としての方針を作り出すということで、その存在にある程度の意味を付与した。「蘇生不要」（ＤＮＲ）の方針を立てた後で、倫理委員会の中には、生命維持措置取り止めに関する病院の方針を立てるという、より困難でしかも緊急の問題に取りかかったところもあった。大胆な委員会の中には、委員会に症例を提出して相談するように病院医師に要請した。時に要請は病院スタッフの懐疑心に出迎えられることもあったが、特に困難な症例ではかなりしばしば歓迎された。委員たちはこのような仕事をこなして行くにつれて、問題点の調査に熟達していった。彼らは図書室の資料の改善を要求し、生命倫理学者という当時稀な存在が利用できる場合には、彼らに相談を求めた。特に彼らは教育を求めた。全国に倫理委員会の地域ネットワークが設立され、リビング・ウィル、治療拒否、生命維持などの問題点に関して適宜会議を開き、資金を出し合って生命倫理学者を招聘した。倫理委員会の中には、自分たちの施設のための倫理教育の計画を立案するところもあった。倫理委員会の設立とその教育を援助する組織も作られ、その目的のための雑誌も創刊された。(42) 何百もの病院倫理委員会で、倫理の対話が続けられた。何千もの人々が問題点と論証に親しむようになった。何か問題を考察するように依頼があれば、多くの委員会は、情報を集め順序正しく対応することができるような能力を既に発達させていた。(43)

一九八二年にカリフォルニア大学サンフランシスコ校モフィット病院は、メディケイド当局に勧められて倫理委員会を設立した。当局は病院への支払いに疾病別定額支払制（DRG）〔治療費の実績ではなく、診断された病名に応じて病院に保険料が支払われる制度〕導入後、患者カルテの審査を行うようになった。当局と言っても実際は一人の元皮膚科医師がいるだけであったが、彼が集中治療室の患者の中に、許可された入院日数を越える人がいることに気づき、病院管理者に委員会を設立して、このような症例を審査し、長期診療の妥当性について管理者に勧告するようにしたらどうかと提案したのである。委員会は五人の医師と一人の主任看護師からなり、私は医師ではないが委員長に就任する依頼を受けた。大統領委員会の審議に参加するようになって以来私は、委員会の機能についてのいくつかの一般的な構想を同僚に伝えることができるようになった。直ちに明らかになったことは、事例を審査する何らかの方法が必要だ、ということだった。私はちょうどそのような方法を、私のところで特別研究員であった若い医師たち、クリスティーン・カッセル、バーナード・ロー、ヘンリー・パーキンス博士の援助を得て、模索していたところであった。同時期にマーク・シーグラー、ウィリアム・ウィンスレード博士らと私は、折しも『臨床倫理学』を脱稿したばかりであった。これらの討論を通して、事例を審査する方法が浮かび上がってきたが、それは順番に、医学的適応、患者の意向、生命の質（クオリティ・オブ・ライフ）、周囲の状況から見た諸特徴などを吟味する、というものである。私たちのカリフォルニア大学サンフランシスコ校医療倫理委員会はこの方法を採用し、しばしば倫理的な討論に特有の行き当たりばったりの会話に、形式と方向を与えようとした。その後私はこの方法を、新たにできた多くの倫理委員会に教授した。他の生命倫理学者も、委員会がより多くの情報を収集し、整然とした対話ができるように援助した。

倫理委員会は一九八〇年代に急激に増加した。その質は実に様々であったように思われる。[44] 一九八七年にバーナード・ローはこれらの新たにできた委員会の果たしている機能について、批判的な論文をまとめた。彼が指摘したのはそれらが、偏見を帯び、「集団順応思考」に陥っており、直面した問題を扱う標準的な処置方法がほとんどないことであった。[45] ローの批判はおそらく当然のことであった。それでも委員会は病院生活の一部となった。委員会は、瀕死の状態のところもあれば、活気にあふれているところもある。活気にあふれているところでは、倫理委員会は生命倫理の対話を進展させていった。

4　臨床倫理学

倫理委員会はしばしば臨床医から構成されてはいるとはいえ、委員たちが論じる問題が実際に発生するのは、集中治療室や、病棟、病室などであって、彼らはその外側に存在している。〔その内側の〕「誰が生き残り、誰が死ぬか？」という現実の世界が、生命倫理学に手招きした。初期の生命倫理学者は数は少数だったが、医療の世界の実際の有り様を学ぶ必要があると考えた。つまり、病院で何が行われているかを学んだら、臨床の場で倫理学を教えることができるだろうし、決断をどのように下したらよいかについていくつかの助言を与えることも可能だろう、と考えたのである。医師の中には、臨床の業務にこのような人々が参加するのを歓迎した人もいたが、耐え難いと感じる人もいた。生命倫理学者は誰しも、病院や病棟に入ったときに、歓迎されたり無視されたりした経験を持っているものである。私は歓迎された経験を持つ幸運な人間の一人である。私はカリフォルニア大学サンフランシスコ校に着任して二、三年のうちに臨床の世界に入ることになった。最初入ったのは新生児集中治療室、次いで癌センターと成人集中治療室であった。これらの経験を通して多くのことを学んだ。そして患者の診断・治療をする必要がなければ、医学を学ぶこと自体は困難ではない、ということが分かった。また専門用語にも親しくなり、複雑な臨床の問題の基礎を理解した。私は時に問題について意見を求められるようになり、初めはぎこちなかったが、次第に私の発言がこのような状況で耳を傾けられるのだという自信がついてきた[46]。一九七〇年代半ばには、他の何人かの生命倫理学者が臨床の場に深く関わるようになった。ジョン・フレッチャーは国立衛生研究所・臨床センターに、ジョージ・カノーティは〔オハイオ州の〕クリーヴランド病院に、ルース・マックリンはニューヨークのいくつかの病院に、そしてテランス・アッカーマンは〔テネシー州〕メンフィスの聖ユダ子供研究病院に関わった。国立衛生研究所の資金援助を得た計画「医療センターの哲学者」は、一九七六年に始まった[47]。

　哲学者と神学者はおそるおそる臨床の現場に足を踏み入れた。しかし午前中の回診で患者のベッドサイドを訪れたり、患者治療の検討のために集まるとき、医師、看護師、レジデント、医学生らに混じって自分の居場所はまさしくどこにあるべきか、はっきりと分かっているものはほとんどいなかった。実際、倫理学者は臨床の専門知識をもっていないし、功利主義や義務論に関する自分たちの理論的な知識を、患者のチーム・ケアが必要としていた実際的な助言に適用するだけの技術も、当初は備わっていなかった。それでも倫理学者は臨床の現場に自らを適応させ、現場の対話に加わるようになった。生命倫理学者がいるような病院はたいてい教育病院〔学生に医療・看護の教育を施す大学付属病院などの医療機関〕であり、そのような場所では、患者のケアに関する臨床的な対話は、必然的に教育としての意味合いを持っていた。かくて生命倫理学者は、病院を管理している医師や看護師と共に教育活動を始めた。

　シカゴ大学プリッツカー医学校のマーク・シーグラー博士は、一九七八年の論文「オスラーの遺産――ベッドサイドでの臨床倫理の教育」で、「臨床倫理」という用語を用いた（ジョゼフ・フレッチャーがその用語を発明したのかもしれない[48]）。「臨床倫理」という術語は曖昧さを孕んでいた。それは、患者治療に関する医師の決断に影響する、顕在的な倫理的事柄の総体という意味の場合もあれば、臨床的決断の倫理的解釈や分析という意味の場合もある。前者の意味では、医師や臨床家のみが臨床倫理を「行う」。後者の意味では、医師以外の、例えば哲学者や神学者も、臨床の決定を作成し批判することに参加する。後者の意味での活動が倫理学者の相談活動であり、一九七〇年代後期にますます頻繁に行われるようになった。

『臨床倫理学』(一九八二年)で、マーク・シーグラー、ウィリアム・ウィンスレード、そして私は臨床倫理学を、「特定の患者のケアで生じる道徳的問題の確定、分析、解決」と定義した。「臨床倫理学は、特定の個人のために特定の状況で最善のケアを決定し実行するという、医師の基本的な課題と必然的に連動している」[49]。私たちが努力したことは、増大する生命倫理学文献で形づくられつつあった一般的な倫理的配慮を、医師が患者の治療をする場合の通常の意思決定に適用することであった。臨床家の白衣のポケットにしまい込まれかねない一覧表に、はっきりと〔情報を〕刻み込むというやり方で、哲学者の思弁よりも臨床家の思考により近いと思われる分析方法を、臨床倫理学は提案した。指導的な医学教育家のロバート・ピータースドーフ博士が、序文を寄稿してくれた。「この小著は医療の倫理問題を、全く異なるやり方で取り扱っている。倫理学者、臨床家、法律家の共著によって、実生活の用語でもって倫理的問題を研究した。……著者らの助言は、一般の良識、広く受け入れられている倫理教説、法的な規制などと一致している」[50]。私たちはピータースドーフ博士の賛辞に喜んだが、実用的でしかも常識、倫理、法に調和するような助言をすることが、どんなに難しいことか分かっていた。むしろこれは、臨床倫理を行うすべての人が、自らに課する課題として語られたものであった。

一九八五年にジョン・フレッチャーと私はワシントンである会合を主催した。そこに、およそ五〇人の活発なコンサルタントが集まり、「生命倫理コンサルテーション学会」という団体を設立することに意見が一致した。その会合でローレンス・マカラックは臨床倫理学者の目標を要約する演説を行った。「私は哲学者として教育を受けましたが、哲学の目標といえば、簡単な疑問がいかに複雑かということを示すことです。そしてそれはまさしく臨床家が一番聞きたくないことです!」。倫理コンサルテーションの日常的な仕事を、あるジャーナリストが生き生きと叙述した。生命倫理学者ルース・マックリンがニューヨークのアルバート・アインシュタイン医科大学関連病院で、巡回と相談を行っているのに、この記者は付き従った。『ニューヨーク・タイムズ・マガジン』誌のトップ記事は、マックリン博士が、困難な症例で医師、看護師、家族の討論に巧みに参加している様子を、詳細に叙述した。確かに医師の中には彼女の仕事の価値を必ずしも評価しない人もいたが、たいていは熱心にマックリンの対話の雄弁さや論理性を〔診療に〕役立てた。このような医師の一人が次のように述べた。「ルースさんのような人と付き合うようになればなるほど、物事を何度も吟味しなおすことの価値が見えてきます。それでも間違いは犯すでしょう、しかし多分深刻さはよほど少なくなるでしょう(51)」。

5　地域社会での対話

「決めるのは社会だ」という文句は、生命倫理学の問題が提起されるときに会議や委員会でしばしば耳にするが、その実主要な倫理的問題点に関して社会の決定を引き出す仕組みなど、何ら存在しなかった。一九八〇年代初めに一般市民を生と死の決定に関わらせようという熱心な試みがオレゴン州で行われた。その州はひどい不況に見舞われて、住民の多くが健康保険の対象から外れてしまった。「医療貧民保健知事会議」が「オレゴン州健康協議会」という州当局によって招集された。その会議の議論がきっかけとなって、「オレゴン健康問題解決」(Oregon Health Decision)という非営利教育財団が設立された。オレゴン州ポートランドの医師ラルフ・クローショー博士と生命倫理学者マイケル・ガーランド博士に指導されて、財団は基金を募り、ボランティアを募集して訓練し、いくつかの保健関係機関と接触を持ち、ロータリークラブ、商工会議所、教会といった既存の組織を通して、地域社会へ浸透した。二日間のワークショップでボランティアが主要な生命倫理の問題点について訓練を受け、次の六ヶ月間に、これらのボランティアは、スタッフと共に、およそ三〇〇回の会合を主催し、およそ五〇〇〇人のオレゴン州住民が参加した。

オレゴン州の様々な階層の市民からなる参加者は、患者の自律、終末期の医療、資源配分などの問題点を論じた。議論は、参加者の価値観を反映した結論を目ざした。市民の代表による「市民保健会議」が一九八四年一〇月に開催され、地域の報告書を検討し、包括的な最終報告を準備した。「オレゴン健康問題解決」は公衆の間にかなりの熱意を呼び起こし、この財団の活動によって「医療、技術、社会、倫理、経済、心理の多様な問題点が、わかりやすい地域の共通意見へとまとめ上げられ、そこから公共政策が展開可能となる」と公衆には感じられた。[52] この実験は他の州でも「プルデンシャル財団」などの資金をもらって同様になされた。

「オレゴン健康問題解決」の討議は決して無駄ではなかった。この計画の終了後数年経って、高額な臓器移植の財政援助問題に直面した州政府は、地域社会との協議を求め、その後二、三年して、公共保健政策で全米でも最も野心的な計画を始めた。[53] その展開〔を跡づけること〕は本書の限界を超えているが、「民衆の生命倫理」(peoples' bioethics) を創造するという熱心な努力は、学問的、専門的観点がしばしば見落としてきた生命倫理の一面を明らかにしてくれる。理論や原則というものは、公衆の価値観をしばしばとらえ損なうものだ。機会が与えられ、多少の刺激があれば、人々は自分たちの価値観を表現し、政策と問題解決に結びつく道徳的基礎を提供するようになる。哲学者ジョナサン・モレノはオレゴン州の試みを次のように評した。「この計画は……ジョン・デューイにつながる近代の自由主義的な政治哲学の伝統に棹さしている。デューイは寄り合い民主主義 (town meeting democracy) に大きく影響を受けた。……地域での協議はおそらく自由主義的な民主主義にとって不可欠なものであり、このような協議を通して政治組織の構成員は、実質的な道徳問題（その答え方次第で自分たちの生活が確実に影響を受ける）について自分の意見を言うことができるのである」。[54]

6　対話としての運動

米国人の生活は社会運動に満ちている。奴隷制度廃止運動、禁酒運動、婦人参政権運動、労働運動や他の多くの運動があり、それらは多くの人々の熱狂と活力を引き出して、社会制度を変革するに足る、強力な要因となっている。

社会運動というのは政党や法人、団体と同じではない。運動はそのような組織を超越すると同時に、自らの目的を達成するために適当であると見なすならばそれらを利用する。運動は公共の対話の大きな滝であり、公共政策へと流れ込む。その滝の流れに取り込まれる人はもとより、傍に立っているだけの人も、その理由、根拠、目的を大いに学ぶ。時に「生命倫理運動」という表現を目にすることがあるが、それは誇張である。生命倫理は米国の偉大な運動に特有の力と説得力をこれまで全く示してきたことがなかった。それでも二つの本当の運動が生命倫理の発展に貢献してきた。それが患者権利運動と女性権利運動である。

患者の権利のために運動を起こすことは困難である。患者というものは患者であることに深く関わるには余りに一時的な存在であり、かつて患者であった人はたいてい、その経験を永続化させるよりも忘却することを好むものである。にもかかわらず人々の中には、特に慢性の症状を抱える人々やその家族の中には、医療と社会の中でより良い治療と居場所を求める組織を形成する人もいた。ベビー・ドゥ条例をめぐる討論で、全米障害者協議会は大きな声を上げて、条例を制定する議会の中に自分たちの場所を確保した。ヒト免疫不全ウイルス（後天性免疫不全症候群）（ＨＩＶ／ＡＩＤＳ）の患者も極めて効果的な組織を形成した。

患者権利運動が始めて生じたのは、「全米福祉権利協会」（ＮＷＲＯ）が問題を取り上げたときであった。この団体は一九六〇年代に生活保護を受けている人々の草の根擁護団体として形成された。全米福祉権利協会はジョンソン大統領の「貧困との戦い」政策に影響を与えた。一九六九年に「病院認定合同委員会」（ＪＣＨＯ）が、一般の人々に病院認定基準の変更を提案するように呼びかけたところ、全米福祉権利協会がこれに応じた（おそらく病院認定合同委員会は困惑したことであろう）。一九六〇年代によく見られた、対決を前面に打ち出す姿勢で、全米福祉権利協会は、患者の権利を保護するような変更点を二六項目に渡って要求した。彼らは病院への苦情を抱える患者のための苦情処理手続き、病院理事会への患者の代表参加、差別撤廃、ナース・コールへの素早い対応などを主張した。これらの要求のいくつかは病院認定合同委員会の認可マニュアルに取り入れられた。

「米国病院協会」は一九七二年に「患者権利章典」を採択した。とりわけこの文書が保障したのは、敬意あるケア、情報、プライバシー、そしてたいていの患者にとって苛立ちを覚えるほどに馴染みの問題である、請求書を説明してもらう権利、であった。その後の数年間で多くの州はこの権利を保健関係の法律や規制に取り入れた。病院は権利章典をパンフレットに印刷して入院患者に配布し、誇らしげに病院認定合同委員会の認定チームに提示した。他の点では、患者権利章典はおよそ革命的な文献とは言えなかった。それは実際のところ道徳上のペテンに類するものであった。というのもそこに含まれている諸権利は、痛められ覚醒した民衆によって暴君から勝ち取られたものではなく、ノブレス・オブリージュ〔高い身分に伴う義務〕の精神によって定義され授与されたものであり、授与者の意思によって内容、範囲、期間も決められていたからである。ヘイスティングス・センターのウィラード・ゲイリン博士は患者権利章典を厳しく批判し、それを「泥棒が被害者に自衛を説く」ようなものだと言い切った。権利章典はとりもなおさず、彼によれば、病院がかつて患者から奪った法的諸権利を、病院が患者に返還することであった。(55)

患者権利章典は必ずしも人々の気持ちを鼓舞するものではなかったが、生命倫理の論争の芽生えとなるものを孕んでいた。条項の一つが、「法律によって許容される範囲での治療拒否の権利」を保障していた。一九七四年の時点で「法律によって許容される範囲」は必ずしも明確ではなかった。指導的な判例はこれから作られるものであったし、患者の自律に関する大統領委員会の勧告〔一九八三年の『医療における意思決定』〕が生じるのも、まだ一〇年近く先のことであった。患者権利章典がおそらく十分に意識しないままに容認したこの権利は、大いに生命倫理の対話と法的な議論を引き起こすことになるようなものであった。もう一つの物議の的は、「権利章典」という標題そのものにあった。合衆国〔の憲法〕で「権利章典」は、連邦政府の違法な侵入に対して、個々の州と個々の市民を保護するものである。他の権利章典は、米国人の生活のあらゆる領域で盛んに立てられているが、それを発行する団体の権利を宣言するだけでなく、その団体を他の団体から区別して、両者の間にそれぞれの団体が越えてはならない境界線を引いていた。確かに病院は、ますます有力になってきている組織として、しばしば不本意で傷つきやすいそこの住民

〔患者〕に対して、自らの権力に限界線を引く必要があったが、他方で医師は自分のことを常に、患者の友人で保護者であると考えてきた。患者権利章典は直接には病院に突きつけられたのだが、多くの医師はその規定を、まるで自分たちへの告発のように受け取った。ポール・スターは次のように記した。「(患者の権利は) 医師の役割に伴う特権に、根本的な疑問を突きつけた。その底には、医師と患者の利益はしばしば背馳し、それゆえ患者は保護される必要性がある、という考え方が潜在していた。……医師の中にはこのような不信の徴候を評価しない人もいた(56)」。患者の権利を、医師の権威主義とパターナリズムに対する患者の道徳的権利として理解する見方は、生命倫理の対話の中で共通の認識となっていったのである。

フェミニスト運動には、患者権利運動には欠けていた活力と持続力があった。第二次大戦後の米国の状況に規定された、自足した妻と母という役割に対して、一九五〇年代を通じて、多くの女性は不満を表明した。戦時中に職場に採用された女性たちは、帰還兵のために真っ先に首になった。高等教育とキャリア形成の道は、男性の退役兵に開かれていても、女性には依然として狭き門であった。人種平等運動に大勢で参加した女性たちは、自分たち自身が不平等であることに戸惑った。ベティ・フリーダンの『女性の神秘』は一九六三年に出版されたが、このような動揺する心を表現した。彼女がこの書名を選んだのは、「私たちが自らの権利を行使することを妨げ続けているもの、夫の妻の資格ではなく、……ただ人民として行ったことに対してやましさを感じさせる何か、その何かに名前を付けるためである。……〔女性を〕私たちの社会における全面的な人民としてのあり方から遠ざけているすべてのものは、変えられなければならない(57)」。

変えられるべきものの一つに医療《ヘルス・ケア》の文化があった。医師を訪れる患者の半数以上は女性であった。医師は圧倒的に男性である。医療の提供者は圧倒的に女性看護師でありながら、男性医師の権威と経済に服していた。多くの女性は、自分たちに提供される医療の質を考慮するにつれて、自分たちが情報と参加を拒まれており、さらに悪いことに、自分たちに必要なものが専ら男性の観点から決められている、と考えるようになった。生殖や性別、生理的・心理的な性の違いは殊に微妙な領域であった。出産は医療化された。子供の出産はもともと病気ではなかった。しかし現代の産科医はあたかもそうであるかのように見せてきた。中絶を求める大部分の女性は、それが一九七三年まで一般に非合法であったので、医療上大きな危険に曝された。

女性の中には問題を自らの手で解決しようとする人も現れた。一九六九年にシカゴ女性解放同盟は中絶のための照会事業を組織し、一般女性と看護師を訓練してその仕事に当たらせた。同じ年にボストンのある集団は、議論グループを作り、女性の健康問題について自らの啓発に努めた。「威張っていて、家父長主義的で、独善的で、説明しない医師に何か働きかける」ことができなければならない、と彼女らは決議した。このグループは「ボストン女性健康読書集団」に発展し、『私たちの体、私たち自身』という婦人科学、性、生殖、その他の健康問題などの概説書を出版した。[58] この書物はベストセラーとなり、多くの女性や女性グループを、自分たちの医療についてもっと積極的な役割を果たすように鼓舞した。理論的な生命倫理学が賞揚している自律の価値が、現実のものとなった。同時に、自分たちの共通の利益を求めて共に活動している女性たちの関心と共同が、生命倫理学がこれまで見出してこなかったもう一つ別の価値を予示した、それが「ケアの倫理学」であった。

一九八二年にハーバード大学の教育心理学教授キャロル・ギリガンの出版したある書物は、道徳的思考に関して専門の領域に大きな影響を与え、道徳哲学を新しい方向に徐々に展開させることとなった。この『もうひとつの声で』は、女性の道徳的理解と態度は、男性のそれとは異なった形で発達する、と主張した。[59] 女性はケアリング（思いやり）や関係育成を重視し、男性は正義を重視し自由に契約を結ぶ。道徳的認識においてこのような根本的な相違があるので、ジェンダーが異なれば道徳において全く異なる見方が生まれる。ギリガンの主張の生命倫理学への応用は、看護倫理学に携わっていた人々によって最初試みられたが、すぐにケアリングの倫理学は、生命倫理学の主流となっていた自律の倫理学に対して、均衡を取るものとして言及されるようになった。本書が対象とする歴史の境界の後の時代に、生命倫理学に携わる女性の多くは、このようなフェミニストの視点を生命倫理学の主流に組み入れていった。[60]

7　メディア生命倫理学

本書はニュース記事になった出来事であふれている（もしもテレビ・メディアがそれほど短命でなければ、テレビに放送された出来事であふれていると言ってもよいだろう）。合衆国の生命倫理学の歴史はそのような記事に記録されている。例えばタスキーギ〔梅毒研究、一九七二年に発覚〕、ウィロウブルック〔州立病院での精神遅滞児に対する肝炎実験、一九五八年〕、ユダヤ人慢性病病院〔高齢者に対するガン細胞接種実験、一九六三年〕などの出来事に見られるように、一九六〇、七〇年代のニュース記事の多くは、醜聞の暴露であった。カレン・アン・クインラン〔一九七五〜七六年〕、ベビー・ドゥ〔一九八二年〕、ベビー・フェイ〔一九八四年〕、バーニー・クラーク〔一九八二年〕などの悲劇のような、次の世代のニュース記事は、技術のジレンマの暴露であった。アーサー・カプランは、メディアにおいて生命倫理学の顔と声として知られていたが、生命倫理学の路線はメディアによって設定され、醜聞と暴露の後から生命倫理学者は評論と批判をぶら下げて登場した、と主張した。この見解にはいくばくかの真理はあるかもしれないが、しかし他方で、メディアで取り上げられる出来事は、既に生起している対話の流れに、単に句読点を付けただけだ、と言うこともできる。ハイド博士が教皇ピウス一二世に表明した生命維持に関する憂慮〔一九五七年、第八章第1節参照〕は、カレン・アン・クインランの事件の前に生じていた。「〔完全〕人工心臓評価委員会」〔一九七二年、第七章第5節参照〕はバーニー・クラークの手術の前に審議を行っていた。とはいうものの、悲痛な同情や心底からの驚愕、ぞっとするような魅力を醸し出すような出来事の方が、現代社会の技術的な進歩によって生じた道徳的な疑問を哲学的に考察するよりも、ずっと大きな弾みを公共の対話に与えた。タスキーギ梅毒研究やヘルシンキにおける胎児研究〔一九七三年に報道されたフィンランド（及びデンマーク、日本）での胎児研究、第四章第2節参照〕などに対する憤りがなければ、議会が「国家委員会」を設立することにはならなかったであろう。

メディアは生命倫理の出来事を麗々しく展示することで、生命倫理を宣伝しただけではなかった。メディアはまた生命倫理学の実践家に対する、当人たちと社会の双方の見方をも形成した。それは、専門性が正当化されにくい領域での専門家、というものであった。カプランによれば、「生命倫理学者は二つの方向に引き裂かれている。生命倫理学の公共向けの顔は、米国人を不安にさせる。というのも彼らは倫理の専門家が嫌いだからだ。専門家の役割を振り当てられた生命倫理学者も不安になる。というのも彼らは、この分野の基礎に関する理論や共通意見を欠落させた専門家などありえないということを知っているからである」(61)。そして必然的に、メディアの本質は即時性にあることから、道徳的問題点を考察する場合に必要な真剣で持続的な対話は、細切れにされる。政治家を悩ませたメディアの断片化は、同様に生命倫理学の品位をも落とした。

とはいえメディアは、中でもテレビは、生命倫理学のジレンマに関して人々の教育と公共の対話に大いに貢献した。いくつかの公共放送システムのプロダクションは、このようなジレンマをドラマに仕立て上げた。それらのうちで最も初期のものの一つは、『困難な選択』という見事なシリーズで、ワシントン大学の公共放送網の放送局であるシアトルのKCTS－TV〔ワシントン州シアトルの公共放送局、一九五四年設立〕で製作された。『困難な選択』を執筆、監督したのはサンディ・ウォーカーという若い女性で、彼女はこれらの問題の虜となって、将来性あるメディアのポストを捨てて、ワシントン大学医学校に入学した。もう一つの影響力のあったシリーズは、『現代の驚異を統御する』で、フレッド・フレンドリによって製作された。彼とハーバード大学法学教授アーサー・ミラーは、生命倫理学の困難な問題について様々の領域の専門家集団に質問し、厳しく問い質した。このような番組は、生命倫理学の公共的な対話に貢献した。

8　結　論

生命倫理学は、学問として並びに公共的な対話として発達した。両者は互いに複雑に関係し合っている。公共的な対話は生命倫理学の学問に主題を提供した。私たちはしばしば新しい科学や技術が生命倫理学の原因であると指摘するが、実際に生命倫理学を引き起こしたのは、科学と技術の応用に関する対話であり、これらの技術革新についての個人的、社会的判断を生み出す人間の生活に関する、異なる見解や価値判断である。公共的な対話が始まったのは一九六〇年代の様々の会議であったが、政府の討論会や大学の教室に移し替えられるようになると、公共的な対話はもっと厳格な知的分析を受けるようになり、公共政策や教育用カリキュラムの作成が意図されるようになった。学問も対話も互いに相乗効果を持ち、両方ともまわりの米国文化の精神風土《エートス》から活力を引き出した。本書の次の結論の章で、米国の精神風土という広大な領域から、なぜ生命倫理学は合衆国において成長し繁栄したか、そのヒントを探ることにしよう。

第一二章　生命倫理学——米国とその他の国々で

これまで物語ってきた生命倫理学の話は、ほとんどが米国での出来事である。「チバ会議」や赤ん坊のルイーズ・ブラウンの誕生で短期間英国を訪問したり、「地球の正反対」の土地での胎児の扱い方を調査するために、オーストラリアに旅行したりした〔第九章第3節参照〕ことを除けば、ほとんど米国の国境の内側で生起したものばかりであった。しかしもとより生命倫理学は、合衆国にしかないというものではない。この書物が執筆されつつある一九九七年の時点で、「国際生命倫理学会」が存在し、その創設者はオーストラリアの生命倫理学者らであった。「国際医科学団体協議会」（ＣＩＯＭＳ）は、「世界保健機関」（ＷＨＯ）とユネスコと連携しながら、何年にもわたって生命倫理学に関心を示してきたし、移植、死の定義、人体実験などの多くの問題について、国際的な指針を立ててきた。一九八五年以来「欧州評議会」は「生命倫理問題専門家委員会」を設け、主要な生命倫理の問題についての指針を含む「生命倫理協定」を取り決めた。ユネスコは一九九三年に「国際生命倫理委員会」を設立した。欧州共同体とその立法機関である欧州議会は、生命倫理の政策を立案し、生命倫理の研究を援助した。生命倫理のセンターや研究所は、ボンから北京まで、バンコックからブエノス・アイレスまで、世界中に存在する。一九九四年のユネスコ理事会は、合衆国以外の四九八に及ぶセンターの存在を数え上げた。[1]『生命倫理百科事典』第二版は一九九五年に出版され〔初版は一九七八年、第三版は二〇〇四年〕、世界中の異なる国や文化で行われている生命倫理学の歴史的、理論的、実践的な記事を多数含んでいる。[2] 明らかに生命倫理は世界的な現象となっている。それでもなお、ダン〔ダニエルの愛称〕・キャラハンの言葉を借りれば、「生命倫理学は生粋の米国の産物であり、他所でも生じたけれども、合衆国で比類ない豊穣の産地を見出したのである」。[3] この章では他国の生命倫理学を簡単に概観し、次いで現在の合衆国での発展の理由を問うこととする。

1　合衆国以外の生命倫理学

国際的な生命倫理学は、合衆国で生命倫理学が誕生した一〇年以上後に始まった。[4] 米国の生命倫理学者は、合衆国で芽生えた生命倫理学の種が、国境を越えて他の国に根付いたのだと、かつては素朴に考えていた。しかしまもなく明らかとなったように、他の社会の生命倫理学は、異なる種とはいわないまでも、変種であることは確かであった。以下の概観はもっぱら欧州の大陸部に焦点を絞っている。

「生命倫理学《バイオエシックス》」という用語は、世界中の団体、委員会、会議、出版物の名前に用いられている。しかしどこでも同じように好まれている、とは必ずしも言えない。欧州でラテン系の言語を話す人々にとっては、生命倫理学という米国の新造語は、生物学に立脚した倫理学を想起させ、道徳唯物論という受け入れがたいニュアンスを伴っている。フランス、イタリア、スペインの学者は、éthique biomédicale（仏語、生物医学倫理学）とか etica biomedical（伊語、同）、あるいはせいぜい bioética médica（スペイン語、医学生命倫理学）のような表現を好んでいる。[5] この用語はドイツではなお一層不吉な意味を持っており、「あらゆるバイオテクノロジーへの無批判でイデオロギー的な肯定であり、……安楽死賛成の危険な運動である」と理解する人もいる。[6] これらの見解の相違は、言語的、文化的な違いを反映するものであるが、にもかかわらず生命倫理学は今や、医学と科学の社会的意味を、私的にも公的にも、反省するための用語として、一般に認められている。

反省されるべき諸問題は、本質的に国境を越えて共通であるが、強調点は異なっている。人体実験はどこでも関心の的である。ナチスの強制収容所での研究は、米国の人々よりも欧州の人々の良心に、より深い傷痕を残した。もっとも、研究申請書を審査する委員会を国際的に設立するきっかけとなったのは、（米国）国立衛生研究所総裁シャノンの一九六六年の「方針と手続き」であったかもしれない。[7] 遺伝学と生殖科学はどこの国でも問題となっていた。国際団体の多くの政治的声明や、もっぱら制限を設けることを目的とした法律のかなりの部分は、遺伝学や生殖科学の問題に向けられている。ユネスコの「国際生命倫理委員会」の主な事業は、「ヒトゲノムと人権の世界宣言」を準備することであり、それによって、ヒトゲノムが「人類の共通の遺産」であることを明示し、優生学的な行為や差別的、好戦的な使用を防御する原則を提示することにあった。[8] 遺伝学に対する注意の向け方は、欧州の方が合衆国よりもなお鋭いところがあるが、その理由はおそらく、ナチスの優生学イデオロギーが、米国のまだ微温的な優生学運動よりも、もっと恐ろしい災害をもたらしたからである。遺伝学と生殖に欧州の生命倫理学はかくも大きな注意を払ってきたので、彼の地の多くの人々は、生命倫理は生殖道徳と同義であると考えている、とある学者が指摘したほどである。[9] 死に行く人の看取り《ケア》も普遍的な問題点であるが、安楽死の議論は国が変わればその形態も驚くほど変わる。幇助自殺に関するオランダの開放的な討論と市民の寛容は、ドイツ人の口の重さや討論への乱暴な非難と好一対である。[10] 希少医療資源の配分の問題は、共通の論点であるが、先進国では希少資源は、極めて高額の医療費を支出する税金の問題であるのに対して、アフリカや南米国、東南アジアではそもそも極めて基礎的な医療や公共的医療保護制度が欠落している。例えばタイの生命倫理センターが、バンコクのマヒドン（Mahidol）大学の「人的資源発展センター」の内部に位置しているということは、よく知られている。[11]

名前や関心は似ていても、合衆国以外の生命倫理学は、合衆国の生命倫理学とは異なる由来、方法、伝統をもっている。[12] 欧州の生命倫理学の由来は、米国のそれよりもはるかに密接に、特定の宗派や学問的神学と関係している。米国では神学者は生命倫理学に引き寄せられていったが、欧州では、カトリックやプロテスタントの神学者集団が新医学や新科学の問題を論じ始めた。問題は神学的伝統に馴染みの用語で定式化され、(13) 一九八〇年代終わり頃までに、欧州のすべての生命倫理センターは宗教的に提携しあった。しかしこのような由来の故に、宗教的な生命倫理学と世俗的なそれとの平和的な共存は、必ずしも保証されていない。米国では滑らかな統合がなされたのと異なり（もっともこの統合は吸収に過ぎないと批判する人もいるが）、欧州では相違がはっきりと意識され、神学的前提に基づく生命倫理学と世俗的生命倫理学は区別されている。(14) 同様に、欧州の生命倫理学は様々の社会化された医療の形態をもっており、それは合衆国には全く存在しないものである。大部分の欧州諸国の市民にとって、何十年にもわたって医療が一般に利用可能であったという歴史が、人と医療に対する価値観に影響を与えている。連帯（solidarity）という理念や地域社会の責任としての困窮者援助は、宗教的、社会主義的な根源をもち、それらが欧州全体の生命倫理学の考え方にしみこんでいる。連帯は欧州の生命倫理学の原則であり、米国の正義の原則に影響を与えることは余りなかったのである。

そもそも生命倫理学に方法というものが存在するならば、その方法は原則をも含むということは明らかである。米国の生命倫理学の標準的原則は、自律の尊重、善行、無危害、正義であり、至る所で引用されるが、ひょっとしたらそれは、これらの原則が形づくられた〔ジョージタウン大学〕ケネディ研究所で、外国人研究者が手厚く歓迎されていることのお礼なのかもしれない。(15) 他方でこれらの原則は、不十分だとか場合によれば不適切だと、しばしば批判される。欧州の学者は代わりの原則を提示してきた。例えば、自由（liberty）、治療上の全体性（therapeutic wholeness）、社会的補助原則（social subsidiarity）〔より下位の機関で処理できることに上位の機関が干渉しないという原則〕などである。(16) 正義はしばしば連帯として解釈し直された。中でも自律の尊重という原則は、合衆国以外の生命倫理学者を困惑させた。このカント的な概念の米国流解釈を、彼らは奇妙なものと見なしている。生命倫理学はどこでも医療における個人の権利の確保を目指し、医療のパターナリズムを拒否するものであり、しかもそのパターナリズムは米国以外の文化圏ではしばしばより抑圧的でありさえするが、それでも人格の自律に付与された米国流の強調は、一種の誇張のように思われた。パトリック・フェアシュピーレンによれば、「自律に絶対的な優先権を与えたり、病者は自分の選択や自分に適用される規則を、自分で決める権利があると主張したりすることは、パターナリズムに対する行き過ぎた反動である」。自律の米国流の解釈は、中でもH・トリストラム・エンゲルハートのそれは、医師に対して病者への責任を解除する手段である、と彼は考えている。(17)

米国流の原則にまつわる問題は、多くの〔欧州の〕学者の意見では、米国の生命倫理学における倫理理論が相対的に脆弱であることに起因している。欧州の学者はエンゲルハート、ヴィーチ、ペレグリーノとトマスマらの理論的な試行錯誤を称賛するにやぶさかではないが、それでもそれらは誤っているとか、不十分であるなどと判断している。彼らは、形式主義と功利主義という英米の伝統的なペアを、ほとんど倫理理論と見なしてはいない。彼らによれば、倫理理論は人間の本性の存在論的、現象学的理論に依拠するのでなければならない。現代の欧州の哲学には、ポール・リクール、ユルゲン・ハーバーマス、カール・アーペルらの著作に見られるように、そのような考察の豊かな手がかりが認められる。例えばスペインの生命倫理学者ディエゴ・グラシアは、臨床的な生命倫理学を打ち立てたが、その一つの源は彼の師シャヴィエ・ズビリであり、この人はフッサールとシェーラーの思想を糧に独自の人格主義と現象学を紡ぎ出した。もう一つの源は、別の師ペドロ・ライン・エントラルゴによって彫琢された、医療関係論の歴史的解釈である。(18)グラシアの見解によれば、人間の条件とその文化史を反映した、人間性と人間共同体の透徹して堅固な理論によってのみ、医学、科学、医療の倫理的な反省は可能となるのである。彼は米国の方法を「ソフト」と形容するが、それは、米国の方法が個人利害の戦略的・戦術的な考量に依拠しているからである。欧州の方法は「ハード」である。というのも、「誰に人間性の総体を包含する義務があるか、という問題にこめられている人格の総体を考慮」しようとするからである。(19)これらの理論的領域は、米国の生命倫理学者には疎遠なものである。

理論〔の相違〕は実践的な生命倫理学の世界にまで侵入する。ミッテラン大統領によって一九八三年に設立された

「国立倫理諮問委員会（生命科学・健康科学のための）」（ＣＣＮＥ）は多産で、生命倫理学のほとんどあらゆる問題について意見を発表してきた。その委員らは当初から、委員の一人である哲学者ルシアン・セーヴが解釈したハーバーマスとアーペルの理論に依拠して、審議するように勧告された[20]。このやり方は広く深い反省とあらゆる利害関係者との対話を必要とする。広範な諮問と深遠な反省を行うことで、同委員会は「人々の生活において公共道徳の活動的中心となりつつある」[21]。私たちが既に見たように、〔これに比して〕米国の委員会のいくつかは、はっきりとした理論的な枠組みを持たずに審議してきたのであった。

　米国の生命倫理学を育んだ文化的、哲学的、医学的伝統は、欧州のそれとは明らかに異なっている。例えば、欧州の生命倫理学は、はっきりとした神学的な起源を持っている。米国の精神風土《エートス》の背後にある宗教的な道徳性は、欧州の歴史に浸透したユダヤ・キリスト教の道徳性と同じであるが、一七世紀の悲惨な宗教戦争は、欧州の人々の精神に未だ癒えぬ傷痕を残した。「宗教改革」はむき出しの分裂を、諸信仰の間に生み出しただけでなく、異なる信者によって支配されている国家や地域社会にも生み出した。欧州の「啓蒙主義」は宗教と宗教制度への軽蔑を鼓吹したが、それに対して米国で流行った「啓蒙主義」の思潮は全く異なり、米国人が既成の宗教と両立すると考える理神論〔神・啓示と理性・自然の両立を目指す立場〕を応援した。欧州の一九世紀は一七世紀の宗教戦争の知的、政治的な反復であった。自由主義的な運動にしろ保守的な運動にしろ、共に深いところで対立しあっている宗教的、世俗的党派性によって刻印付けられており、そのような党派性は米国の同様の運動のあずかり知らぬところであった。「生命倫理学が欧州で立ち向かわなければならない……問題点は、宗教的倫理学との関係である」と何人かの学者が指摘している[22]。このことは米国の生命倫理学では主要な問題点とはなってこなかった。というのも米国では、宗教的な倫理学と哲学的な倫理学は協力し合っているだけではなく、融合して生命倫理学を形成しているからである。

　倫理的な考え方の背景――それをこの章の後半では「精神風土《エートス》」と呼ぶことになるが――として働く〔宗教以外の〕他の文化的伝統と歴史的な経験も、〔欧米では〕全く異なっている。米国の植民地に入植した人々は、国民国家や国民的体制が確立する時期に、ほとんど何世紀もの絶えざる戦争によって荒廃した欧州を後にした。破壊的な衝突が生じた土地では、大地と文化にその傷痕が残された。フランス大革命は、宗教や王朝の覇権ではなく道徳的な大義をめぐって戦われたとはいえ、大混乱に陥り、フランス国民はその価値ある目的を実現するために長く苦闘した。ナチス、ファシスト、コミュニストらのイデオロギーは自由を破壊し、何百万人を虐殺した。これらの経験に類似するものは米国には必ずしも存在しないが、ひょっとしたらただ一つの例外は、南北戦争である。このような経験によって欧州では、新たな冒険への熱狂は鎮められることとなるが、他方で米国人の精神風土は改革を受け容れる。行き過ぎに対する警戒と保護が、欧州人の倫理的態度を特徴付けている。倫理学を育む哲学文献でさえも、人間の道徳的能力について悲観主義を抱いていた。米国の道徳哲学で、ショーペンハウアー、キルケゴール、ウナムーノに比肩できる人はいない。

かくて、米国で生まれた生命倫理学とその一〇年余り後に出現した他の土地での生命倫理学とでは、多くの相違が存在する。〔この節では〕ほとんどもっぱら欧州の事情を眺めてきたが、アジアとアフリカの生命倫理学はさらになお異なる。文化的、宗教的伝統や社会的、経済的条件が、西側のそれらと余りにも相違するからである。(23) それでも、国を超えた政策を形成すべき時には、これらの多様な見解の間に驚くほど広範な意見の一致が見出されてきている。ある価値の強調やある問題の深刻さの認識について地域的な相違があるとしても、しばしば互いに同意できる根拠が見出されうるものである。人体実験、遺伝と生殖科学、患者の権利、国民の健康を守る政府の義務などに関する声明は、極めて類似した価値観を反映している。多くの国々から生命倫理学者を迎えて開かれる会議では、意見や見解で様々な相違が認められるが、しかし結論においてはしばしば一つになる。このように共通の問題意識や一つの結論が存在するとはいえ、それでもなお尋ねるべきは、なぜ生命倫理学が合衆国で最初に始まったのか、米国に起源を持つということが生命倫理学に特別の勢いを与えているのかどうか、ということである。

2　生命倫理学と歴史家たち

「生命倫理学の誕生」会議〔一九九二年、本書「まえがき」参照〕では三人の医学史家、デイヴィド・ロスマン、ダニエル・フォックス、スタンリー・ライザーが、生命倫理学が合衆国で誕生したのはなぜか、その理由を提示した。[24] 三人の歴史家が示唆しているのは、規模、能力、富が増大した医療事業は、その技術を用いる知識と能力を持った専門家だけが支配できる領域になってしまった、ということであった。これらの専門家はこの事業の内部で働いているだけでなく、この事業の方針、政策、価値を指示した。それ以外の多くの人々は、この事業に利害を有していても、患者、公衆、政府として、方針、政策、価値の決定から排除されていた。ロスマンの書物の標題『枕許の他人――法と生命倫理学は医療の意思決定をどう変形させたか』〔邦題『医療倫理の夜明け』〕は適切にこの状況を描写している。もっともここで言われている「他人」は、求められてもいない助言をひっさげて病室に闖入した生命倫理学者と弁護士であると、しばしば見なされている。確かにロスマンはこれらの新参者を「他人」と表示してはいるが、実はその前に医師そのものが患者にとって「他人」となってしまったことに言及していたのである。「医師は他人となった。……信頼の程度は減少した。……医療技術は医師の指を、患者にではなく機械のボタンに置かせた」。医師が患者から疎遠になったことで、医療関係にこれまで関与したことのない他の人々にも、関与する余地が生じた。このような「医療の外部の人々」が今や「専門職が直面している社会的、倫理的問題を決定し、専門職を支配する規範を生み出すようになった」。[25]

ライザーの見解では、医療という複雑な事業の原動力である医療技術に、次第に医師は注意を奪われるようになった。機械の力と可能性が、医療の目的を決定した。その結果、医療と保健の制度が本来奉仕しなければならない価値――それはまた患者が期待している価値でもある――が損なわれた。これらの価値は、それほど技術に入れあげているのではない人々の助力によって、再度獲得されなければならなかった。それによって始めて、技術が私たちを導くのではなく、私たちが技術を導くことができるのである。

〔ダニエル・〕フォックスは生命倫理学の誕生と核兵器管理運動との間に興味深い類似を見出した。両者は米国史に同時期に出現したのである。彼によれば保健事業というものは、病気に対する冷戦の下で、圧倒的に強力な防衛制度である。保健事業の「タカ派」はより大きな権力と権威を求め、絶えず兵器庫を建設しようとする。他方で「ハト派」はこれらの計画に異を唱えるが、武力で反対するのではなく、より広い社会で説得力のある価値を強調することによって行う。三人の歴史家はそれぞれ生命倫理学を、技術化された医療が患者と医師、医療と社会との関係に与えた影響への対応と見なしている。患者は人格以下となり、研究協力者は「被験者」となり、技術的な必要性が医療実践を駆動し医療制度を形成し、技術の支配者が決定と政策を立てる。

この見解は説得力を持っている。この説得力は、これまでのいくつかの章で語った、生命倫理学の問題点の歴史によって、一層確証される。それにしてもこの解釈は、一面的であることを免れない。技術化された医療は先進諸国を席巻し、低開発諸国の水際にまで及んでいた。合衆国での医療技術の受容は、温かい歓迎と猜疑的な生命倫理学が待ち受けていたとはいえ、〔基本的に〕欧州、ラテンアメリカ、アジア、アフリカでの受容と、異なるところがあったであろうか？　なぜ医療技術に対する反応が、倫理という形を取ったのか？　なぜ倫理が、現在のような理論的、方法的な形態を取ったのか？　なぜ公共的、専門的な対話が、現在のような方向を辿ったのか？　なぜ生命倫理学が、他の国々よりも一〇年かそこら早く、合衆国で始まったのか？　そもそも倫理学が、学問としてかつ対話として、米国の生命倫理学においては、他の地域社会の生命倫理学においてとは、異なっているのだろうか？「生命倫理学の誕生」会議において、ダン・キャラハンは二つの理由を提示して、私たちがこれらの問題に答えるのを容易にした。彼が示唆した一つは、「生命倫理学の出現は、米国の教養層の間で支配的な政治的自由主義に、見事にぴったりと対応していた」ということであった〔本章第3節参照〕。もう一つは、「以前はとても閉鎖的な世界であった医療が、莫大な額の公共の予算、公共の関心、そして時には医療界の醜聞によってぽっかりと亀裂が入り、一般の人々に吟味されるようになった」ということである(26)〔本章第4節参照〕。これらの二つの示唆は、考慮に値する。

3　米国の自由主義と生命倫理学

もとよりキャラハンには、自由主義《リベラリズム》を定義することは極めて困難であることは分かっていた。しかしとりあえず彼は、市場方式経済の用語を用い、個人の自由《フリーダム》を政治的にも文化的にも強調することでそれを行った。米国の自由主義の伝統は広く深い。深さでいえば、自由主義と保守主義の間によくある裂け目よりもなお深く、広さでいえば、欧州の政治で使われる自由主義の意味よりも広い。ルイス・ハーツの古典的な研究『米国自由主義の伝統』〔一九五五年〕によれば、自由主義の本質は、ロックの社会契約説に捧げた建国の父たちの献身ぶりにはっきりと表現されており、また市民社会は、自然状態にあって自由に契約する個人が互いに同意を取り結ぶという社会契約によって形成されたのである。彼らの契約は、ジョン・アダムズ〔第二代大統領〕がかつて「教会法と封建法」と呼んだものによってではなく、平等と個人の権利という自明な原則によって特徴付けられた(27)。

自由主義的な見方は、時に民主党的またはホイッグ党・共和党的、保守的または革新的、さらに民衆的、資本家的、などと様々な形態を取るが、本来米国文化の根本的な前提であり続けてきた。この信念はしかし間違いなく欠陥のある自由主義を生み出した。平等の観念が土地所有者以外の人々に適用されるようになるのは極めて遅々としていたし、人権の観念は、当初は奴隷として非人間的な状態にあり、次いで二級市民として被差別状態にある黒人には、適用されなかった。またこの自由主義は、英国や西欧の、教会法や封建法との対立の中で形づくられた自由主義とは全く異なったものであった。英国や西欧の昔からの法は、特権で固められた強固な城塞を形成し、異論を挟ませない信仰と変えることのできない身分制度でもって民衆を縛った。米国の自由主義はこのような強力な敵と戦った経験がなかった。ハーツによれば、「米国には一度たりと「自由主義運動」や真の「自由主義政党」などは存在しなかった。私たちは「米国流の生活の仕方」――それは所詮ロックの思想の民衆版であるに過ぎない――を持っているばかりで、それがロック自身に由来することさえ通常は知らないのである」。(28)

米国の自由主義は平等と自律を強調する。しかししばしば指摘されるように、平等は、自律と共存しなければならないときには、必然的に不完全で不十分であった。それでも両者は、時には対立ししばしば弁証法的な緊張を孕みながら、共存してきた。平等が不完全であったように、自律も絶対的なものとは一度も見なされなかった。古代の自律的なギリシア都市国家のように、自律的な米国人は歴史上、法典を立ててきた。十戒や憲法、契約や法令が米国人の自律の背後に控えていた。実際のところ逆説的であるが、法は人々の同意を得て権威を持つようになったのであり、米国人の自律は規制不要論では決してなかったのである。

この広義の米国精神よりも狭く、現代の米国史に限定して用いられる自由主義もある。それは、政治的な運動として、〔フランクリン・〕ルーズベルトの「ニュー・ディール」、ケネディの「ニュー・フロンティア」、ジョンソンの「偉大なる社会」を特徴付けるものである。この狭義の自由主義の精神は、一九世紀末に「革新運動」(Progressive movement) として独特の形態を取って出現した。この運動がやろうとしたことは、アメリカン・ドリームへの信頼を回復させるように改革を行い、この改革を強化するために、政府の力をかつてないほどに投入したことであった。この「革新運動」が起こったのは、ちょうど国が都市化し産業化し始めた時期であった。もともと資本主義は、個人が働いては貯蓄し、貯蓄しては投資し、投資しては大きくなるという自由な活動に根ざしていたのだが、今や企業合同や企業独占により巨大権力となり、無慈悲に実業と金融を支配し始めた。資本主義は今や一個のイデオロギーと化して米国人の精神を動かすようになり、米国文化における様々な矛盾を生み出すようになった。(29)個人は原則として自らの運命の自由な主人であるはずなのに、今や能率のために管理されるようになった。地域社会は市民の自発的な連合体であるはずなのに、今や生産のために組織されるようになった。機会はすべての人に開かれているはずなのに、少数の権力を持った人々に握られるようになった。慈善、寛大、素朴といった道徳的価値は、もともと小さな地域社会に相応しいものであり、宗教に培われてきたが、利潤獲得意欲と狭量な企業意欲によって脇に押しやられた。大量の移民がスラム街にあふれかえり、生産業者と政治屋に等しく搾取された。あらゆるレベルの行政は汚職で腐敗していた。その結果として、経済的、政治的、社会的な改革への強力なうねりが、草の根から生まれ、一般に「革新主義」(Progressivism)という名前の運動を形成した。例えば共和党のセオドア・ルーズベルトから民主党のウッドロー・ウィルソンに至る政治家や、ウィリアム・ジェイムズやジョン・デューイといった哲学者など、多くの卓越した人々がこの運動に賛同し、「進歩党」という政党が形成された。革新主義は多くの理念を持っているが固定したイデオロギーではなく、極めて道徳的な色彩を帯びていた。ある歴史家によれば、「(革新主義者の)「実用主義的《プラグマティック》」傾向は、実業界や政界の腐敗に対する極めて道徳的な義憤や、露骨な物質主義や不平等に対するキリスト教的、社会主義的嫌悪や、あらゆる類の行き過ぎに対する道徳主義的な軽蔑などと結びついていた[30]」。

ニューディール政策の自由主義はこのような精神を徹底して推し進めた。政府は自らの法律と財力を用いて、国民を経済的な不況から脱却させ、銀行業や農業のような個人的な領域の諸制度まで再構成し、経済的破局が二度と起こらないようにせねばならなかった。ニューディール自由主義の象徴は、一九三五年の「社会保障法」の通過であった。これらの計画は自由主義的な精神風土のためであったとはいえ、自律よりも平等が、自由よりも政府の権威が優先され、従って国民がこれまで体験したことのなかったほどの狭隘な新手の保守主義が鼓吹されている、という批判が相次いだ。〔これに対して〕ケネディの自由主義は、哲学的というよりも実用主義的であったが、それを示した彼の大統領就任演説は、国民に「人類の共通の敵である、独裁者、貧困、病気、そして戦争そのものに対する……戦い」を呼びかけた[31]。しかしこれらの言葉には致命的な曖昧さが潜んでいた。ソビエト共産主義という形式の独裁制に対する戦いは、自由主義的な信条の持ち主なら後悔するようなやり方で行われたし、戦争そのものに対する戦いは、皮肉なことに、国民を戦争に導いた。にもかかわらず貧困と病気に対する戦いは、掛け値なしに自由主義的な精神のもとで行われたのである。

ケネディが始めた戦いを、ジョンソンが引き継いで顕著な勝利を収めた。「貧困との戦争」は、社会保障適用範囲の広範な増大、「扶養児童家族援助」の拡大、「経済機会局」の設立、そして何よりも一九六五年のメディケア、メディケイドの制定などによって遂行された。これらの施策によって貧困線〔適正な人間生活を維持するための収入の最低限度〕以下の米国民の数が、一九六五年一七％から一九七三年一一％に減少した。〔ジョンソン大統領の提唱した〕「偉大な社会」は人種差別に対しても、一九六四年の「市民権法」、一九六五年の「投票権法」、積極的差別是正措置《アファーマティブ・アクション》という行政命令、学校・施設での差別廃止への連邦政府援助などを推し進めた。人種差別に対する長期間の戦いは、マーティン・ルーサー・キング博士によって指導されて、アラバマ州セルマの地を舞台に一九六五年初頭の数ヶ月にわたって劇的に戦われ、今や連邦政府の権威によって「正当化」されるに至った。この頃までに、すべての政治的な見解の基礎にある米国の自由主義的精神は、基本的に一つの政治的戦略や民主党の存在と同一視されるようになっていた。

ケネディとジョンソンの政権における自由主義的で社会的な政策が実施される以前に、アイゼンハワー大統領の任命による一九五四年の最高裁長官アール・ウォレンのもとでの、最高裁判所への自由主義的な方針の導入が先行していた（この保守的な大統領はその任命を、「私の犯した、最大の愚かしい過ち」と呼んだ）。ウォレンは穏健な共和党員で、独立不羈の人であり、「倫理的命令を優先する人であった。……市民的な品位ある生活の中に存在する道徳的真理は、一連の諸価値に表現されているはずであり、そのような諸価値を彼は信奉していた。これらの諸価値が憲法上の諸原則に具現化されるべきではないとは、ウォレンにとっては信じがたいことであった。……実際彼には、判事として、自らの裁決において倫理的命令を考慮することは義務である、と考えられた」[32]。ウォレンが倫理的命令に忠実であることや彼の法廷が伝統的な法的制限にこだわらないことから、人種差別、投票権、刑事被告の諸権利、学校での祈禱、個人のプライバシーなどについて、一連の画期的な自由主義的判決が生まれた[33]。これらの判決が下された一連の訴訟事件は、米国の法律を決定的に自由主義的な方向へ向かわせ、自由主義的心性をはっきりと確認した。かくてニューディール以来、現代の自由主義は現代の保守主義と対照的な形態を取った。自由主義は、個人の自由を抑圧する社会的、経済的構造を少しでも緩和しようと努め、保守主義は、この構造が個人の自由の必要条件であるとして、それを少しでも保存しようと励んだ。両方とも米国民の根本的に自由主義的な精神に根ざしていたが、その精神の文化的、政治的な具体化についてはそれぞれ全く異なる見解を抱いていた。

一九六〇年代の自由主義的な人々は、東南アジアの戦争の拡大に大きな憤りを抱いた。ケネディ政権の時代に密かに始まっていた戦争拡大は、次第に人々の意識に浸透し、混乱、失望、異議を掻き立てた。一九六五年一一月に異議を唱える三万人の人々がワシントン特別区に押し寄せ、それから五年間異議は対立となり、しばしば暴力を伴った。一九七〇年四月三〇日にニクソン大統領はカンボジア爆撃を許可したと国民に発表し、その四日後、オハイオ州のケント州立大学での穏やかな抗議は軍事力によって鎮圧され、四人の学生の死者が出た。戦争に関する市民間の争いと呼応するように、人種間の争いも暴力沙汰に発展した。ジョンソン大統領が投票権法に署名した一週間後の一九六五年八月一一日に、ロサンゼルスのワッツ地区のスラム街で暴動と火災が勃発した。翌年の夏にはシカゴと〔オハイオ州〕クリーブランドの黒人スラム街が燃え上がり、さらに翌年の夏には〔フロリダ州〕タンパ、〔オハイオ州〕シンシナティ、〔ジョージア州〕アトランタ、〔ニュージャージー州〕ニューアーク、〔ミシガン州〕デトロイトが廃墟となった。この「長く暑い夏」で明らかになったように、投票権を付与するだけでは、アフリカ系米国人共同体に内在する深刻な問題を解決するには不十分であった。一九六八年四月四日にマーティン・ルーサー・キング二世が暗殺され、暴動が全米で勃発した。この時はワシントン特別区がもっとも大きな被害を被った。これらの暴力沙汰は黒人の過激な運動に伴って起こり、自由主義的な精神と対立した。自由主義的精神は、一方で社会変革を支持しながら、暴力を嫌悪した。

このような政治的、法的な出来事は、自由主義的な心情を反映しており、この心情はこれらの出来事を鼓舞したと同時に、これらの出来事に煩わせられた。加えて米国社会の自由主義を分析した多くの雄弁な人々が、第二次大戦後の十数年間に輩出した。デイヴィド・リースマンの『孤独なる群衆——変貌する米国人の性格の研究』（一九五〇年）は、目的や原則の内部指向性から、消費社会の虚構の価値によって生み出された他者指向性へと、米国人の生活が変化しつつあることを指摘した。C・ライト・ミルズの『パワー・エリート』（一九五六年）は、この国の凡庸な内政・外政が、企業、政府、軍部という三つの台頭するエリートの凡庸な精神に由来することを明らかにした。ジョン・ケネス・ガルブレイスの『豊かな社会』（一九五八年）は、米国消費社会は資源を浪費する一方で、公共部門とその需要は飢えるに任せられていることを示した。マイケル・ハリントンの『もう一つの米国——合衆国における貧困』（一九六二年）は、子供、老人、少数民族、入植者など何百万の米国人が、豊かな国のまっただ中で住み続けているという「貧困の文化」を露呈させた。ベティ・フリーダンの『女性の神秘』（一九六三年）は、能力と向上心が男性支配文化によって歪められる女性の憤懣を暴露した〔前章第6節参照〕。

ポール・グッドマン、ハーバート・マルクーゼ、ノーマン・O・ブラウンなどの著者たちは、社会と心理における圧政構造を鋭く批判した。カート・ヴォネガット、ジョゼフ・ヘラー、ラルフ・エリソンらの人気小説家は、米国生活の偽善、冷笑、狂気を暴露した。これらの作家は米国人の生活を、一見自足し繁栄しているように見えるが、社会的な拘束や因習によって囚われていると見なし、それらから「解放」されなければならない、と主張した。このような見方は当時の自由主義的な心性の一部となった。これらの著者は、当時の大学院生の書棚にたいてい置かれていた。私自身は、エール〔大学神学校〕で学んでいるときにこれらの書物を読んだ。それらはマルクーゼの著作を除いて、神学的、哲学的倫理学の論文というのではほとんどなかったが、私が将来その中で倫理学を教えることになる文化圏への見方を、強く刻印付けるものであった。

草創期の生命倫理学者の多くは、この自由主義の産物であった。彼らは「ニューディール」、「ニューフロンティア」、「偉大な社会」という国内の社会政策の熱狂的支持者であり、「ニューフロンティア」、「偉大な社会」の対外政策の反対者であった。最初の生命倫理学者であるジョゼフ・フレッチャーは、労働者と貧者の権利の擁護者であった。他の初期の生命倫理学者は、一九六四年と一九七〇年の間の学生不穏が甚だしい時代に、大学院生であったり若手教員であった。この大騒動を無視することは不可能であったし、自由主義的抗議運動と無関係でいることも困難であった。ジョン・フレッチャーは南部の保守的な監督教会の牧師であったが、公民権運動に自ら身を投じた。ボブ〔ロバートの愛称〕・ヴィーチは学業を終えた後平和部隊に加わり、アフリカで働いた。ハーバードの大学院生の時代は、反戦と公民権の運動に精力を注いだ。ノーマン・ダニエルズは熱心な反戦活動家であった。ジム〔ジェイムズの愛称〕・チルドレスの博士論文のテーマは、戦争に対する良心的反対の倫理的正当化であった。私はといえば、エール大学の院生であった一九六五年三月〔その七日にアラバマ州セルマで「血の日曜日事件」が起こった〕、公民権運動の活動家であった。四年後にある保守的なイエズス会系大学のイエズス会教員団の一員になったときに、カトリックの学生たちから相談を受けた。ベトナム戦争が始まった頃のことだが、彼らは良心的兵役拒否の有資格者ではないが、徴兵に反対する学生としての良心をどのように構築したらよいかと、苦悩していたのだ。他の多くの生命倫理学者も、きっと公民権に賛成し、戦争に反対していたはずだ(34)。

草創期の多数の生命倫理学者が成年に達した時代は、極めて自由主義的な文化の時代であった、ということは必ずしも彼らが生命倫理学に引き寄せられた理由を説明しない。同時にまた「米国の教養層の間で支配的な政治的自由主義」というキャラハンの言葉〔本章第2節末尾参照〕が、生命倫理学の出現を説明するのでもない。それらは必要条件であるかもしれないが、十分条件ではない。結局のところ人種隔離や人種差別という道徳的恥辱や、不正な戦争に対する道徳的非難は、生命倫理学の論点よりもはるかに深刻な道徳的問題であった。大義なき兵士の死や集中攻撃を受けた市民の死を正当化することは、集中治療室の患者の生命維持装置を除去するよりも、はるかに困難である。有色の人々に降りかかる不公平は、二流の医療施設に送り込まれる患者の被る不公平よりも、はるかに侮辱的である。生命倫理学が直面する問題は、戦争や人種差別と比較すれば、相対的にましである。とはいえ初期の生命倫理学者は彼らの自由主義的な姿勢によって、同時に個人の権利への関心の増大や権威への不信の亢進と相まって、医療の世界での権利侵害や権威濫用を直ちに認定できた。ボブ・ヴィーチは、「私は公民権から患者の権利に何の抵抗感もなく移りました[35]」と述べている。

ダン〔ダニエルの愛称〕・フォックスによる生命倫理学運動と核兵器管理運動の類比は、専門的、科学的医学が、医療を支配する権力を不当にわがものとしていたことを示唆していた。米国人は、閉鎖集団によってあまりにがっちりと管理されている事業はどんなものにでも、懐疑的になるものである。この懐疑は、ジャクソン大統領時代の政府機関にも、進歩党〔特に一九一二年のセオドア・ルーズベルトの組織した政党であろう〕の時代の産業界にも、東南アジアの戦争期における軍部にも当てはまった。米国の精神風土では、未来への方向性は専門家〔フォックスの類比では、防衛体制の総体〕によって導かれるだけではなく、その未来に関係を持つすべての人々によって導かれるべきである。人々に影響を与える政策決定は、例えば政策立案者だけによってではなく、影響を受ける人々によってなされなければならず、またこれらの決定は、公共善への運動という一般的な範囲内で、人々の価値観を表現するようになされるべきである。医療の世界はこのような根本的な自由主義的価値観に直面していた。

4　医療の公共的吟味

医療体制は軍事体制と同じように、大規模で目立ち、派手とさえ言えるものとなった。ダン・キャラハンが述べるように〔本章第2節末尾参照〕、このように目立つ存在となったことで、公共の吟味を受けるようになった[36]。公共の吟味のきっかけは、第二次大戦後の医学と研究に政府の資金が大量に流入したことだと彼は考えた。第二次大戦前まで医療は家内工業であったのに、今や大企業となり、その多くは公共資金の援助を受けた。議会は巨額の資金を、最初は研究に、次いでヒル・バートン法〔一九四六年成立した、連邦政府資金を病院建設に貸し付ける法律〕によって地域病院の建築費用に振り向け、さらに二つの未曾有の健康保険計画であるメディケアとメディケイドにかなりの額の税金を投入した。殊に人体の研究への公的資金投入によって、医学研究にはこれまでにない透明性が必要とされた。また、科学者の自由に委ねられていたら、およそ採用することなど考えられもしないような手続きが、今や必要とされるようになった。多くの州では州の援助を得た医学校が設立された。米国人は公的資金を受け取るものには、説明責任を常に要求した。米国の自由主義的精神は、政治的形態は様々ではあるが、公共の意思により公共善のために樹立された政府の廉潔さに、道徳的価値を置いた。医療はかつてないほど政府及び政府資金と密接な関係となり、今や説明責任を果たさねばならなくなった。

私的資金も同様に医療と健康管理に流入した。製薬会社は、進歩する科学に魅せられ、市場を開く広告の力に誘われて、急速に成長した。慈善によって素晴らしい新病院が寄付された。健康保険が、生命保険や災害保険の会社にとって、収益の上がる新しいビジネスとなった。医療や健康管理に必要な多額の資本が、保険会社をますます大きく、注目されるものとした。加えて医療は自らをひけらかすようになった。第二次大戦後、大衆の目から医療を閉ざしていた壁が、意図的に取り払われるようになった。技術革新はメディアで高らかなファンファーレとともに報じられ、医療科学のために巨大な研究センターが建設された。戦前の地味な医学校はきらきら輝く研究施設となり、かつては病棟の寄せ集めの単純な建物であった病院は、摩天楼へと生まれ変わった。医師の収入は増大し、経済的に中流の上の階層に彼らを押し上げた。医師は今やかつての先輩よりも明らかに羽振りの良い名士となり、テレビでは人々の共感を集める英雄として登場した。医療はもはや診察室や手術室の個人的な営みではなく、メディアによって作られるものとなった。米国人は大きなものが好きであるが、しかし大きなものは、とりわけそれが目立つときには、権力濫用の疑いを喚起する。医療は既に公的な営みとなっていたが、それでも米国人の自由主義的な精神と心性からすれば、吟味されやすかった。生命倫理学はすぐ間近に控えていた。

5　米国の精神風土

三人の歴史家（D・ロスマン、D・フォックス、S・ライザー）の見解やキャラハンの示唆によって、なぜ生命倫理学が合衆国に始まり、合衆国で一九六〇年代や七〇年代に取ったような形態を取ったのか、その理由に接近した。米国の医療は巨大で複雑、技術的に高度となり高価となった。医療方針や医療業務の管理は、その業務を行うものにしっかりと握られていた。米国の伝統的な自由主義的精神は、公民権を求めベトナム戦争に反対する戦いで先鋭化し、医療技術複合体を懐疑の眼差しで眺めた。――それにしてもこれらの説明だけでは、なぜこの懐疑が倫理の形を取ったのか、その理由を説明しない。公民権運動や反戦運動は、確かに道徳的な感情や関心によって鼓舞されたが、倫理の学問を生み出したわけではなかった。この二つの運動では、ひとたびかの戦争が共産主義者支配への正義の戦争として正当化できなくなった時点から、他方で積極的差別是正措置に対する反発が、逆差別の問題を提示するに至るまでは、道徳的な境界線は一般的にはっきりと引かれていた〔つまり何が正しく何が誤っているかは明確であった〕。本当の道徳問題は外政、内政で生じ、内政・外交の問題に活気づいた倫理学の学生たちはその問題を探求したが、しかしそこでは生命倫理学に匹敵するような学問は出現しなかった。これからの締めくくりの記述で、米国の医療への反発がなぜ米国の生命倫理学という形を取ったのかを、考察したい。

私の様々な考察は一つの仮説に収束する。つまり、米国の精神風土《エートス》というものがあって、米国人が道徳について考える考え方の土台となっており、この精神風土が米国の医療に対する対応を、生命倫理学といわれる学問や対話へと変形させた、というものである。「精神風土」や国民的性格のようなその類似概念に関する、大量の学問的な論争はここでは措くとして、「精神風土」という言葉で、「何が善で正義であるかに関する信念や意見を形づくるために、人々が自分たちの歴史、社会全体、自然環境を解釈する特徴的な仕方」を意味させることにする。精神風土とは、人類学者が記述するかもしれないような、人々の現実的な行動ではない。それはむしろ理念と理想の概観なのであり、人々が行動を正当化したり、説明したり、非難したりしようとするときに、自分自身を判断する仕方となるものである。あるいはまた精神風土は、引き合いに出されるべき規則や原則の集合体でもない。それはこれらの規則、原則、価値が形成される母体である。哲学者チャールズ・テイラーが「私たち現代人の道徳的、精神的直観の背後に存する、精神的な本性と状況の背景画」として記述したものに、精神風土という名前を与えることにしよう(37)。

「米国人」という言葉で私が意味しているのは、現在「合衆国」と呼ばれている国に植民地時代から今日まで住み、その国の複雑な文化を創造して多かれ少なかれその文化を分かち持っている人々のことである。大勢の住民の中には、ニューイングランドに神の国を建国するという強い宗教的な使命感を持った清教徒もいれば、南部植民地に世俗的な富を夢見る「騎士党派」〔一七世紀英国の清教徒革命において革命に反対する国王支持派〕もいたし、地主の富を増やすために残酷に連れてこられた哀れなアフリカ人もいた。さらにまた中部の植民地に移住したスコットランドやドイツの移民もいたし、ケベックから移住してルイジアナの領土に住み着いたカトリックのフランス人もいたし、南西部にはカトリックのスペイン系の人々もいた。一九世紀初頭に着いたアイルランド人や、一九世紀後半にやってきたイタリア人や東欧人（その中には多くのユダヤ人が含まれていた）が、人口を増大させた。東洋の人々は就労の機会を餌におびき寄せられたが、温かい歓迎は受けなかった。これらの移民が流入する中で、この土地に土着の人々は辺地に追いやられた。様々な集団はそれぞれ自分たちの宗教信条や道徳信念を持っており、ある集団はそれを表にひけらかし、ある集団は自分たちの内部で育んだ。

このような個々の集団を越えて、広い社会的、知的、政治的な流れは生まれ、時に特殊な信条を押し流し、もっとしばしばそれらを巻き込んで一つの潮流となり、共通の、しかし画一的ではない、文化を作り出した。社会運動の中には、一八、一九世紀に周期的に植民地や州を席巻した「信仰覚醒運動」〔一八―一九世紀の米国プロテスタント諸教派の信仰復興運動〕といわれる躍動的な宗教再興運動や、建国以来まもなく生じ国民を駆り立て分裂させた奴隷制廃止運動があった。初期の米国の政治や宗教に大きな影響を与えた啓蒙主義とか、科学的、社会的なダーウィニズムといった知的な諸潮流は、教育ある人々の想像力をとらえた。「革新主義」は、腐敗した政府や貪欲な企業を攻撃し、公民権運動は人種差別によって築かれた構造を攻撃したが、それらの政治的運動は文化そのものを変革した。領土を米大陸西部や南部へ拡大するという人々の運動は、全土に広がっただけでなく「明白な運命」という神話をも作り出した。南北戦争という大変動は、皮肉にもずたずたに裂かれていた国民を一つにまとめることとなった。

かくて私の見解によれば、米国の精神風土とは、倫理に関するある種の考え方であり、それは国民として米国の経験を生き抜いたことのない人々の考え方とは、幾分異なるものである(38)。この見解は、一方では自明の理であるが、他方では複雑で、高度に論争的で、究極的には証明できない主張である。この両極端の間のどこかに、なぜ生命倫理学は合衆国で生まれ、なぜ米国の生命倫理学はこのような形を取ったのか、その理由を説明するに足るような共通の土台が存在しているはずである。思うに米国の精神風土には三つの局面があって、道徳に関する米国人の考え方に大きな影響を与えた。それら三つは、道徳主義（moralism）、改良主義（meliorism）、そして個人主義（individualism）である。

道徳性（morality）は行動の規則、動機の基準、達成（に向けて努力する）という理想、などからなっている。これらが具体的に何であり、どのように実現され規制されるか、ということは文化によって異なっているかもしれないが、文化的な生活の構成要素として通常比較的明確である。道徳主義は道徳性よりも意味するところは多い。オックスフォード英語辞典（ＯＥＤ）は「道徳主義」を「道徳化することに耽溺すること」と定義し、次いで「道徳化」とは「道徳を立てる行為」と述べている。道徳的耽溺者とはありふれた概念である。アイスクリームやトランプやテーブル・マナーなど、あらゆることを道徳の問題にせずにはいられない人のことである。そのような人々はしばしば峻厳で、口やかましく、狂信的でさえある。それに対して「道徳を立てる」（making moral）ということは何を意味するか、それほど明確ではない。というのもその言葉の背後には、道徳性自体の範囲、広がり、定義にまつわる困難な哲学的問題が潜んでいるからである。そもそも人生の様々な局面には道徳評価に適さないものが存在するのだろうか？　この問題の答えがどのようなものであろうとも、人生の行路において、道徳性の構成要素がしばしばある領域には適用されてきたし、他の領域には適用を控えられてきた。芸術、政治、商業、娯楽、戦争、労働、性のある種の形態などは、ある文化圏では道徳と無関係とされたり、別の文化圏では道徳的制約の下に置かれたりした。ある文化圏では汎道徳主義（pan-moralism）が支配して、すべての運動、思想、活動が道徳的規範に服し、道徳的判断に規制される、というところもあれば、別の文化圏では、正邪という道徳観念がある種の行為に焦点を当てるが、他の行為はほとんどお構いなし、というところもある。

私の立てた仮説によれば、米国の精神風土は、人生の様々な局面に道徳的意味を気まぐれに付与する傾向が強い。植民地の清教徒は旧約聖書の道徳性を崇敬したが、そこでは神の命令は窃盗、虚言、殺人、誓約や犠牲などに関係するだけではなく、食事と飲酒、播種と採集、労働と休息にも関係した。清教徒の道徳性はある種の汎道徳主義に近く、維持しがたいものだが、特に余所者がその閉鎖的な地域に入り込んだり、「選民たち」でさえ簡単に変節するときは、そうであった。マサチューセッツの植民地に入植して三〇年経過した頃、清教徒の聖職者は教会会議で、「霊的集中度の衰退、宗教的しきたりの世俗化、……「新興世代」の霊的状態（の低下）」を嘆いた。(39)独立革命（一七七五―八三年）の時は、新国民の四％から七％の間の人々しか公式の教会員でなかった。マーティン・マーティが記しているように、「宗教は植民地の制度や精神に深く刻まれていたが、誰もそれを守ろうとする人はいなかった」。(40)啓蒙主義の冷静で合理的な道徳性は、人間同士の行為における正直さを強調し、人情のもっとも隠された機微を規則で縛ったりすることを退けた。米国啓蒙主義の鑑であるトマス・ジェファーソンは、道徳性に鋭い関心を持っていたが、「道徳諸科学」に対しては懐疑的であった。道徳感覚や良心は、誰にとっても腕や脚と同じくらいに自然な産物であって、四肢と同じように、体操によって強化されうるが、ただしある種の体操に限られる。「道徳問題を農夫と教授に諮ってみたまえ。前者は後者と同じくらい、いやむしろしばしば後者よりも上手に、解決するだろう。というのも彼らは人工的な規則に囚われて道を見失うということがないからだ」。[41]道徳感情は、それが行使される必要のある本来の場所へ至る道を、容易に見出すであろう。かくて道徳性の影響は生活の広い範囲から払拭されて、生活は今や実業や政治、娯楽として享受されるようになった。〔しかしながら〕「信仰覚醒運動」の道徳的説教家や福音の伝道師は道徳の領域が縮小することに耐えられず、伝統的な罪だけでなく、十戒で非難されていない、ギャンブル、ダンス、飲酒のような行動をも罵った。〔総じて〕「革新主義」、カトリックの社会教説、〔プロテスタントの〕「社会的福音」などは、米国の経済や商業の生活を道徳的要請によって包摂した。現代の米国人の生活は、今日に至るまで道徳的考え方で充満している。ダイエットや体操、喫煙、放送娯楽、福祉政策、環境への関心などは、道徳性の領域へと引き入れられた。生活の諸側面の「道徳化」によって、慣れ親しんだ道徳規則を、必ずしもぴったりと収まらない新たな環境へと適用したり、手近な問題のために新たな道徳規則を生み出したりすることとなった。

道徳化は道徳性の諸概念を様々な生活領域に当てはめるだけでなく、これらの領域に、道徳感情に特有の精力と情熱を与えた。米国人を道徳的十字軍に仕立て上げることによって、彼らをある大義に従事させることは、決して困難なことではなかった。奴隷廃止、禁酒、普通選挙権、食糧・水分供給の安定などは、〔もともと〕道徳的価値を含んだ問題であるが、米国史では徹底的に道徳化されて、政治的、経済的、あるいは保健的領域から、道徳的要請というより高い地平へと引き上げられて、他のあらゆる考慮を凌駕するものとなったと恐らく言ってもよいだろう。これらの大義が人間性の深みにある諸価値に触れるならば、〔政治的、経済的問題の〕道徳化も立派なことであり、また人間性の深みにある諸価値への関心は、これらの問題を道徳問題として定義するときにのみ、活性化されるものである。[42]私の理解するところでは、米国の精神風土は、人生の諸側面に関係し、それらに道徳的意味、指針、情熱を付与する。その側面が選択された理由は必ずしも明らかではないし、道徳的強調がどこまで維持されるかどうかも必ずしも確実ではない。しかし選択された限りは、人生において選択されたその側面は、国民の道徳生活において大いに注目を集めることとなるだろう。

6　道徳的改良主義

米国人の精神は、未来が現在よりも常に良いものだと考えるし、そのような未来にあこがれる、としばしば指摘される。「改良主義」という用語は、時にそのような精神を指すのに用いられ、その精神の跡は米国史の至る所で見出される。旧約聖書の表現は、例えば次のような神聖な訓戒の言葉で満たされている。「ここを発って、今から……私がアブラハム、イサク、ヤコブに誓って「あなたの子孫にそれを与える」と言った土地に上りなさい。私は、使いをあなたに先立って遣わし、カナン人、アモリ人、ヘト人……を追い出して、……（あなたは）乳と蜜の流れる土地に上りなさい」（出エジプト記、三三―一～三）。清教徒入植者は、古代ヘブライ人に発せられたイスラエルの運命に関するこれらの表現に、新世界移住が自分たちの神聖な運命であるという示唆を読み取った。米国の説教家や政治家は、これらの言葉を米国人へのメッセージと読み替え、米国の人々に使命、運命、挑戦を絶えず説き続けた。(43) ジャーナリストのジョン・L・オサリヴァンが一八四五年に「私たちの明白な運命（our manifest destiny）は、摂理によって与えられた大陸を一面に覆い尽くすことである」と宣言したのは、米国人に既に馴染みのものとなっていたメッセージを要約したのである。(44) 米国人は土地に住み、文明化し、それを繁栄させる。鬱蒼たる森林や屹立する山岳、広大な河川（そして原住民）は克服されるだろう。征服と進歩という比喩は、一八、一九世紀の米国人の語彙に満ちていた。人々は道徳的使命を負わされていたが、その使命には気高いものも、（私たちの目からして）卑しいものもあった。原住民と交わり、さらに彼らを服従させることは、道徳的使命として説かれた。これらの目標は達成できなかったが、キリスト教徒の少なからぬ人々は、原住民たちはカナン人（古代のパレスチナ地方に住み、イスラエル人に征服され、大部分は同化されたセム系の部族）と同様に、追放されなければならないと考えていた。黒人奴隷制廃止は北部諸州では、福音主義的な人々によって同じだけの情熱を持って説かれた。米国の歴史では後になって、婦人参政権、禁酒、労働者のための社会的平等、共産主義者の迫害などが、人々が献身し自らを犠牲とした道徳的大義となった。未来を築き上げなければならないという使命感は、しばしば残酷、貪欲、破壊へと導かれた。それでもその使命感は、道徳的理想という威信を獲得し、思考・行動の判断基準となる精神風土を創造する力を持っていた。

現状は改善されうるし、されるべきだ、という改良主義的な精神風土は、清教徒が、自分たちは神の使命を果たす使節であると宣言した後にも、ずっと残っていた。のみならず進歩に対する「啓蒙主義」の合理的な信念によって強められ、進化論仮説によって科学的な信頼性が与えられ、さらに「革新主義」によって政治的活力も与えられ、二〇世紀における米国の国際的地位の政治的、軍事的、経済的な上昇によって、まさに確証されたように思われた。失敗、失望、落ち込み、危機が繰り返し米国人の生活を苦しめてきたとしても、この信念を根本から動揺させるまでには決して至らなかった――もっとも、朝鮮戦争の曖昧な終了やベトナム戦争とウォーターゲート事件という二つの不名誉は別であるが。米国の倫理学は、その学問的な形にしても説教的な形にしても、米国の精神風土に存在するこの改良主義を反映してきている。〔ジョナサン・〕エドワーズとエマソンから、ジェイムズとデューイを通して、究極的な目標は常に現状を越えたものであり、神の加護のあるなしの違いはあっても、人間の努力で達成可能だと考えられたのである。

7　道徳個人主義

米国人の改良主義は、より良い未来への摩訶不思議で素晴らしい乗り物、というわけではない。進歩は人類の歴史に刻み込まれている運命ではない。それは一人一人の刻苦勉励によって達成されなければならないものである。この信念は米国人の精神風土のもう一つの徴表である、個人主義を形づくる。最初から人は誰もが一人として数えられ、それ以上ではなく、責任を持って世に生きていく自由な主体と見なされている。個々人の救済というカルヴァン主義の教えや、神の目からすれば一人一人の魂は限りなく貴重であるという広い意味でのキリスト教の確信、イエスに個人的な関わりを深めよという福音主義的な要求、自然法や自然権という啓蒙主義的な信念、そして、労働者を管理し競争者を圧倒するという必要性が本質的に存在するにもかかわらず自由な企業を偶像視する資本主義――これらすべてが集まって、道徳的価値や道徳的責任は、集団ではなく個人にこそ存在するということの、生き生きとした感覚が生まれたのである。地域社会や教会のような集団は、価値の源泉というよりもむしろ、個人の価値が培われ報われる場所として重視された。これらの集団の間で階級制度は必ずしも尊重されず、尊重した人々がいたとしても少数であり、多数はそれを紳士気取りとして非難した。一九世紀初めのある民主主義者は、「私たちは皆一つの身分であり、私たちは皆平民（commoners）である」と述べた(45)。米国先住民やアフリカ系米国人をこの公式から排除したことによって、合理的精神は酷く歪められ、彼らの存在は意識から厳しく追放された。女性を排除したことは、女性に神秘的な母であり妻である美徳を付与することによって、正当化された。

この個人主義は原子論的な、矛盾だらけの道徳的混乱、というものではない。個人は平等で、どのように生きるかという彼らの自由な選択は尊重されるべきだ、ということは真理ではあるが、他方で、米国の改良主義が構想するより良い未来を実現するように、個人は協同することも期待されている。改良主義と個人主義は、自由な個人の間の同意によって結びあわされている。善良な人々が努力すべき良き未来は、明確な姿を取っていないが、しかしそこに存在しており、諸個人は協調性のある行為を取ることによって、それを実現する。自由な人々は、協同して働かねばならない。自由で平等な人々が、問題を論ずる機会を持って、互いに受け入れられる解決を探す、ということが必要なのである。ニューイングランドの町民議会で是認されていたこのようなあり方は、道徳にも政治にも応用できた。しばしば指摘されることだが、アレクシス・ド・トクヴィルは、時にはふざけた場合もあったが、たいていは改良主義的なものである様々な種類の目的のために、米国民がしばしば会を作ることに驚いていた。米国プロテスタント教会でさえも、かつてそもそも教会が一度たりと取ったことのない姿を呈することとなった。それは、信者の自由な会であり、随意に加入し離脱でき、加入しているときには行動を共にするのみならず、礼拝と教義をともに作り合うことさえ行った。これらの会は皆契約や誓約の小さな団体であり、人々は共同で活動することを約束する。同意が地域社会を作り、維持する。同意が会の根源に存在するとはいえ、ある種の道徳的条件が会の構造に制約を加えた。会は民主的であり独裁的であってはならず、自由であり強制的であってはならず、平和的であり暴力的であってはならない。米国民の精神風土は、契約的な個人主義によって特徴付けられている。

米国民の精神風土に見られる道徳主義は、このような改良主義的、個人主義的な精神風土とそぐわないように見えるかもしれない。もしも米国民の精神風土がいつも新しくより良い未来を目ざしており、その実現に向けて協同することに同意した人々の自由な選択によってその未来が実現されるとするならば、論理的に、より良い状況の追求に先陣を切っている人々の意思で道徳的水準は決まるということになるだろう。そしてこのような人々の行動を規定する道徳的な因子が、主として民主主義、自由、平和などの手続きに関するものであるならば、道徳的標準の内容は、これらの手続きを順守しようとする人々の選択によってのみ定められるということになるように思われる。しかし米国史を通して、説教家と教師、両親と哲学者、そして政治家でさえも、「道徳性」に言及するその仕方は、単なる手続き論というよりはむしろ実質論であった。進歩や自由という考え方に関心を持っていたエマソン、ジェイムズやデューイのような人々でさえも、律法不要論からはほど遠いところにいた。エマソンは道徳革新論者ではあるが、革新の後の混乱を恐れ、彼の個人誌に「律法不要論に用心せよ」を書いた(46)。表現は時代とともに変わるが、同一の美徳が称賛された。曰く、国と同胞への忠誠、両親と合法的権威への服従、法と合法的制度への尊敬、性生活における誠実と節度、社会行動における節制と質素、商活動における正直、などである。

私が描いた米国民の精神風土の叙述は、絶望的なほど素朴で不正確だ、と見る読者もおられるかもしれない。米国民はかつてそうだったかもしれないが、今や違う、と批判する諸氏は言うだろう――私たちは今や冷笑的となり、無秩序で、道徳的な漂流状態にある、と。このような批判を証しする証拠はどっさりある。それでも私は、自分の説明を維持するにたる三つの理由を挙げよう。まず第一に、私の言う精神風土《エートス》は、人々の現状を描写しているのではなく、人々がそうあろうとする姿を描写しているのである。冷笑、残酷、搾取は米国民の生活にしばしば見出されるが、一度たりとも倫理的な理想となったことはない。第二に、米国民の生活に見出される現代道徳の混乱は、この精神風土を、誇張したり部分的に非難したりして反映しているのであり、もともと埋め込まれている米国民の精神風土と照らし合わさなければ理解できない、ということである。第三に、そしてこの書物の目的からしてより大切なことだが、私が叙述したこの精神風土の中で初期の生命倫理学者は成長し、生命倫理学の内容と形式の多くはその刻印を受けている、ということである。

8　生命倫理学と米国の精神風土

なぜ米国で生命倫理学が生まれ、それは他の国の生命倫理学とどう違うのか、この問題に戻ろう。その答えこそ米国民の精神風土にあると思われる。つまり、生活を少しでも良くしなければならないという運命とそうすることは可能であるという確信、個人の価値への信念と個人が合意によって同意できるという信念、伝統として確立している道徳への漠然としているが本当の関わり、である。

新医学への憂慮が始めて表明され、生命倫理学がその憂慮と関連して形成され始めるずっと前に、米国の医療は道徳的な営みとして確立していた。生命倫理学の出現するずっと前に既に、米国の医療は道徳主義に魅了されていた。ところが一九世紀半ばの米国の医師たちといえば、彼らはいかさま師とか喧嘩っ早い商売がたきとか、もっとひどい場合には、毒殺者とか屠殺人と思われていたのである。発足したばかりの米国医師会（一八四七年に設立され、その年の内に「倫理綱領」を制定した）は、専門職の倫理を改善することによって、人々の尊敬と信頼を回復しようと努めた。職能集団はその構成員に、まだ効果的な薬物類を供給できる前から、倫理綱領をあてがい、医療が次第にその有用性を増して行くにつれて、医師の道徳的な名声は、医療の新たな可能性が正当に使用される保証となった。この書物の冒頭に登場した田舎医師を想起していただきたい。ケリアーニ医師はある意味で職能集団のそのような努力の受益者である。彼の時代には既に、米国の医師の道徳的信頼性は疑問の余地のないものとなっており、医療の歴史にこれまでなかったほどの道徳的名声を博していた。公衆は彼らの医師を「他人の不毛な生活に慰めを与えもたらす聡明で親切な人間」と見なしていた(47)。道徳的な実体は必ずしも道徳的な評判に釣り合っているとは言えなかったかもしれないが、米国の医療は米国の精神風土の道徳主義に支えられていたのであり、それから大いなる恩恵をこうむったことは事実であった。

医療は改良主義的精神風土にも支えられていた。第二次世界大戦後の科学と医学の発展によって、米国民はより良い健康とより良い医療の未来を思い描くことができた。技術はたいていは戦争に勝つために投入されたものであったが、平和と健康に転用された。一般に広まっていた戦後の楽観主義は、戦後の経済成長と社会的流動性と相まって、その後の社会を支配した。科学者はいつも米国の未来の創造者であり続けた。今や医師が、実験用の白衣を着て、科学者の一員となった。伝染病が撲滅され、心臓や腎臓の致命的な病状が改善されるような、より良い世界を作ることは、倫理的な義務として米国の精神風土に容易に組み込まれた。それは科学者である医師の課題となり、国民はもう一つの権利である健康権を享受することができるようになった。

医学は技術化され、米国民はいつも技術に魅了されているが、ちょうど電報、電話、自動車に飛びついたように、人工腎臓、心肺バイパス装置、強力な画像装置に飛びついた。技術の危険性に警告を促した知識人、例えばフランスの神学者ジャック・エリュールや米国の作家ルイス・マンフォードらは、ほとんど注目されなかった。ヒロシマ後でさえも、原子力エネルギーの恐るべき力は必ずしも米国民を恐れさせなかった。原子爆弾の使用は正しく、そして二度と再び使用されることはないであろうし、原子爆弾を生み出した科学は平和利用に転用できるしされるだろう、と彼らは考えていた。レーチェル・カーソンの一九六二年の『沈黙の春』は合成殺虫剤に対する不安を生じさせ、水質汚染やスモッグのような環境問題は初めて科学技術の評価を傷付けたとはいえ、合衆国にはほとんど反技術的な感情は存在しなかった。生命倫理学の最初の頃は、米国の歴史全般に広く存在する技術的な楽観主義がはっきりと残っていた。現代の医療は「自らを癒し自らの環境を形づくる個人の力を簒奪する……健康に対する大きな脅威」となった、というイヴァン・イリイチの衝撃的な主張は物議を醸したが、当時の医療を覆っていた改良主義的熱気を冷ますには至らなかった。(48)

「驚異の薬剤」や、「人工臓器」、臓器移植など時に出現する医学的介入は「奇跡」と称せられたが、本当の奇跡とは違って、まもなく日常的医療のありふれた技術となった。ジョンソン大統領がメディケア法案に署名したとき（一九六五年、実施は翌年から）、彼は、「もはや老齢の米国民で、現代医学の奇跡的な治癒を施されない人は存在しないであろう」と言明した。(49) 当時の医療の変容は必ずしも文字通りの奇跡というのではなかったとしても、診断と治療は実際進歩したし、その治療の多くは疑いもなく救命と延命に役立った。昔からの奇跡と同じように、医療は称賛を博した。長く過去の習慣に止まっていた医療は、今や改良主義的精神風土という拡大鏡で眺められるようになった。医療は、昔からのモットーである、「時に癒し、しばしば救い、常に慰める」（「近代外科の父」と呼ばれるアンブロワーズ・パレの言葉）医術から、普通に助け、着実に癒し、常に救うと期待されている科学へと変身した。一人一人の患者にそのように治療することができなければ、諦観よりも失望が返ってきた。サリドマイドの悲劇のように、もっと広範に失敗が生じれば、衝撃と激怒が走った。医療には今やより良い未来を創造する課題が課せられるようになった。健康と幸福をもたらした新しい科学的医学に対して、おびただしい称賛が続いた後で、少数の著明な科学者と医師の気難しい不満がそれなりの意味を持つようになったが、その経緯は本書の冒頭で眺めたとおりである。しかし問題があったとしてもそれは、奇跡の中の僅かな瑕瑾に過ぎなかった。

医療倫理に関する初期の会議は、医学の進歩への満足感に浸っていた。参加者たちは、自分たちが社会にもたらした新たな科学的知識や医学的技術のすばらしさを、互いに祝福しあった。しかし同時に、〔改良主義と並んで〕道徳主義という米国の精神風土のもう一つの特徴も、消失していなかった。会議の参加者は、賛辞の後で、自らの良心に問い質した。「しかし結局のところ、許されがたいものはなかったのか、追求すべからざるものはなかったのか、自らに課すべき制限はなかったのか？　このように問うのも、結局は、私たちの進歩でさえも何か害をなしているかもしれないからである」と。ひとたび進歩のもたらした恩恵に疑いが生じるや、大量の疑惑がそれに続いた。改良主義と道徳主義は歩調をそろえ、新たな命令リストを作成する仕事が始まった。そのリストでは、進歩は道徳の許容する限界内に限られていたが、しかし同時に、より良き健康生活への驀進は禁止されていなかった。

最初期の二人の生命倫理学者は、米国の精神風土で改良主義と道徳主義が交差する四つ角で、それぞれ異なった道を歩んだ。ジョゼフ・フレッチャーは進歩する諸力を祝福したのに対して、ポール・ラムジーは進歩の幻想に警戒を促した。フレッチャーはしっかりと米国の精神風土における改良主義に棹さして、新技術は人間の福祉を促進すると確信し、新たな医療技術を、乱用の可能性を十分自覚しながら受容することこそが倫理であると、理解していた。ラムジーは、どのカルヴァン主義者もそうであるが、善の中にさえ潜んでいる悪の力を感知していた。彼は予言者の役割を果たし、あらゆる進歩を毒している道徳的に由々しい問題を指摘し、これらの問題に対処すべき規則の制定を促した。ジョゼフ・フレッチャーは人間社会が良くなっていくという展望を、暴政の危険性に注意を払いながら、支持した。ポール・ラムジーはこのような進歩を導き、時にそれを抑える道徳的要請の大切さを強調した。それでも両者はともに個人の自律と権利を尊重し、契約や誓約を自由と権利を保護する道徳的な道具と考えた。両者は本質的に米国的なモラリストなのである。フレッチャーはジェイムズとデューイ（及び、自らの英国教会の先達であり、かつて米国で有名であった、神学的功利主義者の大執事ペイリー）の伝統に従った。ラムジーはジョナサン・エドワーズとラインホルド・ニーバーの伝統を歩んだ。現代の生命倫理学者は時にフレッチャーの鷹揚すぎる祝福（benign blessing）を批判し、ラムジーの予言者的な姿勢を称賛するが、所詮は二人の指導者の後を、左右に揺れながらついて行ったのである。

医療は改良主義と道徳主義という精神風土の枠内で理解すると、容易に理解できる。科学的な医療は明らかに改良主義的で、個人と社会にとってより良くより健康な未来に向かって突き進んだ。同時に医療はその長い歴史から正邪に関する多数の格言を受け継いだ。医師は危害を加えず、患者に性的な暴行をなさず、患者の弱体化を利用してはならない、と命じられた。それに加えて米国の医療専門職は、道徳的特性こそが自らの本性であるべきだと考えた。新たな医学の力によって、医師は病気に対する新たな能力を持つようになったが、同時に新たな危害をも引き起こすようになり、旧来の規則は刷新されなければならなくなった。医療が生死に対する技術的な管理能力を強化するにつれて、良き生と良き死に関する伝統的な見方は、生死が医療によって影響される患者たちの見解によって、改められなければならなくなった。

規則の刷新は比較的穏便なものであった。医療と科学を支配する規則を厳格化する作業はかなりの関心を喚起したが、最初は必ずしも熱烈な支持を受けなかった。生命倫理学は、その誕生と時を同じくする人種差別や戦争行為という道徳的な大混乱のただ中を、しずしずと歩んでいった。道徳的に憤激させるような問題も当然存在した。タスキーギ事件のように非道徳な人種差別に生命倫理学が遭遇すれば、人々は激怒した。同じように、死に行く人々の看取りの倫理が、殺人に対する道徳的な嫌悪と触れる時には、細心の注意を払って紛争事態にならないようにしなければならなかった。中絶はいつも医師と患者の双方にとって良心を悩ませる問題であるが、ほとんど非合理な宗教戦争のような扱いを受けた。とはいえ医療の進歩を容認し、場合によれば鼓舞する方向で、医療道徳の戒律を修正するという試みは、相対的に波風の立たないやり方で行われた。

医療技術の専門家による医療の支配に対して、生命倫理学は抗議したが、その抗議が目ざしたものは、一方でこれらの専門家が打ち立てた進歩を保持しながら、同時にその進歩に関心を持っているすべての人々が、その進歩の利益に与れるようにすることであった。抗議自体は数年間は平和裡に行われた。その理由は第一に、保健の世界は概して患者、心配している家族、真剣な医師や看護師といった人々からなる、平和な場所である、ということによる。心配、恐怖、緊張、激しさ、などで満たされてはいるが、暴力のない世界である。第二に、医療の世界は自らへの抗議に対して、長き伝統のある〔医療〕倫理でもって対応したが、そのような倫理は、医療が意識し誇らしげに確証したものであった。その伝統を刷新して新生物学や新医学に対応すべきだという部外者の要求は、確かに煩わしいものであったが、だからといって簡単に無視することもできなかったし、医療内部の人間が同じようにその要求を掲げた場合はなおさらであった。平和裡の抗議はもう一つの本質的に静謐な方法によって行われた。それが医療の伝統の内部にある原則と価値を、医療以外の価値と比較することである。医療以外の価値は、医療の伝統には異質であるかもしれないが、その伝統を育んだより広い精神風土にぴったり調和しているのである。例えば自律の原則は、医療の長き伝統の中では特別に重きを置かれて来なかったが、米国の医療人は自律の本質的に米国的な性格を認識し損なうことはほとんどありえなかった。生命倫理学はその学問としての形式において、「医療の権威」に対する概念的な抗議であり、医療の権威はその抗議を理解することができたし、少なくとも提案として大幅に受け入れることができた。

初期の生命倫理学者は医師や科学者からの反発に遭遇した。米国の医師は少なくとも半世紀の間、名声やほとんど疑問の余地ない権威を享受してきた。「(枕許の）他人」がやってきて医師と患者の関係を指図するということは、多くの医師にとって、歓迎されざる苛立たしい出来事であった。実際、伝統的な医療倫理は、医師にとって、神学者や哲学者の非現実的な敬虔さや抽象的原理よりも、尊ぶべき、敬うべきものであった。多くの、恐らく大多数の、医療実践家と医科学者は、患者の福祉に誠実に献身し、患者と住民の病気治療と健康改善に、真摯に努力していた。昔からの道徳のやり方からさまよい出た人々は、おなじみの脇道にそれた。つまり、診療医は新技術と算盤がもたらす富に誘惑され、科学者は賞の名声と威信に魅了された。

にもかかわらず医師たちは、長き伝統のある倫理によって確立された、専門職の規範に則って働いているという自負を持っていた。この伝統の刷新と洗練をどうするかという議論は、もしもその必要が明らかである場合には（そして多くの医師はそうであることを進んで認めていたが）、必ずしも不快なものではなかった。実際、医師の中には、〔不快どころか」魅惑的だとさえ感じるものもいた。フランツ・インジェルフィンガーは米国医学の指導的な論客であったが、「医療倫理における非倫理的なもの」という刺激的な批評文を書いた。その最後のところで彼は、反論する人を慰撫するような次の言葉を記した。「医療倫理が、医療の研究と診療をより高潔な道徳性で裏打ちするという目標を達成しようとするならば、……医師は倫理学者をもっと意識せねばならず、また逆も然りである。……この種の統合が熱心に求められなければ、倫理学は医療の研究と診療において持っている影響力を行使できないであろうし、医療倫理は非倫理的な搾取によって堕落させられ続けるだろう(50)」。インジェルフィンガーが記している医師と倫理学者の統合は、例えば臨床や研究の場や、演習や恒常的な教育、地域的な討論集団などにおける絶えざる交わりなどの形で実際行われ、専門職全体に相互認識が広まった。「（枕許の）他人」であった哲学者や神学者は、米国医療界の一流の施設や医学校で現実に雇用され、さらにはこの恒常的な交流をカリキュラムの構成要素とするように依頼された。このことは医療が自らの批判者を取り込む試みとして冷笑的に眺めることも可能だが、道徳的になった専門職が、より良い未来に対応しようとする運動であると見ることも等しく可能である。生命倫理学が合衆国ほど大きな規模で、医学教育の分野に導入されたところは、他には存在しなかった。米国の医学教育に導入されることによって、新医学に関するこの学問は、他国のどこにもないような大学での学問として形成されるようになったのである。

生命倫理学が見出した問題は、イリイチの批判が指弾するような根本的な堕落というのではなかった。それらはむしろ、本当は恩恵をもたらすような発展の中で生じた不具合であった。人命を救助し維持し、遺伝的欠陥を正し、治癒のための新たな可能性を見出し、不妊を治療し妊娠を管理するなどの様々な技術的能力は、いずれも人間が長年切望してきた、人間にとっての善であった。これらの科学の進歩には望ましからざる結果も存在し、望ましからざる目的に悪用もされる。つまりこれらの発展は、初期の神学的批評家が洞察したように、道徳的二面性を持っているのである。倫理的課題は、いかにして損害なく利益を享受するか、言い換えれば、いかにして二面性を解きほぐして、利益から結果的に生じる損害を最小にするか、ということであった。生命倫理学は新しい医学と科学が担う公共性に対する、欠くことのできない付属物であった。それは、医学と科学の進歩に伴う負の結果をまじめに受けとめる営みであり、医学の「奇跡」は素晴らしいと同時に欠点もある、という認識のもたらしたものであった。

医療技術の進歩が公衆を魅了し、医師に前例のない力を与えたのとちょうど同じ時に、技術の進歩とその二面性は初期の生命倫理学者の注意を惹きつけた。生命倫理学者はまた、広範囲に拡大し、高度に技術化し、高価になった医療システムが、多くの人々から利用可能性を奪い、医療を高額のものとしたと認識した。彼らの自由主義的な気性は、公共施設というものには公衆に奉仕するという道徳的な義務があると考えて、正義や公平に気を使った。とはいえ生命倫理学は、医療の目標や目的にまつわるより深い問題点には、ほとんど触れなかった。その問題点の吟味を要求した少数者の一人であるキャラハンによれば、「生命倫理学は医療の目的を一度も批判したことはありませんでした。……生命倫理学はこれらの目的を受け入れ、その目的を実現するための道徳的手段に関わってきたのです」[51]。生命倫理学者が医療の目的を批判するのに臆病であったことは、哲学科や聖職禄の貧窮よりも医学校の豊かな環境の方が快適に過ごせると考えた、彼らのご都合主義のせいだと冷笑されている。それほど冷笑的でない説明としては、生命倫理学を医学教育のカリキュラムに採用し、多くの生命倫理学者を医学校教授として雇用することで、批判精神を鈍らせた、生命倫理学者は実地医療者の批判者となるよりも彼らの同僚となった、というものである。とはいえ同時に言えることは、生命倫理学者を同僚として迎えることによって、多くの医療者の精神や、医療施設の内容や、政策決定にさえも、そうでなければ存在しなかったであろうような、内在的な批判的精神を注入することとなったのである。

米国の精神風土を論評する人は、自由主義は改革的であるが革命的ではない、としばしば指摘してきた。自由主義的な考え方は、諸制度の歪みを認識しても、それらが一挙にではなく、少しずつ改善されうるのだ、と確信している。革命のためには、究極的な目標について、明確で、しばしばまばゆいばかりのイメージがなければならない。米国の精神風土は、既に述べたように、究極的な目標や価値を明示するという無理をしない。自由に協力し合う人々が、民主的、自発的、平和的に行動することによって、より良い状況が実現すると想定する。より良い状況への歩みは少しずつ漸増するものであり、事態の展開とともに計画も進むものである。法律、指針、政策、規制などは様々な根拠から様々な権威を携えて生み出され、さしあたって必要な方向を示す。このような漸増主義（incrementalism）の背後には、関心を持っている人ならば未来への道を自ら切り開くことができる、という考え方が潜んでいる。このような倫理の考え方は、米国の精神風土と共存しうるものであり、ジェイムズやデューイの実用主義的な倫理学に反映されている。米国の道徳主義や改良主義の中で発達した生命倫理学にも、困難な問題を解決することを請け負うことから生じる、義務の漸増という特徴がある。このようなことから、米国の倫理学の形態は、米国の精神風土に不慣れで、道徳義務は個人の選択にではなく人間性の本質的な構造に由来する、と考える人にとって、全く疎遠なものとなるのである。

古来の医療倫理の革新は、契約、協定、誓約などに相当するものによってなされてきた。これらの約束事の大部分は、ロック、ルソー、ロールズの社会契約と同様、比喩的なものである。それらが意味するのは、医療専門職が、患者との関係の再定義を暗黙の内に受け入れたということである。彼らの患者は今や、医師の技量を懇請する惨めな存在としてではなく、この技量を〔自らの治療に〕どのように適用させるかを決定する権利を持つ人として、医師の治療を受けるようになった。誓約の中にはこのことをもっと明確に表現しているものもあった。専門職の団体によって発せられた方針は、死に瀕した患者や危険な感染症の患者の扱いを医師に対して規定した。法律はインフォームド・コンセントの手続きをとる義務を、診察医に課したし、研究者にはなお厳格に課した。臓器移植は、その利用可能性について社会との暗示的、明示的な誓約の範囲内で行われていたので公平であり、臓器獲得は強制されなかった。遺伝と生殖の科学は、がっちりとした規則を立てるにはまだ時期尚早であり、どの程度伝統的な道徳的解釈を逸脱しても許されるべきか検討中である。

功利主義は断続的に米国の思想家を惹き付けたし、米国の実用主義はしばしば偽装された功利主義だと解される。とはいえ、様々な問題を生命倫理学的に吟味すれば、もっぱら功利主義的な政策につながる、ということは一度もなかった。死の定義、臓器や他の希少資源の分配、人体実験、遺伝学や生殖科学の応用などは、確かに功利的な操作の影響を受けやすい領域であるが、現実には功利的というよりも義務論的な制約や限定に取り巻かれていた。イタリアの神学者エリオ・スグレッキアは、欧州の生命倫理学が人格主義的理論（personalist theory）と永遠の哲学（philosophia perennis）に基礎を置き、「倫理理論が不十分で、ナチスの生物主義とは言わないまでも、功利主義に誘い込まれる危険のある」米国の生命倫理学とは異なると主張しているが、それは根拠がないように思われる[52]。既に見てきたように、たとえ大がかりな理論が欠落していたとしても、米国の生命倫理学は功利主義に降伏しなかった。これは、改良主義を道徳主義によって絶えず修正してきたことによると思われる。そのような修正が可能であったのも、改良主義的な衝動に対する道徳主義的な制約があったからである。

　これら多くの黙示的、明示的な誓約は、医療と生物科学の世界に四〇年前とは全く異なる様相を与えることとなった。現代社会における技術は過去とは異なるが、それ以上に重要なのは、これらの技術の使用が、新たな道徳理解に影響を受けていることである。デイヴィド・ロスマンは彼の『枕許の他人』の最後で、「一九六六年以降の記録は、医療の決定の実質と形式において、根本的な変化が生じたことを、証ししていると思われる」と判断している[53]。根本的な変化がどの程度のものであったかについては色々と議論もあるかもしれないが、私は〔基本的に〕ロスマンの意見に与するものである。

　以上が合衆国の生命倫理学の歴史から生じた理解である。この理解はもちろん理想化されていて、実際には一度たりとも叙述された通りには生起しなかった。それでもこのような一般的な特徴は、――生命倫理学の学問を生み出し、逆に生命倫理学の行った分析から利益を受け取った――一つ一つの問題点において、くっきりと立ち現れている。一般的な善を確立する方が個人的な善よりも道徳的に重要である、という功利主義の原則は、抑制されている。個人こそ価値の中心に置かれているのである。公共善が優先されるべきだという主張は、その場合ごとに正当化されなければならないとされた。技術の進歩と、その進歩を社会に適合させるために立てられた複雑な組織構造は社会に受け入れられたが、ただししきたりとなっている道徳的命令に尊敬を払うことが条件とされた（この命令の内容については議論の余地があったが）。人々は医学の進歩を鼓舞はしたが、道徳的制約も付けた。自分の治療の方向を決める権威は個々の患者のものとなり、医療内部の権威は、その技術を使用する人々によりもむしろ、医療に利害をもつ人々に分配された。問題の解決は一時的なものかもしれないが、政策と規制によって暫定的な認可を与えられた。これが米国流の生命倫理学である。

あとがき

私は一九八七年を本書の終点として選んだが、時にその終点を越え出ることもあった。一九八七年以降の一〇年の間に、学問としての、また対話としての生命倫理学は前進しただけでなく、方向性において大きく変化した。〔そもそも〕生命倫理学のように現実問題を論ずる学問領域はみな、必然的に社会的出来事や科学的発明によって大きく影響を受けるものであるが、特にこの一〇年間は医学と科学の進歩のみならず、新たな形態の医療の給付と政策に満ちており、生命倫理学からの論評が求められた。同時に、この学問を形成した指導的な理念が吟味された。最初の二、三〇年間に発達した理論、原則、やり方は、新たな問題に対応できないように思われたのである。(1)

いくつかの個人的な出来事のゆえに、私は一九八七年を生命倫理学の起源に関する私の説明の終点に選んだ。これらの出来事の中に私は、生命倫理学者が学問形成期に彼らの学問に与えた形式を、再度彼らに吟味させることにつながるような、問題提起の徴候を見て取った。これらの出来事はまた、一九八七年以降の新たな時代（それもやがて一つの歴史に値するようになるであろう）への短い序奏としても役に立つであろう。〔新たな時代の〕生命倫理学の歴史を書く人は誰も、私がこの書物で描いたよりもはるかに複雑で多様な領域だと認識するであろう。考えてみれば、将来の歴史家に対しても、包括的な歴史を企てることは勧められることでないのかもしれない。というのも論題や理論があまりにばらばらなので、それらを理解するためにも、単一の〔包括的な〕歴史よりもむしろ多くの個別的な歴史が必要とされているのかもしれないからである。私のこれまでの履歴の大部分は、いわゆる生命倫理学の一般的実践家であり、医学実験から生命維持取り止めに至る広範囲の問題点に、専門的意見を呈することができた。現代の生命倫理学者は、遺伝学の倫理、保健政策の倫理、医療産業の倫理といった、個別の領域の専門家でなければならないように見える。彼らはまた、基礎付け論、脱構築論、フェミニズム、あるいは文化論、などのそれぞれ特異な理論によって識別されるようになるかもしれない。これらの方向性は一九八〇年代末に明確となり始めたが、私が以下に述べる個人的な出来事は、それらの前触れといえる。

一九八七年にカリフォルニア大学サンフランシスコ校医療倫理部門が主催して、「エイズの意味」という会議が開かれた(2)。伝染病のエイズ（後天性免疫不全症候群）は五年ほど前に始まり、サンフランシスコが一つの発生地となっていた。この伝染病が医療関係者と患者に突きつけた倫理的問題の重苦しさに、私たちはどっぷりと浸っていた。一九八三年四月一一日は、合衆国における伝染病エイズの発端というのではなかったが〔発端は一九八一年といわれている〕、その伝染病を特徴付ける二つの出来事が起こった日であった。〔一つは、〕その日の『ニューズウィーク』が、表紙に派手に次のように書き立てたことである。「伝染病。エイズと呼ばれる不思議な死の病が今世紀の公衆衛生の脅威となるかもしれない。どうして生じたのか？　どうすれば止めることができるか？」と(3)。この伝染病の歴史の専門家であるランディ・シルツは、『ニューズウィーク』の特集について、「エイズがとうとうれっきとしたニュース記事になり、報道が雪崩を打ったように始まった」と評した。〔もう一つは、〕同じ日に国立衛生研究所研究員のロバート・ギャロ博士が、国立癌研究所第一回エイズ会議で、レトロウイルスの一種がこの症候群の原因物質の可能性がある、と発表したことである。この発表は、シルツによれば、「後日国立癌研究所の当局によって、研究所がエイズの原因究明をしっかり約束することとなった瞬間として、まさに重大な転機として、引用された」。一九八三年四月までに一二九五人の米国人がエイズに罹患し、四九二人が死亡し、さらに何千人もの数え切れない人々が致死のウイル

スを宿していた。(4)

二年前〔の一九八一年〕、全国の医師たちは若い男性患者に、疲労、発熱、リンパ節膨張、頻回する呼吸器などの感染症、普通にはない皮膚癌などの異常な徴候を見出すに至った。免疫システムの何らかの異常となにがしかの感染源の可能性が疑われた。しばしばこのような複雑な徴候の患者は、同性愛の男性であった。一九八一年五月、政府の疾病対策センター（CDC）のニュースレター「罹病率・死亡率週報」は、「新種肺炎――ロサンゼルス」という見出しの下で、「五人の男性で全員活発な同性愛者が、生検でカリニ肺炎と診断されて治療を受けた。……内二名は死亡」と報じた。(5) 一九八二年に、関心を持った医師たちが臨床診断像を作成し、それにGRID（ゲイ関係免疫不全症）というおぞましい略号を適用した。〔ジョージア州〕アトランタの疾病対策センターにもたらされた報告から、同性愛者以外の人も感染していたということが明らかとなった。輸血を受けた人や血友病の治療に定期的に血液製剤を使用していた人が、感染者の中にいたのだ。一九八二年半ばまでに、罹患者は五〇〇人を超えるということが報告された。衝撃的なことに、この半数は既に死亡していた。疾病対策センター、国立衛生研究所、食品医薬品局の職員らが一九九二年七月二七日に会議を開いて、GRIDという略号は明らかに不適当となっていたので、それを使用することを止め、AIDS（エイズ）を用いることを決めた。

私自身の所属するカリフォルニア大学サンフランシスコ校とその教育病院の一つであるサンフランシスコ総合病院は、エイズ伝染病の最初の衝撃を体験した。一九八二年晩春のある時、職員会館で昼食を食べながら、一群の教授たちが、皮膚科の教授マルクス・コナント博士の話を、魅せられたように聞いていたことを覚えている。彼が私たちに語った患者とは、六人の若者で、カポジ肉腫というめったにない皮膚癌に罹っていた（これは、これまで老年の東欧男性に特徴的に見られるものであった）。コナント博士は潰瘍学者のポール・A・ヴォルバーディング博士（サンフランシスコ総合病院）に相談したが、その彼も同様に当惑した。それからすぐ私は、一年間の研究休暇をオックスフォード大学で過ごすためにサンフランシスコを離れた。帰国したとき、私は自分が途方もなく倫理的な示唆に富む、伝染病問題の渦中にいることに気づいた。一九八二年中にはエイズのずっと明晰な臨床像が出現した。同性愛者の共同体は、致死の伝染病に侵略されつつあることを認識し始めた。公衆衛生の役人は、憂慮を深め、緩慢ながら対応を組織し始めた。そして公衆は、断片的でしばしば歪曲されたやり方ではあったが、この疫病が国中に蔓延していることを知った。

サンフランシスコ総合病院は全国で初めてのエイズ専門病棟を設立した。研究休暇から帰るとヴォルバーディング医師が私に、病棟の会議に出るように誘ってくれた。カリニ肺炎の発作から回復した患者に、二度目の挿管をすべきかどうか、その場合再び治癒することはほとんど絶望的であるがどうか、ということを議論するためであった。ヴォルバーディング医師の妻モリー・クック医師は、たとえ病気に罹患する危険が治療者にあろうとも、患者を治療する義務があるということについて、私が彼女の研修医たちと一緒に話すように誘ってくれた。クック医師、バーバラ・A・ケーニッヒ医師と私は、エイズ患者の治療における倫理的問題について、共同で一編の論文をまとめた。私たちは遭遇した四つの問題を論じた。それは、たとえ自らに危険があろうともエイズ患者を治療しなければならないという医療従事者の義務、危険な病状の時の治療の適正レベル、ヒト免疫不全ウイルス（ＨＩＶ）感染者への守秘義務、研究と治療への資源の配分、であった。私たちの論文が掲載されたのは有名でない雑誌であったので、必ずしも注目されなかったが、取り上げたトピックは倫理とエイズの中心的問題を先取りしたものであった(6)。

他の深刻な問題も緊急性を要するものであった。サンフランシスコのアーウィン記念血液銀行は、病院で血液提供者スクリーニングの方針を立てようとしたが、サンフランシスコ市では、血液提供者の多くが同性愛者であり、彼らは自分たちのプライバシー保護に大きな関心を寄せていた。サンフランシスコ市の公衆衛生局は市内の同性愛者用浴場を閉鎖させようと奮闘したが、その方針を公衆衛生上の施策というよりも差別の焼き印と見なす、同性愛者共同体の指導者たちの反対運動に見舞われた。サンフランシスコ総合病院は、感染が疑われる人の蘇生方針を立てようと努力した。私はこれらの議論のそれぞれに関わり、同性愛共同体の差別と焼き印への恐れがもっともなものであることを直接見聞きしたし、同時に蔓延する感染を効果的に防ぐ対策を立てるという対立する必要性をも認識していた。また本当は果敢な科学研究と広範囲な治療が必要なのに、それらに対してわざと無関心を示しているレーガン政権に対する憤りや欲求不満をも目にしていた。

一九八五年五月、ヘイスティングス・センターはエイズ研究グループ「公衆衛生と市民的自由」を立ち上げた。ヘイスティングス・センターの研究員の一人ロン〔ロナルドの愛称〕・バイヤー博士は、この伝染病によって生じた倫理的問題点に関する、もっとも有名な解説者となった。(7) 一九八六年のあるとき、ベイヤーと彼のヘイスティングス・センター研究チームのメンバーたちがサンフランシスコを訪れた。私は仲間である当地の専門家をよんで、合同で討議した。その会議で、それまで一度も気付かなかったのに、私は始めて「二種」の伝染病の存在に気付いた。私のいるサンフランシスコでの患者は、ほとんどもっぱら同性愛者であった。それに対してヘイスティングス・センターからの訪問者は、その多くはニューヨーク地区から来ていたが、同性愛者の患者のみならず大勢の静脈注射薬剤使用者の患者を診ていた。そのような患者は、私たちの病棟ではほとんどお目にかからなかった。この会議を終えて私たちにはっきりしたことは、異なる患者のあり方は全く違う倫理的問題を喚起するということであり、この伝染病が生命と地域社会に打撃を与えたその後数年間の間に、このことはいよいよ明瞭となってきたのである。(8)

「健康・人間価値学会」の一九八六年春期大会は、サンフランシスコで開催され、私の同僚のエリック・ユングストとバーバラ・ケーニッヒが「エイズの意味――医学、治療、公共政策における含意」というテーマにしたがって組織した。(9) この副題に、「そして生命倫理（における含意）」という語句が含まれていてもよかったかもしれない。というのは、エイズという伝染病は、生命倫理学の新しい時代の幕開けとなったからである。私が生命倫理学の形成期として選んだ四〇年間の終末期に出現したこの伝染病は、本書の先にある一〇年間を刻するような、生命倫理学の問題と形式の変化を映し出す鏡である。エイズだけでこの変化がもたらされた、といえばそれは誇張となるであろう。他の多くの、知的、医学的、文化的、経済的などの様々の影響がこの学問の生成を推し進めたのである。それにしてもこの伝染病の恐るべき勢威が、この学問の方向性に弾みを付けたことは否めない事実であった。

　伝染病は人々に影響を与える病気の罹患率増大だけでなく、社会の分裂をも意味している。人々の病気や死亡は、おびただしい数で出現すると、地域社会を崩壊させ、組織を弱体化させ、習慣や法律を混乱させ、伝染病が猛威をふるっている人々の間で勇気や善意を挫けさせる、という形で波紋を広げる。医療倫理こそ以前に伝染病に遭遇したことがあったが、生命倫理学は伝染病が先進国では撲滅されてしまったと考えられていた時代に生まれた。生命倫理学の生成期の最初の二〇年間は、もっぱら個々人の治療に焦点を当てた医療がその対象であった。実験、臓器移植、死に行く人々の看取り《ケア》、遺伝学、生殖などは個人の権利と自律という枠組みで考察された。〔それに対して〕危険な伝染病には、個人の治療と並んで住民の福祉を見据えた、もっと広範囲な視野が必要であった。この伝染病にいざなわれて、生命倫理学は社会哲学になっていった。

　医学はこれまでの一〇年、二〇年の間に、ウイルス学、免疫学、疫学の発達によって、ヒト免疫不全ウイルス（エイズ）を診断しその特徴を捉えるだけの用意はできていた。しかし、その猛威を振るう病気を治療できるだけの準備は整っていなかった。科学者たちは、速やかにこのウイルスを攻撃しその影響を緩和する薬物やワクチンを発見しようとした。本質的に治療はすべて実験であり、当然ながら患者はすべて実験の被験者であり、生命倫理学がその生成期に形づくろうとした概念や規則によって、実験の危険から「保護される」べき人でなければならない。ヒト免疫不全ウイルス（エイズ）に罹った人々にとってそのような保護は、慰めにもならなかった。彼らはむしろ新たな治療法を利用できる実験の被験者になることを要求し、死の確実さに直面して危険を引き受けようとした。実験の被験者となる権利というのは、革新的な要求であった。

　エイズの人々は不可避の死に直面していた。死を遅らせようという絶えざる努力は、時には成功しても、不毛な結果に終わる運命にあった。あらゆる脅威を克服する能力に自信を持っていた医学は欲求不満に陥り、不毛な結果の倫理的な意味合いは、医師、患者、研究者を悩ませ続けた。この不毛さにもっとも露骨に直面していたのが患者であり、彼らはしばしば、長引いて消耗させる死の過程に、速やかで苦痛の少ない結末を付けたいと判断した。幇助自殺に関連する倫理が、死に行く人を看取る《ケアリング》ことの倫理の正面に据えられた。ワシントン州（一九九一年）、カリフォルニア州（一九九二年）、オレゴン州（一九九四年）などの幇助自殺合法化において、同性愛者共同体の賛助者がそれらの運動の最前線にいた。

エイズは、性的嗜好に特徴のある人々を打ちのめした。この人々は年齢、社会階層、経済的地位は様々であり、全国に散らばっていたので、伝染病が始まった時点ではおよそ「共同体《コミュニティ》」と呼ぶに値しなかったが、やがて共通の悲劇が核となってその周りに集まり始めた。このように凝集することで強化された彼らの声は、もっと良い治療、もっと綿密な検査、そして差別からの保護をはっきりと要求するようになった。静かな圧力と騒々しい示威行為によって、同性愛者共同体は、自らの運命を支配し、政策決定を共同体の関心に沿うように行わせた。同時に、病気、勇気、失意、決断などについての個々人の物語《ナラティヴ》は、伝染病の渦中に生きる人々の命に、生き生きとした現実味を与えた。

エイズが生命倫理学の視界に入ってくるにつれて、共同体に対する個人の関係をもっとよく考える必要性が生じてきた。注意深く工夫された研究倫理や死に行く人々の看取りの倫理が再検討される必要があっただけでなく、諸個人にとって異なる文化の担い手であり、力の源泉であり、そして強さの宝庫であるところの共同体は、個人主義への対抗軸として、生命倫理を考える場合に導入されなければならなかった。これらの共同体や諸個人から生まれた物語が、生命倫理の分析の示す味わいの乏しい論理性を補った。これらの共同体を活気づけている多様な文化的信念が、生命倫理学に支配的な西洋民族中心主義の単調さを打ち破った。共同体が自然と人工の環境の中で存続しており、個人の健康は環境の健康を抜きに考えることはできない、ということをはっきり悟ったことで、生命倫理学者は人の命を越えた世界を吟味する気になった。生まれたばかりの生命倫理学は、生成期に予想されていたのとは異なるやり方で成熟することを要求されるようになったのである。

一九八六年に、私は同僚のエリック・ユングスト博士と共同で、米国科学アカデミー報告書『ヒトゲノムの遺伝子地図作成と塩基配列決定』の倫理の章を執筆した(10)。私たちの執筆した章の趣旨は、この野心的な科学計画が提示する倫理的問題はすべて、既に遺伝学の領域で出現したものばかりである、ということであった。今やそれから一〇年経ったが、ユングストと私は恐らくこの結論を繰り返すことになるであろう。一九八八年に議会は、エネルギー省と国立衛生研究所に資金を認可することによって、ヒトゲノム計画を発進させた。その話の始まりは、第六章で述べられている。医学が二一世紀の分子医学に否応なく突入していくのに合わせて、ゲノム計画は生命倫理学に新たな道を切り開くことになった。

この新たな道は、エイズ伝染病によって拓かれた道と同様に、共同体への見方を拡大することにつながっている。遺伝的特徴は、親族全員に関係する。遺伝情報は個人のみに関係するのではなく、その人の遺伝的性質を共有する他のすべての人々に関係するのである。守秘義務に関する諸問題は、他の人々がその情報に関心を持つだけでなく、その情報を自分自身に本質的に関わるものだと見なすとき、一層混乱が増大する。かくて、病気を予言する力がより大きくなるとき、守秘義務の問題は新たな次元に達することになる。従業員や被保険者、親族が将来ある病気に罹るかもしれない、ということを誰が知る権利を持っているのか？　共同体を通してのみ集積され解釈されうる情報を、個人のスクリーニングや検査のために、どのようにして用いるのか？　これらの問題は、表面上は政策に関する事柄のように見えるが、しかしその深いところでは倫理的な問題であり、生命倫理学が当初考えていたよりもずっと豊かで深い共同体の責任のあり方を必要としている。遺伝学を自分の専門とする倫理学者は、米国の精神風土が生み出した個人主義とは必ずしもうまく適合しないようなやり方で、倫理を考える機会が多くなっている。

遺伝科学と生殖科学はクローニングに関するかつての討論を復活させた。レーダーバーグとラムジーの討論は刺激的で興味深かったが〔第九章第3節参照〕、クローニングは〔当時まだ〕あまりにも観念的であったので、声高に始められた議論はまもなく立ち消えとなり、ヒトのクローニングに関する倫理は、生命倫理学という新領域の脚注に納まった。一九九三年ジョージ・ワシントン大学の科学者が、何体かのヒトの胎児のクローニングに成功し、それらはしばらく生存した、と発表した。実際のところ彼らのクローニングは胚分割（embryo splitting）であって、成獣の遺伝物質を卵に移植したのではなかったが、遺伝的に同一な複写という意味では同じ結果を呈していた。再度生命倫理学者は、二〇年前に行われた議論をそのまま「クローンする」こととなった。当時私が議長をしていた、「国家生殖倫理諮問委員会」（NABER）は、胚分割と遺伝子移植に関する偏らない報告書をまとめた。報告書は胎児性分割と呼ばれたクローニングの形式に一定程度の価値を認めた。少なくともそれは、生殖補助医療を求めている女性に恩恵となりえた。多くのかなり危険な過程を伴う複数の卵母細胞抽出と違って、単一の卵母細胞はいろんなやり方で分割することができた。しかし同委員会は、遺伝子移植によるヒト・クローニングを正当化することに、何の価値をも見出さなかった。

一九九七年二月二七日、雑誌『ネイチャー』は、スコットランドの科学者イアン・ウィルマット博士による「胎仔と成獣の哺乳動物細胞に由来する生存可能な仔」という曖昧な標題の論文を掲載した。この曖昧な標題は、早速ジャーナリズム口調に翻訳された。『ニューヨーク・タイムズ』の見出しは、「何年もの失敗の末に、見事にクローニングに成功」であった。[11] ウィルマット博士は六歳のフィン・ドーセット種の羊の乳腺から皮膚細胞を取り出して核を抽出し、スコットランド黒面羊の除核された卵子に移植した。卵子は他の羊の輸卵管に移植され、出産予定日まで胎内で育まれた。一四八日後に可愛い、父親のいない仔羊が誕生した。その仔羊は、ドリー・パートン〔一九四六年生まれの米国のカントリー・アンド・ウェスタン歌手〕に因んで、ドリーと名付けられた。

倫理学者は会見を求められ、彼らは昔の討論を繰り返した。クリントン大統領はヒト・クローニングを暫定的に禁止し、国家生命倫理諮問委員会〔第四章註81参照〕に早急に勧告を提出するように命じた。委員会は、クローニングの科学研究を許可するが、生殖を目的としてクローンのヒト胎児を子宮に移植することを禁ずる勧告を出して、正当に対応した。しかし囲いの中のドリーや、もっと多くのドリー、さらにはクローンの仔牛や仔豚もやがて生まれることは確実であり、人々がヒト・クローニングに魅了される時代が来るであろう。どこかで、どうにかして、政府の規則にも逆らって、科学者はヒトを複写するであろう——恐らく自分自身を。（国家生殖倫理諮問委員会はそのような目論見を「奇妙で、自己陶酔的であり、倫理的に貧困」と呼んだ。）

クローニングの目標は複写以上のものである。科学は今や遺伝子構造そのものを変化させる技術を探求しつつあり、欠陥のある部分を切り取り、良い部分を移植することを試みている。このような技術は完全というにはほど遠いが、試験段階にはある。クローニングの真価は、ゲノム（遺伝子の青写真）に自分のゲノムを複写させるというもっと重要な仕事をさせる能力にあるであろう。このことやあるいはそれほど劇的ではないような遺伝子治療にしても、モデルや目的に応じて人間をデザインする可能性を秘めている。遺伝子科学や生殖科学の力を熟考する生命倫理学者は、それらの科学そのものを理解するだけでなく、人間性や人間の常態について、彼らが現在心に抱いている以上に大胆な想像図を、心に描くことができなければならない。さらにまた生命倫理学者は動物の本性をもっと深く理解しなければならない。というのは、動物は今や、ヒトの酵素や臓器のクローニングによる製造を通して、ヒトと同種（congeners）でありうるからである。

一九八七年といえばスティーブン・トゥールミンと私が『決疑論の濫用』を出版した年であった。[12] 私たちは決疑論といわれていた古代からの道徳分析の方法を、臨床的な生命倫理学の本質である臨床事例を取り扱う仕方として、もう一度復活させることを提案した。生命倫理学者の間で既につぶやかれていた会話は、この領域の研究者によって当時用いられている方法をあれこれと思いめぐらすという形で始まっていたが、私たちの著書は、その会話に刺激を与えることとなった。導入された古い方法は新しい装いを施され、もっぱらこの会話に焦点を当てた。まもなく論文や書物が多く出現して、決疑論を受け入れるものもあればそれを非難するものもあり、また注意深く是認するものもあった。この議論は、生命倫理学の理論的基礎に関する広範な会話の一部となった。軽蔑的に「原則主義」と名付けられたものは、決疑論の引き立て役となっただけでなく、生命倫理学における他の様々なライバル理論の引き立て役ともなった。第一〇章で見たように、生命倫理学の内部では、理論に関する議論が一九九〇年代常に騒然たる様子で展開されていた。生命倫理学の理論的な能力はかなり貧相ではないか、と多くの著者が憂慮した。特に三つの観点が無視されていたように思われる。それは、フェミニスト倫理理論、文化的多様性への理解、道徳的現実を把握するための語り《ナラティヴ》の価値、である。

生命倫理学は倫理、道徳生活、道徳的論証などについて、当初採用していたよりもずっと洗練されて強力な概念に辿り着くであろうことは、必然のように思われる。哲学的倫理学と宗教的倫理学は、それらが生命倫理学の諸要素を提供した時以来、格段の進歩を遂げてきている。脱構築理論と反原理主義の生命倫理学批判は大きな打撃を与えたとはいえ、同時に創造的な反応をも引き起こした。生命倫理学は、かつて倫理学の関心を実際的な生活の諸問題に向けることで「倫理学の生命を救済した」〔トゥールミン、第一〇章第4節参照〕ように、その出自の学問である哲学や神学とより徹底した対話を積み重ねることで、広く哲学的、神学的倫理学に貢献することができるであろう。

最後になるが、一九八七年に「ヒューメイナ病院法人」から、彼らの「人工心臓埋め込みプログラム」の評価に参加するように依頼されたことで、私は初めて営利の健康管理制度に関わりを持つようになった。驚いたことに、ヒューメイナ社はこの実験的な技術を、心臓病治療計画の「目玉商品」として売り出す計画であった。営利病院は健康管理の世界にごく最近になって出現したばかりであり、そのビジネス哲学とやり口は激しい討論の対象となっていた。[13]討論が提起した問題は、利潤動機が医療《ケア》の質を損なわないか、利潤指向の病院が地域社会の義務を、なかでも特に貧者の医療を、果たすことができるのか、という問題であった。これらの問題は一九九〇年代初めに吹き荒れたもっと広範囲な議論を先取りするものであったが、その議論では営利病院は医療の大量統合システムによってむしろ縮小させられていった。マネージド・ケア（管理医療）という概念は、最初、例えばカリフォルニア州の「カイザー・パーマネント」〔米国最大のマネージド・ケア・サービス提供団体〕や〔ワシントン州の〕「ピュージェット湾・グループ保険組合」のような少数の健康維持機構として具体化されたが、やがて医療給付や費用抑制の切り札に拡張され、さらに「管理競争」として、クリントン大統領の不運な保険改革政策の最重要項目とされた。医療サービスへの支払いや医療供給者への支払いのこのような新たな形態は、信頼の受託者としての医師という伝統的な倫理的概念を揺るがすものであり、市場の混乱状態は貧しい人々への医療の責任を曖昧にさせることになった。

正義は生命倫理の諸原則のなかで疎んじられてきた。常にその存在は認められて来たとはいえ、十分な仕事や大いなる称賛が与えられることは稀であった。生命倫理学は患者・医師の〔個人的な〕関係に注意を集中していたので、公平で公正な制度という、より広い世界は無視されて来た。もっとも臓器移植だけは、提供者の臓器の分配という問題もあって、しつこく正義の原則を引き合いに出すこととなった、生命倫理学では唯一の領域であった。しかし今や医療の全システムが正義の典型的問題の場と化した。投資家、雇用者、供給者、加入者、患者が皆自分の正当な分け前を要求することになれば、需要、功績、貢献などを顧慮しながら、どう人を扱えば公平ということになるのか、という問題である。この問題を研究する生命倫理学者は、保健行政官、経済学者、保健計画家、政策分析家といった新たなパートナーに研究の過程で遭遇した。生命倫理学者は保険、財政、実業、政府規制といったもののお互い同士の関係を理解しなければならなかった。他領域から来た討論者は、倫理的学問の原則やその力を理解するために招待された。生命倫理学とビジネス道徳は、ぎこちない対話を始めた。

一九八七年以降、生命倫理学は活況を呈してきた。問題点が次々と浮上し続けて、生命倫理学者の考察が求められたのである。仕事は決して退屈にはならなかった。これらの問題点は、生命倫理学が生成期に採用した理論的な枠組みを強調することとなった。特に、初期の一〇年、二〇年間に主要問題であった、医師のパターナリズム、人体実験、臓器確保などを効果的に処理した個人主義や自律の重要性などは、遺伝学や保健政策で必要な共同体や正義といった諸概念に対して強引に適用された。私の若い同僚たちが生命倫理学を新たに形づくることになるということに、疑いの余地はない。彼らがそのなかで、生命倫理学は、生と死の決定を下さねばならない人々が用いることができるように目論まれた学問であり対話の場であった、ということを忘れないで欲しいと思う。彼らの創造的で批判的な学問の立て直しがあまりに融通が利きすぎて、指針を求めている人にもはや問題の概略や解決の方向が見定めがたい、ということになってはならない。そうなれば生命倫理学は、その最初期のまとまりのない討論に舞い戻ることになるだろう。

以上の歴史から一つの教訓が明らかにされなければならない。未来の生命倫理学に課せられる問題点や、また未来の生命倫理学者がこれらの問題点に対処するために持ち出す理論、原則、様式は、様々であろう。しかしそれらがどのようなものであろうとも、新たな発見や技術に向けての科学と医療の絶えざる変化は、このような科学や医療の革新が私たちの身近な世界とどのように調和するのか、という問題を提起するし、またこの問題は不安感に始まり懸念へと増幅する。科学や医療の革新から利益を引き出し、同時に慣れ親しんだ世界での価値あるものを保存するという方向でこれらの問題に答えることができるためには、問題を明確に分析しなければならず、様々の対応を誠実に表現しなければならない。未来の生命倫理学はすべてこのような課題に忠実でなければならない。

およそ三〇年前、私が生命倫理学における経歴を歩み始めた頃、フィレンツェのアカデミア美術館にミケランジェロのダビデ像を見に行った。私は大ホールの彫像に茫然自失した。このような素晴らしいダビデ像の完成に至り着くまでには、「奴隷たち」と呼ばれた石の塊がいくつも必要であった。半分人間の形をとった像が、石の塊から現れ出ようとしており、それらの輪郭のはっきりしない姿は、そのホールの中央に置かれたダビデ像の鑿で刻まれた姿と、驚くべき対照をなしていた。その光景を思い出して私は、これまでの生命倫理学のあり方と、願わくば未来のあり方のイメージを見出したように思える。生命倫理学の作業は、形のはっきりしない問題を明確な問題に形成することである。ダビデ像のような均整美に到達することはほとんど不可能であろうが、人々が鋭くその問題をとらえ分別をもって討論できるように、拡散した関心事から問題の範囲を明確にすることが私たちには課されているのである。

訳者解説

細見博志

本書は米国の生命倫理学者アルバート・R・ジョンセンによる生命倫理学の成立史、Albert R. Jonsen, *The Birth of Bioethics*, Oxford University Press, 1998 の全訳である。歴史書として極めて詳細であるだけでなく、この歴史の形成に自ら参画してきた著者の体験が随所に盛り込まれ、単なる知的な歴史書を越えた臨場感溢れる物語となっている。

本書が対象としているのは、一九四七年から一九八七年までの四〇年間である。そもそも「生命倫理学《バイオエシックス》」という名称がこの世に生まれたのは一九七〇年頃であったので（第一章第8節参照）、その名称が生まれる前後それぞれ約二〇年間を扱っていることになる。一九四七年を起点としたのは、同年に「ニュルンベルク裁判」が行われ「ニュルンベルク綱領」が定められたからであろう。同綱領の冒頭に「被験者の自発的な同意は絶対に不可欠である」とあるように、同綱領の制定は「インフォームド・コンセント」概念成立にとって決定的に重要な出来事であった。それに対して終点を一九八七年としたことには、確たる理由は見いだせない。著者自ら「まえがき」で認めるように、多分に「恣意的」であり、単に「四〇年間」という区切りの良いところで区切ったということも、まんざら冗談でないのかもしれない（もっとも「あとがき」にあるようにＨＩＶ（エイズ）の発見と蔓延といったその後の出来事にも言及されている）。また一九九二年には、本書の母胎となったシンポジウム「生命倫理学の誕生」が、著者によってワシントン大学で開催されている。設定された終点の一九八七年から原書が刊行された一九九八年まで、一一年間の歳月が流れている。それに対して著者はやはり「まえがき」で、歴史家は客観性を見失わないように、現代に近寄り過ぎてはならない、と弁解している。もっと直近の出来事にまで著者の達意の筆が及ぶことを期待する読者としては、些か憾みが残るところであろう。

ところで何をもって「生命倫理学の誕生」とすべきかは簡単に決めることはできない。「生命倫理学」という名称の誕生をもって、学そのものの誕生と見なすことは、取りあえずの便法に過ぎない。しかもその名称にしても必ずしも一定していない。例えば生命倫理学の理論的な権威書と目されている、トム・ビーチャムとジェイムズ・チルドレスの『生物医学倫理の諸原則』（初版は一九七九年発行。その第三版、一九八九年の翻訳は、永安幸正・立木教夫監訳『生命医学倫理』成文堂、一九九七年）では、「生命倫理（学）」ではなく一貫して「生物医学倫理《バイオメディカル・エシックス》」という呼称が用いられている。また一九七〇年にヘイスティングス・センターを創設した哲学者のダニエル・キャラハンは、「生命倫理学」という用語を厭い、それをほとんど用いることがなかった、と本書で紹介されている（第一章註79）。あるいはハーバード大学で「医療倫理学」の分野で初めて博士号を取得後、同センターの開設と共に所員となったロバート・M・ヴィーチは、「医療倫理《メディカル・エシックス》（医の倫理）」、「生命倫理《バイオエシックス》」、「生物医学倫理《バイオメディカル・エシックス》」、場合によれば「倫理と生命科学《エシックス・アンド・ライフ・サイエンシズ》」の区別には拘泥しない、と述べている[1]。従って、事は単なる名称の問題ではなくむしろ中身の問題であり、基本的な考え方がどう変化したかという問題である。

その「中身」であるが、本書の「まえがき」冒頭で「生命倫理学」をさしあたって、『生命倫理百科事典』（第二版、一九九五年、xxi頁。第三版、二〇〇四年、xi頁でも踏襲）を引用して、「倫理学のさまざまな方法を学際的に用いて行う、生命科学と医療の道徳問題――道徳的な見方、決定、行動、方針を含む――の体系的な研究」と定義している[2]。しかし「生命科学と医療の道徳問題の体系的な研究」では、余りに漠然としていて、歴史研究を導く作業概念としては広過ぎるだろう。むしろ重要なのは、やはり「まえがき」冒頭にあるように、一九六〇年代末になって成立した、「伝統的な医療倫理を新しい見方で眺める生命倫理学」の、「新しい見方」とは何か、それがどのように成立したのか、ということである。そしてそれが、月並みな表現であるが、医療における「インフォームド・コンセント」、「患者の自律」、「患者の自己決定」であり、さらにそれらの位置づけとしての「患者への恩恵」ではなく「患者の権利」である。これらの概念は、今となっては何ら奇異なものではなく、当たり前の感を呈している。しかし一九七〇年代においては革新的であり、「ヒポクラテスの誓い」に代表される「医療倫理」に牢固として存在するパターナリズムを、根底から覆さなければ成立しなかったのである。ちょうど一九六一年と一九七七年という一六年の間隔で行われたガンの告知に対する米国医師の態度を問うたアンケートで、前者では九〇％の医師が原則として告知しない、と答えたのに対して、後者では逆に九七％の医師が原則として告知する、と答えており、僅か一六年間にガン告知に対する医師の態度が一八〇度変化したことが明らかとなっている。[3] 告知における変化の元には、医療倫理そのものの変化があったのであり、それがパターナリズムから患者自律尊重へという変化だったのである。

本書の構成はⅢ部に分かれている。第Ⅰ部「人と場所」では、まずヒポクラテス以来の「医療倫理」が取り上げられ（第一章）、その伝統の中から一九五〇年代、六〇年代に、後に「生命倫理」と称される新たな考え方が熟成していく様子が、神学、哲学、そして政府の委員会の順に、眺められていく。神学では「三位一体」と称して、左に聖公会系のプロテスタント神学者で状況倫理で有名な「軽い」（本文七三頁）ジョゼフ・フレッチャー、右にやはりプロテスタントであるがメソディスト系で「重い」ポール・ラムジー、中間に「毅然として立っている」カトリックのリチャード・マコーミックが配置される（第二章）。哲学では、五人組としてハンス・ヨナス、サミュエル・ゴロヴィッツ、K・ダナー・クラウザー、ダニエル・キャラハン、スティーヴン・トゥールミンが言及される（第三章）。そして「国家委員会」と「大統領委員会」の活動が著者の体験として描写される（第四章）。第Ⅱ部「様々な問題」では、生命倫理の各論として、五つの領域が取り上げられる。それらは、人体実験と医学研究（第五章）、遺伝学と優生学（第六章）、臓器移植と希少医療資源（第七章）、終末期医療と障害新生児治療（第八章）、中絶・避妊と生殖技術（第九章）である。第Ⅲ部では、成立しつつある生命倫理学が鳥瞰される。最初に学問の世界で市民権を得ることとなった経緯（第一〇章）、次いで医療界と地域社会において対話として受容されていった過程（第一一章）が語られ——学問と対話はいわば生命倫理学の理論と実践として位置付けられている——、最後に米国の精神風土（改良主義、プラグマティズム、リベラリズム）との関連が描かれる（第一二章）。

もしも本書に対して批判が投げかけられるとするならば、それらは米国の精神風土《エートス》との関連を描いた最後の章に集中している。著者は、生命倫理学が米国の精神風土の中で、その伝統を肥やしとして花開いたと強調する。そのことは勢い、それ以外の土地では生命倫理が生まれなかったとか、すくなくとも現にあるような形では生まれなかった、という推測を誘《いざな》うことになる。それでは生命倫理学は、まるでコーラやハンバーガーのように米国の特産品なのか？むしろ米国の精神風土の上に花開いた生命倫理学は、所詮米国的生命倫理学でしかない、と言うべきではないか？終章「生命倫理学——米国とその他の国々で」では、米国以外の事情がほとんど無視されているのではないか？従ってその章名からは副題「その他の国々」を削り、そもそも書名には「米国」を書き加えて『米国生命倫理学の誕生』とすべきではないか？このような批判が、同じ英語圏でも英国やカナダの書評子から投げかけられている(4)。特に英国の書評子（キャンベル）は、現代の生命倫理学に対する英国の貢献に論及しないのは、著者の米国偏愛的な「近視眼」のせいであると論難している。同様に、書かれていることへの不満ではなく、書かれていないことに対する不満を述べているものとしては、法律に関心を持つ書評子が、生命倫理学成立における法律や判例の果たした役割に本書が十分な評価を与えていない、としているのが見られる(5)。——これらの批判や不満には、尤もな面もあるが同時に無い物ねだりの感がするのは否めない。日本の事情が紹介されていないとしても、それは本書の瑕瑾ではないし、結局は私たちの手で書き加えればよいことであろう。

英国やカナダの書評子は、生命倫理学を米国の精神風土と結びつけることを非難したが、しかし実はこの結び付きにこそ本書の魅力があると言える。というのも米国の精神風土、なかでもプラグマティズムと結びつくことによって、著者の言う「倫理の実践」(to do ethics/ doing ethics) が可能となったと思われるからである。「倫理の実践」はおそらくアリストテレスの「叡智」(フロネーシス) に通じ、その意味で倫理学本来の考え方である。またフレッチャーの「状況倫理」にもつながるだろう。しかし何よりも著者が思想的関連を認めているのは、やはりウィリアム・ジェイムズやジョン・デューイらのプラグマティズムであった。この立場は哲学的学派というよりも「公衆の哲学」という緩やかな社会運動として、一九世紀後半から二〇世紀にかけて米国において一世を風靡した。しかし二〇世紀の前半から半ばにかけて、学問的厳密性を追求するメタ倫理学によって、プラグマティズムはいわば似而非学問として学問の檜舞台から降ろされ、その結果メタ倫理学の独壇場となった倫理学は不毛な思弁に堕していった (本書第三章第3節参照)。メタ倫理学が隆盛を極めている間、辛うじて命脈を保っていたプラグマティズムは、二〇世紀の後半になって再び表舞台に姿を現し、生命倫理学を生む一つの原動力となった。なぜプラグマティズムが息を吹き返したのか。それは、新しい医療技術が、クインラン事件や「神の委員会」事件などのように、従来の医の倫理では対応できない新たな倫理問題を引きおこし、哲学に援助を求めたからである。まさに著者が博士論文提出の日にエール大学のキャンパスで出会ったマッケグニー医師が直面していたように、例えば透析医療の現場で希望を失った透析患者の中には、透析器からの離脱を求める者も現れていた。透析器からの離脱は一種の自殺ではないのか、患者の希望に添うことは自殺に協力することになるのではないか、という疑念を医師は抱えていたのである。まさにトゥールミンの論文題名「いかに医学が倫理学の生命を救済したのか」(本書一〇五頁) は、その間の事情を的確に表現している。苦悶する医療現場が哲学に道徳的示唆を求めたのであり、それに応えたのがアカデミックな哲学ではなく、米国の精神風土に伝統として存在してきたプラグマティズムだったのである. 援助を求められた哲学が、援助を求めた医学に結果として救済されたのである。そのやりとりの中で生まれたのが生命倫理学である。その意味で生命倫理学は米国の精神風土に深く根ざしている、と著者は説明するのである。

もっとも「倫理の実践」の具体的内容は、必ずしも判然としない。一般にプラグマティズムは、倫理理論を出来合いの体系としてではなく仮説的・暫定的なものと見なし、その時々の現場で（hic et nunc）知恵を絞って適切な判断を下し良い行為をなすことこそが倫理だと理解する。そこには理論と実践の間に柔軟な、しかし緊張した関係が存在する。しかし考えてみれば、このような関係は単に理論と実践の間に止まらず、おそらく、倫理の主体としての個人と、その個人を取り巻く組織・共同体・社会との間にも必要とされるであろう。「倫理の実践」のためには、個人と社会の間によい意味での緊張関係が存在しなければならない。

例えば明治の初めに福沢諭吉が『文明論之概略』で、なすべき議論をなさない「無議の習慣」が日本の社会を支配していると指弾していたが、この「無議の習慣」は「倫理の実践」と何と異なることであろうか。彼我の懸隔は極めて大きい。とはいえ、彼方における賞賛の対象と此方における非難の対象を比較するのは不公平というものであろう。まるで、米国人の足の速い人と日本人の遅い人を比較して、日本人は足がこんなにも遅いと嘆くのと変わりがないからである。しかしながら福沢諭吉の「無議の習慣」という非難を手がかりに、逆に日本に伝統として存在する精神風土《エートス》を想定することができる。その一つが「和の精神」である。この精神の下で、人々が互いに助け合い譲り合いして人々の結び付きを深めてきたのは事実であろう。しかしながらこの精神の名によって、議論は「言挙げ」として忌避され、調和が優先される余り個人の意見が抑圧され、全体への順応が強制されたことも事実である。このような「和の精神」のもとでは、上司に楯突いてまでサリドマイド薬の認可を阻止したフランシス・ケルシー（第五章第4節参照）や、部内の決定に抗してタスキーギ事件を告発したピーター・バクスタン（同章第6節参照）は生まれなかったであろう。

「倫理の実践」はまた、「マニュアル化」に抗する営みでもある。そもそも生命倫理学の発酵しつつある現場では、何よりも柔軟な創意工夫が必要である。しかし生成の過程で、次第に原理・原則が自覚されるようになり、また前例が集積されてマニュアルとして整備される。実際、医療の現場では常に決断が要求され、そのための手引きが必要とされる。しかし行為指針がマニュアルとなり、原理が「マントラ」（呪文）と化す（第四章第6節参照）とき、倫理は柔軟性を失って教条化し、人を生かすものから人を裁くものへと変わる。このことは、特に出来合いの文化を移入する場合に当てはまる。日本では半ば確立した生命倫理学を米国から「輸入」することとなった。既にその時には、生命倫理学はマニュアルと化しつつあったのである。著者の言う「倫理の実践」は、半ばマニュアルと化した倫理に魂を吹き込み、人を裁くものから生かすものへと倫理を作りかえる営みでもある。

最後に、著者の人となりと業績を簡単に紹介しておこう（本書まえがき第1節参照）。アルバート・R・ジョンセン（Albert R. Jonsen）は一九三一年四月、サンフランシスコに生まれた。神学の「三位一体」で最も若いマコーミックよりも九歳年下であるが、他方で生命倫理学の成立を自ら担ったビーチャムやヴィーチ、チルドレスよりは八、九歳年上である。上の世代と下の世代に挟まれた彼は、本書によって思想史の語り部という役を果たしたことになった。「当時の裕福なカトリックの少年の多くがそうだったように、カトリックの聖職への使命感を抱いて」、一八歳にしてイエズス会の神学校に見習僧として入学した。そして一三年間「堂々たる古典的教育」を受けて、一九六二年にローマ・カトリック教会司祭となった。三年間ロサンゼルスのロヨラ大学で教鞭を執った後、神学の研究のために一九六四年にプロテスタント系のエール大学大学院に入学し、一九六七年に『近代宗教倫理における責任』で博士号を授与された。この期に及ぶまで医療倫理に何の関係も持たなかったジョンセンが、先に述べたように博士論文を提出した五月のある日に友人の医師マッケグニーと出会ったことが、その後二ヶ月に及ぶ医学研修を受けるきっかけとなり、ひいてはそれ以降の人生の方向を定めることとなったことは「まえがき」に詳しい。

一年間パリ・カトリック学院とローマのグレゴリウス大学で研究した後、ジョンセンは一九六九年にイエズス会系のサンフランシスコ大学で教鞭を執ることとなり、同時に学長にも選出されている（本文一三五頁参照）。さらに一九七二年にはカリフォルニア大学サンフランシスコ校に新設された健康政策研究所の客員教授に転じ、さらに同年同大学医学校で生命倫理学の特任准教授となった。生命倫理学の成立を担った哲学五人組の一人、ペン・ステート・ハーシェイ医学校のK・ダナー・クラウザーと並んで、ジョンセンは米国でも最も早く生命倫理学の教員となった一人である。一九七四年から七八年まで「生物医学・行動科学研究被験者保護のための国家委員会」委員、一九七九年から八二年まで「医学と生物医学・行動科学研究における倫理的問題の研究のための大統領委員会」委員を務めたことは本書第四章に詳しい。その間の一九七五年にはカトリックの司祭職を辞して還俗した。これに関して彼は、「その頃の何年間か、カトリックの司祭で自らの召命に内心の感応を見出さなくなった人は多かった」と、言葉少なに語っている（まえがき）。もとより第九章第2節に見られるように、産児制限を厳しく批判したローマ教皇パウロ六世の回勅「人間の命について」（一九六八年）が、カトリック内の比較的自由主義的な人々の失望と落胆を招いたことがその背景にあることは想像に難くない。その回勅によって、「多くのカトリック教徒は良心の危機（crise de conscience）を経験したし、道徳神学者たちは正統的保守派か自由主義的《リベラル》な「異端」か、の立場の選択を迫られた」のであった（第二章第6節参照）。一九八七年から九九年まで、西海岸シアトルのワシントン大学医学校医学史・医療倫理学科長を務め、現在は同大学名誉教授となっている。「米国生命倫理学・人文科学会」から「終身功績表彰」を授けられている。(6)

主な著書は次の通り。

Clinical Ethics—A Practical Approach to Ethical Decisions in Clinical Medicine, Macmillan, 1982（Mark Siegler, William J. Winsladeとの共著）（第五版、二〇〇二年を底本として、赤林朗、蔵田伸雄、児玉聡訳『臨床倫理学——臨床医学における倫理的決定のための実践的アプローチ』新興医学出版社、二〇〇六年）.

The Abuse of Casuistry—A History of Moral Reasoning, University of California Press, 1988（Stephen Toulminとの共著）.

Ethics Consultation in Health Care, Health Administration Press, 1989（John C. Fletcher, Norman Quistと共著）.

The New Medicine and the Old Ethics, Harvard University Press, 1990.

The Social Impact of AIDS in the United States, National Academy Press, 1992 (Jeff Stryker との共著).

Bioethics: An Introduction to the History, Methods, and Practice, Jones & Bartlett Pub, 1997 (Nancy S. Jecker, Robert A. Pearlman との共編著).

The Birth of Bioethics, Oxford University Press, 1998 (本書).

Source Book in Bioethics, Georgetown University Press, 1998 (Robert M. Veatch, LeRoy Walters との共編).

A Short History of Medical Ethics, Oxford University Press, 2000 (藤野昭宏、前田義郎訳『医療倫理の歴史――バイオエシックスの源流と諸文化圏における展開』ナカニシヤ出版、二〇〇九年).

Bioethics beyond the Headlines—Who Lives? Who Dies? Who Decides? Rowman & Littlefield Pub Inc, 2005.

訳語との関連で、米国の医学教育制度について付言しておこう。米国では三年間のハイスクール卒業後四年間の大学教育を経て、その後四年間メディカル・スクールで学ぶ。大学教育は一般の理系コースやプリメドと呼ばれる医学進学課程以外に、リベラル・アーツ・カレッジで一般教養中心の教育を受ける場合もある。メディカル・スクールの卒業とともにMD (Medicinae Doctor; Doctor of Medicine) と医師資格が与えられる (日本では高等学校卒業後六年間の医学部課程があり、卒業時点で医師国家試験を受けて医師となる。さらに四年間の大学院課程があり、医学博士となる)。MDは「医学博士」と訳されるが、日本のように博士論文に対して授与される称号とは異なり、実質上は「医師資格者」を意味するといわれる。いずれにせよ大学卒業後メディカル・スクールに入るのだから、メディカル・スクールは日本でいえば大学院課程にあたる。それを「医学部」と訳す場合もあるが、「学部」と区別するために、本訳書では「医学校」という訳語を採用した。メディカル・スクールは四年制の専門職大学院であるが、専門職大学院には他にロー・スクールやビジネス・スクールもあり、前者の場合「法科大学院」という訳語が一般的である。その調子でメディカル・スクールを「医科大学院」と訳すこともできるだろう。またハーバードや（著者が学んだ）エール大学の神学校も専門職大学院であるが、他方で（著者がハイスクール卒業後入学したような）イエズス会の神学校（Seminary）は単科大学と同格であり、両者の間には教育制度上の相違があるが、この場合本書では共に「神学校」と表現した。またハーバード大学などの公衆衛生学校（School of Public Health）も専門職大学院である。「医学校」の責任者（Dean）を「校長」では落ち着かないので「学部長」と表現したが、「研究科長」という訳語を用いた場合もある。

訳者が「生命倫理学・事始め」として訳出を始めたのが二〇〇五年八月のことであり、以来瞬く間に四年の月日が流れた。このたび金沢にゆかりの書肆から出版されることになったのは、ひとえに畏友の浜松医科大学教授森下直貴さんのご仲介のおかげである。どなたよりも先に森下さんに感謝申し上げる。あまつさえ森下さんには、全文を厳しくチェックしていただき、訳語の統一性についても助言をいただいた。同様に新潟大学医学部保健学科准教授の宮坂道夫さんにも、全文を通して貴重な提案をいただいた。金沢大学大学院社会環境科学研究科で博士課程を修了された塚原久美さんには、生殖医療を扱った第九章に朱筆を加えていただいた。山梨大学大学院教授の香川知晶さんと富山大学医学薬学研究部教授の盛永審一郎さんには、事項索引と人名索引で用語の妥当性を吟味していただいた。また「てにをは」に至るまで厳しく目を光らせてくれた編集部の土井美智子さんのおかげで、訳者の独りよがりの表現は余程少なくなった。他にも多くの方々のお世話になった。皆様にこの場を借りてお礼を申し上げる。後は読者の厳しいご叱正と温かいご教示を俟つばかりである。

註

（1） Robert M. Veatch, The Birth of Bioethics: Autobiographical Reflections of a Patient Person, in *Cambridge Quar-*

terly of Healthcare Ethics (2002), 11, 344–352, Note 1 (p. 351).

（2）ちなみに『生命倫理百科事典』初版、一九七八年、xix頁で「生命倫理学」は、「生命科学と医療の領域における人間行動を、道徳的価値や原則に照らして吟味する、体系的な研究」と定義されている。この定義における「原則」が、固定的に理解されると、生命倫理学は単なる応用倫理学となり、出来合いの原則を適用する平板な技術的学問となる。そのことを厭って第二版では「原則に照らして吟味する」が削除された（第二版、xxviii頁参照）。

（3）アルフォンス・デーケン『死を教える』叢書死への準備教育、第一巻、メヂカルフレンド社、一九八六年、二四頁。同様に、原義雄『死　新たなる生へ』日本基督教団出版局、一九八五年、六八頁では、原則としてガンであることを告げる医師が、一九六一年には一二％、一九七七年には九八％、と紹介されている。

（4）Alastair V. Campbell, 'My country tis of thee'—the myopia of American bioethics, in *Medicine, Health Care and Philosophy* 3: 195–198, 2000. 及び Abyann Lynch, Book Reviews in *Canadian Bulletin of Medical History*, 19(1), 268–270, 2002.

（5）Daniel Liechty, Reviews: Books in *Journal of Religion and Health*, 38(3), 270–271, 1999.

（6）Albert R. Jonsen, *Bioethics beyond the Headlines*, 2005, p. 209, About the Author.

香川知晶	生命倫理の成立　人体実験・臓器移植・治療停止	四六判	二九四〇円
香川知晶	死ぬ権利　カレン・クインラン事件と生命倫理の転回	四六判	三四六五円
額賀淑郎	生命倫理委員会の合意形成　日米比較研究	A5判	四六二〇円
村上喜良	基礎から学ぶ生命倫理学	A5判	二八三五円
T・シュランメ　村上喜良訳	はじめての生命倫理	四六判	二八三五円
ラフルーア、ベーメ、島薗編著	悪夢の医療史　人体実験・軍事技術・先端生命科学	A5判	三六七五円
渕上恭子	バイオ・コリアと女性の身体　ヒトクローンES細胞研究「卵子提供」の内幕	A5判	三三六〇円
山根純佳	産む産まないは女の権利か　フェミニズムとリベラリズム	四六判	二五二〇円
赤林朗編	入門・医療倫理Ⅰ	A5判	三四六五円
赤林朗編	入門・医療倫理Ⅱ	A5判	二九四〇円
信原幸弘・原塑編著	脳神経倫理学の展望	四六判	三一五〇円

＊表示価格は二〇〇九年九月現在。消費税は含まれております。

アルバート・R・ジョンセン（Albert R. Jonsen）
1931年サンフランシスコ生まれ。1967年エール大学にて神学の博士号を取得。生命倫理学に転向し、カリフォルニア大学サンフランシスコ校などを経て、ワシントン大学名誉教授。他の主著に *The New Medicine and the Old Ethics*（Harvard University Press, 1990）, *Clinical Ethics*（共著、Macmillan USA, 1982; McGraw-Hill Medical Publishing, 2006, 6th ed.; 邦訳『臨床倫理学』新興医学出版社、2006年、第5版）。

細見博志（ほそみ　ひろし）
1949年生まれ。1976年東京大学大学院人文科学研究科修士課程修了。金沢大学医薬保健学域保健学系教授。著書に『生命倫理』（共著、北樹出版、2005年）、『生と死を考える』（編著、北國新聞社、2004年）、『生命倫理のキーワード』（共著、理想社、1999年）ほか。

生命倫理学の誕生

2009年9月30日　第1版第1刷発行

著者　アルバート・R・ジョンセン
訳者　細　見　博　志
発行者　井　村　寿　人

発行所　株式会社　勁《けい》　草《そう》　書　房

112-0005　東京都文京区水道2-1-1　振替　00150-2-175253
（編集）電話 03-3815-5277／FAX 03-3814-6968
（営業）電話 03-3814-6861／FAX 03-3814-6854
理想社・牧製本

ISBN978-4-326-10189-4　Printed in Japan

http://www.keisoshobo.co.jp

人名索引

＊必要に応じて欧文表記の後に生没年を示したほか、役職や主要著作などを補った。

ア 行

アーペル，カール　Apel, Karl-Otto（1922–）　473–4

アームストロング，ポール　Armstrong, Paul　324–5

アーレント，ハンナ　Arendt, Hanna（1906–75）　95

アイヴィ，アンドルー　Ivy, Andrew C.（1893–1978）　172, 176, 203

アイゼンハワー，ドワイト　Eisenhower, Dwight David（1890–1969）米国第34代大統領（1953–61）　18, 481

アヴィケンナ　Avicenna（アラブ名，イブン・シーナー Ibn Sina）（980–1037）　158

聖アウグスティヌス　Augustine of Hippo, Saint（354–430）　iv, 63, 80, 209, 331, 336, 353–4

アウトカ，ジーン　Outka, Gene H.　33, 282

アクィナス，聖トマス　Aquinas, Thomas（1225?–74）　iv, 71, 80, 258, 336, 414

アシュリー，アントニー　Ashley, Antony　81

アダムズ，ジェイムズ　Adams, James Luther（1901–1994）　75

アダムズ，ジョン　Adams, John（1735–1826）米国第2代大統領（1797–1801）　478

アッカーマン，テランス　Ackerman, Terrance　458

アナス，ジョージ　Annas. George（1945–）　108, 136, 285, 431–2

アムンゼン，ダレル　Amundsen, Darre1　xi, 333

アリストテレス　Aristotle（前384–前322）　iv, 80, 355, 357, 359, 412, 414, 428–9

アルバーツ，ブルース　Alberts, Bruce（1938–）　244

アレクサンダー，シャーナ　Alexander, Shana（1925–2005）　272, 276

アレクサンダー，レオ　Alexander, Leo（1905–85）　173, 176, 198

アレクサンドル　Alexandre, G.P.J.　298, 300

聖アントニヌス　Antoninus（1389–1459）　358

聖アンブロシウス　Ambrose, Saint（339?–397）　80

イエス　Jesus　48, 69, 352–4, 421, 494

イェズリー，マイケル　Yesley, Michael　127, 130, 132, 136, 152

イプセン，ビョルン　Ibsen, Bjorn　296

イリイチ，イヴァン　Illich, Ivan（1926–2002）　420, 498, 502

インジェルフィンガー，フランツ　Ingelfinger, Franz（1910–）　135, 502

インノケンティウス10世　Innocent X（1574–1655）ローマ教皇（1644–55）　341

ヴァイスバード，アラン　Weisbard, Allan J.　140, 152

ヴァイスマン，アウグスト　Weismann, August F. L.（1834–1914）　212–3

ヴァスチュアン，アル　Vastyan, Al　102

ウァッサーストローム，リチャード　Wasserstrom, Richard（1936–）　128

ヴァレンシュタイン，エリオット　Valenstein, Elliot S.　135

ヴィーチ，ロバート　Veatch, Robert（1939–）　xi, 30, 34, 75–6, 101, 121, 140, 261, 283, 304–6, 318, 325, 331, 410–3, 418, 421, 429, 444–5, 447–8, 473, 484–5

ウィクラー，ダン　Wikler, Dan　140, 306

ヴィットゲンシュタイン，ルートヴィッヒ　Wittgenstein, Ludwig Josef Johann (1889–1951)　104
ウィリアムズ，サミュエル　Williams, Samuel　336
ウィリアムズ，バーナード　Williams, Sir Bernard (1929–2003)　101
ウィリアムズ，ピーター　Williams, Peter　37
ウィルソン，ウッドロー　Wilson, Woodrow (1856–1924)　米国第28代大統領(1913–21)　480
ウィルソン，ジェイムズ　Wilson, James　295, 297
ウィルソン，チャールズ　Wilson, Charles E. (1890–1961)　178
ウィルマット，イアン　Wilmut, Ian (1944–)　515
ウィンスレード，ウィリアム　Winslade, William J. (1941–)　429, 456, 459
ウェーバー，マックス　Max Weber (1864–1920)　48
ウェクスラー，ナンシー　Wexler, Nancy　246
ヴェサリウス，アンドレアス　Vesalius, Andreas (1514–64)　*De Humani Fabrica*(『人体の構造』)(1543)　295
ウェズリー，ジョン　John Wesley (1703–91)　47
ウェルチ，ウィリアム　Welch, William H. (1850–1934)　164
ヴェルッキ，アルフレッド　Vellucci, Alfred　237
ウェルド，フローレンス　Weld, Florence　328
ウェルドン，ウォルター　Weldon, Walter F. Raphael (1860–1906)　212
ヴェレセーエフ，ヴィケンティ　Veressayev, Vikenty (1867–1945)　161–2
ヴォー，ケネス　Vaux, Kenneth　26, 61, 114, 426
ウォーカー，サンディ　Walker, Sandy　467
ウォーカー，チャールズ　Walker, Charles J.　139
ヴォーター，ドロシー　Vawter, Dorothy　140
ヴォネガット，カート　Vonnegut, Kurt (1922–2007)　483
ウォラー，ルイス　Waller, Louis P. (1935–)　392–3
ウォルステンホルム，G. E. W.　Wolstenholme, G. E. W.　251
ウォルターズ，ルロイ　Walters, LeRoy　33, 128, 131, 203, 242, 398, 416
ヴォルバーディング，ポール　Volberding, Paul A.　509–10
ウォレン，アール　Warren, Earl (1891–1974)　481
ウッドラフ，マイケル　Woodruff, Sir Michael　251–2
ウナムーノ(・イ・フーゴ)　Unamuno y Jugo (1864–1936)　475
エイヴリー，オズワルド　Avery, Oswald (1877–1955)　234
エイケン，ヘンリー　Aiken, Henry　92, 228, 423
エイゼンドラース，スチュアート　Eisendrath, Stuart　348
エイブラム，モリス　Abram, Morris　139–40, 145, 149
エイブラムズ，ナタリー　Abrams, Natalie　101
エイヤー，アルフレッド　Ayer, Alfred Jules (1910–89)　89
エーデルシュタイン，ルートヴィッヒ　Edelstein, Ludwig (1902–65)　336
エーベルト，ロバート　Ebert, Robert　299
エーリック，ポール　Ehrlich, Paul R. (1932–)　382
エディー，デイヴィド　Eddy, David　269
エドワーズ，R. G.　Edwards, R. G. (1925–)　386–8
エドワーズ，ジョナサン　Edwards, Jonathan (1703–58)　81, 493, 499
エマソン，ラルフ・ウォルドー　Emerson, Ralph Waldo (1803–82)　83, 493, 495
エリオット，チャールズ・ウィリアム　Eliot, Charles William (1834–1909)　214

エリオット，トマス・スターンズ　Eliot, Thomas Stearns（1888–1965）　375
エリソン，ラルフ　Ellison, Ralph（1914–94）　483
エリュール，ジャック　Ellul, Jacques（1912–94）　497
エルキントン，ラッセル　Elkington, Russel　250–1
エンゲルハート，トリストラム　Engelhardt, H. Tristram, Jr.（1941–）　34, 101, 106, 131–2, 199, 313, 411–3, 416–8, 434, 473
エントラルゴ，ペドロ・ライン　Entralgo, Pedro Laín（1908–2001）　473
オーケン，ドナルド　Oken, Donald　427
オクスナー，A. J.　Ochsner, A. J.　214
オサリヴァン，ジョン　O'Sullivan, John L.（1813–95）　492
オスラー，ウィリアム　Osler, William（1849–1919）　5, 163–6, 292, 458

カ　行

カーソン，レイチェル　Carson, Rachel（1907–64）　497
カーソン，ロン　Carson, Ron　36, 101
カーター，ジミー　Carter, James Earl, Jr.（1924–）　米国第39代大統領（1977–81）　139, 143, 238–9, 242
ガート，バーナード　Gert, Bernard（1934–）　407, 414
カードーゾ，ベンジャミン・ネイサン　Cardozo, Benjamin Nathan（1870–1938）　441
ガーランド，マイケル　Garland, Michael　314, 460
カーン，エドマンド　Cahn, Edmund　278
ガウス，カール・フリードリッヒ　Gauss, Karl Friedrich（1777–1855）　212
カス，レオン　Kass, Leon（1939–）　108, 128, 227–8, 302–3, 391–2, 394, 396
ガスタフソン，ジェイムズ　Gustafson, James M.　iv, xi, 24, 28, 30, 33, 42, 50, 64, 74, 76–7, 108, 228, 230, 311–2, 426
カッセル，エリック　Cassell, Eric（1929–）　108
カッセル，クリスティーン　Cassel, Christine　456
カッツ，ジェイ　Katz, Jay（1922–）　108, 122, 176, 187–9, 191, 278, 444–6
カットナー，ルイス　Kuttner, Louis　347
カニンガム，バート　Cunningham, Bert　257–8
カノーティ，ジョージ　Kanoti, George　381, 458
カバック，マイケル　Kaback, Michael　228, 232
カプラン，アーサー　Caplan, Arthur　261–3, 429, 466–7
カプラン，アブラハム　Kaplan, Abraham（1918–93）　25–6
カムストック，アンソニー　Comstock, Anthony（1844–1915）　376–7, 379
カラン，ウィリアム　Curran, William I.　99, 108, 183, 299–300, 311
カラン，チャールズ　Curran, Charles E.（1934–）　33, 45, 364, 368, 380
カリトン，バーバラ　Culliton, Barbara　269
カリファノ，ジョセフ　Califano, Joseph（1931–）　保健教育福祉省長官（1977–79）　205
カルヴァー，チャールズ　Culver, Charles　449–50
カルヴァン，ジャン（ジョン）　Calvin, Jean（英語では John）（1509–64）　iv, 47–8, 62, 80, 493, 499
ガルシア＝パルミエリ　Galcia-Palmieri, Mario　139
カルネ，ロイ　Calne, Roy Y.　252, 298
ガルブレイス，ジョン・ケネス　Galbraith, John Kenneth（1908–2006）　483
カレル，アレクシス　Carre1, Alexis（1873–1944）　ノーベル生理学医学賞受賞（1912）　248
ガロッド，アーチボルド・エドワード　Garrod, Archibald Edward（1857–1936）　219
カント，イマヌエル　Kant. Immanuel（1724–1804）　26, 94, 98, 106, 195, 406,

414, 417–9, 422, 427, 431, 472
カントロヴィッツ，アドリアン　Kantrowitz, Adrian　112
キーン，バリー　Keene, Barry（1938–）　347–8
キケロ，マルクス・トゥリウス　Cicero, Marcus Tullius（前 106–前 43）　80
キフォーヴァー，エスティーズ　Kefauver, C. Estes（1903–63）　180–1
キャッスル，ウィリアム　Castle, William E.（1867–1962）　213
キャノン，ウォルター　Cannon, Walter B.（1871–1945）　168
キャボット，リチャード　Cabot, Richard C.（1868–1939）　10–4
キャラハン，シドニー　Callahan, Sydney　311
キャラハン，ダニエル　Callahan, Daniel（愛称は Dan）（1930–）　xi, 29–31, 37, 40, 76, 79, 99, 101, 103, 108, 121, 144, 227–8, 283, 368–70, 372, 381, 404–5, 407, 409, 423, 434, 448, 470, 477–8, 484–5, 487, 503
キャランド，チャド　Calland, Chad　253
ギャロ，ロバート　Gallo, Robert（1937–）　508
キャロライン王妃　Queen Caroline of Ansbach（1683–1737）　英国王ジョージ 2 世（1683–1760，英国王 1727–60）の王妃　159
キャンベル，A. G. M.　Campbell, A. G. M.　312–3
キューブラー＝ロス，エリザベス　Kübler-Ross, Elisabeth（1926–2004）　*On Death and Dying*（『死ぬ瞬間』）（1969）　328
ギリガン，キャロル　Gilligan, Carol（1936–）　465
キルケゴール，ゼーレン　Kierkegaard, Sören（Aabye）（1813–55）　475
キルブランドン卿　Kilbrandon, Lord（1906–89）　252, 256, 259, 385
キング，パトリシア　King, Patricia A.（1942–）　138–41
キング，マーティン・ルーサー　King. Martin Luther, Jr.（1929–68）　ノーベル平和賞（1964）　83, 481–2
クインラン，カレン・アン　Quinlan, Karen Ann（1954–85）　140, 143, 323–7, 332, 342–7, 379, 454–5, 466
クーパー，セオドア　Cooper, Theodore　265–6
クープ，エヴェレット　Koop, C. Everett（1916–）　226
クーリー，デントン　Cooley, Denton　27, 265
クールナン，アンドレ　Cournand, André（1895–1988）　ノーベル生理学医学賞（1956）　30
クーンツ，サミュエル　Kuhnz, Samuel　UCSF 医師　303
クック，モリー　Cooke, Molly　510
クック，ロバート　Cooke, Robert E　310–1
クック＝ディーガン，ロバート　Cook-Deegan, Robert　245
グッテンタグ，オットー　Guttentag, Otto　176–7, 179, 183, 185, 303, 448
グッドマン，ポール　Goodman, Paul（1911–72）　483
クラーク，バーニー　Clark, Barney（1921–83）　267–8, 466
クラウザー，ダナー　Clouser, K, Danner（愛称は Dan）　viii, 101–3, 108, 407–9
グラシア，ディエゴ　Gracia, Diego　473
グラティアヌス　Gratianus（?–1160）　357
グラバー，ジョナサン　Glover, Jonathan（1941–）　144, 399
グラント，マディソン　Grant, Madison（1865–1937）　*The Passing of the Great Race*（『偉大な民族の没落』）（1911）　216
クリーヴァンス，ジュリアス　Krevans, Julius R.　vii
グリーン，ドワイト　Green, Dwight（1897–1958）　203
グリーン，ハロルド　Green, Harold　227–8, 235, 266
グリーン，ロナルド　Green, Ronald　283
グリスウォルド，アーウィン・ナサニエル　Griswold, Erwin Nathaniel（1904–）

366
グリセ，ジャーメイン　Grisez, Germain (1926–)　368
クリック，フランシス　Crick, Francis H. (1916–2004)　21, 23, 210, 234
クリム，マティルデ　Krim, Mathilde (1926–)　139
クリントン，ビル　Clinton, Bill (1946–) 第42代米国大統領 (1993–2001)　178, 515, 517
クルーグマン，ソール　Krugman, Saul (1911–95)　200
グレイ，ブラッドフォード　Gray, Bradford H. (1942–)　151, 153–4
グレイバー，グレン　Graber, Glen　452
クレイン，ダイアナ　Crane, Diana　327
グレゴリウス9世　Pope Gregory IX (1170–1241) ローマ教皇 (1227–41)　358
クローショー，ラルフ　Crawshaw, Ralph　460
グロティウス，フーゴ　Grotius, Hugo (1583–1645)　82
ゲイサー，ジェイムズ　Gaither, James C.　136
ケイプロン，アレクサンダー　Capron, Alexander (愛称は Alex) Morgan　109, 121, 128, 140–1, 143, 145, 152, 189, 228–9, 235, 242, 278, 302
ゲイリン，ウィラード　Gaylin, Willard (1925–)　29–30, 37, 101, 108, 121, 261, 420, 448, 463
ケヴルズ，ダニエル　Kevles, Daniel　220
ケーニッヒ，バーバラ　Koenig, Barbara A.　510–1
ゲゼル，ジョージ　Gesell, George　316
ケネディ，エドワード　Kennedy, Edward (愛称は Ted) M. (1932–2009)　117–8, 125, 127, 138, 269, 364
ケネディ，ジョン　Kennedy, John F. (1917–63) 米国第35代大統領 (1961–63)　32, 180, 309, 364, 479–82
ケネディ，ローズマリ　Kennedy, Rosemary (1918–2005) J.F. ケネディの妹
ケネディ，ロバート　Kennedy, Robert (愛称は Rob) F. (1925–68)　310, 364
ケリアーニ，アーネスト　Ceriani, Ernest　4–6, 497
ケリー，ジェラルド　Kelly, Gerald　257–8, 329–30
ケリー，トマス　Kelly, Thomas (1930–)　238
ケルシー，フランシス　Kelsey. Frances O. (1914–)　180–2
ケルスス　Celsus (紀元1世紀頃)　158
コーリン，ジュリアス　Korein, Julius　297
ゴーリンガー，ジェイコブ・ハロルド　Gallinger, Jacob Harold (1837–1918)　163–4, 169, 199
コール，マーヴィン　Kohl, Marvin　339
コールズ，ロバート　Coles, Robert (1929–)　30
ゴールディング，マーティン　Golding, Martin (1930–)　30
ゴールトン，フランシス　Galton, Sir Francis (1822–1911)　211–2, 219
コールバーグ，ローレンス　Kohlberg, Lawrence (1927–87)　450
コーンバーグ，アーサー　Kornberg, Arthur (1918–)　113
ゴスニー，エドワード　Gosney, Edward (1885–1942)　215
聖コスマス　Cosmos, Saint (4世紀)　247, 249
コッペルマン，ロレッタ　Kopelman, Loretta　36
コッペンス，チャールズ　Coppens, Charles　44, 55
コナント，マルクス　Conant, Marcus　509
コネリー，ジョン　Connery, John (1913–)　33
コバーン，ダニエル　Coburn, Daniel　324, 342
コルテシーニー，ラファエロ　Cortesini, Raffaello　301
コルフ，ヴィレム　Kolff, Willem (1911–)　251, 267, 270
ゴロヴィッツ，サミュエル　Gorovitz, Samuel (1938–)　99–101, 108, 427

サ 行

サス，トマス　Szasz. Thomas (1920–) 420
ザッキア，パオロ　Zacchia, Paolo　341, 359
サドラー，ハリソン　Sadler, Harrison 303
サムナー，ウィリアム・グラハム　Sumner, William Graham (1840–1910)　212
サルトル，ジャン・ポール　Sartre, Jean-Paul (1905–80)　63
サンガー，マーガレット　Sanger, Margaret (1883–1966)　377
サンダース，デイヴィド　Sanders, David 277–8
シーグラー，マーク　Siegler, Mark (1941–) 36, 429, 456, 458–9
シーゲル，シーモア　Siegel, Seymour 128, 139, 145, 147
シールズ，クライド　Shields, Clyde　270
シーン，フルトン　Sheen, Monsignor Fulton J. (1895–1979)　347
ジェイムズ，ウィリアム　James, William (1842–1910)　83–8, 107, 151, 480, 493, 495, 499, 504
ジェニングス，ハーバート・スペンサー Jennings, Herbert Spencer (1868–1947)　219
ジェファーソン，トマス　Jefferson, Thomas (1743–1826)　490
ジェンナー，エドワード　Jenner, Edward (1749–1823)　159, 169
シジウィック，ヘンリー　Sidgwick, Henry (1838–1900)　406, 425
シデナム，トマス　Sydenham, Thomas (1624–89)　158
シムス，マリオン　Sims, J. Marion (1813–83)　384
ジャーヴィック，ロバート　Jarvik, Robert K. (1946–)　267–8
ジャヴィッツ，ジェイコブ　Javits, Jacob (1904–86)　120–2, 181
ジャクソン，アンドリュー　Jackson, Andrew (1767–1845)　米国第7代大統領 (1829–37)　485
ジャコボヴィッツ，イマニュエル　Jakobovits, Immanuel (1921–99)　357
シャッファー，アレクサンダー　Schaffer, Alexander　308
シャノン，ジェイムズ　Shannon, James A. (1904–94)　184–5, 471
シャムウェイ，ノーマン　Shumway, Norman (1923–2006)　113, 255, 267, 299
シュヴァイカー，リチャード　Schweiker, Richard (1926–)　316
シューマン，ウェルナー　Schuman, Werner　309–10
シュッラー，ブルーノ　Schüller, Bruno 72
シュライヴァー，サージェント　Shriver, R. Sargent, Jr. (1915–)　38, 364
シュライヴァー，マリア　Shriver, Maria (1955–)　119, 124
シュライヴァー，ユーニス　Shriver, Eunice Kennedy (1921–2009)　32, 38, 118
シュライナー，ジョージ　Schreiner, George E.　252, 273–4
ジョージ5世　George V, King of Great Britain (1865–1936)　英国国王 (1910–36) 337
ショーペンハウアー，アルトゥア　Schopenhauer, Arthur (1788–1860)　475
ジョーンズ，ハワード　Jones, Howard 398
ショックリー，ウィリアム　Shockley, William (1910–89)　24
ジョルダン，デイヴィド・スター　Jordan, David Starr (1851–1931)　213
ジョン＝スティーヴァズ，ノーマン　St. John-Stevas, Norman (1929–)　25
ジョンセン，アルバート　Jonsen, Albert R. (1931–)　ii–xi, 30, 32, 37–8, 50, 69, 104–5, 118–20, 126, 128, 132–3, 135–6, 138–41, 145, 148–9, 152, 176, 188, 203–4, 236–7, 242, 244, 246, 253, 264, 266–70, 282–4, 286, 288, 303, 312–5, 328–9, 331, 334, 338, 348, 362, 364–5, 381, 393, 408, 421, 428–9, 448–9, 451, 456–7, 459, 483–4, 487–91, 495–6, 505, 507–11, 513–8

ジョンソン，サミュエル　Johnson, Samuel (1709–84)　441
ジョンソン，リンドン　Johnson, Lyndon Braines (1908–73)　米国第36代大統領 (1963–69)　462, 479, 481–2, 498
シルズ，エドワード　Shils, Edward (1911–95)　25, 422–3
シルツ，ランディ　Shilts, Randy (1951–94)　508
シルバー，ジョン　Silber, John　95, 106
シンガー，ダニエル　Singer, Daniel　235
シンガー，マルクス　Singer, Marcus　92
シンスハイマー，ロバート　Sinsheimer, Robert　61, 228, 243
スイート，ウィリアム　Sweet, William　299
スウィンヤード，チェスター　Swinyard, Chester　319
スウェイジー，ジュディス　Swazey, Judith P.　273, 433
スキトフスキー，アン　Scitovsky, Anne A.　139, 145, 148
スキナー，バラス・フレデリック　Skinner, Burrhus Frederic (1904–90)　121
スクリーボーニウス・ラルグス　Scribonius Largus (c.1–50)　336, 356
スクリブナー，ベルディング　Scribner, Belding H. (1921–2003)　v, 114, 251, 270–4
スグレッキア，エリオ　Sgreccia, Elio　505
スター，ポール　Starr, Paul (1949–)　464
スターズル，トマス　Starzl, Thomas E. (1926–)　251–2, 298
スターンバーグ，ジョージ　Sternberg, George M. (1838–1915)　163–4
スタイロン，ウィリアム　Styron, William (1925–)　311
スタンフェルス，ピーター　Steinfels, Peter　30
スチュワート，ポッター　Stewart, Potter (1915–85)　366, 379
スティーヴンズ，ジョン・ポール　Stevens, John Paul　317
スティーヴンソン，チャールズ・レスリー　Stevenson, Charles Leslie (1908–)　90
ステプトー，パトリック　Steptoe, Patrick (1913–88)　386–8
ストークス，ルイス　Stokes, Louis (1925–)　135
ストーラー，ホレイショ　Storer, Horatio R. (1830–1922)　361
ストッダード，ロスロップ　Stoddard, Lothrop (1883–1950)　216
スノー，チャールズ・パーシー　Snow, Charles Percy (1905–80)　19–20
スパール，ピエール　Soupart, Pierre　394, 396
スパランツァーニ，ラザロ　Spallanzani, Lazaro (1729–99)　384
スピッカー，スチュアート　Spicker, Stuart F. (1937–)　101, 106
スピノザ，バルーク　Spinoza, Baruch (1632–77)　81, 406
ズビリ，シャヴィエ　Zubiri, Xavier (1891–1983)　473
スペルマン，ミッチェル　Spellman, Mitchell W.　137
スペンサー，ハーバート　Spencer, Herbert (1820–1903)　212
スミス，クレメント　Smith, Clement　308
スワイガート，ウィリアム　Sweigert, William T.　vii
セーヴ，ルシアン　Séve, Lucien (1926–)　474
セービン，アルバート　Sabin, Albert (1906–93)　188
セネカ，ルキウス・アンナエウス　Seneca, Lucius Annaeus (前4?–後65)　80, 335
セルディン，ドナルド　Seldin, Donald W. (1920–)　104
セルフ，ドン　Self, Don　450
セント＝ジェルジ，アルバート　Szent-Gyorgyi, Albert (1893–1986)　21–2
ソクラテス　Socrates (前470頃？–前399)　80, 351, 355, 398

ソラヌス　Soranus（2 世紀）　356, 384
ソロー，ヘンリー・デイヴィド　Thoreau, Henry David（1817–62）　61, 83, 278
ソロン　Solon（前 638 頃—559 頃）　352
ソンダース，シシリー　Saunders, Cicely（1918–2005）　327
ゾンネボーン，トレイシー　Sonneborn, Tracy（1905–81）　228

タ　行

ダーウィン，チャールズ　Darwin, Charles（1809–82）　211
ターツル，ロバート　Turtle, Robert　130
ダイク，アーサー　Dyck, Arthur（1932–）　75, 128, 382–3
ダヴェンポート，チャールズ　Davenport, Charles B.（1866–1944）　213
タウシグ，ヘレン　Taussig, Helen（1898–1986）　181
ダウニー，ロバート　Downie, Robert　417
ダニエルズ，ノーマン　Daniels, Norman　286–8, 410, 484
ダフ，レイモンド　Duff, Raymond S.　312–3
ダフィ，ジョゼフ　Duffey, Joseph D.　38
タフツ，ジェイムズ・ハイデン　Tufts, James Hayden（1862–）　86
聖ダミアヌス　Damien, Saint（4 世紀）　247, 249
タワーズ，バーナード　Towers, Bernard　108
ダン，ジョン　Donne, John（1573–1631）　336
ダンスタン，G. R.　Dunstan, G. R.　385–6
ダンフィ，エンゲルバート　Dunphy, J. Engleburt　vi, 303, 448
ダンロップ，ジョージ　Dunlop, George R.　149–50
チェスタートン，ギルバート・キース　Chesterton, Gilbert Keith（1874–1936）　218
チャーチル，ラリー　Churchill, Larry　36
チャグラ，マホメダリ　Chagla, Mahomedali（1900–81）　19, 381–2
チャニング，ウィリアム・エラリー　Channing, William Ellery（1780–1842）　83
チョムスキー，ノーム　Chomsky, Noam（1928–）　95
チルドレス，ジェイムズ　Childress, James F.（1940–）　vii, xi, 34, 131, 263, 275–8, 409, 415–6, 418–9, 429, 484
ティーリケ，ヘルムート　Thielicke, Helmut（1908–86）　26–7, 42, 277
ティール，カレン　Teel, Karen　453–4
デイヴィス，カレン　Davis, Karen　148
デイヴィス，キングズリー　Davis, Kingsley（1908–97）　382
デイヴィス，バーナード　Davis, Bernard（1916–94）　61
ティットマス，リチャード　Titmuss, Richard M.（1907–73）　262
テイラー，チャールズ　Taylor, Charles（1931–）　488
ティリッヒ，パウル　Tillich, Paul（1886–1965）　iv
デヴィッドソン，エズラ　Davidson, Ezra　137
デューイ，ジョン　Dewey, John（1859–1952）　58, 83, 86–8, 90, 107, 151, 461, 480, 493, 495, 499, 504
デュークマイナー，ジェシー　Dukeminer, Jesse（1925–2003）　277–8
デュボス，ルネ　Dubos, René（1901–82）　18–21, 30, 111
テルファー，エリザベス　Telfer, Elisabeth　417
テンドラー，モシェ（モーゼス）・デイヴィド　Tendler, Moshe (Moses) David（1926–）　142
ドヴァルデナー，ハフ　deWardener, Hugh　252
トゥーリー，ウィリアム　Tooley, William H.　313–4
トゥーリー，マイケル　Tooley, Michae l（1941–）　372
トゥールミン，スティーヴン　Toulmln, Ste-

phen (1922-) 38, 93-4, 104-5, 108, 128, 131-3, 428, 516-7
ドウォーキン, ジェラルド Dworkin, Gerald (1937-) 370
ドヴリーズ, ウィリアム DeVries, William C. (1944-) 267-8
ドゥルベッコ, レナート Dulbecco, Renato (1914-) 243
ドーセ, ジャン Dausset, Jean (1916-) 255
ドーソン, バートランド Dawson, Bertrand, Viscount of Penn (1864-1945) 337
ドーブ, デイヴィド Daube, David (1909-99) 252, 259, 298
トーマ, ケイ Toma, Kay 149
トクヴィル, アレクシス・ド Tocqueville, Alexis de (1805-59) 494
トステソン, ダニエル Tosteson, Daniel C. (1925-) 137
ドビホール, エド Dobihal, Ed 328
ドファインス, トマス DeFeynes, Thomas 359
ドブジャンスキー, セオドア Theodore Dobzhansky (1900-75) 30
ドベイキー, マイケル DeBakey, Michael E, (1908-) 26-7, 121
聖トマス → アクィナス
トマス, ルイス Thomas, Louis 121
トマスマ, デイヴィド Thomasma, David (1939-) 36, 412-3, 428, 452, 473
ドミニク, ピーター Dominick, Peter H. (1915-81) 117
トムソン, ジュディス・ジャーヴィス Thomson, Judith Jarvis (1929-) 101, 370-2
ドリナン, ロバート Drinan, Robert F. (1920-2007) 26, 364, 366
ドリンカー, フィリップ Drinker, Philip 295
トルーマン, ハリー Truman, Harry S. (1884-1972) 米国第33代大統領 (1945-53) 147
トルマッシュ, ライオネル Tollemache, Lionel 336
トロツキー, レフ Trotsky, Lev (1879-1940) 86

ナ 行

ナジャリアン, ジョン Najarian, John (1927-) 116, 255
ニーバー, ラインホルド Niebuhr, Reinhold (1892-1971) iv, 49, 67, 499
ニーバー, リチャード Niebuhr, H. Richard (1894-1962) iv, 49-50, 62
ニクソン, リチャード Nixon, Richard M. (1913-94) 米国第37代大統領 (1969-74) 37, 125, 232, 280, 482
ニューマン, エドウィン Newman, Edwin (1919-) 273
ニルソン, レナート Nilsson, Lenmart (1922-) 366
ネヴィル, ロバート Neville, Robert (1939-) 30
ネール, ジェイムズ Neel, James (1915-2000) 227-8
ノージック, ロバート Nozick, Robert (1938-) 101
野口英世 (1876-1928) 168

ハ 行

ハーヴィー, マクジェヒー Harvey, McGehee 16
ハーヴィランド, ジェイムズ Haviland, James W. (1911-2007) 271
ハーキン, ドワイト Harkin, Dwight 268
パーキンス, ヘンリー Perkins, Henry 456
バーグ, ポール Berg, Paul (1926-) 234-5
バークリー, ジョージ Berkeley, George (1685-1753) 103
パーシヴァル, トマス Percival, Thomas (1704-1804) 9, 12-3, 159, 184, 291, 293, 341, 440
バーソローム, ウィリアム Bartholome, William 310-2
パーソンズ, タルコット Parsons, Talcott (1902-79) 75, 420

ハーツ，ルイス　Hartz, Louis（1919–1986）　478–9
ハーディ，ジェイムズ　Hardy, James　264
ハーディン，ガレット　Hardin, Garrett（1915–2003）　61, 382
ハートケ，ヴァンス　Hartke, Vance（1919–2003）　280
パートン，ドリー　Parton, Dolly（1946–）　515
バーナード，クリスティアン　Barnard, Christiaan（1922–2001）　26, 114–6, 254–5
バーバー，バーナード　Barber, Bernard（1918–）　108, 121
ハーバーマス，ユルゲン　Habermas, Jürgen（1929–）　473–4
バーバンク，ルーサー　Burbank, Luther（1849–1926）　213
バーリナー，ロバート　Berliner, Robert　119–20
バーンズ，チェスター　Burns, Chester　10, 106
バイアー，クルト　Baier, Kurt（1917–）　131–2, 415
ハイデガー，マルティン　Heidegger, Martin（1889–1976）　98
ハイド，ブルーノ　Haid, Bruno　296–7, 323, 466
バイヤー，ロナルド　Bayer, Ronald　511
ハヴィガースト，クラーク　Havighurst, Clark　270, 286
聖パウロ　Paul, Saint（10?–67?）　iv, 353–4, 421
パウロ６世　Paul VI, Pope（1897–1978）　ローマ教皇（1963–78），回勅 *Humanae vitae*「人間の生命について」（1968）　46, 69, 103, 380–1
バクスタン，ピーター　Buxtun, Peter（1938–）　191
ハクスリー，アルダス　Huxley, Aldous（1894–1963）　19–21, 61, 399
ハクスリー，ジュリアン　Huxley, Julian S（1887–1975）　21–2
ハチソン，フランシス　Hutcheson, Francis（1694–1746）　81, 92
バックリー，ジェイムズ　Buckley, James（1923–）　123–4
ハッチ，オリン　Hatch, Orrin（1934–）　269
パップワース，モーリス　Pappworth, Maurice H.　186
バトラー，ジョゼフ　Butler, Joseph（1692–1752）　81, 406
バトラー，パース　Butler, Pierce（1866–1939）　218
バトラー，ブローダス　Butler,Broadus　191
ハミルトン，マイケル　Hamilton, Michael　229
ハラー，アレックス　Haller, Alex　310
ハラー，マーク　Haller, Mark（1928–）　212
バランタイン，トマス　Ballantine. Thomas H.　149–50
ハリス，パトリシア　Harris, Patricia R.（1924–85）　138
ハリス，フレッド　Harris, Fred R.（1930–）　112, 114
パリス，ジョン　Paris, John　346
ハリソン，マイケル　Harrison, Michael　264
ハリマン，エドワード　Harriman, Edward H.（1848–1909）　213
ハリントン，マイケル　Harrington, E. Michael（1928–89）　311, 483
バルト，カール　Barth, Karl（1886–1968）　iv, 43, 62
ハルトマン，ニコライ　Hartmann, Nicolai（1882–1950）　427
パレ，アンブロワーズ　Paré, Ambroise（1517–90）　248, 498
ハレル，ジョージ　Harrell, George　35, 101
ハワーワス，スタンリー　Hauerwas, Stanley（1940–）　77, 424
バンクス，サム　Banks Sam　35
ハンター，ジョン　Hunter, John（1728–93）　384
ハンター，トマス　Hunter, Thomas　61
ハンバーガー，ジーン　Hamburger, Jean

252
ハンバーグ，デイヴィド　Hamburg, David A.（1925-）　137
ピアソン，カール　Pearson, Karl（1857-1936）　212-3, 219
ピータースドーフ　ロバート，Petersdorf, Robert　459
ビーチャー，ヘンリー　Beecher, Henry K（1904-76）　25, 29-30, 66, 114, 121, 185-7, 189, 194, 201, 299-300
ビーチャー，ライマン　Beecher, Lyman（1775-1863）　64, 68
ビーチャム，トム　Beauchamp, Tom（1939-）　34, 101, 132-3, 409, 414, 416, 418-9, 429
ビードル，ジョージ・ウェルズ　Beadle, George Wells（1903-89）　61
ピーボディ，フランシス　Peabody, Francis（1847-1936）　168-9
ピウス9世　Pius IX, Pope（1792-1878）　ローマ教皇（1846-78）　359
ピウス11世　Pius XI（1857-1939）　ローマ教皇（1922-39），回勅 *Casti Connubii*（「貞潔なる結婚」）（1930）　218, 257, 360, 374, 376
ピウス12世　Plus XII（1876-1958）　ローマ教皇（1939-58）　44, 57, 71, 193-4, 210, 218, 296, 300, 385, 466
聖ヒエロニムス　Jerome, Saint（340?-420）　80
ビオール，ジョン・グレン　Beall, John Glenn, Jr.（1927-2006）　123, 135
ヒトラー，アドルフ　Hitler, Adolf（1889-1945）　169
ヒポクラテス　Hippocrates（前460頃-前377頃）　5, 8, 11, 13-5, 54, 157-8, 160-1, 166, 227, 250, 335-6, 386, 410, 412, 420, 440
ヒューズ，ラングドン　Hughes, Langdon　125
ヒューム，ジョン　Hume, John　299
ヒューム，デイヴィド　Hume, David（1711-76）　91-2, 336, 406, 410
ヒル，ブラッドフォード　Hill, Bradford（1897-）　186
ヒルトン，ブルース　Hilton, Bruce　30
ピンカス，グレゴリー・グッドウィン　Pincus. Gregory Goodwin（1903-67）　377, 384
ファース，ロデリック　Firth, Roderick　75, 92
ファイネス，トマス・ド　Feynes, Thomas de（17世紀）　359
ファインシュタイン，アルヴィン　Feinstein, Alvin　131
ファインバーグ，ジョエル　Feinberg, Joel（1926-2004）　144
フィッシュバイン，モリス　Fishbein, Morris（1889-1976）　204
フィリポス5世　Philip V　マケドニア王（前238-前179，在位前221-179）　374
フート，フランツ　Huth, Franz　45
プーフェンドルフ，ザムエル・フォン　Pufendorf, Samuel von（1632-94）　82
フェアシュピーレン，パトリック　Verspieren, Patrick　473
フェイドン，ルース・R　Faden, Ruth R.　178
フォータス，エイブ　Fortas, Abe（1910-82）　366
フォード，ジョン　Ford, John　193
フォスター，ヘンリー　Foster, Henry W.　137
フォスディック，ハリー・エマソン　Fosdick, Harry Emerson（1878-1969）　214
フォスト，ノーマン　Fost, Norman　310, 313
フォックス，ダニエル　Fox, Daniel　476-7, 485, 487
フォックス，レネイ　Fox, Renée C.（1928-）　30, 75, 108, 139, 141, 175, 273, 283, 311, 433
ブキャナン，アレン　Buchanan, Allen（1948-）　140, 145
フック，シドニー　Hook, Sidney（1902-89）　95
フックス，ヨーゼフ　Fuchs, Joseph　364
フッサール，エドムント　Husserl, Edmund Gustav Albrecht（1859-1938）　98, 473

ブッシュ，ジョージ　Bush, George (Herbert Walker) (1924–)　米国第41代大統領 (1989–93)　138
プライス，サミュエル　Price, Samuel　81
プライス，リチャード　Price, Richard (1723–91)　82
フライド，チャールズ　Fried, Charles (1935–)　108, 199, 228, 283, 386
ブラウン，ノーマン　Brown, Norman O. (1913–2002)　483
ブラウン，ルイーズ・ジョイ　Baby Louise Joy Brown (1978–)　387, 390–1, 394, 469
ブラウンヴァルト，ユージーン　Braunwald, Eugene (1929–)　122
ブラディ，ジョゼフ　Brady, Joseph V. (1922–)　131–2
プラトン　Plato (前427頃–前347)　80, 211, 440
フランケナ，ウィリアム　Frankena, William (1908–94)　59, 72, 91–3, 101, 417
ブランデージ，ジェイムズ　Brundage, James　352
ブラント，リチャード　Brandt, Richard (1910–97)　92, 406, 410, 417
フリーダン，ベティ　Friedan, Betty (1921–2006)　464, 483
ブリーチ，デイヴィド　Bleich. J. David (1936–)　142
フリードソン，エリオット　Freidson, Eliot (1923–)　420
フリーマン，ジョン　Freeman, John　318
フリン，エロール　Flynn, Errol (1909–59)　347
ブルースター，キングマン　Brewster, Kingman Jr. (1919–88)　312
ブルトマン，ルードルフ・カール　Bultmann, Rudolf Karl (1884–1976)　98
ブルンナー，エーミル　Brunner, Emil (1889–1966)　iv
ブレイバーグ，フィリップ　Blaiberg, Philip　254
プレス，フランク　Press, Frank (1924–)
フレッチャー，ジョゼフ　Fletcher, Joseph (1905–91)　26, 50, 52–3, 73–5, 108, 128, 224–5, 278, 330, 339, 380, 391, 458, 484, 499
フレッチャー，ジョン　Fletcher, John, C.　206, 227–8, 230, 313, 373, 443–4, 458–9, 484
フレンドリ，フレッド　Friendly, Fred (1915–98)　467
フロイント，ポール　Freund, Paul A. (1908–92)　108, 194, 278, 311–2
ブロード，チャーリー・ダンバー　Broad, Charlie Dunbar (1887–1971)　406
ブロック，ダン　Brock, Dan　140, 145
ブロディ，バルック　Brody, Baruch　52, 72, 106, 370–2
ブロディ，ハワード　Brody, Howard (1932–)　106, 427
ブロノフスキー，ジェイコブ　Bronowski, Jacob (1908–74)　21, 23, 222
ヘア，リチャード・マーヴィン　Hare, Richard Mervyn (1919–)　93, 96, 394
ペイリー，ウィリアム　Paley, William (1743–1805)　499
ベイリー，レオナード　Bailey, Leonard　264
ベーアマン，リチャード　Behrman, Richard (1931–)　128
ベーコン，フランシス　Bacon, Francis, Baron Verulam (1561–1626)　292
ヘーリング，ベルナルト　Häring, Bernard (1912–98)　45
ヘス，ジュリアス　Hess, Julius　308
ベッカリア，チェーザレ　Beccaria, Cesare (1738–94)　82
ベネット，ウィリアム　Bennett, William　251
ヘラー，ジョゼフ　Heller, Joseph (1923–99)　136, 483
ペラギウス　Pelagius (360頃–420頃)　354
ペリー，ラルフ・バートン　Perry, Ralph Barton (1876–1957)　92
ベル，アレクサンダー・グラハム　Bell, Alexander Graham (1847–1922)　213
ベルナール，クロード　Bernard, Claude (1813–78)　160–1

ヘルムズ，ジェシー　Helms, Jesse (1921–2008)　138
ヘレガース，アンドレ　Hellegers, André (1926–79)　32–4, 38–41, 108, 118–9, 126, 282, 364, 380, 383, 408
ペレグリーノ，エドマンド　Pellegrino, Edmund D. (1920–)　34, 36, 106, 108, 412–3, 449–50, 473
ベンケ，ジョン　Behncke, John　339
ヘンダーソン，ドナルド　Henderson, Donald A. (1928–)　137
ヘンレ，ロバート　Henle, Robert, J.　32–4
ペンローズ，ライオネル　Penrose, Lionel S. (1898–1972)　219
ボイヤー，ハーブ　Boyer, Herb (1936–)　235, 237
ボイルストン，ザブディエル　Boyleston, Zabdiel (1679–1766)　158, 169
ボードリー，ジェイムズ　Bordley, James　16
ポープノー，ポール　Popenoe, Paul (1888–1979)　215
ボーモント，ウィリアム　Beaumont, Wi11iam (1785–1853)　161
ポーリング，ライナス　Pauling, Linus C. (1901–94)　219
ホールデイン，J. B. S.　Haldane, J. B. S. (1892–1964)　219
ホグネス，ジョン　Hogness, John　271
ポスト，エミリー　Post, Emily (1872–1960)　12
ボック，シセラ　Bok, Sissela (1934–)　128, 137, 339
ポッター，ファン・レンセラー　Potter, van Rensselaer　*Bioethics: Bridge to the Future* (1971)　39–41
ポッター，ラルフ　Potter, Ralph B.　75–6, 301, 383
ホッブズ，トマス　Hobbes, Thomas (1588–1679)　81, 94, 410
ホルダー，アンジェラ　Holder, Angela　108
ホワイト，ロバート　White, Robert　334

マ　行

マークス，ミルトン　Marks, Milton (1920–98)　265
マーティ，マーティン　Marty, Martin E. (1928–)　48, 490
マイセル，アラン　Meisel, Alan　140
マイモニデス　Maimonides (1135–1204)　158, 294, 357
マカラック，ラリー　McCullough, Larry　37, 429–30
マカラック，ローレンス　McCullough, Lawrence　459
マギール，ダニエル　Maguire, Daniel　339
マクダーモット，ウォルシュ　McDermott, Walsh (1909–)　18–9, 187, 193, 195
マケルキニー，トマス　McElkinney, Thomas K.　36
マコーミック，キャサリン・デクスター　McCormick, Katherine Dexter (1875–1967)　377
マコーミック，リチャード　McCormick, Richard (1922–2000)　xi, 33–4, 45–6, 52, 68, 108, 128, 137, 144, 202–3, 312, 331, 333, 364–6, 368–9, 395, 398
マザー，コットン　Mather, Cotton (1663–1728)　81, 159
マッカーシー，チャールズ　McCarthy, Charles　206
マッカーティ，マックリン　McCarty, Maclyn (1911–2005)　234
マッカーン，チャールズ　McKhann, Charles　295
マッキンタイア，アラスデア　MacIntyre, Alasdair (1929–)　97, 131, 415
マックリン，ルース　Macklin, Ruth (1938–)　101, 458–60
マックロード，コリン　Macleod, Colin (1908–72)　234
マッケグニー，パトリック　McKegney, F. Patrick　v, vii, 328–9, 362
マッド，ロジャー　Mudd, Roger　311
マニ　Mani (216–276/277)　353
マホウォルド，メアリー　Mahowald, Mary　288

マホーニー，モーリス　Mahoney, Maurice　128
マリー，ジョゼフ　Murray, Joseph（1919–）　249, 251–2, 298–9, 301
マリー，ジョン・コートニー　Murray, John Courtney（1904–67）　365
マリー，ロバート　Murray, Robert F.（1931–）　137, 228, 232–3, 256, 301
マリタン，ジャック　Maritain, Jacques（1882–1973）　iv
マルクーゼ，ハーバート　Marcuse, Herbert（1898–1979）　483
マルクス，カール　Marx, Karl F. H.　就任公開講義 *De euthanasia medica*（『医学的安楽死』）（1826）　292–3
マルピーギ，マルチェロ　Malpighi, Marcello（1628–94）　158
マンデルバウム，バーナード　Mandelbaum, Bernard　238
マンフォード，ルイス　Mumford, Louis（1895–1990）　497
ミード，ジョージ・ハーバート　Mead, George Herbert（1863–1931）　83
ミード，マーガレット　Mead, Margaret（1901–78）　27
ミシュキン，バーバラ　Mishkin, Barbara　140
ミッテラン，フランソワ　Mitterrand, François（1916–96）　フランス大統領（1981–95）　473
ミットフォード，ジェシカ　Mitford, Jessica（1917–）　121, 204
ミューア，ロバート　Muir, Robert Jr.　324, 342–3
ミュラー，ハーマン　Muller, Hermann J.（1890–1967）　18, 20–1, 24, 64, 219–24
ミラー，アーサー　Miller, Arthur R.（1934–）　467
ミル，ジョン・スチュアート　Mill, John Stuart（1806–73）　58, 417–9
ミルズ，ウィルバー　Mills, Wilbur（1909–92）　280
ミルズ，ライト　Mills, C. Wright（1916–62）　483
ムーア，ジョージ・エドワード　Moore, George Edward（1873–1958）　*Principia Ethica*（1903）　89, 94
ムーア，フランシス　Moore, Francis（1913–2001）　187, 252–3, 258
メイ，ウィリアム　May, William（1928–）　31, 34
メダワー，ピーター・ブライアン　Medawar, Sir Peter Brian（1915–87）　23, 25, 248, 251, 255
メデアーリス，ドナルド　Medearis, Donald H.　139
メランヒトン，フィリップ　Melanchthon, Phillip（1497–1560）　80
メリル，ジョン　Merill, John　249, 299
メンゲレ，ヨーゼフ　Mengele, Josef（1911–79）　172
メンデル，グレゴール　Mendel, Gregor（1822–84）　209, 212–3
メンデルゾーン，エヴェレット　Mendelsohn, Everett　299
モア，トマス　More, Thomas（1478–1535）　*Utopia*（1516）　336, 339
モア，ヘンリー　More, Henry（1614–87）　81
モーガン，トマス　Morgan, Thomas Hunt（1866–1945）　219
モース，ロバート　Morse, Robert　324
モール，ジェイムズ　Mohr, James C.　362
モツルスキー，アルノ　Motulsky, Arno, G.（1923–）　228–30, 241
モラツェフスキー，アルバート　Moraczewski, Albert　114
モラン，ジョン　Moran, John J.（1937–）　149–50
モリソン，ロバート　Morison, Robert（1906–）　30, 141–2, 227–8, 246, 303
モレノ，ジョナサン　Moreno, Jonathan D.　xi, 461
モンテーニュ，ミシェル・ド　Montaigne, Michel de（1533–92）　*Essais*（『随想録』）（1580–88）　209
モンデール，ウォルター　Mondale, Walter F.（1928–）　30, 111, 125, 128, 187, 311
モンテスキュー　Montesquieu（1689–1755）

De l'Esprit des Lois（『法の精神』）(1748)　82

ヤ　行

ヤコブソン，ブルース　Jacobson, Bruce K.　149
ヤングナー，スチュアート　Youngner, Stuart　454
ユングスト，エリック　Juengst, Eric J.　244, 246, 511, 513–4
ヨナス，ハンス　Jonas, Hans（1903–93）　98–9, 104, 107–8, 195–6, 198, 202, 276, 303–4, 307, 417, 443–4
ヨハネ23世　John XXIII, Pope（1881–1963）ローマ教皇（1958–63）　45, 51, 69
ヨハネ・パウロ2世　John Paul II（1920–2005）ローマ教皇（1978–2005）　240

ラ　行

ラーナー，カール　Rahner, Karl（1904–84）　42–3
ラーヒ，デイハー　Rahi, Daher B.　149
ラーフリン，ハリー　Laughlin, Harry H.（1880–1943）　215–6
ライアン，ケネス　Ryan, Kenneth J.（1926–）　127, 132, 136
ライアン，ジョン　Ryan, John A.（1869–1945）　218
ライク，ウォレン　Reich, Warren　*Encyclopedia of Bioethics*（『生命倫理百科事典』）（1978, 1995, 2004）の編集責任者　33–4, 37, 39–40, 109, 331, 381
ライザー，スタンリー　Reiser, Stanley　476, 487
ライス＝レイ，エドリス　Rice-Wray Carson, Edris　378
ラウシェンブッシュ，ウォルター　Rauschenbusch, Walter　49
ラッド，ジョン　Ladd, John　92
ラッペ，マーク　Lappé, Marc　30, 128, 230–1
ラディック，ウィリアム　Ruddick, William（1938–）　101
ラディマー，アーヴィング　Ladimer, Irving　183
ラビー，ダニエル　Labby, Daniel H.　25
ラムジー，ポール　Ramsey, Paul（1913–88）　24–6, 30, 50, 52, 62, 70–4, 108, 128, 198, 201–2, 222–5, 228–30, 258, 261, 277–8, 282, 299, 304, 314–5, 329–33, 367–9, 386–90, 408, 422–3, 431, 444, 499, 514
ランドール，クレール　Randall, Claire　238
ランファン，クロード　Lenfant, Claude　269
リー，フィリップ　Lee, Philip R.　vii
リーク，チョーンシー　Leake, Chauncey D.（1896–1978）　vii, 12–3, 251
リースマン，デイヴィド　Riesman, David（1909–2002）　483
リード，ウォルター　Reed, Walter（1851–1902）　164–6, 178
リームツマ，キース　Reemtsma, Keith　252
リクール，ポール　Ricoeur, Paul（1913–98）　473
リビコフ，エイブラハム・アレクサンダー　Ribicoff, Abraham Alexander（1910–）　113, 115
リン，ジョアン　Lynn, Joanne（1951–）　140, 145
リンドバーグ，チャールズ　Lindbergh, Chales（1902–74）　248
ルイ，ピエール　Louis, Pierre C. A.（1787–1872）　160
ルイーズ・ブラウン　→　ブラウン
ルイス，クライブ・ステープルス　Lewis, Clive Staples（1898–1963）　61
ルイス，クレアランス　Lewis, Clarence Irving（1883–1964）　92
ルイス，シンクレア　Lewis, Harry Sinclair（1885–1951）　4
ルイセル，デイヴィド　Louisell, David（1913–77）　126, 129–30, 252, 259, 313
ルース，クレア・ブース　Luce, Clare Booth（1903–87）　378
ルーズベルト，セオドア　Roosevelt, Theodore（1858–1919）米国第26代大統領（1901–09）　214, 480, 484

ルーズベルト，フランクリン　Roosevelt, Franklin D.（1882–1945）　米国第 32 代大統領（1933–45）　17, 174, 479
ルジューヌ，ジェローム　Lejeune, Jérôme（1926–94）　219, 228
ルソー，ジャン・ジャック　Rousseau, Jean Jacques（1712–78）　82, 504
ルター，マルティン　Luther, Martin（1483–1546）　iv, 47, 80
ルバック，カレン　Lebacqz, Karen（1945–）　127–8, 131–2, 373
レイチェルズ，ジェイムズ　Rachels, James（1941–2003）　144
レヴァイン，ロバート　Levine, Robert　198, 206
レーガン，ロナルド　Reagan, Ronald（1911–2004）　米国第 40 代大統領（1981–89）　138, 148–50, 152–3, 226, 316–7, 511
レーダーバーグ，ジョシュア　Lederberg, Joshua（1925–）　21, 58, 61, 64, 113–4, 221, 311, 388–90, 514
レードリッヒ，フレデリック　Redlich, Frederick（Fritz）C.（1910–2004）　139, 362
レオ 13 世　Leo XIII, Pope（1810–1903）　ローマ教皇（1878–1903），回勅 *Rerum Novarum*（1891.5.15.）　45
レスト，ジェイムズ　Rest, James（–1999）　450
レッシャー，ニコラス　Rescher, Nicholas（1928–）　276
ロイス，ジョサイア　Royce, Josiah（1855–1916）　83
ロー，バーナード　Lo, Bernard　456–7
ローウェ，チャールズ　Lowe, Charles　127
ローウェル，アボット・ローレンス　Lowell, Abbott Lawrence（1856–1943）　53–4
ローテンベルク，レスリー　Rothenberg, Leslie　322
ローバー，ジョン　Lorber, John　318–9
ロールズ，ジョン　Rawls, John（1921–2002）　*A Theory of Justice*（『正義論』）（1971）　75, 92–3, 270, 286, 343, 383, 406, 410, 418, 504
ロジャーズ，ポール　Rogers, Paul（1921–）　120, 122
ロス，ウィリアム・デイヴィド　Ross, William David（1877–1971）　414
ロスマン，デイヴィド　Rothman, David　174–5, 186, 420, 476, 487, 505
ロック，ジョン　Locke, John（1632–1704）　82, 94, 410, 478–9, 504
ロック，ジョン　Rock, John（1890–1984）　378, 380
ロックフェラー（1 世），ジョン・デイヴィソン　Rockefeller, John Davison（1839–1937）　213
ロックフェラー（3 世），ジョン，Rockefeller, John D., III（1906–78）　29, 48, 213
ロナーガン，バーナード　Lonergan, Bernard（1904–84）　424–5
ロバートソン，ジョン　Robertson, John A.（1943–）　108, 263, 313, 343, 396, 398
ロビンズ，フレデリック・チャップマン　Robbins, Frederick（Fred）Chapman（1916–）　100
ロブリン，リチャード　Roblin, Richard　230
ロンカッロ，アンジェロ・ドミニク　Roncallo, Angelo Dominick（1927–）　120, 124
ロング，ラッセル　Long, Russell（1918–2003）　280

ワ　行

ワーノック，メアリー　Warnock, Dame Mary（1924–）　91, 95, 393–4, 396
ワインバーガー，カスパー　Weinberger, Casper（1917–）　126
ワトソン，ジェイムズ・デューイ　Watson, James Dewey（1928–）　121, 210, 234, 244–6, 311
ワドリントン，ウォルター　Wadlington, Walter　268
ワンゲンスティーン，オーウェン　Wangensteen, Owen　115

事項索引

＊必要に応じて項目の後に簡単な説明を付した。会議に関しては，主催した団体名を示した。

ア　行

アガペー（慈悲，キリスト教的愛）　Agape（charity）　54, 59, 62

悪徳抑制協会　Society for the Suppression of Vice　376

アシロマ会議　Asilomar　234–6

アップジョン社　The Upjohn Co.　204

アメリカ　→　米国，全米，全国のつく項目を参照

アルビ派　Albigensianism　異端カタリ派の一派で 11 世紀にフランス南部 Albi 地方に起こり 13 世紀に壊滅　374

アングロ・カトリック　Anglo-Catholics　英国国教会内でカトリック信仰の歴史的伝承を強調する立場　43

安楽死　Euthanasia　9, 44, 55–6, 59, 71, 99, 138, 147, 173, 220, 292–3, 298, 313–5, 319, 330, 335–41, 348, 453, 470–1　→　自殺幇助，死と死に行くこと，慈悲殺，生命維持をも参照

安楽死協会　Euthanasia Society　337, 339–40, 347

「安楽死に関する声明」　*Declaration on Euthanasia*　1980 年に出されたローマ教皇ヨハネ・パウロ 23 世の声明　146

イエズス会　Jesuits（Society of Jesus）　iv–vii, 26, 32, 40, 44–5, 52, 68, 72, 105, 126

医学研究委員会　Committee on Medical Research（CMR）　174–5

医学研究所　Institute of Medicine　1970 年に設立された米国科学アカデミーの非営利的研究所　235, 408

医学における人間価値研究所　Institute on Human Values in Medicine　「健康・人間価値学会」（SHHV）が米国人文科学基金の助成によって 1971 年に設立した研究所　36, 412, 452

「医学の進歩から生ずる倫理的ジレンマ検討会」　*A Colloquium on Ethical Dilemmas from Medical Advances*（1967）（米国内科学会主催）　193

医原病　Iatrogenesis　医療や医師によって引き起こされる病気でイヴァン・イリイチの提唱した概念　253

医師の義務　Medical duties　6, 11, 44, 143, 167, 294, 330, 336, 412, 446　→　医療倫理をも参照

異種間（臓器）移植　Xenografts, xenotransplants　264

移植　Transplantation　→　臓器移植

「移植の法と倫理」会議　*Law and Ethics of Transplantation*（1966）（チバ財団主催）　251, 298

「偉大な社会」　Great Society　ジョンソン大統領が 1965 年に掲げた社会・経済政策　481, 483

「遺伝カウンセリングの倫理的問題と遺伝の知識の使用」会議　*Ethical Issues in Genetic Counseling and the Use of Genetic Knowledge*（1971）（フォガティ・センター，ヘイスティングス・センター共催）　31, 228

遺伝学　Genetics　iv, x, 19, 22–3, 39, 99, 113, 117, 137, 139, 151, 157, 209–46, 255, 377, 388–9, 391, 399, 438, 471, 505, 508, 512, 514, 518　→　優生学，遺伝子工学，スクリーニング（遺伝病の），生殖技術をも参照

「遺伝学と人類の未来」会議　*Genetics and the Future of Man*（1965）（グスタフス・アドルフス大学主催）　24, 64, 222

「遺伝子組み換え」会議　*Recombinant DNA*（第 1 回 1973，第 2 回 1975）　→　アシロマ会議

遺伝子工学　Genetic Engineering　ii, 30, 64, 72, 99, 112–3, 143, 225, 230, 238–40, 242, 388　→　優生学, 遺伝学,「神を演じる」, 生殖技術をも参照
遺伝子治療　Genetic therapy　153, 225, 228–30, 239, 243, 516
遺伝子プール　Gene pool　19–20, 227, 229, 233
『遺伝性疾患のスクリーニングとカウンセリング』(大統領委員会)　*Screening and Counseling for Genetic Conditions* (1983)　153, 233, 244
移民　Immigration　45, 48, 85, 212, 216–7, 480, 488
(米国) 移民法　Immigration laws, U. S.　216
医療権　Right to health care　147
『医療サービス倫理指針』(国家委員会)　*Ethical Guidelines for Health Services* (1978)　154
医療資源　Medical resources　16, 93, 100, 284, 288, 450, 471
医療人文学　Medical humanities　35–7, 101, 106, 447, 449
「医療センターの哲学者」　Philosophers in Medical Centers　国立衛生研究所の資金援助を得た哲学者に対する同研究所の研修計画　458
「医療と変化する価値」会議　*Health Care and Changing Values* (1973)　(医学研究所主催)　408
『医療における意思決定』(大統領委員会)　*Making Health Care Decisions* (1983)　153, 445, 463
医療 (医療サービス) 利用可能性　Access to health care/health services　147–51, 280–8　→　保健政策, 正義, 患者選抜, 臓器移植をも参照
『医療利用可能性確保』(大統領委員会)　*Securing Access to Health Care* (1983)　148, 153, 284
医療倫理 (医の倫理)　Medical ethics　i, iii, v, vii–ix, 3–31, 44, 52–6, 58–9, 64–7, 75–7, 98, 100–2, 105–6, 120, 170, 244, 250, 256, 260, 274, 291, 314, 329–30, 333, 358, 385, 407–12, 420, 428–9, 439, 447–50, 452, 454–6, 498, 501–2, 504, 508, 512
『医療倫理』　*Medical Ethics*　トマス・パーシヴァル著 (1803)　9, 159, 341–2
「医療倫理教育」会議　*The Teaching of Medical Ethics* (1972)　(ヘイスティングス・センター主催)　31, 420, 447, 452
(米国医師会の)「医療倫理の原則」　*Principles of Medical Ethics*, AMA (1903, 12, 57, 66)　6, 10
インフォームド・コンセント　Informed consent　120–2, 127–8, 131, 133, 151, 153, 169, 174, 181–5, 198–9, 204, 206, 231, 237, 340, 395, 441–6, 504
ウィローブルック (ニューヨーク) 州立病院　Willowbrook State Hospital　192, 200–1
ウスター実験生物学財団　Worcester Foundation for Experimental Biology　377
英国国教会 (聖公会, 監督教会)　Anglican (Church of England, Episcopal church)　47, 58, 177, 375, 380, 484
嬰児殺し　Infanticide　342, 357, 367, 372, 374
エイズ (後天性免疫不全症候群)　AIDS (Acquired Immune Deficiency Syndrome)　508–14
「エイズの意味——医学, 治療, 公共政策における含意」会議　*The Meaning of AIDS: Implications for Medical Science, Clinical Practice, and Public Policy* (1986 あるいは 1987)　(健康・人間価値学会主催)　508, 511
(医師の) エチケット　Decorum/Etiquette, medical　12　→　医療倫理をも参照
ELSI (エルシー) (ヒトゲノム研究における倫理的・法的・社会的影響) 計画　Ethical, Legal and Social Implications Project (ELSI)　246
欧州委員会　European Commission　399
欧州の生命倫理学　European bioethics　471, 474, 505
欧州評議会　Council of Europe　399, 469
黄熱病　Yellow Fever　162–8, 172

「オレゴン健康問題解決」 Oregon Health Decisions 461

カ 行

カーネギー協会 Carnegie Institution 213
「改革派優生学者」 "Reform eugenists" 220–1
会議 → 「人体実験の問題」(1951),「現代医学における良心にかかわる大問題」(1960),「人間とその未来」(1962),「遺伝学と人類の未来」(1965),「移植の法と倫理」(1966),「生命の尊厳」(1966),「中絶のジレンマ」(1967),「人間の心」(1967),「医学の進歩から生ずる倫理的ジレンマ検討会」(1967),「誰が生き残るべきか？——医学・技術・倫理」(1968),「人体実験の倫理」(1968),「人遺伝病初期診断——科学的・倫理的考慮」(1970),「遺伝カウンセリングの倫理的問題と遺伝の知識の使用」(1971),「人権・精神遅延・研究——良心に基づく選択」(1971),「非配偶者間人工授精と胚移植の法的側面」(1972),「新遺伝学と人類の未来」(1972),「医学倫理教育」(1972),「医療と変化する価値」(1973), アシロマ会議「遺伝子組み換え」(1973, 1975),「月の渓谷」会議（「新生児に関する倫理」）(1974),「二分脊椎症と倫理」(1975),「人を用いた実験と研究——葛藤する諸価値」(1975),「エイズの意味——医学，治療，公共政策における含意」(1986),「生命倫理学の誕生」(1992)
カイザー・パーマネント Kaiser Permanente 517
開頭術 Craniotomy 359–60
改良主義 Meliorism 195–6, 489, 492–5, 497–8, 500, 504–5
革新主義，革新運動 Progressivism, Progressive Movement 88, 479–80, 489, 491, 493, 497
核兵器 Nuclear weapon 21, 25, 177
「家族計画（連盟）」 Planned Parenthood 362–3
カタリ派 Catharism (Albigensianism) 374
合衆国対ホームズ判決 United States v Holmes (1842) 275
カトリック教会 Catholic Church viii, 45, 69, 206, 217–8, 310, 312, 353–4, 374, 377–8, 380–1, 383, 425 → （宗教的）倫理学をも参照
カトリック道徳神学 Catholic moral theology → 道徳神学（カトリックの）
カトリック病院協会 Catholic Hospital Assosication 381, 453
鎌状赤血球貧血 Sickle cell anemia 219, 226, 232–3
「神を演じる」 "Playing God" 194, 277, 389
カムストック法 Comstock Laws 376–7
カレン・アン・クインラン事件 → クインラン事件
「患者権利章典」 Patients' Bill of Rights 463–4
患者選抜 Selection of patients 270–80
患者の権利 Patients' rights 10, 61, 75–6, 191, 345, 462, 464, 475, 485
完全人工心臓評価委員会 Totally Artificial Heart Assessment Panel 266, 269, 466
カンタベリー（対スペンス）事件 *Canterbury v Spence* (1972) 442
監督教会 → 英国国教会
機械的循環支援作業班 Working Group on Mechanical Circulatory Support 269
騎士党派 the Cavaliers 488
奇跡（医療の） Miracle, medical 247–50, 252, 255, 272, 326, 498, 503
規範倫理学 Normative ethics 91–2, 94, 96–7, 407–9
キフォーヴァー・ハリス修正法 Kefauver-Harris Amendments (1962) 181
義務論（形式主義） Deontology (formalism) 63, 66, 72, 94, 142, 199, 394, 405, 407–10, 412–5, 434, 458, 505
（ユダヤ人）虐殺（ホロコースト） Holocaust 95, 147, 173, 188, 220, 226, 338, 475

キャリー・バック事件　→「バック対ベル」訴訟
「救助の規則」 "Rule of rescue"　284
「救命船」の倫理 "Lifeboat" ethics　275, 277–8
去勢 Castration　214–8
キリスト教倫理学 Christian ethics　34, 43, 49–50, 53–4, 62–3, 65–6, 72–3, 76, 82, 223, 425
均衡性原則 Principle of proportionality　333–4
筋ジストロフィー Muscular dystrophy　226
(カレン・アン・) クインラン事件 *In re Quinlan* (1975–76)　379　→ クインラン (人名索引) をも参照
クーリー貧血　→ サラセミア
クエイカー教徒 Quakers　vi, 182
グスタフス・アドルフス大学ノーベル賞受賞者会議 Gustavus Adolphus Nobel Conference　24, 64, 222
グッゲンハイム記念財団 John Simon Guggenheim Memorial Foundation　xii, 310
グノーシス派 Gnostics　98
組換えDNA諮問委員会 Recombinant DNA Advisory Committee (RAC), NIH　153, 236, 242
グリスウォルド対コネチカット州事件, グリスウォルド判決 *Griswold v State of Connecticut* (1965)　69, 343, 379
クルーザン事件 *Cruzan, In re* (1990)　345
クローニング (ヒトの) Cloning, human　23–4, 59, 64, 121, 228, 230, 246, 388–91, 514–6
経口避妊薬 Oral contraception　→ ピル
啓蒙主義 Enlightenment　80, 422, 474, 489–90, 493–4
契約理論 Contract theory　93, 286, 418, 434
血液透析 Hemodialysis　→ 透析
結果主義 Consequentialism　73, 407, 411–2, 427, 434　→ (哲学的) 倫理学をも参照
決疑論 Casuistry　衆目の一致する典型的な事例に基づいて, それとの異同を根拠に具体的な事例の道徳的正邪を判定しようとする議論　38, 43–4, 47, 65, 84, 94–5, 105, 360, 398, 413, 415, 425, 428–9, 516
結婚 (婚姻) Marriage　viii, 217–8, 223, 226, 232, 272, 334, 352–5, 358, 374–5, 377, 379–80, 382, 389, 391, 395–6, 398　→ カトリック教会, ユダヤ教, 性とセクシュアリティをも参照
ケネディ (倫理学) 研究所 Kennedy Institute of Ethics　28, 32–5, 37–9, 72, 74, 76, 108, 126, 178, 282, 381, 472
ケネディ財団 Joseph P. Kennedy Jr. Foundation　32, 34, 37, 39, 366
ゲノム (ヒトの) Genome, human　ii, 243–6, 471, 513–4, 516
(NIH) 研究危害防止局 Office for Protection from Research Risks (OPRR)　206
『研究傷害の補償』(大統領委員会) *Compensating for Research Injuries* (1982)　154
『研究情報開示』(国家委員会) *Disclosure of Research Information* (1977)　130
「健康科学と社会に関する大統領委員会」(案) President's Commission on Health Science and Society　112
健康・人間価値学会 Society for Health and Human Values (SHHV)　医学教育に携わるプロテスタント神学者が中心となって1970年に設立された学会　28, 35–8, 511
健康保険 Health insurance　5, 13–4, 148–9, 281–2, 289, 460, 486
原子力委員会 Atomic Energy Commission (AEC)　1946年設立された非軍関係の連邦機関で, 1974年のエネルギー再編法により Department of Energy (エネルギー庁, DOE) に発展的解消　177–8, 266–7
原則主義 Principlism　413, 516
「現代医学における良心にかかわる大問題」会議 *Great Issues of Conscience in Mod-*

ern Medicine（1960）（ダートマス大学主催） 18-20
現代化 Aggiornamento ローマ・カトリックの近代化政策で，教会の儀式，教理を現代人に理解しやすくするための運動 46
原爆傷害調査委員会 Atomic Bomb Casualty Commission（ABCC），原子爆弾による傷害の実態の調査のために米国が1948年に設置した機関で，1975年に日米共同出資の放射線影響研究所に改組された 177
権利 Rights → 患者の権利，公民権，女性の権利，プライバシーの権利，医療権，治療拒否権
権利章典 the Bill of Rights 216, 370, 379, 431, 463
公共政策 Public policy iv, ix-x, 29-31, 73, 95, 103, 145-7, 153, 182, 185, 245, 279, 282, 311, 320, 365-9, 372-3, 390, 394-5, 437, 461-2, 468, 511
公共の対話 Public discourse 205-7, 436-7, 439, 446, 462, 466-7
「高次脳」（死の定義）"Higher" brain 307
公衆衛生局 Public Health Service（PHS） 121, 183, 189-92, 226, 285, 510 → 人体実験をも参照
公衆の哲学（者） Public philosophy / philosopher 83-6, 88, 107
（連邦議会）公聴会 Congressional hearings 111-25, 128, 130, 137, 143-4, 149, 163-4, 166, 180, 187, 207, 255, 319, 332, 348, 395
「（医学と研究における）公的責任」 Public Responsibility in Medicine and Research（PRIM&R） 206
（上下両院）合同決議 Joint Resolution 上下両院によって採択された決定で，大統領の署名を得て法律となる 112, 117, 128
行動変容 Behavioral modification 438
公民権 Civil rights vi, 54, 75, 125, 217, 484-5, 487, 489
功利主義 Utlitarianism 54, 59-60, 63, 66-7, 72-3, 93-4, 198-9, 246, 261-2, 276, 278, 281, 289, 300, 304, 307, 394, 407, 409, 413-5, 425, 445, 458, 473, 499, 504-5
国際医科学団体協議会 Council for International Organizations of Medical Sciences（CIOMS） 1949年にWHOとUNESCOの合同で設立された非政府・非営利組織 302, 469
国際生命倫理委員会 → ユネスコ・国際生命倫理委員会
国際生命倫理学会 International Association of Bioethics（IAB） 1992年設立，初代会長はピーター・シンガー，学会誌は*Bioethics* 469
告知 Truth-telling 55, 427, 440
国立医学図書館 National Library of Medicine 30, 33, 37
国立衛生研究所 National Institutes of Health（NIH） 保健社会福祉省公衆衛生局の下にある医学研究拠点機関 31, 33, 66, 117-20, 124, 127, 153, 175, 182-9, 206, 227, 229, 233, 236, 242-3, 245, 280, 288, 394, 458, 471, 508-9, 514
国立癌研究所 National Cancer Institute（NCI） 508
国立心肺研究所（国立心肺血液研究所） National Heart and Lung Institute（National Heart, Lung and Blood Institute） 31, 265, 269
（フランス）国立倫理諮問委員会（生命科学・健康科学のための） Comité Consultatif National d' Éthique pour les Sciences de la Vie et de la Santé（CCNE） 474
個人主義 Individualism 283, 433, 489, 493-6, 513-4, 518
国家委員会（生物医学・行動科学研究における被験者保護のための） National Commission for the Protection of Human Subjects of Biomedical and Behavioral Research ii, 104-5, 108, 111, 117, 119, 122, 124, 125-41, 150, 189, 196-9, 202-5, 207, 233, 237, 242, 393, 395, 415, 417, 430, 438, 444, 466
国家委員会報告書 National Commission reports → 『胎児研究』（1974），『四

人を〔被験者として〕含む研究』(1976),『研究情報開示』(1977),『子供を含む研究』(1977),『精神外科』(1977),『医療サービス倫理指針』(1978),『施設内精神虚弱者を含む研究』(1978),『施設内審査委員会』(1978),『特別研究——生物医学と行動科学の研究の進歩の意味』(1978),『ベルモント報告』(1978)
国家遺伝病法　National Genetic Diseases Act　226
国家研究法　National Research Act　1974年7月12日に発効した法律で,「国家委員会」の法的裏付け　120, 125, 196
国家生殖倫理諮問委員会　National Advisory Board on Ethics in Reproduction (NABER)　515–6
国家生命倫理諮問委員会　National Bioethics Advisory Commission　1997年にクリントン大統領の大統領令によって設立された委員会　515
国家臓器移植法　National Organ Transplant Act　1984年に成立　263
『子供を含む研究』(国家委員会)　*Research Involving Children* (1977)　130, 154, 202
子供を用いた研究・実験　Research/experiment with children　67, 70, 123, 127, 136, 154, 163, 169, 179, 183, 199–203
婚姻　→　結婚
コンロイ事件　*In the Matter of Claire Conroy* (1985)　346

サ　行

サイケヴィッチ事件　Superintendent of Belchertown State School v Joseph Saikewicz (1976)　144, 343–5
(連邦) 最高裁判所　Supreme Court of the United States　69, 216–8, 316, 343, 345, 366, 369–70, 372, 379, 481
再洗礼派　Anabaptists　75
差別　Discrimination　227–8, 231–3, 244, 316, 462, 471, 478, 481, 487, 510, 513
サラセミア (クーリー貧血)　Thalassemia/Cooley's anemia　219, 226
サリドマイド　Thalidomide　25, 180–2, 363, 498
サルゴ事件　*Salgo v Leland Stanford Jr. University* (1957)　441–2
産児調整　Birth control　→　避妊
シアトル人工腎臓センター　Seattle Artificial Kidney Center　1962年スウェーデン病院に設立, 1970年には「北西部腎臓センター」North Western Kidney Center と改称　v, 271, 280　→　透析をも参照
シアトル選抜委員会　Seattle Selection Committee　114, 272, 276–7, 454
シカゴ女性解放同盟　Chicago Women's Liberation Union (1969年設立)　465
シクロスポリン　Cyclosporin　255
自殺　Suicide　v, 71, 102, 253, 335–6, 339–41
自殺幇助, (医師) 幇助自殺　Suicide assistance, assisted suicide　143, 147, 335–41, 471, 513　→　安楽死をも参照
施設内審査委員会　Institutional Review Boards (IRBs)　134, 136, 153–4, 160, 185, 187, 204, 206, 237, 453, 455
『施設内審査委員会』(国家委員会)　*Institutional Review Boards* (1978)　130
『施設内精神虚弱者を含む研究』(国家委員会)　*Research Involving Those Institutionalized as Mentally Infirm*　130, 133–4
慈善医療　Charity Medicine　14
事前指示　Advance directive　表明した本人が無能力になった場合にも持続的委任状を代理人に与える文書　430
(カリフォルニア) 自然死法　(California) Natural Death Act　144, 347, 348　→　死と死に行くことをも参照
自然法　Natural law　44, 46, 63, 68, 71, 82, 170, 202, 425, 494
持続的委任状　Durable Power of Attorney　147, 333, 348
実験　Experimentation　→　人体実験
疾病対策センター　Centers for Disease Control (CDC)　191, 509
疾病別定額支払制　Diagnostic Related Group (GRP)　456
死と死に行くこと　Death and dying　ii,

30, 66, 76, 157, 291–341, 438 → 死の定義，安楽死，生命維持をも参照
死に行く人（々）の看取り　Care of dying　65, 67–8, 70, 144
死の定義　Death, definition of　65, 76, 99, 140, 142, 294–308, 430, 469, 505 → ユダヤ教，植物状態（遷延性）をも参照
『死の定義』（大統領委員会） *Defining Death* (1981)　142, 153, 306–7
「自発的安楽死法制化協会」 Voluntary Euthanasia Legislation Society　337
慈悲 → アガペー
慈悲殺　Mercy killing　338–9, 342, 348
資本主義　Capitalism　48, 479, 494
社会学・社会学者・社会学的　Sociology/Sociologist/Sociological　25, 48, 75, 103, 108, 121, 139, 151, 194, 253–4, 273, 311, 327, 404–5, 420, 422, 433, 443
社会価値基準　Social worth criteria → 患者選抜
社会契約　Social contract　195, 410, 478, 504
社会ダーウィニズム　Social Darwinism　212
社会的福音　Soclal Gospel　49, 491
自由主義　Liberalism　424, 477–85, 503
囚人（を含む研究）　Prisoners, research with　203–5
『囚人を〔被験者として〕含む研究』（国家委員会） *Research Involving Prisoners* (1976)　130, 205
集中治療（室）　Intensive care (unit)　144, 268, 297, 299–300, 308–17, 320, 323–8, 456–7, 484 → 生命維持をも参照
出産　Procreation → 生殖（人の），結婚（婚姻），性とセクシュアリティ
守秘義務　Confidentiality　5, 8, 10, 231, 233, 450, 510, 514
シュレンドルフ事件　*Schloendorff v Society of New York Hospitals* (1914)　441
障害者協議会　Association of Handicapped Persons → 全米障害者協議会
上下両院合同決議案 → 合同決議
状況主義（状況倫理）　Situationism (situation ethics)　50, 57–8, 73, 391, 425
食品医薬品局　Food and Drug Administration (FDA)　厚生省の一局　180–2, 378, 509
植物状態（遷延性）　Persistent vegetative state　142, 322, 325–6, 343–4, 346
女性の権利　Women's rights　367–9, 372
ジョンズ・ホプキンス・ベビー　"Johns Hopkins Baby"　映画「誰が生き残るか」(*Who shall live*)（1971 年）の赤ん坊　310, 312–3, 315–6, 318, 320, 335, 453
自律　Autonomy　26, 55, 76, 80, 152–3, 198–9, 232–3, 246, 253, 263, 287, 289, 339, 343, 372–3, 411–2, 416–9, 421–4, 431–2, 439, 445–6, 460, 463, 465, 472–3, 479–80, 499, 501, 512, 518 → 権利をも参照
「新遺伝学と人類の未来」会議　*The New Genetics and the Future of Man* (1972)（エアリー・ハウス）　229
進化　Evolution　22, 39, 83, 89, 211–3, 221, 225, 239, 242, 388–90, 493
神学　Theology →（宗教的）倫理学，ユダヤ教
神学と欧州の生命倫理学　Theology and European bioethics　472
神学と哲学　Theology and philosophy　107–9
人格の尊重　Respect for Persons　132–3, 198–9, 416–8, 431, 445
神学の定義　Definition of Theology　42–3
「人権・精神遅滞・研究――良心に基づく選択」会議　*Human Rights, Retardation and Research : Choices on Our Conscience* (1971)（ケネディ財団主催）　309, 312
「人口会議」 Population Council　103
「信仰覚醒運動」 Awakenings　488, 491
人工授精　Artificial insemination　24, 54–5, 221, 230, 384–5, 396–7
人工心臓　Artificial heart　27, 265–70, 284
人工心臓評価委員会 → 完全人工心臓評価委員会
人口爆発　Population explosion　19, 381–3

新社会研究学院　New School for Social Research　98
人種差別　Racism　125, 170, 172, 192, 217, 220, 312, 481, 484, 489, 500
新生児学　Neonatology　→　生命維持
心臓移植　Heart transplantation　26, 31, 112, 114, 254–6, 267, 284–5, 287–8, 299
腎臓移植　Kidney transplantation　vi, 249–54, 278, 281
人体実験　Research with humans/Human experimentation　ii, x, 112, 121–2, 125, 163, 171–2, 175, 184–9, 191, 194–5, 205–7, 231, 237, 276, 303–4, 417, 443, 469, 471, 475, 505, 518　→　子供を用いた研究・実験，胎児を用いた研究，ヘルシンキ宣言，（ユダヤ人）虐殺（ホロコースト），精神薄弱，「国家委員会」，ニュルンベルク綱領をも参照
『人体実験規制の実施』（大統領委員会）*Implementing Human Research Regulations*（1983）　154
「人体実験の問題」会議　*The Problem of Experimentation on Human Beings*（1951）（カリフォルニア大学サンフランシスコ校）　175–6
「人体実験の倫理」会議　*Ethics of Human Experimentation*（1968）（米国芸術科学アカデミー主催）　194
新トマス主義　Neo-Thomism　412
心肺機能の不可逆的停止　Irreversible cessation of cardio respiratory functions　142, 306–7
進歩主義，進歩運動　→　革新主義，革新運動
進歩党　the Progressive　米国史では1912年，1924年，1948年の三度結成された　49, 480, 485
推定同意　Presumed consent　262–3
スウェーデン病院　Swedish Hospital　271
スクリーニング（遺伝病の）　Screening for genetic diseases　59, 139, 143, 224–33, 239, 246, 373, 449, 510, 514　→　遺伝学，優生学をも参照
スタンフォード・ビネー知能指数検査　Stanford-Binet Intelligence Quotient（IQ）Test　217
ストア派　Stoics　80, 335
ストランク事件　*Strunk v Strunk*（1969）　250
『素晴らしき新世界』　Brave New World　A・ハクスリーの未来小説（1932）　351, 399–400
スプリング事件　*In the Matter of Spring*（1980）　144
スローン・ケッタリング癌研究所　Sloan-Kettering Institute for Cancer Research　1884年にニューヨーク癌病院として設立された癌治療・研究施設　184
正義　Justice　16, 45, 49, 63, 81, 93, 95, 131–3, 154, 204, 224, 241, 282, 284, 286, 288–9, 383, 406, 408, 410, 416, 419, 465, 472, 487, 503, 518
清教徒　Puritans　81–2, 488, 490, 492–3
『正義論』　*Theory of Justice*　J・ロールズの著作（1971）　75, 92–3, 270, 406
聖公会　→　英国国教会
精子バンク　Sperm bank　20, 24, 64, 221
生殖（人の）　Reproduction, human　351–400　→　カトリック教会，ユダヤ教，生殖技術をも参照
生殖技術　Reproductive technology　383–400
精神外科　Psychosurgery　18, 121–3, 127, 133–5, 151, 287, 299
『精神外科』（国家委員会）　*Psychosurgery*（1977）　130
精神薄弱　Feeble-mindedness　162–3, 214–8, 224
精神風土（エートス）（米国の）　Ethos, American　487–92, 496–506
聖戦（正義の戦争）論　Just war doctrine　vi, 63, 487
生存可能性（胎児の）　Viability of fetus　370, 372
生体解剖　Vivisection　→　人体実験，動物実験
性とセクシュアリティ　Sex and sexuality　→　結婚（婚姻），生殖（人の）
生物測定法　Biometry　212–3

生命維持　Life support　140–50, 302–49
生命維持拒否権　Right to refuse life support　342–7
生命維持治療取り止め　Foregoing life-sustaining treatment　332–5
『生命維持治療取り止めの決定』（大統領委員会） *Deciding to Forego Life-Sustaining Treatment*（1983）　140, 143, 153, 319, 322, 332–5, 340, 346, 348, 454
生命の質（クォリティー・オブ・ライフ） Quality of life　70, 263, 266, 313, 319, 322, 327, 331, 346, 456
生命の尊厳　Sanctity of life　6, 8, 25, 52, 64, 66, 102–3, 367–8, 405, 422–3
「生命の尊厳」会議　*The Sanctity of Life*（1966）（於リードカレッジ）　25, 422
『生命のつぎはぎ』（大統領委員会） *Splicing Life*（1982）　153, 242, 244
生命倫理運動　Bioethics Movement　461–3
生命倫理学　Bioethics　→　生命倫理学の原則，生命倫理学理論，生命倫理学者，精神風土（エートス），（哲学的）倫理学，（宗教的）倫理学
生命倫理学者　Bioethicists　i–viii, 74–7, 100–6, 518–9
『生命倫理学書誌』 *Bibliography of Bioethics*　i, 33, 35
生命倫理学の教育　Teaching bioethics　427, 446–53
生命倫理学の原則　Bioethical Principles　76, 414–24, 472　→　自律，善行，正義，（哲学的）倫理学，状況主義（状況倫理）をも参照
「生命倫理学の誕生」会議　*Birth of Bioethics*（1992）（於ワシントン大学）　ii, xi, 476–7
生命倫理学方法論　Bioethical methodology　404–5, 424–30
生命倫理学理論　Bioethical theory　406–13, 473–4　→　（哲学的）倫理学をも参照
（欧州評議会）生命倫理協定　Convention for Bioethics Council of Europe　469
生命倫理コンサルテーション学会　Society for Bioethics Consultation　459
『生命倫理百科事典』 *Encyclopedia of Bioethics*　編集責任者 Warren Reich，初版1978年，第2版1995年，第3版2004年　34–5, 40, 102, 109, 417, 469
（欧州評議会）生命倫理問題専門家委員会　Committee of Experts on Bioethical Issues, Council of Europe　469
誓約　covenant　viii, 9, 490, 495, 499, 504–5
聖ユダ子供研究病院　St. Jude Children's Research Hospital　1962年に開設された小児の難病治療のための私立病院　458
世界教会運動　Ecumenical movement　諸キリスト教会の協力と究極的な統合を促進しようとする運動　51
責任の倫理　Responsibility, ethics of　99
積極的優生学・消極的優生学　Positive/negative eugenics　64, 214, 219, 224
切除　Mutilation　256–60
切胎術　Embryotomy　360
セルマ　Selma　vi, 481, 484
善行　Beneficence　132–3, 411–3, 416, 419, 445–6, 472
全国教会協議会　National Council of Churches（NCC）　1950年に連邦教会協議会と国際宗教教育協議会が合併して成立。米国でカトリック教会以外の35のキリスト教信仰団体，4500万人の信者を擁している　238, 375
全国生命倫理学文献検索センター（ジョージタウン大学ケネディ研究所） National Reference Center for Bioethics Literature　xi, 33, 35
戦争　War　→　南北戦争，第二次世界大戦，朝鮮戦争，ベトナム戦争
全体性の原則　Principle of totality　257–8　→　臓器移植をも参照
選択的中絶　Selective abortion　373
選抜徴兵制　Selective Service（System）　174
全米血液透析患者協会　National Association of Patients on Hemodialysis　280
全米障害者協議会　National Association for Handicapped Persons　317, 462

全米人文基金　National Endowment for the Humanities (NEH)　人文学の分野における学術的活動に対して財政的援助を行なう連邦政府機関　29, 34, 36–7, 100–1, 105, 438, 452
全米臓器配分ネットワーク　United Network for Organ Sharing (UNOS)　263, 279
全米福祉権利協会　National Welfare Rights Organization (NWRO)　462
『総括報告書』(大統領委員会)　*Summing Up* (1983)　第四章註 73 (*67* 頁)
臓器移植　Organ transplantation　247–89　→　透析，死の定義，医療資源をも参照
臓器移植特別対策委員会　Task Force on Organ Transplantation 「国家臓器移植法」に基づいて 1986 年に保健社会福祉省に設けられた委員会　263, 279, 290
(マサチューセッツ州) 臓器移植特別対策委員会　Task Force on Organ Transplantation　1983 年にマサチューセッツ州で設けられた委員会　285–6
臓器供給　Supply of organs for transplantation　260–5, 304
臓器市場　Market in organs　262
臓器提供　Donation of organs　307, 342
訴訟事件　Legal cases　→　ホームズ事件 (1842)，シュレンドルフ事件 (1914)，「バック対ベル」訴訟 (1927)，サルゴ事件 (1957)，ネイタンソン対クライン事件 (1960)，グリスウォルド対コネチカット州事件 (1965)，ストランク事件 (1969)，カンタベリー (対スペンス) 事件 (1972)，ロウ対ウェイド事件 (1973)，ドウ対ボルトン事件 (1973)，(カレン・アン・) クインラン事件 (1976)，サイケヴィッチ事件 (1976)，ディナーステイン事件 (1977)，スプリング事件 (1980)，コンロイ事件 (1985)，ブーヴィア事件 (1986)，クルーザン事件 (1990)
蘇生 (心臓の) Resuscitation, cardiac　17, 144, 147, 295–6, 300–1, 314, 320–3, 333, 344, 455, 510
尊厳死　Death with dignity　274, 328, 341

タ　行

ダーウィニズム　Darwinism　83, 489
胎芽 (胚)　Embryo　355, 372, 385–400　→　生殖技術をも参照
体外受精　In vitro fertilization　137, 230, 390, 392–7
『胎児鏡研究支援』(倫理諮問委員会報告)　*DHEW Support of Fetoscopy*　137
胎児鏡検査　Fetoscopy　137
『胎児研究』(国家委員会)　*Research on the Fetus* (1974)　154, 198
胎児組織移植　Fetal tissue transplantation　288
胎児を用いた研究・胎児の研究　Research with fetus / Fetal research　118–9, 123–5, 127–9, 137
大統領委員会 (医学と生物医学・行動科学研究における倫理問題検討のための) President's Commission for the Study of Ethical Problems in Medicine and Biomedical and Behavioral Research　138–54
大統領委員会報告書　President's Commission reports　→　『死の定義』(1981)，『被験者保護』(1981)，『研究傷害の補償』(1982)，『生命のつぎはぎ』(1982)，『遺伝性疾患のスクリーニングとカウンセリング』(1983)，『医療利用可能性確保』(1983)，『医療における意思決定』(1983)，『人を用いた研究の実施規制』(1983)，『生命維持治療取り止めの決定』(1983)，『総括報告書』(1983)，『人体実験規制の実施』(1983)
第二次世界大戦　II World War　iii, 14, 171, 174, 210, 216, 220, 497
太平洋神学校　Pacific School of Religion　1866 年創設されたキリスト教全体の神学校　127
代理意思決定 (代行判断)　Surrogate decision making (Substituted judgment)　199–203, 250, 343–6
代理懐胎　Surrogate gestation　396–8
ダウン症候群　Down's syndrome　219,

226, 310–1, 316, 318
タスキーギ研究所　Tuskegee Institute　アラバマ州タスキーギにある私立タスキーギ大学（Tuskegee University）の旧称で 1881 年創設　190
タスキーギ梅毒研究（タスキーギ事件）　Tuskegee Syphilis Study　1972 年発覚　ii, 121, 125, 189–93, 444, 466→　人体実験をも参照
「ダックスの事件」　“Dax's Case”　334
魂を吹き込まれた・吹き込まれていない　animated/unanimated　357–8
タルムード　Talmud　ユダヤ教の律法とその解説の集大成で，本文ミシュナと注解ゲマラより構成されている　356
「誰が生き残るべきか？――医学・技術・倫理」会議　*Who shall live? Medicine, Technology, and Ethics*（1968）（テキサス医学センター主催）　26
断種（優生学的）　Sterilization, eugenic　→　優生学
断種法　Sterilization laws, U.S.　137
地域社会・共同体　Community　8, 423, 460–1, 494, 513, 518
チバ（財団，会議）　Ciba Foundation/Conference / Symposium　チバ（社）は 1848 年設立のスイスの製薬会社で，1758 年設立のガイギーと 1970 年に合併してチバガイギーとなり（1992 年に縮めてチバ），さらに 1996 年にノヴァーティス（社）となった　21, 24, 221, 251, 256, 259, 298, 300–1, 385–6, 388, 469
中絶（堕胎）　Abortion　29, 45–6, 64, 70, 103, 226, 355–73, 399　→　カトリック教会，「ヒポクラテスの誓い」，ユダヤ教，（遺伝病の）スクリーニングをも参照
「中絶のジレンマ」会議　*The Abortion Dilemma*（1967）（ハーバード大学神学校，ケネディ財団共催）　32, 366
超音波（診断）　Ultrasound diagnosis　45, 373
朝鮮戦争　Korean War　493
長老派教会　Presbyterian Church　カルヴァン主義に基づき，長老が支配するプロテスタント諸教会　35, 375
治療拒否権　Right to refuse treatment　335, 344　→　自律，生命維持，自殺をも参照
ツヴィングリ派　Zwinglians　宗教改革者でスイス・チューリヒの H. Zwingli（1484–1531）の教義を奉じる人々　75
通常・通常外　“Ordinary/Extraordinary”　145, 326, 328–31　→　生命維持をも参照
「月の渓谷」会議（「新生児に関する倫理」）　*Neonatal Ethics*（1974）（カリフォルニア大学サンフランシスコ校）　314–5
DNA　Deoxyribonucleic Acid　→　遺伝学
「貞潔なる結婚」　*Casti Connubii*　218, 257, 374, 376
テイ・サックス病　Tay-Sachs disease　226, 232
ディナーステイン事件　*In the Matter of Shirley Dinnerstein*（1978）　322, 344
『哲学百科事典』　*Encyclopedia of Philosophy*　417
伝染病　Infectious disease / Epidemic　19, 168, 174, 181, 203, 292, 296, 497, 508–14
ドイツ優生学法　German eugenics laws　→　優性断種法
同意　Consent　→　インフォームド・コンセント
統一遺体贈与法　Uniform Anatomical Gift Act　臓器移植における臓器提供と医学研究のための献体を促進するための統一法の試みで，1968，1987，2006 年と提唱され，2007 年には 20 の州が州法化している　260　→　臓器移植をも参照
統一州法委員会全国協議会　National Conference of Commissioners of Uniform State Laws（NCCUSL）　全米で統一的な法律の制定を協議する，全米各州で任命された委員により構成される法人格のない団体。1892 年に 7 つの州で始められ，1912 年に全州に拡大した　140, 142, 260
同性愛　Homosexuality　220, 354, 509–13
透析　Dialysis　v, 17, 67, 100, 137, 253, 270–81, 288, 328, 344　→　医療資源，シアトル選抜委員会をも参照

「透析自殺」 "Dialysis suicide" v, 274, 328
ドウ対ボルトン事件 *Doe v Bolton Case* 1973年にロウ対ウェイド事件と同日に連邦最高裁判所によって判決が出され，母体の健康・生命の危険，胎児の深刻な障害，レイプによる妊娠の各場合を除き中絶を禁止していたジョージア州法が違憲とされた 369, 379
道徳主義 Moralism 480, 489-91, 495-500, 504-5
道徳神学（カトリックの） Moral theology, Catholic iv-v, 33, 43-7, 50, 52-3, 55, 63, 68-73, 80-1, 257-8, 358, 360, 364, 380-1, 408, 428 → （宗教的）倫理学をも参照
道徳哲学（者） Moral philosophy/philosopher 7-8, 13, 15, 72, 80-97, 104, 107, 307, 393, 406, 409-10, 414-7, 425, 440, 465, 475 → （哲学的）倫理学をも参照
道徳問題哲学研究所（医学における）（ハバフォード研究所） Philosophical Studies Institute on Moral Problems in Medicine (Haverford Institute) 100-1
動物実験 Animal research/experiment 163-4, 169, 171, 175, 193, 386
『特別研究——生物医学と行動科学の研究の進歩の意味』（国家委員会） *Special Study* (1978) 105, 128, 130, 151, 154
独立審査委員会 Independent Review Boards (IRBs) → 施設内審査委員会
トリアージ Triage 274, 278
ドリー Dolly 1996年に世界で初めてほ乳類の体細胞のクローニングで誕生した羊（公表は1997年） 515

ナ 行

ナチ医学 Nazi medicine → （ユダヤ人）虐殺（ホロコースト）
南北戦争 Civil War 83, 475, 489
二重結果（の原則） Double effect, principle of 46, 50-1, 64, 71-2, 360, 368
二分脊椎症 Spina bifida 318-9
「二分脊椎症と倫理」会議 *On Spina Befida and Ethics* (1975) （子供発達財団 Foundation on Child Development 主催） 318
『ニューイングランド医学雑誌』 *New England Journal of Medicine* 米国の権威ある医学雑誌，1812年創刊 135, 173, 185, 231, 253, 293, 312, 321, 327
「ニューエイジ」哲学 New Age philosophies 1970年代から80年代にかけて流行した思想で，霊性，秘教，代替補完医療，環境に関心を向けた viii
ニュー・ディール New Deal 一般に米国民主党進歩派の主義，特にF.D.ルーズヴェルト大統領が1933年経済復興と社会保障増進のために採った新政策 479
ニュー・フロンティア New Frontier J.F.ケネディ大統領の政策方針 479
ニュルンベルク綱領 Nuremberg Code ix, 130, 169, 171-4, 178, 182, 199, 203, 417, 443-4
ニュルンベルク裁判（軍事法廷） Nuremberg Trials/Tribunal ix, 95, 170-83, 188, 193, 203
ニュルンベルク法 Nuremberg Laws 1935年9月15日にニュルンベルクで行われたナチス党大会で制定され，ユダヤ人の公職追放，企業経営禁止を定めた法律 220
人間としての威厳 human/humanity's dignity 56, 223, 238, 241, 277-8
「人間とその未来」会議 *Man and His Future* (1962) （チバ財団主催） 21, 221
「人間の心」会議 *The Human Mind* (1967) （グスタフス・アドルフス大学主催） 24
「人間の生命について」（フマーネ・ヴィテ）（回勅） *Humanae Vitae*, Encyclical 1968年に発せられた教皇パウロ6世による旧来の産児制限反対を再確認する回勅 69, 103, 380-1
ネイタンソン対クライン事件 *Natanson v Kline* 442
脳科学（研究） Brain science/research 22, 120
脳死基準 Brain death criteria 76, 264, 302, 327
脳死定義 Brain death definition vi,

299
囊胞性線維症　Cystic fibrosis　226, 233
→　スクリーニング（遺伝病の）をも参照

ハ　行

ハースト系新聞　Hearst Newspapers　米国の新聞王 W. R. ハースト（1863–1951）（映画「市民ケーン」のモデル）が主宰する新聞　168
ハートフォード財団　John A. Hartford Foundation　271
ハーパーズ・マガジン　Harper's（Magazine）　1850年米国の Harper & Brothers 社が創刊した文芸総合月刊誌　17, 420
ハーバード基準・定義（脳死の）　Harvard criteria/definition　vi, 76, 142, 299–305　→　死の定義，脳死基準をも参照
ハーバード特別委員会　Harvard Ad Hoc Committee　vi, 76, 114, 299–305
パールマッター事件　Case of Perlmutter　143
ハイアニスポート（私的）会議　Hyannisport meeting　69, 364–6
胚移植　Embryo Transfer　386–8, 394–7
バイオセイフティ　Biosafety　237
バイオセイフティ（生物災害管理）委員会　Biosafety committees　236–7
バイオフィードバック　Biofeedback　viii
バイオリズム　Biorhythms　viii
敗血症性ショック　Septic shock　重症の感染症に伴う末梢の血液循環不全　322
胚（受精卵）分割　Embryo splitting　515
パターナリズム　Paternalism　55, 253, 419–21, 464, 472, 518
（第二）バチカン公会議　Vatican Council II（1962–65）　45, 50
「バック対ベル」訴訟　*Buck v Bell*（1927）　216
パリ学派　Paris School　160
ハワード・ヒューズ（医学）研究所　Howard Hughes Medical Institute　243
反異人種通婚法　Miscegenation laws, U.S.　217
半影的権利　Penumbral rights　343, 370, 379
ハンチントン舞踏病　Huntington's chorea　226
バンプトン記念講演　Bampton Lectures　英国の聖職者 John Bampton（1690?–1751）の遺贈により創設されたオックスフォード大学の神学講演　314, 331, 367
ハンムラビ法典　the Code of Hammurabi　352
『被験者保護』（大統領委員会）　*Protecting Human Subjects*（1981）　154
「人遺伝病初期診断――科学的・倫理的考慮」会議　*Early Diagnosis of Human Genetic Defect: Scientific and Ethical Considerations*（1971）（フォガティ・センター，国立衛生研究所共催）　227
ヒトゲノムと人権の世界宣言　Universal Declaration of the Human Genome and Human Rights（UNESCO）（1997）　471
『人体外受精・胚移植研究保健教育福祉省支援』（倫理諮問委員会報告）　*HEW Support of Research Involving Human In Vitro Fertilization and Embryo Transfer*　72, 137, 395
ヒト胎児組織移植研究委員会　Human Fetal Tissue Transplantation Research Panel　288–9
人を用いた実験・人を対象とする実験　→　人体実験
「人を用いた実験と研究――葛藤する諸価値」会議　*Experiments and Research with Humans : Values in Conflict*（1975）（米国科学アカデミー主催）　187
避妊　Contraception　377–83　→　カトリック教会，ユダヤ教をも参照
避妊とキリスト教　Contraception and Christianity　374–7, 380–1
避妊と人口政策　Contraception and population policy　381–3
「非配偶者間人工授精と胚移植の法的側面」会議　*Legal and Other Aspects of Artificial Insemination by Donor（AID）and*

Embryo Transfer (1972) (チバ財団主催) 385–8
「ヒポクラテスの誓い」 Oath of Hippocrates 5, 8, 11, 54, 166, 335, 356, 386
ヒューメイナ病院法人 Humana Hospital Corporation 268, 517
ピュタゴラス学派 Pythagoreanism 8, 336, 356
病院認定合同委員会 Joint Commission on Accreditation of Hospitals (JCHO) 1951年に米国内科医師会，米国病院協会，米国医師会，カナダ医師会の合同で設立された病院評価機関 462–3
平等主義基準対功利主義基準 Egalitarian vs. utilitarian criteria 275–9 → 患者選抜，臓器移植をも参照
ピル（ホルモン調節） hormonal (The Pill) 377–80, 382
ヒル・バートン法 Hill-Burton Act 485
ブーヴィア事件 *Bouvia v Superior Court* (1986) 344
フェニルケトン尿症 Phenylketonuria 20, 27, 219, 226
フェミニスト生命倫理学 Feminist bioethics 429, 464–5
フォード財団 Ford Foundation 1936年ヘンリー・フォードによって設立された，資産30億ドルを超す世界最大の慈善事業団体 32, 103
フォガティ・センター Fogerty Center for Advanced Study in Health Sciences 国際的な健康促進のために1968年設立された国立衛生研究所の一部門 31, 117, 227–8, 385
福音主義 Evangelicalism 教会の権威や儀礼よりキリストの伝えた福音に救済の根拠があるとするプロテスタント教会の思想 48, 492, 494
「不当な攻撃者」 "Unjust aggressor" 359
プトレマイオス朝 Ptolemies 158
不毛さ Futility → 生命維持
プライバシーの権利 Right to privacy 325, 343, 345–6, 370, 379
プラグマティズム・プラグマティカル Pragmatism/pragmatical 83, 88, 393, 480
ブラック法律学事典 *Black's Law Dictionary* H.C.Black (1860–1927) によって1891年に発刊され，現在まで版を改めている英米の法律学事典 295
プルデンシャル財団 Prudential Foundation プルデンシャル投資情報サービス会社による社会事業財団 461
プロテスタント Protestant 47–52, 81, 238, 360–1, 375, 488
プロテスタント倫理学 Protestant ethics → キリスト教倫理学
文化 Culture 485–91, 513, 517
分子遺伝学 Molecular genetics 237, 243, 246, 389
分子生物学 Molecular biology 222, 234–44 → 遺伝学をも参照
米国育種家協会（優生学委員会） American Breeders Association, committee on eugenics 213–4
米国医師会 American Medical Association (AMA) 1847年設立，現在会員25万人 5–6, 9, 14, 140, 142, 168, 172, 175, 302, 317, 340, 361, 496
『米国医師会雑誌』 *Journal of American Medical Association* 70, 175, 200, 203, 299, 301, 341
「米国医師会倫理綱領」 *Principles of Medical Ethics*, AMA 1847年に世界に先駆けて定められた「倫理綱領」，1903年に「医療倫理の原則」と改名 11, 14, 204, 447, 455 → 「医療倫理の原則」をも参照
米国医事法学会 American Society of Law and Medicine，米国法・医療・倫理学会 American Society for Law, Medicine and Ethics 430, 454
米国科学アカデミー National Academy of Sciences 議会の条例 (1863) によってワシントン特別区に創設された米国でもっとも伝統ある科学者団体 187, 235, 321, 513
米国科学財団 National Science Foundation 37
米国科学振興協会 American Association

for the Advancement of Science (AAAS) 1848年に科学者間の協力を促進するなどの目的のために設立された非営利団体。現在12万人の会員を擁し，雑誌 *Science* を発行している　31, 303
米国学術研究会議　National Research Council　1916年に設けられた，米国科学アカデミーと米国工学アカデミーの実働部門　244, 391
米国芸術科学アカデミー　American Academy of Arts and Sciences (AAAS)　1780年学術振興を目的として John Adams らによって設立された　99, 194, 221
米国小児科学会　American Academy of Pediatrics　316–7
米国腎臓財団　National Kidney Foundation　280
米国聖公会　Episcopal (Church in America)　1789年に英国国教会から独立して米国にできた教派で，監督教会とも言われる。英国国教会を中心に，スコットランド聖公会などと共に聖公会連合を構成する　50, 52–3
米国生命倫理学・人文学会　American Association of Bioethics and the Humanities　まえがき註2 (*35* 頁)
米国内科学会　American College of Physicians　193
米国内科認定医委員会　American Board of Internal Medicine　内科認定医を認定する委員会で1936年に設立され，現在では全米内科医の約三分の一の18万人が認定されている　451
米国病院協会　American Hospital Association　1898年シカゴで設立された，あらゆる形態の病院，医療関係者，患者，地域を包摂する全国組織で，医療情報・啓蒙活動を目指し，現在では5000近くの病院と37000人の個人会員を擁する。1972年に「患者の権利章典」を宣言した　116, 463
米国不妊学会　American Fertility Society　398
米国法律家協会　American Bar Association (ABA)　1875年設立　142
米国法律協会　American Law Institute　1923年に米国コモンローの簡明化とその社会への適応を促進するために設立された団体　363, 365–6, 369
米国倫理学　American ethics　81–9
ヘイスティングス・センター　Hastings Center (Institute of Society, Ethics and the Life Sciences)　28–31, 34, 37, 60, 74, 76, 99, 101, 108, 117, 121, 126, 206, 227–8, 230, 232–3, 235, 261, 263, 303, 325, 420, 438, 447–9, 452, 463, 511
『ヘイスティングス・センター・レポート』 *Hastings Center Report*　30–1, 35, 404, 438, 455
平和の教会　Peace churches　キリスト教平和主義を信奉する教会で，伝統的に同胞教会，メノー派，フレンド会を指す　vi
平和部隊　Peace Corps　38, 75, 484
ベス・イスラエル病院　Beth Israel Hospital　321
ベトナム戦争　Vietnam War　83, 484, 487, 493
ベビーM事件　"Baby M"　397–8
ベビー・ドゥ規制・規則　Baby Doe regulations/rules　316–20, 462
ベビー・ドゥ事件　Baby Doe story　315–20, 466
ベビー・フェイ　"Baby Fae"　264, 466
ヘムロック協会　Hemlock Society　341
ヘルシンキ宣言　Declaration of Helsinki　130, 169, 173–4, 182, 185, 198, 200　→　人体実験をも参照
ベルモント会議　Belmont meeting　131–3, 141, 242
『ベルモント報告』(国家委員会)　*Belmont Report* (1978)　132–3, 141, 153, 199, 416–7, 445, 455
ホイッグ党，共和党　Whiggish/republican　米国において民主党に対抗して1834年頃に結成され，1856年に共和党に引き継がれた　478
法・医学・倫理学会　Society for Law, Medicine and Ethics　431

暴行　assault and battery　故意に暴力を用い不法に他人の身体に害を加える行為，不法な身体的接触。現実に殴打した場合が battery で，assault は狭義では暴力的威嚇による脅迫，広義では battery をも含む　441
放射能研究　Radiation research　177-9
放射能人体実験大統領諮問委員会　Advisory Committee on Human Radiation Experiments（ACHRE）　1994 年にクリントン大統領によって設立された，放射能人体実験に関する行政命令の記録を調査する委員会　178-9
（医師）幇助自殺　Assisted suicide　→　自殺幇助
法と生命倫理学　Law and bioethics　430-4
（合衆国対）ホームズ事件　*United States v Holmes*（1842）　275
北西部腎臓医療センター　→　シアトル人工腎臓センター
保健教育福祉省　Department of Health, Education, and Welfare（HEW）　72, 122, 126-7, 134, 136-8, 151, 191, 197, 205, 394
保健政策　Health policy　vii, 149, 282, 285, 461, 508, 518
ボストン女性健康読書集団　Boston Women's Health Book Collective　465
ボストン大学法・医学研究所　Boston University Law-Medicine Research Institute　179, 183
『ボストン内科学・外科学雑誌』　→　『ニューイングランド医学雑誌』
ホスピス　Hospice　327-8
ホメオパシー　Homeopathy　10
ホロコースト　Holocaust　→　（ユダヤ人）虐殺（ホロコースト）

マ　行

マクロビオティック　Macrobiotics（禅式）正食〔食養〕法　viii
麻酔　Anencephaly　292, 295-7, 326
マダム・レステル事件　Madame Restell case　アン・ローマン（1812-78）が避妊薬を「マダム・レステル」という商標で販売し，莫大な富を築いたが，当時のマスコミから攻撃され自殺した事件　361
末期患者（の看取り）　Terminally ill, care of the　x, 450　→　死と死に行くこと，生命維持をも参照
末期腎臓病修正法　End-Stage Renal Disease Amendment　→　透析
マニ教　Manichaeism　353, 374
マネージドケア（管理医療）　Managed health care　289, 517
民族衛生　Racial hygiene　215　→　優生学，（ユダヤ人）虐殺（ホロコースト）をも参照
無作為抽出（籤引き）　Random selection（lottery）　278-9
「明白な運命」（説）　Manifest Destiny　489, 492
メソディスト教会　Methodist　1729 年，英国オックスフォードで Wesley 兄弟たちによって始められた信仰覚醒運動で，1795 年一教派として正式に国教会から独立　35, 52, 62, 75
メタ倫理学　Metaethics　89-97
メディア　Media　466-7
メディケア・メディケイド　Medicare/Medicaid　ともに 1965 年にジョンソン大統領によって導入され，翌年から実施されている医療制度。メディケアは 65 歳以上を，メディケイドは 65 歳未満の低所得者・身障者を，対象とする国民医療制度　6, 14, 147-8, 281, 481, 486
メノー派　Mennonites　16 世紀オランダの再洗礼派の流れを汲むプロテスタントの一派で，指導者 Menno Simons にちなむ。教会の自治を特徴とし，幼児洗礼・誓言・公職就任・兵役などに反対する。Amish はこの一分派　vi, 33, 182

ヤ　行

優形学　Euphenics　59
優生学　Eugenics　22, 24-5, 44, 55-6, 59, 71, 172-3, 210-25, 227, 233-4, 246, 339, 357, 359, 381-2, 389, 391, 398, 453, 471　→　積極的優生学・消極的優生学，遺伝学をも

参照
優生学記録局　Eugenics Record Office　213, 215
優生断種法　Eugenic Sterilization Law　1933年7月14日に施行されたナチス政権下の「遺伝病子孫予防法」のことで，「優生学裁判所」の判断によって強制断種を行った　215, 220
ユダヤ教　Judaism　43, 51, 58, 62, 139, 142–3, 204, 256, 258, 294, 356–7, 374, 385, 422
ユダヤ人慢性病病院　Jewish Chronicle Disease Hospital　184, 466
ユネスコ・国際生命倫理委員会　International Bioethics Committee (IBC) (of UNESCO)，1993年にユネスコ内に設立された生命科学の応用と人間の尊厳や人権の擁護に関する委員会。「ヒトゲノムと人権の世界宣言」(1997)，「ヒト遺伝データの世界宣言」(2003)，「生命倫理と人権の世界宣言」(2005)　469, 471
羊水穿刺　Amniocentesis　腹壁より探針を刺して妊婦の子宮内の羊水を採取すること　→（遺伝病の）スクリーニング

ラ　行

ラッセル・セージ財団　Russell Sage Foundation　36
ラビ（ユダヤ教学者）　Rabbi　52, 139, 142, 147, 232, 238, 258, 352, 356–7, 370
ランベス宮殿　Lambeth Palace　375
ランベス声明　Lambeth statement　375–6
リード（カレッジ）会議　Reed (College) Conference　25–6, 423
リエゾン精神医学　psychiatric liaison service　v
理神論　Deism　474
利他主義　Altruism　61, 262–3
律法不要論　Antinomianism　信仰至上主義に基づく道徳不要論　495
リビング・ウィル　living will 「生前発効の遺書」ともいう　333, 340, 347–8, 455
良心的兵役拒否　Conscientious objection　vii, 484
（国立衛生研究所）臨床センター　NIH Clinical Center　182–3, 206, 443, 458
臨床倫理学　Clinical ethics　429, 456–61
倫理委員会　Ethics committees　116, 142, 326, 333, 396, 439, 453–7
（宗教的）倫理学　Ethics, religious　474, 517　→　欧州の生命倫理学，カトリック教会，道徳神学（カトリックの），社会的福音，キリスト教倫理学，ユダヤ教をも参照
（哲学的）倫理学　Ethics, philosophical　v, 74, 126, 427, 449, 474, 483, 517　→　欧州の生命倫理学，規範倫理学，メタ倫理学をも参照
（非宗教的）倫理学　Secular ethics　73, 418
倫理学史　History of ethics　80–1
倫理諮問委員会　Ethics Advisory Board (EAB)　72, 136–8, 394
「倫理的・宗教的指示」　*Ethical and Religious Directives*（1949, 1955, 1971）　→　カトリック病院協会
倫理の実践（倫理を実践する）　Doing ethics/to do ethics　129–30, 150, 153, 269, 307, 315, 426, 455
倫理理論　Ethics theory　406–8
「レールム・ノヴァールム」(回勅)　*Rerum Novarum*　45
受容者（レシピエント）選抜　selection of recipients　266
連帯　Solidarity　176, 472
連邦教会協議会　Federal Council of Churches　→　全国教会協議会
ロウ対ウェイド事件　*Roe v Wade*（1973）　343, 365–6, 369, 372, 379
ロックフェラー兄弟財団　Rockefeller Brothers Fund (RBF)　1940年5人のロックフェラー家の兄弟によって設立された国際的慈善団体　100
ロックフェラー研究所　Rockefeller Institute　18, 168
ロックフェラー財団　Rockefeller Foundation　1913年J.D. ロックフェラー父子(I, II世) によって設立された財団　29, 37

ワ 行

註

まえがき

(1) Warren T. Reich, "Introduction," in Reich (ed.), *The Encyclopedia of Bioethics*, revised ed. (New York: Simon Schuster Macmillan, 1995), p. xxi.

(2)「米国生命倫理学協会」は613人の会員を擁し（1997年),「健康・人間価値学会」は842人（1995年),「生命倫理学協議会」は149人を擁している（1995年). これら3団体には重複して所属する会員が多いが，それでも1998年に三つが合同して「米国生命倫理学・人文学会」になったとき，約1500人の登録者を数えた．センターなどのリストは，Anita Nolen and Mary Carrington Coutts (eds.), *International Directory of Bioethics Organizations* (Washington, D. C.: Kennedy Institute of Ethics, Georgetown University, 1993) に掲載されている．文献は LeRoy Walters and Tamar Joy Kahn, *Bibliography of Bioethics*, vol. 22 (Washington, D. C.: Kennedy Institute of Ethics, 1996) に掲載されている．

(3) Meredith Wadman, "Business booms for guides to biology's moral maze," *Nature* (1997), 389: 658–659; Editorial, "Trust and the bioethics industry," p. 647.

(4) そこに集まった開拓者たちは，LeRoy Walters (ed.), *The Bibliography of Bioethics*, vol. 1 (Detroit: Gale Research Co., 1975) の初版に収録されている論文の筆者で，当時存命で活躍している人々から選ばれた．

(5) "The Birth of Bioethics: A Conference to Celebrate the Past 30 Years of Bioethics in the United States." University of Washington, September 23–24, 1992〔以下,「生命倫理学の誕生」会議として引用〕. この会議の要約は，Albert R. Jonsen (ed.), "The Birth of Bioethics," *Hastings Center Report*, suppl. 23, no. 6 (1993).

(6) 米国と欧州の生命倫理学の指導的な人々の伝記の多くは，Sandro Spinsanti, *La bioetica. Biographie per una disciplina* (Milan: Franco Angeli, 1995) に述べられている．

(7) Jamese M. Gustafson, "Basic ethical issues in the bio-medical fields," *Soundings* 53, no. 2 (1970): 151–180, p. 151.

(8) Albert R. Jonsen, *Responsibility in Modern Religious Ethics* (Washington, D. C.: Corpus Books, 1968).

(9) James F. Childress, *Civil Disobedience and Political Obligation: A Study in Christian Social Ethics* (New Haven: Yale University Press, 1971); *Mattola v Nixon* 318 F. Supp 538 (ND Cal 1970).

(10) リーク博士へのこの敬称は，Paul Ramsey, *Patient as Person* (New Haven, Yale University Press, 1970), p. xv で用いられている．リーク博士の話はその第 1 章，グッテンタグ博士は第 5 章で言及されている．

第一章

(1) Richard Flaste, *Medicine's Great Journey. One Hundred Years of Healing* (Boston : Little, Brown, 1992), p. 104 ; W. E. Smith, “Country doctor. A photographic essay,” *Life*, September 20, 1948, pp. 115–125.

(2) Estelle Raben, “*Men in White* and *Yellow Jack* as mirrors of the medical professions,” *Literature and Medicine* 12 (1993) : 19–41, p. 20.

(3) Chester R. Burns, “Fictional doctors and the evolution of medical ethics in the Unitede States, 1875–1900, *Literature and Medicine* 7 (1988) : 39–55 ; Richard Malmsheimer, *“Doctors Only.” The Evolving Image of the American Physician* (New York : Greenwood Press, 1988).

(4) Paul Starr, *The Social Transformation of American Medicine* (New York : Basic Books, 1983), 特に Book II, chapters 1–3 を参照.

(5) Robert B. Bean and William B. Bean (eds.), *Sir William Osler. Aphorisms* (Springfield, Ill. : Charles C. Thomas, 1951), #155.

(6) Richard Harrison Shryock, “The American physician in 1846 and 1946,” *Journal of the American Medical Association* 134 (1947) : 417–424 ; 再録は Shryock, *Medicine in America* (Baltimore : The Johns Hopkins press, 1966), pp. 151, 176. Shryock の引用は，*Cincinnati Medical Observer* 2 (1857), p. 129 ; *The Philadelphia Item*, Nov. 6, 1858 ; さらに *Medical and Surgical Reporter* 1 (1859), 356. 同様に William Rothstein, *American Physicians in the Nineteenth Century : From Sects to Science* (Baltimore : Johns Hopkins University Press, 1973) も参照．シュライオック (Shryock) の 1947 年の指摘は，〔米国医師会の〕「倫理綱領」150 周年記念式 (1997 年 3 月 14～15 日) における Robert Baker, Linda Emmanuel, and Steven Latham, *The American Medical Ethics Revolution* (Baltimore : Johns Hopkins University Press, 1998) の指摘と比較すると良いだろう．ここには医療倫理から生命倫理学への移行が明らかに認められる．

(7) Roland F. Schoen, John W. Kennedy, William McGrath, “Principles of medical ethics,” *Arizona Medicine* 23 (1966) : 601, 677, 761, 873, 941.

(8) C. Malcolm Watts, “A new ethic for medicine and society,” *California Medicine* 113 (1970) : 67–68.

(9) 医療倫理は医学史家からは無視されてきた．最近になって何人かの医学史家は医療倫理への関心を示しているが，特定のテーマ，時代，著者に的を絞った研究で公刊されたものはほとんどないし，包括的な学問的研究も存在しない．医療倫理を概観するきわめて簡便な方法は，Warren Reich (ed.), *The Encyclopedia of Bioethics* (New York : Simon & Schuster, [2nd. ed.,] 1995)〔原著第 3 版，2004 年の翻訳は，『生

命倫理百科事典』全5巻，丸善，2007年〕における「医療倫理の歴史」という項目を参照することである．

(10) Arthur Kleinman, *Patients and Healers in the Context of Culture: An Exploration of the Borderland Between Anthropology, Medicine, and Psychiatry* (Berkeley: University of California Press, 1980)〔アーサー・クラインマン著，大橋英寿他訳『文化のなかの病者と治療者』弘文堂，1992〕; Arthur J. Rubel and Michael Haas, "Ethnomedicine," in Thomas M. Johnson and Carolyn F. Sargent (eds.), *Medical Anthropology: Contemporary Theory and Method* (New York: Praeger, 1990), pp. 115–131.

(11) 他の文化圏での医療倫理の簡単な叙述は，Reich, *The Encyclopedia of Bioethics* 中の項目「医療倫理の歴史」において見出すことができる．

(12) Ludwig Edelstein, "The Hippocratic Oath: text, translation and interpretation," *Bulletin of the History of Medicine*, suppl. 5 (1943): 1–64, 再録は Oswei Temkin and C. Lilian Temkin (eds.), *Ancient Medicine: Selected Papers of Ludwig Edelstein* (Baltimore: The Johns Hopkins Press, 1967), pp. 3–65. 異なる見解に関しては，Vivian Nutton, "Beyond the Hippocratic Oath," in Roger K. French, Andrew Wear, and Johanna Geyer-Kordesch (eds.), *Doctors and Ethics: the Earlier Historical Setting of Professional Ethics* (Amsterdam: Rodopi, 1993), pp. 10–37 を参照.

(13) Darrel W. Amundsen, "The early Christian Tradition" and "The medieval Catholic tradition," in Ronald L. Numbers and Darrel W. Amundsen (eds.), *Caring and Curing: Health and Medicine in the Western Religious Tradition* (New York: Macmillan, 1986), pp. 40–64, 84–91. Robert M. Veatch and Carol G. Mason, "Hippocratic vs. Judeo-Christian medical ethics: principles in conflict," *Journal of Religious Ethics* 15 (1986): 86–105 を参照.

(14) Thomas Percival, *Medical Ethics: or, a Code of Institutes and Precepts, Adapted to the Professional Conduct of Physicians and Surgeons* (London: S. Russell, 1803). 参考文献として，Chauncey Leake (ed.), *Percival's Medical Ethics* (Baltimore: Willliams and Wilkins, 1927), preface, p.67 and chapter 2, p.111. Robert Baker, "Deciphering Percival's code," in Robert Baker, Dorothy Porter, and Roy Porter (eds.), *The Codification of Medical Morality: Historical and Philosophical Studies of the Formalization of Western Medical Morality in the Eighteenth and Nineteenth Centuries*, vol. 1 (Dordrecht/Boston: Kluwer Academic Publishers, 1993), pp. 179–212 を参照.

(15) 1847 *Code of Medical Ethics*, chapter 2, aritcle iv, in Leake, *Percival's Medical Ethics*, pp. 228–229; John S. Haller, Jr., *American Medicine in Transition: 1840–1910* (Urbana: Ubiversity of Illinois Press, 1981), p. 237.

(16) Baker et. al., *The Codification of Medical Morality*, vol. 1 and Robert Baker (ed.), *The Codification of Medical Morality*, vol. 2 (Dordrecht/Boston: Kluwer

Academic Publishers, 1995）を参照.

(17) Richard C. Cabot, *Social Work: Essays on the Meeting Ground of Doctor and Social Worker*（Boston/New York: Houghton-Mifflin Company, 1919）〔R. C. キャボット著，森野郁子訳『医療ソーシャルワーク――医師とソーシャルワーカー』岩崎学術出版社，1969〕. キャボット医師は道徳哲学を学びその領域での多くの著述を行った――*The Meaning of Right and Wrong*（New York: Macmillan Company, 1933）; *What Men Live By*（Boston and New York: Moughton-Mifflin Company, 1914）; *Honesty*（New York: Macmillan Company, 1938）.

(18) Chester Burns, "Richard Cabot and reformation in American medical ethics," *Bulletin of the History of Medicine* 51（1977）: 353–368, 引用箇所は p. 368.

(19) Richard Cabot, "Medical ethics in the hospital," *Nosokomeion* 2（1931）: 151–161.

(20) Albert R. Jonsen, *The New Medicine and the Old Ethics*（Cambridge, Mass.: Harvard University Pres, 1990）, p. 27.

(21) Burns, "Richard Cabot," pp. 358–359; Richard Cabot, "A study of mistaken diagnosis," *Journal of the American Medical Association* 55（1910）; 1343–1350; "Diagnostic pitfalls identified during a study of three thousand autopsies," *Journal of the American Medical Asociation* 59（1912）: 2295–2298.

(22) Cabot, *What Men Live By*, pp.xi, xii.

(23) キャボットの影響については，Ida Maud Cannon, *On the Social Frontier of Medicine: Pioneering in Medical Social Service*（Cambridge: Harvard University Press, 1952）; T. F. Williams, "Cabot, Peabody and the care of the patient," *Bulletin of the History of Medicine* 24（1950）: 462–481; Burns, "Richard Cabot," pp. 353–368.

(24) Leake, *Percival's Medical Ethics*, p.18.「倫理」と「エチケット」の区別は，W. H. S. Jones, *The Doctor's Oath: An Essay in the History of Medicine*（Cambridge: The University Press, 1924）においてなされた.

(25) Chauncey D. Leake, "How is medical ethics to be taught?" *Bulletin of the Association of American Medical Colleges* 3（1928）: 341–343, 引用は p. 343.

(26) AMA Code, 1847, III, article 1, 3; 1903, II, article iv, 1. Leake, *Percival's Medical Ethics*, pp. 235, 254 に所収.

(27) AMA Code, 1912, II, article 6, 1. Leake, Percival's Medical Ethics, p. 270 に所収.

(28) Richard C. Cabot, *Training and Rewards of the Physician*（Philadephia: J. B. Lippincott Company, 1918）, pp. 133, 136.

(29) Hippocrates, in W. H. S. Jones（trans.）, *Hippocrates with an English Translation*, Aphorisms I,（Cambridge, Mass.: Harvard University Press, 1959）, vol. 4, p. 99〔大槻真一郎編『新訂ヒポクラテス全集』第1巻「箴言」517頁，エンタプライズ，1997〕. 一般的に医師が書いた医療倫理は哲学的でない，ということの例外とし

て有名なのは，例えば，Rodrigo a Castro（1557?–1637）と John Gregory（1724–1773）のそれである．前者に関しては，Winfred Schleiner, *Medical Ethics in the Renaissance*（Washington, D. C.: Georgetown University Press, 1995）; 後者に関しては，Laurence McCullough, *John Gregory and the Invention of Professional Medical Ethics and the Profession of Medicine*（Dordrecht: Kluwer Academic Publishers, 1998）を参照.

(30) David J. Rothman, *Strangers at the Bedside*（New York: Basic Books, 1991), chapter 2〔デイヴィッド・ロスマン著，酒井忠昭監訳『医療倫理の夜明け』晶文社，2000〕; E. C. Andrus, D. W. Brock, G. A. Garden, Jr., et al.（eds.), *Advances in Military Medicine; Made by American Investigators Working Under the Sponsorship of the Committee on Medical Research*, 2 vols.（Boston: Little, Brown, and Company, 1948).

(31) McGehee Harvey and James Bordley, *Two Centuries of American Medicine*（Philadelphia: Saunders, 1976), part III, pp. 385–771.

(32) H. Maurer, "The M. D.'s are off their pedestal," *Fortune*, February 1954, p. 138; Richard Carter, *The Doctor Business*（New York: Doubleday, 1958).

(33) John Burnham, "American medicine's Golden Age: what happened to it?" *Science* 215（1982）: 1474–1479; Paul Starr, *The Social Transformation of American Medicine*（New York: Basic Books, 1982）を参照.

(34) Foreword, "The crisis in American medicine," *Harper's*, 221, special suppl., October, 1960, p. 123.

(35) Ruth R. Faden（ed.), *The Human Radiation Experiments: Final Report of the President's Advisary Commission*（New York: Oxford University Press, 1996). Gladys L. Hobby, *Penicillin. Meeting the Challenge*（New York: Yale University Press, 1985）はペニシリンの割り当てに関する議論に，僅かに言及している．ポール・ラムジーの語った話は，ポール・フロイントの立証されていない指摘に依拠している．それは，戦地で負傷した兵士によりも性病に罹患した兵士に，ペニシリンを優先配布するという軍の決定が，第二次大戦中北アフリカの戦場において行われた，というものだ．Paul Ramsey, *The Patient as Person. Explorations in Medical Ethics*（New Haven: Yale University Press, 1970), p. 257; Paul A. Freund, Introduction to the issue "Ethical Aspects of Experimentation with Human Subjects," *Daedalus* 98（1969), p. xiii を参照.

(36) Morgon Grodzins and Eugene Rabinowitch（eds.), *The Atomic Age. Scientists in National and World Affairs: Articles from the Bulletin of Atomic Scientists, 1945–1962*（New York: Simon and Schuster, 1965)〔グロッジンス，ラビノビッチ編，岸田純之助・高榎堯訳『核の時代』みすず書房，1965〕; John C. Bennett, *Nuclear Weapons and the Conflict of Consciences*（New York: Scribner, 1962).

(37) ダートマス集会よりも前に開かれた他の会議として，例えば，サンフランシスコのカリフォルニア大学で 1951 年に開かれた，人を被験者とする研究に関するシンポ

ジウムや，ボストン大学法医学研究所で1959年に開かれた会議がある．これらは第五章で議論する．

(38) S. Marsh Tenny, "Opening Assembly," from the *Dartmouth Convocation on Great Issues of Conscience in Modern Medicine* (September 8–10, 1960), 刊行は *Dartmouth Alumni Magazine* 53 (2) (1960) : 7–8; René Dubos, *Mirage of Health: Utopias, Progress and Biolgical Change* (New York: Harper and Row, 1959〔ルネ・デュボス著，田多井吉之介訳『健康という幻想――医学の生物学的変化』紀伊国屋書店，1977〕.

(39) C. E. A. Winslow, *The Conquest of Epidemic Disease: A Chapter in the History of Ideas* (Princeton: Princeton University Press, 1943).〔ダートマス大学での会議の〕数年後の1967年には，軍医総監ウィリアム・スチュワート博士は，伝染病に関する書物を閉じるべき時だ，と宣言することになる．引用は，Laurie Garret, *The Coming Plague. Newly Emerging Diseases in a World Out of Balance* (New York: Penguin, 1994), p. 33〔ローリー・ギャレット著，山内一也監訳，野中浩一・大西正夫訳『カミング・プレイグ――迫りくる病原体の恐怖』河出書房新社，2000〕.

(40) Mahomedali Currim Chagla, "Address to the Evening Assembly," in *Dartmouth Convocation on Great Issues of Conscience in Modern Medicine* (September 8–10, 1960), p.20.

(41) *Dartmouth Convocation on Great Issues*, pp. 8, 9.

(42) *Dartmouth Convocation on Great Issues*, pp. 24, 37.

(43) チバ財団はスイスの化学会社チバ（現在はチバ・ガイギ）の寄付金で1949年に，科学者の国際協力を促進するために設立された．あらゆる生物医科学の領域を越えての，高度に工学的な問題について，これまで72回の会議を後援してきた．今回の『人類とその将来』を，財団は「前例がなく」,「独特な試み」と判断した．G. E. W. Wolstenholme (ed.), *Man and His Future* (Boston: Little, Brown, and Co., 1963).

(44) Sir Julian S. Huxley, "The future of man-evolutionary aspects,", in Wolstenholme, *Man and His Future*, pp.20–22. ハクスリーはイエズス会の人類学者，神学者ピエール・テイヤール・ド・シャルダンに影響を受けていることを認めている．テイヤール・ド・シャルダンの，「精神の領域」(noösphere) への進化に関する同様の見解は，当時流行していた．de Chardin's *The Phenomenon of Man* (New York: Harper and Row, 1959) を参照.

(45) Albet Szent-Györgi, "The promise of medical science," in Wolstenholme, *Man and His Future*, p. 195.

(46) Albet Szent-Györgi, in Wolstenholme, *Man and His Future*, p. 201.

(47) J. B. S. Haldane, "Biological possibilities for the human species in the next ten thousand years," in Wostenholme, *Man and His Future*, p.354.

(48) Francis Crick, "Discussion : Ethical considerations," in Wolstenholme, *Man and His Future*, p. 380.

(49) Peter Medawar, "Discussion: Ethical considerations," *Man and His Future*, p.

382.

(50) James M. Gustafason, "Christian humanism and the human mind," in John D. Roslansky (ed.), *The Human Mind. A Discusion at the Nobel Conference* (Amsterdam: North Holland Publishing, 1967), p. 108.

(51) Daniel H. Labby (ed.), *Life or Death: Ethics and Options* (Seattle: University of Washington Press, 1968), p. 108.

(52) Abraham Kaplan, "Social ethics and the sanctity of life: a summary," Labby, *Life or Death*, p. 153 に所収.

(53) Abraham Kaplan, "Social Ethics," in Labby, *Life or Death*, p. 164. 自律というテーマが大規模な医学組織の会議で議論された最初のケースが，米国内科学会である．J・ラッセル・エルキントンは倫理学に強い関心を示し，1967年4月12日のサンフランシスコの同学会での年次大会で，「医学の進歩から生ずる倫理的ジレンマに関する共同討議」を開催した．その討議では，レーダーバーグ，メダワー，デュボス，マクダーモット，スターツル，リークらが，実験，否認，中絶，蘇生による人工的延命，透析と移植，遺伝学と人口過密などについて講演した．エルキントンは結論として，これらの問題で意見は様々異なるが，「人命の尊厳と質の重要性や，人間存在が目的として扱われ，単なる目的の手段としてではない，という基本的な原則について，共通した一致が議論を通じて現れた」と述べていた．J. Russell Elkington, "Preface," "The changing mores of biomedical research," *Annals of Internal Medicine* 67, suppl. 7 (1967), p. 4.

(54) Michael E. Debakey, "Forword," in Kenneth Vaux (ed.), *Who shall live? Medicine, Technology, and Ethics* (Philadelphia: Fortress Press, 1970), p. vii.

(55) Helmut Thielicke, "Ethics in modern medicine," in Vaux, *Who Shall live?*, p. 155.

(56) J・ラッセル・エルキントン博士は「医学における倫理的問題の文献」という3つの論文を準備したが，それらは *Annals of Internal Medicine* 73 (1970): 495–497; 662–666; 863–869 に掲載された．この文献リストは人口，避妊，中絶，優生学，遺伝相談，遺伝工学，実験，人工臓器と移植臓器，終末期介護と延命，死の定義，優生学などを含んでいた．1970年には別の包括的文献集がジェイムズ・カーモディによって編集された．それが *Ethical Issues in Health Services: A Report and Annotated Bibliograhpy* (Washington, D. C.: Department of Health, Educationa, and Welfare〔DHEW〕, 1970)．この二つの文献表に収められている論文はたいてい，1960年代の会議の講義と記録であった．何年か後に，クリスチーネ・カッセル，バーナード・ロー，ヘンリー・パーキンスら――彼らは私の指導した医師たちであった――は，"The ethics of medicine: An annotated bibliography," *Annals of Internal Medicine* 92 (1980): 136–141 を準備した．この文献表は，会議で発表されたのではないより独立的な分析的論文を多数含んでいる．

(57) James M. Gustafson, "Review of *Life or Death: Ethics and Options*, " *Commonweal* 89 (Oct. 4, 1968): 27–30, 引用は p. 27.

(58) Daniel Callahan, "The Hastings Center. Origin and History," unpublished manuscript, 1981.

(59) これらの最初の所員に次いで，何人もの所員が続いた．ルース・マックリン（科学哲学），トマス・マリー（社会心理学），ジョン・モレノ（社会科学の哲学），ピーター・ウィリアム（法哲学）らの研究者は生命倫理学への重要な貢献者となった．

(60) "How the Report Made a Difference," special supplement, *Hastings Center Report* 16, no.5（1986）.

(61) ダニエル・キャラハンの個人的な教示（1996年12月11日）.

(62) Robert Veatch, Willard Gaylin, Councilman Morgan（eds.）, *The Teaching of Medical Ethics*（Hastings-on-Hudson: The Hastings Center, 1973）.

(63) ウォレン・ライクとのインタビュー（1992年10月2日）. Warren T. Reich, "Revisiting the launching of the Kennedy Institute: re-visioning the origins of bioethics," *Kennedy Institute of Ethics Journal* 6（1996）: 323–328.

(64) Charles E. Curran, *Politics, Medicine and Christian Ethics: A Dialogue with Paul Ramsey*（Philadelphia: Fortress Press, 1973）; Richard McCormik, "Notes on moral theology: the abortion dossier," *Theological Studies* 35, no. 2（1974）; Richard McCormick, "To save or let die: the dilemma of modern medicine," *Journal of the American Medical Association* 228（1974）: 72–176; Gene A. Outka, "Social justice and equal access to health care," *Journal of Religious Ethics* 2（1974）: 11–32〔ジーン・アウトカ著「社会的正義と医療を受ける権利の平等」，加藤尚武・飯田亘之編『バイオエシックスの基礎――欧米の「生命倫理」論』東海大学出版会，1988年，310–332頁〕; John Connery, *Abortion: The Development of the Roman Catholic Perspective*（Chicago: Loyola University Press, 1917）.

(65) 全国検索センターの由来に関する情報は，センター司書のドリス・ゴールドスタイン（Doris Goldstein）とのインタビュー（1996年3月13日）で補足した．

(66) Warren T. Reich（ed.）, *The Encyclopedia of Bioethics*, 4 vols.（New York: The Free Press, 1978）.

(67) Tom L. Beauchamps and James F. Childress, *Principles of Biomedical Ethics*（New York: Oxford University Press, 1979）, p. xi〔トム・L・ビーチャム，ジェイムズ・F・チルドレス著，永安幸正・立木教夫監訳『生命医学倫理』成文堂，1997〕.

(68) Daniel M. Fox, "Who are we: the political origins of the medical humanities," *Theoretical Medicine* 6（1985）: 327–341, 引用は p. 334.

(69) Fox, "Who are we," p. 338.

(70) Callahan, "The Hastings Center."

(71) William Shakespear, *A Midsummer Night's Dream*, V, i, 15–17〔平井正穂訳「夏の夜の夢」『シェイクスピア全集1』筑摩書房，1967, 新装版1982，251頁〕.

(72) Warren T. Reich, "The word 'bioethics': its birth and the legacies of those who shaped its meaning," *Kennedy Institute of Ethics Journal* 4（1994）: 319–336,

引用は p. 325; Reich, "The word 'bioethics': the struggle over its earliest meanings," *Kennedy Institute of Ethics Journal* 5 (1995): 19–34.

(73) Van Rensselaer Potter, "Bioethics, the science of survival," *Perspectives in Biology and Medicine* 14 (1970), 127–153; Potter, "Bioethics," *Bioscience* 21 (1971): 1088.

(74) Van Rennselaer Potter, *Bioethics: Bridge to the Future* (Engelwood Cliffs, N. J.: Prenticehall, 1971)〔V・R・ポッター著, 今堀和友・小泉仰・齋藤信彦訳『バイオエシックス——生存の科学』ダイヤモンド社, 1974〕.

(75) Potter, *Bioethics: Bridge to the Future*, p. 2. ミシガン大学の生物物理学者のルロイ・アウゲンシュタイン(Leroy Augenstein)は *Come, Let Us Play God* (New York: Harper and Row, 1969) を出版し, より一般的なやり方で, 新遺伝学によって引き起こされる倫理問題, 人口管理, 行動操作, 臓器移植を論じた. これらの問題について誰が決定を下すべきかを決めるように社会に要請した. 皮肉なことにアウゲンシュタインは, シアトルで腎臓透析計画が開始されたときに, 1961年の万国博覧会の科学担当者としてシアトルに滞在していた〔慢性腎不全の患者に対してスクリブナー医師による血液透析が世界で初めて行われたのは, 同じ頃のシアトルのスウェーデン病院であり, 患者を選定する委員会が「神の委員会」と称され, 委員たちが「神を演じる」と評されたことを指す〕.

(76) Potter, *Bioethics*, p. 4; Warren Reich, "How bioethics got its name" (「生命倫理学の誕生」会議の報告, Seatle, Wa., September 23–24, 1992), 報告集 p. 157. ライクの会見の修正版に関して, *Hastings Center Report* 23, no. 6 (1993): 56–57 を参照.

(77) News from Georgetown University, press release, October 1, 1971, 引用は Reich, "The word 'bioethics'" 1994, p. 325; "Institute for bioethics established at Georgetown University," *Bioscience* 21 (1971): 1090.

(78) Warren T.Reich, "Introduction," in *The Encyclopedia of Bioethics*, vol.1, pp.xix-xx.

(79) Daniel Callahan, "Bioethics as a discipline," *Hastings Center Studies* 1, no.1 (1973): 66–73. キャラハンは生命倫理学の創始者の一人であるにもかかわらず, 生命倫理学という用語を嫌い, 彼の著述でそれを用いることはめったにない.

第二章

(1) Allan Verhay and Stephen E. Lammers (eds.), *Theological Voices in Medical Ethics* (Grand Rapids, Mich.: Eerdmans, 1993); Paul E. Camenisch (ed.), *Religious Methods and Resources in Bioethics* (Dordrecht: Kluwer Academic Publishers, 1994). *The Journal of Medicine and Philosophy* の二つの特別号は, 神学と生命倫理学の関連にあてられている: vol. 4, no. 4 (December 1979) and vol. 17, no. 3 (June 1992).

(2) Karl Rahner, "Experiment with man: theological observations on man's self-manipulation," in *Theological Investigations IX*, 翻訳は Graham Harrison (New

York: Herder and Herder, 1972), pp. 206, 211. 多くの神学者がラーナーの講演に言及している．ジェイムズ・ガスタフソンは賞賛し，ポール・ラムジーは「あらゆるものを司祭として礼賛している」として批判し，リチャード・マコーミックは両者の中間の立場で，〔この講演における〕ラーナーの感情過多は，遺伝子操作に関するもっと冷静な論文 "The problem of genetic manipulation" (*Theological Investigations IX*) において穏和に表現されている，と語った．James M. Gustafson, "Basic ethical issues," in *Theology and Christian Ethics* (Cleveland: Pilgrim Press, 1974), p. 246; Paul Ramsey, "Parenthood and the future of man," in *Fabricated Man: The Ethics of Genetic Control* (New Haven: Yale University Press, 1970), pp. 139–143; and Richard A. McCormik, "Notes on genetic medicine," in *How Brave a New World?: Dilemmas in Bioethics* (Garden City: Doubleday, 1981), p. 294 を参照.

(3) Helmut Thielicke, "The doctor as judge of who shall live and who shall die," in Kenneth Vaux (ed.), *Who Shall Live* (Philadelphia: Fortress Press, 1970), p. 184.

(4) James M. Gustafson, "What is the normatively human," in *Theology and Christian Ethics*, p. 230.

(5) Jaroslav Pelikan, *The Christian Tradition: A History of the Development of Doctrine* (Chicago: University of Chicago Press, 1971–1989) を参照.「神の人間に対する応対」を論じたもので入手可能なものとして，Jack Miles, *God: A Biography* (New York: Vantage Books, 1995)〔ジャック・マイルズ著，秦剛平訳『God——神の伝記』青土社，1997 年〕を参照.

(6) Karl Barth, *Church Dogmatics*, 翻訳は G. W. Bromiley and R. J. Ehrlich (Edingburgh: T. & T. Clark, 1961), III, 4 (*The Doctrine of Creation*), pp. 324–470〔カール・バルト著，吉永正義訳『教会の宣教』第 2 版，新教出版社，1996〕.

(7) ヴァーヒーとラマースは，彼らの『医療倫理における神学の声』(Verhay and Lammers, *Theological Voices in Medical Ethics*) の序論で，「神学者と彼らが再発見した宗教的伝統は，現代の医療倫理の領域が出現するに当たって，重要な役割を果たした」と述べている．

(8) John Mahoney, *The Making of Moral Theology* (Oxford: Oxford University Press, 1987).

(9) Albert R. Jonsen and Stephen Toulmin, *The Abuse of Casuistry: A History of Moral Reasoning* (Berkley and Los Angeles: University of California Press, 1988).

(10) ドミニコ・ソトとドミニコ・バネズがこの区別を見出したようである．参照 J. J. McCartney, "The development of the doctrine of ordinary and extraordinary means of preserving life in Catholic moral theology," *Linacre Quarterly* 47 (1980): 215.

(11) David F. Kelly, *The Emergence of Roman Catholic Medical Ethics in North America: A Historical-Methodological-Bibliographical Study* (New York and Toronto:

The Edwin Mellen Press, 1979).

(12) Charles Coppens, *Moral Principles and Medical Practice: The Basis of Medical Jurisprudence* (New York: Benziger Brothers, 1897).

(13) Kelly, *Emergence of Roman Catholic Medical Ethics*, chapter 3.

(14) F. Angelini (ed.), *Discorsi ai Medici* (Rome: Orrizante, 1959). これらの告示の多くは次の書物に収められている. *Papal Teachings: The Human Body*, eds. The Monks of Solesmes (Boston: St. Paul Editions, 1960).

(15) 主要な著者たちは以下の通りである. Gerald Kelly, *Medico-Moral Problems*, 5 parts (St. Louis: The Catholic Hospital Association of the United States, 1949–1954); Thomas J. O'Donnell, *Morals in Medicine* (Westminster, Md.: Newman Press, 1956); Charles J. McFadden, *Medical Ethics* (Philadelphia: F. A. Davis, 1949); John P. Kenny, *Principles of Medical Ethics* (Westminster, Md.: Newman, 1952); Edwin P. Healy, *Medical Ethics* (Chicago: Loyola University Press, 1956).

(16) Aaron I. Abell, *American Catholicism and Social Action. A Search for Social Justice* (Notre Dame: Notre Dame University Press, 1963); Jean-Yves Calvez and Jacques Perrin, *The Church and Social Justice: The Social Teaching of the Popes from Leo XIII to Pius XII, 1878–1958* (Chicago: Regnery, 1961); Charles E. Curran, *Directions in Catholic Social Ethics* (Notre Dame: University of Notre Dame Press, 1985).

(17) Richard A. McCormick, "The new medicine and morality," *Theology Digest* 21 (1973): 308–321; *How Brave a New World?: Dilemmas in Bioethics* (New York: Doubleday, 1981); Charles Curran, *Medicine and Morals* (Washington, D.C.: Corpus, 1970); *Politics, Medicine and Christian Ethics: A Dialogue with Paul Ramsey* (Philadelphia: Fortress, 1973); Curran (ed.), *Contraception, Authority and Dissent* (New York: Herder, 1969); Bernard Häring, *Medical Ethics*, 翻訳は Gabrielle L. Jean (Slough: St. Paul Publications, 1972); *Ethics of Manipulation: Issues in Medicine, Behavior Control and Genetics* (New York: Seabury Press, 1975).

(18) McCormick, *How Brave a New World?* p. x.

(19) Pope Paul VI, *Humanae Vitae*〔回勅「人間の生命について」〕(1968). この危機と生命倫理学との関係は第九章で述べる.

(20) Martin E. Marty and Kenneth Vaux (eds.), *Health/Meidicine and Faith Traditions: An Inquiry into Religion and Medicine* (Philadelphia: Rortress Press, 1982; 15 volumes to 1992) を参照.

(21) Martin E. Marty, *Righteous Empire: The Protestant Experience in America* (New York: dial Press, 1970), p. 199.

(22) Max Weber, *The Protestant Ethic and the Spirit of Capitalism*, tans. Talcott Parsons (London: Allen and Unwin, 1930)〔マックス・ヴェーバー著, 大塚久雄訳

『プロテスタンティズムの倫理と資本主義の精神』岩波文庫，1989〕.

(23) Walter Rauschenbusch, *Christianizing the Social Order* (New York: The Macmillan Company, 1912), p. 125; *A Theology for the Social Gospel* (New York: Abingdon Press, 1917)〔ウォルタ・ラウシェンブッシュ著，友井楨訳『社会的福音の神学』日本基督教興文協会，1925〕; Ronald C. White, *The Social Gospel: Religion and Reform in Changing America* (Philadelphia : Temple University Press, 1976).

(24) Reinhold Niebuhr, *Moral Man and Immoral Society: A Study in Ethics and Politics* (New York: C. Scribner's Sons, 1932)〔ラインホルト・ニーバー著，大木英夫訳『道徳的人間と非道徳的社会』白水社，1998〕; *Christian Realism and Political Problems* (New York: C. Scribner's Sons, 1953); *The Nature and Destiny of Man: A Christian Interpretation* (New York: C. Scribner's Sons, 1941)〔ラインホルト・ニーバー著，武田清子訳『人間の本性』新教出版社，1951〕. ニーバーの神学と政治の立場の議論については，Charles W. Kegley, *Reinhold Niebuhr: His Religious, Social and Political Thought* (New York: Macmillan, 1956) を参照.

(25) H. Richard Niebuhr, *The Responsible Self* (New York: HarperCollins Publishers 1963). p.65〔H・R・ニーバー著，小原信訳『責任を負う自己』新教出版社，1971〕. 同様に Albert R. Jonsen, *Responsibility in Modern Religious Ethics* (Washington, D. C.: Corpus Books, 1968) も参照.

(26) Paul Ramsey (ed.), *Faith and Ethics: The Theology of H. Richard Niebuhr* (New York: HarperCollins Publishers, 1957) を参照. インタビューとしてはルロイ・ウォルターズ（1995年10月25日）とジェイムズ・チルドレス（1996年8月4日）.

(27) Paul L. Lehmann, *Ethics in a Christian Context* (New York : Harper and Row, 1963)〔P. レーマン著，古屋安雄・船本弘毅訳『キリスト教信仰と倫理』ヨルダン社，1992〕.

(28) Paul Ramsey, "Deeds and rules in Christian ethics," *Scottish Journal of Theology Occasional Papers* 11 (Edinburgh: Oliver and Boyd, 1965).

(29) Gene H. Outka and Paul Ramsey, *Norm and Context in Christian Ethics* (New York: Scribner's, 1968). ガスタフソンはこの論争の客観的分析をまとめている. James M. Gustafson: "Context versus principles: a misplaced debate in Christian ethics," *Harvard Theological Review* 58 (1965): 171–202.

(30) Immanuel Jakobovits, *Jewish Medical Ethics. A Comparative and Historical Study of the Jewish Religious Attitude to Medicine and Its Practice* (New York: Bloch, 1959). この書物は，1955年にロンドン大学に提出された博士論文がもとになっている.

(31) J. David Bleich and Fred Rosner, *Jewish Bioethics* (New York: Hebrew Publishing, 1979); Fred Rosner, *Modern Medicine and Jewish Law* (New York: Yeshiva University Prss, 1972); *Modern Medicine and Jewish Ethics* (New York: Ye-

shiva University Press, 1986); David M. Feldman and Fred Rosner (eds.), *A Compendium on Medical Ethics: Jewish Moral, Ethical and Religious Principles in Medical Practice* (New York: Federaton of Jewish Philanthropies, 1984).

(32) Baruch Brody, "Halakhic material in medical ethics discussions," *Journal of Medicine and Philosophy* 8: (1983) 317–328 (特集号 "Medical Ethics from the Jewish Perspective," ed. Isaac Franck).

(33) Joseph Fletcher, *Morals and Medicine. The Moral Problems of: the Patient's Right to Know the Truth, Contraception, Artificial Insemination, Sterilization, and Euthanasia* (Princeton, N. J.: Princeton University Press, 1954), pp. xix, xxii〔J・フレッチャー著，岩井祐彦訳『医療と人間——科学と良心の接点』誠信書房，1965〕.

(34) フレッチャーの自伝 "Memoir of an ex-radical" では，テーマ選択の理由として，倫理学の領域で，1920 年代，30 年代の社会的，心理学的な科学への関心から，1940 年代，50 年代の自然科学へシフトしたのは，「おそらく二つの出来事のせいだ，つまり原子力と様々な環境の均衡喪失である．……私たちにはそれらが人間存在と価値に与えた衝撃を理解することができた．その局面から核エネルギー，核兵器，環境保護などに新たな感受性が出現したのである」と語っている．Joseph F. Fletcher, "Memoir of an ex-radical," in Kenneth Vaux (ed.), *Joseph Fletcher: Memoir of an Ex-Radical* (Louisville: John Knox Press, 1993), p. 83.

(35) Fletcher, *Morals and Medicine*, p. 224.

(36) Joseph Fletcher, *Situation Ethics: The New Morality* (Philadelphia: Westminster Press, 1966), pp. 49–50〔J・フレッチャー著，小原信訳『状況倫理——新しい道徳』新教出版社，1971〕.

(37) Kenneth Vaux, "Tribute to Joseph Fletcher," (paper presented at the Birth of Bioethics Conference, Seattle, Wa., Sept. 23–24, 1992), 報告集，p. 487.

(38) Fletcher, *Morals and Medicine*, p. xv.

(39) Fletcher, *Morals and Medicine*, p. 27.

(40) Fletcher, *Morals and Medicine*, p. 225.

(41) Fletcher, *Morals and Medicine*, p. 116.

(42) Fletcher, "Memoir of an ex-radical," p. 82.

(43) Fletcher, *Morals and Medicine*, pp. 6, 8, 25.

(44) Fletcher, *Morals and Medicine*, pp. 10, 11, 12.

(45) Fletchr, *Morals and Medicine*, p. xx. 監督教会の神学者として，フレッチャー博士は聖公会の道徳神学の伝統に精通していた．この伝統は，多くの点でローマ・カトリックの道徳神学に類似しているが，個人の自由に関してより開放的であり，実践的道徳問題の分析に強固な基盤を提供した．しかしフレッチャーは自ら〔所属する教会〕の伝統にはほとんど一顧も与えていない．彼は聖公会の現代の指導的な実践家ケネス・カーク司教に，『道徳と医学』において一度だけ，それも批判的に，言及したのみである．Fletcher, *Morals and Medicine*, p.61, で引用されている，Kenneth

Kirk, *Conscience and Its Problems: An Introduction to Casuistory* (London: Longmans, Green and Co., 1927) を参照.

(46) Fletcher, *Morals and Medicine*, pp.214, 215.

(47) *Situation Ethics* (Phila: Westminster Press, 1966).

(48) "Allocution," (March 23, 1952) Acta Apostoicae Sedis 44 (1952) : 270. 同様に参照, Instruction of the Holy Office, February 2, 1956 in Henry Denzinger and Adolf Schönmetzer, *Enchiridion Symbolorum Definitionum et Declarationum de Rebus fidei et Morum* (Rome: Herder, 1965), 33rd ed., #3918〔H・デンツィンガー編, A・シェーンメッツァー増補改訂, 浜寛五郎訳『カトリック教会文書資料集――信経及び信仰と道徳に関する定義集』改訂5版, エンデルレ書店, 2002年, 611頁〕.

(49) Fletcher, *Humanhood : Essay in Biomedical Ethics* (Buffalo : Prometheus Books, 1979), p. 84.

(50) Fletcher, "Memoir of an ex-radical," p. 82 ; Mary Faith Marshall, "Fletcher the matchmaker," in Vaux, *Joseph Fletcher*, pp. 25–54. 同様に, Albert R. Jonsen, "Casuistry, situationism and laxism," in Vaux, *Joseph Fletcher*, pp. 10–24 ; Harvey Gallagher Cox (ed.), *The Situation Ethics Debate* (Philadelphia: Westminster Press, 1968) をも参照.

(51) Marshall, "Fletcher the matchmaker," p. 36.

(52) Fletcher, *The Ethics of Genetic Control : Ending Reproductive Roulette* (Garden City: Doubleday, 1974; 2nd ed., 1988).

(53) Fletcher, *Ethics of Genetic Control*, p. vii.

(54) Fletcher, "Memoir of an ex-radical," pp. 85–86.

(55) Fletcher, *Morals and Medicine*, p. 26.

(56) Fletcher, *Ethics of Genetic Control*, p. 120.

(57) Fletcher, *Humanhood*, p. 147 ; William K. Frankean, *Ethics*, 2nd ed. (Engelwood Cliffs, N. J.: Prentice-Hall, 1973), pp. 36, 55–56.「アガペー主義」(agapism) という用語は, フレッチャーの功利主義の目標と結末が愛 (アガペー) の関係の創造である, ということを示すために, フランケナによって造語された.

(58) Fletcher, *Ethics of Genetic Control*, p. 99.

(59)『人間性』は最初「医学と人間の本質」という標題で次の論集に掲載された. Robert M. Veatch, William Gaylin and Councilman Morgan (eds.), *The Teaching of Medical Ethics* (Hastings-on-Hudson, N. Y.: Institute of Society, Ethics, and the Life Sciences, 1973), pp. 47–58. 簡略版で "Four indicators of humanhood: the enquiry matures," *Hastings Center Report* 4, no. 6 (1974) : 4–7 に再録されたほか, 簡略化されない形で Fletcher, *Humanhood: Essays on Biomedical Ethics* (Buffalo: Prometheus Books, 1979) にも収録された.

(60) Fletcher, *Humanhood*, p. 80.

(61) Fletcher, *Humanhood*, p. 86.

(62) Fletcher, *Humanhood*, pp. 46–53.

(63) Thomas Hunter, Introduction, Fletcher, *Humanhood*, p. xi.
(64) Fletcher, "Memoir of an ex-radical," p. 83.
(65) Kenneth Vaux, "Tribute to Joseph Fletcher," transcript pp. 482–490.
(66) Paul Ramsey, *Ethics at the Edges of Life. Medical and Legal Intersections* (New Haven : Yale University Press, 1978), p. xiii ; 同様に *The Patient as Person : Explorations in Medical Ethics* (New Haven : Yale University Press, 1970), pp. xi, xii も参照.
(67) Paul Ramsey, "The morality of abortion," in Daniel H. Labby (ed.), *Life or Death : Ethics and Options* (Seattle : University of Washington Press, 1968), p. 81.
(68) 神学的な雰囲気が支配的な一つの論文として，Ramsey, "Indignity of 'death with dignity'," *Hastings Center Studies* 2, no. 2 (1974) : 47–62 がある.
(69) Paul Ramsey, *Basic Christian Ethics* (New York : Scribner's 1950).
(70) Ramsey, *Basic Christian Ethics*, p. 89.
(71) Paul Ramsey, *Nine Modern Moralists* (Engelwood Cliffs, N. J.: Prentice Hall, 1962)〔ポール・ラムゼイ著，武邦保・駒城鎮一訳『現代的実存と倫理』世界思想社，1970，1971〕.
(72) Paul Ramsey, "Deeds and rules in Christian ethics," *Scottish Journal of Theology Occasional Papers*, No. 11 (Edinburgh : Oliver and Boyd, 1965).
(73) Paul Ramsey, "The case of the curious exception," in Gene H. Outka and Paul Ramsey (eds.), *Norm and Context in Christian Ethics* (New York : C. Scribner's Sons, 1968), pp. 67–139.
(74) Paul Ramsey, *War and the Christian Conscience : How Shall Modern War Be Conducted Justly?* (Durham, N. C. ; Duke University Press, 1961), pp. 171–186.
(75) Ramsey, "The morality of abortion," ; "Moral and religious implications of genetic control," in John Roslansky (ed.), *Genetics and the Future of Man* (Amsterdam : North-Holland Publishing Company, 1966) ; Ramsey, "Shall we clone a man?" in *Fabricated Man : The Ethics of Genetic Control* (New Haven : Yale University Press, 1970), pp. 66–103.
(76) Allan Verhey, "Clonign : revisting an old debate," *Kennedy Institute of Ethics Journal* 4 (1994) : 227–234.
(77) Ramsey, *The Patient as Person*, p. xx.
(78) Ramsey, *The Patient as Person*, p. xvii. 同様に Ramsey, *Ethics at the Edge of Life. Medical and Legal Intersections* (New Haven : Yale University Press, 1978), p. xiv ; Richard A. McCormick (eds.), *Doing Evil to Achieve Good : Moral Choice in Conflict Situations* (Chicago : Loyola University Press, 1978), p. 4 も参照.
(79) Ramsey, *The Patient as Person*, pp. xi-xii.
(80) Ramsey, *The Patient as Person*, pp. xiii.

(81) Ramsey, *The Patient as Person*, p. xiii, p. 2.
(82) Ramsey, *The Patient as Person*, p. 2.
(83) Ramsey, *The Patient as Person*, p. 5.
(84) Ramsey, *The Patient as Person*, p. 115.
(85) McCormick, *How Brave a New World?* p. x.
(86) Lisa Cahill, On Richard McCormick: "reason and faith in post-Vatican II Catholic ethics," in Vehey and Lammers, *Theological Voices*, pp. 80, 98.
(87) Richard A. McCormick, "Public policy on abortion," *Hospital Progress* 60 (1979) ; 26–30; *How Brave a New World?* p. 200.
(88) Richard A. McCormick, "The encyclical Humanae Vitae," *Theological Studies* 29 (1968) : 718–741; *How Brave a New World?* pp. 209–237; "The tenth anniversary of Humanae Vitae," *Theological Studies* 40 (1979) : 80–97 ; 後者は *How Brave a New World?* pp. 238–259 にも収録.
(89) Richard A. McCormick, "To save or let die," *Journal of the American Medical Association* 229 (1974) : 172–177, 同様に *America* 130 (1974) : 6–10 及び *How Brave a New World?* pp. 346–347; 同様に McCormick, "The quality of life, the sanctity of life," *Hastings Center Report* 8, no. 1 (1978) : 30–36 を参照.
(90) Paul Ramsey, "'Euthanasia' and dying well enough," in *Ethics at the Edges of Life*, pp. 171–181.
(91) Thomas Aquinas, *Summa Theologiae* II-II, Q. 64, a. 7〔トマス・アクィナス著, 高田三郎他訳『神学大全』全 45 冊, 創文社, 1960–2007〕; J. T. Mangan, "An historical analysis of the principle of double effect," *Theological Studies* 10 (1949) : 40–61.
(92) P. Knauer, "The hermeneutic function of the principle of double effect," *Natural Law Forum* 12 (1967) : 132–162; B. Schüller, "Directe Tötung—indirekte Tötung," *Theologie und Philosophie*, 47 (1972), 341–357; C. Van der Poel, "The Principle of double effect," in Charles Curran (ed.), *Absolutes in Moral Theology* (Washington: Corpus Books, 1967) pp. 186–210; Richard A. McCormick, *Ambiguity in Moral Choice* (Milwaukee: Marquette University Press, 1973).
(93) McCormick, *Ambiguity in Moral Choice*.
(94) McCormick, *Ambiguity in Moral Choice*, p.69; Ramsey and McCormick, *Doing Evil to Achieve Good*, p. 35.
(95) Baruch Brody, "The Problem of exceptions in medical ethics," pp. 54–68, 及び William Frankena, "McCormick and the traditional distinction," pp. 145–164, in McCormick and Ramsey, *Doing Evil to Achieve Good*. 二重結果の討論は, 幇助自殺への新たな関心が目覚めたときによみがえった. その幇助自殺では, これまで広く承認されてきた直接と間接の殺人の区別が, 疑問に付された. しかしながら, その文脈から離れても, 二重結果は魅力的な知的挑戦を突きつけている. 以下を参照. Lee W. Quine, "Actions, intentions and consequences: the doctrine of double

effect," *Philosophy and Public Affairs* 18 (1989) : 334–351 ; Joseph Boyle, "Who is entitled to double effect," *Journal of Medicine and Philosophy* 16 (1991) : 475–494 ; Alan Donagan, "Moral absolutism and the double-effect exception," *Journal of Medicine and Philosophy* 16 (1991) : 495–509 ; Frances M. Kamm, "The doctrine of double effect : reflections on theoretical and practical issues," *Journal of Medicine and Philosophy* 16 (1991) : 571–585.

(96) Lisa S. Cahill, "Paul Ramsey : covenant fidelity in medical ethics," *Journal of Religion* 55 (ct. 1975) : 470–476 ; David H. Smith, "On Paul Ramsey : a covenant centered ethic for medicine," in Verhey and Lammers, *Theological Voices*, pp. 7–29 ; Curran, *Politics, Medicine and Christian Ethics* ; James T. Johnson and David H. Smith (eds.), *Love and Society : Essays in the Ethics of Paul Ramsey* (Missoula, Mont.: Scholars Press, 1974).

(97) McCormick, *How Brave a New World?* Lisa Cahill, "On Richard McCormick : reason and faith in post-Vatican II Catholic ethics," in Verhey and Lammers, *Theological Voices*, pp. 78–105.

(98) デューク大学神学校の監督派神学者ハーモン・L・スミスは，ラムジーの『人格としての患者』(*Patient as Person*) が出版されたのと同年に，『倫理学と新しい医学』(Harmon L. Smith, *Ethics and the New Medicine*, Nashville : Abington Press, 1970) を出版した．スミスの著書は，中絶，生殖技術，臓器移植，実験，死に行く人のケアなどを概観しており，神学的な色彩をとどめているが独断的ではなく，問題を適確に叙述している．しかしながらラムジーのもっと攻撃的な筆致や分析が，1960年代から70年代の代わり目において，もともと問題状況の卓越した概観であるこの書の存在意義を希薄にさせた．ウィリアム・メイは，1980年から1985年まで，ケネディ研究所ジョゼフ・P・ケネディ・シニア記念講座キリスト教倫理学教授をしていたが，いくつかの古典的な論文を発表した．William May, "Attitude toward the newly dead," *Hasitings Center Studies* 1, no. 1 (1973) : 3–13, 及び "Code, covenant, contract, or philanthropy," *Hasitings Center Report* 5, no. 6 (1975) ; 29–38. 一新されたカトリック道徳神学の主要な二人の神学者が書いた医療倫理は次のものである．チャールズ・カランはポール・ラムジーの思想を研究した．Charles Curran, *Politics, Medicine, and Christian Ethics. A Dialogue with Paul Ramsey* (Philadelphia : Fortress Press, 1973). バーナード・ヘーリングはドイツの神学者で，しばしば合衆国で教鞭を執った．Bernard Häring, *Medical Ethics* (Notre Dame : Fides, 1973) 及び *Ethics of Manipulation : Issues in Medicine, Behavior Control and Genetics* (New York : Seabury Press, 1975). ヘーリング師の見解は，人間の自由を受け入れ，人間の創造性を認める点において，ジョゼフ・フレッチャーの見解としばしば区別しがたい．

(99) James Gustafson, "Basic ethical issues in the biomedical fields," *Soundings* 53 (1970) : 151–180 ; "What is the normatively human," *American Ecclesiastical Review* 165 (1971) : 192–207 ; "Genetic engineering and the normative view of the hu-

man," in Preston Williams (ed.), *Ethical Issues in Biology and Medicine* (Cambridge: Shenknam, 1972), pp. 46–58; "Mongolism, parental desires and the right to life," *Perspective in Biology and Medicine* 16 (1973) : 529–557 ; *The Contributions of Theology to Medical Ethics : The 1975 Pere Marquete Lecture*, (Milwaukee: Marquette University Press, 1975) ; James Gustafson, Marc Lappé, and Richard Robin, "Ethical and social issues in screening for genetic disease," *New England Journal of Medicine* 286 (1972) : 1129–1132.

(100) 1960年代のエール大学でのガスタフソンの学生の中には，ジェイムズ・チルドレス，スタンリー・ハワーワス，ルロイ・ウォルターズ，そして私，シカゴ大学では，リサ・カヒル，アラン・ヴァーヘイ，スティーヴン・ポストがいた．ハーバード大学からは，ロバート・ヴィーチ，チャールズ・レイノルズ，カレン・ルバック，ルース・パーティロ，プレストン・ウィリアムズ，ロイ・ブランソンがいた．ジョン・フレッチャーはユニオン神学校でロージャー・シンのもとで教育を受け，デーヴィド・スミスはプリンストン大学でポール・ラムジーに学んだ．

(101) ロバート・ヴィーチとのインタビュー（1995年10月）．

(102) Gustafson, *The Contributions of Theology to Medical Ethics*, p.93.

(103) James Gustafson and Stanley Hauerwas (eds.), "Editorial: theology and medical ethics," *Journal of Medicine and Philosophy*, 4 (1979) : 345; Gustafson, "Theology confronts technology and the life sciences," *Commonweal* 105 (June 16, 1978) : 386–392 を参照.

(104) Verhay and Lammers, *Theological Voices* を参照．1995年3月に刊行された雑誌 *Christian Bioethics* は，「生の意味，性，苦痛，病気，そして死などに関して，医学と保健の文脈において，キリスト教の信仰が伝統的に培ってきた豊かな内容」を吟味するために発刊された．H. Tristram Engelhardt, Jr., "Toward a Christian bioethics," *Christian Bioethics* 1 (1995) : 1 を参照．1985年に「ルター派総合健康システム」の援助によって設立された「パーク・リッジ・センター」は，「病気の予防，ケアと治療，病気と健康の解釈，それらと関連する倫理的問題などに例示されるような，人間の福祉のあらゆる側面における宗教的な要素」を，多宗教的，神学的に分析することを促進する (Park Ridge Center for the Study of Health, Faith and Ethics, Fact Sheet)．そのセンターが開設される以前にも，マーティン・マーティとケネス・ヴォーは，見事なシリーズの編集を始めた．*Health/Medicine and Faith Tradition : An Inquiry into Religion and Medicine* (Philadelphia : Fortress Press, 1982; 15 volumes to 1992).

第三章

(1) Dan Callahan, "Why America accepted bioethics," (「生命倫理学の誕生」会議の報告，Seattle, Wa., Sept. 23–24, 1992), 報告集 p. 354.

(2) Vernon J. Bourke, *History of Ethics* (Garden City, New York : Doubleday, 1968) ; Alasdair MacIntyre, *A Short History of Ethics* (New York : Macmillan,

1966)〔A・マッキンタイヤー著，深谷昭三訳『西洋倫理学史』改訂版，以文社，1988；A・マッキンタイアー著，菅豊彦他訳『西洋倫理思想史』上・下，九州大学出版会，1985–86〕; Henry Sidgwick, *Outline of the History of Ethics* (London: Macmillan, 1886)〔シジウィック著，竹田加寿雄・名越悦訳『倫理学史』，上・下巻，刀江書院，1951–52〕．後期スコラ哲学の変化については以下を参照．Bonnie Kent, *Virtues of the Will. The Transformation of Ethics in the Late Thirteenth Century* (Washington, D. C.: Catholic University of America Press, 1995).

(3) Cotton Mather, *Manductio ad Ministerium* (1726), ed. Thomas J. Holmes and Kenneth Murdock (New York: Columbia University Press, 1939), p. 39; 引用は Norman Fiering, *Moral Philosophy at Seventeenth Century Harvard: A Discipline in Transition* (Chaple Hill: University of North Carolina Press, 1981), p. 40.

(4) Norman Fiering, *Jonathan Edwards' Moral Thought and Its British Context* (Chapel Hill: University of North Carolina Press, 1981); Paul Ramsey (ed.), *Jonathan Edwards: Ethical Writings* (New Haven: Yale University Press, 1989).

(5) Richard Price, *Observations on the Nature of Civil Liberty, the Principles of Government, and the Justice and Policy of the War with America* (London: T. Cadell and J. Johnson, 1776), I, p. 3〔プライス著，永井義雄訳『市民的自由』未来社，1963；リチャード・プライス著，一柳豊勝訳『市民的自由の本質に関する考察と政治原理』中部日本教育文化会，1977〕．

(6) Fiering, *Jonathan Edwards' Moral Thought*, p. 299.

(7) Bruce Kuklick, *The Rise of American Philosophy: Cambridge, Massachusetts 1860–1930* (New Haven: Yale University Press, 1977), p. 9.

(8) Wilson Smith, *Professors and Public Ethics; Studies of Northern Moral Philosophers Before the Civil War* (Ithaca: Cornell University Press, 1956).「インディアン問題」に関して学長たちによって表明された筈の懸念に，私は未だお目にかかっていない．しかしダートマス大学の管理者たちがその問題を言明した筈である，というのも，その大学はアメリカ先住民の教育のために設立されたからである．

(9) Francis Wayland, *Elements of Moral Science* (Boston: Gould and Lincoln, 1835)〔フランシス・ウェーランド著，阿部泰蔵訳『修身論』3冊，文部省，1880〕は，極めて広範囲に使用された道徳哲学の教科書で，多くの言語（ハワイ語をも含む）に翻訳された．その書物を一瞥すれば，大学で教育を受けた米国人が，自分たちの道徳的義務について何を教えられていたかが分かる．この教科書は「理論的倫理学」と「実践的倫理学」に大別されている．「理論的倫理学」は，道徳法則，良心，美徳などの注解からなり，ダグラス・スチュワート，トマス・リード，ウィリアム・ハミルトン卿らのスコットランド常識哲学に大きく依存する．良心は精神の基本的な力であり，行為者の意図を判断することによって，正を邪から区別する．道徳法則は，良心が直観的に把握するものであり，神によって人間の本性に植え付けられ，人間の精神が被造物相互の関係を把握することによって，道徳法則の存在は明らかとなる．道徳感覚の光に照らせば，原則は確実に確認でき，功利主義という名前の相対主義と

いわれているものは退けることができる.「実践的倫理学」は道徳法則から演繹され，神への服従と畏敬，人への相互性と善意という二つの原則から構成される．これらの原則は，正直，正義，純潔，家庭と社会における秩序，を命じる．ウェイランドの書物が提示するのは，正直で，従順で，一夫一婦制に忠実な，穏やかな道徳的性格である．しかしウェイランドは公共哲学者として決して穏やかではなかった．彼は熱心にメキシコ戦争に反対した．彼は奴隷制が悪であることにますます確信を持つようになり，1861年の〔南部諸州の連邦からの〕脱退〔原註の‘succession’（継承）は‘secession’（脱退）の誤植と判断〕を抑圧する軍事行動〔1861〜65年の南北戦争に発展〕を渋々ながらも承認するに至った．かくて，道徳哲学者として，大学での顔は伝統的な美徳を涵養するものであったが，国民の政治問題に熱心にかかわり，またそれこそ彼の目には道徳問題そのものであった．

(10) Henry Thoreau, “Resistence to civil government,” in Wendell Glick (ed.), *Reform Papers* (Princeton: Princeton University Press, 1973), pp. 63–90. この論文は，人頭税不払いによりコンコード刑務所に短期間収監された後で，1846年に執筆された．それについては William Paley, “The duty of submission to civil government explained,” in *The Principles of Moral and Political Philosophy*, VI, iii を参照．ソローの論文は，私が1960年代にサンフランシスコ大学で倫理学の課程を担当していたとき，必須文献であった．

(11) Robert Richardson, *Henry Thoreau: A Life of the Mind* (Berkley: University of California Press, 1986), p. 175.

(12) John Edwin Smith, *The Spirit of American Philosophy* (New York and Oxford: Oxford University Press, 1963), pp. 196–210〔ジョン・E・スミス著，松延慶二・野田収訳『アメリカ哲学の精神』玉川大学出版部，1980〕.

(13) William James, “The moral philosopher and the moral life,” *International Journal of Ethics* (April 1891), 再録は John J. McDermott (ed.), *The Writings of William James* (New York: Random House, 1967), pp. 610–628.

(14) James, “The moral philosopher and the moral life,” p. 623.

(15) James, “The moral philosopher and the moral life,” pp. 611, 621, 623–625, 627. ジェイムズが，厳しい倫理的人生に関する命題を十分に展開したのは，彼の論文「戦争と等価の道徳」(The moral equivalent of war) だけである．その論文名は，ジョン・F・ケネディ大統領が平和部隊を説明するときに利用した．ケネディの提案は，「我が国の裕福な青年たち」が厳しい公共労働に徴用され，「頑健や規律という軍隊の理想が人々の骨や肉に取り込まれるようになる．となれば，彼らが生きるこの地球と人間の関係に，たとえ現代の裕福な階級が無関心であるとしても，彼らが無関心になることはないであろう」というものであった．*McClure's Magazine* (August 1910) and Popular Science Monthly (October 1910)；再録は McDermott, The Writings of William James, pp. 660–671. Kim Townsend, *Manhood at Harvard. William James and Others* (New York: W. W. Norton, 1996) を参照．

(16) Geral E. Myers, *William James: His Life and Thought* (Yale University

Press, 1986), p. 429; John J. McDermott, "The renascence of classical American philosophy," in *Streams of Experience: Reflections on the History and Philosophy of American Culture* (Amherst: University of Massachusetts Press, 1986), pp. 223–234.

(17) Henry Steele Commager, *The American Mind: An Interpretation of American Thought and Charakter Since the 1880s* (New Haven: Yale University Press, 1950), p. 100.

(18) John Dewey and James H. Tufts, *Ethics* (New York: H. Holt and Company, 1908), pp. 393, 396〔デュウイ，タフツ著，久野収訳『社会倫理学』河出書房新社，1966, 1972〕.

(19) Dewey and Tufts, *Ethics*, p. 334.

(20) John Dewey, *Human Nature and Conduct: An Introduction to Social Psychology* (New York: Henry Holt, 1922), p. 239〔J・デューイ著，河村望訳『人間性と行為』デューイ＝ミード著作集 3，人間の科学社，1995〕.

(21) Dewey, *Human Nature and Conduct*, p. 296.

(22) John Edwin Smith, *The Spirit of American Philosophy* (New York and Oxford: Oxford University Press, 1963), p. 140. 以下も参照，John J. McDermott (ed.), *The Philosphy of John Dewey* (New York: Putnam Sons, 1973); James Campbell, *Understanding John Dewey: Nature and Cooperative Intelligence* (Chicago: Open Court Press, 1995); Alan Ryan, *John Dewey and the High Tide of American Liberalism* (New York: W. W. Norton, 1995); 及び Franklin G. Miller, Joseph Fins, and Mathew D. Bachetta, "Clinical pragmatism: John Dewey and clinical ethics," *Journal of Contemporry Health Law and Policy* 13 (1) (1996): 27–52. デューイは哲学者たちに，論理学と認識論の思弁から，政治，道徳，経済学，教育の実際的な考察へと転換するように，*Reconstruction in Philosophy* (*New York: Henry Holt*, 1920)〔ジョン・デューウィ著，清水幾太郎・清水禮子訳『哲学の改造』岩波書店，1968〕で強く訴えた.

(23) Ryan, *John Dewey and the High Tide of American Liberalism*.

(24) Smith, *The Spirit of American Philosophy*, p. 188.

(25) G. E. Moore, *Principia Ethica* (Cambridge: Cambridge University Press, 1903; 再版 1960)〔G・E・ムーア著，深谷昭三訳『倫理学原理』新版，三和書房，1977〕; John Dewey, *Quest for Certainty: A Study of the Relation of Knowledge and Action* (New York: Minton, Balch, 1929)〔John Dewey 著，植田清次訳『確実性の探究――知識と行為との関係の一考察』改訂版，春秋社，1963〕.

(26) Alfred Jules Ayer, *Language, Logic and Truth* (New York: Dover Publications, 1936)〔A・J・エイヤー著，吉田夏彦訳『言語・真理・論理』岩波書店，1955〕.

(27) Charles L. Stevenson, "The emotive meaning of ethical terms," *Mind* 46 (1937): 10–31; "Persuasive definitions," *Mind* 47 (1938): 331–350; *Ethics and Lan-*

guage (New Haven: Yale University Press, 1944)〔C・L・スティーヴンソン著, 島田四郎訳『倫理と言語』内田老鶴圃, 1976, 増訂第2版 1990〕.

(28) John Dewey, "Ethical subject matter and language," *Journal of Philosophy* 42 (1945) : 703.

(29) A. J. Ayer, "On analysis of moral judgements," *Horizon* 20 (1949) : 117; L. W. Sumner, "Normative ethics and meta-ethics," *Ethics* 77 (January 1967) : 95–105, p. 95; W. D. Hudson, *Modern Moral Philosophy* (Garden City, New York: Anchor Books, 1970), p. 1; Patrick H. Nowell-Smith, *Ethics* (London: Penguin, 1954).

(30) Williama K. Frankena, "Moral philosophy at mid-century," *The Philosophical Review* 60 (1951), pp. 44–55, 引用は pp. 50, 54.

(31) Mary Warnock, *Ethics Since 1900* (London: Oxford University Press, 1960), pp. 203–204〔M・ウォーノック著, 保田清監訳『二十世紀の倫理学』法律文化社, 1979〕.

(32) William Frankena, "Moral philosophy at mid-century," *The Philosophical Review* 60 (1951) : 44–55; Richard B. Brandt, *Moral Philosophy and the Analysis of Language. The Lindley Lecture* (Lawrence: University of Kansas Press, 1963); Henry Aiken, *Reason and Conduct: New Bearings in Moral Philosophy* (New York: Knopf, 1962); Marcus George Singer, *Generalization in Ethics: An Essay in the Logic of Ethics* (New York: Knopf, 1961).

(33) John Rawls, "Outline of decision procedure for ethics," *The Philosophical Review* 60 (1951) : 177–198, 引用箇所は p. 177.

(34) John Rawls, *A Theory of Justice* (Cambridge: Belknap Press of Harvard University Press, 1971)〔ジョン・ロールズ著, 矢島鈞次監訳『正義論』紀伊國屋書店, 1979〕.

(35) Roderick Firth, "Ethical absolutism and the ideal observer," *Phiosophy and Phenomenological Research* 13 (1952) : 317–345, p.320; Richard B. Brandt, "The definition of an 'Ideal Observer' in ethics," *Philosophy and Phenomenological Research* 16 (1955) : 407–423; Richard B. Brandt, *Ethical Theory* (Engelwood Cliffs: Prentice-Hall, 1959), pp. 244–259; William Frankena, "The principles of morality," in Curtis L. Carter (ed.), *Skepticism and Moral Principles: Modern Ethics in Review* (Evanston, Illinois: New University Press, 1973), pp. 43–76; Henry D. Aiken, "The concept of moral objectivity," in Hector-Neri Casteñeda and George Nakhnikian (eds.), *Morality and the Language of Conduct* (Detroit: Wayne State University Press, 1963, pp. 69–106; 再録は in Aiken, *Reason and Conduct*, pp. 134–170.

(36) Patrick H. Nowell-Smitt, *Ethics* (London: Prenguin, 1954); Sturat Hampshire, *Thought and Action* (London: Chatto and Windus, 1959); Kurt Baier, *The Moral Point of View* (Ithaca: Cornell University Press, 1958).

(37) Stephnen E. Toulmin, *An Examination of the Place of Reason in Ethics* (Cambridge: Cambridge University Press, 1950). Frankena による書評, *The Phiosophical Review* 60 (1951): 44–55 と Hare による書評 *Philosohical Quarterly* 1 (1950): 372–375 を参照. 同様に George C. Kerner, *The Revolution in Ethical Theory* (New York: Oxford University Press, 1966), chapter 3 をも参照.

(38) Richard M. Hare, *The Language of Morals* (Oxford: Clarendon Press, 1952) 〔R・M・ヘア著, 小泉仰・大久保正健訳『道徳の言語』勁草書房, 1982〕; *Freedom and Reason* (Oxford: Clarendon Press, 1963) 〔R・M・ヘア著, 山内友三郎訳『自由と理性』理想社, 1982〕.

(39) Frankena, "Moral philosophy at mid-century," p. 55.

(40) Ronald M. Green, "Health care and justice in contract theory perspective," in Robert H. Veatch, (ed.), *Ethics and Health Policy* (Cambridge, Mass.: Ballinger, 1976), pp. 111–126; Norman Daniels, *Just Health Care* (New York: Cambridge University Press, 1985).

(41) この区分けが最初に提案されたのは, C. D. Broad, *Five Types of Ethical Theory* (New York: Harcourt Brace, 1930) であると思われる. しかし彼は, 規範的な論証をすべてカバーするのではなく, 責務の理論にのみ言及してその区分けをしていた.

(42) Harlan B. Miller and William H. Williams (eds.), *The Limits of Utilitarianism* (Minneapolis: University of Minnesota Press, 1982); Curtis Carter (ed.), *Skepticism and Moral Principles: Modern Ethics in Review* (Evanston: New University Press, 1973).

(43) Jonsen and Toulmin, *Abuse of Casuistry*, p. 394.

(44) G. E. Moore, *Principia Ethica*, pp. 4–5.

(45) 例えば, 以下を参照. Hannah Arendt, *Eichmann in Jerusalem: A Report on the Banality of Evil* (New York: Penguin, 1964) 〔ハンナ・アーレント著, 大久保和郎訳『イェルサレムのアイヒマン——悪の陳腐さについての報告』みすず書房, 1969〕; *Antisemitism: Part One of the Origins of Totalitarianism* (New York: Harcourt, Brace and World, 1951) 〔ハナ・アーレント著, 大久保和郎訳『全体主義の起原 1　反ユダヤ主義』みすず書房, 1972, 新装版 1981〕; *Imperialism: Part Two of the Origins of Totalitarianism* (New York: Harcourt, Brace and World, 1951) 〔ハナ・アーレント著, 大島通義・大島かおり訳『全体主義の起原 2　帝国主義』みすず書房, 1972, 新装版 1981〕; Sidney Hook, *Revolution, Reform and Social Justice: Studies in the Theory and Practice of Marxism* (New York: New York University Press, 1975); *Common Sense and the Fifth Amendment* (New York: Chriterion Books, 1975).

(46) Warnock, *Ethics Since 1900*, p. 204.

(47) その集会の講演と討論は *Ethics* 79 (1968) において発表された. Noam Chomsky, "Philosophers and public policy," pp. 1–9, 引用箇所は p. 9; John Silber, "Soul politics and political morality," pp. 14–23, 引用箇所は p. 14.

(48) Richard M. Hare, "Medical ethics: can the moral philosopher help?" in Stuart Sicker and H. Tristram Engelhardt, Jr. (eds.), *Philosophical Medical Ethics: Its Nature and Significance* (Dordrecht and Boston: D. Reidel Publishing Company, 1977), p. 52. ジョン・ラッド教授は私に思い出させた,「1950年代終わり頃,進歩的哲学者は法哲学に関心を抱くようになった. ……法哲学が倫理学を解放した. もちろんH・L・ハートは極めて影響力があった」. 個人的な教示, 1997年4月28日. H. L. A. Hart, *The Concept of Law* (Oxford: The Clarendon Press, 1961)〔H・L・A・ハート著, 矢崎光圀監訳『法の概念』みすず書房, 1976〕を参照.
(49) Bernard Gert, *The Moral Rules: A New Rational Foundation for Morality* (New York: Harper and Row, 1970); 同様に以下も参照. Gert with Charles M. Culver, *Phiosophy in Medicine: Conceptual and Ethical Issues in Medicine and Psychiatry* (New York: Oxford University Press, 1982)〔チャールズ・M・カルバー, バーナード・ガート著, 岡田雅勝監訳『医学における哲学の効用——医学と精神医学の哲学・倫理問題』北樹出版, 1984〕.
(50) MacIntyre, "Patients as agents," in Spicker and Egelhardt, *Philosophical Medical Ethics*, pp. 197–212, 引用は p. 198.
(51) 医療倫理への最初の哲学的貢献は, 私の知識では, サミュエル・E・シュトゥンプによってなされた. 彼は神学者として教育を受けたが, ヴァンダービルト大学哲学科主任となり, ヴァンダービルト大学臨床研究センターの医師らと研究した. 1965年に米国内科学会 (ACP) 年次大会の招待講演を引き受け, 1967年に再度ACPの倫理的ジレンマに関する討論集会に招かれた. 彼は医療倫理に関する関心を維持せず, 大学学長になった. 以下を参照. Stumpf, "Some moral dimensions of medicine," *Annals of Internal Medicine* 64 (1966): 460–470; "Momentum and morality in medicine," in J. R. Elkington (ed.), "The Changing Mores of Biomedical Research," *Annals of Internal Medicine* 67, suppl. 7 (1967): 10–14.
(52) Hans Jonas, *The Phenomenon of Life: Toward a Philosophical Biology* (New York: Harper and Row, 1966); Leon Kass, "Appreciating the phenomenon of life," *Hastings Center Report* 25, no. 7 (1995): 3–12.
(53) Hans Jonas, *The Imperative of Responsibility: In Search of an Ethics for the Technological Age* (Chicago: University of Chicago Press, 1984, ドイツ語原著の出版は1979)〔ハンス・ヨナス著, 加藤尚武監訳『責任という原理——科学技術文明のための倫理学の試み』東信堂, 2005〕; Richard Bernstein, "Rethinking responsibility," *Hastings Center Report* 25, no. 7 (1995): 13–20.
(54) Jonas, *The Imperative of Responsibility*, p. 11.
(55) Hans Jonas, "Philosophical reflections on experimenting with human subjects," (Lecture presented at American Academy of Arts and Sciences, November 1967), *Daedalus* 98, no. 2 (1969): 219–247〔ハンス・ヨナス著「人体実験についての哲学的考察」, 加藤尚武・飯田亘之編『バイオエシックスの基礎——欧米の「生命倫理」論』東海大学出版会, 1988年, 193–204頁〕.

(56) ウィリアム・カランとのインタビュー（1997 年 3 月 15 日）.
(57) Hans Jonas, *Philosophical Essays : From Ancient Creed to Technological Man* (Englewood Cliffs, N. J.: Prentice-Hall, 1974).
(58) Jonas, *Philosophical Essays*, p. vi.
(59) Strachan Donnelley, "The legacy of Hans Jonas," *Hastings Center Report* 25, no. 7 (1995) : 2 ; Hans Jonas, "The right to die," *Hastings Center Report* 8, no. 4 (1978) : 31–36 ; Marion Donhoff and Reinhard Merel, "Not compassion alone : on euthanasia and ethics" (interview with Jonas, 1989), *Hastings Center Report* 25, no. 7 (1995) : 44–50 ; Jonas, "Straddling the boudaries of theory and practice : recombinant DNA research as a case of action in the process of inquiry," in John Richards (ed.), *Recombinant DNA : Science, Ethics and Politics* (New York : Academic Press, 1978), 253–271.
(60) Samuel Gorvitz, "Ethics and the allocation of medical resources," *Medical Research Engineering* 5, no. 4 (1966) : 5–7, 引用箇所は p. 5.
(61) National Endowment for the Humanities, grant EH-6028–72–111.
(62) Samuel Gorovitz, Andrew L. Jameton, Ruth Macklin, et al. (eds.), *Moral Problems in Medicine* (Engelwood Cliffs : Prentice-Hall, 1976). ゴロヴィッはこの書物が生命倫理学の最初の教科書だと主張しているが，ワーツ（Richard W. Wertz）は『生物医学における倫理的・社会的問題読本』*Readings on Ethical and Social Issues in Biomedicine* を 3 年前に同じ出版社から発行していた.
(63) ウィリアム・ラデックは同研究所の卒業生で，「医療センター哲学者プログラム」を樹立した．このプログラムによって，1976 年から 1980 年まで，ニューヨークのいくつかの指導的な医療センターに哲学者が配置された．このプログラムは全米人文科学基金とニューヨーク人文科学委員会によって支援された．その結果いくつかの恒常的な医療倫理のプログラムが生まれ，何人かの有能な生命倫理学者が世に出た．以下を参照．Ruddick, *Philosophers in Medical Centers* (New York : The Society for Philosphy and Public Affairs, 1980) ; Ruddick and W. Finn, "Objections to hospital philosophers," *Journal of Medical Ethics* 11 (1985) : 42–46.
(64) Samuel Gorovitz, *The Doctor's Dilemma ; Moral Conflicts and Medical Care* (New York : Macmillan, 1982).
(65) K. Danner Clouser, "What bioethics brought to philosophy," (「生命倫理学の誕生」会議の報告，Seattle, Wa., Sept. 23–24, 1992), 報告集 pp. 532–542.
(66) K. Danner Clouser, "Bioethics," in Warren Reich (ed.), *The Encyclopedia of Bioethics*, 1st ed. (New York : The Free Press, 1978), vol. 1, p. 116 ; "Medical ethics : some uses, abuses, and limitations," *New England Journal of Medicine* 293 (1975) : 384 ; "What is medical ethics?" *Annals of Internal Medicine* 80 (1974) : 657 ; "'The sanctity of life' : an analysis of a concept," *Annals of internal Medicine* 78 (1973) : 119–125.
(67) Daniel Callahan, *The Catholic Case for Contraception* (New York : Macmil-

lan, 1969).

(68) Daniel Callahan, *Abortion : Law, Choice and Morality* (New York : Macmillan, 1970) ; "Abortion : Thinking and experiencing," *Christianity and Crisis* 32 (1973) : 295–298; これに対する批評として，以下を参照. Paul Ramsey, "Abortion: a review article," *The Thomist* 37 (1973) : 174–226.

(69) Daniel Callahan, The Tyranny of Survival: And Other Pathologies of Civilized Life (New York: Macmillan, 1973) ; Setting Limits: Medical Goals in an Aging Society (New York: Simon and Schuster, 1987)〔ダニエル・キャラハン著，山崎淳訳『老いの医療――延命主義医療に代わるもの』早川書房，1990〕; What Kind of Life : The Limits of Medical Progress (New York : Simon and Schuster, 1990).

(70) Toulmin, *An Examination of the Place of Reason in Ethics*, p. 125.

(71) National Commission for the Protection of Human Subjects of Biomedical and Behavioral Research, *Implications of Advances in Biomedical and Behavioral Research* (Washington, D. C.: U. S. Government Printing Office, 1978).

(72) Albert R. Jonsen and Stephen E. Toulmin, *The Abuse of Casuistry. A History of Moral Reasoning* (Berkley and Los Angeles: University of California Press, 1988). 以下を参照. Edwin R. DuBose, Ron Hamel, and Laurence J. O'Connell (eds.), *A Matter of Principles? Ferment in American Bioethics* (Valley Forge: Trinity Press International, 1994) ; "Theories and Methods in Bioethics: Principlism and its Critics" (特集号), *Kennedy Institute of Ethics Journal* 5, no 3 (1995) ; Eric T. Juengst, "Casuistry and the locus of certainty in ethics," *Medical Humanities Review* 3 (1989) : 19–27.

(73) Stephen Toulmin, "How medicine saved the life of ethics," *Perspectives in Biology and Medicine* 24 (1982) : 736–750.

(74) そのような哲学者の一人にウィリアム・ウィンスレードがいた．彼は法学博士号を取り，精神分析の免許も持っていた．他にトム・ビーチャム，ダニエル・ウィンクラー，ダン・ブロック，バルク・ブロディ，アンドルー・ジャミトン，リチャード・ザーナー，アーサー・カプラン，ロレッタ・コッペルマン，スーザン・シャーウィン，シセラ・ボックらがいた．一人一人の生命倫理学への貢献を記録にとどめたいところだが，紙幅の余裕がないので断念する．

(75) Stuart F. Spicker and H. Tristan Engelhardt, Jr. (eds.), *Philosophy and Medicine Series* (Dortrecht and Boston: Kluwer Academic Publishers, 1974 より現在まで).

(76) ブロディの学位論文は，*Placebos and the Philosophy of Medicine: Clinical, Conceptual and Ethical Issues* (『偽薬と医学の哲学――臨床上の概念的，倫理的問題』) (Chicago: University of Chicago Press, 1980). 教科書は *Ethical Decisions in Medicine* (Boston : Little, Brown, 1976)〔Howard Brody 著，舘野之男・榎本勝之訳『医の倫理――医師・看護婦・患者のためのケース・スタディ』東京大学出版会,

1985〕．同様に Stories of Sickness（New Haven: Yale University Press, 1987）も参照.

(77) キャラハン（Daniel Callahan）との個人的な会話，1996年12月11日.

(78) K. Danner Clouser and Loretta Kopelman（eds.), "Philosophical Critiques of Bioethics"（特集号), *Journal of Medicine and Philosophy* 15（1990）を参照.

第四章

(1) U. S. Senate Subcommittee on Government Research, Committee on Government Operations, *Hastings on S. J. Resolution 145*, 90th Congress, 2nd session, March 8–9, 21–22, 27–28, April 2, 1968, pp.1, 3; David J. Rothman, *Strangers at the Bedside: A History of How Law and Bioethics Transformed Medical Decision Making*（New York: Basic Books, 1991), chapter 9〔デイヴィッド・ロスマン著，酒井忠昭監訳『医療倫理の夜明け――臓器移植・延命治療・死ぬ権利をめぐって』晶文社, 2000〕を参照.

(2) Senate Committee, *Hearings on S. J. R. 145*, p. 36.

(3) Senate Committee, *Hearings on S. J. R. 145*, pp. 57, 282.

(4) Senate Committee, *Hearings on S. J. R. 145*, pp. 103–118.

(5) Senate Committee, *Hearings on S. J. R. 145*, p. 123.

(6) Senate Committee, *Hearings on S. J. R. 145*, p. 139.

(7) Senate Committee, *Hearings on S. J. R. 145*, pp. 70, 82.

(8) Senate Committee, *Hearings on S. J. R. 145*, p. 100.

(9) "Were transplant premature?" *Time*, March 15, 1968, p. 66.

(10) Senate Committee, *Hearings on S. J. R. 145*, p. 310.

(11) "Johns Hopkins case study—public policy aspects: a statement prepared by Senator Walter F. Mondale for the International Symposium on Human Rights, Retardation and Research," 未公刊論文，Washington, D.C., Oct. 17, 1971, pp. 4–5.

(12) Senate Committee, *Hearings on S. J. R. 145*, p. 47.

(13) Victor Cohen, "Live fetal research debated," *Washington Post*, April 10, 1973: A1, A9.

(14) Cohen, "Scientists and fetal research," *Washington Post*, April 15, 1973: A1.

(15) Cohen, "NIH vows not to fund fetus work," *Washington Post*, April 13, 1973: A1, A8.

(16) U. S. Senate Subcommittee on Health, Committee on Labor and Public Welfare, *Quality of Health Care—Human Experimentation*（Washington, D. C.: U.S. Government Printing Office, 1973), pp. 1–2.

(17) ヴィーチはケネディ議員のスタッフとして喚ばれ，公聴会の計画を練るのを手伝った（個人的情報)．彼のその後に出した論文を参照. "Human experimentation—ethical questions persist," *Hastings Center Report* 3, no.3（1973）: 1–3.

(18) U. S. Senate Subcommittee on Health, Committee on Labor and Public Welfare, *Quality of Health Care—Human Experimentation*, pp. 1, 486.
(19) Jessica Mitford, *Kind and Usual Punishment : The Prison Business* (New York: Vintage Press, 1974).
(20) Bernard Barber, J. Lally, J. Makarushka, and D. Sullivan, *Research on Human Subjects : Problems of Social Control in Medical Experimentation* (New York: Russell Sage Foundation, 1973).
(21) Henry K. Beecher, "Ethics and clinical research," *New England Journal of Medicine* 274 (1966) : 1354–1360.
(22) Jay Katz, "Reservations about the Panel Report on Charge I," *Final Report of the Tuskegee Syphilis Study Ad Hoc Advisory Panel*, 再録は Stanley J. Reiser, Arthur J. Dyck, and William J. Curran (eds.), *Ethics in Medicine* (Cambridge, Mass.: MIT Press, 1977), p. 320. タスキーギ研究の詳細は本書第五章参照.
(23) U. S. Senate Committee on Labor and Public Welfare, "National Research Act," *Hearings*, 92nd Congress, 1st session, May 1973, p. 1326.
(24) *Congressional Quarterly Almanac* 1973, xxix, Sept. 11, p. 512.
(25) *Congressional Quarterly Almanac* 1973, xxix, Sept. 11, p. 512.
(26) *Congressional Quarterly Almanac* 1974, xxx, June 25, p. 381.
(27) *Congressional Quarterly Almanac* 1973, xxix, Sept. 11, p. 512.
(28) ウォレン・ライクの個人的な教示 (1996年10月20日).
(29)「法律スタッフからローウェ博士への立法の背景に関するメモ, 1974年11月29日」,「生物医学・行動科学研究協力被験者保護のための国家委員会」資料, ボックス1. 国家委員会と大統領委員会の書類と記録は, ワシントン特別区のジョージタウン大学・全国生命倫理学文献検索センターに保管されている. 以下では National Commission and President's Commission Archive Box として引用する.
(30) ローウェ博士は一年後に委員会を去り, イェズリー氏が彼の職務を引き継いだ.
(31) Public Law 93–348, 93rd Congress, 2nd session (July 12, 1974) ; 88 STAT 342.
(32) National Commission for the Protection of Human Subjects of Biomedical and Behavioral Research, *Research on the Fetus* (Washington, D.C.: Government Printing Office, 1975), Federal Register vol. 40. no. 154 (1975) : 33526–33551. ルロイ・ウォルターズの委員会向けの論文は同じ主張をしている. *Research on the Fetus* の「付録1」を参照. そのレポートと規制の全内容は, ルイセルの少数意見も含めて, 以下に採録されている, Reiser et al., *Ethics in Medicine* pp. 450–486 及び *The Hastings Center Report* (1975), 5 (3), pp. 11–48.
(33) National Commission for the Protection of Human Subjects of Biomedical and Behavioral Research, *Research Involving Prisoners* (1976), *Research Involving Children* (1977), *Research Involving Those Institutionalized as Mentally Infirm* (1978), *Psychosurgery* (1977), *Institutional Review Boards* (1978), *Disclosure of Research Information* (1977), *Delivery of Health Services* (1978) 及び *the*

Special Study (1978), *The Belmont Report* (1979).

(34) Transcirpt, 15th meeting, February 13–15, 1976, p. 4, National Commission Archive Box 26.

(35) Transcirpt, 15th meeting, February 13–15, 1976, pp. 109–149, National Commission Archive Box 26.

(36) Transcirpt, 27th meeting, February 11–13, 1977, p. 7, National Commission Archive Box 30.

(37) *The Belmont Report: Ethical Principles and Guidelines for the Protection of Human Subjects of Research* (Washigton, D. C.: Government Printing Office, 1979).

(38) 参照，Tom L. Beauchamp and James F. Childress, *Principles of Biomedical Ethics* (New York: Oxford University Press, 1979, 4th ed., 1994)〔トム・L・ビーチャム，ジェイムズ・F・チルドレス著，永安幸正・立木教夫監訳『生命医学倫理』成文堂，1997〕．トム・ビーチャムは委員会のスタッフとともに1977年初頭仕事を始めた．彼は1977年2月の会議に出席しており，ベルモント報告の原案に論評を加えるように招待された．1977年7月には正規の専門職員の一員となり，トゥールミンとともにその文書のそれ以降の原案を手がけた．その前年に彼は，ジョージタウン大学の同僚ジェイムズ・チルドレスとともに，教科書編集の共同作業を始めたが，その教科書は，ベルモント報告の三原則と表面上類似した四原則を基礎に構成された．彼らが委員会とかかわったのとほぼ同時期にその書物を執筆したので，相互の影響は避けがたかった．彼らの教科書の果たした役割については，本書第一〇章で論じる．

(39) National Commission for the Protection of Human Subjects of Biomedical and Behavioral Research, *Report and Recommendations : Research Involving Those Institutionalized as Mentally Infirm* (Washington, D. C.: DHEW Publication (OS) 78–0006, 1978), p. xvii.

(40) President's Commission, *Protecting Research Subjects: The Adequacy and Uniformity of Federal Rules and their Implementation* (Washington, D. C.; Government Printing Office, 1981) ; pp. 74–76; President's Commission, *Implementing Human Research Regulations* (Washington, D. C. : Government Printing Office, 1983) ; pp. 23–29; 参照，Levine, *Ethics and Regulation of Clinical Research*, chapter 11.

(41) Eliot S. Valenstein, *Brain Control : A Critical Examination of Brain Stimulation and Psychosurgery* (New York and London: Wiley-Interscience, 1973) ; Valenstein, *Great and Desperate Cures : The Rise and Decline of Psychosurgery and Other Radical Treatments for Mental Illness* (New York: Basic Books, 1986).

(42) 精神医学の問題に関する二つの報告書の失敗で，そもそも生命倫理学による精神医学の倫理の取り扱い方は，失敗しているのではないか，と考えることができる．Charles Culver and Bernard Gert, *Philosophy in Medicine: Conceptual and Ethical Issues in Medicine and Psychiatry* (New York : Oxford University Press, 1982)〔チャールズ・M・カルバー，バーナード・ガート著，岡田雅勝監訳『医学に

おける哲学の効用——医学と精神医学の哲学・倫理問題』北樹出版，1984〕以外には，精神医学の倫理に注意を払ったものはほとんどない．生命倫理学者の合理主義的偏りが，合理性に支障のある人々によって生じる倫理的問題を，まともに眺めることを不可能にしているのではないか，と考える人もいるだろう．参照，Albert Jonsen and Burr Eichelman, "Ethical issues in psychopharmacological treatment," in Donald M. Gallant and Robert Force (eds.), *Legal and Ethical Issues in Human Research and Treatment* (New York: Spectrum Publications, 1977), pp. 143–176.

(43) Franz J. Ingelfinger, "The unethical in medical ethics," *Annals of Internal Medicine* 83 (1975) : 264–269; *New England Journal of Medicine* 296 (1977) : 44–45; Bradford Gray, "Bioethics commissions: What can we learn from past successes and failures?" in Ruth Ellen Bulger, Elizabeth Meyer Bobby, and Harvey V. Fineberg (eds.), *Society's Choices : Social and Ethical Decision Making in Biomedicine* (Washington, D. C.; National Academy Press, 1995), pp. 261–306.

(44) George Annas, "Report on the National Commission: good as gold," *Medicolegal News* 8. no. 6 (1980) : 4–7; Albert Jonsen and Michael Yesley, "Rhetoric and research ethics: a reply to George Annas," *Medicolegal News* 8, no. 6 (1980) : 8–13. 参照，Mechael Yesley, "The uses of an advisory commission," *University of Southern California Law Review* 51 (1978) ; 1451–1469.

(45) Jay Katz, "Unethical experiments," (「生命倫理学の誕生」会議の報告，Seattle, Wa, Sept. 23–24, 1992), 報告集 pp. 119–133.

(46) Public Law 92–463 "Federal Advisory committee Act," [45CFR46, 46. 204], 92 nd Congress, 2nd session: 86 STAT 770 (Oct. 6, 1972).

(47) National Ethics Advisory Board, transcript of first meeting, February 3, 1978, pp. 10–13, National Reference Center for Bioethics Literature, EAB Archive Box 1.

(48) Ethics Advisory Board DHEW, "Report and recommendations : HEW support of fetoscopy," *Federal Register* vol. 44, no. 158 (Augst 14, 1979) : 47732–47734.

(49) *Congressional Quarterly Almanac* 1978, xxxiv, pp. 605–606.

(50) President's Commission for the Study of Ethical Problems in Medicine and Biomedical and Behavioral Research, Briefing book, 2nd meeting, Meeting files, President's Commission Archive Box 25.

(51) Alexander M. Capron and Leon Kass, "A statutory definition of the standards for determining human death : an appraisal and a proposal," *University of Pennsylvania Law Review* 121 (1972) : 87, 102–104〔アレクサンダー・M・カプロン，レオン・R・カス著「死の決定基準の法制的定義」，加藤尚武・飯田亘之編『バイオエシックスの基礎——欧米の「生命倫理」論』東海大学出版会，1988年，275–288頁〕; Dan Wikler and Michael B. Green, "Brain death and personal identity," *Philosophy and Public Affairs* 9 (1980) : 105–133〔マイケル・B・グリーン，

ダニエル・ウィクラー著「脳死と人格同一性」，加藤・飯田編前掲書，235–259 頁〕; Robert Veatch, *Death, Dying and the Biological Revolution: Our Last Quest for Responsibility* (New Haven: Yale University Press, 1977) ; "Refinements for the determination of death : an appraisal," *Journal of the American Medical Association* 221 (1972) : 48–52.

(52) President's Commission for the Study of Ethical Problems in Medicine and Biomedical and Behavioral Research, *Defining Death : Medical, Legal and Ethical Issues in the Determination of Death* (Washington, D. C.: Government Printing Office, 1981), p. 2.

(53) President's Commission for the Study of Ethical Problems in Medicine and Biomedical and Behavioral Research, *Splicing Life : The Social and Ethical Issues of Genetic Engineering with Human Beings* (Washington, D. C. : Government Printing Office, 1982) ; *Screening and Counseling for Genetic Conditions: The Ethical, Social, nad Legal Implications of Genetic Screening, Counseling, and Education Programs* (Washington, D. C.: Government Printing Office, 1983).

(54) President's Commission for the Study of Ethical Problems in Medicine and Biomedical and Behavioral Research, *Deciding to Forego Life-Sustaining Treatment* (Washington, D. C.: Government Printing Office, 1983).

(55) *Superintendent of Belchertown State School v Saikewicz* (Mass Supreme Ct 1977) : *In the Matter of Shirley Dinnerstein* (Mass Appellate Ct 1978) : *In the Matter of Spring* (Mass Supreme Jud Ct 1980).

(56) Sharon R. Imbus and Bruce E. Zawecki, "Autonomy for burned patients when survival is unprecedented," *New England Journal of Medicine* 297 (1977) : 308–309.

(57) James Rachels, "Active and passive euthanasia," *New England Journal of Medicine* 292 (1975) : 78–79〔ジェイムズ・レイチェルス著「積極的安楽死と消極的安楽死」，加藤・飯田編前掲書，113–121 頁〕.

(58) Briefing book, 21st Meeting, June 10–11, 1982, Meeting files, p. 4, President's Commission Archives Box 32. 議長のエイブラムの発言は，Day 2, Box 41, p. 4 の筆記録に記録されている.

(59) President's Commission, *Deciding to Forego*, chapter 2 (draft), briefing book, 21st Meeting, June 10–11, 1982, Meeting files President's Commission Archive Box 32, pp. II–31; 委員会の討論は，Meeting Files, pp. 4–117, President's Commission Archive Box 41 の原稿に記録されている.

(60) Dan W. Brock, "Public moral discourse," in Ruth Bulger, Elisabeth Bobby, and Harvey Fineberg (eds.), *Society's Choices: Social and Ethical Decision Making in Biomedicine* (Washington, D. C.: The National Academy Press, 1995) pp. 215–240; Baruch Brody, "The President's Commission: the need to be more philosophical," *Journal of Medicine and Philosophy* 14 (1989) : 369–383; "Symposium:

the role of philosophers in the public policy process : a view from the President's Commission," *Ethics* 97 (1987) : 775–795.

(61) *Deciding to Forego* p. 61.

(62) *Deciding to Forego* p. 89.

(63) *Deciding to Forego* p. 72.

(64) John A. Behnke and Sissela Bok (eds.), *The Dilemmas of Euthanasia* (Garden City, N. Y. : Anchor Press, 1975) ; Marvin Kohl (ed.), Beneficient Euthanaisia (Buffalo, N. Y. : Prometheus Books, 1975) ; Daniel C. Maquire, *Death by Choice* (New York : Schocken Books, 1973).

(65) Bradford Gray, "Bioethics commissions : what can we learn from past successes and failures," in Bulger et al., *Society's Choices*, p. 286.

(66) President Truman's Commission on the Health Needs of the Nation (1953), 引用は President's Commission for the Study of Ethical Problems in Medicine and Biomedical and Behavioral Research, *Securing Access to Health Care* (U. S. Government Printign Office, 1983), p. 11.「健康への権利」(right to health) という術語が初めて登場したのは，1976 年の伝染病法に関する議会の議論においてであった．参照，Carleton B. Chapman and Johm M. Talmadge, "The evolution of the right to health concept in the United States," *Paros* 34 (1971), 30–51.

(67) Gene Outka, "Social Justice and equal access to health care," *Journal of Religion and Ethics*, 2 (1974) : 11–32〔ジーン・アウトカ著「社会的正義と医療を受ける権利の平等」，加藤・飯田編前掲書，310–332 頁〕; Ronald M. Green, "Health care and justice in contract theory perspective," in Robert M. Veatch (ed.), *Ethics and Health Policy* (Cambridge, Mass. : Ballinger, 1976), pp. 111–126.

(68) John D. Arras, "Retreat from the right to health care : the President's Commission and access to health care," *Cardozo Law Review* 6 (1984) : 321–346.

(69) *Securing Access to Health Care*, p. 93.

(70) 1982 年 8 月 12 日，規定上の期限まで僅か 4 ヶ月の第 23 回会議で，H・トマス・バランタイン，ブルース・K・ジェイコブスン，ジョン・J・モラン，ケイ・トーマが宣誓の上就任し，アルバート・R・ジョンセン，アンヌ・A・スキトフスキー，マリオ・ガルシア・パルミエリ，キャロライン・ウィリアムズが退いた．私たちの期限は 1982 年 7 月で終了した．

(71) Minutes, 26th meeting, Nov. 13, 1982, Meeting files, President's Commission Archive Box 36. 残念なことに，この論争かまびすしい会議の公式記録は，「全国生命倫理学文献検索センター」(ジョージタウン大学) の文書館には欠落している．私の叙述は議事録 (minutes) から構成した．

(72) *Securing Access to Health Care*, p. 203 ; Transcript, 27th Meeting, Dec. 12–14, 1982, Meeting files, President's Commission Archive Box 42; ダンロップ博士の発言は 7–9 頁，219–221 頁に記録されている．Ronald Bayer, "Ethics, politics, and access to health care : a critical analysis of the President's Commission," *Cardozo*

Law Review 6 (1984) : 303–320 を参照. バイヤーは，委員たちの修正要求に対する「専門職員たちの反抗」があった，と主張している.

(73) 国家委員会報告集の包括的な要約は存在しない. 大統領委員会の業績が集約されているのは，*Summing Up: Final Report on Studies on the Ethical and Legal Problems in Medicine and Biomedical and Behavioral Research* (Washington, D. C.: Government Printing Office, 1983)〔アメリカ大統領委員会著，厚生省医務局医事課監訳『アメリカ大統領委員会生命倫理総括レポート』篠原出版，1984〕. この委員会の業績の評価については，Morris B. Abram and Susan M. Wolf, “Public involvement in medical ethics: a model for government action,” *New England Journal of Medicine* 310 (1984) : 627–632 を参照.

(74) Bradford Gray, “Bioethics commissions,” in Bulger et. al., *Society's Choices*, p. 267.

(75) Allan J. Weisbard and John D. Arras, “Commissioning morality: an introduction to the symposium,” *Cardozo Law Review* 6 (1984) : pp. 232–242, 引用箇所は p. 231.

(76) Brody, “The President's Commission,” pp. 369–383.

(77) Daniel Callahan, “Morality and contemporary culture: the President's Commission and beyond,” *Cardozo Law Review*, 6 (1984) : 347–356.

(78) Gray, “Bioethics commissions,” p. 289.

(79) Gray, “Bioethics commissions,” p. 283.

(80) Allan J. Weisbard and John D. Arras, *“Commissioning morality”; Advisory Committee on Human Radiation Experiments, Final Report* (Washington D.C.: Government Printing Office, 1995).

(81) Bulger et al., *Society's Choices*.1997 年にクリントン大統領は大統領令 12975 号によって，全米生命倫理諮問委員会を設立し，その委員会に，研究被験者保護に関する問題と，遺伝情報の処理と使用に関する問題の調査を委託した.

第五章

(1) Hippocrates, *Aphorisms I*, in W. H. S. Jones (trans.), *Hippocrates with an English Translation* (Cambridge, Mass.: Harvard University Press, 1959), vol. 4, p. 99〔大槻真一郎編集『新訂ヒポクラテス全集』第 1 巻「箴言」，エンタプライズ，1997 年，517 頁〕. ヒポクラテスの箴言「経験は不確かである」は，「経験は危険である」とも訳すことができる〔上記訳書では.「試みは失敗すること多く」と訳されている〕.

(2) Hippocrates, *Epidemics I*, xi in Jones, Hippocrates, vol. 1, p. 165〔大槻真一郎編集『新訂ヒポクラテス全集』第 1 巻，前掲書，231 頁〕.

(3) Celsus, *De Medicina*, proemium, 23–27, 40–44, in W. G. Spencer, *Celsus De Medicina with an English Translation* (Cambridge : Harvard University Press, 1960), vol, pp. 15, 23; John Scarborough, “Celsus and human vivisection at Ptole-

maic Alexandria," *Clio Medica* 11 (1976) : 25–38.

(4) J. P. Bull, "The historical development of clinical therapeutic trials," *Journal of Chronic Disease* 10 (1959) : 218–248.

(5) 危険な実験の興味深い説明は, William Withering, *An Account of the Foxglove and Some of Its Medical Uses* (London : G. G. J. and J. Robinson, 1785), 引用は Ralph H. Major, *Classic Descriptions of Disease*, 4th ed. (Springfield : Charles Thomas, 1949), pp. 442, 439. 法的原則が最初に述べられたのは, *Slater v Baker and Stapelton* 95 Eng Rep 860 KB (1767) ; *Carpenter v Blake* 60 Bart 448 (NY Sup Ct 1871) ; *Jackson v Burnham* 20 Colo 532; 39 Pac 577 (1895).

(6) Norman Howard-Jones, "Human experimentation in historical and ethical perspective," *Social Science and Medicine* 16 (1982) : 1429–1448; Cotton Mather, "Variolae triumphatae," in Gordon W. Jones, (ed.), *The Angel of Bethesda* (Barre, MA ; Barre Publishers, 1972), pp. 93–116; Genevieve Miller, *The Adoption of Inoculation for Small Pox in England and France* (Philadelphia : University of Pennsylvania Press, 1957) ; Derrick Baxby, *Jenner's Smallpox Vaccine. The Riddle of Vaccinia Virus and Its Origins* (London : Heinemann, 1981).

(7) Percival, *Medical Ethics*, I, xii. In Chaucey Leake (ed.), *Percival's Medical Ethics* (Baltimore : The Williams and Wilkens Company, 1927), p. 76.

(8) Pierre-Chales-Alexandre Louis, *Recherches sur les effets de la saignee* (Paris, 1835).

(9) Claude Bernard, *Introduction to the Study of Experimental Medicine*, 翻訳は H. Greene (New York : Dover, 1957), chapter II, section iii, pp. 101–102 (仏語原著, 1865) 〔クロード・ベルナール著, 三浦岱栄訳『実験医学序説』岩波文庫, 1970〕.

(10) William Beaumont, *Experiments and Observations on the Gastric Juice and the Physiology of Digestion* (Plattsburgh : F. P. Allen, 1833), p. 31 ; Ronald L. Numbers, "William Beaumont and the ethics of human experimentation," *Journal of the History of Biology* 12 (1979) : 113–135.

(11) Vikenty Veressayev [V. V. Smidovich], *Memoirs of a Physician*, 翻訳は Simeon Linden (New York : Alfred Knopf, 1916), 再録は Jay Katz, *Experimentation with Human Beings* (New York : Russel Sage Foundation, 1972), pp. 284–291.

(12)「より古いヨーロッパ諸国では, いわゆる下層階級の生命や幸福は, 我が国よりも安価と見なされているので, 科学の熱狂的な献身者たちは, 決して正当化できないようなやり方で個々の患者の権利を蹂躙する傾向が多々見られる. この国（米国）では私たちはこの誤りに陥ることはずっと少ない」. Charles Francis Withington, *The Relation of Hospitals to Medical Education* (Boston : Cupples, Uphman and Co.), 引用は Stanley Reiser, Arthur J. Dyck, and William J. Curran, *Ethics in Medicine* (Cambridge, Mass. : MIT Press, 1977), p. 260.

(13) Katz, *Experimentation with Human Beings*, p. 291 ; Susan E. Lederer, *Subjected to Science : Human Experimentation in America before the Second World*

War (Baltimore: Johns Hopkins University Press, 1995), p. 9.

(14) Giuseppe Sanarelli, "Etiologia e pathgenesi della febbra gialla," *Annales d'Iginene Sperimentale* (1897) new series 7: 345, 引用は W. Bean, "Walter Reed ad the ordeal of human experiments," *Bulletin of History and Medicine* 51 (1977): 75–92, pp. 81–82. サナレリは誤っていた. 細菌イクテロイデス (icteroides) 説は, 1927年アドリアン・ストークスによって発見されたウイルス説に敗れた. ストークス自身は, 自らの実験の過程で致命的な感染を被った.

(15) Harvey Cushing, *The Life of Sir William Osler* (Oxford: Clarendon Press, 1925), Vol. I, p. 486.

(16) U. S. *A Bill for the Further Prevention of Cruelty to Animals in the District of Columbia* (1896) 54th Congress, S. 34.

(17) *A Bill for the Regulation of Scientific Experiments upon Human Beings in the District of Columbia* (1896)〔本文では1900年春となっている〕54th Congress, S. 3424.

(18) S. R. 3424; Senate Document No. 337 (Washington, D. C.: Government Printing Office, 1896); 引用は Lederer, *Subjected To Science*, Appendix I, p 143.

(19) Sir William Osler, *Principles and Practice of Medicine*, 3rd ed. (New York: Appleton, 1898), p. 18.

(20) Cushing, *The Life of Sir William Osler*, Vol. I, p. 522.

(21) 1880年代に, スコットランド出身でフィラデルフィアのジェファーソン医科大学で訓練を受け, ハバナ諸島で長期間診療をしてきた医師カルロス・ファン・フィンレーは, 正確に蚊 *Stegomyia fasciata* (蚊 Aedes aegypti の亜種) を病気の蔓延の原因と指摘した. 彼の実験は, 彼に大いなる名誉をもたらしたが, サナレリのそれと〔方法的に〕異なるものではなかった. 参照, David G. McCullough, *The Path Between the Seas: The Creation of the Panama Canal 1870–1914* (New York: Simon and Schuster, 1977), pp. 413–415〔デーヴィッド・マカルー著, 鈴木主税訳『海と海をつなぐ道——パナマ運河建設史』フジ出版社, 1986〕.

(22) Lederer, *Subjected to Science*, chapter 6.

(23) Cushing, *The Life of Sir William Osler*, Vol. II, p. 108.

(24) Cushing, *The Life of Sir William Osler*, Vol. II, p. 109.

(25) Charles Francis Withington, *The Relation of Hospitals to Medical Education* (Boston: Cupples, Uphman and Co., 1886), 引用は Reiser et al., *Ethics in Medicine*, p. 260.

(26) Lawrence K. Altman, *Who Goes First? The Story of Self-Experimentation in Medicine* (New York: Random House, 1987).

(27) Lederer, *Subjected to Science*, chapter 4.

(28) Lederer, *Subjected to Science*, chapter 4.

(29) Cited in Lederer, *Subjected to Science*, p. 99. 1909年にキャノン博士はハーバード大学の同僚〔で哲学者の〕ウィリアム・ジェイムズの考えに激怒した. ジェイムズは, 生体解剖の本質的な道徳性を肯定した公開書簡で, 動物の苦痛に対する実験家の

鈍感さを批判した．キャノンは彼の友人〔であるジェイムズ〕が反生体解剖主義に譲歩しすぎたことを批判し，「目下この戦いに関して大いに失望しております．私たちは皆余りに誤解しがちです」とこぼした．Gerald E. Myers, *William James: His Life and Thought*（New Haven: Yale University Press, 1986），p. 434.

(30) John R. Paul, *A History of Poliomyelitis*（New Haven: Yale University Press, 1971），pp. 252–262.

(31) Prussian Ministry of Health, *Centralblatt der gesamten Unterrichtsverwaltung in Preussen*（1901），188–189, 引用は George J. Annas and Michael A. Grodin, *The Nazi Doctors and the Nuremburg Code. Human Rights in Human Experimentation*（New York and Oxford: Oxford University Press, 1992），p. 127.

(32) Annas and Grodin, *The Nazi Doctors and the Nuremburg Code*, pp. 131–132.

(33) "Biomedical ethics and the shadow of Nazism. A Conference on the proper use of the Nazi analogy in ethical debate, April 8, 1976," *Hastings Center Report* special supplement 6, no.4（1976）.

(34) *Trials of War Criminals before the Nuremberg Military Tribunals under Control Council Law No. 10*（Washington, D. C.: U.S.Government Printing Office, 1949），Vol. 2, p. 181.

(35) Eva Moses-Kor, "The Mengele twins and human experimentation: a personal account," and Telford Taylor, "The opening statement of the prosecution, Dec. 9, 1946," in Annas and Grodin, *The Nazi Doctors and the Nuremberg Code*, pp. 53–59, 67–93; 同様に Gerald L. Poser and John Ware, *Mengele: The Complete Story*（New York: McGraw-Hill, 1986）; Lucette Matalon Lagnado and Sheila Cohn Deckel, *Children of the Flames: The Untold Story of the Twins of Auschwitz*（New York: Morrow, 1991）; Robert J. Lifton, *The Nazi Doctors: Medical Killing and the Psychology of Genocide*（New York: Basic Books, 1986）; Alexander Mitscherlich and Fred Mielke, *Doctors of Infamy: The Story of the Nazi Medical Crimes*（New York: H. Schuman, 1949）などを参照.

(36) "Report on war crimes of a medical nature committed in Germany and elsewhere on German nationals and the nationals of occupied countries by the Nazi regime during World War II," *AMA Archives*, 引用は Advisory Committee on Human Radiation Experiments, *Final Report*（Washington, D. C.: U. S. Government Printing Office, 1995），pp. 133–134.

(37) Leo Alexander, "Medical science under dictatorship," *New England Journal of Medicine* 241（1949）: 39–47, 引用は p. 44; Annas and Grodin, *The Nazi Doctors and the Nuremberg Code*; Arthur L. Caplan（ed.），*When Medicine Went Mad: Bioethics and the Holocaust*（Totawa, N. J.: Humana Press, 1952）を参照.

(38) Alexander, "Medical science under dictatorship," p.45.

(39) World Medical Association, *Declaration of Helsinki* in W. Reich（ed.），*Encyclopedia of Bioethics*（New York: Simon & Schuster Macmillan），Vol. 5, pp. 2765–

2766.

(40) David Rothman, "Research, human : historical aspects," in Warren Reich (ed.), *The Encyclopedia of Bioethics*, Vol. 4, p. 2252〔同書の第3版，2004年にも収録されており，その翻訳は，笹栗俊之訳「研究（人を対象とする）；歴史的側面」，『生命倫理百科事典』第1巻，丸善，2007年，914-923頁〕.

(41) David Rothman, *Strangers at the Bedside; A History of How Law and Bioethics Transformed Medical Decision Making* (New York : Basic Books, 1991), pp. 48-49〔デイヴィッド・ロスマン，酒井忠昭訳『医療倫理の夜明け』晶文社，2000〕.

(42) "German experiments at Auschwitz Camp," *Journal of the American Medical Association* 130 (1946) : 892-893 ; Andrew C. Ivy, "History and ethics of the use of human subjects in medical experiments," *Science* 108 (1948) : 1-5 ; Willard L. Sperry, "Moral problems in the practice of medicine : with analogies drawn from the profession of the ministry," *New England Journal of Medicine* 239 (1946) : 985-990 ; W. B. Bean, "Testament of duty : some strictures on moral responsibility in clinical research," *Journal of Laboratory and Clinical Medicine* 39 (1952) : 3 ; Otto E. Guttentag, "On the clinical entity," *Annals of Internal Medicine* 31 (1949) : 484-496 ; Leo Alexander, "Medical science under dictatorship," *New England Journal of Medicine* 24 (1949) : 39-47.

(43) Otto E. Guttentag, "The problem of experimentation on human beings," *Science* 117 (1953) : 205-214 ; "Ethical problems in human experimentation," in E. Torrey Fuller (ed.), *Ethical Issues in Medicine : The Role of the Physician in Today's Society* (Boston : Little, Brown and Company, 1968).

(44) Irving Ladimer and Roger W. Newman (ed.), *Clinical Investigation in Medicine : Legal, Ethical and Moral Aspects* (Boston : Boston University Law and Medicine Institute, 1963).

(45) Renée C. Fox, *Experiment Perilous : Physicians and Patients Facing the Unknown* (Philadelphia : University of Pennsylvania Press, 1959).

(46) Rothman, *Strangers at the Bedside*, pp. 62-63.

(47) Jay Katz, "The consent principle of the Nuremberg Code," in Annas and Grodin, *The Nazi Doctors and the Nuremberg Code*, p. 228.

(48) Otto E. Guttentag, "The physician's point of view," *Science*, 117 (1953) : 205-214, 引用は p. 209.

(49) Advisory Committee on Human Radiation Experiments, *Final Report* (Washington, D.C. : U. S. Government Publications Office, 1995), p.141.

(50) Mitscherlich and Mielke, *Doctors of Infamy*.

(51) 彼らは1995年放射線実験諮問委員会で面接を受けた科学者たちである．Ruth Faden（ACHRE議長）による個人的情報.

(52) Advisory Committee on Human Radiation Experiments, *Final Report*, p. 105.

(53) Advisory Committee on Human Radiation Experiments, *Final Report*, pp.

91, 781–782.

(54) Ruth R. Faden (ed.), *The Human Radiation Experiments: Final Report of the President's Advisory Committee* (New York: Oxford University Press, 1996), pp. 131, 149.

(55) Advisary Committee on Human Radiation Experiments, *Final Report*, p. 143.

(56) Irving Ladimer and Roger W. Newman (eds.), *A Study of the Legal, Ethical, and Administrative Aspects of Clinical Research Involving Human Subjects: Final Report of Administrative Practices in Clinical Research* (Boston: Law-Medicine Research Institute, 1963), pp. 43–44, Advisory Committee on Human Radiation Experiments, *Final Report*, p. 143 に引用.

(57) Advisory Committee on Human Radiation Experiments, *Final Report*, pp. 143–150.

(58) Advisory Committee on Human Radiation Experiments, *Final Report*, pp. 777–778. 1940 年代政府によってではなく，商業的な食料製造者によって支援されたそのような実験に関する，1994 年のある新聞記事は，問題の本質をとらえている．放射性トレーサーの標識をつけられたカルシウム分と鉄分を含んだオートミールが，マサチューセッツ州ウォルサムのファーナルド学校の知的障害の子供たちに，これらの栄養分の吸収を調べるために与えられた．1993 年，ニュース報道によれば，「州調査団は，74 人のファーナルド学校の寄宿生が少量の放射性カルシウム分と鉄分を摂取したが，健康には識別できる結果はなかった，と言った．しかし調査団は，研究者たちは子供たちの人権を侵害した，と述べた」．当時の善意の研究者でさえも，いかにこの無害な研究が「人権を……侵害した」かを理解することは，困難であったであろう．AP 通信，「戦後の試験で放射性穀物を摂取した子供たちのために，訴訟は何百万ドルも請求」，*Sacramento Bee*, December 7, 1995: A15.

(59) Morton Mintz, "Heroine of FDA keeps bad drug off market," *Washington Post*, July 15, 1962: A1, A8; 同様に参照，Mintz, *The Therapeutic Nightmare* (Boston: Houghton Mifflin, 1965). メリル製薬はサリドマイドのライセンスを，1953 年にそれを合成したドイツの会社シェーヴル・グリューンタールから購入した．

(60) Ralph A. Fine, *The Great Drug Deception: The Shocking Story of MER/29 and the Folks Who Gave You Thalidomide* (New York: Stein and Day, 1972), pp. 168–169; John Lear, "The unfinished story of thalidomide," *Saturday Review*, September 1, 1962: 38ff.

(61) Fine, *The Great Drug Deception*, p. 171.

(62) Helen Taussig, "A Study of the German outbreak of Phocomelia," *Journal of the American Medical Association* 180 (1962): 1105–1114.

(63) Richard Harris, *The Real Voice* (New York: Macmillan, 1964) を参照．奇妙なことにケルシー博士はキフォーヴァーの反トラスト・独占小委員会には一度も出席せず，上院議員ヒューバート・H・ハンフリーの政府再組織小委員会には出席した．

(64) *Federal Food, Drug and Cosmetic Act of 1962*, PL 87–781, 76 STAT 780; Sec-

tion 505 (1), 87th Congress, 2nd session.

(65) Frances Kelsey, "Patient consent provisions of the Federal Food, Drug and Cosmetic Act," in Irving Ladimer and Roger W. Newman, (eds.) *Clinical Investigation in Medicine: Legal, Ethical and Moral Aspects* (Boston: Law-Medicine Research Institute, Boston University, 1963), pp. 336–339; William J. Curran, "Governmental regulation of the use of human subjects in medical research: the approach of two federal agencies," in Paul A. Freund (ed.), *Ethical Aspects of Experimentation with Human Subjects* (Cambridge, Mass.: American Academy of Arts and Sciences, 1969), pp. 542–594; 21 CFR 50. 20 Federal Register Vol. 46, no. 17 (January 27, 1981): 8951; National Commission for the Protection of Human Subjects, *The Belmont Report: Ethical Principles and Guidelines for the Protection of Human Subjects* (Washington, D. C.: U.S.Government Printing Office, 1979), pp. 5–6; Ruth R. Faden and Tom L Beauchamp, *A History and Theory of Informed Consent* (New York: Oxford Univerity Press, 1986)〔ルース・R・フェイドン，トム・L・ビーチャム著，酒井忠昭・秦洋一訳『インフォームド・コンセント――患者の選択』みすず書房，1994〕.

(66) この「認可」は長官ジョージ・P・ラーリックからヘンリー・ビーチャー博士へ，個人的な応答として述べられた．参照，Curran, "Governmental regulation of the use of human subjects in medical research," pp. 418–419.

(67) Ladimer and Newman, *Clinical Investigation in Medicine.*

(68) Mark S. Frankel, "The development of policy guidelines governing human experimentation in the United States: a case study of public policy-making for science and technology," *Ethics in Science and Medicine* 2 (1975): 48.

(69) R. B. Livingston, "Progress report on survey of moral and ethical aspects of clinical investigation: Memorandum to Director, NIH," November 4, 1964; 引用は Frankel, "The development of policy guidelines governing human experimentation in the United States," p. 50.

(70) *Hyman v Jewish Chronic Disease Hospital* 42 Misc. 2d 427, 1963; 再録は Katz, *Experimentation with Human Beings*, pp. 9–65.

(71) Chaucey Leake (ed.), *Percival's Medical Ethics* (Huntington, NY: Krieger, 1975), chapter 1, xii, p. 76; M. B. Shimkin, "The researcher's point of view," *Science* 117 (1953): 205–207, 引用は p. 206.

(72) World Medical Association, Declaration of Helsinki I, June 1964; Declaration of Helsinki II, October 1975; 再録は Annas and Grodin, *The Nazi Doctors and the Nuremberg Code*, pp. 331–342.

(73) 国立衛生研究所はその最初の包括的政策声明書を小冊子 *The Institutional Guide to DHEW Policy on Protection of Human Subects* (Washington, D. C.: U. S. Government Printing Office, 1971) として発行した．その小冊子は通常「黄書」と呼ばれている．そのような評価委員会の現在の名称（「施設内審査委員会」，あるいは IRBs）

が最初に現れたのは，1974年の国家研究法（P. L. 93-348, Section 212（a)）においてであった．その表現は次いで保健教育福祉省被験者保護規制（45 CFR 46, 1974年5月30日）に採用された．参照，National Commission for the Protection of Human Subjects, *Institutional Review Board: Report and Recommendations*（Washington: D. C.; U. S. Government Printing Office, 1978), pp. 42–43.

(74) Henry K. Beecher, "Ethics and clinical research," *New England Journal of Medicine* 274（1966）: 1354–1360.

(75) Henry K. Beecher, "Experimentation in man," *Journal of the American Medical Association* 169（1959）: 461–478.

(76) Beecher, "Ethics and clinical research," p. 1360; 参照，Rothman, *Strangers at the Bedside*, chapter 4.

(77) Beecher, *Research and the Individual*（Boston: Little, Brown and Company, 1970), p. 82.

(78) Rothman, *Strangers at the Bedside*, p. 84.

(79) M. H. Pappworth, *Human Guinea Pigs: Experimentation on Man*（Boston: Beacon Press, 1968）; Franz J. Ingelfinger, "The unethical in medical ethics," *Annals of Internal Medicin*e 83（1975）; 264–269.

(80) Austin Bradford Hill, "The clinical trial," *British Medical Bulletin* 7（1951）; 278–282; "Medical ethics and controlled trials," *British Medical Journal* 1（1963）; 1043–1049; 再録は Reiser et al., *Ethics in Medicine*, pp. 278–284.

(81) Hill, "Medical ethics and controlled trials," p. 1049.

(82) U. S. Senate Committee on Government Operations, Hearing on the Naitonal Commission on Health Science and Society, 90 th Congress, 2 nd session, 1968, p. 98; 同様に参照，Rothman, *Strangers at the Bedside*, p. 173.

(83) Walsh McDermott, "The risks of research," Francis D. Moore, "A cultural and historical view," Jay Katz, "Individual risks vs. societal benefits: How are the risks distributed? Inquiry and commentary," in National Academy of Sciences, *Experiments and Research with Humans: Values in Conflict*（Washington D. C.: National Academy Press, 1975), それぞれ pp. 42, 30, 155.

(84) Jay Katz, "From experiment to clinical traials: Unethical experiment,"（「生命倫理学の誕生」会議の報告，Seatle, Wa., Sept. 23–24, 1992), 報告集 p. 116.

(85) Albert Sabin, "Individual risks vs. societal benefits: how are the risks distributed? Inquiry and commentary," in National Academy of Sciences, *Experiments and Research with Humans*, p.164; Jay Katz, "'Ethics and clinical research' revisited," *Hastings Center Report* 23, no. 5（1993）: 31–39 参照.

(86) Jay Katz, "From experiment to clinical trials," p. 106–118.

(87) Jay Katz with Alexander Capron and Eleanor Swift Glass, *Experimentation with Human Beings*（New York: Russell Sage, 1972).

(88) Jean Heller, "Syphilis victims in US study went untreated for 40 years,"

New York Times, July 26, 1972: A1, A8.

(89) James H. Jones, *Bad Blood* (New York: The Free Press, 1981); Alan Brandt, "Racism and research: the case of the Tuskegee Study," *Hastings Center Report* 8, no. 6 (1978): 21–29; *Final Report of the Tuskegee Syphilis Study Ad Hoc Advisory Panel* (Washington, D. C.: U. S. Government Printing Office, 1973).

(90) Alphonse M. Schwitalla, "The real meaning of research and why it should be encouraged," *Modern Hospital* 33 (1929): 77–80, 再録は Reiser et al., *Ethics in Medicine*, pp. 264–266.

(91) John Ford, "Notes on moral theology," *Theological Studies* 6 (1945): 543–544; "Human experimentation in medicine: moral aspects," *Symposium on the Study of Drugs in Man, Clinical Pharmacology and Therapeutics* 1 (1960): 396–400.

(92) Allocution to the First International Congress on the Histopathology of the Nervous System, Sept. 14, 1952; *Acta Apostolicae Sedis* (1952) 44: 779; 英訳の再録は *The Linacre Quarterly: Official Journal of the Federaton of Catholic Physicians' Guilds* 19 (1952): 98–107; 引用は Advisory Committee on Human Radiation Experiments, *Final Report*, p. 154.

(93) Walsch McDermott, "Opening comments," in J. Russell Elkington (ed.), "The changing mores of biomedical research," *Annals of Internal Medicine* 67, supplement 7 (Sept. 67), pp. 41–42.

(94) ウィリアム・カランとの個人インタビュー (1996年3月15日).

(95) Stephan R. Graubard (ed.), Preface to "Ethical Aspects of Experimentation with Human Subjects," *Daedalus* 98, no. 2 (1969): iv-v.

(96) Hans Jonas, "Philosophical reflectons on human experimentation," *Daedalus* 98, no. 2 (1969): 219–247, p. 230.

(97) *The National Research Act*, Public Law 93–348, July 12, 1974.

(98) *The Belmont Report*; 45CFR46, 45. 102 (e), p. 3.

(99) Robert J. Levine, "The boundaries between biomedical or behavioral research and the accepted and routine practice of medicine"; "The role of assessment of risk-benefit criteria in the determination of the appropriateness of research involving human subjects"; "The nature and definition of informed consent in various research settings"; and "Appropriate guidelines for the selection of human subjects for participation in bioemedical and behavioral research," in *The Belmont Report: Ethical Principles and Guidelines for the Protection of Human Subject of Research*, (Washington, D.C.; U. S. Government Printing Office, 1979), Appendix 1.

(100) Ruth Macklin and Susan Sherwin, "Experimenting on human subjects: philosophical perspecives," *Case Western Reserve Law Review* 25 (1975): 434–471.

(101) Paul Ramsey, *The Patient as Person: Exploration in Medical Ethics* (New Haven: Yale University Press, 1970), p. 11.

(102) Charles Fried, *Medical Experimentation: Personal Integrity and Social Policy* (New York: American Elsevier, 1974)〔チャールズ・フリード著，内藤周幸・光石忠敬訳『医学実験——無作為化臨床試験の論理と倫理』篠原出版，1987〕; 同様に参照，“Human experimentation : philosophical aspects,” in Warren T. Reich (ed.), *Encyclopedia of Bioethics*, 1st ed., (New York: The Free Press, 1978), Vol. 2, pp. 699–702.

(103) H. Tristram Engelhardt, Jr., “Basic ethical principles in the conduct of biomedical and behavioral research,” in *The Belmont Report*, Appendix I, p. 8–5.

(104) *The Belmont Report*, p. 4.

(105) ニューヨーク大学シンポジウムの演者らは，この罵詈雑言を投げかけた．クルーグマン博士が 1970 年代にカリフォルニア大学サンフランシスコ校に講演にやってきたとき，ナチス非難のプラカードを持ったデモ隊が医学部の正面でデモ行進したことを，私は覚えている．

(106) Editors, “Prevention of Viral Hepatitis—Mission Impossible?” *Journal of the American Medical Association* 217 (1971): 70–71;『ランセット』の投稿意見については，Katz, *Experimentation with Human Beings*, pp. 1007–1111 を参照; David J. Rothman and Sheila M. Rothman, *The Willowbrook Wars* (New York: Harper and Row, 1984), chapter 11.

(107) Beecher, “Ethics and clinical research,” p. 1360.

(108) Ramsey, *The Patient as Person*, pp. 12–13.

(109) Richard A. McCormick, “Proxy consent in the experimentation situation,” in *How Brave a New World?: Dilemmas in Bioethics* (New York: Doubleday, 1981), p. 62; 初出は *Perspectives in Biology and Medicine* 18 (1974): 12.

(110) William G. Bartholome, “Proxy consent in the medical context: the infant as person,” in The National Commission for the Protection of Human Subjects of Biomedical and Behavioral Research, *Research Involving Children* (Washington, D. C.: U. S. Government Printing Office, 1977), Appendix; Richard A. McCormick, “Proxy consent in the experimental situation”; Paul Ramsey, “The enforcement of morals: nontherapeutic research on chlidren,” *Hastings Center Report* 6, no. 4 (1976): 21–30; Richard A. McCormick, “Experimentation in children: sharing sociality,” *Hastings Center Report* 6, no. 6 (1976): 41–46; Paul Ramsey, “Children as research subjects: a reply” *Hastings Center Report* 7, no. 2 (1977): 40.

(111) Ramsey, “The enforcement of morals,” p. 30, footnote 21.

(112) Richard A. McCormick, “Sharing in sociality: children and experimentation,” in *How Brave a New World?* p. 87.

(113) National Commission for the Protection of Human Subjects of Biomedical and Behavioral Research, *Research Involving Children*; Protection of Human Subjects, Policies and Procedures, Department of Health, Education and Welfare, *Federal Register*, Vol. 38, No. 221, Part 11, November 16, 1973.

(114) "Ethics governing the service of prisoners as subjects in medical experiments," *Journal of the American Medical Association* 136 (1948) ; 447–458.
(115) Jessica Mitford, *Kind and Usual Punishment : The Prison Business* (New York : Vintage Press, 1973) ; "Experiments behind bars ; doctors, drug companies and prisoners," *Atlantic Monthly*, January 1973 ; pp. 64–73.
(116) 引用は Robert J. Levine, *Ethics and Regulation of Clinical Research*, 2nd ed. (New Haven : Yale University Press, 1988), p. 277.
(117) 45CFR46, subpart C, section 46. 306.
(118) 大統領委員会では隔年毎に施設内審査委員会のシステムの成否について報告することが必要とされた．その報告集が，『被験者保護』(*Protecting Human Subjects*, Washington, D. C.: Government Printing Office, 1981) と『人体実験規制の実施』(*Implementing Human Research Regulations*, Washington, D. C.: Government Printing Office, 1983) である．
(119) ジョン・C・フレッチャーはジョゼフ・フレッチャーと親戚ではなかったが，ともに監督教会派の牧師であり，ともに南部出身者であり，社会的活動家であり，偶然にも，経歴をヴァージニア大学生命倫理学教授として終えた．
(120) Robert J. Levine, *Ethics and Regulation of Clinical Research*.

第六章

(1) Michel de Montaigne, "Of the resemblance of children to their fathers," (1579) in *The Complete Essays of Montaigne*, 翻訳は Donald Frame (Stanford : Stanford University Press, 1957), p. 579〔モンテーニュ著，松浪信三郎訳『随想録（エセー）』下，世界の大思想 5，河出書房新社，1972，301 頁〕．
(2) Robert C. Olby, *The Origins of Mendelism* (New York : Shocken Books, 1966).
(3) James Watson and Francis Crick, "The molecular structure of nucleic acids," *Nature* 4356 (1953) : 737〔ワトソン，クリック著，井上章訳「デオキシリボ核酸の構造」湯川秀樹・井上健責任編集『世界の名著 66　現代の科学』中央公論社，1973〕; 同様に参照，James D. Watson, *The Double Helix : A Personal Account of the Discovery of the Structure of DNA* (New York : Atheneum, 1968)〔J・D・ワトソン著，江上不二夫・中村桂子訳『二重らせん』講談社学術文庫，1986〕．
(4) "Clue to chemistry of heredity found," *New York Times* June 13, 1953 : A17.
(5)「教会は科学真理探究に障壁を設けないと教皇言明」, New York Times, September 9, 1953 : A18 ; "Allocution to First International Conference of Medical Genetics," *Acta Apostolicae Sedis* 45 (1953) : 596–611, p. 605.
(6) Charles Darwin, *Descent of Man and Selection in Relation to Sex*, 〔1871,〕 2nd ed. (New York : Appleton, 1922), p. 136〔今西錦司責任編集『世界の名著 39　ダーウィン』中央公論社，1967 ; ダーウィン著，長谷川真理子訳『人間の進化と性淘汰』1・2，ダーウィン著作集 1・2，総合出版，1999〕，引用は Mark Haller, *Eugenics : Hereditarian Attitudes in American Thought* (New Brunswick : Rutgers University

Press, 1963), p. 4 に引用．同書以外にいくつかの傑出した研究書が優生学の歴史を概観している．Kenneth M. Ludmerer, *Genetics and American Society: A Historical Appraisal* (Baltimore: Johns Hopkins University Press, 1972) ; Daniel J. Kevles, *In the Name of Eugenics: Genetics and the Uses of Human Heredity* (New York: Knopf, 1985)〔ダニエル・J・ケヴルズ著，西俣総平訳『優生学の名のもとに――「人類改良」の悪夢の百年』朝日新聞社，1993〕.

(7) Plato, *The Republic*, V, 459–462〔藤沢令夫訳「国家」,『プラトン全集 11 巻』岩波書店，1976〕.

(8) Francis Galton, *Hereditary Genius: An Inquiry into Its Laws and Consequences*, 〔1869,〕2nd ed. (London: Macmillan, 1922), p. 35〔ゴールトン著，甘粕石介訳『天才と遺傳』上・下，岩波書店，1935〕.

(9) Francis Galton, *Inquiries into Human Faculty* (New York: Dutton ad Co., 1883), 2nd ed. 日付不明〔1905?〕, footnote p. 7.

(10) Mark Haller, *Eugenics*, pp. 56–57.

(11) Sir Richard Hofstadter, *Social Darwinism in American Thought* (New York: Geroge Braziller, 1953), pp. 31–66〔R・ホフスタター著，後藤昭次訳『アメリカの社会進化思想』研究社出版，1973〕.

(12) Olby, *The Origins of Mendelism*, chapter 6.

(13) American Breeders Association, *Proceedings* 11 (1906) ; 引用は Haller, *Eugenics*, p. 62.

(14) Charles B. Davenport, *Heredity in Relation to Eugenics* (New York: Holt, 1911), pp. 221–222〔ダヴェンポート著，中瀬古六郎・吉村大次郎訳『人種改良學』大日本文明協會事務所，1914〕，引用は Kevles, *In the Name of Eugenics*, p. 47.

(15) Kevles, *In the Name of Eugenics*, p. 72.

(16) A. J. Ochsner, "Surgical treatment of habitual criminals," *Journal of the American Medical Association* 53 (1899): 867–868.

(17) Philip R. Reilly, *The Surgical Solution: A History of Involuntary Sterilization in the United States* (Baltimore: Johns Hopkins Press, 1991).

(18) Harry Hamilton Laughlin, *Eugenical Sterilization in the United States* (Chicago: Psychopathic Laboratory of the Municipal Court of Chicago, 1992), p. 446, 引用は Haller, *Eugenics*, p. 133.

(19) California law, Reilly, *The Surgical Solution*, p. 48 に引用.

(20) E. S. Gosney and Paul Popenoe, *Sterilization for Human Betterment: A Summary of Results of 6, 000 Operations in California* (New York: The Macmillan Company, 1929)〔イー・エス・ガスニー，ポール・ポペノー著，安部磯雄訳『不妊結婚と人間改造』春陽堂，1930〕; Kevles, *In the Name of Eugenics*, p.118 ; Robert N. Proctor, Racial Hygiene: *Medicine Under the Nazis* (Cambridge: Harvard University Press, 1988), pp.173–175 ; Reilly, *The Surgical Solution*, p. 106.

(21) Adolf Hitler, *Mein Kampf*〔アドルフ・ヒトラー著，平野一郎・将積茂訳『わが

闘争――完訳』上・下，角川文庫，2002–3〕，引用は Reilly, The Surgical Solution, p. 106.

(22) Reilly, *The Surgical Solution*, p. 68.

(23) Buck v Bell, 274 US 201 (1927) ; J. David Smith and K. Ray Nelson, *The Sterilization of Carrie Buck* (Far Hills, N. J.; New Horizon Press, 1989).

(24) Reilly, *The Surgical Solution*, p. 68.

(25) Prescott Hall, *Reports of the Immigration Commission*, vol. 41 (Washington D. C.: United States Government Printing Office, 1911), p. 106, 引用は Haller, *Eugenics*, p. 147.

(26) Madison Grant, *The Passing of the Great Race ; or The Racial Basis of European History* (New York: C. Scribner's Sons, 1911), 1925 年にドイツ語に翻訳されて出版された (Der Untergang der grossen Rasse) ; Lothrup Stoddard, *The Rising Tide of Color Against White Supremacy* (Westport, Conn.: Negro University Press, 1920)〔ロスロップ・スタダード著，長瀬鳳輔訳『有色人の勃興』政教社，1921〕.

(27) Haller, *Eugenics*, p. 157.

(28) *Loving v Commonwealth of Virginia*, 87 S. Ct. 1817, 388 U. S. 1, 18 L. Ed. 2d 1010 (U. S. Va. 1967).

(29) Edward Alsworth Ross, *The Old World in the New* (New York : The Century Co., 1914), Haller, Eugenics, p. 147 に引用.

(30) John Ryan, *Family Limitation and the Church and Birth Control* (New York: Paulist Press, 1916) ; Thomas Gerrard, *The Church and Eugenics* (New York: Herder, 1912).

(31) E. J. Maloney, "The morality of sterilization," *Thought* (September 1928), 再録は J. F. Leibell, *Readings in Ethics* (Chicago: Loyola University Press, 1926), pp. 1077–1093, 引用箇所は p. 1087.

(32) G. K. Chesterton, *Eugenics and Other Evils* (London: Cassel, 1922), p. 151.

(33) *Casti Connubii in Five Great Encyclicals* (New York: Paulist Press, 1939), pp. 96–97〔H・デンツィンガー編，A・シェーンメッツァー増補改訂，浜寛五郎訳『カトリック教会文書資料集――信経及び信仰と道徳に関する定義集』改訂 5 版，エンデルレ書店，2002 年，557–565 頁〕.

(34) Allocution, Oct. 29, 1951, *Acta Apostolicae Sedis* (1951) : 835–860, 特に p. 844.

(35) Kevles, *In the Name of Eugenics*, p. 251.

(36) Kevles, *In the Name of Eugenics*, p. 173.

(37) Hermann J. Muller, *Out of the Night. A Biologist's View of the Future* (New York: The Vanguard Press, 1953), pp. ix, 103. この書物はミュラー博士の，人類の生物学的未来を取り扱った最初の刊公物であり，1910 年にコロンビア大学で行われた講義を基にしていた．彼は生殖と個人的な愛との分離を主張し，一旦このことが行われたら，人工授精によって「未来世代の膨大な数の子供たちが，ある極めて貴重な

人間の特性を受け継ぎ，両親のどちらかとは一度も接触を持たない……」ということが可能となるであろうと示唆した（p. 111）.

(38) Hermann J. Muller, “The guidance of human evolution,” *Perspectives in Biology and Medicine* 3, no. 1 (1959) : 1–43, pp. 19, 29；同様に参照，Muller, “Should we weaken or strengthen our genetic heritage?” in Hudson Hoagland and Ralph Burhoe (eds.), *Evolution and Man's Progress* (New York: Columbia, University Press, 1962)；“Our load of mutations,” *American Journal of Human Genetics* 2 (1950) : 111–176；“Means and aims in human genetic betterment,” in T. M. Sonneborn (ed.), *The Control of Human Heredity and Evolution* (New York: Macmillan, 1965), pp. 100–122.

(39) Joshua Lederberg, “The biological future of men,” in G. E. W. Wolstenholme (ed.), *Man and His Future* (Boston: Little, Brown, and Co., 1963), p. 270.

(40) Jacob Bronowski, “Discussion : Eugenics and genetics,” in Wolstenholme, *Man and His Future*, p. 286.

(41) ラムゼーとミュラーの個人的な往復書簡による．ルロイ・ウォルターズ博士が所有している．

(42) Paul Ramsey, *Fabricated Man: The Ethics of Genetic Control* (New Haven; Yale University Press, 1970), p. 7.

(43) Paul Ramsey, “Moral and religious implications of genetic control,” in John D. Roslansky (ed.), *Genetics and the Future of Man* (Amsterdam : North-Holland Publishing Co., 1966), p. 139.

(44) Ramsey, *Fabricated Man*, p. 31.

(45) Ramsey in Roslansky, *Genetics and the Future of Man*, p. 168.

(46) Ramsey, *Fabricated Man*, p. 58; Hermann J. Muller (ed.), *Man's Future Birthright; Essays on Science and Humanity* (Concord, NH: University of New Hampshire Press, 1958), p. 18.

(47) Joseph F. Fletcher, *Morals and Medicine* (Princeton : Princeton University Press, 1954), p. 168〔J・フレッチャー著，岩井祐彦訳『医療と人間――科学と良心の接点』誠信書房，1965〕.

(48) Joseph F. Fletcher, “Ethical aspects of genetic controls,” *New England Journal of Medicine* 285 (1971)；776–783；同様に参照，*Humanhood: Essays in Biomedical Ethics* (Buffalo: Prometheus Books, 1979), chapter 7, p. 88.

(49) Joseph F. Fletcher, *The Ethics of Genetic Control: Ending Reproductive Roulette* (Garden City, N. Y.: Anchor Press, 1974).

(50) Fletcher, *Ethics of Genetic Control*, p. 52.

(51) Fletcher, *Ethics of Genetic Control*, p. 201.

(52) この考え方は一般にクープ博士に帰せられているが，確認できる典拠を見つけることができなかった．

(53) Maureen Harris (ed.), *Early Diagnosis of Human Genetic Defects: Scientific*

and Ethical Considerations, Fogerty International Center Proceedings No. 6 (Bethesda: NIH Publication, 1971), 引用は p. 228 and p. 10.
(54) Tracy Sonneborn, "Ethical issues arising from the possible uses of genetic knowledge," in Burce Hilton, Daniel Callahan, Maureen Harris, Peter Condliffe, and Burton Berkley (eds.), *Ethical Issues in Human Genetics* (New York and London: Plenum Press, 1973), p. 2.
(55) Paul Ramsey, "Screening: an ethicist's view," in Hilton et al., *Ethical Issues in Human Genetics*, p. 151.
(56) Daniel Callahan, "The meaning and significance of genetic disease: philosophical perspectives," in Hilton et al., *Ethical Issues in Human Genetics*, p. 89.
(57) Hilton et al., *Ethical Issues in Human Genetics*.
(58) Paul Ramsey, "Genetic therapy: a theologian's view," in Michael P. Hamilton (ed.), *The New Genetics and the Future of Man* (Grand Rapids, Mich.: Wm. B. Eerdman Publishing Company, 1972), p. 172. 参事会員ハミルトンの会議とフォガーティ会議の両方とも，ヴァージニア州のエアリー・ハウスで開催された．本書では前者をエアリー会議，後者をフォガーティ会議と呼んで区別した．
(59) Arno Motulsky, "Brave new world?" *Science* 185 (1974): 653–663, 引用箇所は p. 663; 同様に参照，"Impact of genetic manipulation on society and medicine," *Science* 219 (1983): 135–140.
(60) John Fletcher, "From cloning to genome: genetic screening," (「生命倫理学の誕生」会議の報告，Seattle, Wa., Sept. 23–24, 1992) 報告集，pp. 276–285.
(61) Research Group on Ethical, Social and Legal Issues in Genetic Counseling and Genetic Engineering of the Institute of Society, Ethics and the Life Sciences, "Ethical and social isssues in screeniing for genetic disease," *New England Journal of Medicine* 286 (1972): 1129–1132.
(62) Marc Lappé, "From cloning to genome: human genoeme," (「生命倫理学の誕生」会議の報告，Seattle, Wa., Sept. 23–24, 1992) 報告集，pp. 286–289.
(63) Robert Murray, "Screening: a practitioner's view"; Michael M. Kaback, "The John F. Kennedy Institute Tay-Sachs Program: practical and ethical issues in an adult genetic screening program," in Hilton et al., *Ethical Issues in Human Genetics*, pp. 121–130, 131–146.
(64) Philip Reilly, *Genetics, Law and Social Policy* (Cambridge: Harvard University Press, 1977), chapter 3; Tabitha Powledge, "Laws in question: confusion over sickle-cell testing," *Hastings Center Report* 3, no. 1 (1972): 3–4.
(65) Tabitha Powledge and John Fletcher, "Guidelines for the ethical, social and legal issues in prenatal diagnosis," *New England Journal of Medicine* 300 (1979): 168–172; ヘイスティングス・センター・レポートは 1971 年から 1980 年の 10 年間の遺伝子テストに関して 20篇あまりの論文を出版した．
(66) *Antenatal Diagnosis. Report of a Consensus Development Conference, National*

Institute of Child Health and Human Development, March 5–7, 1979, NIH Publ. No. 80–1973. カバック博士はコンセンサス団の議長であり，私は一員であった.

(67) President's Commission for the Study of Ethical Problems in Medicine and Biomedical and Behavioral Research, *Screening and Counseling for Genetic Conditions* (Washington, D. C.: United States Government Printing Office, 1983), pp. 5–7.

(68) Horace Freeland Judson, *The Eighth Day of Creation: Makers of the Revolution in Biology* (New York: Simon and Schuster, 1979)〔H・F・ジャドソン著，野田春彦訳『分子生物学の夜明け——生命の秘密に挑んだ人たち』上・下，東京化学同人，1982〕; Robert Olby, *The Path to the Double Helix* (Seattle: University of Washington Press, 1974)〔ロバート・オルビー著，道家達将他訳『二重らせんへの道』上・下，紀伊國屋書店，1982/1996〕.

(69) Donald S. Fredrickson, "Asilomar and reconbinant DNA," in Kathi E. Hanna (ed.), *Biomedical Politics* (Washington, D. C.: National Academy Press, 1991), pp. 258–298.

(70) Maxine Singer and Dieter Soll, "Letter: guidelines for hybrid DNA molecules," *Science*, 181 (1973): 1114.

(71) Fredrickson, "Asilomar and recombinant DNA," p. 281.

(72) John Kifner, "'Creation of life' experiment at Harvard stirs heated dispute," New York Times, June 17, 1976: A-22; Nicholas Wade, *The Ultimate Experiment* (New York: Walker, 1977)〔N・ウェード著，磯野直秀訳『人類最後の実験——遺伝子組換えは許されるか』ダイヤモンド社，1978〕. カリフォルニア大学サンフランシスコ校の私自身の研究所は，近隣の同様の懸念から，ある建物の借用が妨げられた.

(73) Reprinted in President's Commission for the Study of Ethical Problems in Medicine and Biomedical and Behavioral Research, *Splicing Life: The Social and Ethical Issues of Genetic Engineering with Human Beings* (Washington, D. C.: United States Government Printing Office, 1982), Appendix B, p. 96.

(74) Rollin D. Hotchkiss, "Portents for a genetic engineering," *Journal of Heredity* 56 (1965): 197–202.

(75) French Anderson, "Gene therapy" in Michael Hamilton (ed.), *The New Genetics and the Future of Man* (Grand Rapids, Mich.: Wm. B. Eerdmans, 1972), p. 118. 1969年にスタンフィールド・ロージャーズ博士は，アルギナーゼを産出する遺伝子を持った組み込みショープ・ウイルスを，高アルギニン血症にかかっている二人のドイツ人少女に投与した．事件は失敗し，大いに批判された．参照，Theodore Fiedmann and Richard Roblin, "Gene therapy for human genetic disease?" *Science* (1975) 175: 949–955.

(76) President's Commission, *Splicing Life*, pp. 53–54.

(77) President's Commission, *Splicing Life*, p. 56; Osservatore Romano, Oct. 24, 1982: 2.

(78) Arno Mutulsky, "How medicine and theology learned to converse," (「生命倫理学の誕生」会議の報告, Seattle, Wa., Sept. 23–24, 1992), 報告集 pp. 331–335.

(79) *Splicing Life*, p. 48 ; Eric J. Juengst, "Germ-line gene therapy : back to basics," *Journal of Medicine and Philosophy* 16 (1991) : 587–592 ; Gregory Fowler, Eric Juengst, and Burke Zimmerman, "Germ-line gene therapy and the clinical ethos of medical genetics," *Theoretical Medicine* 10 (1989) : 151–165.

(80) President's Commission, *Splicing Life* ; President's Commission's 11th meeting, July 9–10, 1981, President's Commission Archive, Box 25.

(81) Alexander Morgan Capron, "The impact of the report, Splicing Life," *Human Gene Therapy*, 1 (1990) : 69–71.

(82) Robert Sinsheimer, "The Santa Cruz Workshop," *Genomics*, 5 (1989) : 954–996, 引用は Robert Cook-Deegan, *The Gene Wars : Science, Politics and the Human Genome* (New York : W. W. Norton, 1994), p. 82〔R・クックディーガン著, 石館宇夫・石館康平訳『ジーンウォーズ――ゲノム計画をめぐる熱い闘い』化学同人, 1996〕.

(83) Renato Delbecco, "A turning point in cancer research ; sequencing the human genome," *Science* 231 (1986) : 1055–1056.

(84) Cook-Deegan, *The Gene Wars*, p. 122.

(85) National Research Council Committee on Mapping and Sequencing the Human Genome, *Mapping and Sequencing the Human Genome* (Washington, D. C.: National Academy Press, 1988), p. vii.

(86) Albert Jonsen and Eric Juengst, "Implications for society," in National Research Council, *Mapping and Sequencing the Human Genome*, pp. 100, 103. 文献の例として, Joan Ablon, "Stigmatized health conditions," *Social Science and Medicine* 15 (1981) : 5–9 ; Alexander M. Capron (ed.), *Genetic Counseling : Facts, Values and Norms* (Birth Defects : Original Article Series, vol. 15) (New York : Alan R. Liss, 1979) ; Eric Juengst, "Prenatal diagnosis and the ethics of uncertainty," in John F. Monagle and David C. Thomasma (eds.), *Medical Ethics : A Guide for Health Professionals* (Rockville : Aspen Press, 1988) ; Marc Lappé, *Genetic Politics : The Limits of Biological Control* (New York : Simon and Schuster, 197) ; Ruth Macklin, "Mapping the human genome : problems of privacy and free choice," in Aubrey Milunski and George Annas (eds.), *Genetics and the Law III* (National Symposium on Genetics and the Law) (New York : Plenum Press, 1985) ; 及び Thomas H. Murray, "Genetic screening in the workplace," *Journal of Occupational Medicine* 25 (1983) : 451–454.

(87) 参照, Eric Juengst, "Self-critical federal science? The ethics experiment with the United States Human Genome Project," *Social Philosophy and Policy* 13, no. 2 (1996) : 63–95, 特に p. 63.

(88) 引用, Cook-Deegan, *The Gene Wars*, p. 262.

(89) Cooke-Deegan, *The Gene Wars*, p. 263. 基本的に科学者の観点からではあるが，倫理的な問題を包括的に眺めたのは，Leroy Hood and Daniel Kevles (eds.), *The Code of Codes: Scientific and Social Issues in the Human Genome Project* (Cambridge, Mass.: Harvard University Press, 1992)〔ダニエル・J・ケブルス，リーロイ・フード編，石浦章一・丸山敬訳『ヒト遺伝子の聖杯――ゲノム計画の政治学と社会学』アグネ承風社，1997〕.

(90) Harris, *Fogerty International Center Proceedings* No. 6, p. 10.

第七章

(1) Alexis Carrel and Charles A. Lindbergh, *The Culture of Organs* (New York: Paul B. Hoeber, 1938). 同様に参照，Theodore J. Malinin, *Surgery and Life: The Extraordinary Career of Alexis Carrel* (New York: Harcourt Brace Jovanovich, 1979).

(2) E. C. Padgett, "Is iso-skin grafting practicable?" *Southern Medical Journal* 25 (1932): 895; J. B. Brown, "Homografting of skin: with report of success in identical twins," *Surgery* 1 (1937): 558.

(3) Peter B. Medawar, "The behavior and fate of skin autografts and skin homografts in rabbits," *Journal of Anatomy* 78 (1944): 176, 及び *Journal of Anatomy* 79 (1945): 157.

(4) Gerald Leach, *The Biocrats* (London: Cape, 1970), p. 286〔ジェラルド・リーチ著，袖井林二郎・袖井孝子訳『バイオクラット――試験管ベビーから人造人間まで』読売新聞社，1972〕.

(5) J. P. Merrill, J. E. Murray, J. H. Harrison, and W. R. Guild, "Successful homotransplantation of the human kidney between identical twins," *Journal of the American Medical Association* 160 (1956): 277–282.

(6) J. E. Murray, J. P. Merrill, and J. H. Harrison, "Kidney transplantation between seven pairs of identical twins," *Annals of Surgery* 148 (1958): 343; J. E. Murray, J. P. Merrill, G. J. Dammin, et. al., "Study of transplantation immunity after total body irradiation: clinical and experimental investigation," *Surgery* 48 (1960): 272; J. E. Murray, J. P. Merrill, J. H. Harrison, et al., "Prolonged survival of human kidney homographs by immunosuppressive drug therapy," *New England Journal of Medicine* 268 (1963): 1315.

(7) 初期数年間の組織移植の一般的概観のためには，Francis D. Moore, *Give and Take. The Development of Tissue Transplantation* (Philadelphia and London: W. B. Saunders 1964)〔Francis D. Moore 著，藤本吉秀・長谷川嗣夫訳『Give and Take――移植の発展』医学書院，1967〕を参照.

(8) *Masden v Harrison*, Mass Sup Jud Ct, June 12, 1957; *Huskey v Harrison*, Mass Sup Jud Ct, Aug 30, 1957; *Foster v Harrison*, Mass Sup Jud Ct, Nov 20, 1957; 以下を参照，William J. Curran, "A problem of consent: kidney transplantation in

minors," *New York University Law Review* 34 (1959) : 891–898.

(9) *Strunk v Strunk*, 445 S. W. 2d 145 (Ky 1969). 同様のケースで，ルイジアナ州の裁判所は，施設に入所している兄弟からの移植を認可しなかったが，それは明らかにその男の子と姉妹との間にほとんど，あるいは全然，接触がなかったからであった. *In re Richardson*. La, App., 284 So. 2d 185, 1973.

(10) Thomas E. Statzl, "Ethical problems in organ transplantation : a clinician's point of view," in J. Russell Elkington (ed.), *The Changing Mores of Biomedical Research, Annals of Internal Medicine* 67, Suppl. 7 (Sept. 67), p. 36.

(11) J. Russel Elkington, "Moral problems in the use of borrowed organs, artificial and transplanted," *Annals of Internal Medicine* 60 (1964) : 309–313, p. 309 ; "Letters and comments," Annals of Internal Medicine (1964) : 355–363, pp. 355, 362.

(12) G. E. W. Wolstenholme, "Preface," in Wolstenholme and Maeve O'Connor (eds.), *Law and Ethics of Transplantation* (London : J & A Churchill, Ltd. 1966), pp. vii-viii. 最初の標題は，*Ethics in Medical Progress with Special Reference to Transplantation* (1966).

(13) 一人の著名な聖職者が「遠隔の地にありながら」(in distans) その場に存在していた. ピウス 12 世である. 彼の 1957 年の「麻酔学者に向けた告示」は〔報告集『移植の法と倫理』の〕付録におさめられていた (フランス語で). 教皇の声明が付録として添えられたのは，イタリア人の参加者でローマのラファエロ・コルテシーニ博士の示唆によったのかもしれない. 彼の会議での指摘は，その声明に言及していたし，また移植のために死体の臓器を摘出することの正しさに関する，教皇の他の声明にも言及していた. Wolstenholme and O'Conner, Cortesini "Discussion of Transplantation," and "Outlines of a legislation on transplantation" in Wolstenholme and O'Conner, *Law and Ethics of Transplantation*, pp. 97, 175. 移植に関する教皇の注解で，1956 年 5 月 9 日の角膜移植に関するシンポジウムへの教皇の告示以外のものを私は知らない. その告示では，死体への尊敬について注意を付け加えながら，移植のための臓器摘出を肯定した. F. Angelini (ed.), *Discorsi ai Mediei* (Rome : Orizzanti, 1959), p. 446.

(14) 引用は Leach, *The Biocrats*, p. 303.

(15) Chad Calland, "Iatrogenic problems in end-stage renal failure," *New England Journal of Medicine* 287 (1972) : 334–336.

(16) Albert R. Jonsen, "Scientific medicine and therapeutic choice," *New England Journal of Medicine* 292 (1975) : 126–127.

(17)「究極の手術」, *Time*, Dec. 15, 1967, pp. 64–72, 引用は p. 65.

(18) ブレイバーグに移植された心臓は 24 歳の黒人 (アパルトヘイト体制での隠語で「ケープ・カラード」〔南アフリカの白人と有色人種の混血〕) クライブ・ハウプトからのものであった〔最初の手術のドナー，デニス・ダーヴァルも黒人であった〕. コスモスとダミアンの奇跡でも，脚が切除された死体はムーア人であった！「ケープ

タウンの2番目の心臓移植」, *New York Times*, January 3, 1968: A1, 32;「ウェスト・コースト〔ケープタウン北方100キロの国立公園〕での心臓移植手術」, *New York Times*, January 7, 1968; A1, 50. バーナードは1975年2月2日, 論争が大きいので黒人から摘出した心臓はこれからは用いない, と述べた.「まるで私たちが座っていて, 貧しい黒人が病院に担ぎ込まれてその臓器を利用できる機会がくるのを待っているかのような印象が作り出されました」.「バーナード黒人心臓の移植停止」, *New York Times* February 3, 1975: A3.

(19) 健康小委員会, 労働・公衆衛生委員会, 合衆国上院議会, 1971年11月9日, p. 103.

(20) Renée C. Fox and Judith P. Swazey, *The Courage to Fail: A Social View of Organ Transplants and Dialysis* (Chicago: University of Chicago Press, 1974), chapter 6.

(21) John E. Murray, "Organs transplantation: the practical possibilities," in Wostenholme and O'Conner, *Law and Ethics of Transplantation*, pp. 54–64, 引用箇所は p. 59; 同様に参照, Francis Moore, "New problems in surgery," *Science* 144 (1964): 391.

(22) Lord Kilbrandon, "Chairman's opening remarks," in Wostenholme and O'Conner, *Law and Ethics of Transplantation*, p. 3.

(23) Fred Rosner, *Modern Medicine and Jewish Ethics* (New York: Ktav Publishing House, and Yeshiva University Press, 1986), chapter 3; and J. D Bleich, "Organ transplants," in *Judaism and Healing* (New York: Ktav, 1981), pp. 129–133を参照.

(24) Gerald Kelly, "The morality of mutilation: towards a revision of the treatise," *Theological Studies* 17, no. 3 (1956): 322–344.

(25) Thomas Aquinas, *Summa Theologiae* II–II, q. 65, a. 1〔トマス・アクィナス著, 高田三郎他訳『神学大全』全45冊, 創文社, 1960–2007〕; Martin Nolan, "The principle of totality in moral theology," in Charles E. Curran (ed.), *Absolutes in Moral Theology* (Washington, D. C.: Corpus Books, 1968), pp. 232–344.

(26) Bert Cunningham, "The morality of organic transplantation," *Studies in Sacred Theology*, no. 86 (1944): Cunninghamの論文に関して, David F. Kelly, *The Emergence of Roman Catholic Medical Ethics in North America: An Historical-Methodological-Bibliographical Study* (New York and Toronto: The Edwin Mellin Press, 1979), pp. 332–341を参照.

(27) Cunningham, "The morality of organic transplantation," p. 63.

(28) Cunningham, "The morality of organic transplantation," p. 101.

(29) 以下に引用, Gerald Kelly, "Moral notes," *Theological Studies* 8 (1947): 99.

(30) *Discorsi ai Medici*, p. 446.

(31) Gerald Kelly, "The morality of mutilation: toward a revision of the treatise"; ケリーは Thomas Aquinas, *In III Sententiae*, d. 29, a. 5を引用している.

「もしも人が自らの命を友に与えるとき，自らよりも友を愛しているのではなく，むしろ身体的な善（physical good）よりも自らの「美徳の善」（good of virtue）を好んでいるのである」.

(32) David Daube, "Limitation on self-sacrifice in Jewish Law and tradition," *Theology* 72（1969）: 291–299 ; Immanuel Jacobovits, *Jewish Medical Ethics*（New York : Block Publishing, 1959), pp. 96–97, 290–291 も参照. ユダヤ教のみならず仏教とイスラム教の伝統は，昔から解剖の禁止を説いてきたし，この禁止は死に行く人が自ら〔解剖されることを〕選択しても覆すことはできないように思われる. しかしこれらの宗教的伝統が，移植という新しい状況に，どのように対応してきたかを指摘することは興味深いことである. 復活に関するイスラム教の信仰では，死亡時に身体的な統合状態が必要である. 仏教も身体の切除を忌み嫌い，移植は懐疑的に眺められてきている. にもかかわらず大部分のイスラム教と仏教の諸国では，死亡前に提供者の明確な同意があれば，死後の提供は許されている（Muhammad Abdul-Rauf, "Medical ethics, history of : contemporary Muslim perspectives," 及び中村元 "Buddhism," in Warren T. Reich（ed.), *Encyclopedia of Bioethics*（New York : The Free Press, 1978)). しかし日本では，特に脳死問題に関して，社会的に慎重な意見が根強く，そのために医療専門職は，既に腎臓と角膜は合法的に移植されているのだが，心臓，肝臓，肺の移植に踏み込めないでいる. M. Branningan, "A chronicle of organ transplant progress in Japan," *Transplant International* 5（1992）: 180–186 を参照.

(33) ウォレン・ライク教授は，彼が生命倫理学に入っていった最初の冒険が，1967 年復員軍人庁で開催された『医学における道徳的問題』（Washington D. C.: Veterans Hospital Administration, 1967）シリーズの，「医学・道徳問題と全体性の原則――カトリックの観点」と自ら題した講義であったことを記憶している. その際彼は，移植の道徳的承認を提起すると同時に，移植に道徳的制約をつけることができたことを思い起こした（1995 年 12 月 13 日のインタビュー). エドマンド・ペレグリノ博士も，彼の医学・道徳問題との最初の接触は，聖ヨハネ大学の彼の哲学の教授が，カニンガムの命題のコピーを彼に提示したときであった，と思い起こしている（インタビュー，1995 年 12 月 12 日). ジョン・フレッチャー博士は現代生命倫理学の始まりを，カニンガム師の新しい命題に置いている. それは，その命題によって，従来まで医療道徳の対象が患者に限定されていたことから，より広い大衆に広げられたからである（インタビュー，1995 年 10 月 15 日).

(34) Paul Ramsey, *The Patient as Person: Explorations in Medical Ethics*（New Haven : Yale University Press, 1970), pp. 173, 197, Francis Moore, "New problems for surgery," *Science* 144（1964）: 391 を引用している.

(35) David Daube, "Transplantation : acceptability of procedures and the required legal sanctions," in Wolstenholme and O'Conner, *Law and Ethics of Transplantation*, p. 194.

(36) David Louisell, "Transplantation : existing legal constraints," in Wolsten-

holme and O'Conner, *Law and Ethics of Transplantation*, p. 80.

(37) Uniform Anatomical Gift Act, *Uniform Laws Ann* 15 (1983) ; Alfred Sadler and Blair Sadler, "Transplantation and the law," *Georgetown Law Review* 57, no. 4 (1968) : 31 ; A. M. Sadler, B. L. Sadler, and Blythe Stason, "The Uniform Anatomical Gift Act," *Journal of American Medical Association* 206 (1968) : 2501-2506.

(38) Bernard Häring, *The Law of Christ : Moral Theology for Priests and Laity* Vol. III, 翻訳は Edwin G. Kaiser (Westminster: Newman Press, 1964), p. 242 ; 以下も参照, Roberta G. Simmons, Susan D. Klein and Richard L. Simmons, *The Gift of Life : The Social and Psychological Impact of Organ Transplantation* (New York: Wiley, 1977) ; Harmon L. Smith, "Organ transplantation and experimentation," in *Ethics and the New Medicine* (Nashville: Abingdon Press, 1970), chapter 3. 移植の善意と贈与の原則は，身体の不可侵性の閾値を下げることに対する法曹界の断固たる拒否によって，むしろ強化された．ある症例では，骨髄移植を必要とする患者の訴えが，最も親和的な提供者であった，彼の従兄弟によって拒否された．判事は，道徳的には非難すべきであるが，法的には弁護できる，と考えた．*McFall v Shimp* no. 78-17711 in Equity (Allegheny County, PA, July 26, 1978).

(39) Harry S. Schwartz, "Bioethical and legal considerations in increasing the supply of transplantable organs: from UAGA to 'Baby Fae,'" *American Journal of Law and Medicine* 10 (1985) : 397-438.

(40) Willard Gaylin, "Harvesting the dead," *Harpers* 249 (September 1974) : 23-30.

(41) James L. Muyskens, "An alternative policy for obtaining cadaver organs," *Philosophy and Public Affairs* 8 (1978) : 88-99, 引用箇所は p. 97.

(42) Ramsey, *The Patient as Person*, p.210.

(43) Robert M. Veatch, *Death, Dying and the Biological Revolution : Our Last Quest for Responsibility* (New Haven: Yale University Press, 1976).

(44) Arthur L. Caplan, "Organ transplants: the costs of success," *Hastings Center Report* 13, no. 6 (1983) : 23-32.

(45)「リッチモンドで「死者からの収穫」法案進展す」, *Washington Post*, Janurary 23, 1981: C1 ; P. Lombardo, "Consent and 'donation' form the dead," *Hastings Center Report*, 11, no. 6 (1981) : 9-10. 多くのヨーロッパとアジアの国々は，患者の生前からの反対や患者家族の反対がなければ，同意なしで臓器を獲得することを認可する法律を有している．例えば次を参照，Alain Raymond, "France: the automatic transplant," *Washington Post* August 16, 1978: A15. 以下を参照，Robert Veatch, "The Myth of presumed consent: ethical problems in new organ procurement strategies," *Transplantation Proceedings* 27 (1995) : 1888-1892.

(46) Arthur L. Caplan, "Ethical and policy issues in the procurement of cadaver organs for transplantation," *New England Journal of Medicine* 311 (1984) : 981-983 ; "Obtaining and allocating organs for transplantation," in Dale H. Cowan, Jo

Ann Kantrowitz, Jay Moskowitz, and Peter H. Rheinstein (eds.), *Human Organ Transplantation: Societal, Medical-Legal, Regulatory, and Reimbursement Issues* (Ann Arbor: Health Administration Press, 1987), pp. 5–17. カプランは依頼必要性の提案を公表した最初の人であったが，その提案自体は既にヘイスティングス・センター臓器移植プロジェクトで構想され討論されていた（ロバート・ヴィーチ，個人的な教示）.

(47) James F. Blumstein and Frank A. Sloan (eds.), *Organ Transplantaton Policy Issues and Prospects* (Durham: Duke University Press, 1989).

(48) A. K. Salahudeen, "Hight morality among recipients of bought living-unrelated donor kidneys," *Lancet* 336 (1990): 725–728.

(49) Robert M. Veatch, "Medical ethics," *Journal of the American Medical Association* 252 (1984): 2296; Benjamin Freedman, "The ethical continuity of transplantation," *Transplant Proceedings* 17, Suppl. 4 (1985): 17–23.

(50) Richard M. Titmuss, *The Gift Relationship: From Human Blood to Social Policy* (London: George Allen and Unwin, 1971).

(51) Arthur L. Caplan, "Organ transplants: the costs of success," *Hastings Center Report* 13, no. 6 (1983): 23–32.

(52) *1984 National Organ Transplantation Act*, Public Law, 98–507.

(53) Task Force on Organ Transplantation, *Organ Transplantation: Issues and Recommendations* (Rockville, Md.: (DHHS), 1986), p. xxi.

(54) The Hastings Center, "Ethical, legal and policy issues pertaining to solid organ procurement," *A Report of the Project on Organ Transplantation* (October 1985): 2, 引用は the Task Force Report on Organ Transplantation, *Organ Transplantation*, p. 28.

(55) James Hardy, Carlos Chavez, Fred Kurrus, et al., "Heart transplantation in man: developmental studies and report of a case," *Journal of the American Medical Association* 188 (1969): 1132–1140.

(56) Leonard L. Bailey, Sandra L. Nehlsen-Cannarella, Waldo Conception, and Weldon B. Jolley, "Baboon to human cardiac xenograhic transplantation in a neonate," *Journal of the American Medical Association* 254 (1985): 3321–3329; Lawrence K. Altman, "Learning from Baby Fae," *New York Times* November 18, 1984: A1, 30.

(57) Michael R. Harrison, Michael Golbus, Roy A. Filly (eds.), *The Unborn Patient: Prenatal Diagnosis and Treatment* (Philadelphia: W. B. Saunders, 1984); M. R. Harrison, M. S. Golbus, R. A. Filly, A. R. Jonsen, et al., "Fetal surgery for congenital hydronephrosis," *New England Journal of Medicine* 306 (1982): 591–593.

(58) Michael R. Harrison and Gilbert Meilaender, "The anencephalic newborn as organ donor," *Hastings Center Report* 16, no. 2 (1986): 21–23; John C. Fletcher, John A. Robertson, and Michael R. Harrison, "Primates and anencephalic as

sources for pediatric organ transplants," *Fetal Therapy* 1 (1986), 150–164.

(59) Alexander Morgan Capron, "Anencephalic donors: separate the dead from the dying," *Hastings Center Report* 17, no. 1 (1987): 5–9; John D. Arras and Shlomo Shinnar, "Anencephalic newborns as organ donors: a critique," *Journal of the Amerian Medical Association* 259 (1988): 2284–2285; Larry R. Churchill and Rosa Lynn B. Pinkus, "The use of anencepahlic organs: historical and ethical dimensions," *The Milbank Quarterly* 68, no. 2 (1990): 147–169. ローマ・リンダ医学校の医師たちは，無脳児が死の法的定義を満たしていないことを認め，無脳児が2週間人工呼吸器を装着され，伝統的な心肺の死の定義に合致するようになったら，臓器提供者として用いる，という実験計画を立てた．この実験は一人として提供者を見出すことができず，打ち切られた．Joyce L. Peabody, Janet R. Emery, and Stephen Ashwal, "Experience with anencephalic infants as prospective organ donors," *New England Journal of Medicine* 321 (1989): 344–350. 以下を参照，Joyce L. Peabody and Albert R. Jonsen, "Organ transplantaton," in Ammon Goldworth, William Silverman, David K. Stevenson, Emile W. D. Young (eds.), *Ethics and Perinatology* (New York: Oxford University Press, 1995), pp. 184–213.

(60) Fox and Swazey, *The Courage to Fail*, chapter 7.

(61) Artificial Heart Assessment Panel, *The Totally Implantable Artificial Heart: Economic, Ethical, Legal, Medical, Psychiatric, and Social Implications* (Bethesda, Md.: DHEW Publication No. (NIH) 74–191, 1973), pp. 1, 197, 199–200.

(62) Artificial Heart Assessment Panel, pp. 197, 199, 132; John R. Hogness and Malin Van Antwerp (eds.), *The Artficial Heart: Prototypes, Policies and Patients* (Institute of Medicine: Washington, D. C.: National Academy Press, 1991), 207; Albert R. Jonsen, "The totally implantable artificial heart," *Hastings Center Report* 3, no. 5 (1973): 1–4.

(63) Lawrence K. Altman, "Dr. Clark's death laid to failure of all organs but artificial heart," *New York Times* March 25, 1983: A1; 同様に参照，"Reflections of a reporter on unresolved issues," in Margery W. Shaw (ed.), *After Barney Clark: Reflections on the Utah Artificial Heart Program* (Austin: University of Texas Press, 1984), pp. 113–128.

(64) T. A. Preston, "Who benefits from the artificial heart?" *Hastings Center Report* 15, no. 1 (1985): 5–7; Renée C. Fox and Judith P. Swazey, *Spare Parts: Organ Replacement in American Society* (New York; Oxford University Press, 1992), chapters 5 and 6〔レネイ・フォックス，ジュディス・スウェイジー著，森下直貴他訳『臓器交換社会——アメリカの現実・日本の近未来』青木書店，1999〕; Albert R. Jonsen, "The artificial heart's threat to others," *Hastings Center Reports* 16, no. 1 (1986): 9–11.

(65) *Artificial Heart and Assist Devices: Directions, Needs, Costs, Societal and Ethical Issues* (Rockville, Md.: DHHS, 1985), p. 35; Barbara Culliton, "The politics

of the heart," *Science* 241 (1988) : 283.

(66) Artificial Heart Assessment Panel, *The Totally Implantable Artificial Heart*, Discussion 1, p. 243.

(67) James W. Haviland, "Experience in establishing a community artificial kidney center," *Transaction of the American Clinical Climatics Association* 77 (1965) : 130.

(68) アルバート・ジョンセンへの個人的な情報．スクリブナー博士，ハーヴィランド博士，ワシントン大学名誉学長チャールズ・オーデガード博士，委員会の唯一の生存委員ジョン・ダラー師らの回想に感謝する．その回想は，John J. Quinn, "Who's Worth Saving: Social Worth and Selection for Scarce, Life-Saving, Medical Resources"（ワシントン大学医学史・医療倫理学講座，文学修士論文，1995 年）に記録されている．

(69) Shana Alexander, "They decide who lives, who dies," *Life* 53 (1962) : 102–125.

(70) Harold Schmeck, "Panel holds life or death vote in allotting of artificial kidney," *New York Times*, May 6, 1962: A1.

(71) Shana Alexander, "Covering the God committee,"（「生命倫理学の誕生」会議の報告，Seattle, Wa., Sept. 23–24, 1992），報告集，pp. 24–26.

(72) Jhan Robbins and June Robbins, "The rest are simply left to die," *Redbook*, November 1967, pp. 80–81.

(73) Fox and Swazey, *The Courage to Fail*.

(74) G. E. Schreiner, "Problems of ethics in relation to hemodialysis," in Wolstenholme and O'Conner, *Ethics in Medical Progress*, p. 128.

(75) Paul Ramsey, *The Patient as Person*, chapter 7 ; James Childress, "Who shall live when not all can live?" *Soundings* 53 (1970) : 339–355.

(76) Fox and Swazey, *The Courage to Fail*, p. 241.

(77) Belding Scribner, "Ethical problems of using artificial organs to sustain human life," *Transactions of the American Society of Artificial Internal Organs* 10 (1964) : 209–212.

(78) Judith Swazey, "Discovering the ethical dilemma,"（「生命倫理学の誕生」会議の報告，Seattle, Wa., Sept. 23–24, 1992），報告集 pp. 47–48.

(79) Childress, "Who shall live when not all can live?" pp. 335–339 ; Edmond Cahn, *The Moral Decision. Right and Wrong in the Light of American Law* (Bloomington, Ind.: University of Indiana Press, 1955)〔エドモンド・カーン著，西村克彦訳『法と人生――裁判官の胸のうち』法政大学出版局，1957〕.

(80) Nicholas Rescher, "The allocation of exotic medical lifesaving therapy," *Ethics* 79 (1969) : 173–186〔ニコラス・レッシャー著「高度救命医療の配分方法」加藤尚武・飯田亘之編『バイオエシックスの基礎――欧米の「生命倫理」論』東海大学出版会，1988 年，291–310 頁〕.

(81) Childress, "Who shall live when not all can live?" p. 343.
(82) Ramsey, *The Patient as Person*, chapter 7.
(83) Helmut Thielicke, "The doctor as judge of who shall live and who shall die," in Kenneth Vaux (ed.), *Who Shall Live; Medicine, Technology, and Ethics* (Philadelphia: Fortress Press, 1970), pp. 171–173.
(84) David Sanders and Jesse Dukeminier, "Medical advance and legal lag: hemodialysis and kidney transplantation," *UCLA Law Review* 15 (1968): 366–380.
(85) Paul Freund, "Introduciton to the ethical aspects of experimentation with human subjects," *Daedalus* 98 (1969): xiii.
(86) Gerald Winslow, *Justice and Triage* (Berkley: University of California Press, 1982); Paul Ramsey, *The Pateint as Person*, pp. 117–118, 253–255.
(87) Cahn, *The Moral Decision*, p. 71.
(88) Joseph F. Fletcher, "The Greater Good" (unpublisched lecture, 1969).
(89) Jay Katz and Alexander M. Capron, *Catastrophic Diseases: Who Decides What?: A Psychosocial and Legal Analysis of the Problems Posed by Hemodialysis and Organ Transplantation* (New York: Russel Sage Foundation, 1975), p. 193.
(90) Charles Fried, *Medical Experimentation: Personal Integrity and Social Policy* (New York: Elsevier, 1974)〔チャールズ・フリード著，内藤周幸・光石忠敬訳『医学実験——無作為化臨床試験の論理と倫理』篠原出版，1987〕; John Harris, "The survival lottery," *Philosophy* 50 (1975): 81–87〔ジョン・ハリス著「臓器移植の必要性」，加藤・飯田編前掲書，167–184頁〕; L. Duane Willard, "Scarce medical resources and the right refuse selection by artificial chance," *Journal of Medicine and Philosophy* 5 (1980): 225–229.
(91) Arthur L. Caplan, *If I Were a Rich Man, Could I Buy a Pancreas?* (Bloomington: Indiana University Press, 1992); James F. Burdick, Jeremiah G. Turcotte, and Robert Veatch, "General principles for allocating human organs and tissues," *Transplantation Proceedings* (1992) 24: 2226–2235; M. Benjamin, C. Cohen, and E. Grochowski, for the Ethics and Social Impact Committee, "What transplantation can teach us about health care reform," *New England Journal of Medicine* 330 (1994): 858–860.
(92) Fox and Swazy, *Courage to Fail*, chapter 8; H. Williams, "The first artificial kidney patient," *Seattle Times Mazazine* July 11, 1971, pp. 8–9.
(93) Richard A. Rettig, "Origins of the Medicare kidney disease entitlement: the Social Security Amendements of 1972," in Kathi E. Kanna (ed.), *Biomedical Politics* (Washington, D. C.: National Academy Pres, 1991), pp. 176–206, 204; Rettig, "The policy debate on patient care financing for victims of end-stage renal disease," *Law and Contemporary Problems* 40 (1976): 196–206; Richard A. Rettig and Norman G. Levinsky (eds.), *Kidney Failure and the Federal Government*

(Washington, D. C.: National Academy Press, 1991); Rettig, "The politics of health cost containment: end-stage renal disease," *Bulletin of the New York Academy of Medicine* 56 (1980): 115–137.

(94) Guido Calebresi and Philip Bobbitt, *Tragic Choices* (New York: Norton, 1978) において，人命がかかっている場合に公共政策はどう決定されるかについて刺激的な分析がなされている．初期の生命倫理学者たちの中にはこの書物に感銘を受けた人が多かった．

(95) Ramsey, *The Patient as Person*, p. 272.

(96) Albert R. Jonsen and André E. Hellegers, "Conceptual foundations for an ethics of medical care," in Laurence R. Tancredi (ed.), *Ethics of Health Care* (Washington, D. C.: National Academy of Sciences, 1974), pp. 3–20; Paul Ramsey, "Commentary," in *Ethics of Health Care*, pp. 21–29.

(97) Gene Outka, "Social justice and equal access to health care," *Journal of Religious Ethics* 2, no. 1 (1974): 11–32〔ジーン・アウトカ著「社会的正義と医療を受ける権利の平等」，加藤・飯田編前掲書，310–332 頁〕.

(98) Robert M. Veatch, "What is a 'just' health care delivery?" 及び Ronald M. Green, "Health care and justice in contract theory perspective," 共に Veatch and Roy Branson (eds.), *Ethics and Health Policy* (Cambridge, Mass.: Ballinger Publishing Company, 1976), pp. 127–153; 111–126. Charles Fried, "Equality and rights in health care," *Hastings Center Report* 6, no. 1 (1976); 30–32〔チャールズ・フリード著「医療における平等と権利」，加藤・飯田編前掲書，343–350 頁〕. ロバート・セイド博士 (Robert Sade) は保健医療権に好意を寄せるすべての人にとって「嫌われ者」(bête noir) となった．医療の権利などが存在するというのは，誤謬意見であるというのが彼の主張であった．確かに生命権や行為の自由権のような自然権は存在する．さらに，人々は自らの作業と創意で生産物と財産を作り上げ，それらを市場で他者に提供する．医療はまさにそのような財産であって，購入しようとするものに医師によって提供されるのである．セイドは，医療生産者以外の人が医療への「権利」を有するという誤謬を跡づけて，政府の健康政策に関するいくつかの提言にまで辿り着き，それらの提言は医師の自由と「最も根本的な専門職の義務である，どのようなときにも患者の最大利益のために自らの最良の判断力を行使しなければならない，という義務」に対する，不当な要求であると判断した．「……医師は自らの判断を制約し専門職を掣肘しようとするものに対して，次のように言うであろう．私の命と心は私にのみ属するのであって，それらに対するあなたの権利は承認しない，私はいかなる健康問題に対する法律上の解決策にも与しないであろう，と」. Robert Sade, "Medical Care as a right: a refutation," *New England Journal of Medicine* 285 (1971): 1288–1292. セイド博士のアイン・ランド〔1905–82, ロシア生まれの米国の女流小説家・哲学者で，彼女の objectivism が 1950 年代から 60 年代にかけて学生などに強い影響を与えた〕風の論文は『ニューイングランド医学雑誌』の次号で猛烈な憤激の投書に見舞われた，投書は *New Englnad Journal of Medicine* (1972):

286: 488–493.

(99) Renée Fox, "The medicalization and demedicalization of American society," (特集号, "Doing Better and Feeling Worse: Health in the United States") *Daedalus* 105 no. 1 (1977): 9–22, p. 13.

(100) Dan Callahan, "Health and society: some ethical imperatives," *Daedalus* 105 no. 1 (1977): 33.

(101) Charles Fried, "Equality and rights in health care," *Hastings Center Report* 6, no. 1 (1976): 30–32; Ronald Green, "The priority of health care," *Journal of Medicine and Philosophy* 8 (1983): 373–380; Laurence B. McCullough, "Justice and health care: historical perspectives and precedents," in Earl E. Shelp (ed.), *Justice and Health* (Dordrecht and Boston: D. Reidel, 1981), pp. 51–71. H・トリストラム・エンゲルハートは反対の立場をとり，倫理的な論証によって，資源配分の正しいあり方を案出することができる，という見解を否定する．彼が忠告するのは，不幸にして高額の健康資源を必要とする人はいるであろうが，社会がその人たちにこれらの資源を配備しなければ，その人々は不公平に扱われたことになる，という主張を正当化するようながっしりした論証は存在しない，ということだ．「医療的，財政的な需要の格差は，不幸と認識されなければならない．……しかしながら，不幸な事情は，常に称賛すべき慈善行為の理由となるとはいえ，不幸だからという理由で，私たちが不幸であるが必ずしも不公平ではないと見なす事情と，不幸でかつ不公平と見なす事情との間の，境界線を引き直す理由を必ずしも提供するわけではない」. H. Tristram Engelhardt, Jr., "Shattuck lecture allocationg scarce medical resources and the availability of organ transplantation: some moral presuppositions," *New England Journal of Medicine* 311 (1984): 66–71, pp. 67, 71.

(102) K. D. C. Hadorn, "Setting health care priorities in Oregon: cost-effectiveness meets the rule of rescue," *New England Journal of Medicine* 265 (1991): 2218–2285; Albert R. Jonsen, "Bentham in a box: technology assessment and health care allocation," *Law, Medicine and Health Care* 14 (1986): 172–174.

(103) President's Commission for the Study of Ethical Problems in Medicine and Biomedical and behavioral Research, *Securing Access to Health Care: A Report on the Ethical Implications of Difference in the Availability of Health Services* (Washington, D. C.: Government Printing Office, 1983), p. 4.

(104) President's Commission, *Securing Access to Health Care*, pp. 36–37.

(105) Deirdre Carmody and Laurie Johnston, "Appeal for a child," *New York Times* October 29, 1982: B2; "Infant girl undergoes a liver transplant," *New York Times* November 6, 1982: B6.

(106) "Reporot of the Massachusetts Task Force on Organ Transplantation," *Law, Medicine and Health Care* 13 (1) (1985): 8–27, pp. 9, 10–11. 以下を参照, Clark C Havinghurst and Nancy M. P. King, "Liver transplantation in Massachusetts: public policymaking as morality play," in James F. Blumstein and Frank

A. Sloan (eds.), *Organ Transplantaton Policy. Issues and Prospects* (Durham: Duke University Press, 1989), pp. 229–260.

(107) John Rawls, *A Theory of Justice* (Cambridge: Belknap Press of Harvard Ubinversity Press, 1971), p. 60〔ジョン・ロールズ著，矢島鈞次監訳『正義論』紀伊國屋書店，1979〕.

(108) Norman Daniels, *Just Health Care* (New York: Cambridge University Press, 1085), p. ix.

(109) Norman Daniels, *Am I My Parents Keeper?: An Essay on Justice Between the Young and the Old* (New York: Oxford University Press, 1988): 655–676.

(110) 例えば，Nancy Jecker, "Toward a theory of age-group justice," *Journal of Medicine and Philosophy* 14 (1989): 655–676.

(111) Mary B. Mahowald, "Neural fetal tissue transplantation: scientfic, legal and ethical aspects," *Clinical Research* 36 no. 3 (1988): 187–188.

(112) Advisory Committee to the Director, National Institutes of Health, *Report of the Human Fetal Tissue Transplantation Research Panel* (Washington, D. C.: National Institutes of Health, 1988); Dorothy Vawter, Warren Kearney, Karen Gervais, Arthur Caplan, Daniel Garry, and Carol Tauer, *The Use of Human Fetal Tissue: Scientific, Ethical and Policy Concerns* (Minneapolis: Center for Biomedical Ethics, University of Minnesota, 1990). 人胎児組織を用いる研究への連邦政府予算禁止は，保健社会福祉省副長官により1988年に命令され，ビル・クリントン大統領により1993年1月22日に撤回されるまで維持された (*Federal Register* 58: 7457).

(113) かつて移植医療の領域に同情的であった二人の観察家レネイ・フォックスとジュディス・スウェイジーは，移植の現状を *Spare Parts: Organ Replacement in American Society* (New York: Oxford University Press, 1992) で容赦なく批判した.

(114) Alvin H. Moss and Mark Siegler, "Should alchoholics compete equally for liver transplantation?" *Journal of the American Medical Association* 265 (1991): 1295–1298.

(115) Norman Daniels, *Seeking Fair Treatment: From the AIDS Epidemic to National Health Care Reform* (New York: Oxford University Press, 1995); Daniel W. Brock and Norman Daniels, "Ethical foundations of the Clinton administration's proposed health care system," *Journal of the American Medical Association* 271 (1994): 1189–1196; E. Haavi Morreim, *Balancing Act: The New Medical Ethics of Medicine's New Economics* (Dordrecht/Boston: Kluwer Academic Publishers, 1991); Charles J. Dougherty, *American Health Care: Realities, Rights and Reforms* (New York: Oxford University Press, 1988); Larry R. Churchill, *Rationing Health Care in America: Perceptions and Principles of Justice* (Notre Dame: University of Notre Dame Press, 1987).

第八章

(1) William Shakespeare, *King Henry IV Part II*, act 3, scene 2, line 41〔中野好夫訳「ヘンリー四世　第二部」,『シェイクスピア全集 4』筑摩書房, 1967 年, 新装版 1982 年, 242 頁〕.

(2)「〔医術は〕病人の苦痛を癒し, 病気の猛威を和らげるが, 病気に圧倒されている人々を治療することは拒否する, というのもそのような場合医術は無力であることを知っているからである」. Hippocrates, *Art*, III in W. H. S. Jones (trans.), *Hippocrates with an English Translation*, (Cambridge, Mass.: Harvard University Press, 1957), vol. 2, p. 193〔今井正浩訳「術について」,『新訂ヒポクラテス全集』第 1 巻, エンタプライズ, 1997 年, 942 頁〕.

(3) Chauncey Leake (ed.), *Percival's Medical Ethics* (Baltimore: Williams and Wilkins, 1927), II, iii, p. 91.

(4) C. F. H. Marx, "Medical Euthanasia," *Journal of the History of Medicine and Allied Sciences* 7 (1972): 404–416. 参照, William Munk, *Euthanasia or Medical Treatment in Aid of an Easy Death* (London: Longmans, Green and Co., 1887). マンク博士は苦痛の緩和のためにアヘンを使用することを称賛しているが, 呼吸困難なときに処方されると「危険であり死を引き起こしかねない」と注意を促している.

(5) James Patterson, *The Dread Disease: Cancer and Modern American Culture* (Cambridge, Mass.: Harvard University Press, 1987).

(6) "Euphoria vs. euthanasia," *Journal of the American Medical Association* 32 (1899): 674; "Euthanasia," *Journal of the American Medical Association* 41 (1903): 1094; *British Medical Journal* 1 (1906): 1094; "Euthanasia: degenerated sympathy," *Boston Medical and Surgical Journal* 154 (1906): 330–331; Abraham Jacobi, "Euthanasia," *Medical Review of Reviews* 18 (1912): 362–363; "May the physician ever end life?" *British Medical Journal* 1 (1897): 934; William Osler, "Our attitude toward incurable disease," *Boston Medical and Surgical Journal* 141 (1899): 531; "The problem of euthanasia," *Journal of the American Medical Association* 60 (1913): 1897; William Munk, "Review of euthanasia: a medical treatment in aid of an early death," *British Medical Journal* 1 (1888): 473; Louis J. Rosenberg and N. E. Aronstam, "Euthanasia: a medico-legal study," *Journal of the American Medical Association* 36 (1901): 108–110; Sir Robert A. Wilson, "Medico-literary causerie: euthanasia," *Practitioner* 56 (1896): 631–635; Charles B. Williams, "Euthanasia," *Medical and Surgical Report* 70 (1894): 909–911.

(7) "Permissive euthanasia," *Boston Medical and Surgical Journal* 20 (1884), 引用は Stanley Joel Reiser, "The dilemma of euthanasia in modern medical history: the English and American experience," in Reiser, Arthur J. Dyck, and William J. Curran (eds.), *Ethics in Medicine: Historical Perspectives and Contemporary Concerns* (Cambridge, Mass.: The MIT Press, 1977), p. 490.

(8) Homer, *Iliad*, XVI, 502〔ホメロス著, 呉茂一訳『イーリアス』下, 岩波文庫,

1958年，36–37頁〕.

(9) Maimonides, *Mishneh Torah*, Hilchot Shabbat 2: 19; 参照，Fred Rosen, *Modern Medicine and Jewish Ethics* (New York: Yeshiva University Press, 1986), chapter 18, and J. D. Bleich, "Establishing criteria of death," in *Contemporary Halakhic Problems* (New York: Ktav, 1977), pp. 372–393.

(10) *Black's Law Dictionary*, 4th. ed. (St. Paul, Minn.: West Publishing Co., 1968), p. 488.

(11) 引用文献は，Stanley Joel Reiser, "The intensive care unit: the unfolding ambiguitie of survival therapy," *International Journal of Technology Assessment* 8 (1992): 382–394; Vesalius, *De Humani Corporis Fabrica*, 5: 23〔アンドレアス・ヴェサリウス編著，島崎三郎訳『ファブリカ』うぶすな書院，2007〕; David K. Brooks, *Resuscitation* (Baltimore: Wilkins and Wilkins, 1967); Tony Gould, *A Summer Plague: Polio and Its Survivors* (New Haven: Yale University Press, 1995).

(12) Philip Drinker and Charles F. McKhann, "The use of a new apparatus for the prolonged administration of artificial respiration," *Journal of the American Medical Association* 92 (1929): 1658–1660; J. H. Maxwell, "The iron lung: halfway technology or necessary step," *Milbank Quarterly* 64 (1986): 3–29.

(13) J. L. Wilson, "The use of the respirator," *Journal of the American Medical Association* 117 (1941): 278–279. この問題に関して1940年代，50年代の倫理的論評を探したが見つからなかった.

(14) Pope Pius XII, *Acta Apostolicae Sedis* 49 (1957): 1027–1033 *The Pope Speaks* 4 (1958): 393–398. 教皇の返答は昔からローマ・カトリック教会の道徳学者に馴染みであった，通常と通常外のケアの区別に基づいていた. この区別の意味については，先の第二章とこの第八章のこれから述べる箇所を参照. 一つの出典（*The Pope Speaks*）はこの集いを，「麻酔学者の国際的会議」と記しているが，より権威のある「教書」(Acta) では，教皇が言及しているのは「グレゴール・メンデル遺伝学研究所によってローマに招待された著名な医師と医学教育者の会合」となっている. 何人かの古参の麻酔学者は，1957年に国際会議が開催されたことは記憶にない，と私に語っている.

(15) Julius Korein, "Problem of brain death: development and history," in Korein (ed.), *Brain Death Interrelated Medical and Social Issues* (特集号), *Annals of the New York Academy of Sciences* 315 (1978): 19–38, 引用箇所は p.19. 教皇のこの講話は，1966年のチバ移植会議や，1969年のハーバード大学死の定義報告，カレン・アン・クインラン事件での判決文，あるいは死に行く人のケアに関するおびただしい記事などで引用された.

(16) Pierre Mollaret and M. Goulon, "Le coma dépassé," *Revue Neurologique* 101 (1959); 3–15.

(17) Ciba Foundation Symposium, *Ethics in Medical Progress*, G. Wolstenholme and M. O'Connor eds. (London: J. & A. Churchill Ltd., 1966), p. 69.

(18) Ciba, *Ethics in Medical Progress*, pp. 69, 155, 157, 190.

(19) "Moment of Death," *British Medical Journal* 2 (1963) : 394.

(20) Paul Ramsey, *The Patient as Person* (New Haven : Yale University Press, 1970), p. 72 より. "Texas heart transplants raise legal questions," *New York Times*, May 13, 1968 : 18 ; "Two indicted in death of heart donor," *New York Times*, January 28, 1969: A3. 私はシャムウェーとヒュームの事件も記憶しているが，その資料を見出すことができなかった.

(21) Report of the Ad Hoc Committee at Harvard Medical School to Examine the Definition of Brain Death, "A definition of irreversible coma," *Journal of the American Medical Association* 205 (1968) : 337–340. 参照, Vincent J. Kopp, "Henry Knowles Beecher and the redefinition of death," *Bulletin of Anesthesia History* 1997 ; 15 : 6–8.

(22) ウィリアム・カランとのインタビュー (1996年3月16日). 参照, Henry Beecher, "Scarce resources and medical advancement: ethical aspects of experimentation with human subjects," *Daedalus* 98, no. 2 (1969) : 275–313, 294; 同様に参照, Ramsey, *The Patient as Person*, p. 107. その箇所でラムジーはビーチャー〔自身〕の異なる見解をかなりぶっきらぼうに比較している.「私たちは後期ビーチャーの酩酊から初期ビーチャーの素面へと重点を移さなければならない」.

(23) Pope Pius XII, *Discoursi ai Medici*, F. Angelini ed. (Rome: Orizante, 1959), p. 607.

(24) アルバート・ジョンセンへの個人的情報伝達 (1996年4月12日).

(25) "What and when is death? An Editorial," *Journal of the American Medical Association* 204 (1968) : 539–540.

(26) Kansas Stat. Ann. 77–202 (Supp. 1971), 引用は the President's Commission for the Study of Ethical Problems in Medicine and Biomedical and Behavioral Research, *Defining Death : A Report on the Medical, Legal, and Ethical Issues in the Determination of Death* (Washington, D. C. : Government Printing Office, 1981), p. 62.

(27) Alexander M. Capron and Leon R. Kass, "A statutory definition of the standards for determining human death : an appraisal and proposal," *University of Pennsylvania Law Review* 121 (1972) : 87–118〔アレクサンダー・M・カプロン，レオン・R・カス著「死の決定基準の法制的定義」，加藤尚武・飯田亘之編『バイオエシックスの基礎――欧米の「生命倫理」論』東海大学出版会，1988年，275–288頁〕. この論文はもともと，ヘイスティングス・センター「死と死に行くことの研究グループ」の討論において構想された.

(28) French Ministry of Health, *Circulaire Jeanneny*, April 24, 1968 ; "Heart transplantation," *Council for International Organizations of Medical Sciences* (CIOMS), Geneva, June 13–14, 1968. ハーバード医学校のデイヴィッド・ラットステイン博士は後者の報告者であった. 同様に参照, Henry Beecher, "After the 'Definition of Ir-

reversible Coma,'" *New England Journal of Medicine* 281 (1969): 1070.

(29) Frank J. Veith, Jack M. Fein, Moses D. Tendler, et al., "Brain death I: a status report of medical and ethical considerations," *Journal of the American Medical Association* 238 (1977): 1651–1655; "Brain death II: A status report of legal considerations," *Journal of the American Medical Association* 238 (1977): 1744–1748; Peter McL. Black, "Brain death," parts one and two, *New England Journal of Medicine* 299 (1978): 338–344; 393–401.

(30) Robert Morison, "Death: process or event?" and Leon Kass, "Death as an event: a commentary on Robert Morison," *Science* (1971): 173: 694–702. 同じシンポジウムで，ビーチャーは脳死基準について語り，ヴィーチは技術的事柄と倫理的事柄の混同を理由にビーチャーを批判した．

(31) Hans Jonas, "Reflections on human experimentation," *Daedalus* 98 (1969): 243–245.

(32) Hans Jonas, "Against the stream," in *Philosophical Essays: From Ancient Creed to Technological Man* (Engelwood Cliffs: Prentice Hall, 1974), pp. 132–140〔ハンス・ヨナス著「死の定義と再定義」，加藤・飯田編前掲書，223–234頁〕．

(33) Jonas, "Against the stream," pp. 138, 140.

(34) Paul Ramsey, "On updating procedures for stating that a man has died," in *The Patient as Person*, p. 112.

(35) Robert M. Veatch, "The definition of death: ethical, philosophical and policy confusion," in Julius Korein (ed.), *Brain Death* (New York: The New York Academy of Sciences, 1978), pp. 307–318〔ロバート・M・ヴィーチ著「死の定義――倫理学的・哲学的・政策的混乱」，加藤・飯田編前掲書，260–274頁〕．ヴィーチはこれらの概念を他の著作では幾分異なって論じている．例えば以下を参照，Veatch, *Death, Dying and the Biological Revolution: Our Last Quest for Responsibility* (New Haven: Yale University Press, 1976), chapter 1.

(36) H. Tristram Engelhardt, Jr., "Defining death: a philosophical problem for medicine and law," *Annual Review of Respiratory Disease* 112 (1975): 587; Robert M. Veatch, "The whole brain oriented concept of death: an out-moded philosophical formulation," *Journal of Thanatology* 3 (1975): 13–30; Michael B. Green and Dan Wikler, "Brain death and personal identity," *Philosophy and Public Affairs* 9 (1980): 105〔マイケル・B・グリーン，ダニエル・ウィクラー著「脳死と人格同一性」，加藤・飯田編前掲書，235–259頁〕; J. L. Bernat, C. M. Culver, B Gert, "On the definition and criterion of death," *Annals of Internal Medicine* 94 (1991): 389–394; Bernard Gert, "Personal identity and the body," *Dialogue* 10 (1971): 458–478; Stanley Hauerwas, "Religious concepts of brain death and associated problems," in Korein, *Brain Death*, pp. 329–336; Fred Rosner, "Definition of death": in *Modern Medicine and Jewish Ethics* (New York: Yeshiva University Press, 1986) pp. 241–254; William May, "Attitudes toward the newly dead,"

Hastings Center Report 1, no. 1 (1973) : 3–15.

(37) "The Public Health and Welfare," 42 USC 1802 (1978).

(38) 5月と7月の会議の筆記録，論文，原案は，President's Commission Archives Boxes 25 and 37, National Reference Center for Bioethics Literature, Georgetown University, Washington, D. C.

(39) President's Commission on Ethical Problems in Medicine and Biomedical and Behavioral Research, *Defining Death : A Report on the Medical, Legal, and Ethical Issues in the Definition of Death* (Washington, D. C.: U. S. Government Printing Office, 1981).

(40) President's Commission, *Defining Death*, p. 2.

(41) 委員会の定義は委員長のアレックス・ケイプロンと共筆者のレオン・カスの示唆に綿密に従っていたが，両者の複雑な定義を簡略化した上で，「脳幹を含んで」という重要な表現を付け加えていた．そのことによってこの定義が，単に意識の永続的喪失ではなく，脳の呼吸中枢の破壊による有機体全体の統合喪失を含意することを明示することができた．参照，Capron and Kass, "A statutory definition of the standards for determining human death."

(42) Darrel W. Amundsen, "Medicine and the birth of defective children : approaches of the ancient world," in Richard M. McMillan, H. Tristram Engelhardt, Jr., and Stuart F. Spicker (eds.), *Euthanasia and the Newborn : Conflicts Regarding Saving Lives* (Dordrecht/Boston : D. Reidel Publishing Company, 1987), pp. 3–22 ; Maria W. Piers, *Infanticide* (New York : Norton, 1978) ; Cindy Bouillon-Jensen, "Infanticide," in Warren T. Reich (ed.), *Encyclopedia of Bioethics* (2nd ed.) (New York : Simon and Schuster Macmillan, 1995), pp. 1200–1205〔第3版には同筆者の同項目はD. R. Larsonによって改編されて収められている．その翻訳は，前田義郎訳「嬰児殺し」,『生命倫理百科事典』第1巻，丸善，2007年，534–542頁〕.

(43) しかしながら1910年にハリー・ハイセルデン (Harry Haiselden) 博士というシカゴの外科医は，障害のある子どもたちのいのちを終わらせたことを公に言明した．ハイセルデンを主役に据えたサイレントの劇映画は，優生学的倫理によって彼の行為を正当化した．参照，Martin S. Pernick, *The Black Stork : Eugenics and the Death of "Defective" Babies in American Medicine and Motion Pictures* (New York : Oxford University Press, 1996).

(44) Clement E. Smith, "Neonatal medicine and quality of life : an historical perspective," in Albert R. Jonsen and Michael J. Garland (eds.), *Ethics of Newborn Intensive Care* (Berkley : Institute for Governmental Studies, 1976), p. 33.

(45) Alexander Schaffer, *Disease of the Newborn* (Philadelphia : Saunders, 1960).

(46) P. Budetti and P. McManus, "Assessing the effectiveness of neonatal intensive care," *Medical Care* 20 (1982) : 1027 ; President's Commission on Ethical Problems in Medicine and Biomedical and Behavioral Research, *Deciding to Forego*

Life-Sustaining Treatment : A Report on the Ethical and Legal Issues in Treatment Decisions (Washington, D. C.: U. S. Government Printing Office, 1982), chapter 6.

(47) William Silverman, "The lesson of retrolental fibroplasia," *Scientific American* 236, (1977) : 100–107.

(48) ウィリアム・バーソロームとのインタビュー（1995年1月15日).

(49) International Documentation of the Contemporary Church, 11 Dec. 1971, p. 56; Harold Schmeck, "Parley discusses life and death ethics," *New York Times* Oct. 17, 1971, A33.

(50) Paul A. Freund, "Mongloids and 'mercy killing'" in Reiser et al., *Ethics in Medicine*, pp. 536–538 ; James M. Gustafson, "Mongolism, parental desires and the right to life," *Perspectives in Biology and Medicine* 16, no. 4 (1973) : 529–557 ; Albert R. Jonsen, "Can an ethicist be a consultant," in Virginia Abernethy (ed.), *Frontiers in Medical Ethics : Applications in a Clinical Setting* (Cambridge, Mass.: Ballenger Publishing Company, 1980), 157–172.

(51) ウィリアム・バーソロームとのインタビュー（1995年1月15日).

(52) Raymond S. Duff and A. G. M. Campbell, "Moral and ethical dilemmas in the specialcare nursery," *New England Journal of Medicine* 289 (1973) : 890–984.

(53) Letters to the Editor, *New England Journal of Medicine* 290 (1973) ; 518–520.

(54) Richard A. McCormick, "To save or let die," *Journal of the American Medical Association* 229 (1974) : 172–176.

(55) John C. Fletcher, "Abortion, euthanasia and care of the defective newborn," *New England Journal of Medicine* 292 (1975) : 75–79 ; H. Tristram Engelhardt, Jr., "Ethical issues in aiding the death of young children," in Martin Kohl (ed.), *Beneficent Euthanasia* (Buffalo, N. Y.: Prometheus Books, 1975), pp. 180–192.

(56) John Robertson and Norman Fost, "Passive euthanasia of defective newborn infants," *Journal of Pediatrics* 88 (1976) : 883–889; John Robertson, "Involuntary euthanasia of defective newborns: a legal analysis," *Stanford Law Review* 27 (1975) : 213–269.

(57) Jonsen and Garland, *Ethics of Newborn Intensive Care*, p. 190; Albert Jonsen, William Tooley, Roderick Phibbs, and Michael Garland, "Critical issues in newborn intensive care : a conference report and policy proposal," *Pediatrics* 55 (1975) : 756–768 ; Barbara Culliton, "Intensive care for newborns : are there times to pull the plug?" *Science* 188 (1975) : 133–134.

(58) Paul Ramsey, "An ingathering of other reasons for neonatal infaticide," in *Ethics at the Edges of Life: Medical and Legal Intersections* (New Haven: Yale University Press, 1978), pp. 228–267, 250.

(59)「基礎倫理」は，後に「決疑論」と呼ぶことになる領域を説明する私の初期の試み

である．この用語は Albert R. Jonsen and Lewis Butler, "Public ethics and policy," *Hastings Center Report* 5, no. 4（1975）: 17–31, に用いられ，ラムジーの *Ethics at the Edges of Life*, p. 242, においてからかいの対象とされた．

(60) "The Bloomington baby," *Washington Post*, April 18, 1982 : B6; "Private death," *New York Times*, April 27, 1982: A22.

(61) George J. Annas, "The Baby Doe regulations: gevernmental intervention in neonatal rescue medicine," *American Journal of Public Health* 74（1984）: 618–620. この出来事におけるレーガン大統領の役割を検証するのは困難である．アナスの論文におけるシュヴァイカーの引用は，Norman Fost, "Putting hospitals on notice," *Hastings Center Report* 12, no. 4（1982）: 5–8 に関係づけられているが，そのフォスト（Fost）の記事には大統領やシュヴァイカー長官への言及はない．

(62) *Federal Register* 48（1983）, 9630–9632.

(63) *In re Infant Doe*, No. GU 8204–00（Cir. Monroe County, Ind, Apr. 12, 1982）, *State ex rel infant Doe v Baker*（Ind Sup Ct. May 27, 1982）cert. Den 464 US 961（1983）. 多少異なる事情もあったが同様のニューヨークの事例は，ベビー・ジェイン・ドゥと呼ばれ，同時期に争われた．参照，*Baby Jane Doe: Weber v Stonybrook Hospital*, 476 NYS 2d（1983）; *U. S. v University Hospital* 729 F. 2d 144, 156（2d Cir. 1984）.

(64) *Bowen v American Hospital Association* 476 U. S. 610, 106 S. Ct. 2101（1986）.

(65) *Federal Register* 50（April 15, 1985）, 14888.

(66) L. M. Kopelman, T. G. Irons, and A. E. Kopelman, "Neonatologists judge the 'Baby Doe' regulations," *New England Journal of Medicine* 318（1988）: 677–683; Fost, "Putting hospitals on notice," pp. 5–8 ; Nancy M. P. King, "Federal and state regulation of neonatal decision-making," in McMillan et al., *Euthanasia and the Newborn* ; Thomas H. Murray, "The final, anticlimactic rule on Baby Doe," *Hastings Center Report* 15, no. 3（1985）: 5–9 ; Nancy K. Rhoden and John D. Arras, "Withholding treatment from Baby Doe: from discrimination to child abuse," *Milbank Memorial Fund Quarterly* 63（1985）: 18–51.

(67) Albert R. Jonsen, "Ethics, law and the treatment of seriously ill newborns," in A. Edward Doudera and J. Douglas Peters（eds.）, *Legal and Ethical Aspects of Treating Critically and Terminally Ill Patients*（Ann Arbor, Mich.: AUPHA Press, 1982）, pp. 236–241.

(68) *Maine Medical Center v Houle*, 74–145, Cumberland Co., Maine, Feb. 14, 1974, *In Matter of Kerrin Ann McNulty* #1960 Essex Co., Mass., Feb. 15, 1978. 1962年〔原著「1963年」は誤り〕のサリドマイドの悲劇において，ベルギーのある母親コリンヌ・ファン・ド・ピュ（Corinne Van de Put）は，彼女の子供を殺害した．この子は両腕が欠損し，顔は歪み，肛門閉鎖症であった．彼女は殺人で起訴されたが，殺人に必要な動機を有していないという理由で，無罪となった．その話は合衆国で熱心に取材された．参照，*New York Times*, November 11, 1962: A35 ; November 16,

1962; A1, A7.

(69) John Lorber, "Results of treatment of mylomeningocele," *Developmental Medicine and Child Neurology* 13 (1971) : 279 ; "Results of selective treatment of spina bifida cystica," *British Medical Journal* 4 (1973) : 201.

(70) Robert M. Veatch, "The technical criteria fallacy," *Hastings Center Report* 7, no. 4 (1977) : 15–16; T. Ackerman, "Meninomyelocele and parental commitment: A policy proposal regarding selection for treatment," *Man and Medicine* 5 (1980) : 201; Stuart F. Spicker and J. R. Raye, "The bearing of prognosis on the ethics of medicine: congenital anomalies, the social context and the law," in Stuart F. Spicker, Joseph M. Healey, Jr., and H. Tristram Engelhardt, Jr. (eds.), *The Law-Medicine Relation: A Philosophical Exploration* (Dortrecht/Boston: D. Reidel Publishing Company, 1981), pp. 189–216; R. B. Zachary, "Commentary: on the death of a baby," *Journal of Medical Ethics* 7 (1981) : 5; Chester A. Swinyard, *Decision Making and the Defective Newborn. Proceedings of a Conference on Spina Bifida and Ethics* (Springfield, Ill.: Charles Thomas, 1978).

(71) John Freeman, "The shortsighted treatment of myelomeningocele: a long term case report," *Pediatrics* 53 (1974) : 511; R. Reid, "Spina bifida: the fate of the untreated," *Hastings Center Report* 7, no. 4 (1977) : 16.

(72) Swinyard, *Decision Making and the Defective Newborn*, p. 608. 出席していた生命倫理学者は，ジョゼフ・フレッチャー，ジョン・フレッチャー，ノーマン・フォスト，ポール・ラムジー，ウォレン・ライク，ロバート・ヴィーチ，ジョン・ロバートソン，デイヴィッド・ブライク師，そして私，である．

(73) President's Commission, *Deciding to Forego Life-Sustaining Treatment*, pp. 218–219, 225–226.

(74) President's Commission, *Deciding to Forego Life-Sustaining Treatment*, chapter 6, pp. 197–229; Raymond S. Duff and A. G. M. Campbell, "Moral and ethical dilemmas in the special-care nursery," *New England Journal of Medicine* 289 (1973) : 890–894; Anthony Shaw, "Dilemmas of 'informed consent' in children," *New England Journal of Medicine* 289 (1973) : 885–890; Jeff Lyon, *Playing God in the Nursery* (New York: Norton, 1985) : Earl E. Shelp and R. Weir, *Selective Nontreatment of Handicapped Newborns* (New York: Oxford University Press, 1984); Robert Stinson and Peggy Stinson, *The Long Dying of Baby Andrew* (Boston: Little, Brown, 1983).

(75) *Macbeth*, Act V, scene viii, 1. 16〔小津次郎訳「マクベス」，『シェイクスピア全集 7』筑摩書房，1967, 新装版 1981，283 頁〕.

(76) T. Tuffier and L. Hallion, "De la compression rhythmie du coeur dan la syncope cardiaque par embolie," *Bulltetin de la Société de Chirurgie de Paris* 24 (1898) : 937.

(77) H. D. Adams and L. V. Hand, "Twenty minute cardiac arrest with complete re-

covery," *Journal of the American Medical Association* 118 (1942) : 133 ; C. S. Beck, "Resuscitation for cardiac standstill and ventricular fibrillation occurring during operation," *American Journal of Surgery* 54 (1941)) : 273; C. S. Beck, W. H. Pritchard, and H. S. Feil, "Ventricular fibrillation of long duration abolished by electric shock," *Journal of the American Medical Association* 135 (1947) : 985–986.

(78) W. B. Kouvenhoven, J. R. Jude, and G. G. Knickerbocker, "Closed chest cardiac massage," *Journal of the American Medical Association* 173 (1960) : 1064; 同様に以下を参照, Lael Wertenbaker, *To Mend the Heart* (New York : Viking Press, 1980) ; Mickey S. Eisenberg, *Life in the Balance: Emergency Medicine and the Quest to Reverse Sudden Death* (New York: Oxford University Press, 1997).

(79) "Standards for cardiopulmonary resuscitation (CPR) and emergency cardiac care (ECC), " *Journal of the American Medical Association* 227 (7) (1974) : Suppl. 841–860.

(80) J. Castagna, H. Shubin, and M. H. Weil, "Cardiac arrest in the critically ill patient," *Heart and Lung* 2 (1973) : 847.

(81) M. Rabkin, G. Gillerman, and N. R. Rice, "Orders not to resuscitate," *New England Journal of Medicine* 295 (1976) : 364 ; "Optimum care for hopelessly ill patients: a report of the Critical Care Committee of the Massachusetts General Hospital," *New England Journal of Medicine* 295 (1976) : 362.

(82) President's Commission, *Deciding to Forego Life-Sustaining Treatment*, pp. 237, 510–511.

(83) *In Re Dinnerstein*, 1978 Mass App 380 NE2d, at 138.

(84) W. A. Tweed, "Evaluation of hospital-based cardiac resuscitation," *California Medical Association Journal* 301 (1980) : 122–126; M. DeBard, "Cardiopulmonary resuscitation : analysis of six years experience and review of the literature," *Annals of Emergency Medicine* 10 (1981) : 408–412; Susan Bedell, Thomas Delbanco, E. Francis Cook, and Franklin Epstein, "Survival after cardiopulmonary resuscitation in the hospital," *New England Journal of Medicine* 309 (1983) : 569–576; Stuart J. Younger, "Do not resuscitate orders: no longer secret, but still a problem," *Hastings Center Report* 17, no. 1 (1987) : 24–33.

(85) President's Commission, *Deciding to Forego Life-Sustaining Treatment*, p. 244.

(86) Lawrence J. Schneiderman and Nancy S. Jecker, *Wrong Medicine: Doctors, Patients, and Futile Treatment* (Baltimore: Johns Hopkins University Press, 1995).

(87) "Affidavit of Guardian ad Litem, Daniel Coburn," *In the Matter of Karen Quinlan, The Complete Legal Briefs, Court Proceedings and Decision*, Volume I (Arlington, Va.: University Publications of America, 1975), pp. 19–20.

(88) *In re Quinlan* 70 NJ, 335 A2d, at 663.

(89) Robert Veatch, "Foregoing life support," (「生命倫理学の誕生」会議の報告, Se-

attle, Wa., Sept. 23–24, 1992), 報告集 pp. 185–187.

(90) Vincent Collins, "Limits of moral responsibility in prolonging life: a guide to decisions," *Journal of the American Medical Association* 206 (1968); 389–392; George Fletcher, "Legal aspects of the decision not to prolong life," *Journal of the American Medical Association* 203 (1968): 66.

(91) Diana Crane, "Physicians' attitudes toward the treatment of critically ill patients," *The Radcliffe Quarterly* 62 (March, 1976): 18–21; Diana Crane, *The Sancitity of Social Life: Physicians' Treatment of Critically Ill Patients* (New York: Russel Sage Foundation, 1975); 同様に以下を参照, Franklin H. Epstein, "The role of the physician in the prolongation of life," Eugene A. Stead, Jr., "Death as you wish it," and Robert S. Morison, "Alternatives to striving too officiously," in Franz J. Ingelfinger, Richard V. Ebert, Maxwell Finland, and Arnold S. Relman (eds.), *Controversy in Internal Medicine*, Vol. II (Philadelphia: W. B. Saunders, 1974), pp. 103–112, 113–121.

(92) Charles Fried, "Terminating life-support: out of the closet, *New England Journal of Medicine* 295 (1976): 390–391.

(93) Cathy Siebold, *The Hospice Movement: Easing Death's Pain* (New York: Maxwell Macmillan International, 1992); Sandol Stoddard, *The Hospice Movement: A Better Way of Caring for the Dying* (New York: Stein and Day, 1978)〔サンドル・ストダード著, 高見安規子訳『ホスピス・ムーヴメント――よりよき生のために』時事通信社, 1982〕; Dame Cicely Saunders and Mary Baines, *Living with Dying: The Management of Terminal Disease* (New York: Oxford University Press, 1983)〔Cicely Saunders, Mary Baines 著, 武田文和訳『死に向かって生きる――末期癌患者のケア・プログラム』医学書院, 1990〕.

(94) Elisabeth Kübler-Ross, *On Death and Dying* (New York: Macmillan, 1969)〔E・キューブラー・ロス著, 川口正吉訳『死ぬ瞬間』読売新聞社, 1971; キューブラー・ロス著, 鈴木晶訳『死ぬ瞬間』読売新聞社, 1997〕.

(95) Paul Ramsey, "The indignity of 'death with dignity,'" *Hastings Center Studies* 2, no. 2 (1974): 47–62.

(96) Gerald Kelly, *Preserving Life, Medico-Moral Problems* (St. Louis: Catholic Hospital Association, 1958); F. Patrick McKegney and P. Lange, "The decision to no longer live on chronic hemodialysis," *American Journal of Psychiatry* 128 (1971): 264–273; H. S. Abram, "The psychiatrist, the treatment of chronic renal failure and the prolongation of life," *American Journal of Psychiatry* 126 (1969): 157–167.

(97) Paul Ramsey, *The Patient as Person*, p. 114.

(98) Ramsey, *The Patient as Person*, p. 119.

(99) Gerald Kelly, "The duty of using artificial means of preserving life," *Theological Studies*, 11 (1950): 203–22; "The duty to preserve life," *Theological Studies*

12 (1951) : 550–556.

(100) Ramsey, *The Patient as Person*, p. 122.

(101) Ramsey, *The Patient as Person*, p. 137.

(102) Ramsey, *The Patient as Person*, p. 161.

(103) Ramsey, *The Patient as Person*, p. 148.

(104) Ramsey, *Ethics at the Edges of Life*, pp. 159, 189. 聖アウグスティヌスは西洋文化におけるもっとも理論的な思想家の一人であるが，晩年に『撤回』*Retractiones* を書き表し，いくつかの教義上の過ちを犯したことを認めた．

(105) Ramsey, *Ethics at the Edges of Life*, pp. 156–157.

(106) 参照，James F. Childress, *Who Should Decide?: Paternalism in Health Care* (New York : Oxford University Press, 1982), pp. 164ff. ; Ronald Carson, "Paul Ramsey, principled protestant casuist," in *Medical Humanities Review* 2 (1988) : 24–35.

(107) James Rachels, "Active and passive euthanasia," *New England Journal of Medicine* 292 (1975) : 78–80〔ジェイムズ・レイチェルス著「積極的安楽死と消極的安楽死」，加藤・飯田編前掲書，1988 年，113–121 頁〕; *The End of Life : Euthanasia and Morality* (New York : Oxford University Press, 1986) ; John Ladd, *Ethical Issues Relating to Death and Dying* (New York : Oxford University Press, 1979) (Brown University での会議，1974 年，に基づく) ; P. J. Fitzgerald, "Acting and refraining," in Samuel Gorovitz, Andrew Jameton, Ruth Macklin, et al., (eds.), *Moral Problems in Medicine* (Engelwood Cliffs : Prentice-Hall, 1976), pp. 284–289 ; Bonnie Steinbock (ed.), *Killing and Letting Die* (Engelwood Cliffs : Prentice-Hall, 1980) ; Jonathan Glover, *Causing Death and Saving Lives* (New York : Penguin Books, 1977). 委員会の研究に続いて，「ヘイスティングス・センター 死と死に行くことの研究班」が出版した次の包括的著述参照，*Guidelines on the Termination of Life-Sustaining Treatment and Care of the Dying* (Bloomington, Ind. : University of Indiana Press, 1987).

(108) President's Commission, *Deciding to Forego Life-Sustaining Treatment*, pp. 1–2.

(109) President's Commission, *Deciding to Forego Life-Sustaining Treatment*, pp. 3.

(110) President's Commission, *Deciding to Forego Life-Sustaining Treatment*, pp. 89.

(111)「均衡の取れた」(proportionate) と「均衡の取れない」(disproportionate) という用語は報告書の本文では用いられていない．しかし本文で引用した結論と同一の頁の脚注に用いられているし，また教皇庁の『安楽死についての声明』(1980 年 6 月 26 日) からの引用文にも用いられており，この『声明』自体は報告書付録に掲載されている．教皇庁の意味する「均衡の取れたケア」と委員会の結論との間には微妙な意味の相違があるが，共通する考え方は，患者の観点からして，治療が利益よりも負担を生み出すときには，治療は道徳的に義務であるとは言えない，ということである．

参照, President's Commission, *Deciding to Forego Life-Sustaining Treatment*, p. 88.

(112) Darrel W. Amundsen, "The physician's obligation to prolong life : a medical duty without classical roots," *Hastings Center Report* 8, no. 4 (1978) : 23–30.

(113) L. D. Kliever, *Dax's Case : Essays in Medical Ethics and Human Meaning* (Dallas: Southern Methodist University Press, 1989), p. xv.

(114) S. Imbus and B. Zawacki, "Autonomy for burn patients when survival is unprecedented," *New England Journal of Medicine* 300 (1977) : 301–311.

(115) Seneca, *Letters From a Stoic*, letter lxxvii, 77 (Harmondsworth : Penguin, 1969), p. 126.

(116) J. S. Hamilton, "Scribonius Largus on the medical profession," 〔*Bulletin of the History of Medicine*〕 60 〔(1962)〕: 209–216. 同様に参照, Ludwig Edelstein, "The Hippocratic Oath : text, translation and interpretation," in Owsei Temkin and C. Lilian Temkin (eds.), *Ancient Medicine : Selected Papers of Ludwig Edelstein* (Baltimore : The Johns Hopkins Press, 1983), p. 12 ; Daniel Gourevitch, "Suicide among the sick in classical antiquity," *Bulletin of the History of Medicine* 43 (1969) : 501–518 ; Paul Carrick, *Medical Ethics in Antiquity* (Dordrecht : D. Reidel Publishing Company, 1985), chapter 7 ; John M. Cooper, "Greek philosophers on euthanasia and suicide," in Baruch A. Brody (ed.), *Suicide and Euthanasia : Historical and Contemporary Themes* (Dordrecht / Boston : Kluwer Academic Publishers, 1989), pp. 9–38.

(117) St. Augustine, *City of God* I, 16 〔アウグスティヌス著, 服部英二郎訳『神の国』全 5 冊, 岩波文庫, 1982–1991〕; 参照, Darrel Amundsen, "Suicide and early christian values," in Brody (ed.), *Suicide and Euthanasia*, pp. 77–154.

(118) St. Thomas Aquinas, *Summa Theologiae*, II-II, q. 64, a. 5. 〔トマス・アクィナス著, 高田三郎他訳『神学大全』全 45 冊, 創文社, 1960–2007〕

(119) St. Thomas More, *Utopia*, in *The Complete Works of St. Thomas More*, Edward Surtz and J. H. Hexter eds. (New Haven : Yale University Press, 1963), IV, p. 186 〔トマス・モア著, 沼田昭夫訳「ユートピア」,『世界の名著 17』, 中央公論社, 1969〕; John Donne, *Biathanatos*, Margarete Battin and Micahael Rudick eds. (New York : Garland Publishing, 1982) 〔ジョン・ダン著, E・W・サリヴァン編, 吉田幸子他訳『自殺論』英宝社, 2008〕.

(120) David Hume, "On Suicide," in *Essays Moral, Political and Literary* (London : Oxford, 1963), pp. 586–596 〔デイヴィッド・ヒューム著, 福兼忠恕・齋藤繁雄訳『奇蹟論・迷信論・自殺論』法政大学出版局, 1985〕.

(121) Samuel Wiliams, "Euthanasia," *Popular Science Monthly* (May 1873) : 91 ; Lionel Tollemache, "The new cure for incurables," *Fortnightly Review* (Feb. 1873) : 218–230.

(122) "Permissive euthanasia," *Boston Medical and Surgical Journal* 110 (1884) : 19

–20.

(123) Charles B. Williams, "Euthanasia, 1894," *Medical and Surgical Report*, 70 (1894) : 909–911 ; 同様に参照, Stanley Joel Reiser, "The dilemma of euthanasia in modern medical history : The English and American experience," in John A. Behnke and Sissela Bok (eds), *The Dilemmas of Euthanasia* (New York : Anchor Press, 1975), pp. 27–49, さらに再録は Reiser et al., *Ethics in Medicine*, pp.488–494 ; W. Bruce Fye, "Active euthanasia. An historical survey of its conceptual origins and introduction to medical thought," *Bulletin of the History of Medicine* 52 (1979) : 492–501 ; Brody, *Suicide and Euthanasia*.

(124) Stanley J. Reiser, "The dilemma of euthanasia in modern medical history : The English and American Experience," in Reiser et al., *Ethics in Medicine*, p. 490. 明らかに最初の立法化の試みは 1906 年のオハイオ州議会においてであった. 提案された法案の完全な資料は, 次の論文に収められている. David Forster, "Slippery Slope Arguments against Physician-Assisted Suicide : The Challenge to the Legislative Drafter," Master's thesis, University of Washington, 1996.

(125) Reprinted in Reiser et al., *Ethics in Medicine*, pp. 498–500. 論文が再印刷されたのは, O. Ruth Russell, *Freedom to Die : Moral and Legal Aspects of Euthanasia* (New York : Human Science Press, 1977), pp. 291–294. 国王〔ジョージ 5 世〕が昏睡で明らかに瀕死の状態になったとき, 枢密院(ドーソンもその一員であった)が懸念したのは, 国王がその晩を乗り切〔って明け方にな〕れば, 彼の死のニュースは権威ある新聞である『タイムズ・オブ・ロンドン』紙ではなく夕刊のタブロイド紙に掲載されてしまう, ということであった. ドーソン卿は丁重にモルヒネ注射の準備をし, 国王は丁度真夜中を過ぎたときに息を引き取った. "Life of King George V ended prematurely," *Times of London*, Nov. 27, 1986, p. 1 : "The King's Peace?" *Times of London*, Nov. 28, 1986, p. 17.

(126) Legislature of Nebraska, Bill No 135 (1937), 再録は Forster, "Slippery Slope Arguments," pp. 122–128.

(127) Leo Alexander, "Medicine under dictatorship," *New England Journal of Medicine* 241 (1949) : 39–47 ; Robert N. Proctor, *Racial Hygiene : Medicine Under the Nazis* (Cambridge : Harvard University Press, 1988).

(128) Frank Hinman, "Euthanasia," *Journal of Neurological and Mental Diseases* 99 (1944) : 640.

(129) Joseph Fletcher, *Morals and Medicine* (Princeton : Princeton University Press, 1954), p. 207〔J・フレッチャー著, 岩井祐彦訳『医療と人間——科学と良心の接点』誠信書房, 1965〕.

(130) Fletcher, *Morals and Medicine*, chapter 6, 特に, pp. 187–189.

(131) Marvin Kohl (ed.), *Beneficent Euthanasia* (New York : Prometheus Books, 1975) : Daniel C. Maguire, *Death by Choice* (New York : Doubleday, 1973) ; John A. Behnke and Sissela Bok (eds.), *The Dilemmas of Euthanasia* (Garden City,

N. Y.: Anchor Press, 1975).

(132) President's Commission, *Deciding to Forego Life-Sustaining Treatment*, pp. 37–38.

(133) President's Commission, *Deciding to Forego Life-Sustaining Treatment*, pp. 73.

(134) *Code of Medical Ethics Annotated Current Opinions of the Council on Ethical and Judicial Affairs of the American Medical Association* (Chicago: American Medical Association, 1992), section 12, p. 46, currently Opinion 2. 20, "Withholding and withdrawing life-prolonging medical treatment" (1996–1997 edition of the *Code of Medical Ethics*).

(135) James Rachels, "Active and passive euthanasia," *New England Journal of Medicine* 292 (1975): 78–80.

(136) President's Commission, *Deciding to Forego Life-Sustaining Treatment*, pp. 60–88.

(137) Yale Kamisar, "Some non-religious views against proposed 'mercy killing,'" *Minnesota Law Review* 42 (1968): 969–1042.

(138) "It's over, Debbie," *Journal of the American Medical Association* 259 (1988): 272; Willard Gaylin, Leon R. Kass, Edmond D. Pellegrino, and Mark Siegler, "Doctors should not kill," Kenneth Vaux, "Debbie's death: mercy killing and the good death," and George Lundberg, " 'It's over, Debbie' and the euthanasia debate," *Journal of the American Medical Association* (1988): 259: 2139–2143.

(139) Derek Humphry, *Final Exit: The Practicalities of Self-Deliverance and Assisted Suicide for the Dying* (Seecaucus, N. J.: The Hemlock Society, 1991)〔デレック・ハンフリー著，田口俊樹訳『ファイナル・エグジット――安楽死の方法』徳間書店，1992〕.

(140) 参照，Carlos F. Gomez, *Regulating Death: Euthanasia and the Case of the Netherlands* (New York: The Free Press, 1991); Richard Fenigsen, "Physician-assisted death in The Netherlands: impact on long-term care," *Issues in Law and Medicine* 11 (1995): 283–297; M. A. M. de Vachter, "Active euthanasia in The Netherlands," *Journal of the American Medical Association* 262 (1989): 3316–3319; Henk Rigter, Els Borst-Eilers, and H. J. J. Leenen, "Euthanasia across in North Sea," *British Medical Journal* 297 (1988): 1593–1595. 同様に以下を参照，特集号 *Issues in Law and Medicine, Euthanasia and the Netherlands* (1988) 3: 361–452. オランダは安楽死を禁止する法律を取り消さなかった．しかし医師は，厳しい指針に従うことによって，訴追の恐れなく，安楽死を実施することが許されている．

(141) *Oregon Death With Dignity Act*, Section 2, 127. 805. 幇助自殺に関する法的な出来事がその後発生した．それは本書の守備範囲を数年超えているが，以下の出来事は記録される価値がある．1997年6月26日連邦最高裁は，「ワシントンほか対グラックスバーグほか」と「ニューヨーク州法務長官ヴァッコほか対クィルほか」の二つの

事件の判決を下した．裁判官の決定は，幇助自殺に対する憲法上保護された権利や自由は存在しないが，問題は討論を続けるに値する，州政府は許可の方向で立法してもよい，緩和ケアが促進されるべきである，というものであった．論証は法律用語で記されているが，判決内容はこの 10 年間の生命倫理学の論証の一覧表という観がある．

(142) Leake, *Percival's Medical Ethics*, chapter IV, 7, p. 130.

(143) *In re Quinlan*, Affidavit of Guardian ad Litem, Daniel Coburn, *In the Matter of Karen Quinlan. The Complete Legal Briefs, Court Proceedings and Decision* (Arlington, Va.: University Publication of America, 1975), vol. I, pp. 19–20.

(144) *In the Matter of Karen Quinlan*, Vol. I, pp. 19–20.

(145) *In the Matter of Karen Quinlan*, Vol. II, p. 306.

(146) *Superintendent of Belchertown State School v Saikewicz*, Mass Supreme Court, 1977. 373 Mass. 728, 736 (p. 7).

(147) John Robertson, "Organ donations by incompetents and the substituted judgment doctrine," *Columbia Law Review* 76 (1976) : 48; John Rawls, *Theory of Justice*, p. 209〔ジョン・ロールズ著，矢島欽次監訳『正義論』紀伊國屋書店，1979〕.

(148) *Superintendent of Belchertown State School v Saikewicz*, Mass Supr Ct. 373 Mass. 728, 750–755 (1977), pp. 15, 16, 17.

(149) *In re Shirley Dinnerstein*, 6 Mass App.466, 380 N. E. 2d 134 (1978).

(150) *In re Spring*, 380 Mass. 629, 405 N. E. 2d 115 (1980) : *In re Eichner*, 73 A. D. 2 d 431, 426 N. Y. S. 2d 517 (1980). 他の続発事件としては Barber (California, 1983), Bartling (California, 1984), Conroy (New Jersey, 1985), Jobes (New Jersey, 1987), and Brophy (Massachusetts, 1986) がある．

(151) *Bouvia v Superior Court*, 179 Cal. App. 3d 1127, 225 Cal. Rptr. 297 (1986).

(152) *In re Quinlan*, 355 A. 2d 647, p. 663.

(153) *Superintendent of Belchertown State School v Saikewicz*, Mass Supr. Ct. 373 Mass. 728, 754 (1977), p. 17.

(154) *In the Matter of Claire Conroy*, Supreme Court of New Jersey 98 N. J. 321; 486 A. 2. 1209; 48 A. L. R. 4th 1, 1985; Sidney H. Wanzer, S. James Adelstein, Ronald E. Cranford, et al., "The physician's responsibility toward hopelessly ill patients," *New England Journal of Medicine* 310 (9184) : 955–959; Arthur Dyck, "Ethical aspects of care for the dying incompetent," *Journal of the American Geriatric Society* 32 (1984) : 661 ; K. Danner Clouser, "Allowing or causing : another look," *Annals of Internal Medicine* 87 (1977) : 622; Joanne Lynn and James F. Childress, "Must patients always be given food and water?" *Hastings Center Report* 13, no. 5 (1983) : 17–21 ; Bernard Lo and Loren L. Dorenbrand, "Guiding the hand that feeds: caring for the demented elderly," *New England Journal of Medicine* 311 (1984) : 401.

(155) *Barber v Superior Court* 147 Cal App 3d 1006, 195 Cal Rptr, at 1232 ; President's Commission, *Deciding to Forego Life-Sustaining Treatment*, pp. 88–89. 裁判

所は〔報告書の〕脚注から，委員会が教皇庁の声明を引用しながら，「通常」と「通常外」の代わりに，「均衡のとれた」と「均衡のとれない」という表現を推奨しているのを参照した．

(156) Robert F. Weir, *Abating Treatment: Ethical and Legal Limits to the Prolonging of Life* (New York: Oxford University Press, 1989), p. 181.

(157) Albert R. Jonsen and Stuart Eisendrath, "The living will: help or hindrance," *Journal of the American Medical Association* 249 (1983): 2054–2058.

(158) Karen Lebacqz, "On 'natural death,'" *Hastings Center Report* 7, no. 2 (1977): 14; Michael J. Garland, "Politics, legislation and natural death: the right to die in California," *Hastings Center Report* 6, no. 5 (1976): 5–6.

(159) President's Commission, *Deciding to Forego Life-Sustaining Treatment*, chapter 4.

(160) 生命倫理学の教訓が医療業務にどれだけ深く浸透したか，ということに疑問を投げかける論文が出現し，波紋を呼んでいる．参照，The SUPPORT Principle Investigators, "A controlled trial to improve care for seriously ill hospitalized patients," *Journal of the American Medical Association* 274 (1995): 1592–1598.

第九章

(1) Plato, *The Republic*, V, 449〔d〕-450〔c〕〔藤沢令夫訳「国家」，『プラトン全集 11巻』岩波書店，1976年，333–5頁〕.

(2) James A. Brundage, *Law, Sex and Christian Society in Medieval Europe* (Chicago: University of Chicago, 1987), p. 1.

(3) Louis Epstein, *Sex Laws and Customs in Judaism* (New York: Ktav Publishing House, 1967); Eric Fuchs, *Sexual Desire and Love: Origins and History of the Christian Ethic of Sexuality and Marriage*, 翻訳は Marsha Daigle (New York: Seabury Press, 1983).

(4) *The Fundamental Epistle of Mani*, 引用は John T. Noonan, Jr., *Contraception: A History of Its Treatment by the Catholic Theologians and Canonists* (Cambridge, Mass: Harvard University Press, 1965), p. 111.

(5) Augustine, *The Good of Marriage*, 29: 32, in *The Fathers of the Church*, vol. 27, *Treatises on Marriage and Other Subjects*, 翻訳は Charles T. Wilcox, ed. Roy J. Deferrari (New York: Fathers of the Church, Inc., 1955), pp. 9–51. 以下を参照，Peter Brown, *Augustine of Hippo* (Berkeley and Los Angeles: University of California Press, 1967)〔P. ブラウン著，出村和彦訳『アウグスティヌス伝』上・下，教文館，2004〕.

(6) Augustine, *Marriage and Concupiscence*, in *Works of Aurelius Augustinus*, ed. Marcus Dods (Edinburgh: T. & T. Clark, 1874), vol.xii, pp. 137–202.

(7) Plato, *The Republic* V, 461e〔むしろ 461c〕〔藤沢令夫訳「国家」，『プラトン全集 11巻』岩波書店，1976年，363頁〕.

(8) Aristotle, *Politics* VII, 16, 1335b〔山本光雄訳「政治学」,『アリストテレス全集15巻』, 岩波書店, 1969年, 318–320頁〕.

(9) Aristotle, *History of Animals*, VII, 3, 583b〔島崎三郎訳「動物誌　上」,『アリストテレス全集7巻』岩波書店, 1968年, 236頁〕; De Anima 414a-415b〔山本光雄訳「霊魂論」,『アリストテレス全集6巻』岩波書店, 1968年, 45–51頁〕.

(10) Ludwig Edelstein, "The Hippocratic Oath: text, translation and interpretation," in Owsei Temkin and C. Lilian Temkin (eds.), *Ancient Medicine: Selected Papers of Ludwig Edelstein* (Baltimore: Johns Hopkins University Press, 1967), pp. 18–20.

(11) Soranus of Ephesus, *Gynecology*, 翻訳は Owsei Temkin (Baltimore: Johns Hopkins University Press, 1956), I, xix, p. 63.

(12) Scribonius Largus, On Remedies, 翻訳は J. S. Hamilton, *Bulletin of the History of Medicine* 60 (1962): 209–216; 参照, Paul Carrick, *Medical Ethics in Antiquity* (Dordrecht/Boston; D. Reidel Publishing Company, 1985).

(13) Tosafot, *Niddah* 44b, 引用しているのは, Fred Rosner, *Modern Medicine and Jewish Ethics* (Hoboken, N. J.: Ktav Publishing House, 1986), p. 144. ロスナーの注釈は,「ラビの権威者の中にはこれらの言葉を文字通りに受け取るものもいるが, トサフォット〔の教え〕はそのままで受け取ってはいけないという意見のものもおり, さらに彼は間違っていると考えるものもいる」とある.

(14) Mishnah, *Oholot*, 7: 6; Maimonoides, Hil. Ratz'ah 9, 引用は Immanuel Jakobovits, *Jewish Medical Ethics: A Comparative and Historical Study of the Jewish Religious Attitude to Medicine and Its Practice* (New York: Bloch Publishing Company, 1959), p. 184.

(15) Jakobovits, *Jewish Medical Ethics*, p. 190.

(16) *The Didache*, 翻訳は James A. Kleist (Westminster, Md.: Newman Press, 1948), 2. 2, 5. 2.

(17) 中絶に関する教会法の主要な原典となった章句は, 腹立たしいばかりに曖昧模糊としている. 10世紀の教会法の原典——最初の語句から *Si aliquis* と呼ばれているが——の短い段落は次の通り.「もしもある人が欲望を満たすために, あるいは意図的な憎悪をもって, 子供が生まれないように何かを人にするとしたら, あるいは子を孕ませないようにとか孕めないようにと人に何かを飲ませたりするならば, それは殺人と見なすべきである」. *Penitential of Regino of Prum*, 引用は, Noonan, *Contraception*, p. 168. 上の章句は「中絶」という言葉を含まず, むしろ断種と避妊に, しかも非自発的なそれらに, 関係しているように思われる. それでも教会法には1917年の改版まで掲載されていた. 別の重要な教会法の文献 (*Aliquando*) は, 聖アウグスティヌスからの抜粋であるが, 次の通り.「時にこの残酷な欲望は, 彼ら (夫と妻) が不妊のための毒を手に入れ, もしもそれが効かなければ, 胎児を子宮の中で何らかの方法で消失させたり滅したりし, 子が生まれる前に死ぬことを好み, あるいは既に子宮で生きているならば, 出産前にそれを殺す, というところにまで行き着く」. *Mar-*

riage and Concupiscence, I, 15–17, 引用は，Noonan, *Contraception*, p. 136.

(18) Gratian, *Decretum* 2. 32. 2. 7; Gregory IX Decretales, 5. 12. 20, *Corpus Juris Canonici* ed. Emil Friedberg (Leipzig, 1879–1881).

(19) John R. Connery, *Abortion. The Development of the Roman Catholic Perspective* (Chicago: Loyola University Press, 1977); John T. Noonan, "An almost absolute value in history," in Noonan (ed.), *The Morality of Abortion: Legal and Historical Perspectives* (Cambridge, Mass.: Harvard University Press, 1970), pp. 1–59.

(20) Antoninus, *Summa Theologiae Moralis* II, 7. 2. 2.

(21) Paolo Zacchia, *Quaestiones medico-legales* (Lyons, 1701). 1679 年に教皇インノケンティウス 11 世は入魂前の中絶を容認する意見を非難したが，それは旧来の教義を救済するためというよりは，譴責された神学者たちの提示した理由——妊娠した少女（puella）が憤怒に駆られる父親や寝取られた夫によって殺されたり侮辱されたりすることから救ってやらねばならない，というもの——を否認するためであった．参照，Heinrich Denzinger and Adolfus Schonmetzer, *Enchiridion Symbolorum Definitionum et Declarationum de Rebus Fidei et Morum*, 33rd ed. (Rome: Herder, 1965), #2134〔H・デンツィンガー編，A・シェーンメッツァー増補改訂，浜寛五郎訳『カトリック教会文書資料集——信経および信仰と道徳に関する定義集』改訂 5 版，エンデルレ書店，2002 年，348 頁〕.

(22) 参照，U. Diamond, "Abortion, animation, and biological hominization," *Theological Studies* 36 (1975): 305–324. 民法はアリストテレスの区別を同時期に廃止した．この区別が英国の中絶に関する規定から削除されたのは 1837 年であり，米国の司法では 19 世紀前半に徐々に廃止された．この二つの場合，科学に対する理解の進歩が法律に影響した．

(23) Denzinger and Schonmetzer, *Enchiridion Symbolorum*, #3258〔邦訳では直接に該当する箇所は掲載されていないが，関連する箇所は 485 頁〕.

(24) Denzinger and Schonmetzer, *Enchiridion Symbolorum*, #3719–3721〔邦訳，563–4 頁〕; Noonan, "An almost absolute value in history," p. 40.

(25) Austin O'Malley, *The Ethics of Medical Homicide and Mutilation* (New York: Devin-Adair, 1919); T. Lincoln Bouscaren, *The Ethics of Ectopic Pregnancy* (Chicago: Loyola University Press, 1933).

(26) James B. Nelson, "Abortion: Protestant perspectives," in Warren T. Reich (ed.), *Encyclopedia of Bioethics* (New York: The Free Press, 1978), Vol. 1, pp. 13–17, and Beverly Wildung Harrison, "Abortion: Protestant perspectives," in Warren T. Reich (ed.), Encyclopedia of Ethics, Revised Edition (New York: Simon and Schuster Macmillan, 1995), Vol. I, pp. 34–38〔Harrison の項目論文は原著第 3 版，2004 年にも収録され，原著第 3 版の翻訳である『生命倫理百科事典』第 4 巻，丸善，2007,「妊娠中絶」2378–2382 頁に訳出〕.

(27) Public Statue Laws of the Sate of Connecticut, Crimes and Punishment,

1821, section 14; James C. Mohr, *Abortion in America: The Origins and Evolution of National Policy 1800–1900* (New York: Oxford University Press, 1978), p. 21.

(28) Revised Statutes of New York, 1828–1835, I, Title VI, Ch. 1, Part IV, section 21; Mohr, *Abortion in America*, p. 27.

(29) Report on Criminal Abortion, *Transactions of the American Medical Association*, XII (1859): 75–78; Mohr, *Abortion in America*, p. 157.

(30) Mohr, *Abortion in America*, p. 157.

(31) Mary Steichen Calderone (ed.), *Abortion in the United States* (New York: Hoeber-Harper, 1958); Frederick J. Taussig, *Abortion, Spontaneous and Induced: Medical and Social Aspects* (St. Louis: The C. V. Mosby Company, 1936); Harold Rosen, *Therapeutic Abortion: Medical, Psychiatric, Anthropological, and Religious Considerations* (New York: Julian Press, 1954); Proceedings of a Conference of the National Committee on Maternal Health, *The Abortion Problem* (Baltimore: Wilkins and Wilkins, 1944); 同様に以下を参照, Mohr, *Abortion in America*; Daniel Callahan, *Abortion: Law, Choice, and Morality* (New York: Macmillan, 1970), pp. 131–136.

(32) American Law Institute, *Model Penal Code: Proposed Official Draft* (Philadelphia: ALI, 1962), sec. 230. 3.

(33) Bill Becker, "Abortion to bar defective birth is facing legal snag in Arizona," *New York Times*, July 25, 1962, A22; "Mrs. Finkbine undergoes abortion in Sweden," *New York Times*, August 19, 1962: A69.

(34) *Transactions of the American Medical Association* 33 (1871): 258; Proceedings of AMA House of Delegates, June 1970, 220.

(35) American College of Obstetricians and Gynecologisits, *Standards for Obstetric-Gynecological Hospital Services* (Washington, D.C.: ACOG, 1969), p. 53; *Statement of Policy: Abortion* (Washington, D.C.: ACOG, August, 1970).

(36) John Courtney Murray, *We Hold These Truths: Catholic Reflections on the American Proposition* (New York: Sheed and Ward, 1960).

(37) Richard A. McCormick, "Public policy on abortion," *Hospital Progress* 60 (1979): 26–30; *How Brave a New World?: Dilemmas in Bioethics* (Garden City: Doubleday, 1981), p. 200.

(38) National Conference of Catholic Bishops Administrative Committee, "Pastoral message," *Hospital Progress* 54 (1973): 83ff.; 同じく次の書物にも収録されている, McCormick, *How brave a New World?* p. 117.

(39) Robert E. Cooke, André E. Hellegers, Robert Hoyt, and Herbert Richardson (eds.), *The Terrible Choice: The Abortion Dilemma* (New York: Bantam, 1968). *The morality of Abortion* もその会議から発行された.

(40) Cooke et al., *The Terrible Choice*, p. 57.

(41) Lawrence Lader, *Abortion* (Indianapolis: Bobbs-Merrill, 1966); the National

Association for Repeal of Abortion Laws, 1969.

(42) Paul Ramsey, "Reference points in deciding about abortion," in Noonan, *The Morality of Abortion*, p. 60.

(43) Paul Ramsey, "The morality of abortion," in Daniel H Labby (ed.), *Life or Death: Ethics and Options* (Seattle: University of Washington Press, 1968), pp. 60–93; "Reference points in deciding about abortion," in Noonan, *The Morality of Abortion*, pp. 60–100; "Feticide/Infanticide on request," *Religion in Life* 39 (1970): 170–186; "The ethics of a cottage industry in an age of community and research medicine," *New England Journal of Medicine* 284 (1971): 700–706; "Abortion: A review article," *The Thomist* 37 (1973): pp. 174–226; "The Supreme Court's bicentennial abortion decision: Can the 1973 abortion decisions be justly hedged?" and "Abortin after the law: conscience and its problems," in *Ethics at the Edges of Life. Medical and Legal Intersections* (New Haven: Yale University Press, 1978), pp. 3–42, 43–93.

(44) Ramsey, "The morality of abortion," p. 71.

(45) Ramsey, "The morality of abortion," p. 78.

(46) Ramsey, "The morality of abortion," p. 81.

(47) Richard A. McCormick, "Past church teaching on abortion," *Proceedings of Catholic Theological Society of America* 23 (1968): 137–140; Charles E. Curran, *Politics, Medicine and Christian Ethics: A Dialogue with Paul Ramsey* (Philadelphia: Fortress Press, 1973), pp. 111–131; Germain G. Grisez, *Abortion: the Myths, the Realities, and the Arguments* (New York: Corpus Books, 1970).

(48) Callahan, *Abortion: Law, Choice, and Morality*, pp. 19, 495; 同様に以下を参照, Callahan, "Abortion: thinking and experiencing," *Christianity and Crisis* 32 (1973): 295–298.

(49) Paul Ramsey, "Abortion: a review article," *The Thomist* 37 (1973): 174–226.

(50) Richard A. McCormick, "The abortion dossier," in *How Brave a New World?* p. 160; もともとは, *Theological Studies* 34 (1974): 312–359.

(51) Roe v Wade, Supreme Ct US 410 US 113; 93 S. Ct 705 (1973). 以下を参照, Larry Gostin (ed.), *Justice Harry A. Blackman: The Supreme Court and the Limits of Medical Privacy* (特集号), *American Journal of Law and Medicine* 13, nos. 2 and 3 (1987): 153–525.

(52) Baruch A. Brody, *Abortion and the Sanctity of Life* (Cambridge, Mass.: MIT Press, 1975); "Abortion and the sanctity of human life," *American Philosophical Quarterly* 10 (1973): 133–140; "Abortion and the law," *Journal of Philosophy* 357 (1971): 357–369. カトリックの哲学的論証の代表は, Germain Gabriel Grisez and John Finnis, "The rights and wrongs of abortion," *Philosophy and Public Affairs* 2 (1973): 117–45.

(53) Judith Jarvis Thomson, "A defense of abortion," *Philosophy and Public Af-*

fairs 1 (1971) : 47–67〔抄訳，ジュディス・J・トムソン著「人工妊娠中絶の擁護」，加藤尚武・飯田亘之編『バイオエシックスの基礎——欧米の「生命倫理」論』，東海大学出版会，1988 年，82–93 頁〕.

(54) Baruch Brody, "From abortion to reproductive technology: aborton," (「生命倫理学の誕生」会議，Seattle, Wa., Sept. 23–24, 1992, で発表された論文). ブロディの説明にあてはまる分析哲学の伝統に棹さす最近の文献として，Frances Myrna Kamm, *Creation and Abortion : A Study in Moral and Legal Philosophy* (New York: Oxford University Press, 1992).

(55) Michael Tooley, "Abortion and infanticide," *Philosophy and Public Affairs* 2 (1972) : 37–65〔マイケル・トゥーリー著「嬰児は人格を持つか」，加藤・飯田編，前掲書，94–110 頁〕; *Abortion and Infanticide* (Oxford: Clarendon Press, 1983).

(56) H. T. Engelhardt, Jr., "The ontology of abortion," *Ethics* 84 (1974) : 217–234 ; Mary Anne Warren, "On the moral and legal status of abortion, *Monist* 57 (1973) : 43–61 ; L. W. Sumner, *Abortion and Moral Theory* (Princeton: Princeton University Press, 1981) ; R. M. Hare, "Abortion and the golden rule," *Philosophy and Public Affairs* 4 (1975) : 201–222; 同様に以下を参照，Marshall Cohen, Thomas Nagel, and Thomas Scanlon (eds.), *Rights and Wrongs of Abortion* (Princeton: Princeton University Press, 1974), 収録論文はもともと雑誌 *Philosophy and Public Affairs* で発表されたものであった ; Joel Feinberg (ed.), *The Problem of Abortion*, 1st ed. (Belmont, Calif.: Wadsworth Publishing Company, 1973) (収録するのは，Noonan, Donceel, Devine, Sumner, Warren, Tooley, Benn) ; William Bondeson, H. Tristram Engelhardt, Jr., Stuart Spicker, and Daniel Winship (eds.), *Abortion and the Status of the Fetus* (Dordrecht/Boston: D. Reidel Publishing Company, 1983), 特に，LeRoy Walters "The fetus in ethical and public policy discussions from 1973 to the present," pp. 15–30.

(57) Karen Lebacqz, "Prenatal diagnosis and selective abortion," *Linacre Quarterly* 40 (1973) : 109–27.

(58) John Fletcher, "Ethics and amniocentesis for fetal sex identification," *New England Journal of Medicine* 301 (1979) : 550–553; "Aminiocentesis for sex identification," *New England Journal of Medicine* 302 (1980) : 525; "Is sex selection ethical?" *Progress in Clinical and Biological Research* 128 (1983) : 333–348.

(59) Carrick, *Medical Ethics in Antiquity*, pp. 104–107 ; Norman E. Himes, *Medical History of Contraceptions* (Baltimore : The Williams and Wilkins Company, 1936)〔ノーマン・E・ハイムズ著，現代性科学研究会訳『避妊の歴史』美学館，1981〕; Soranus, *Gynecology*, pp. 62–66.

(60) Rosner, *Modern Medicine and Jewish Ethics*, chapter 8 ; David M. Feldman, *Birth Control in Jewish Law* (New York: New York University Press, 1968).

(61) *Decretals of Gregory IX*, 4. 5. 7 "Si conditiones"; Denzinger and Schonmetzer, *Enchiridion Symbolorum*, #827〔H・デンツィンガー編，A・シェーンメッツァー増

補改訂，浜寛五郎訳『カトリック教会文書資料集』，193頁〕; Noonan, *Contraception*, chapter VI, p. 178.

(62) Denzinger and Schonmetzer, *Enchiridion Symbolorum*, #3715–3718〔邦訳，562–3頁〕.

(63) 1950年代という遅い時期にも，プロテスタントの神学者カール・バルトは峻厳な警告を発した．「性交は，婚姻という生活共同体の身体的完成であるが，常に……神聖な善意の贈り物である．……それゆえ性行為で技術的に妨害されたり中断されたり，子供を持つという欲求と無関係に試みられたり，あるいはそのことのゆえに抑制されたりすることはすべて，神聖な贈り物の拒絶であり，結婚共同体の幅広さや豊かさを放棄することである」．バルトは避妊を伴った性交を禁止するという結論を出したのではないが，「もしもこの豊かさの放棄の重みが……雲散霧消するならば，〔それに見合うだけの〕重大な理由」を彼は要求しているのである．Karl Barth, *Church Dogmatics*, 翻訳は A. T. Mackay, T. H. L. Parker et al.（Edinburgh: T. & T. Clark, 1961), III 4, pp. 269–270〔カール・バルト著，井上良雄・吉永正義・菅円吉訳『教会教義学』全36冊，新教出版社，1977–2005〕.

(64) David M. Kennedy, *Birth Control in America: The Career of Margaret Sanger*（New Haven: Yale University Press, 1970), p. 141.

(65) Committee on Marriage and the Home of the Federal Council of Churches, *Moral Aspects of Birth Control*（New York, 1934).

(66) Lambeth Conference of 1930, Resolution 15, 引用は William Redmond Curtis, *The Lambeth Conferences: The Solution for Pan-Anglican Organization*（New York: Columbia University Press, 1942), p. 332.

(67) T. S. Eliot, *Thoughts After Lambeth*（London: Baber and Faber, 1931), p. 17.

(68) Clice Wood and Beryl Suitters, *The Fight for Acceptance: A History of Contraception*（Aylesbury: Medical and Technical Publishing Company, 1970), p. 151.

(69) 以下に引用: David Halberstam, *The Fifties*（New York: Villard Books, 1993), p. 286.

(70) Paul Vaughn, *The Pill on Trial*（London: Weiderfeld and Nicholson, 1970), p. 39.

(71) Vaughn, *The Pill on Trial*, p. 47.

(72) 引用は Halberstam, *The Fifties*, p. 605.

(73) John T. Noonan, Jr., *Contraception: A History of Its Treatment by Catholic Theologians and Canonists*（Cambridge: Harvard University Press, 1965).

(74) General Statutes of Connecticut, rev. 1958, section 53–32.

(75) *Griswold v Connecticut* 381 US 479, 85 S. Ct. 1678.

(76) Louis Brandeis and Charles Warren, “The right to privacy,” *Harvard Law Review* 4（1890): 193.

(77) Joseph F. Fletcher, *Morals and Medicine*, 2nd ed.（Boston: Beacon Press, 1960), p. xv〔J・フレッチャー著，岩井祐彦訳『医療と人間——科学と良心の接点』

誠信書房，1965〕.

(78) Charles Curran, *New Perspectives in Moral Theology* (University of Notre Dame Press, 1976), pp. 205–206；同様に以下も参照，Curran, *Contraception: Authority and Dissent* (New York: Herder and Herder, 1969); Louis K. Dupré, *Contraception and Catholics: A New Appraisal* (Baltimore: Helicon, 1964).

(79) Pope Paul VI, *Humanae Vitae*（「人間の生命について」）. しばしば指摘されることだが，教皇は少数派の意見に好意を寄せていたが，委員会の報告書には少数派の意見は収録されなかった．米国のイエズス会士ジョン・フォードに指導され，極端に保守的なオッタヴィアーニ枢機卿に鼓舞された，何人かの保守的な人々が代案を作成し，それが教皇に提出された．以下を参照，Robert Blair Kaiser, *The Poltics of Sex and Religion, A Case History in the Development of Doctrine, 1962–1984* (Kansas City: Leven Press, 1985).

(80) Daniel Callahan (ed.), *The Catholic Case for Contraception* (New York: Macmillan, 1969).

(81) Sandro Sinsanti, *La Bioetica: Biografie per una Disciplina* (Rome: FrancoAngeli, 1995), pp. 127, 227.

(82) Proceedings, *The Great Issues of Conscience in Modern Medicine*, Dartmouth College, September 8–10, 1960, published in Dartmouth Alumni Magazine 53, no. 2 (Nov. 1960), p. 20.

(83) Paul Ehrlich, *The Population Bomb* (New York: Ballantine Books, 1968)〔ポール・R・エーリック著，宮川毅訳『人工爆弾』河出書房新社，1974〕; Garret Hardin and Kingsley Davis, "Population policy: will current programs succeed," *Science* 158 (1969): 730–739.

(84) Garrett Hardin, "The tragedy of the commons," *Science* 162 (1968): 1243–1248, 引用は p. 1248.

(85) Arthur Dyck, "Assessing the population debate," *The Monist* 61 (Jan. 1977); Ralph Potter, *The Simple Structure of the Population Debate: The Logic of the Ecology Movement* (Hastings-on-Hudson: Institute of Society, Ethics and the Life Sciences, 1971).

(86) ラルフ・ポッターとのインタビュー（1996年3月5日）.

(87) Soranus, *Gynecology*, I, ch.xix, pp. 62–68.

(88) John Kobler, *The Reluctant Surgeon: A Biography of John Hunter* (Garden City, N. Y.: Doubleday and Company, 1960), p. 283. ジョン・ハンターによるこの事例の説明は，死後の1799年に出版された.

(89) A. D. Hard, "Artificial impregnation," *Medical World* 27 (1909): 136.

(90) Department of Health and Human Services, *Report to the Departmental Committee on Human Artificial Insemination* (The Feversham Committee) (London: His Majest's Stationery Office, 1960); *People v Sorensen*, 66 Cal Rptr. 7, 437 p. 2d 495 (1968)；同様に以下も参照，A. H. Rosenberg, "Legal aspects of artificial in-

semination," *New England Journal of Medicine* 278 (1968) : 552–554.

(91) Holy Office, March 17, 1897, Denzinger and Schonmetzer, *Enchiridion Symbolorum*, #3323〔H・デンツィンガー編, A・シェーンメッツァー増補改訂, 浜寛五郎訳, 前掲書, 501–2 頁〕; Allocution, Sept. 29, 1949, *Acta Apostolicae Sedis* 41 (1949) : 5591ff; 以下を参照, Charles J. McFadden, *Medical Ethics*, 2nd ed. (Philadelphia: F. A. Davis, 1949).

(92) Ciba Foundation, *Law and Ethics of AID and Embryo Transfer* (Amsterdam/New York: Elsevier, 1973).

(93) Rev. G. R. Dunstan, "Moral and social issues," in Ciba Foundation, *Law and Ethics of AID and Embryo Transfer*, p. 51.

(94) R. G. Edwards and Patrick Steptoe, "Biological aspects of embryo transfer," in Ciba Foundation, *Law and Ethics of AID and Embryo Transfer*, p. 12.

(95) Charles Fried, "Ethical issues," in Ciba Foundation, *Law and Ethics of AID and Embryo Transfer*, pp. 41–45.

(96) Robert Edwards and Patrick Steptoe, *A Matter of Life: The Story of a Medical Breakthrough* (London: Morrow, 1980), p. 113; Ramsey, "Shall we 'reproduce'? I. The medical ethics of in vitro fertilization," *Journal of the American Medical Association* 220 (1972) : 1346–1350; "Shall we 'reproduce'? II. Rejoinders and future forecast," *Journal of the American Medical Association* 220 (1972) : 1480–1485.

(97) R. G. Edwards, "Fertilization of human eggs in vitro: Morals, ethics and the law," *Quarterly Review of Biology* 49 (1974) : 3–26, 23 (Ramsey, "Shall we 'reproduce'? II" への応答として).

(98) R. G. Edwards and Patrick Steptoe, "Biological aspects of embryo transfer," in Ciba Foundation, *Law and Ethics of AID and Embryo Transfer*, pp. 17–18.

(99) Joshua Lederberg, "Experimental genetics and human evolution," *American Naturalist* 100 (1966) : 519–531 and *Bulletin of the Atomic Scientist* 22 (1966) : 4–11.

(100) Lederberg, "Experimental genetics and human evolution," *Bulletin of the Atomic Scientist*, pp. 9–10.

(101) Ramsey, *Fabricated Man: The Ethics of Genetic Control* (New Haven: Yale University Press, 1970), p. 78.

(102) Ramsey, *Fabricated Man*, p. 94.

(103) Ramsey, *Fabricated Man*, pp. 99–100.

(104) Ramsey, *Fabricated Man*, p. 100.

(105) ラムジーとレーダーバーグの意見交換の数年後に, ある通俗的な書物 (David Rorvik, *In His Image: The Cloning of a Man* (Philadelphia: J. B. Lippincott Company, 1978) が多くの人々に, 人のクローンは既に創造されていた, と信じ込ませた. またある通俗的な映画 (*The Boys from Brazil*) は同名の書物 (Ira Levin, New

York : Random House, 1976）に基づいていたが，アドルフ・ヒトラーのクローンの一群を見せつけて人々をぞっとさせた．そしてもとより，常に参照されたのは Aldous Huxley, *Brave New World*（New York : Harper and Brothers, 1946〔初版 1932〕〔ハックスリー著，松村達雄訳『すばらしい新世界』講談社文庫，1974〕）である．

(106) Allan Verhey, "Cloning : revisiting an old debate," *Kennedy Institute of Ethics Journal* 4 (1994) : 227–234 ; Michael Specter and Gina Kolata, "After decades and many missteps, cloning success," *The New York Times*, March 3, 1997, A1, A8–10 ; Ian Wilmut, A. E. Schicke, J. McWhir, et al., "Viable offspring derived from fetal and adult mammalian cells," *Nature* 385 (1997) : 810–813.

(107) Joseph Fletcher, *Ethics of Genetic Control : Ending Reproductive Roulette* (Garden City : Anchor Press, 1974), p. 147.

(108) Leon Kass, "Making babies : the new biology and the 'old' morality," *The Public Interest* 26 (Winter, 1972) 26 : 18–56; 改訂版が収録されているのは，Kass, *Toward a More Natural Science : Biology and Human Affairs* (New York : The Free Press, 1985), pp. 43–79.

(109) Kass, *Toward a More Natural Science*, p. 47.

(110) Kass, *Toward a More Natural Science*, p. 78 ; 同様に以下を参照，Kass's "New beginnings in life," in Michael P. Hamilton (ed.), *The New Genetics and the Future of Man* (Grand Rapids : William P. Eerdmans Publishing Company, 1972), pp. 15–63.

(111) LeRoy Walters, "Human *in vitro* fertilizaton : a review of the ethical issues," *Hastings Center Report* 9, no. 4 (1979) : 23–43.

(112) Committee to Consider the Social, Ethical and Legal Issues Arising from *In vitro* Fertilization, *Report on the Disposition of Embryos Produced By In vitro Fertilization* (Melbourne : Victoria Government Printer, 1984).

(113) Ibid., 29, para 2.12.

(114) Ibid., 46, para 3.29.

(115) "Australians reject bid to destroy 2 embryos," *New York Times*, October 24, 1984, A18.

(116) Pascal Kasimba and Peter Singer, "Australian commissions and committees on issues in bioethics," *Journal of Medicine and Philosophy* 14 (1989) : 403–424.

(117) Department of Health and Human Services, *Report of the Committee of Enquiry into Human Fertilisation and Embryology* (London : Her Majest's Stationery Office, 1984) secs. 8, 10.

(118) Mary Warnock, *A Question of Life* (Oxford : Blackwell, 1985), pp. x, 96.

(119) R. M. Hare, "In vitro fertilization and the Warnock Report," in Ruth F. Chadwick (ed.), *Ethics, Reproduction and Genetic Control* (London : Croom Helm,

1987), pp 71–90. この論文はオックスフォードで開催されたヘイスティングス・センターの 1985 年のある会議で始めて発表されたものであるが，その論文でヘアはワーノック報告を，哲学者バーナード・ウィリアムズが委員長を務めた「猥褻と映画検閲委員会」と比較している．「おそらく世間は〔猥褻物の検閲を導入するには〕十分に啓発されているがゆえに，ウィリアムズ委員会はワーノック委員会ほどよい評判を得ることができなかったし，その勧告も取り上げられなかったのだと認めざるをえない．しかし結局は〔ウィリアムズ委員会の方が〕より持続的な影響力を保持しているのかもしれない．というのも……判断根拠はすべて示されているし，そのうちに熱心に〔読まれる〕ようになるだろうからである．」同様に以下も参照，Alasdair V. Campbell, "Committees and commissions in the United Kingdom," *Journal of Medicine and Philosophy* 14 (1989) : 385–401 ; G. R. Dunstan, "Warnock reviewed," *Crucible* (Oct. -Nov., 1985) : 152–153 ; M. Lockwood, "The Warnock Report : a philosophical appraisal," in Lockwood (ed.), *Moral Dilemmas in Modern Medicine* (New York : Oxford University Press, 1985), pp. 155–186.

(120) Kass, *Toward a More Natural Science*, p. 79 ; 以下を参照，Margaret Marsh and Wanda Ronner, *The Empty Cradle : Infertility in America from Colonial Times to the Present* (Baltimore : Johns Hopkins, 1996). 私に不妊夫婦の証言は如何に感動的であったかと語ったのはマコーミック師であった．

(121) Ethics Advisory Board, DHEW, *Report and Conclusions : HEW Support of Research Involving Human In vitro Fertilization and Embryo Transfer*, May 1979 Conclusions 1 & 2, p. 101.

(122) Ethics Advisory Board, DHEW, *Report and Conclusions : HEW Support of Research Involving Human In vitro Fertilization and Embryo Transfer*, May 1979 Conclusions 1 and 2, pp. 104–107.

(123) Ethics Advisory Board, *Report and Conclusions*, Conclusion 5, p. 113.

(124) Kass, *Toward a More Natural Science*, p. 59.

(125) John A. Robertson, "Surrogate mothers : the case for and against," *Hastings Center Report* 13, no. 5 (1983) : 28–34 ; Herbert T. Krimmel, "The case against surrogate parenting," *Hastings Center Report* 13, no. 5 (1983) : 35–39 ; George Annas, "The baby broker boom," *Hastings Center Report* 16, no. 3 (1986) : 30–32. 「代理母制度——倫理的観点」というシンポジウムが，1982 年 11 月 20 日ウェイン〔ミシガン〕州立大学で行われた．また別のシンポジウムも〔カリフォルニア州〕サンタ・クララ大学で，「製造された母親制度」と題して，1988 年 4 月 22 日に行われた．参照，*Logos* 9 (1988).

(126) New Jersey Commission on Legal and Ethical Problems in the Delivery of Health Care, *After Baby M : The Legal, Ethical and Social Dimensions of Surrogacy* (Trenton, 1992).「ニューヨーク州生命と法特別班」は，*Surrogate Parenting : Analysis and Recommendations for Public Policy* (New York, 1988) を発行した．〔ニュージャージー州とニューヨーク州の〕二つの州政府機関は，両州の法律が代理

親を抑制することを勧奨した.
(127) "Ethical Consideratons of the New Reproductive Technologies," *Fertility and Sterility* 46 (Suppl. 1) (1986). 1991年に米国不妊学会と米国産婦人科大学は「全国倫理と生殖諮問委員会」(NABER) を立ち上げた. この委員会は, まもなくその母胎団体から独立するが, 生殖医学で生じる新たな問題点に, 倫理的な助言を与え続けた. 私はその初代の委員長で, 1991年から1995年まで務めた. 生命倫理学者キュンシア・コーヘンは, 初代の事務局長であった. 例えばNABERに諮問された最新の業績を参照せよ. Cynthia B. Cohen (ed.), *New Ways of Making Babies: The Case of Egg Donation* (Bloomington: Indiana University Press, 1996).
(128) *Ethical Considerations*. Appendix A, 82S. 同様に参照, Richard T. Hull, *Ethical Issues in Reproducitive Technologies* (Belmont: Wadsworth Publishing Company, 1990); Bonnie Steinbock, *Life Before Birth: The Moral and Legal Status of Embryos and Fetuses* (New York: Oxford University Press, 1992); Jonathan Glover, *Ethics of New Reprodctive Technologies: The Glover Report to the European Commission* (DeKalb, Ill.: Northern Ilinois University, 1989); Kenneth Alpen (ed.), *The Ethics of Rreproductive Technology* (New York: Oxford University Press, 1992); Carson Strong, *Ethics in Reproductive and Perinatal Medicine: A New Framework* (New Haven: Yale University Press, 1997).
(129) Plato, *Republic* V, 450〔c〕〔藤沢令夫訳「国家」,『プラトン全集11巻』岩波書店, 1976年, 335頁〕.
(130) Congregation for the Doctrine of the Faith, *Instruction on Respect for Human Life in its Origins and on the Dignity of Procreation* (Boston: St. Paul Press, 1987).
(131) Council of Europe, *Explanatory Report of the Faith, Instruction on Respect for Human Rights and Dignity of the Human Being with Regard to the Application of Biology and Medicine* (Strasbourg: Directorate of Legal Affairs, 1997).
(132) Glover, *Ethics of New Reproductive Technologies*, p.20.
(133) William Shakespeare, *The Tempest* V, i. II 181–183〔和田勇一訳「あらし」,『シェイクスピア全集3』筑摩書房, 1967年, 新装版1981年, 313頁〕.

第一〇章

(1) Daniel Callahan, "Bioethics as a discipline," *Hastings Center Studies* 1 (1973): 66–73, 引用箇所はpp. 68, 71, 72, 73. ウォレン・ライクは議会図書館におけるカタログの項目を確認した. 参照, Reich, "The word 'bioethics': its birth and the legacies of those who shaped its meaning," *Kennedy Institute of Ethics Journal* 4 (1994): 319–336.
(2) 例えば以下を参照, Karl Popper, *The Logic of Scientific Discovery* (London: Hutchinson, 1959)〔カール・R・ポパー著, 大内義一・森博訳『科学的発見の論理』上・下, 恒星社厚生閣, 1971–72〕; Stephen E. Toulmin, *Philosophy of Science: An*

Introduction (London: Hutchinson, 1953)〔トゥールミン著，藤川吉美訳『科学哲学――メタ・サイエンス入門』東京図書，1971〕.

(3) C. D. Broad, *Five Types of Ethical Theory* (New York: Harcourt Brace, 1930).

(4) Richard B. Brandt, *Ethical Theory: The Problems of Normative and Critical Ethics* (Eagle-wood Cliffs, N. J.: Prentice-Hall, 1959), p. 5. 同じ考え方で著されたのが，Alan Donagan, *The Theory of Morality* (Chicago: University of Chicago Press, 1977) で，「一番目の原則の遵守が合理的な行為の条件であることを示すような，そのような原則に由来する……特定の指示の体系」を，明らかにしようとしている (p. 31).

(5) George C. Kerner, *Revolution in Ethical Theory* (New York: Oxford University Press, 1966), p. 2.

(6) John Rawls, *A Theory of Justice* (Cambridge, Mass.: Harvard University Press, 1967), pp. 46-53〔ジョン・ロールズ著，矢島欽次監訳『正義論』紀伊國屋書店，1979〕.

(7) William Frankena, "Moral philosophy at mid-century," *Philosophy Review* (1951): 44-55; Henry Aiken, "The multiple roles of the language of conduct," in *Reason and Conduct* (New York: Knopf, 1962), pp. 33-43 におけるアイケンの批判も参照.

(8) K. Danner Clouser, "Bioethics," in Warren T. Reich (ed.), *Encyclopedia of Bioethics* (New York: The Free Press, 1978), pp. 124-125.

(9) K. Danner Clouser, "Medical ethics: some uses, abuses, and limitations," *New England Journal of Medicine* 293 (1975): 384-387; "Some things medical ethics is not," *Journal of the American Medical Association* 223 (1973): 787-789; "Biomedical ethics: some reflections and exhortations," *The Monist* 60 (1977): 47-61.

(10) Albert R. Jonsen and André Hellegers, "Conceptual foundations for an ethics of medical care," in Laurence R. Tancredi (ed.), *Ethics of Health Care* (Washington, D. C.: National Academy of Sciences, 1974), p. 19.

(11) Paul Ramsey, "Commentary," in Tancredi, *Ethics of Health Care*, p. 23.

(12) Tom L. Beauchamp and James F. Childress, *Principles of Biomedical Ethics*, 1st ed. (New York: Oxford University Press, 1979), chapter 1, p. 5〔トム・L・ビーチャム，ジェイムズ・F・チルドレス著，永安幸正・立木教夫監訳『生命医学倫理』成文堂，1997，は原著第3版，1989の邦訳〕. 第4版は大幅に書き換えられて，1994年に出現した．倫理学に対するこの4段階の説明は，チルドレスの教師であったジェイムズ・ガスタフソンのさる重要な論文に帰すことができる．ガスタフソンの定式それ自体は，哲学者ヘンリー・デーヴィッド・アイケンの重要な論文に基づく．参照，James M. Gustafson, "Context versus principles: a misplaced debate in Christian Ethics," *Harvard Theological Review* 58 (1965): 171-202; Henry D. Aiken, "Levels of moral discourse," in *Reason and Conduct*, pp. 65-87. 私もこれらの論文

に影響を与えられたし，この観念の系譜学を指摘してくれたロバート・ヴィーチに感謝する．

(13) Robert M. Veatch, *A Theory of Medical Ethics* (New York : Basic Books, 1981).

(14) ヒポクラテスの伝統とは，紀元前5世紀から紀元前1世紀の間のギリシア医学文献の集成と，古典期における関連する解釈よりなるが，最も巧みに説明している書物は，Ludwig Edelstein, *Ancient Medicine : Selected Papers of Ludwig Edelstein*, ed. Owsei Temkin and C. Lilian Temkin (Baltimore : Johns Hopkins Press, 1967) と Owsei Temkin, *Hippocrates in a World of Pagans and Christians* (Baltimore: Johns Hopkins University Press, 1991). 有名な「ヒポクラテスの誓い」の由来は明らかではないが，エーデルシュタインの考えでは，神秘的哲学者ピタゴラスの弟子であった医師らによるものである．「誓い」の文句はピタゴラス学派の教義に対応し，必ずしもギリシアの医師の一般的な倫理的態度を反映していない．参照，Ludwig Edelstein, "The Hippocratic Oath: text, translation and interpretation," in *Ancient Medicine*, pp. 3–64; 同様に，Vivian Nutton, "Beyond the Hippocratic Oath," in Andrew Wear, Johanna Geyer-Kordesch, and Roger French (ed.), *Doctors and Ethics: The Earlier Historical Setting of Professional Ethics, Clio Medica* 24 (Amsterdam/Atlanta: Rodopi, 1992).

(15) Veach, *A Theory of Medical Ethics*, p.328.

(16) H. Tristram Engelhardt, *The Foundations of Bioethics* (New York: Oxford University Press, 1986), pp. 39, 75〔H・T・エンゲルハート著，加藤尚武・飯田亘之監訳『バイオエシックスの基礎づけ』朝日出版社，1989〕．この重要な書物の第二版が，かなり修正されて，1995年に出版された．この書物は生命倫理学に関する初期の米国の論文の中で，欧州で広範な読者層を見出したものの一つである (Rev. Patrick Versperien, Directeur, Départment de Bioethique, Centre Sevrès, Paris, とのインタビュー，1996年4月16日).

(17) Edmund D. Pellegrino and David C. Thomasma, *A Philosophical Basis of Medical Practice : Toward a Philosophy and Ethic of the Healing Professions* (New York : Oxford University Press, 1981) ; *For the Patient's Good : The Restoration of Beneficence in Health Care* (New York: Oxford University Press, 1988).

(18) ヴィーチの書物の書評として，参照，Howard Brody, "Review of A Theory of Medical Ethics," *Journal of the American Medical Association* 247 (1982) : 38–39; John Kultgen, "Veatch's new foundation for medical ethics," *Journal of Medicine and Philosophy* 10 (1985) : 369–386. エンゲルハートの書評としては，David H. Smith, "Quest for certainty," *Medical Humanities Review* 1 (1987) : 11–13; Erich H. Loewy, "Not by reason alone," *Journal of Medical Humanities and Bioethics* 8 (1987) : 67–72; Soren Holm "The peaceable pluralistic society and the question of persons," *Journal of Medicine and Philosophy* 13 (1988) : 379–386. ペレグリノの貢献に関して，参照，H. T. Engelhardt, Jr. (特集号編集), *Edmund D. Pellegrino's*

Philosophy of Medicine: an Overview and an Assessment,（特集号）*Journal of Medicine and Philosophy* 15, no. 3（1990）: 237–241.

(19) *Theories and Methods in Bioethics: Principlism and its Critics*（特集号）, *Kennedy Institute of Ethics Journal* 5（September 1995）; Edwin DuBose, Ronald P. Hamel, and Laurence J. O'Connell（ed.）, *A Matter of Principles?: Ferment of U. S. Bioethics*（Valley Forge, Pa: Trinity Press International, 1994）; Raanon Gillon（ed.）, "Part I: approaches to applied health care ethics," in *Principles of Health Care Ethics*（Chichester, U. K.: John Wiley and Sons, 1994）, pp. 1–333; K. Danner Clouser and Loretta M. Kopelman（eds.）, *Philosophical Critique of Bioethics*（特集号）, *Journal of Medicine and Philosophy* 15, no. 2（1990）.

(20) アリストテレスはアルケー（arche）〔ギリシア語で始原，始まり，第一原因などを意味する〕，つまり人の行動を動かす力，に言及している．もしもアルケーが外部にあるのなら，行動は強制されたものであり，もしもアルケーが内部なら，行動は自発的である．アリストテレスは（W. D. Ross の翻訳によれば），「人は行動の動く原則である」と述べる〔高田訳，「もろもろの行為の根源的な端緒は人間である」〕．アクィナスは自然法の prima et communissima principia（第一のもっとも基本的な原則）に言及し，それを自己保存，生殖と子供の教育による種の保存，社会生活の保存と見なした．カントは道徳法則の根本原則を定言命法とし，定言命法では，行動の格率が普遍的であるように人は望むことができる，と述べた〔カントの定言命法の一つの定式は，「汝の意志の格率が，常に同時に普遍的立法の原則として妥当するように行為せよ」〕．参照，Aristotle, *Nicomachean Ethics* III, 1112b〔アリストテレス著，高田三郎訳『ニコマコス倫理学』上，岩波文庫，1971 年，97 頁〕; Thomas Aquinas, *Summa Theologiae* I–II, Q. 94, a. 2〔トマス・アクィナス著，高田三郎他訳『神学大全』全 45 冊，創文社，1960–2007〕; Immanuel Kant, *Groundwork of the Metaphysic of Morals*, 編集・翻訳は H. J. Paton（New York: Harper and Row, 1994）〔カント著，篠田英雄改訳『道徳形而上学原論』岩波文庫，1976〕.

(21) バトラー主教は次のように記している，「（人の本性における）行動の原則の一つ，良心あるいは反省は，爾余のものと比べて，……爾余のものに対する権威の絶対的な徴表を要求している」．ジョゼフ・バトラー「まえがき」，『説教集』より．再版は，L. A. Selby-Bigge（ed.）, *British Moralists*, vol. 2（New York: Dover Publications, 1965）, p. 187.

(22) Marcus G. Singer, "Moral rules ad principles," in A. I. Melden（ed.）, *Essays in Moral Philosophy*（Seattle: University of Washington Press, 1958）, pp. 160–197.

(23) William Frankena, "The principles of morality," in Curtis L. Carter（ed.）, *Skepticism and Moral Principles: Modern Ethics in Review*（Evanston: New University Press, 1973）, pp. 43–76.

(24) W. D. Ross, *The Right and the Good*（Oxford: Clarendon Press, 1930）; Bernard Gert, *The Moral Rules: A New Rational Foundations for Morality*（New

York: Harper and Row, 1970).

(25) Beauchamp and Childress, *Principles of Biomedical Ethics*, 1st ed., p. 40. 第4版（1994年），110頁のはるかに洗練された理論の討論においても，同様のくだりが表現されているが，告白的雰囲気は希薄となっている.

(26) Albert R. Jonsen and Stephen Toulmin, *The Abuse of Casuistry: A History of Moral Reasoning* (Berkeley and Los Angeles: University of California Press, 1988), 特に chapter 15.

(27) Kurt Baier, "Ethical principles and their validity"; Alasdair MacIntyre, "How to identify ethical principles"; James Childress, "The identification of ethical principles," in *The Belmont Report; Ethical Principles and Guidelines for the Protection of Human Subjects* (Washington, D. C.: U. S. Government Printing Office, 1979), Appendix I.

(28) Tom L. Beauchamp, "Distributive justice and morally relevant differences"; H. Tristram Engelhardt, Jr., "Basic ethical principles in the conduct of biomedical and behavioral research involving human subjects"; LeRoy Walters, "Some ethical issues in research involving human subjects," in *The Belmont Report*, Appendix I.

(29) 参照，Isaiah Berlin, *Two Concepts of Liberty* (Oxford: Oxford University Press, 1958)〔アイザィア・バーリン著，生松敬三訳『歴史の必然性』みすず書房，1966〕. 注意すべきは，「人格の尊重」，「自律の尊重」，あるいは「人の自律の尊重」は必ずしも同義ではない，ということである. 人格の尊重は自律の尊重よりも，はるかに広い概念であるように思われる. しかし現代の生命倫理学では，これらの用語は互いに不用意に置き換えられている.

(30) William Frankena, *Ethics* 2nd ed. (Englewood Cliffs: Prentice-Hall, 1973)〔W・K・フランケナ著，杖下隆英訳『倫理学』改訂版，培風館，1975〕; Brandt, *Ethical Theory*; 同様に参照，John Rawls, "Rational and full autonomy," *Journal of Philosophy* 77 (1980): 524; Gerald Dworkin, *The Theory and Practice of Autonomy* (New York: Cambridge University Press, 1988).

(31) Robert S. Downie and Elizabeth Telfer, *Respect for Persons* (London: Allen and Unwin, 1969), p. 9. 私はこの書物を，丁度国家委員会がその仕事を始めかけたときに繙いたが，おかげで「人格の尊重」という用語が私の道徳語彙に付け加わることとなった.

(32) Hans Jonas, "Philosophical reflections on experimenting with human subjects," *Daedalus* 98, no. 2 (1969): 236〔ハンス・ヨナス著「人体実験についての哲学的考察」，加藤・飯田編前掲書，193-204頁〕.

(33) *The Belmont Report*, p. 4.

(34) *The Belmont Report*, Appendix I, pp. 8-5, 8-40.

(35) Immanuel Kant, *Groundwork of the Metaphysic of Morals*, ch. 2, p. 98〔篠田英雄改訳，76頁〕.

(36) Veatch, *A Theory of Medical Ethics*, pp. 193–195; Engelhardt, *Foundations of Bioethics*, pp. 43–46.

(37) Beauchamp and Childress, *Principles of Biomedical Ethics*, 1st. ed., 引用はそれぞれ，pp. 56, 58, and 59.

(38) Talcott Parsons, *The Social System* (Glencoe, Ill.: The Free Press, 1951)〔パーソンズ著，佐藤勉訳『社会大系論』青木書店，1974〕; Eliot Freidson, *Professional Dominance: The Social Structure of Medical Care* (New York: Atherton Press, 1970)〔エリオット・フリードソン著，進藤雄三・宝月誠訳『医療と専門家支配』恒星社厚生閣，1992〕.

(39) Ivan Illich, *Medical Nemesis: The Expropriation of Health* (London: Calder and Boyars, 1975)〔イヴァン・イリッチ著，金子嗣郎訳『脱病院化社会——医療の限界』晶文社，1998〕; Thomas Szasz, *The Myth of Mental Illness: Foundations of a Theory of Personal Conduct* (New York: Hoeber-Harper, 1961)〔T・S・サス著，河合洋他訳『精神医学の神話』岩崎学術出版社，1975〕.

(40) L. Beaton, "A doctor prescribes for his profession," *Harper's*, October 1960, 151–153, 引用箇所は p. 151.

(41) David J. Rothman, *Strangers at the Bedside: A History of How Law and Bioethics Transformed Medical Decision Making* (New York: Basic Books, 1991)〔デイヴィッド・ロスマン著，酒井忠昭監訳『医療倫理の夜明け——臓器移植・延命治療・死ぬ権利をめぐって』晶文社，2003〕.

(42) Patrick Devlin, *The Enforcement of Morals* (London: Oxford University Press, 1965); H. L. A. Hart, *Law, Liberty and Morality* (Stanford: Stanford University Press, 1963). Hippocrates, *Precepts* ix〔大槻マミ太郎訳「医師の心得」，大槻真一郎編集『ヒポクラテス全集』第2巻，エンタプライズ，1985年，1020頁．そこには，「……医療を行うわれわれ〔医師〕は健康に必要なことを指導し，その指導を受ければ患者は迷うことはないだろうから．実際のところ，患者自身は〔自由に任されれば〕，病苦のために絶望し，自暴自棄になって死をえらぶようにもなるのである」とある．なお，第一一章第1節本文参照〕.

(43) Rovert M. Veatch, Willard Gaylin, and Concilman Morgan (eds.), *Teaching Medical Ethics* (Hastings-On-Hudson: Institute of Society, Ethics and the Life Sciences, 1973), p. 8.

(44) Robert M. Veatch, "Medical ethics: professional or universal?" *Harvard Theological Review* 65 (1972): 531–559.

(45) Gerald Dworkin, "Paternalism," *The Monist* (1972): 64–89; Bernard Gert and Charles M. Culver, "Paternalistic behavior," *Philosophy and Public Affairs* 6 (1976): 45–57; Joel Feinberg, *Social Philosophy* (Engelwood Cliffs, N. J.: Prentice-Hall, 1973).

(46) Paul Ramsey, *The Patient as Person: Explorations in Medical Ethics* (New Haven: Yale University Press, 1970), p. xiii; "The morality of abortion," in Labby,

Life or Death, pp. 71–72.

(47) Edward Shils, "The sanctity of life," in Labby, *Life or Death*, pp. 19, 29.

(48) Daniel Callahan, "The sanctity of life," in Donald R. Cutler (ed.), *Updating Life and Death : Essays in Ethics and Medicine* (Boston : Beacon Press, 1969), pp. 181–251.

(49) Callahan, "The sanctity of life," pp. 208, 215.

(50) Stanley Hauerwas, "Creating a discipline : community," (Seattle, Wa., Sept. 23–24, 1992),「生命倫理学の誕生」会議の報告, pp. 415–431; 同筆者の以下の書物を参照 ; *Peaceable Kingdom : A Primer in Christian Ethics* (Notre Dame : Notre Dame University Press, 1983).

(51) Robert M. Veatch, "Autonomy's temporary triumph," *Hastings Center Report* 14, no. 5 (1984) : 38–42; Daniel Callahan, "Autonomy : a moral good, not a moral obsession," *Hastings Center Report* 14, no. 5 (1984) : 40–42 ; James F. Childress, "The place of autonomy in bioethics," *Hastings Center Report* 20, no. 1 (1990) : 12–17; Dworkin, *The Theory and Practice of Autonomy*; David L. Jackson and Stuart Youngner, "Patient autonomy and 'death with dignity,' " *New England Journal of Medicine* 301 (1979) : 404–408 ; Bruce L. Miller, "Autonomy and the refusal of lifesaving treatment," *Hastings Center Report* 11, no. 4 (1981) : 22–28.

(52) Bernard Lonergan, *Method in Theology* (New York : Herder and Herder, 1972), p. 4.

(53) 1974 年にヘイスティングス・センターに,「倫理学の基礎と科学との関係」という標題で, まさしくこの〔方法と基準の〕問題の探求のために, 研究班が設立された. 研究班は彼らの成果を 4 巻の書物に公刊したが, 最終巻が方法の問題にもっとも関係が深かった. H. Tristram Engelhardt, Jr. and Daniel Callahan (eds.), *Knowing and Valuing : The Search For Common Roots* (Hastings-on-Hudson : Institute of Society, Ethics and the Life Sciences, 1980).

(54) Henry Sidgwick, *Methods of Ethics* (London : Longmans-Green, 1874)〔ヘンリー・シヂュウキック著, 山邊知春・太田秀穂共訳『倫理学説批判』大日本圖書, 1898〕

(55) John Maloney, *The Making of Moral Theology* (Oxford : Oxford University Press, 1987) ; Jonsen and Toulmin, *The Abuse of Casuistry*; Charles Curran, *Contemporary Problems in Moral Theology* (Notre Dame : Fides Press, 1970) 及び *Ongoing Revision : Studies in Moral Theology* (Notre Dame : Fides Press, 1975).

(56) Carl F. H. Henry, *Christian Personal Ethics* (Grand Rapids : Wm. B. Eerdmans, 1957) ; Paul L. Lehmann, *Ethics in a Christian Context* (New York : Harper and Row, 1963)〔第 1 部の邦訳は P・レーマン著, 古屋安雄・船本弘毅訳『キリスト教信仰と倫理』ヨルダン社, 1992〕. カトリックとプロテスタントの倫理学における方法の問題について, もっとも良い概観を提供するのは, James Gustafson, *Protestant and Roman Catholic Ethics : Prospects for Rapprochement* (Chicago :

University of Chicago Press, 1978).

(57) James Gustafson, “Basic ethical issues in the biomedical fields,” *Soundings* 53 (1970) : 151–180, 再録は Gustafson, *Theology and Christian Ethics* (Philadelphia: Pilgrim Press, 1974), p. 247.

(58) Kenneth L. Vaux, *Biomedical Ethics : Morality for the New Medicine* (New York : Harper and Row, 1974), p. 39〔Kenneth Vaux 著，吉村章・池田黎太郎訳『現代医学の倫理』メヂカルフレンド社，1977〕.

(59) 初期の課程の一つに，ワシントン大学医学校医学研究科長ロバート・ウィリアムズによって 1966 年に設立されたものがあり，彼は「著名な宗教界の指導者，弁護士，心理学者，精神科医，遺伝学者，結婚カウンセラー，並びに犯罪や性的異常などの専門家」をも招聘して，「私たちがいかに生き，また子どもたちがいかに生きるか」を議論した．ウィリアムズ博士は，ジョゼフ・フレッチャー，エリザベス・キューブラー・ロス，アーサー・ダイクらの講演を多数集成して，*To Live and To Die: When, Why and How* (New York : Springer-Verlag, 1974) を出版した．初期のアンソロジーの試みの別の例として，E. Fuller Torrey (ed.) : *Ethical Issues in Medicine. The Role of the Physician in Today's Society* (Boston: Little, Brown, 1968) と Richard W. Wertz (ed.), *Readings on Ethical and Social Issues in Biomedicine* (Engelwood Cliffs: Prentice-Hall, 1973) がある．これら多数の初期の文献の書評として，私は次のように記したことがある．「サンフランシスコのトラブル（汚染，政治腐敗，ホームレス問題，犯罪）に関する私の本を出すとして，倫理理論のまえがきを書くこともできるし，その本にホッブズやニーチェの一章を含ませることもできる．しかしだからといってその本がサンフランシスコの倫理学となるわけではないであろう」．Albert R. Jonsen, “Books on bioethics: a commentary,” *Pharos* 41 (1978) : 39–43, p. 41.

(60) Samuel Gorovitz, Andrew Jameton, Ruth Macklin, et al. (eds.), *Moral Problems in Medicine* (Engelwood Cliffs: Prentice-Hall, 1976).

(61) Howard Brody, *Ethical Decisions in Medicine* (New York : Little-Brown, 1976), p. 291, #1003〔Howrad Brody 著，舘野之男・榎本勝之訳『医の倫理——医師・看護婦・患者のためのケース・スタディ』東京大学出版会，1985〕．ブロディは彼の価値の理論を，ファン・レンセラー・ポッターの *Bioethics*〔V・R・ポッター，今堀和友他訳『バイオエシックス——生存の科学』ダイヤモンド社，1974〕にはっきりと関連づけた．

(62) Robert M. Veatch and Roy Branson, *Ethics and Health Policy* (Cambridge: Ballinger Publishing Company, 1976) ; Dennis J. Horan and David Mall (eds.), *Death, Dying and Euthanasia* (Washington, D.C.: University Publications of America, 1977) ; James M. Humber and Robert F. Almeder, *Biomedical Ethics and the Law* (New York : Plenum Pres, 1976) ; Thomas A. Shannon (ed.), *Bioethics* (Mahwah, N. J.: Paulist Press, 1976) ; Robert Hunt and John Arras (eds.), *Ethical Issues in Modern Medicine* (Palo Alto: Mayfield Publishing Company, 1977) ;

Joel Reiser, Arthur J. Dyck, and William J. Curran (eds.), *Ethics in Medicine* (Cambridge, Mass.: MIT Press, 1977) ; Tom L. Beauchamp and LeRoy Walters (eds.), *Contemporary Issues in Bioethics* (Belmont: Wadsworth Publishing Company, 1978) ; Robert M. Veatch, *Case Studies in Medical Ethics* (Cambridge: Harvard University Press, 1977) ; Howard Brody, *Ethical Decisions in Medicine.*

(63) David Thomasma, "Training in medical ethics: an ethical workup," *Forum on Medicine* 1 (12) (1978) : 33–36.「倫理的精密検査」のさらに洗練されたやり方は, Pellegrino and Thomasma, *A Philosophical Basis of medical Practice*, pp. 119–51.

(64) Albert R. Jonsen, "Can an ethicist be a consultant?" in Virginia Abernethy (ed.), *Frontiers in Medical Ethics: Applications in a Medical Setting* (Cambridge, Mass.: Ballinger, 1980), pp. 157–171. Jonsen and Toulmin, *The Abuse of Casuistry.* バルック・ブロディも道徳的問題の決疑論的分析に, 顕著な功績を挙げた. 彼の次の書物を参照, Baruch Brody, *Life and Death Decision Making* (New York: Oxford University Press, 1988).

(65) 参照, Aristotle, *Nicomachean Ethics*, I, iii, 1094b〔「……そのことがらの性質のゆるす程度の厳密さを, それぞれの領域に応じて求めることが教育あるものにはふさわしい. その場かぎりの仕方で語ることを数学者にゆるすことが不可ならば, (弁論家に厳密な『論証』を要求するのも明らかに同じようにあやまっているのである)」. アリストテレス著, 高田三郎訳『ニコマコス倫理学』上, 岩波文庫, 1971年, 18–19頁〕.

(66) Stephen Toulmin, "How medicine saved the life of ethics," *Perspectives in Biology and Medicine* 25 (1982) : 749–750.

(67) Albert R. Jonsen, Mark Siegler, and William J. Winslade, *Clinical Ethics: A Practical Approach to Ethical Decisions in Clinical Medicine* (New York: Macmillan, 1982)〔Albert R. Jonsen, Mark Siegler, William J. Winslade 著, 赤林朗・蔵田伸雄・児玉聡監訳『臨床倫理学——臨床医学における倫理的決定のための実践的なアプローチ』第5版, 新興医学出版社, 2006〕; Albert Jonsen, "Casuistry and clinical medicine," *Theoretical Medicine* 7 (1986) : 65–84.

(68) Laurence B. McCullough, "Methodological concerns in bioethics," *Journal of Medicine and Philosophy* 11 (1986) : 17–37, 引用は pp. 33–34 ; Arthur L. Caplan, "Applying morality to advances in biomedicine: Can and should this be done?" in William B. Bondeson, H. Tristram Engelhardt, Jr., Stuart F. Spicker, and Joseph M. White, Jr. (eds.), *New Knowledge in the Biomedical Sciences : Some Moral Implications of Its Acquisition, Possession, and Use* (Dordrecht: D. Reidel, 1982), pp. 155–168.

(69) エール大学法学校のジェイ・カッツは, 生命倫理学に関わる法学者の長老格であった. ジョージ・アナス, アレクサンダー・モルガン・ケイプロン, アンジェラ・ホールダー, ジョン・ロバートソン, パトリシア・キング, ウィリアム・ウィンスレード, ジョゼフ・ヒーリーらも大きな貢献を行った.

(70) 例えば次の著書を参照，Margery Shaw and E. Edward Doudera (eds.), *Defining Human Life: Medical, Legal and Ethical Implications* (Ann Arbor: AUPHA Press, 1983).

(71) George Annas, "From selection to rationing: Policy," (「生命倫理学の誕生」会議の報告，Seattle, Wa.: Sept. 24–25, 1992), pp. 75–80.

(72) John Ladd, "Legalism and medical ethics," in John W. Davis, C. Barry Hoffmaster, and Sarah Shorter (eds.), *Contemporary Issues in Biomedical Ethics* (New York: Humana Press, 1978), pp.1–35; 簡略版が出された，*Journal of Medicne and Philosophy* 4 (1979): 70–80; 参照，Stuart F. Spicker, Joseph M. Healley, Jr., and H. Tristram Engelhardt, Jr. (eds.), *The Law-Medicine Relation: A Philosophical Exploration* (Dordrecht/Boston: D. Reidel Publishing Company, 1981); Roger B. Dworkin, *Limits. The Role of the Law in Bioethical Decision Making* (Bloomington: Indiana University Press, 1996).

(73) 生命倫理学に関連がある多くの社会学的研究の中で，〔一部を挙げれば〕Bernard Barber, John J. Lally, Julia Loughlin Makarushka, and Daniel Sullivan, *Research on Human Subjects: Problems of Social Control in Medical Experimentation* (New York: Russell Sage Foundation, 1973); Charles Bosk, *Forgive and Remember; Managing Medical Failure* (Chicago: University of Chicago Press, 1979); Diana Crane, *The Sanctity of Social Life: Physicians' Treatment of Critically Ill Patients* (New York: Russell Sage Foundation, 1975); Renée Fox, *Experiment Perilous: Physicians and Patients Facing the Unknown* (Glencoe: The Free Press, 1959); Renée Fox and Judith Swazey, *The Courage to Fail: A Social View of Organ Transplants and Dialysis* (Chicago: University of Chicago Press, 1978); Eliot Freidson, *The Profession of Medicine: A Study of the Sociology of Applied Knowledge* (New York: Harper and Row, 1970); Barney G. Glaser and Anselm L. Strauss, *Awareness of Dying* (Chicago: Aldine Press, 1965)〔B. G. Glaser, A. L. Strauss 著，木下康仁訳『「死のアウェアネス理論」と看護――死の認識と終末期ケア』医学書院，1988〕; Arthur Kleinman, *The Illness Narratives: Suffering, Healing and the Human Condition* (New York: Basic Books, 1988)〔アーサー・クラインマン著，江口重幸・五木田紳・上野豪志訳『病の語り――慢性の病いをめぐる臨床人類学』誠信書房，1996〕. 私は生命倫理学で二人の人類学者を指導した．Renée Anspach, "Life and Death Decisions in Neonatal Intensive Care: A Study in the Sociology of Knowledge" (Ph. D. dissertation, University of California, San Diego, 1982), 出版は *Deciding Who Lives: Fateful Choices in the Intensive Care Nursery* (Berkeley: University of California Press, 1983) 及び Barbara Koenig, "The Technological Imperative in Medical Practice: An Ethnographical Study of Therapeutic Plasma Exchange" (Ph.D. dissertation, University of California, San Diego, 1987).

(74) Renée C. Fox, "The evolution of American bioethics: a sociological perspec-

tive," in George Weisz (ed.), *Social Sciences Perspective on Medical Ethics* (Philadelphia: University of Pennsylvania Press, 1990), pp. 201–220. Renée Fox and Judith Swazey, "Medical morality is not bioethics—medical ethics in China and the United States," *Perspectives in Biology and Medicine* 27 (1984) : 336–360, p. 358.

(75) Daniel Callahan, "Shattuck lecture—contemporary biomedical ethics," *The New England Journal of Medicine* 302 (1980) : 1228–1232.

(76) H. Tristram Engelhardt, Jr., "Creating a discipline: theory," (「生命倫理学の誕生」会議の報告, Seattle, Wa., Sept. 23–24, 1992), 報告集, pp. 404, 411, 415.

第一一章

(1) Jay Katz, "Disclosure and consent in psychiatric practice: mission impossible?" in Charles K. Hofling (ed.), *Law and Ethics in the Practice of Psychiatry* (New York: Brunner/Mazel, 1980), pp.91–117, 引用は p. 98 ; Martin S. Pernick, "The patient's role in medical decision-making: a social history of informed consent in medical therapy," in President's Commission for the Study of Ethical Problems in Medicine and biomedical and Behavioral Research, *Making Health Care Decisions*, vol. 3 (Washington, D. C. : U. S. Government Printing Office, 1983), pp. 1–35, 引用は p. 3. 同様に以下を参照, Jay Katz, *The Silent World of Doctor and Patient* (New York: Free Press, 1984) ; Ruth R. Faden and Tom L. Beauchamp, *A History and Theory of Informed Consent* (New York: Oxford University Press, 1986) 〔ルース・R・フェイドン, トム・L・ビーチャム著, 酒井忠昭・秦洋一訳『インフォームド・コンセント——患者の選択』みすず書房, 1994〕.

(2) Plato, *Laws* IV, 720 〔森進一・池田美恵・加来彰俊訳「法律」,『プラトン全集』13 巻, 岩波書店, 1976 年, 720 頁〕.

(3) Hippocrates, *Precepts*, IX 〔大槻マミ太郎訳「医師の心得」, 大槻真一郎編集『ヒポクラテス全集』第 2 巻, エンタプライズ, 1985 年, 1020 頁. なお本書第一〇章註 42 を参照〕.

(4) Hippocrates, *Decorum*, XVI 〔大槻マミ太郎訳「品位について」, 大槻真一郎編集『ヒポクラテス全集』第 2 巻, 1010–11 頁〕.

(5) Lateran IV, ch. 23, in Henry Denzinger and Adolf Schoenmetzer, *Enchiridion Symbolorum Definitionum et Declarationum de Rebus Fidei et Morum* (Rome and New York: Herder, 1965), 815 〔H・デンツィンガー編, A・シェーンメッツァー増補改訂, 浜寛五郎訳『カトリック教会文書資料集——信経および信仰と道徳に関する定義集』改訂 5 版, エンデルレ書店, 2002, には該当する文書は含まれていない〕.

(6) Thomas Percival, "Notes and illustrations," in Chauncey Leake (ed.), *Percival's Medical Ethics* (Baltimore: Williams and Wilkins, 1927), p. 194; パーシヴァルがここで反対している相手は, 彼の友人トマス・ギズボーン師である. 17 世紀初頭の著名な医療道徳学者ロドリゴ・ア・カストロ (Rodrigo a Castro) は,『市民の

ための医師』*Medicus Politicus*（Hamburg, 1614), III, 9 で，治療上の特権を巧みに擁護した．ワーシントン・フッカー Dr. Worthington Hooker は，『医師と患者』*Physician and Patient*（New York : Baker and Scribner, 1849), ch. xvii の「病者との交わりにおける真実」の章でパーシヴァルに反論した．同様に参照，Richard Cabot, "Truth and falsity in medicine," *American Medicine* 5（1903) : 344–349.

(7) James Boswell, *Boswell's Life of Johnson*（London and New York : Henry Frowde, 1904), vol. II, p. 560〔J・ボズウェル著，中野好之訳『サミュエル・ジョンソン伝』1〜3，みすず書房，1981〕．ジョンソンが前述した言葉を発したのは，彼が亡くなるちょうど6ヶ月前であった．パーシヴァルは善良なジョンソン博士の苦情を引用するだけで，すぐに話題を転じた．参照，*Percival's Medical Ethics*, p. 183.

(8) *Schlendorff v Society of New York Hospitals* 211 NY 125 105 N. E. 92（1914).カードーゾ判事の雄弁な表現にもかかわらず，調査のための手術に同意を与えただけなのに子宮筋腫を切除されたシュレンドルフ夫人は，敗訴した．

(9) *Salgo v Leland Stanford Jr. University* 317 P 2nd 170 Cal 1st Dist Ct. App.（1957).

(10) *Natanson v Kline*, 186 Kan 392, 350 P. 2d 1093（1960).

(11) *Canterbury v Spence*, 464 F 2d 772（DC Cir 1972).「コッブス対グラント」というカリフォルニア州の事件と「ウィルケンソン対ヴィージー」というロードアイランド州の事件は，同年判決がおり，同一原則が確認された．参照，*Cobbs v Grant* 8 Cal. 3d 229, 502 P. 2d 1, 104 Cal. reptr. 505（1972)．法概念の革命については，参照，Marjorie M. Shultz, "From informed consent to patient choice ; a new protected right," *The Yale Law Review* 95（1985) : 219–295, 及び Faden and Beauchamp, *A History and Theory of Informed Consent*, chapter 4.

(12) Principle 1 of *The Nuremberg Code, Trials of War Criminals before the Nuremberg Military Tribunals Under Conucil Control Law* No. 10, Vol. 2（Washington, D. C.: U. S. Government Printing Office, 1949), pp. 181–182.

(13) Hans Jonas, "Philosophical reflections on experimentation with human subjects," *Daedalus* 98（1969) : 236.

(14) John C. Fletcher, "Realities of patient consent to medical research," *Hastings Center Report* 1（1973) : 39–49, 引用は p. 41. この論文がもともと発表されたのは，"Human experimentation : ethics in the consent situation," *Law and Contemporary Problems* 34（1967) : 620–649, もととなるのは彼の「合同神学校」学位論文である．

(15) Jay Katz, "Reservations about Panel Report on Charge I," *Final Report of the Tuskegee Syphilis Study Ad Hoc Advisory Panel*（Washington, D. C. : U. S. Public Health Service, 1973), 再録は Stanley Joel Reiser, Arthur J. Dyck, and William J. Curran（eds.), *Ethics in Medicine*（Cambridge, Mass. : The MIT Press, 1977), p. 320.

(16) Paul Ramsey, *The Patient as Person : Explorations in Medical Ethics*（New Ha-

ven: Yale University Press, 1970), pp. 2, 5, 6, 11.

(17) Robert M. Veatch, "Three theories of informed consetnt: philosophical foundations and policy implications," in National Commission for the Protection of Human Subjects of Biomedical and Behavioral Research, *The Belmont Report: Ethical Principles and Guidelines for the Protection of Human Subjects of Research*, Appendix II, pp. 1–56, 引用箇所は p. 26.

(18) President's Commission, *Making Health Care Decisions*, p. 36.

(19) Jay Katz, "Limping is no sin: reflections on making health care decisions," *Cardozo Law Review* 6 (1984): 243–266, pp. 243, 266.

(20) Katz, *The Silent World of Doctor and Patient*; 同様に参照, Jay Katz, "Informed consent: a fairy tale? Law's vision," *University of Pittsburgh Law Review* 39 (1977); 144.

(21) *American Medical Times* (February 2, 1861), pp. 82–83, 引用は Annette Dula, "Teachiing Medical Ethics: A Study in Applied Philosophy," Ed. D. dissertation, Harvard University, 1987, p. 29.

(22) 1920年代にセントルイスのワシントン大学小児科教授パーク・ホワイト博士は，最初の現代的倫理学課程と言ってもよい課程を立ち上げた．それは，米国医師会綱領，宣伝，正直，医療財政，医師の礼儀，偽医者，優生学，安楽死，そして産児調整などに関する7つの講義からなっていた．参照，Park J. White, "A course in professional conduct," *Journal of the American Medical Association* 88 (1927): 1751, 引用は Dula, "Teaching Medical Ethics," p. 30. 同様に以下を参照，Arthur Dean Bevan, "The need of teaching medical ethics," *Journal of the American Medical Association* 88 (1927): 617–619; Chester R. Burns, "Medical ethics and jurisprudence," in Ronald L. Numbers (ed.), *The Education of American Physicians: Historical Essays* (Berkeley: University of California Press, 1980), pp. 273–289; Carleton B. Chapman, "On the definition and teaching of the medical ethics," *New England Journal of Medicine* 301 (1979): 630–636.

(23) Robert M. Veach, "National survey of the teaching of medical ethics," in Veatch, Willard Gaylin, and Coucilman Morgan (eds.), *The Teaching of Medical Ethics* (Hastings-on-Hudson: Institute of Society, Ethics, and the Life Sciences, 1973), pp. 97–102.

(24) ロバート・ヴィーチとの個人インタビュー（1995年10月25日）.

(25) Susan M. Kegeles, Albert R. Jonsen, and Andrew Jameton, "A course for senior medical students in the responsibilities of medical practice," *Journal of Medical Education* 60 (1985): 876–878; Albert R. Jonsen, "Medical ethics teaching programs at the University of California, San Francisco, and the University of Washington," *Academic Medicine* 64 (1989): 718–722.

(26) Robert M. Veatch and Sharmon Sollitto, "Medical ethics teaching: report of a national survey," *Journal of the American Medical Association* 235 (1976):

1030–1033.

(27) Janet Bickel (ed.), *Integrating Human Values Teaching Programs into Medical Students' Clinical Education : Project Report to AAMC* (Washington, D. C.: AAMC, 1986) ; T. K. McElhinney and E. D. Pellegrino (eds.), *The Humanities and Human Values in Medical Schools : A Ten Year Overview* (Washington, D. C.: Society for Health and Human Values, 1982) ; Steven H. Miles, Laura Weiss Lane, Janet Bickel, Robert M. Walker, and Christine Cassel, "Medical ethics education: coming of age," *Academic Medicine* 64 (1989) : 705–714.

(28) Edmund D. Pellegrino, "Medical ethics, education and the physician's image," *Journal of the American Medical Association* 235 (1976) : 1043–1044.

(29) Albert R. Jonsen and Charles Culver, "Teaching of bioethics in medical school," in *The Teaching of Bioethics : Report of the Commission on the Teaching of Bioethics* (Hastings-on-Hudson: Institute of Society, Ethics and the Life Sciences, 1976), pp. 25–31.

(30) C. M. Culver, D. K. Clouser, B. Gert, H. Brody, J. Fletcher, A. Jonsen, L. Kopelman, J. Lynn, M. Siegler, and D. Wikler, "Basic curricular goals in medical ethics," *New England Journal of Medicine* 312 (1985) : 253–256.

(31) Jark Siegler, A. G. Rezler, and K. J. Conel, "Using simulated case studies to evaluate a clinical ethics course for junior students," *Journal of Medical Education* 57 (1982) : 380–385 ; Donnie J. Self, F. D. Walinsky, and D. C. Baldwin, "The effect of teaching medical ethics on medical students' moral reasoning," *Academic Medicine* 64 (1989) : 755–759 ; Albert R. Jonsen and Andrew Jameton, "Evaluation of curriculum in medical ethics in schools of medicine: report to the National Endowment for the Humanities and the Josiah Macy Jr. Foundation," (NEH–C–80–12, 1983, unpublished).

(32) Donnie J. Self and Evi Davenport, "Measurement of moral development in medicine," in Albert R. Jonsen (ed.), *Honesty in Learning, Fairness in Teaching : The Problem of Academic Dishonesty in Medical Education* (New York : Josiah Macy, Jr., Foundation, 1995), pp. 42–51. 同様に以下を参照, D. Baldwin, S. Daugherty, and D. J. Self, "Changes in moral reasoning during medical school," *Academic Medicine* 66, Suppl (1991) : 51–53.

(33) Edmund D. Pellegrino, Richard J. Hart, Sharon R. Henderson, Stephen E. Loeb, and Gary Edwards, "Relevance and utility of courses in medical ethics," *Journal of the American Medical Association* 253 (1985) : 49–53, 引用は pp. 49, 50, 51.

(34) Subcommittee on Evaluation of Humanistic Qualities in the Internist, "Evaluation of humanistic qualities in the internist," *Annals of Internal Medicine* 99 (1983) : 720–724 ; American Board of Internal Medicine, *A Guide to Awareness and Evaluation of Humanistic Qualities in the Internist* (Philadelphia: American

Board of Internal Medicine, 1985) ; Jay A. Jacobson, Susan W. Tolle, Carol Stocking, and Mark Siegler, "Internal medicine residents' preferences regarding medical ethics education," *Academic Medicine* 64 (1989) : 760–764 ; Steven A. Wartman and Dan W. Brock, "The development of a medical ethics curriculum in a general internal medicine residency program," *Academic Medicine* 64 (1989) : 751–754. 他の専門医の学会の例として以下を参照，Joana M. Cain, Thomas Elkins, and Paul F. Bernard, "The Status of Ethics Education in Obstetrics and Gynecology," *Obstetrics and Gynecology* 83, no. 2 (1994), pp. 315–320; American Board of Pediatrics, Medical Ethics Subcommittee, "Teaching and evaluation of interpersonal skills and ethical decisionmaking in pediatrics," *Pediatrics* 79 (1987) : 829–833.

(35) "Ethical and religious directives," *Linacre Quarterly* 15 (July-October 1949) : 1–9; 修正版は in 1955 and 1971.

(36) Karen Teel, "The physician's dilemma: a doctor's view: what the law should be," *Baylor Law Review* 27 (1975) : 6–10; 上掲論文が議論されたのは *In The Matter of Quinlan*, 70 N. J. 10, 355 A.2d 647 (1976), pp. 668–669.

(37) *Superintendent of Belchertown State School v Saikevicz*, 373 Mass. 728, 370 NE. 2d 417 (1977).

(38) *In re Clyer*, 99 Wn. 2d 114, 660 P. 2d 738 (1983).

(39) Stuart J. Youngner, David L. Jackson, Claudia Coulton, et al., "A national survey of hospital ethics committees," in President's Commission for the Study of Ethical Problems in Medicine and Biomedical and Behavioral Research, *Deciding to Forego Life-Sustaining Treatment: A Report on the Ethical, Medical, and Legal Issues in Treatment Decisions*, Appendix F (Washington, D. C.: U. S. Government Printing Office, 1983), pp. 443–449, 引用箇所は p. 448. この調査は次の雑誌にも掲載された，*Critical Care Medicine* 11 (1983) : 902–905.

(40) Mary Beth Prosnitz, "A model bill to establish hospital ethics committees," in President's Commission, *Deciding to Forego Life-Sustaining Treatment*, Appendix F, pp. 439–442.

(41) "Ethics committees double since '83," *Hospitals* 59 (1985) : 60, 64.

(42) M. B. West and Joan Gibson, "Facilitating medical ethics case review: what an ethics committee can learn from mediation and facilitation techniques," *Cambridge Quarterly of Health Care Ethics* 1 (1992) : 63–74.

(43) Stuart Youngner, Claudia Coulton, Barbara W. Juknialis, and David L. Jackson, "Patients' attitudes toward hospital ethics committees," *Law, Medicine, Health Care* 12 (1984) : 21–25; Richard A. McCormick, "Ethics committees: promise or peril?" *Law, Medicine, and Health Care* 12 (1984) : 150–155; Jonathan D. Moreno, *Deciding Together: Bioethics and Moral Consensus* (New York: Oxford University Press, 1995).

(44) 1993年にジュディス・ロスと彼女の同僚は，あらゆる種類の施設で4000の倫理委員会があると見積もったが，それらの活動や効果についてほとんど何の情報も得られなかった．Judith Wilson Ross, et al., *Health Care Ethics Committees: The Next Generation* (Chicago: American Hospital Publishing Co., 1993).

(45) Bernard Lo, "Behind closed doors," *New England Journal of Medicine* 317 (1987): 46–49.

(46) Albert R. Jonsen, "Can an ethicist be a consultant?" in Virginia Abernathy (ed.), *Frontiers in Medical Ethics: Applications in a Medical Setting*, (Cambridge, Mass.: Ballinger, 1980), pp. 157–171; "Watching the doctor," *New England Journal of Medicine* 308 (1983): 1531–1535.

(47) William Ruddick (ed.), *Philosophers in Medical Centers* (New York: The Society for Philosophy and Public Affairs, 1980).

(48) Mark Siegler, "The legacy of Osler: teaching clinical ethics at the bedside," *Journal of the American Medical Association* 293 (1978): 951; Mark Siegler, "Clinical ethics and clinical medicine," *Archives of Internal Medicine* 139 (1979): 914. 1976年のミネソタ大学医学校での学位授与式の挨拶で〔ジョゼフ・〕フレッチャーは，「臨床倫理」，あるいは個々別々に倫理を決定するという彼の方法は，より抽象的な「規則倫理学」よりも医師に好まれている，と語った．参照，John C. Fletcher and Howard Brody, "Clinical ethics," in Warren T. Reich (ed.), *Encyclopedia of Bioethics* revised ed. (New York: Simon and Schuster, 1995), vol. I, p. 399〔「臨床倫理」，『生命倫理百科事典』第5巻，丸善，2007年，2800–2805頁〕.

(49) Albert R. Jonsen, Mark Siegler, and William J. Winslade, *Clinical Ethics*, 1st ed. (New York: Macmilan Publishing Company, 1982), pp. 2–3〔Albert R. Jonsen, Mark Siegler, William J. Winslade著，赤林朗・蔵田伸雄・児玉聡監訳『臨床倫理学——臨床医学における倫理的決定のための実践的なアプローチ』第5版，新興医学出版社，2006〕.

(50) Robert G. Petersdorf, "Foreword," in Jonsen et al., *Clinical Ethics*, p. vii〔『臨床倫理学』〕.

(51) Katherine Bouton, "Painful decisions: the role of the medical ethicist," *New York Times*, August 5, 1990, 65; Ruth Macklin, *Moral Choices: Ethical Dilemmas in Modern Medicine* (Boston: Houghton-Mifflin, 1987).

(52) Ralph Crawshaw, Michael Garland, Brian Hines, and Caroline Lobitz, "Oregon Health Decisions: an experiment with community informed consent," *Journal of the American Medical Association* 254 (1985): 3213–3216, p. 3215; Ralph Crawshaw and Michael Garland, *Society Must Decide: Ethics and Health Care Choices in Oregon* (Salem: Oregon Health Decision, 1985).

(53) Charles J. Dougherty, "Setting health care priorities: Oregon's next steps. A conference report," *Hastings Center Report* 21, no. 3 (1991): S1–S10; David C. Hadorn, "The Oregon priority-setting exercise: quality of life and public policy,"

Hastings Center Report 21, no. 3 (1991) : S11–S16.

(54) Moreno, *Deciding Together*, p. 70.

(55) Willard Gaylin, 引用は William J. Curran, "The patients' bill of rights becomes Law," *New England Journal of Medicine* 290 (1974) : 32–33. 参照, George J. Annas, *The Rights of Hospital Patients: The Basic ACLU Guide to Hospital Patient's Rights* (New York: Discus Books, 1975), revised in 1989〔原著第 3 版の邦訳, ジョージ・J・アナス著, 谷田憲俊監訳『患者の権利――患者本位で安全な医療の実現のために』明石書店, 2007〕; Annas and Joseph M. Healey, Jr., "The patient rights advocate: redefining the doctor-patient relationship in the hospital context," *Vaderbilt Law Review* 27 (1974) : 243–269.

(56) Paul Starr, *The Social Transformation of American Medicine* (New York: Simon and Schuster, 1973), 修正版は 1976 と 1992.

(57) Betty Friedan, *The Feminine Mystique*〔New York: Norton, 1963〕〔ベティ・フリーダン著, 三浦冨美子訳『新しい女性の創造』改訂版, 大和書房, 2004〕, 引用は John Blum, *Years of Discord* (New York: W. W. Norton, 1991), p. 275.

(58) Boston Women's Health Book Collective, *Our Bodies, Our Selves* (New York: Simon and Schuster, 1973), revised in 1976 and 1992〔ボストン女の健康の本集団著,「からだ・私たち自身」日本語版翻訳グループ訳『からだ・私たち自身』松香堂書店, 1988〕.

(59) Carol Gilligan, *In a Different Voice: Psychological Theory and Women's Development* (Cambridge: Harvard University Press, 1982)〔キャロル・ギリガン著, 生田久美子・並木美智子訳『もうひとつの声――男女の道徳観のちがいと女性のアイデンティティ』川島書店, 1986〕. 同様に参照, Nel Noddings, *Caring: A Feminine Approach to Ethics and Moral Education* (Berkeley : University of California Press, 1984)〔ネル・ノディングズ著, 立山善康他訳『ケアリング――倫理と道徳の教育・女性の観点から』晃洋書房, 1997〕.

(60) Susan Sherwin, *No Longer Patient: Feminist Ethics and Health Care* (Philadelphia: Temple University, 1992)〔スーザン・シャーウィン著, 岡田雅勝・服部健司・松岡悦子訳『もう患者でいるのはよそう――フェミニスト倫理とヘルスケア』勁草書房, 1998〕; Helen Bequaert Holmes and Laura M. Purdy (eds.), *Feminist Perspectives in Medical Ethics* (Bloomington : Indiana University Pres, 1992) ; Susan M. Wolf (ed.), *Feminism and Bioethics: Beyond Reproduction* (New York: Oxford University Press, 1996).

(61) Caplan, "What bioethics brought to the public," (「生命倫理学の誕生」会議の報告, Seattle, Wa., Sept. 23–24, 1992), 報告集, p. 519.

第一二章

(1) Comité international de bioéthique, *Répertoire de l'UNESCO sur les Comités et/ou les Intstituts de bioéthique* (Paris 1994).

(2) 国際的な生命倫理学の最良の概観は，Warren T. Reich (ed.), *Encyclopedia of Bioethics*, 2nd ed. (New York : Simon & Schuster Macmillan, 1995), vol. III, pp. 1439–1646 中の，「医療倫理，その歴史」という見出しでの諸項目，並びに特定の宗教圏や文化圏の倫理的体系の項目に見出される〔同事典第3版の邦訳は，項目「医療倫理」，『生命倫理百科事典』第1巻，丸善，2007年，252–474頁〕. 便利な要約として，B. Andrew Lustig, Baruch A. Brody, and H. Tristram Engelhardt, Jr. (eds.), *Bioethics Yearbook Vol. 4: Regional Developments*, 1992–1993 (Dordrecht: Kluwer Academic Press, 1994) がある．いくつかの代表的な書物として，英国では，Ranaan Gillon, *Philosophical Medical Ethics* (Chichester: Wiley, 1986) and Alastair Campbell, *Moral Dilemmas in Medicine* (Edinburgh : Churchill Ivingston, 1972)；スペインでは，Diego Gracia, *Fundamentos de Bioética* (Madrid: Eudema Universidad, 1989)；イタリアでは，C. Romano and G. Grassiani (eds.), *Bioetica* (Torino: UTEP, 1995) and Maurizio Mori (ed.), *La Bioetica: Questioni Morali e Politiche per il Futuro dell' Uomo* (Milano: Politeia, 1991)；ドイツでは，Ludger Honnefelder and Günter Rager, *Ärtzliches Urteilen und Handeln: Zur Grundlegung einer medizinischen Ethik* (Frankfurut am Main and Leipzig: Insel Verlag, 1994) がある.

(3) Daniel Callahan, "Why America accepted bioethics," (「生命倫理学の誕生」会議の報告，Seattle, Wa., Sept. 24–25, 1992), 報告集 pp. 354–373.

(4) この一般化の例外として，1963年のキャノン・エドワード・ショッターによる「ロンドン医療グループ」の設立が挙げられる．それは後に「英国医療倫理研究所」となった.

(5) パリのセヴレ・センター生命倫理学部門長パトリック・フェアシュピーレン師 (Père Patrick Verspieren) とのインタビュー (1996年4月17日). 以下を参照，Anne Marie Moulin, "Medical ethics in France : the latest great political debate," *Theoretical Medicine* 9 (1988) : 271–285 ; Sandro Spinsanti, *Etica biomedica* (Milan: Paoline, 1987). オランダ語の "Gezondheidsethik" (健康倫理学) は上手にバランスを取っている.

(6) Bettina Schöne-Seifert, Hans-Martin Sass, Laura Jane Bishop, and Alberto Bondolfi, "Medical ethics, history of, German-speaking countries," in Reich, *Encyclopedia of Bioethics*, vol.3, pp.1579–1589, p. 1580〔竹之内裕文訳，項目「医療倫理(ヨーロッパの歴史:現代), VI. ドイツ語圏とスイス」，『生命倫理百科事典』第1巻，379–392頁〕.

(7) 本書第五章〔第5節〕参照．シャノンの政策は世界保健機構に伝えられ，同機構は様々の国の審査委員会の設立を促進した．この努力をとりまとめたズビグニエフ・バンコウスキ (Dr. Zbigniew Bankowski) は，シャノンの政策は「世界の生命倫理学に大きな衝撃を与えた」と語っている．国際医学団体協議会 (CIOMS) 会長バンコウスキ博士との会見 (1996年4月30日).

(8) ユネスコ国際生命倫理委員会，ヒトゲノムと人権に関する世界宣言，パリ，1997

年12月3日.

(9) パトリック・フェアシュピーレン師とのインタビュー（パリ，1997年12月3日）.

(10) Bettina Schöne-Seifert and Klaus-Peter Rippe, "Silencing the Singer: antibioethics in Germany," *Hastings Center Report* 21 (1991): 20–27.

(11) 以下を参照，Pinit Ratanakul, "Bioethics in Thailand: the struggle for Buddhist solutions," *Journal of Medicine and Philosophy* 13 (1988): 301–312.

(12) 由来，方法，伝統に関するこれらの考えは，長年にわたって「欧州医療倫理センター協会」の会長をしてきたモーリス・ド・ヴァハター（Dr. Maurice de Wachter）とのインタビュー（1996年4月20日）に基づく.

(13) 欧州の指導的な神学者ヘルムート・ティーリケ（第1章）とカール・ラーナー（第2章）の指摘が，倫理的問題の宗教的定式化を例示している.

(14) サンドロ・スピンサンティ（Sandro Spinsanti）とのローマにおけるインタビュー（1996年5月13日）と，マウリジオ・モーリ（Maurizio Mori）とのローマにおけるインタビュー（1996年5月14日）. 参照，Maurizio Mori, "La bioethica: che cos'è, quand'è nata, e perché. Osservazioni per un chiarimento della "natura-subsi" della bioetica e del dibattito italiano in materia. *Bioetica* 1 (1993): 115–143 及びその反論書，Paolo Cattorini, Roberto Mordacci, Daniela Morelli, Massimo Reichlin, and Roberto Sala, "Sulla natura e le origini della bioetica: una risposta a Maurizio Mori, *Bioetica* 2 (1994): 325–345.

(15) ケネディ研究所で研究し教鞭を取った多数の外国人研究者の中に，スペインのフランシスコ・アーベル（Francisco Abel），日本の木村利人，ドイツのハンス・マルティン・サス（Hans-Martin Sass）らがいる. ヘイスティングス・センターも多くの外国人研究者を歓迎したが，特に東欧，中欧の研究者には親切であった.

(16) Elio Sgreccia, *Bioetica: Manuale per medici e biologi* (Milano: Vita e Pensieri, 1988).

(17) Patrick Verspieren, "Respecter et promouvoir l'autonomie du malade," in *À la Recherche des Contours de l'Autonomie et du Champ de la Liberté dan les Reation Médecin-Malade: Colloque "Dignité Humaine—Perte de Dignité," Revue d'Éthique et Thelogie Morale* 192 (1995), pp. 43–56, suppl. 同様に参照，Jean-Maire Thévoz, "L'autonomie, positivité et limites," 同上，pp. 25–42.

(18) Diego Gracia, *Fundamentos de Bioética* (Madrid: Eudema, 1988), 特に pp. 369–382.

(19) Gracia, "Bioetica clinica," in Sandro Spinsanti (ed.) *Bioetica e Antropologia Medica* (Rome: La Nuova Italia Scientifica, 1991), pp. 43–68.

(20) Comité Consultatif National d'Éthique pour les Sciences de la Vie et de la Santé, *Les Avis de 1983 à 1993* (Paris: INSERM, 1993); Lucien Séve, *Recherche biomédicale et respect de la person humaine* (Paris: Documentation Française, 1988).

(21) François Malherebe, "Orientamenti e tencenze della bioetica nell'area linguis-

tica francese" in Corrado Viafora and Alberto Bondolfi (eds.), *Vent'anni di bioetica : Idee, protagonisti, instituzioni* (Padova : Foundazione Lanza e Gregorianan Libreria Editrice, 1990), pp. 199–235. 引用は，Diego Gracia and Teresa Gracia, "Medical ethics, history of, southern Europe," in *Reich, Encyclopedia of Bioethics*, vol.3, p. 1561〔松浦明宏訳，項目「医療倫理（ヨーロッパの歴史：現代)，II. 南ヨーロッパ」，『生命倫理百科事典』第 1 巻，353–361 頁〕.

(22) Dietrich von Engelhardt, and Sandro Spisanti, "Medical ethics, history of, Europe," in Reich, *Encyclopedia of Bioethics*, vol.III, p.1556〔清水哲郎訳，項目「医療倫理（ヨーロッパの歴史：現代)，I. 序」，『生命倫理百科事典』第 1 巻，350–353 頁〕. この問題点は，活発なイタリアの生命倫理学において特に重要である．そこでは，カトリック教会の援助を受けたセンターや教授団が，多くの問題点で非宗教的な生命倫理学者と全く異なる見解を採用しているからである．本章註 14 参照.

(23) カナダと英国の生命倫理学についても言及しなかった．〔米国との〕相違はあるが，共通の英語という言語は，文献を交換し合うことで，広範な類似性を生み出す傾向がある．スカンディナビアの生命倫理学の活発な活動にも触れなかったが，それらも，私の見解では，英米の特徴と共通するものを多く持っている．

(24) David Rothman, Daniel Fox, Stanley Reiser, "Three views of the history of bioethics,"「生命倫理学の誕生」会議の報告，pp. 438–452, 453–464, 465–480.

(25) David J. Rothman, *Strangers at the Bedside : A History of How Law and Bioethics Transformed Medical Decision Making* (New York : Basic Books, 1991), pp. 257, 247〔デイヴィッド・ロスマン著，酒井忠昭監訳『医療倫理の夜明け——臓器移植・延命治療・死ぬ権利をめぐって』晶文社，2000〕.

(26) Daniel Callahan, "Why America accepted bioethics,"（「生命倫理学の誕生」会議の報告，Seattle, Wa., Sept. 23–24, 1992), 報告集 pp. 354–373.

(27) Louis Hartz, *The Liberal Tradition in America : An Interpretation of American Political Thought since the Revolution* (New York : Harcourt, Brace and World, 1955), pp. 6, 37〔ルイス・ハーツ著，有賀貞訳『アメリカ自由主義の伝統——独立革命以来のアメリカ政治思想の一解釈』講談社学術文庫，1994〕. ジョン・アダムスの引用は，"Dissertation on the Canon and Feudal Law," *Works of John Adams*, ed. C. F. Adams (Boston, 1856), vol.iii, pp. 447–465.

(28) Hartz, *The Liberal Tradition in America*, pp. 10–11.

(29) 参照，Daniel Bell, *The Cultural Contradictions of Capitalism* (New York : Basic Books, 1976)〔ダニエル・ベル著，林雄二郎訳『資本主義の文化的矛盾』上・中・下，講談社学術文庫，1976–77〕.

(30) James McGregor Burns, *The American Experience* (New York : Knopf, 1982, 1985, 1989), vol.3, p. 246.

(31) 引用は，John Morton Blum, *Years of Discord : American Politics and Society, 1961–1974* (New York : W. W. Norton, 1991), p. 26.

(32) G. Edward White, *Earl Warren : A Public Life* (New York : Oxford Univer-

sity Press, 1982), 引用は, Blum, *Years of Discord*, p. 188.

(33) これらの判決で主なものは，まずブラウン対教育委員会判決（1954年）で，それは学校での人種隔離を憲法違反と宣言し，その後，あらゆる人種差別の法的な根拠を憲法の規定に基づいて否定した一連の判決が続いた．次いで，イーグル対ヴィタール判決（1963年）は，公立学校で祈禱を公式に指示することが，憲法の宗教条項の侵害であると宣言した．グリスウォルド対コネティカット州政府判決（1965年）は，避妊具の販売，処方，使用を禁止した州法を取り消した．そしてロー対ウェイド判決（1974年）は中絶を禁止した州法を無効とした．ゴミリョン対ライトフット判決（1960年）とベーカー対カー判決（1962年）は「一人一票」を否定する選挙規定を憲法違反と宣言した．マラリー対合衆国政府（1954年）からミランダ対アリゾナ州政府（1966年）に至る一連の判決は，被告の権利を犯し，正統な手続きを脅かす警察の取り扱いを無効とした．

(34) 初期の生命倫理学者の政治的な傾向は，本文の単純な一般化が示唆するよりもはるかに複雑である．例えばポール・ラムジーは，他の人々がベトナム戦争の反対に回った後も長くその戦争を擁護した．スタンリー・ハワーワスは熱心に平和主義と人種間の正義を擁護したが，同時に多くの保守的な価値を大切にした．

(35) ロバート・ヴィーチとのインタビュー（1995年10月25日）．

(36) Daniel Callahan,「生命倫理学の誕生」会議，p. 365.

(37) Charles Taylor, *Sources of the Self. The Making of the Modern Identity*（Cambridge, Mass.: Harvard University Press, 1989), p.3. 想像するに米国の精神風土という言葉に込めた私の意味は，ビーチャムとチルドレスの『生命医学倫理の原則』の後の版，特に第4版100–111頁，で重要ではあるが必ずしも明確ではない役割を果たすようになった，公共道徳（common morality）という概念と類似点がある．奇妙なことに，倫理学者は私が「精神風土」と呼んできたものを，強調しない．テイラー，スチュアート・ハンプシャー，バーナード・ウィリアムズ，スティーブン・トゥールミン，そして後期のアラン・ドナガンは，この点に関して私の考え方に示唆を与えてくれた．

(38) 米国の精神風土のような複雑な主題を取り上げることは，もとよりおこがましいことである．私の考えは何年もの読書の産物であり，この註で，米国の精神風土に関する私の見解を形成した論拠のいくつかを記す．James MacGregor Burns, *The American Experiment*（New York: Knopf, 1982, 1985, and 1989）と Daniel J. Boorstin, *The Americans*（New York: Random House, 1958, 1965, and 1973）は，私にとって米国史の主要な原典である．Perry Miller, *The New England Mind: The Seventeenth Century*（Cambridge, Mass.: Harvard University Press, 1954）と Henry Steele Commager, *The American Mind: An Interpretation of American Thought and Character Since the 1880s*（New Haven: Yale University Press, 1950）は米国の精神風土の始まりとその後のあり方に対する私の理解に，影響を与えた．Martin E. Marty, *Righteous Empire: The Protestant Experience in America*（New York: Dial Press, 1970）と James Turner, *Without God, Without Creed: The Origins of*

Unbelief in America（Baltimore: The Johns Hopkins Press, 1985）は，宗教史を辿る上で特に役立った．Henry F. May, *The Enlightenment in America*（New York: Oxford University Press, 1976）は，欧州の啓蒙主義が米国の流儀にどのように翻訳されたかを示している．Louis Hartz の *The Liberal Tradition in America: An Interpretaton of American Political Thought since the Revolution*（New York: Harcourt, Brace and World, 1955）は政治思想史の古典である．Charales E. Rosenberg, *No Other Gods: On Science and American Social Thought*（Baltimore: The Johns Hopkins Press, 1961）は，科学の勃興を米国の脈絡に置いて説明している．Richard Hofstadter, *Social Darwinism in American Thought*（New York: G. Braziller, 1955）〔R・ホフスタター著，後藤昭次訳『アメリカの社会進化思想』研究社出版，1973〕と Paul Lawrence Farber, *The Temptations of Evolutionary Ethics*（Berkeley and Los Angeles: University of California Press, 1994）は，米国文化における科学の位置に関する有益な案内である．John Morton Blum は *Years of Discord: American Politics and Society, 1961–1974*（New York: W. W. Norton, 1991）において，生命倫理学が生まれた社会的，文化的，政治的場面を想起させている．

(39) James A. Henretta and Gregory H. Nobles, *Evolution and Revolution: American Society, 1600–1820*（Luxington, Mass.: D. C. Heath, 1987), p. 39.

(40) Marty, *Righteous Empire*, p. 38.

(41) Thomas Jefferson, *Writings of Thomas Jefferson*, ed. Albert Ellery Bergh（Washington, D. C.: Thomas Jefferson Memorial Association, 1907, vol. VI, p. 257, 引用は Daniel J. Boorstin, *The Lost World of Thomas Jefferson*（Chicago: University of Chicago Press, 1948), p. 141.

(42) 奴隷制廃止を道徳化された問題の一つに算入するのは，奇妙な印象を与えるかもしれない．近代人には奴隷制が，道徳的醜態以外のものであると見なすことは極めて困難である．それでも多くの文化圏では，道徳的にもっとも厳格な人々によってでさえ，奴隷制は是認されてきた．例えばストア主義は，万人の平等説に依拠していながら，それでも奴隷制を許容した．フラ・バルトロミオ・ド・ラ・カサや，ポルトガルのイエズス会士たちのような，勇気あるアメリカ・インディアンの自由擁護者たちも，アフリカ人奴隷を道徳的問題とは見なさなかった．例えば参照，Dauril Alden, *The Making of an Enterprise. The Society of Jesus in Portugal, Its Empire and Beyond, 1540–1750*（Stanford: Stanford University Press, 1996), chapters 19, 20. 英米の反奴隷制論者にとって，19 世紀前半におけるその問題を「道徳化」するには，多大の努力が必要であった．

(43) 参照，Marty, *Righteous Empire*.

(44) John Louis O'Sullivan, *United States Magazine and Democratic Review*, July-August, 1845. 参照，Frederick Merk, *Manifest Destiny and Mission in American History*（New York: Alfred A. Knopf, 1963).

(45) Hartz, *The Liberal Tradition in America*, p.108. 発言者は確かルート将軍であっ

た.

(46) Sacvan Bercovitch, *The Puritan Origins of the American Self* (New Haven: Yale University Press, 1975), p. 175.

(47) Richard Malmsheimer, *"Doctors Only" The Evolving Image of the American Physician. Contribution in Medical Studies*, No.25 (New York: Greenwood Press), p. 99. 同様に参照, Ronald Numbers, "The fall and rise of the American medical profession," in Ronald Numbers and Judith Leavit (eds.), *Sickness and Health in America* (Madison: University of Wisconsin Press, 1985).

(48) Ivan Illich, *Medical Nemesisi: The Expropriation of Health* (New York: Pantheon Books, 1976), pp. 1, 9〔イヴァン・イリッチ著, 金子嗣郎訳『脱病院化社会——医療の限界』晶文社, 1998〕.

(49) 引用は Blum, *Years of Discord*, p. 175.

(50) Franz J. Ingelfinger, "The unethical in medical ethics," *Annals of Internal Medicine* 83 (1975): 264–269, p. 269.

(51) Daniel Callahan,「生命倫理学の誕生」会議, p. 369; "Shattuck lecture: contemporary biomedical ethics," *New England Journal of Medicine* 302 (1980): 1228–1255; "Aging and the ends of medicine," *Annals of the New York Academy of Sciences* 530 (1988): 125–132; *Setting Limits: Medical Goals in an Aging Society* (New York: Simon and Schuster, 1988)〔ダニエル・キャラハン著, 山崎淳訳『老いの医療——延命主義医療に代わるもの』早川書房, 1990〕.

(52) Elio Sgreccia, "Il ruolo della bioetica nella formazione del medico europeo," *Medicina e morale* 6 (1990), p. 1123. 引用は Mori, "La bioetica," p. 141.

(53) Rothman, *Strangers at the Bedside*, p. 251.

あとがき

(1) 生命倫理学の成長の指標の一つとして, 1987年以降の新たな7誌の雑誌出現と継続が上げられる. それらは, *Bioethics* (1987), *Medical Humanities Review* (1987), *Journal of Medical Humanities* (1989), *Journal of Clinical Ethics* (1990), *Kennedy Institute of Ethics Journal* (1991), *Cambridge Quarterly of Healthcare Ethics* (1992), そして *Christian Bioethics* (1996) である. *The Bibliography of Bioethics* は毎年拡大し, 1975年の薄い225頁から1995年の分厚い782頁となった. LeRoy Walters and Tamar Kahn (eds.), *The Bibliography of Bioethics* (Washington, D. C.: Kennedy Institute of Ethics, 年刊).

(2) Eric T. Juengst and Barbara A. Koenig (eds.), *The Meaning of AIDS: Implications for Medical Science, Clinical Practice, and Public Health Policy* (New York: Praeger, 1989).

(3) 引用は Randy Shilts, *And the Band Played On* (New York: St. Martin's Press, 1987), p. 267〔ランディ・シルツ著, 曾田能宗訳『そしてエイズは蔓延した』上・下, 草思社, 1991〕.

(4) Shilts, *And the Band Played On*, p. 271.

(5) "Pneumocystic Pneumonia—Los Angeles," *Morbidity and Mortality Weekly Report* 30 (June 5, 1981) : 250.

(6) Albert R. Jonsen, Molly Cooke, and Barbara A. Keonig, "AIDS and ethics," *Issues in Science and Technology* 2 (1986) : 56–65. 1982年から1985年まで，書かれたのは僅か約6編の論文のみであった．エイズと倫理に関する最初の論文は，カリフォルニア大学サンフランシスコ校（UCSF）の私の同僚たちの次のものであったと思われる．R. Steinbrock, B. Lo, J. W. Dilley, and P. A. Volberding, "Ethical dilemmas in caring for patients with acquired immunodeficiency syndrome," *Annals of Internal Medicine* 103 (November 1985) : 787–790 ; *Hastings Center Report* の臨時増刊参照，Carol Levine and Joyce Bermel (eds.), "AIDS : the emerging ethical dilemmas," 15, no. 4 (1985) : S1–S36. 1986年後期には論文の洪水が出現した．

(7) Levine and Bermel, "AIDS : Emerging ethical dilemmas," and "AIDS : public health and civil liberties," *Hastings Center Report* 16, no.6 (1986) : S. 1–S. 36. 同様に以下を参照，Ronald Bayer, *Private Acts and Social Consequences : AIDS and the Politics of Public Health* (New York : Fee Press, 1989).

(8) Albert R. Jonsen and Jeff Stryker (eds.), *The Social Impacts of AIDS in the United States* (Washington, D.C. : National Academy Press, 1993).

(9) Juengst and Koenig, *The Meaning of AIDS*.

(10) National Research Council (U. S.) Committee on Mapping and Sequencing the Human Genome, *Mapping and Sequencing the Human Genome* (Washington, D. C. : National Academy Press, 1988), pp. 99–104.

(11) I. Wilmut, A. E. Schnieke, j. McWhir, A. J. Kind and K. H. S. Campbell, "Viable offspring derived from fetal and adult mammalian cells," *Nature* 385 (1997) : 810–813 ; Michael Specter and Gina Kolata, "After many years and missteps, a dazzling cloning breakthrough," *The New York Times*, March 3, 1997 : A 1, 10–13.

(12) Albert R. Jonsen and Stephen Toulmin, *The Abuse of Casuistry : A History of Moral Reasoning* (Berkley : University of California Press, 1988).

(13) Bradford H. Gray (ed.), *For-Profit Enterprise in Health Care* (Washington, D. C. : National Academy Press, 1986).